ŒUVRES COMPLÈTES

(ANATOMIE — PHYSIOLOGIE — CHIRURGIE)

DE

JEAN MÉRY

CHIRURGIEN DE LA REINE, CHIRURGIEN-MAJOR DES INVALIDES,
PREMIER CHIRURGIEN DE L'HÔTEL-DIEU, PROFESSEUR EN ANATOMIE,
MEMBRE DE L'ACADÉMIE DES SCIENCES,
ETC., ETC.

RÉUNIES ET PUBLIÉES

PAR

Le Dr L.-H. PETIT,

Bibliothécaire-adjoint à la Faculté de médecine de Paris

PRÉCÉDÉES D'UNE INTRODUCTION DE M. LE PROFESSEUR VERNEUIL

Avec trois planches et un portrait de Jean Méry, tirés hors texte.

PARIS

ANCIENNE LIBRAIRIE GERMER BAILLIÈRE ET Cie

FÉLIX ALCAN, ÉDITEUR

108, BOULEVARD SAINT-GERMAIN, 108.

1888

ŒUVRES COMPLÈTES

DE JEAN MÉRY

Coulommiers. — Imp. P. BRODARD et GALLOIS.

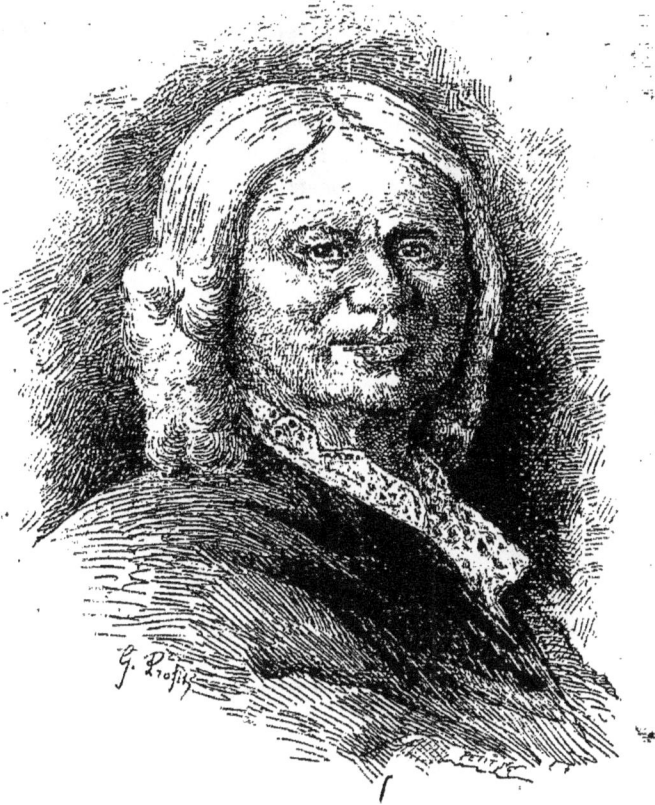

JEAN MÉRY (1645-1722)

MEMBRE DE L'ACADÉMIE DES SCIENCES, CHIRURGIEN MAJOR DES INVALIDES,
MAITRE CHIRURGIEN DE L'HÔTEL-DIEU, ETC.

ŒUVRES COMPLÈTES

(ANATOMIE — PHYSIOLOGIE — CHIRURGIE)

DE JEAN MÉRY

CHIRURGIEN DE LA REINE, CHIRURGIEN-MAJOR DES INVALIDES,
PREMIER CHIRURGIEN DE L'HÔTEL-DIEU, PROFESSEUR EN ANATOMIE,
MEMBRE DE L'ACADÉMIE DES SCIENCES,
ETC., ETC.

RÉUNIES ET PUBLIÉES

PAR

LE Dʀ L.-H. PETIT,

Bibliothécaire-adjoint à la Faculté de médecine de Paris

Avec une Introduction par M. le professeur **Verneuil.**

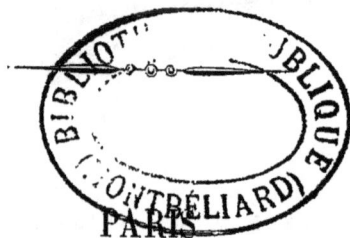

PARIS

ANCIENNE LIBRAIRIE GERMER BAILLIÈRE ET Cⁱᵉ

FÉLIX ALCAN, ÉDITEUR

108, BOULEVARD SAINT-GERMAIN, 108

—

1888

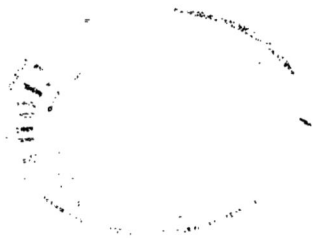

JE DÉDIE CE VOLUME

A

M. LE BARON H. LARREY

MEMBRE DE L'INSTITUT (ACADÉMIE DES SCIENCES), ETC.

ET A

M. J. BERTRAND

SECRÉTAIRE PERPÉTUEL DE L'ACADÉMIE DES SCIENCES, ETC.

dont le bienveillant appui m'a permis de faire dans les archives de l'Académie les recherches à l'aide desquelles j'ai pu combler bien des lacunes laissées dans les œuvres de Jean Méry.

L.-H. PETIT.

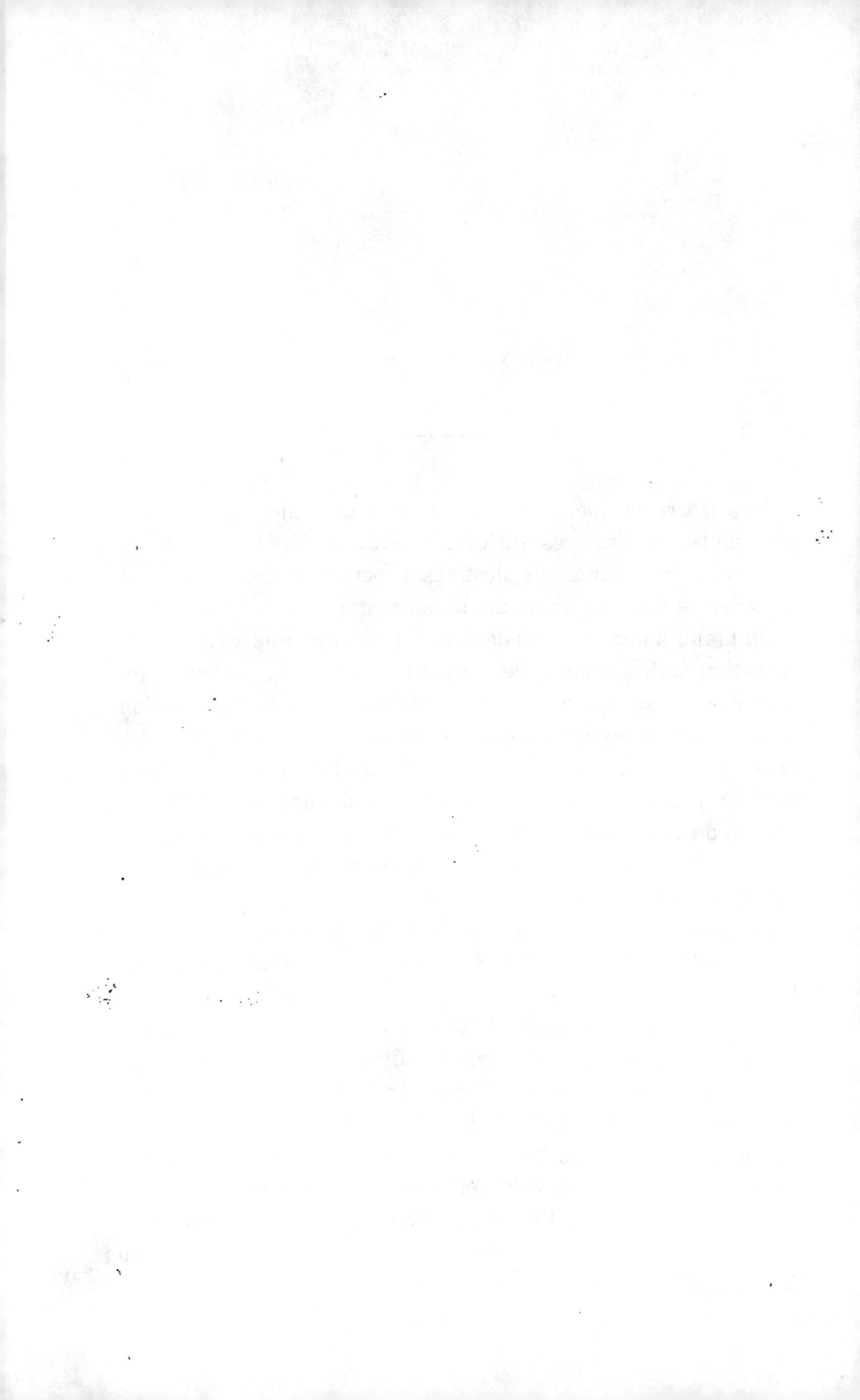

INTRODUCTION

On a fait remarquer, non sans un peu de malice, que, depuis une quinzaine d'années surtout, la France s'était couverte de statues et de monuments destinés à perpétuer les traits et la mémoire de ses plus ou moins illustres enfants.

Un grand homme est né dans une province, une ville grande ou petite, parfois même une simple bourgade; un jour ses compatriotes s'en aperçoivent ou s'en souviennent; pris d'admiration et de gratitude, ils font appel aux habitants de la contrée et à ceux qui exercent la profession du défunt; on ouvre une souscription publique, et quelques mois plus tard le marbre est sculpté ou le bronze fondu. Alors, dans une cérémonie solennelle on inaugure le monument, avec discours et panégyriques, cortège et banquet final.

Le soir tout est terminé, et, au bout de quelques mois à peine, les curieux et les touristes seuls s'arrêtent un instant devant l'effigie du grand homme.

Certes, je ne blâme point cette manière d'exprimer le respect et la reconnaissance pour ceux qui ont servi l'humanité et illustré leur patrie; mais je crois que l'art, poétique ou plastique, n'est pas seul capable de traduire les mêmes sentiments et de transmettre les grands noms à la postérité. Suivant moi, le biographe, l'historien, le commentateur, l'éditeur même peuvent aussi bien et à moins de frais rendre ces noms impérissables en racontant les exploits du héros, en vulgarisant les œuvres du lettré, et en publiant celles du savant.

Si la Société médicale de l'Indre et des adhérents plus ou moins nombreux s'avisaient d'ériger sur la grande place de Vatan une statue à Méry, ils feraient moins pour sa gloire que mon disciple et ami L.-H. Petit, rassemblant à grand'peine tout ce qui reste de l'œuvre du célèbre anatomiste. Pour voir l'image de ce dernier, il faudrait voyager jusqu'en Berry, tandis que pour savoir ce qu'il a fait pour la science il suffira de lire tranquillement au coin du feu le volume nouvellement publié.

J'accueille toujours avec grand plaisir et je recommande vivement les productions littéraires de ce genre, dont l'intérêt et l'utilité ne sont plus à démontrer; mais ce qu'il me paraît surtout nécessaire et juste de faire connaître au public, — qui ne s'en doute guère, et cela afin qu'il ne ménage pas sa reconnaissance à l'auteur, — c'est l'énorme quantité de labeur qu'il a fallu consacrer à la publication d'une édition semblable. On s'imagine que le travail se fait avec des ciseaux et en plaçant au bout les uns des autres des chapitres et des fragments pris dans la littérature écrite. C'est une grosse erreur. Pour rassembler les matériaux, force a été d'abord de dépouiller de gros volumes et d'énormes registres manuscrits sans table, puis il a fallu copier ce qui était inédit, faire copier ce qui était publié, faire un triage dans tous ces documents, mettre en ordre ce qu'on en retenait, comparer, critiquer, rectifier ce que d'autres auteurs avaient écrit déjà, et enfin faire ressortir les côtés saillants, les parties originales de l'œuvre, afin d'épargner au lecteur les peines, les ennuis, les longueurs, pour ne lui laisser que les douces jouissances de la curiosité et de l'érudition satisfaites.

On vante avec raison la patience, la ténacité, le talent indispensables pour mener à bien les recherches cliniques durables et les expériences sérieuses de laboratoire; mais à quel degré ne faut-il pas posséder les mêmes qualités, pour produire un travail d'érudition solide et profitable!

Si l'on songe à la mince part de gloire que recueillent les bibliophiles, aux difficultés qu'ils éprouvent à trouver des libraires-éditeurs, aux conditions onéreuses qu'on leur impose et aux profits matériels généralement nuls qu'ils retirent; quand on pense aussi que le plus grand nombre des praticiens, regardant l'histoire de notre science comme une sorte de hors-d'œuvre, n'ont qu'une médiocre estime pour les historiens médicaux, on comprend sans peine qu'un petit nombre de travailleurs choisissent une voie aussi ingrate et si peu rémunératrice. C'est pourquoi il faut féliciter et encourager ceux qui s'y engagent résolument et leur répéter que leurs lecteurs, s'ils ne sont pas légion, sont tout au moins élite, et qu'en ce cas la qualité l'emporte sur la quantité.

D'ailleurs, si l'on y regarde de près, on constate que, pour être peu nombreuse à l'époque actuelle, pour n'avoir plus des chefs aussi éminents que les Dezeimeris, les Malgaigne, les Daremberg et les Paul Broca, la phalange des érudits existe toujours en France et s'y révèle de temps à autre par des œuvres très méritoires. Je vais plus loin et j'ose affirmer qu'en aucun pays, à l'heure présente, l'érudition n'est plus répandue et plus consciencieusement pratiquée que chez nous.

Qu'on lise les mémoires originaux publiés dans nos bons recueils périodiques, la partie historique des monographies et des thèses de concours, les articles si soignés, si complets, de nos dictionnaires nouveaux et surtout du grand Dictionnaire encyclopédique de Dechambre, — recueil gigantesque que les étrangers affectent de ne point citer, — et on accordera que nous connaissons parfaitement ce qui s'est fait jadis et se fait aujourd'hui.

Tout lecteur sincère rendra de plus hommage à l'impartialité, à la justice, à la générosité même des érudits français. Ils citent tout, et l'on pourrait même dire qu'ils citent trop, accordant les honneurs de la mention à des œuvres indigestes et vides qu'il vaudrait mieux laisser dans l'oubli, et se donnant même la peine de traduire des ouvrages où notre science nationale est ignorée ou traitée avec mépris. En tout cas, ce que l'on ne nous reprochera jamais, c'est le plagiat audacieux, les citations tronquées, les interpolations voulues, le dénigrement ridicule ou enfin l'oubli systématique des travaux venus de certains pays, oubli qui ne fait point honneur à ceux qui le pratiquent à notre endroit, car il atteste leur ignorance ou leur mauvaise foi.

Avec de tels éléments, instruction solide, grand sentiment d'équité, jugement sain, sens critique non contesté, on se demande comment il n'y a pas d'école historique française, au courant sans doute des productions étrangères et indigènes, dans le passé et dans le présent, mais surtout *nationale*, s'attachant à défendre notre patrimoine scientifique, à en faire l'inventaire exact et à en montrer les immenses richesses.

J'estime qu'il faudrait à peine une année pour constituer une *Société d'histoire et de bibliographie médicales*, servant de point de ralliement aux efforts isolés, aux aptitudes ignorées ou sans emploi des chercheurs et des curieux. Le chef en serait tout trouvé, puisque nous avons un professeur d'histoire de la médecine, érudit, laborieux et dévoué à son enseignement. Le laboratoire serait notre opulente bibliothèque, qui deviendra plus accessible et plus utilisable dès qu'elle sera installée dans la nouvelle faculté [1]. Quant aux ouvriers, ils ne feront certainement pas défaut, car si notre jeunesse actuelle se jette tête baissée dans le rapide courant où l'entraînent Pasteur, Villemin, Davaine, Bouchard, Cornil et d'autres encore, il restera toujours des travailleurs tranquilles, modestes et désintéressés qui, dans la solitude et le silence, seront heureux de rechercher et de mettre au grand jour les faits et gestes de notre glorieux passé et de notre présent tout aussi fécond, quoi qu'on en dise.

Alors, s'il se trouve encore de généreux amis de la science, ils pourront se réunir et se cotiser, non plus pour faire travailler les architectes et les sculpteurs, que je tiens certainement en grande

---

1. On ne saurait s'imaginer toutes les ressources qu'on peut trouver dans cette bibliothèque, si riche en particulier en ouvrages anciens.

estime, mais pour encourager les érudits et rendre leur travail plus fructueux et plus facile [1].

Si, en présentant à mes confrères le livre de Méry, je ne dis rien de Méry lui-même, c'est que j'en suis dispensé, ce me semble, par la longue *Préface* de M. Petit, venant après l'*Éloge* de Fontenelle et l'intéressante *Étude* de M. Herpin, de Metz.

A vrai dire, en prenant la plume, je désire évidemment recommander le célèbre anatomiste et le judicieux chirurgien de l'Hôtel-Dieu, mais je veux surtout dire à M. le Dr Petit qu'il a bien mérité de la science française en vulgarisant l'œuvre d'un maître, qu'on citait sans doute, mais qu'on ne connaissait pas assez.

Cette dernière réflexion peut s'adresser à l'œuvre de Littre, qui est en préparation et qui sera prochainement publiée.

A. Verneuil.

---

1. On pourrait évidemment faire en France, grâce à des souscriptions, ce que l'Angleterre a fait pour les œuvres publiées sous le patronage de la *Sydenham Society* et l'Amérique pour son admirable *Index Medicus*.

PRÉFACE

Le savant éminent dont nous avons entrepris de réunir les *Œuvres*, Jean Méry, membre de l'Académie des sciences dans la section d'anatomie, chirurgien-major des Invalides, premier chirurgien de l'Hôtel-Dieu de Paris, né en 1645, mort en 1722, fut, d'après Voltaire, l'un de ceux qui ont le plus illustré la chirurgie, et, d'après Portal, le plus laborieux anatomiste de son siècle. Aussi ne s'explique-t-on guère le discrédit dans lequel sont tombés ses travaux, si ce n'est par la trop grande difficulté, l'impossibilité même pour quelques-uns, de se les procurer, et avons-nous suivi avec empressement le conseil que nous a donné notre cher maître, M. Verneuil, de les exhumer des Procès-verbaux et Mémoires de l'Académie.

Méry, né à Vatan, dans le Berry, y suivit d'abord les études classiques jusqu'en quatrième, les abandonna alors pour commencer la chirurgie sous la direction de son père, puis quitta bientôt son pays natal pour venir à dix-huit ans à Paris, où il entra comme élève à l'Hôtel-Dieu [1].

1. La biographie de Méry a été écrite avec beaucoup de détails par Fontenelle, dans son *Éloge* de ce savant que nous reproduisons plus loin. La plupart des biographes qui ont raconté la vie de Méry ont puisé leurs documents dans cet éloge, en particulier M. le Dr Herpin (de Metz), qui, dans une brochure intitulée *Notice historique sur la vie et les travaux de Jean Méry* (Paris, 1864), a toutefois ajouté quelques nouveaux détails à ceux donnés par l'illustre secrétaire de l'Académie des sciences.

Les recherches auxquelles nous nous sommes livré de notre côté n'ont pas été sans profit, puisque nous avons pu ajouter aux connaissances acquises tout ce qui est relatif au séjour de Méry à l'Hôtel-Dieu, comme compagnon chirurgien d'abord, de 1670 à 1681, puis comme premier chirurgien, de 1700 à 1722.

Nous avons en outre relevé plusieurs erreurs dans la liste des travaux de Méry que M. Herpin a dressée d'après les *Registres manuscrits* de l'Académie des sciences. Ces erreurs portent sur les dates des présentations à l'Académie, sur l'attribution de quelques communications d'autres membres à Méry, et l'oubli de divers travaux du même auteur.

La liste des travaux de Méry que nous donnons plus loin ne fera donc pas double emploi, comme nous l'avions craint un instant, avec celle de M. Herpin. Nous nous félicitons, au contraire, d'avoir refait à nouveau le travail de notre devancier, dont nous pouvons indiquer l'importance en disant qu'il nous a fallu

En 1670, il fut nommé compagnon chirurgien, mais n'en prit les fonctions qu'en 1672, après la démission de son camarade François Patin. Il les conserva jusqu'en 1681, et les résigna alors parce qu'elles embrassaient trop de services et qu'il se trouvait ainsi obligé d'en négliger certaines parties. En effet, en 1673 il est chargé des accouchements ; en 1679, des opérations de la taille ; en 1680, de l'instruction des apprenties sages-femmes. Le pansement des blessés et opérés devait nécessairement en souffrir ou être abandonné à des subalternes ; aussi le chirurgien en chef, Jacques Petit, se plaignit-il de sa négligence à faire ses gardes et ses visites ; le Bureau crut devoir réprimander Méry, qui aima mieux se retirer de l'Hôtel-Dieu que de ne pouvoir satisfaire à tout ce qui lui était demandé [1].

Méry avait déjà à cette époque une situation prépondérante sur ses camarades, et son habileté comme chirurgien, alors qu'il n'était encore que simple compagnon, est attestée par le fait suivant :

Collo ayant refusé de faire l'opération de la taille à l'Hôtel-Dieu et Thierry, son successeur, étant malade, Méry fut chargé de ce service par les administrateurs, qui le préférèrent, comme le plus capable, à de plus anciens compagnons. Ceux-ci ayant réclamé, le Bureau leur donna tort, disant que, lorsqu'il y va de la vie des pauvres malades, il faut moins considérer l'ancienneté des compagnons que leur capacité (13 décembre 1679).

Cette décision du Bureau de l'Hôtel-Dieu ne fut peut-être pas étrangère à la plainte que Jacques Petit porta deux années plus tard contre son élève. En effet, comme on vient de le voir, la prééminence de Méry sur ses camarades, consacrée par cette décision, suscita parmi eux une certaine jalousie, dont ne fut peut-être pas exempt le maître chirurgien ; celui-ci en effet réclama pour lui-même le droit de pratiquer la taille ; bien qu'il eût près de soixante-dix ans, il ne voulait céder aucune de ses prérogatives, et les maintint jusqu'au moment où, ses forces trahissant son courage, il dut reconnaître, à quatre-vingt-neuf ans, un peu contraint par le Bureau

---

parcourir page par page une trentaine d'énormes volumes manuscrits in-folio dépourvus de table.

À notre grand regret, nous n'avons pu retrouver un certain nombre de mémoires que, d'après les procès-verbaux, Méry devait remettre pour être insérés dans les Registres. Tous nos efforts, aussi bien que ceux de M. Maindron, archiviste de l'Académie des sciences, que nous ne saurions trop remercier de son obligeance, n'ont pu que nous faire constater leur disparition. Nous nous sommes aussi assuré qu'ils n'existent pas davantage dans les manuscrits de la Bibliothèque nationale, de la Bibliothèque Mazarine, ni de la Faculté de médecine.

1. Voir plus loin, les Extraits des Registres de l'Hôtel-Dieu relatifs à Méry.

de l'Hôtel-Dieu, que l'heure de la retraite avait sonné pour lui. De
là certainement, entre le maître toujours désireux de pratiquer la
chirurgie et l'élève conscient de sa valeur et impatient de la tutelle
qu'il subissait, une sourde lutte qui dut se terminer par la défaite
de Méry. Cependant son maître devait avoir de son talent une haute
estime, car, lorsque vingt ans plus tard il fut question de choisir un
nouveau premier chirurgien pour l'Hôtel-Dieu, Jacques Petit, consulté, donna un avis favorable à son ancien élève.

Fontenelle nous dit que pendant son séjour dans cet hôpital il
consacra son temps à l'étude de l'anatomie et des opérations chirurgicales sur le cadavre, ce qui n'était pas alors sans danger,
puisque Méry en était réduit à dérober un mort quand il le pouvait,
et que, pour le conserver, il le cachait pendant le jour dans son lit
et passait la nuit à le disséquer en grand secret.

Méry n'était cependant pas le seul à agir ainsi ; beaucoup de ceux
qui voulaient disséquer en étaient réduits à cet expédient, et les
registres de l'Hôtel-Dieu renferment plusieurs mentions des plaintes
qui furent faites aux administrateurs au sujet de l'enlèvement des
cadavres par les étudiants. Ceux-ci n'attendaient même pas toujours
pour cela que les malades fussent morts [1].

C'est probablement pour remédier à ces abus, dont il connaissait
mieux que personne les inconvénients, que Méry voulut réglementer
plus tard les exercices d'anatomie, lorsqu'il fut nommé chirurgien
en chef de l'Hôtel-Dieu. Mais il n'y parvint qu'imparfaitement, car
au bout de quelques années nous les voyons se reproduire, peut-
être parce que Méry dirigea avec moins de zèle ces exercices vers
la fin de sa vie, et les vols de cadavres recommencèrent.

La première mention que nous avons trouvée de ses travaux a été
faite dans un ouvrage trop peu connu de Nicolas de Blégny, *Les
nouvelles découvertes sur toutes les parties de la médecine*, publié
à Paris en 1679 [2].

Cette mention est d'ailleurs très importante, car elle nous apprend

---

1. Ainsi, le 11 janvier 1679, un compagnon chirurgien emporte un enfant pour
le disséquer; craignant d'être surpris, il le laisse tomber, on le ramasse et on
s'aperçoit qu'il n'est pas mort. Il survécut encore environ deux heures. — Le
8 janvier 1681, deux individus qu'on croit être chirurgiens externes de l'Hôtel-
Dieu enlèvent un moribond sur les sept heures du soir; mais, surpris probablement comme le précédent, ils l'abandonnent sur le pont, où les religieuses vont
le chercher; il était encore en vie, transi de froid, avec une grave blessure à la
tête. Il survécut quatre heures.

2. Cet ouvrage est plus connu dans sa traduction latine, dont le titre original,
Zodiacus Medico-Gallicus, devait aussi plus facilement frapper la mémoire.

qu'à cette époque Méry avait la réputation d'un très habile anatomiste; de plus, elle est relative à l'observation dans laquelle il
décrit la présence d'un prolongement du péritoine dans la constitution du sac herniaire. Cette découverte date du mois de juillet
1678 (voir page 457). Jusqu'alors on pensait que l'intestin se faisait
jour à travers une rupture de cette séreuse, et c'est à Méry que
revient l'honneur d'avoir trouvé le véritable mode de formation du
sac dans les hernies inguinales et crurales.

La réputation de Méry comme anatomiste à cette époque est encore
établie par un autre fait. Un éminent physiologiste du temps, le
Dr Lami[1], préparait alors une deuxième édition de son *Traité de l'âme
sensitive*, où il étudie les fonctions des organes des sens, et pria
Méry de rédiger pour cet ouvrage une description de l'oreille de
l'homme. Au cours des nombreuses dissections auxquelles se livra
d'abord notre anatomiste, il fit plusieurs remarques importantes et
nouvelles sur les parties qui composent cet organe. Ces dissections,
faites sur des sujets de différents âges, enfants, adultes, furent
décrites avec une grande clarté et beaucoup d'exactitude, et accom-
pagnées de figures très bien gravées. Méry vit le premier que la
rainure du cercle osseux du tympan qui se trouve chez l'enfant,
s'efface peu à peu et finit par disparaître, et que le muscle interne
du marteau s'attache quelquefois à cet osselet par deux tendons. Il
considérait les muscles de l'auricule comme des portions des aponévroses du peaucier, de l'occipital et du frontal. Il signale un des
premiers une membrane qui bouche la fenêtre de l'étrier et à
laquelle on a donné dans ces derniers temps le nom de *membrane
obturatrice* de Henle.

Dès lors la réputation de Méry est faite, et il va arriver aux plus
hautes dignités sans les avoir jamais sollicitées.

En 1681, après sa démission de l'Hôtel-Dieu, et sa réception,
comme maître en chirurgie, à la fin de l'année, il fut nommé chirurgien de la reine de France Marie-Thérèse; en 1684, du duc de Bourgogne, et la même année mandé auprès de la reine du Portugal.

---

1. Ou Lamy, comme ce nom est orthographié dans les registres de l'Hôtel-
Dieu, dont il fut nommé médecin en janvier 1678. D'ailleurs l'orthographe des
noms propres n'était pas encore bien fixée à cette époque; ainsi Fontenelle et les
autres biographes appellent la mère de Méry, Jeanne Mores, tandis que M. Herpin
a trouvé que les actes de naissance et de mariage de Méry lui donnaient le nom
de Moret. Méry lui-même n'a pas échappé à cette fantaisie, car son nom est
inscrit dans les procès-verbaux de l'Académie des sciences jusqu'en 1687, c'est-à-
dire pendant trois ans, de cette manière : Merri; puis, pendant plusieurs années
encore, on varie entre Merry, Merri, Méri et Méry, qui reste définitivement. —
Les registres de l'Hôtel-Dieu l'appellent encore Mehery.

Nous aurions voulu connaître le rôle que joua Méry lors de la maladie qui emporta la reine de France deux ans après, en 1683, et au sujet de laquelle on trouve de curieux détails dans l'ouvrage de M. le Roi, sur la santé de Louis XIV [1].

Il s'agissait d'un abcès de l'aisselle qui s'ouvrit dans la poitrine et y détermina un empyème rapidement mortel. Fagon et tous les médecins appelés en consultation crurent à une fièvre putride et ordonnèrent les saignées, contre l'avis de Dionis, premier chirurgien de la reine, qui attribua tous les accidents à la tumeur qu'on remarquait vers le haut de la poitrine et qu'il conseillait d'ouvrir. L'autopsie donna raison à Dionis.

Nous n'avons trouvé aucune mention de Méry dans la relation de cette maladie par les médecins de l'époque ou par Saint-Simon, et Dionis n'y fait aucune allusion dans ses ouvrages.

En 1683, Méry fut nommé chirurgien-major des Invalides [2], et, à son retour du Portugal, membre de l'Académie des sciences (19 avril 1684); en 1700, premier chirurgien de l'Hôtel-Dieu [3], où il fit construire peu après un amphithéâtre pour y faire aux élèves des leçons d'anatomie et de chirurgie [4]. Jusqu'alors les jeunes chirurgiens prenaient des leçons au gré du hasard qui leur mettait sous les yeux tantôt une opération, tantôt une autre. En créant un enseignement spécial et régulier, Méry, dit M. Herpin, a donc contribué pour une large part aux progrès de la chirurgie [5].

Méry avait d'ailleurs essayé déjà de combler la lacune qui existait dans l'enseignement de l'anatomie et de la chirurgie par des confé-

1. A. le Roi, *Journal de la santé du roi Louis XIV*. Paris, 1862.
2. Méry conserva cette place jusqu'en 1707, c'est-à-dire pendant vingt-quatre ans. Il fut le troisième chirurgien-major de l'Hôtel des Invalides, ouvert en 1675, et fut remplacé le 12 août 1707 par Morand.
3. Méry fut nommé sans avoir même fait acte de candidature, à la suite d'une délibération du Bureau, à laquelle prirent part les médecins ordinaires de l'Hôtel-Dieu, Jacques Petit, maître chirurgien, qu'il s'agissait de remplacer parce que son grand âge (quatre-vingt-neuf ans) ne lui permettait plus de remplir convenablement sa place, Bessières et Tribouleau, anciens chirurgiens consultants de l'Hôtel-Dieu. Le choix dut être fait entre Méry et Antoine, comme lui ancien compagnon chirurgien, et se porta sur Méry. « Monseigneur le premier président fut ensuite supplié de le mander pour lui faire agréer cette place et d'en régler les gages et les conditions. » Voir plus loin, au sujet de cette nomination, les extraits des Archives de l'Ancien Hôtel-Dieu. — On trouvera aussi, parmi ces extraits, le règlement qui fut donné, en 1706, par le Bureau sur les exercices d'anatomie.
4. Il est question de cet amphithéâtre, terminé alors, dans les Registres de l'Hôtel-Dieu pour 1703.
5. Les élèves qui suivaient ces cours devaient être très nombreux, car dans certaines années on compte plus de cent chirurgiens externes inscrits dans le service de Méry.

rences qu'il fit, avec plusieurs autres collègues, à la chambre des chirurgiens du roi; il est désigné dans la délibération du Bureau de l'Hôtel-Dieu, comme maître chirurgien à Paris et professeur en anatomie. Mais depuis longtemps déjà il ne vivait plus que pour la science.

Depuis sa nomination à l'Académie, c'est dans ses *Mémoires*, dit très justement M. Herpin, qu'il faut désormais aller chercher les éléments de sa biographie, car il n'a rien écrit en dehors, sauf son petit livre sur la taille et sur la circulation du sang chez le fœtus, dont toutefois il communiqua presque tous les fragments à ses collègues [1]. Son histoire se confond avec celle de ce corps savant, dont il fut l'un des membres les plus assidus, les plus laborieux et les plus distingués. « Il assiste à toutes les séances pendant trente-six ans (sauf pendant une mission en Angleterre en 1692), c'est-à-dire tant que ses forces le lui permettent. A la plupart de ces réunions, il lit un mémoire ou bien il fait une communication relative à quelque sujet d'anatomie ou de chirurgie. Lorsqu'on examine les procès-verbaux, on est saisi d'étonnement et d'admiration en voyant le nombre prodigieux des travaux de Méry. La mort seule a pu arrêter ce labeur colossal, cette ardente passion qui ne s'est pas démentie un seul jour..... Il choisit pour élèves de jeunes médecins encore inconnus auxquels il ouvre un glorieux avenir : Rohault, Helvétius, Winslow, etc. »

Fontenelle, son biographe, comme un journaliste du temps, Brunet, professe aussi la plus grande estime pour Méry [2], dont il loue la grande loyauté, l'amour de la vérité, qui malheureusement ne lui fait pas toujours garder les convenances envers ses adversaires, et une honnêteté scientifique qui le porte à venir déclarer

---

1. Sauf aussi quelques articles en réponse aux critiques soulevées par ses travaux sur la circulation utéro-placentaire et sur le cœur de la tortue.

2. Méry avait parmi ses contemporains, non seulement en France, mais à l'étranger, la réputation d'un observateur exact et profond.

« Nous trouvons dans un ouvrage du médecin anglais Martin Lister, dit M. Herpin, des détails fort curieux sur le cabinet de Méry, qu'il visita lors d'un voyage à Paris en 1698.

« J'ai vu, dit-il, dans sa maison rue Princesse, M. Méry, anatomiste laborieux et d'une grande exactitude. C'est un homme d'un caractère ouvert et d'une nature communicative. Son cabinet se compose de deux pièces où se trouvent une grande variété de squelettes et des préparations très complètes du système nerveux. Sur l'une d'elles il me montra une erreur de Willis, d'où il conclut *que ce dernier* n'avait pas l'habitude de disséquer par lui-même. »

L'auteur rapporte longuement les conversations qu'il eut à plusieurs reprises avec Méry, sur divers sujets importants d'anatomie, et il se loue beaucoup de la bienveillance avec laquelle le savant français lui a donné des explications et montré les diverses préparations que renfermait son cabinet. (Martin Lister : *A journey to Paris in 1698*, 2º édit. London, 1699, p. 64.)

à l'Académie, lorsqu'il s'est trompé, ce qu'il croit être son erreur.

Toutefois Méry n'a pu toujours reconnaître ses erreurs, parce que, sur bien des points encore en litige, la vérité n'a été proclamée que longtemps après sa mort. Mais, dans les occasions où il put la reconnaître, il n'hésita pas à la proclamer. En voici quelques exemples.

Dans son mémoire sur les hernies, il rapporte qu'il prit un jour le péritoine pour l'intestin; mais, après avoir confessé sa méprise, il veut la faire servir à l'enseignement des chirurgiens; il la discute, en recherche les causes, les circonstances qui l'ont accompagnée, et les met en lumière pour qu'on puisse l'éviter à l'avenir.

Dans un premier mémoire sur la cataracte et le glaucoma, il conclut que ces deux maladies sont de même nature; mais d'autres observations viennent lui démontrer le contraire, et il n'hésite pas à rédiger un second mémoire pour déclarer que ses premières opinions étaient erronées.

Ses observations sur la manière de tailler dans les deux sexes renferment encore un exemple semblable. D'après des expériences auxquelles il assista et qu'il répéta ensuite sur le cadavre, il fit un rapport favorable de la méthode de frère Jacques; mais les résultats de cette opération sur le vivant ayant été désastreux, Méry examina de nouveau cette méthode, en découvrit les inconvénients, plus visibles sur le vivant que sur le cadavre, par suite de leurs conséquences, et fit un second rapport qui contredisait entièrement le premier. Les partisans de frère Jacques ne ménagèrent pas au rapporteur les injures les plus grossières, et l'accusèrent d'une partialité révoltante et de vénalité; mais il est bien évident que Méry ne parla différemment dans ces deux rapports, comme il le dit lui-même, que parce que les choses qu'il avait vues étaient différentes.

Son amour de la vérité, qui, poussé à l'excès, l'empêcha parfois de ménager ses expressions, fut un jour funeste à l'histoire de la chirurgie. Les attaques un peu trop fortes de Méry contre quelques-uns de ses collègues, dans un mémoire sur la ponction de la vessie, fit renvoyer ce mémoire à une commission chargée d'en adoucir les termes; mais malheureusement ce mémoire a disparu, comme tant d'autres; il n'en fut plus question dans la suite.

Une des particularités les plus étonnantes du caractère de Méry est à coup sûr la contradiction qui existe entre le soin, l'habileté de ses préparations anatomiques et les déductions souvent erronées qu'il en tire. Il voyait bien, et juste, quand son scalpel ne divisait pas les membranes en couches trop nombreuses; mais, trompé par les idées physiologiques de l'époque, en particulier sur le rôle qu'on attribuait aux esprits animaux dans les phénomènes de la vie, il fondait souvent, sur des données anatomiques exactes, des fonctions que l'avenir n'a pas confirmées.

Ainsi, après avoir décrit minutieusement le labyrinthe de l'oreille, il refuse à la membrane labyrinthique le rôle principal dans l'organe de l'ouïe (p. 10); il en est de même pour la rétine, qu'il dépossède de son rôle de membrane sensitive au bénéfice de la choroïde. Plus tard, il est vrai, il reconnut que la membrane spirale de la coquille était la partie principale de l'oreille (p. 53), mais il persista dans son erreur vis-à-vis de la rétine.

Il fit une confusion semblable au sujet de la dilatation de l'iris. D'après lui, la pupille se dilate par la force du ressort des fibres musculaires de l'iris, qui sont droites et se rétractent quand elles sont abandonnées à elles-mêmes; elle se rétrécit parce que les esprits animaux, coulant dans ces fibres, les allongent lorsqu'ils viennent à surmonter la force de leur ressort naturel. Méry ne connaît que les fibres musculaires droites; son adversaire, de la Hire, pour expliquer le rétrécissement de la pupille, suppose l'existence de fibres circulaires; et ici Méry, moins scrupuleux que d'habitude, discute sans avoir vérifié, et conclut non seulement à l'absence, mais encore à l'inutilité des fibres antagonistes.

Ce n'est pas la seule faute de dissection et d'interprétation qu'on puisse reprocher à Méry à propos de l'œil. D'après lui, la cornée opaque est la continuation de la dure-mère, la choroïde de la pie-mère, et la rétine de la substance cérébrale. Et il soutient alors que la rétine ne peut être l'organe de la vue, parce que la substance moelleuse du cerveau, dont elle provient, est elle-même privée de toute sorte de sentiment : donc la rétine est insensible. La choroïde, au contraire, extension de la pie-mère, qui est une membrane très sensible, doit être également susceptible de sentiment; et comme la rétine est transparente et donne passage à la lumière, tandis que la choroïde est opaque et la réfléchit, il trouve évident qu'il n'y a que la choroïde qui puisse être la partie principale de l'œil à laquelle on doive, plus particulièrement qu'à toute autre, attribuer la vision.

Méry prit encore le sac lacrymal pour un amas de petites glandes munies de canaux sécrétoires et chargées de répandre dans cette partie de l'œil la liqueur qu'elles distillent incessamment. Mais, le scalpel à la main, il combattit l'opinion de Diemerbroek, qui soutenait que le nerf optique était composé de plusieurs filets nerveux enveloppés de la dure-mère et de la pie-mère; il soutint, avec autant de raison, la manière de voir de Malpighi relativement à la structure de la peau, mais il émit des opinions assez erronées sur la signification des nerfs de la sensibilité spéciale, dont il semble attribuer les fonctions à la couche épithéliale ou épidermique.

C'était du reste à qui l'emporterait en habileté dans ces dissections. Un jour Méry démontra, devant l'Académie, que la rétine était bien la continuation de la substance propre du cerveau, la choroïde de la pie-mère et la cornée de la dure-mère (p. 68) L'Académie parut satisfaite de cette démonstration, dit le procès-verbal de la séance, sauf Littre, qui, n'ayant trouvé qu'une seule membrane au nerf optique, soupçonna son collègue de l'avoir divisée en deux. Cependant il se rendit à une nouvelle démonstration, et bien plus, ayant changé de sentiment, il voulut faire mieux et s'engagea de montrer à l'Académie trois tuniques distinctes au nerf optique. Mais, ajoute malicieusement Méry, c'est encore une découverte à faire, qui sans doute ne lui fera pas moins d'honneur que son unique membrane, dont il prétendait que ce nerf fût seulement revêtu.

Méry attribue encore à tort l'érection à l'action de fibres musculaires dont seraient munies les parois des cellules qui composent la substance spongieuse de la verge; lorsque ces muscles se mettent en action, ils relèvent et dressent ces feuillets membraneux et leur font former dans le corps de la verge d'innombrables cellules communiquant d'une part avec l'extrémité des artères et de l'autre avec l'origine des veines; mais, contrairement à de Graaf, qui admettait l'arrêt du sang veineux par la constriction de la veine dorsale de la verge par les muscles situés à la racine de celle-ci, Méry soutient que le sang arrivé en excès par les artères coule à plein canal dans les corps caverneux et sort librement par les veines.

Notre auteur s'est aussi prononcé contre le système de la fécondation de la femme par les ovules en s'appuyant sur des faits d'anatomie normale et pathologique.

L'anatomie normale l'a induit en erreur. Ignorant le mécanisme de l'application du pavillon de la trompe de Fallope au moment de la maturité de l'ovule, il a cherché ailleurs le passage que pouvait prendre cet ovule pour se rendre de l'ovaire dans l'utérus. Il a cru découvrir ce passage dans le ligament utéro-ovarien, qu'il a trouvé percé dans toute sa longueur, et il en donne comme preuve qu'il n'y a qu'à couper ce ligament en travers pour voir au milieu de chaque extrémité un petit trou, lequel est l'entrée du canal. Mais, ajouta-t-il, ce canal est trop étroit et ses parois trop épaisses pour se laisser pénétrer par un œuf fécondé. Donc cet œuf n'existe pas.

La présence de nombreuses cicatrices à la surface de l'ovaire, ou mieux du testicule de la femme, comme on disait alors, lui fournit encore un argument pour combattre la théorie des ovistes. On ne

peut croire, dit-il, que ces cicatrices aient succédé aux divisions qui
sont arrivées à la membrane enveloppante de l'ovaire à la sortie des
œufs qui ont abandonné les testicules; si cela était cependant, ajoute-
t-il avec une sorte de prescience, on pourrait dire que jamais poule
ne fût plus féconde en œufs.

Il ne peut croire non plus que les vésicules qui composent le testicule de la femme et des autres vivipares soient des œufs, parce qu'il
a observé que la tunique propre de chacune de ces vésicules est
comme continue à la membrane commune de ces organes et ne peut
s'en séparer sans se rompre et répandre la liqueur qu'elle contient.
Nous verrons plus loin quel rôle Méry attribue à cette liqueur.

L'examen du testicule d'un homme atteint de dégénérescence
kystique vint l'affermir dans sa manière de voir. Toute la substance
propre de ce testicule était remplie de vésicules semblables à celles
qui se rencontrent dans les testicules des femmes et qu'on donnait
comme des œufs. Ces vésicules, comme les ovules, renfermaient un
liquide clair et transparent comme l'eau et ne se coagulant pas dans
toutes comme le blanc et le jaune des œufs durcis, mais dans une
partie seulement, comme dans certaines hydropisies; elles ne contenaient d'ailleurs pas le blanc, le jaune et le germe, comme les
œufs des poules, mais seulement une liqueur claire et tout uniforme;
de plus, les vésicules et les ovules présentaient une membrane enveloppante inséparable de la substance de l'organe. En présence de
cette analogie grossière entre les vésicules du testicule kystique de
l'homme et celles du testicule normal de la femme, d'une part, et de
leur différence avec les œufs de poule, d'autre part, Méry douta plus
encore de l'opinion des anatomistes qui prenaient celles de la femme
pour des œufs.

Ne pouvant donc admettre que l'homme se forme d'un œuf comme
le poulet, Méry avait adopté cette idée, qu'une des vésicules crevant au moment de la conception, ou se dilatant extraordinairement
par la fermentation, toute la liqueur qu'elle contenait en suintait
et se répandait sous l'enveloppe du testicule; celui-ci, en étant rempli,
comprimait son contenu, qui s'échappait par le nouveau canal (celui
du ligament utéro-ovarien) dans la matrice; là, il se mêlait avec la
semence de l'homme, et de cette confusion sortait un corps tout
organisé, par des lois « qu'on n'a pas encore devinées ».

La partie la plus considérable de l'œuvre anatomique et physio-
logique de Méry est relative à la circulation du fœtus.

Méry soutient que chez le fœtus le sang des veines caves ne passe
pas de l'oreillette droite dans l'oreillette gauche par le trou ovale,

mais qu'au contraire celui-ci livre passage au sang de l'oreillette gauche vers l'oreillette droite, d'où le sang va dans le ventricule droit. La valvule dont on invoque la présence au trou ovale ne peut empêcher le cours du sang dans cette direction, parce qu'il n'y a pas de valvule à proprement parler ; il existe bien entre les deux oreillettes une cloison membraneuse percée par le trou ovale, mais ce qu'on appelle valvule n'est que la partie de cette cloison qui borde le trou, dont l'ouverture diminue à mesure que sa prétendue valvule s'augmente après la naissance ; ce trou se ferme, parce que les deux parties de la cloison, croissant toujours, se placent enfin l'une devant l'autre et s'unissent ensemble.

S'il n'y a pas de valvule, elle ne peut donc empêcher le sang de passer de l'oreillette gauche dans l'oreillette droite.

Comme preuve à l'appui de son opinion, Méry fait remarquer que, chez le fœtus, les deux artères pulmonaires prises ensemble ont plus de capacité que n'en a le tronc de l'aorte à sa sortie du cœur ; par conséquent, tout le sang amené par les veines pulmonaires ne peut aller directement dans l'aorte ; une partie est conduite de l'oreillette gauche dans l'oreillette droite par le trou ovale dans le ventricule droit, puis dans l'artère pulmonaire. Ceci, d'après lui, est démontré par ce fait que chez le fœtus la capacité du ventricule droit et de l'artère pulmonaire est bien plus grande que celle du ventricule gauche et de l'aorte, et par cet autre fait qu'après la naissance et la fermeture du trou ovale, tout le sang des veines pulmonaires passant dans l'aorte, celle-ci acquiert peu à peu la même capacité que l'artère pulmonaire, ce qu'on trouve chez l'adulte.

Bien que ce système fût erroné, Méry l'appuya sur des dissections si nombreuses et si exactes de cœurs du fœtus, d'adultes, de tortues, de crocodiles, etc., sur des arguments tirés de l'analogie qui existe entre le cœur de la tortue et celui de fœtus, qu'il convainquit la majorité de ses collègues, parmi lesquels Dodard, Bourdelin, Morin, Tournefort, Varignon. Littre, malgré sa prévention contre les systèmes, devint un zélé partisan de celui-ci ; Winslow dit que les expériences de Méry avaient à la fin gagné sur lui d'abandonner son attachement à la valvule ; mais cet abandon ne fut que passager, etc.

Ses adversaires, Tauvry et Du Verney, membres de l'Académie, Buissière, Sylvestre et Verheyen, ne furent pas toujours heureux dans leurs attaques. Du Verney rédigea plusieurs mémoires en faveur de l'opinion admise depuis Harvey, mais ses dissections n'étaient pas toujours exactes, et Méry ne manqua pas de relever les contradictions qui existaient entre les pièces présentées et leur description et

entre plusieurs descriptions faites à des dates différentes, battant
ainsi Du Verney avec ses propres armes.

D'après Fontenelle, dans son *Éloge* de Tauvry, cette dispute con-
tribua peut-être à la maladie dont est mort ce savant; car, ajouta-t-il,
comme il avait en tête un grand adversaire, il fit de grands efforts de
travail et prit beaucoup sur son sommeil, pour étudier à fond la
matière dont il s'agissait [1].

Quant aux autres, « les étrangers, dit Sénac dans son *Traité du
cœur*, qui voulurent entrer dans la dispute, l'embrouillèrent encore
davantage. Verheyen fit des tentatives où l'on ne voyait que de
faibles efforts de sa vieillesse. Buissière, en envoyant d'Angleterre,
avec assurance, quelques calculs qui ne prouvaient rien, crut envoyer
en France le sceau de la vérité [2]. Sylvestre proposa des difficultés où
lui-même n'entendait rien. »

La lutte suscitée par la découverte de la circulation du sang au
sein de l'Académie des sciences n'a rien qui doive surprendre. De
tout temps, les grandes découvertes scientifiques qui ont révolu-
tionné des opinions ayant cours depuis des siècles, ou qui, ouvrant
des voies nouvelles aux idées, ont fait faire de grands pas au progrès, ont rencontré des contradicteurs acharnés. Faut-il blâmer
beaucoup ceux-ci? Je ne le crois pas. En se refusant à admettre les
idées nouvelles, en les combattant de toutes leurs forces, en accumulant les arguments et les faits contraires pour les renverser, ils
ont forcé les adversaires, promoteurs ou partisans de l'idée nouvelle,
à chercher des preuves plus convaincantes, des arguments plus
décisifs, des faits plus précis.

Et d'ailleurs ne représentent-ils pas, ces récalcitrants, une nombreuse cohorte d'indécis, de sceptiques, qui, attentifs au débat, de
près ou de loin, applaudissent tour à tour les adversaires du pour et du
contre? Ce n'est donc pas seulement quelques individualités plus ou
moins éminentes qu'il s'agit de convaincre, c'est le plus souvent la
majorité, la grande majorité du public, et c est pourquoi il faut avoir
une certaine reconnaissance pour ceux qui, paraissant combattre le
progrès, assument la tâche ingrate de se faire le porte-parole des
incrédules, et de forcer leurs adversaires à reprendre vingt fois, cent

---

1. Tauvry est mort de phthisie pulmonaire à trente et un ans.
2. La dernière fois que Méry prit part à ces discussions, ce fut précisément
pour réfuter de nouvelles critiques de Buissière, développées dans un petit livre
publié en 1713 sur le cœur de la tortue, et auquel J.-L. Petit donna son approbation. La réponse de Méry à ces deux adversaires est une de ses plus acerbes.
Elle n'a pas été publiée dans l'*Histoire de l'Académie*, mais dans les *Mémoires
de Trévoux*, à la suite d'une analyse de l'ouvrage de Buissière et des lettres
approbatives de J.-L. Petit. (Voir plus loin, p. 545.)

fois la même question, à l'envisager sous toutes ses faces, à la creuser dans ses moindres détails, jusqu'au jour où le doute n'est plus permis et où la vérité apparaît éclatante aux yeux de tous.

Tel fut Méry, adversaire acharné de la théorie soutenue près d'un siècle auparavant par Harvey, et que défendait Du Verney. Méry et Du Verney donnèrent à l'Académie des sciences, pendant plus de vingt années, ce spectacle curieux de deux savants dont l'un, à l'aide de pièces anatomiques admirablement préparées, soutenait une idée fausse, et dont l'autre, malgré des préparations souvent défectueuses, se proclamait partisan de l'idée contraire; et l'Académie, entraînée par la verve mordante de Méry et l'habileté de ses dissections et de ses argumentations, prenait, comme le Diafoirus de Molière, parti contre les circulateurs.

Depuis Méry jusqu'à nous, ce spectacle s'est présenté bien des fois; mais la vérité a toujours réussi à se faire jour, et on ne peut regretter ces chocs d'idées qui ont tant passionné nos ancêtres et nos contemporains, qui resteront toujours des modèles de littérature et de discussion scientifiques, et d'où finalement a jailli la lumière.

Si nous avons autant insisté sur les reproches qu'on peut adresser à Méry, c'est pour rappeler à la mémoire certains de ses travaux, qui, n'ayant plus qu'un intérêt historique, sont depuis longtemps tombés dans l'oubli. Les autres sont plus connus; quelques-uns même sont encore cités partout.

On a de tout temps admiré la description de la moule des étangs, dans laquelle il a fait voir le passage de l'intestin à travers le cœur et démontré l'existence de l'hermaphrodisme, ce qui a tant étonné ses contemporains; celle de l'appareil lingual du pivert; etc. Mais il faut mettre sur le même plan l'anatomie de la gazelle mâle, celle du rat d'Inde, de la taupe mâle, restées inédites, et que nous avons eu la bonne fortune de retrouver dans les registres manuscrits de l'Académie des sciences avec tant d'autres, sur le mouvement des muscles, la formation et la chute des dents, la tympanite, les glandes bulbo-uréthrales, que Méry a *décrites plusieurs fois* avant Cowper, ce qu'on ignorait jusqu'à présent [1].

Rappelons encore les mémoires sur la respiration et la transpiration, où sont indiqués le mode d'absorption de l'air, son mélange avec le sang, et les voies qu'il suit pour sortir du corps avec la

---

1. Voir plus loin, p. 95, le chapitre dans lequel nous avons réuni les documents relatifs à la découverte des glandes bulbo-uréthrales, au sujet de laquelle nous avons fait une communication à l'Académie de médecine dans la séance du 29 novembre 1887.

sueur; sur la respiration des oiseaux, l'anatomie du pélican, les muscles des paupières des oiseaux, la morsure de la vipère et surtout sur la circulation placentaire. Méry fait l'autopsie d'une femme enceinte morte d'hémorrhagie; elle est exsangue, le fœtus également; il en conclut que la circulation fœtale communique avec la circulation maternelle à travers le placenta; puis il démontre que le fœtus se développe et se nourrit du sang de sa mère et non d'un prétendu lait que lui fournirait la matrice.

Il soutient aussi que l'enfant est chassé de la matrice par la contraction de ses fibres musculaires, et que la surface du placenta en contact avec la matrice n'est pas revêtue d'une membrane.

Il a réformé souvent avec bonheur certains termes vulgaires du vocabulaire médical. Par exemple, il remplace, pour déterminer les articulations des petits os de l'oreille, les mots de *charnière* et de *genouil* par ceux de *ginglyme* et d'*arthrodie*, employés déjà avant lui et qu'il trouvait plus convenables au langage scientifique.

En anatomie pathologique, on peut signaler particulièrement des notes inédites sur les kystes dermoïdes de l'ovaire, sur la syndactylie congénitale et sur l'ascite laiteuse, qu'il croyait formée par du liquide ayant traversé les parois de l'estomac et des intestins.

Nous n'avons trouvé que peu de choses inédites sur les œuvres chirurgicales de Méry, mais nous avons appris qu'il était partisan du pansement à l'eau-de-vie et du pansement rare. Il croyait que le pus devait être une corruption du sang, causée par la fermentation de quelque autre matière qui s'y mêle, ce qui assurément est une opinion remarquable pour cette époque. Il avait encore communiqué à l'Académie des sciences un fait de plaie chez un vénérien suivie d'abcès multiples *loco dolenti* et de transport mortel au cerveau, et un autre de fracture spontanée du fémur chez une femme atteinte de cancer du sein. Les recueils d'observations de chirurgie de ses contemporains, Saviard entre autres, nous ont appris d'ailleurs que l'influence des diathèses sur les affections chirurgicales était déjà admise par quelques auteurs.

Je ne rappellerai que pour mémoire ses travaux si connus sur l'inversion des viscères, sur l'emphysème consécutif aux fractures de côtes, sur les hernies de l'intestin et de la vessie, sur la taille, dans lequel il décrivit, l'un des premiers, un bon procédé pour la taille vaginale chez la femme; sur la ponction vésicale sus-pubienne, qu'il fut aussi un des premiers à pratiquer; sur le rachitisme, l'épanchement sanguin consécutif aux contusions, sur la cataracte et le glaucoma. Mais je signalerai tout particulièrement d'autres notes restées inédites, malgré l'intérêt qu'elles présentent, sur l'hémorrhagie supplémentaire des règles; sur une étroitesse congénitale du vagin empêchant le coït et ayant permis néanmoins la fécondation et l'accouchement; — des observations sur : l'empyème suivi de fistule thoracique et traité par la canule à demeure; un rétrécissement de l'urèthre suivi de cystite et de néphrite; une néphrite d'un rein muni de deux uretères et suivi d'abcès du petit bassin; la migration d'un calcul vésical dans le scrotum, etc.

Aux détails donnés par Fontenelle sur la biographie de Méry et qu'on lira plus loin, nous en ajouterons quelques-uns, tirés de la brochure de M. Herpin.

« Méry, par son amour pour la science, eut plus d'une fois de sérieuses difficultés à surmonter et même à lutter contre les préjugés de son époque et les ordonnances les plus sévères. Nous avons déjà dit que, n'étant encore que simple élève, il dérobait des cadavres et les emportait dans son lit pour les étudier et disséquer pendant la nuit. Devenu chirurgien en chef de l'Hôtel-Dieu et membre de l'Académie, il tint assez peu de compte des obstacles que lui opposèrent à cet égard certaines susceptibilités administratives et religieuses.

Appelé pour donner des soins au général d'un couvent, il avait reconnu qu'il était atteint d'une hernie de la vessie; c'était la première fois que Méry rencontrait cette affection, non décrite avant lui, aussi voulait-il compléter son observation par l'examen anatomique de la lésion après la mort du malade, qui ne pouvait pas vivre longtemps dans un tel état. Mais les ordonnances défendaient très sévèrement de faire l'autopsie des moines. Méry fit cependant bon marché de ce privilège monastique, et de complicité avec le frère infirmier, non moins curieux que lui, il put faire l'autopsie du général. (Voir plus loin, page 453.)

Une autre fois, il put examiner les deux yeux d'un prêtre atteint de glaucoma et qui, à la vérité, les lui avait légués par testament. (Voir page 542.)

« L'Hôtel-Dieu de Paris possède un beau portrait de Méry, peint à coup sûr par un artiste de talent; mais cette toile est dans un mauvais état de conservation; elle est ternie et détériorée par la vétusté [1].

« Sur ce tableau, Méry paraît âgé de soixante et quelques années. Sa figure est ronde et encadrée dans de longs cheveux blancs

---

1. Nous avons vu il y a une vingtaine d'années ce portrait dans une des salles de l'ancien Hôtel-Dieu; depuis lors il a été restauré et se trouve actuellement dans le cabinet du directeur du nouvel Hôtel-Dieu.

fortement bouclés. Malgré ses cheveux blancs, il est encore plein de force et de vigueur. Le front est large et découvert; les yeux sont petits, le regard perçant, scrutateur et sévère; mais, quoiqu'il n'exprime pas la bienveillance, il n'est pas dur. Il semble plutôt obstinément fixé sur un détail qu'il veut saisir. C'est celui d'un homme qui médite, non pas sur une idée, mais sur un fait qu'il observe ou qui se passe actuellement devant lui.

« L'ensemble de la physionomie est remarquable, les traits, fortement accentués, trahissent la ténacité de la pensée qui en a creusé les plis. L'énergie de l'homme se révèle dans la hardiesse et la raideur de l'attitude; la parfaite exécution des mains, la noblesse et l'harmonie de la pose attirent encore l'attention [1].

« Nous n'osons pas affirmer que ce portrait soit dû au pinceau de Rigaud; cependant il réunit quelques-uns des caractères de ce célèbre portraitiste, qui d'ailleurs était contemporain de notre chirurgien. Des connaisseurs habiles l'attribuent à Drouet père. »

Tel fut Méry, que Fontenelle nous dépeint de son côté comme un homme aussi modeste que savant, d'une grande droiture de caractère, tout dévoué à la science, qu'il aimait trop pour être bon courtisan; préférant à la société des vivants celle des morts, sur lesquels il étudiait la nature; délaissant la clientèle pour son cabinet d'études; désintéressé au point de demander des fonctions où il pensait être utile, mais qui loin d'être rétribuées ne lui donnaient qu'un surcroît de travail, et de refuser la fortune qui lui aurait coûté un temps destiné aux progrès de la science.

Les hommes d'un tel mérite sont rares à toutes les époques; aussi, dans l'histoire de la science française, Jean Méry a t-il été et restera-t-il une de nos gloires les plus pures.

L.-H. PETIT.

---

1. M. Herpin dit avoir fait photographier ce tableau, puis fait lithographier la photographie : nous n'avons pu nous procurer que cette dernière, et c'est d'après elle, et en se guidant sur le portrait restauré, que M. G. Profit a bien voulu dessiner le portrait placé en tête de ce volume. La gravure publiée dans le *Journal complémentaire du Dictionnaire des sciences médicales* en 1826 (t. XXV) ressemble peu, comme le dit M. Herpin, au portrait conservé à l'Hôtel-Dieu.

ÉLOGE DE MÉRY PAR FONTENELLE [1]

Jean Méry naquit à Vatan en Berry, le 6 janvier 1645, de Jean Méry, maître chirurgien, et de Jeanne Mores. On lui fit commencer ses études : mais il s'en dégoûta bientôt par le peu de secours qu'il trouva dans de mauvais maîtres, par le peu d'émulation, apparemment aussi par le peu d'inclination naturelle. Il ne passa pas la quatrième et s'attacha uniquement à la profession de son père. Il vint à Paris à dix-huit ans s'instruire à l'Hôtel-Dieu, la meilleure de toutes les écoles pour de jeunes chirurgiens. Non content de ses exercices de jour, il dérobait subtilement un mort, quand il le pouvait, l'emportait dans son lit, et passait la nuit à le disséquer en grand secret.

En 1681, il fit à la prière de M. Lami, docteur en médecine, qui donnait une 2e édition de son livre de *l'Ame sensitive*, une description de l'oreille. Il reconnaît dans une lettre préliminaire, adressée à ce docteur et imprimée aussi, qu'il n'est qu'un simple chirurgien de l'Hôtel-Dieu, et par là il insinue qu'il est bien hardi d'oser décrire une partie aussi délicate que l'oreille, et aussi inconnue aux plus habiles anatomistes, qu'on ne le croira pas en droit de faire des découvertes : mais, si on veut bien ne s'en pas tenir à des préjugés ordinairement si concluants, il s'engage à convaincre tout incrédule les pièces à la main.

Dans la même année, il fut pourvu d'une charge de chirurgien de la feue Reine.

En 1683, M. de Louvois le mit aux Invalides, en qualité de chirurgien-major.

L'année suivante, le roi de Portugal ayant demandé au feu Roi un chirurgien capable de donner du secours à la Reine sa femme, qui était à l'extrémité, M. de Louvois y envoya M. Méry en poste, mais la Reine mourut avant son arrivée.

Il n'y eut à Lisbonne aucun malade qui ne voulût le consulter, quelque peu digne qu'il en fût par son mal, ou au contraire quelque

1. *Histoire de l'Académie des sciences*, 1722, p. 29.

désespéré qu'il fût. On lui fit les offres les plus avantageuses pour
l'arrêter en Portugal; on en fit autant en Espagne à son passage;
mais rien ne put vaincre l'amour de la Patrie.

A son retour, M. de Louvois le fit entrer dans l'Académie des
sciences en 1684.

Cette même année la Cour allant à Chambord, le Roi demanda
à M. Fagon un chirurgien qu'il pût mettre pendant le voyage auprès
de M. le Duc de Bourgogne, encore enfant. M. Fagon fit choix de
M. Méry. On ne peut pas mettre en doute qu'il s'acquitta de cet
emploi avec toute l'application et tout le zèle possible; mais il se
trouvait encore plus étranger à la Cour qu'il ne l'avait été en Portugal et en Espagne, et il revint, anssitôt qu'il le put, respirer son
véritable air natal, celui des Invalides, et de l'Académie.

En 1692, il fit un voyage en Angleterre par ordre de la Cour, et, ce
qui paraîtra sans doute surprenant, on en ignore absolument le sujet [1].

Peut-être s'est-on déjà aperçu que les faits rapportés jusqu'ici
ont été assez dénués de circonstances, assez décharnés : c'est la
faute de celui qu'ils regardent. Après qu'il avait rempli dans la dernière exactitude ses fonctions nécessaires, il se renfermait dans son
cabinet, où il étudiait non pas tant les livres que la nature même; il
n'avait de commerce qu'avec les morts, et cela dans un sens beau-

---

1. M. Herpin a vainement cherché à éclaircir cette énigme. Des recherches faites
dans les papiers provenant des anciennes archives de la couronne, en 1864, sur
la recommandation du directeur général des Archives de l'Empire, n'ont pu
mettre sur la trace d'aucune pièce et d'aucun renseignement ayant trait à
Méry.
  On n'a rien trouvé non plus dans les Archives de Bourges.
  De nouvelles recherches faites récemment à ma demande dans les Archives du
Ministère des affaires étrangères, par M. Kaulek, n'ont pas été plus fructueuses.
J'ai cherché moi-même en vain dans la riche collection de documents adminis-
tratifs de la Bibliothèque nationale (Collection de la Marre).

  Voici comment M. Herpin résume les opinions qui ont été émises au sujet du
voyage secret de Méry en Angleterre :
  « Il y a à cet égard trois hypothèses :
  « 1º Celle qui le rattache à l'homme au masque de fer. Elle n'est pas admis-
sible, puisque ce personnage était en 1692 à la Bastille.
  « 2º Nous repoussons également l'hypothèse qui ferait de Méry un agent, un
intermédiaire entre Jacques II et ses partisans. Le roi détrôné avait des intel-
ligences suivies avec les mécontents et les hommes de son parti. Du reste,
Méry n'était pas apte à remplir le rôle de conspirateur ou de négociateur. Son
caractère rend inadmissible une telle supposition.
  « 3º Il reste donc la troisième hypothèse, celle que nous avons adoptée, qui
était d'éclairer Louis XIV sur les circonstances de la naissance du prince de
Galles (prétendu par les ennemis de Jacques II enfant supposé); elle ne convient
qu'à un observateur et à un médecin. Elle s'accorde, au reste, avec les événements, et ainsi s'explique la fidélité avec laquelle Méry a toujours gardé le
secret de sa mission. »

coup plus étroit qu'on ne le dit d'ordinaire des savants. Il s'intruisait
donc infiniment, mais personne n'en eût rien su, si les opérations
qu'il faisait tous les jours n'eussent trahi le secret de son habileté.
Ceux qui sont fortement occupés à exercer une profession ou un
talent, parlent du moins plus volontiers dans l'intérieur de leur
famille, soit de leurs occupations présentes, soit de leurs projets; on
est obligé de les écouter, et ils ont une liberté entière de se faire va-
loir; mais il n'usait point de ses droits à cet égard; on ne le voyait
qu'aux heures du repas, et il n'y tenait point de discours inutiles.
Enfin, je le répète, on ne sait rien du voyage d'Angleterre, dont il
aurait dû, au moins à sa femme et à ses enfants, vanter ou excuser
le succès. Tout était enseveli dans un profond silence, et il est
presque étonnant que M. Méry ait été connu. Il n'a rien mis du sien
dans sa réputation que son mérite, et communément il s'en faut
beaucoup que ce ne soit assez.

En 1700, M. de Harlai, premier Président, le nomma premier chirurgien de l'Hôtel-Dieu. Il n'accepta cette place que quand il fût
bien sûr qu'elle n'était pas incompatible avec celle de l'Académie,
et je lui ai ouï dire que les deux ensemble remplissaient toute son
ambition. Aussi l'ont-elles uniquement occupé. Des malades, quelque importants qu'ils fussent, quelque utiles qu'ils dussent être,
n'ont jamais pu le faire sortir de chez lui. Tout au plus a-t-il traité
quelques amis, mais en amis, et en leur faisant très peu de chose.
Des étrangers, qui souhaitaient passionnément qu'il leur fît des cours
particuliers d'anatomie, n'ont pu le tenter par les promesses les
plus magnifiques et les plus sûres. Il ne voulait point d'une augmentation de fortune, qui lui eût coûté un temps destiné à de nouveaux
progrès dans sa science.

Mais ce même temps qu'il estimait plus que la richesse, il ne
l'épargnait point à ses devoirs; il conçut volontairement le dessein
d'en donner à l'Hôtel-Dieu beaucoup plus qu'il ne lui en demandait
selon l'usage établi. Les jeunes chirurgiens qui venaient y apprendre
leur métier, n'y prenaient des leçons qu'au gré du hasard, qui leur
mettait sous les yeux tantôt une opération, tantôt une autre ; rien de
suivi, rien de méthodique ne dirigeait leurs connaissances. Il obtint
de M. de Harlai que l'on construisît un lieu où il leur ferait des cours
réglés d'anatomie. S'il eût pris cette occasion de demander des
appointements plus forts, s'il ne l'eût même fait naître que dans cette
vue, on ne l'eût pas blâmé d'accorder son intérêt avec celui du
public. D'ailleurs M. le premier Président l'honorait d'une affection
particulière, et comme ce grand magistrat avait beaucoup d'esprit,
peut-être l'aimait d'autant plus qu'il fallait de la pénétration pour

sentir tout ce qu'il valait : mais M. Méry ne songea dans son nouvel
établissement qu'à l'utilité publique, et il se tint heureux qu'on lui
eût accordé un surcroît considérable d'assujettissement et de travail.

Son génie était d'apporter une extrême exactitude à l'observation
et de se bien assurer de la simple vérité des choses. Il ne se pressait point d'imaginer pourquoi telle disposition, telle structure : il
voyait les faits d'autant plus sûrement qu'il ne les voyait point au
travers d'un système déjà formé, qui eût pu les changer à ses yeux.
Son cabinet anatomique auquel il avait travaillé une bonne partie
de sa vie, ce nombre prodigieux de dissections faites de sa main avec
une patience étonnante, avaient apparemment aidé à lui faire
prendre cette habitude; il avait été si longtemps appliqué à ne faire
que voir, qu'il n'avait pas eu le loisir de songer tant à deviner :
mais on doit convenir qu'il n'y a pas moins de sagacité d'esprit à
bien voir en cette matière qu'à deviner. Aussi n'avait-on pas à
craindre que ce qu'il faisait voir aux autres, il le leur déguisât, ou
l'embellît trop par ses discours; à peine se pouvait-il résoudre à
l'expliquer, il fallait presque que les pièces de son cabinet parlas-
sent pour lui.

On y en compte jusqu'à 80 d'importantes, soit squelettes entiers,
soit parties d'animaux ; 30 de ces pièces regardent l'homme, et celle
où sont tous les nerfs conduits depuis leur origine jusqu'à leurs
extrémités, a dû lui coûter des 3 ou 4 mois de travail. Une adresse
singulière et une persévérance infatigable ont été nécessaires pour
finir ces ouvrages. Aussi était-ce là ce qui l'enlevait à tout. Il était
toujours pressé de rentrer dans ce lieu où toutes ces machines, dé-
montées et dépouillées de ce qui nous les cache en les revêtant, lui
présentaient la Nature plus à nu, et lui donnaient toujours à lui-
même de nouvelles instructions. Cependant, pour ne se trop glorifier
de la connaissance qu'il avait de la structure des animaux, il faisait
réflexion sur l'ignorance où l'on est de l'action et du jeu des
liqueurs. « Nous autres anatomistes, m'a-t-il dit une fois, nous
sommes comme les crocheteurs de Paris, qui en connaissent toutes
les rues, jusqu'aux plus petites et aux plus écartées, mais qui ne
savent pas ce qui se passe dans les maisons. »

On a vu de lui, dans nos volumes, quantité de morceaux sur ce
que devient l'air entré par les poumons, sur l'iris de l'œil, sur la
choroïde, etc.; il a donné une nouvelle structure au nerf optique et a
osé avancer qu'un animal se multiplie sans accouplement : c'est la
moule de l'étang, dont il a donné la singulière et bizarre anatomie.
Mais ce qui a fait le plus de bruit dans ces volumes a été son opinion

sur la circulation du sang dans le fœtus, ou sur l'usage du trou oval, directement opposée à celle de tous les autres anatomistes. Il fut cause que l'Académie, dès son renouvellement en 1699, fut agitée par cette question. Un monde d'adversaires élevés contre lui, tant au dedans qu'au dehors de l'Académie, ne l'ébranla point. Il publia même en 1700, hors de nos MÉMOIRES, un *Traité* exprès sur ce sujet, auquel il joignit ses remarques sur une nouvelle manière de tailler de la pierre, pratiquée alors par un Frère Jacques, Francomtois. C'est le seul livre qu'on ait de lui. On ne sait point encore aujourd'hui quel parti est victorieux, et c'est une assez grande gloire pour celui qui seul était un parti. Il paraît, ainsi que nous osâmes le soupçonner il y a longtemps, que les deux systèmes opposés pourraient être vrais, et se concilier, dénouement qui mériterait d'être remarqué dans l'histoire de la Philosophie, et qui condamnerait bien la grande chaleur de toute cette contestation.

M Méry était si retenu à former ou à adopter des systèmes, qu'il hésitait à recevoir, ou si l'on veut ne recevait pas celui de la génération par les œufs, si vraisemblable, si appuyé, si généralement reçu. Il n'en substituait pas d'autre à la place [1], mais des structures de parties, qui effectivement ne s'y accordent pas trop, l'arrêtaient, au lieu que les autres anatomistes se laissent emporter à un grand nombre d'apparences très favorables, et se reposent en quelque sorte sur la Nature de la solution de quelques difficultés. Nous n'avons garde de décider entre leur hardiesse et la timidité opposée, seulement pouvons-nous dire qu'en fait de sciences les hommes sont nés dogmatiques et hardis, et qu'il leur en coûte plus d'effort pour être timides et pyrrhoniens.

Cependant M. Méry, peu disposé à prendre trop facilement les opinions les plus dominantes, ne l'était pas davantage à quitter les sciences particulières. Le témoignage qu'il se rendait de la grande sûreté de ses observations, et du peu de précipitation de ses conséquences, l'affermissait dans ce qu'il avait une fois pensé déterminément. La vie retirée y contribuait encore ; les idées qu'on y prend sont plus raides et plus inflexibles, faute d'être traversées, pliées par celles des autres, entretenues dans une certaine souplesse ; on s'accoutume trop dans la solitude à ne penser que comme soi. Cette même retraite lui faisait ignorer aussi des ménagements d'expression nécessaires dans la dispute ; il ne donnait point à entendre qu'un

---

1. Il y a ici de la part de Fontenelle une erreur très facile à expliquer. Méry avait adopté une théorie de la génération, comme nous l'avons dit plus haut, mais il l'avait développée devant la chambre des chirurgiens du roi et non devant l'Académie, ce que Fontenelle pouvait très bien ignorer (v. p. 106).

fait rapporté était faux, qu'un sentiment était absurde, il le disait. Mais cet excès de naïveté et de sincérité ne blessait pas tant dans l'intérieur de l'Académie : et si les suites assez ordinaires du savoir n'y étaient excusées, où le seraient-elles? On y a remarqué avec plaisir que M. Méry, quelque attaché qu'il fût à ses sentiments, en avait changé en quelques occasions. Par exemple, il avait d'abord fort approuvé l'opération du Frère Jacques, et il se rétracta dans la suite. Il était de bonne grâce d'avoir commencé par l'approbation. Un anatomiste de la compagnie raconte qu'il a convaincu M. Méry sur certains points, qui lui avaient paru d'abord insoutenables, et il le raconte pour la gloire de M. Méry et non pour la sienne.

Ce même anatomiste prétend que M. Méry avait entrevu la valvule d'Eustachius, connu les glandes de Couper longtemps avant Couper même. Mais il faut laisser les découvertes aux noms qui en sont en possession; et quand même ce ne serait que la faveur du sort qui les leur aurait adjugées plutôt qu'à d'autres, il vaut mieux n'en point appeler [1].

Malgré une constitution très ferme, et une vie toujours très réglée d'un bout à l'autre, M. Méry se sentit presque tout d'un coup abandonné de ses jambes vers l'âge de soixante-quinze ans, sans avoir nulle incommodité. Il fut réduit à se renfermer absolument chez lui, où il s'était tant renfermé volontairement. Tous ceux de l'Académie qui pouvaient se plaindre de quelques-unes de ces sincérités dont nous avons parlé, allèrent le voir pour le rassurer sur l'inquiétude où il eût pu être à leur égard, et renouveler une amitié qui, à proprement parler, n'avait pas été interrompue. Il fut sensiblement touché, et de ces avances qu'il n'attendait peut-être pas, et de ces sentiments qu'il méritait plus qu'il ne se les était attirés : et il ne pouvait se lasser d'en marquer sa joie à M. Varignon, son fidèle ami, et de tous les temps.

Il s'affaiblissait toujours, quoiqu'en conservant un esprit sain, et enfin il mourut le 3 novembre 1722, âgé de soixante-dix-sept ans. Il a laissé six enfants de Catherine-Geneviève Carrere, fille de M. Carrere, qui avait été premier chirurgien de feu Madame [2].

Il a eu toute sa vie beaucoup de religion, et des mœurs telles que

---

1. On s'explique peu cette opinion de Fontenelle sur la priorité scientifique. De tout temps, et surtout aujourd'hui, un texte imprimé a constitué un droit indéniable à cette priorité; or, la découverte de Méry a été publiée 15 ans avant celle de Cowper. — Voir plus loin notre étude sur cette question, p. 95.

2. M. Herpin nous apprend que Méry s'était marié à 44 ans, en 1689. Le contrat de mariage, dont la minute existe chez Me Acloque, notaire à Paris, est revêtu des signatures du duc d'Orléans, des princes et princesses de sa famille, et de personnages importants de l'époque.

la Religion les demande; ses dernières années ont été uniquement occupées d'exercices de piété. Nous avons dit de feu M. Cassini, que les cieux lui racontaient sans cesse la gloire de leur Créateur. les animaux la racontaient aussi à M. Méry. L'astronomie et l'anatomie sont en effet les deux sciences où sont le plus sensiblement marqués les caractères du souverain Être : l'une annonce son immensité par celle des espaces célestes, l'autre son intelligence infinie par la mécanique des animaux. On peut même croire que l'anatomie a quelque avantage : l'intelligence prouve encore plus que l'immensité.

DOCUMENTS RELATIFS A JEAN MÉRY

EXTRAITS DES REGISTRES DE L'ANCIEN HÔTEL-DIEU [1].

25 mars 1670. — Veu au Bureau le certificat en la forme ordinaire de la capacité de Jean Mery au fait de chirurgie, la Compagnie a aresté quil sera receu compagnon chirurgien ordinaire de l'Hostel-Dieu en son rang. (R.)

20 avril 1672. — La Compagnie a receu Jean Mery pour compagnon chirurgien ordinaire au lieu de François Patin, qui s'est retiré de l'Hostel-Dieu. (R.)

1679. *28 juin.* — Le sieur Perreau a dit qu'une femme est venue à l'Hostel-Dieu trouver le sieur Méry, un des compagnons chirurgiens d'iceluy, pendant qu'il travailloit, et la prié de lui penser un doigt où elle dizoit avoir du mal que ledit Méry n'y a point trouvé. Quelle a atendu quil eust achevé ses pensements pour lui donner une lettre qui le prioit de la part de madame Bertrand sage-femme, d'aller adsister une femme en travail dans la rue Saint-Jacques; quy estant alé il a trouvé que ladvis nestoit pas véritable et revenant à l'Hostel-Dieu il a esté ataqué par deux soldats qui ont voulu le contraindre à les suivre, ce que refuzant de faire ils lui ont fait violence: mais le peuple qui sest amassé les en a empesché; qu'il a esté conseillé d'en faire sa plainte au commissaire qui en a informé et doit décréter contre ladite femme quil reconoistra bien sil la rencontre et non les soldats à cauze de la surprise où il estoit. (R.)

13 décembre. — Mgr le premier président le Camus a dit avoir été importuné par des compagnons chirurgiens ordinaires de l'Hostel-Dieu. Sur la plainte qu'ils font qu'on a admis à leur préjudice le sieur Méry, qui est moins ancien qu'eux dans l'Hostel-Dieu, à faire l'operation de la taille pendant la maladie du sieur Thierry à qui cette opération a esté confiée depuis que le sieur Collo a refusé d'y travailler, quil est facheux de permettre à des domestiques de se plaindre de la conduite de M. l'administrateur résidant

1. Ces documents sont extraits en partie de l'ouvrage suivant : *Collection de documents pour servir à l'histoire des hôpitaux de Paris,* publiée par M. Brièle. Paris, t. 1er, 1881, — et en partie du suivant : *Histoire des sages-femmes de Paris et du service des accouchements à l'Hôtel-Dieu du XVe siècle à nos jours,* par M. Albin Rousselet, d'après les registres des délibérations du Bureau de l'ancien Hôtel-Dieu, source à laquelle avait également puisé M. Brièle. M. Rousselet a bien voulu nous communiquer le manuscrit de ce livre, actuellement sous presse, et nous autoriser à en extraire ce qui est relatif à Méry. Nous ne saurions trop le remercier de son obligeance.

audit l'Hostel-Dieu et que dans ces occasions importantes où il y va de la vie des pauvres malades il faut moins considérer l'ancienneté des compagnons que leur capacité et que le sieur Méry estant le plus capable et même ayant réussi dans une taille des plus difficiles. il le faut conserver plustôt que les autres sans néantmoins les exclure entièrement, mais ne leur permettant de travailler que quand il plaira au bureau. Surquoy ayant esté dit que le sieur Petit demande aussy de faire ladite opération, la Compagnie a arresté que ladite opération sera faite par ledit sieur Petit avec ledit sieur Méry.

1680. *8 mai.* — Mgr le premier président a leu au Bureau une plainte qui lui a esté portée par Jean Botentuit, second compagnon chirurgien de l'Hostel-Dieu afin d'avoir la permission d'assister aux opérations de la taille qui se font dans l'H.-D. Les sieurs Thierry et Méry qui font lesdites opérations dans l'H.-D., mandés et aiant esté ouis au Bureau, la Compagnie a aresté que le sieur Botentuit assistera si bon lui semble à toutes les opérations que fera le sieur Thierry mais non à celles du sieur Méry pour quelques raisons particulières.

26 juillet. — M. Perreau a dit pour la troisième fois qu'il n'y avait pas d'apprentisse sage femme en l'Hostel-Dieu et que la maistresse sage femme et sa sœur ne peuvent suffire au travail qui se rencontre jour et nuit aux accouchements, qu'il y a à craindre quelle ne succombe et que toutes les aprentisses qui y ont esté en devant sont tombées malades à cause du travail, à quoy le Bureau doit remedier, et il a pris Mery et le Grand, chirurgiens de l'Hostel-Dieu pour les aider, auxquels on a montré les accouchements pour les adsister.

1681. *7 mars.* — Mgr le premier président a dit que le sieur Botentuit, doien des compagnons chirurgiens de l'Hostel-Dieu, demande de faire l'opération de la taille dans l'H.-D., conjointement avec le sieur Mery, lequel il a seu ne vouloir travailler avec ledit Botentuit, contre lequel il a eu quelques demeslez [1], qu'on dit que ledit Botentuit n'a pas encore opéré sur le corps vif, mais sur le mort seulement, et on a propozé de faire travailler le nommé Antoine, autre compagnon chirurgien de l'H.-D., qu'on assure avoir travaillé avec grand succès sur le vif, et monseigneur le premier prezident a proposé de rapeler le sieur Colot à l'H.-D., etc. (Brièle, t. I, p. 218.)

19 mars. — Mgr le premier prezidant le Camus a dit que le sieur Morel, opérateur pour la taille, s'estant rendu chez lui avec les sieurs Botentuit, Mery et autres chirurgiens ordinaires de l'Hostel-Dieu, après avoir fait la réconciliation entre lesdits Botentuit et Mery, tous demeurent d'acord du règlement qui fut lors dressé par la salle des taillez de l'Hostel-Dieu.

(On y voit que la première place est accordée à Méry sur ses compagnons, dans les opérations et les pansements sur les taillés.)

---

1. Plusieurs passages des registres nous montrent que le sieur Botentuit était un compagnon assez turbulent et peu respectueux des règlements de l'Hôtel-Dieu.

« I. M. Morel prendra la peine de se trouver à l'H.-D. les jours et les heures dont il sera averti. — II. Botentuit, Mery, Arnoul, mestre Jean, Simon et Leconte travailleront sous ledit sieur Morel à la taille, savoir Mery et mestre Jean dèz à présent, sur des sujets vivans, et lesdits sieurs Botentuit, Arnoul. Simon et Leconte sur des corps morts, en sorte qu'ils pourront travailler sur les vivans quand ils seront jugez capables par Messieurs les médecins et ledit sieur Morel, lesquels en feront leur raport au bureau. — III. La taille se fera par ledit sieur Morel dans toutes les semaines, et Méry. maistre Jean et Simon y assisteront, et travailleront avec lui une semaine, et lesdits Botentuit, Arnoul et Leconte la semaine suivante, en sorte néantmoins que s'il survenoit un assez grand nombre de sujets pour faire l'opération 2 fois en une semaine, elle sera faite toujours par ledit sieur Morel et alternativement entre lesdits Mery, mestre Jean et Simon, et lesdits Botentuit, Arnoul et Leconte. — IV. Tous les susdits compagnons chirurgiens assisteront à toutes les opérations pour aider ledit sieur Morel et les uns les autres. — V. (Administratif.) — VI. En atendant que lesdits sieurs Botentuit, Arnoul, Simon et Leconte aient aquis l'expérience de travailler avec seureté sur les vivans, les malades qui se présenteront seront incessamment sondez par M. Morel, et en cas d'absence, ils seront sondez dès à présent par lesdits Mery et maistre Jean, et quand lesdits Botentuit, Arnoul, Simon et Leconte seront jugez capables de faire l'opération sur les vivans, ils feront, en l'absence dudit sieur Morel, la sonde chacun par semaine. — VII. Chacun desdits compagnons pensera ceux qu'il aura taillez, par l'avis dudit sieur Morel, lequel admetra celui des compagnons qu'il jugera à propos pour penser ceux qu'il aura taillez lui-même. » (B., p. 219.)

30 juillet. — Le sieur Petit [1], maistre chirurgien de l'H.-D. et le sieur Morel expert pour l'extraction de la pierre, sont venus au Bureau et le sieur Petit a fait plainte du sieur Méry de ce qu'il n'exécute point ce qu'il lui ordonne, bien que le bureau ait enjoint à tous les compagnons chirurgiens de lui obéir entièrement.

..... La Compagnie a mandé le sieur Méry, et estant venu, a dit qu'il a toujours obéi aux ordres dudit sieur Petit, lequel luy a dit qu'il avoit manqué pour faire la semaine de garde et son mois de visitte à quoy il n'a tenu compte de satisfaire. A quoi il a répondu qu'il ne peut pas faire ces fonctions estant occupé au service des accouchées, à faire des anatomies de la matrice et instruction des apprentisses et au pensement des personnes dont il a fait l'extraction de la pierre ; et la Compagnie luy a dit que le service des accouchées et le pensement des taillez ne doit point le dispenser du service qu'il doit aux autres malades, puisque les autres qui ont de pareils employs ne se dispensent pas des services ordinaires et qu'il entend qu'il fasse la même chose, ayant été remarqué qu'il est important de ne point

---

1. Jacques Petit, mort en 1708, à quatre-vingt-dix-sept ans, était resté à l'Hôtel-Dieu depuis l'âge de douze ans, soit près de quatre-vingts ans, dont cinquante environ comme chirurgien en chef ou maître chirurgien. (R.)

soufrir qu'un règlement fait nouvellement soit sitot défait; surquoy ayant dit que ne pouvant pas satisfaire à ce qui lui est demandé, aimant mieux se retirer de l'Hostel-Dieu, il demande seulement une huitaine que la Compagnie a accordé. (B.)

. *8 août.* — La Cie a signé et délivré à Jean Mery, compagnon chirurgien de l'H.-D. un certificat des services qu'il a rendus aux pauvres audit H.-D. en cette qualité pendant onze ans quatre mois, aux accouchements pendant huit ans et aux opérations de la taille pendant deux ans. (R.)

1698. *26 avril.* — Les sieurs de Bourges, Morin et Enguehard, médecins ordinaires de l'Hostel-Dieu et les sieurs Bessières et Mehery, maistres chirurgiens jurez aïant esté mandez et ouïs au Bureau touchant la nouvelle méthode de *frère Jacques* pour l'opération de la pierre, ils ont dit qu'ils lui ont veu faire plusieurs expériences sur des corps morts et quelques-unes sur des corps vivants avec succès, et qu'ils ont remarqué que cette nouvelle méthode est bien plus aisée et moins douloureuse que celle qui s'est pratiquée jusque à présent, mais que pour mieux connaistre la seureté de l'opération et de la guérison, il est nécessaire qu'il fasse encore un nombre d'expériences sur les corps vifs, et qu'ils sont d'avis qu'on lui confie la taille de dix malades de ceux qui sont actuellement à l'II.-D. affligez de la pierre, ce que la Compagnie a agréé, sur le témoignage des sieurs médecins et chirurgiens, auxquels elle a recommandé d'estre présens aux opérations et de les examiner, aussi bien que le pensement des malades jusque à la guérison, pour ensuitte en rendre un compte exact à cette assemblée. (B., p. 248.)

1699. *5 décembre.* — Monseigneur le premier président a dit qu'il a esté informé que depuis quelque temps le sieur Petit, maistre chirurgien de l'Hostel Dieu à cause de son grand âge (il avait quatre-vingt-neuf ans) et de ses indispositions ne peut vaquer à touttes les fonctions de son employ et que les chirurgiens internes et externes de la maison manquent de capacité par défaut de leçons et d'instructions, ce qui fait qu'il ne s'en trouve pas un en estat de remplir la place vacante de premier compagnon gagnant la maistrise, en sorte qu'on estime qu'il est nécessaire de choisir un maistre chirurgien de la ville bien capable et expérimenté, par l'avis des sieurs Bessières et Tribouleau, anciens chirurgiens consultants, pour successeur au sieur Petit, aux gages et conditions qui seront réglez et qui entre dès à présent pour travailler conjointement avec luy, instruire les chirurgiens internes et externes par des leçons et par la pratique, et veiller sur leur conduite afin d'assurer le pensement des pauvres malades avec exactitude, et procurer des secours au public lors que ces chirurgiens sortiront pour s'établir et que néantmoins il y avoit justice d'accorder audit sieur Petit la prééminence et la jouissance pendant sa vie des mêmes gages, nourriture et logement qu'il a présentement, en considération des bons et assidus services qu'il a rendus à l'Hostel-Dieu depuis cinquante ans ou environ, en ne travaillant qu'autant que son grand âge et sa santé le pourront permettre.

19 décembre. — La Compagnie a remis à délibérer en la première assemblée générale qui se tiendra le 9 janvier prochain pour le choix et réception d'un maistre chirurgien de l'Hostel-Dieu en exécution de sa délibération du cinq du présent mois, après avoir entendu les sieurs médecins ordinaires de la maison et les sieurs Bessières et Tribouleau chirurgiens consultants qui seront tous mandés de se trouver, ainsy que le sieur Petit, ancien chirurgien de l'Hostel-Dieu.

1700. *9 janvier.* — Délibération du bureau de l'Hostel-Dieu de Paris par les sieurs médecins ordinaires et le sieur Petit, maistre chirurgien de l'Hostel-Dieu, avec les sieurs Bessières et Tribouleau, anciens maistres chirurgiens consultans, « sur le choix d'un maistre chirurgien pour l'Hostel-Dieu et successeur du sieur Petit, et servir dès à présent conjointement avec luy, faire des leçons aux compagnons chirurgiens de la maison et leur donner les instructions nécessaires pour la théorie et la pratique, afin d'assurer le pancement des malades, et procurer de l'utilité au public, à mesure que ces compagnons sortiront pour faire leur établissement. Il a esté proposé plusieurs sujets entre autres le sieur Mehery, maistre chirurgien à Paris et professeur en anatomie, et le sieur Antoine maistre chirurgien en la ville de Mery sur Seyne, ont esté estimez les plus capables de remplir la place dont il s'agit, et qu'ils scavent les fonctions par ce qu'ils ont esté cy devant compagnons à l'Hostel-Dieu. » Après avis et délibération, « la Compagnie a reçu ledit sieur Mehery pour maistre chirurgien de l'Hostel-Dieu et successeur dudit sieur Petit et monseigneur le premier président a esté supplié de le mander pour luy faire agréer et d'en régler les gages et les conditions ».

23 janvier. — Monseigeur le premier président a fait raport que le sieur Mehery tient à honneur le choix que le bureau a fait de sa personne et qu'il accepte la place de maistre chirurgien de l'Hostel-Dieu, prometz y donner tout son temps et de n'aller travailler en ville pour qui que ce soit, et qu'il demande seulement deux heures l'après-dinée de deux jours de chaque semaine pour faire le service qu'il doit comme professeur en l'Académie des sciences, en sorte qu'il ne reste plus qu'à régler ses gages et qu'il estime à propos de donner le tout en argent, au lieu que le sieur Petit a une partie en nourriture, ce qui cause de l'embarras aux religieuses commises à la cuisine.

Le *6 février*, Monseigneur le premier président a dit qu'il a réglé les gages du sieur Méry, receu maistre chirurgien de l'Hostel-Dieu à deux mille livres par an pour toutes choses, et que c'est la même somme qu'on donne au sieur Petit tant en argent qu'en victuailles et logement. Le sieur Mery payera le loyer du logement qu'il demande dans une maison de l'Hostel-Dieu, size vis à vis la fontaine du Parvis de Nostre-Dame.

12 novembre. — Sur le rapport fait qu'on a trouvé depuis quelque temps à l'Hostel-Dieu plusieurs pauvres qui avoient la grosse vérole, il est enjoint aux compagnons chirurgiens visiteurs des hommes et garçons et à la visiteuse des femmes et filles d'être plus exacts à l'avenir, de ne recevoir aucun

malade ayant la grosse vérole, et s'ils doutent de quelques malades, de
les faire voir aux sieurs Petit et Méry chirurgiens, ou à l'un d'eux.

2 décembre. — Le sieur Mery se plaint que des chirurgiens étrangers viennent dans les salles des malades avec des épées, et font journellement des
querelles aux chirurgiens de la maison. Le Bureau de l'Hostel-Dieu déclare
qu'il sera interdit aux chirurgiens étrangers d'entrer avec des épées dans
les salles ni d'incommoder les chirurgiens de la maison, auxquels ils devront
céder les premières places aux visites des médecins et aux opérations et
qu'ils éviteront les querelles, sous peine d'être mis dehors pour la première fois, et pour la seconde, d'être arrêtés et jetés en prison.

(Il existait une affiche à ce sujet; nous n'avons pu la retrouver.)

1701. *16 février.* — Le sieur Mery chirurgien a donné avis au bureau qu'il
y a actuellement dans l'Hostel-Dieu vingt-quatre tant femmes enceintes et
accouchées qu'enfans nouveaux-nés qui sont gastez de la grosse vérole et
que ces femmes ont esté envoyées tout à coup de l'Hospital Général pour
faire leurs couches. Et comme il n'y a que quatre lits dans la salle de
Sainte-Reyne destinée à cet effet, il a esté nécessité de mettre la plus grande
partie dans la salle de l'infirmerie, ce qui cause une infection considérable,
outre les accidents fascheux qui en peuvent arriver aux autres malades et
qu'il lui est très important d'y remédier au plustôt.

31 décembre. — Par arrêt du Bureau de l'Hostel-Dieu le sieur Mery
maistre chirurgien de l'Hostel-Dieu fera autant qu'il le pourra toutes les
grandes et difficiles opérations même celle de la taille, et a deffendu au
premier compagnon gagnant la maîtrise de faire aucune fonction du
maistre que sous ses ordres, si ce n'est en son absence ou en cas d'indisposition.

Ne poura le compagnon gagnant la maîtrise placer ou déplacer aucuns
chirurgiens externes qu'en cas que le maistre soit absent ou indisposé.

Fait deffenses à tous les chirurgiens de faire expérience de remèdes nouveaux sur les malades sans en avoir communiqué au maistre et en permission du Bureau.

Ordonne à tous les compagnons tant des hautes que des basses salles des
hommes et des femmes, d'avertir le maistre de tout ce qu'il y aura de considérable dans leurs rangs [1] afin qu'il puisse faire par lui même ou faire
faire par le compagnon gagnant maîtrise, les opérations et remèdes de chirurgie qu'il jugera nécessaires.

Au cas que quelqu'un des compagnons contrevienne au présent reglement, il sera permis au maistre de luy interdire le travail jusques au prochain Bureau [2], où il sera obligé de se rendre pour en informer la compagnie afin qu'elle y mette ordre.

Le maistre chirurgien fera faire au compagnon gagnant maîtrise toutes

---

1. Les lits des salles de l'Hôtel-Dieu étaient disposés sur trois rangs.
2. Le Bureau ou Conseil de surveillance de l'Hôtel-Dieu avait lieu trois fois
par semaine.

les grandes et dificiles operations preferablement à tous les autres compagnons chirurgiens; et en cas d'absence ou indisposition du maistre, le compagnon gagnant maistrise aura la même autorité sur tous les autres chirurgiens que le maistre et fera toutes les operations qu'il trouvera à propos.

Et fait deffences au compagnon gagnant la maistrise de faire saigner aucune personne dans l'Hostel-Dieu par autres que par les chirurgiens de la maison, sans en avoir obtenu la permission du Bureau.

Et afin que le present reglement soit exécuté et qu'il ne puisse être ignoré par aucun des chirurgiens, il leur sera leu à tous par le maistre et affiché dans l'*Amphithéâtre des leçons pour l'anatomie* [1].

1703. *9 mars.* — Le sieur Mery porte plainte contre son premier compagnon gagnant maîtrise qui travaille à l'anatomie dans sa chambre, sur plusieurs corps morts. Le compagnon est fortement réprimandé.

1704. *20 juin.* — La compagnie aiant examiné les réglements touchant la salle des taillez de l'Hostel-Dieu, prend l'avis des sieurs Morin, Emeret et Afforty, médecins ordinaires, et du sieur Merry, maistre chirurgien.

Mery était sévère envers ses élèves compagnons. Le 29 mai 1703, on vient se plaindre que Claude Pollus et Louis Josse, chirurgiens externes, et Charles Autron, garçon apothicaire de l'Hostel-Dieu, se sont avisés de mettre six grains d'émétique dans la collation donnée à un chirurgien malade qui avait failli en mourir, et qu'ils avaient plusieurs fois répété cette mauvaise farce. Mery les fit chasser. (R.)

Un autre compagnon, nommé Claude Desjoures, avait l'habitude d'augmenter le nombre des malades sur les listes qu'il en devait dresser, probablement pour en avoir les portions. On se contente de le reprimander. (R.)

1706. *14 avril.* — A la prière du nommé Peyrat, compagnon chirurgien ordinaire de l'Hostel-Dieu, la compagnie pour des considérations particulières et sans tirer à conséquance, luy a accordé la permission de faire des expériences de la taille sur des corps morts à l'Hostel-Dieu, en présence du sieur Merry maistre chirurgien, ou du sieur Thibaut, 1er compagnon gagnant maîtrise à condition expresse que ledit Peyrat ne pourra prétendre d'opérer sur les vivants.

Le *31 décembre*, le Bureau donne un *Règlement pour les chirurgiens de l'Hostel-Dieu, au sujet des exercices d'anatomie.*

Le maistre chirurgien de l'Hostel-Dieu Méry estant venu au Bureau se plaindre du peu d'ordre qui estoit gardé par quelques chirurgiens de la maison dans les exercices d'anatomie, et ayant proposé divers moyens d'y remédier, il a supplié messieurs de faire un réglement sur ce sujet et de vouloir bien l'appuyer de leur autorité; sur quoy la compagnie après en

---

1. Cette mention est de 1701 et non de 1703, comme il a été dit par erreur plus haut, page xvii, note 4.

avoir délibéré, a ordonné que le maistre chirurgien commencera tous les
ans les exercices d'anatomie immédiatement après la feste de la Toussaint,
et les finira la veille du dimanche des Rameaux; les corps dont on fera
l'anatomie ne seront plus pris que dans la salle des morts, *sur la demande*
qu'en fera le maistre chirurgien à la mère prieure et de son consentement par
écrit; défenses à tous chirurgiens d'en enlever autrement de cette salle, ni
d'aucune autre, à peine d'être congédié; toutes les préparations des parties se
feront depuis huit heures du matin jusqu'à onze, et les démonstrations depuis
deux heures après midy jusqu'à trois; défenses faites à tous les compagnons
de faire aucune préparation ou démonstration pendant la nuit ni ailleurs
qu'à l'amphithéâtre; le maistre et le compagnon gagnant maistrise avertiront
les compagnons de se rendre à l'amphithéâtre, pour être présens aux préparations qu'ils feront, et les compagnons seront tenus d'avertir tous leurs
externes d'assister aux démonstrations que le maistre et le gagnant maistrise
feront publiquement à tous les chirurgiens de l'Hostel-Dieu; le maistre fera
disséquer les six premiers compagnons, chacun desquels fera venir ses propres externes pour être présens aux préparations qu'il fera, et démonstrera
ensuite les parties qu'il aura préparées devant tous les autres compagnons
externes, qui seront tenus de se rendre à l'amphithéâtre à cet effet; il fera
aussi disséquer et travailler les six derniers compagnons, qui seront pareillement obligez de faire venir chacun leurs externes, pour être présens aux
préparations qu'ils feront, sans néantmoins que les six derniers compagnons puissent faire aucune démonstration publique; enjoint au maistre et
en son absence au compagnon gagnant maistrise, d'assister aux démonstrations publiques que feront les six premiers compagnons pour observer ce qui
s'y passera et faire garder aux compagnons et aux externes le silence et la
modestie nécessaires; les chirurgiens qui ne sont point de l'Hostel-Dieu et
toutes autres personnes n'auront point entrée dans l'amphithéâtre sans
permission par écrit de messieurs; si quelqu'un des chirurgiens internes ou
externes contrevient au présent reglement, le maistre chirurgien lui défendra
de travailler jusques au premier jour de Bureau, où le contrevenant sera
mandé, pour être la première fois privé de la nourriture, interdit du travail
et de l'amphithéâtre pendant un temps, et même en cas de récidive, congédié de la maison suivant les cas. Le present réglement sera lu par le
maistre à tous les chirurgiens et affiché dans l'amphithéâtre, afin qu'aucun
ne le puisse ignorer. (Brièle, t. I, fasc. 2, p. 257.)

1707. *13 mai.* — Les compagnons chirurgiens de l'Hostel-Dieu sont
accusés de faire mal leur service et de négliger de se rendre aux heures des
pansements. Le sieur Mery est prié de les tenir plus sévèrement [1].

Ce même jour, les chirurgiens externes de l'Hostel-Dieu sont venus prier
le Bureau de leur permettre l'entrée tour à tour dans la salle des taillez

---

1. C'est à cette même époque (12 août 1707) que Méry fut remplacé aux Invalides comme chirurgien-major. Peut-être a-t-il donné sa démission de cet emploi
pour pouvoir consacrer plus de temps aux fonctions multiples qu'il remplissait
à l'Hôtel-Dieu.

pour voir faire les opérations, mais la compagnie leur a refusé, comme étant contraire aux réglements faits à ce sujet, qui seront exécutez.

17 décembre. — Sur le rapport de monsieur Soufflot (administrateur) que le sieur Thibault premier compagnon chirurgien gaignant maîtrise dudit Hostel-Dieu, se présente et demande la survivance du sieur Mery pour la place de maistre chirurgien de cet hospital ; que depuis 20 ans qu'il y travaille, il a acquis toute la capacité et l'expérience de l'art pour les grandes opérations et même celle de la taille suivant le témoignage rendu par les sieurs médecins ordinaires de la maison et par ledit sieur Mery qui conviennent tous que le Bureau ne peut faire choix d'un meilleur sujet pour remplir cette place, au reste qu'il est de bonnes mœurs, sa conduite régulière et qu'il est désiré par les religieuses et les malades. La compagnie d'une voix unanime a reçu ledit sieur Thibault pour survivancier dudit sieur Mery en la place de maistre chirurgien de l'Hostel-Dieu aux mesmes gages de deux mil livres par an pour toutes choses dont il ne commencera à jouir qu'après le deceds dudit sieur Mery, à la charge qu'en attendant il continuera ses services assiduement au pancement des mallades non seulement pendant le temps qui reste de six années pour gagner sa maistrise, mais encore dans la suite jusques au deceds dudit sieur Mery ; aux conditions qu'il a présentement qui sont la nourriture et le logement dans la maison, de cens livres de gages par an sans pouvoir prétendre aucune augmentation pour quelque cause et prétexte que ce puisse estre, et qu'avant d'occuper la place, il se fera recevoir maistre chirurgien juré de cette ville, ce que ledit sieur Thibault étant entré au Bureau et après avoir remercié très humblement la Compagnie a accepté et a signé. Signé : Thibault, en la minute.

1709. *30 janvier.* — Il y avait nombre d'autres abus parmi les compagnons chirurgiens externes. Beaucoup se faisaient nourrir et loger, quoique n'y ayant nul droit, dans la maison, sous prétexte d'être malades. Le sieur Méry fut prié par le Bureau de veiller à ce désordre, et de délivrer à ceux qui seraient vraiment malades des certificats pour être soignés pendant leur maladie. (R.)

Le *17 mars*, l'abondance des scorbutiques étant très grande à l'Hostel-Dieu Mery demande deux compagnons surnuméraires pour faire ce service.

14 juin. — Dans un état de la distribution du vin au personnel de l'Hôtel-Dieu, voici quels étaient les élèves de Méry : un premier compagnon chirurgien gagnant maîtrise ; douze compagnons ordinaires et huit chirurgiens commissionnaires, plus un nombre très variable d'externes qui pouvait quelquefois monter jusqu'à cent. (R.)

30 août. — Le maistre chirurgien et les compagnons chirurgiens ordinaires de l'Hostel-Dieu mandez et venus au Bureau, la Compagnie a enjoint à ces compagnons d'estre exacts à la visite des pauvres qui se présenteront pour entrer à l'Hostel-Dieu et de ne recevoir que ceux qui seront véritablement malades ou blessez et leur a deffendu de sabsenter de la porte lors qu'ils seront de garde que par la permission expresse du maistre qui aura le soin de mettre un autre compagnon pendant le temps de l'absence, ce qui ne pourra néantmoins se faire que rarement et pour cause légitime.

1710. *14 mars.* — On ne donnera à l'apoticairerie que sur des billets signez par l'un des maîtres chirurgiens les eaux de vie et eaux vulneraires.

Les emplastres de l'apoticairerie seront delivrez aux chirurgiens par le second maître chirurgien.

A l'égard des onguents communs qui sont dans la chambre de la chirurgie, ils seront enfermez sous une seule clef qui sera gardée par le compagnon de garde et n'en sera donné aucun qu'aux compagnons et non aux externes.

Et les maîtres chirurgiens remarqueront exactement les chirurgiens qui s'absenteront ou ne se trouveront aux pancements, et ne feront pas les saignées à la chandelle aux heures marquées, et en donneront les noms au Bureau tous les quinze jours au moins, pour y estre pourveu promptement.

Ces mesures, évidemment inspirées au Bureau par Méry, étaient faites pour relever quelque peu le service si négligé de la chirurgie à l'Hôtel-Dieu.

14 avril. — Le sieur Merry etant venu présenter Claude Desjours et Jean Leconte, compagnons chirurgiens ordinaires dont il a rendu bon témoignage de la capacité, la Compagnie leur a accordé la permission de faire des expériences de la taille sur des corps morts en présence des médecins et maistres chirurgiens de la maison, pour sur leur raport admettre ou refuser ces deux compagnons à opérer sur les vivants à la taille prochaine.

1711. *23 octobre.* — Claude Desjours est nommé premier compagnon chirurgien gagnant maitrise en lieu et place du sieur Thibault qui a fini son temps.

13 novembre. — La Compagnie areste que suivant les reglements, les chirurgiens qui se présenteront pour être externes à l'Hostel-Dieu seront examinés par les médecins et maîtres chirurgiens.

1712. *16 mars.* — Le sieur Merry, maistre chirurgien de l'Hostel-Dieu, dit que son Eminence monseigneur le Cardinal de Noailles luy a fait l'honneur de le charger de demander de sa part que le Bureau permette à Claude Desjours, premier compagnon chirurgien gagnant la Maistrise, d'aller près la personne de monsieur le duc de Noailles, neveu de son Eminence, dans le voïage qu'il va faire aux eaux de Vichy et de Bourbon, ce que la Compagnie lui a accordé.

1713. Le *22 août*, Mery fait punir un de ses externes, le nommé Lemoyne, qui porte l'épée dans l'Hostel-Dieu, au préjudice des reglements du Bureau.

1715. Le *10 avril*, le nommé la Roche, chirurgien externe du sieur Mery, est surpris dans la nef de l'église de l'Hostel-Dieu emportant sous son manteau le corps d'un enfant mort de l'âge d'environ trois ans qu'il avoit volé dans la salle des morts. La Compagnie se contente seulement de le reprimander pour cette fois, avec deffense de récidiver, sous peine d'être mis en justice [1].

26 avril. — Sur ce qui a esté dit que les exercices d'anatomie dans l'Hostel-Dieu ont été negligez pendant l'hiver dernier, la Compagnie a mandé et ouy le sieur Mery et son survivancier et leur a ordonné d'executer le reglement à l'avenir ponctuellement. Ils ont promis de le faire, et de tenir la main à ce que les compagnons chirurgiens y satisfassent de leur part.

Le *16 décembre 1716*, les externes chirurgiens sont toujours de plus en plus nombreux. On en compte cent huit.

1717. Le *20 janvier*, les sieurs Mery et. Thibault sont mandés pour donner les conseils à suivre pour éviter cet encombrement. Etant venus au Bureau, ils ont raporté que parmi leurs chirurgiens externes, il y en a beaucoup qui manquent d'assiduité et ne remplissent pas leur devoir et qu'ils estiment que le plus prompt moien pour parvenir à cette réduction est de les congédier lorsqu'ils se trouveront en faute.

Le 7 janvier 1718, il n'y en a plus que 58.

1719. *29 mars.* — Aiant été dit par Mgr le Procureur général que monseigneur le Regent luy a renvoié plusieurs placets qui luy ont été présentés par les anatomistes de l'académie roiale des sciences, par lesquels ils exposent qu'il a été permis au sieur du Vernay l'un d'eux et professeur en anatomie au jardin royal des plantes de prendre des corps morts dans l'Hôtel-Dieu pour faire des expériences publiques et suplient S. A. R. de leur faire accorder le même avantage. La Compagnie a arrêté que le sieur Lemery, l'un des médecins ordinaires de l'Hôtel-Dieu, et le sieur Méry, premier chirurgien de cet hôpital, tous deux de ladite académie seront entendus au Bureau ordinaire sur cette demande et leurs raisons raportées en l'assemblée générale avec la délibération concernant le sieur Duvernay pour en être délibéré.

24 avril. — Suivant l'avertissement donné au sieur Lemery, l'un des médecins ordinaires de l'Hôtel-Dieu et au sieur Méry, maître chirurgien de cet hôpital, ils sont venus au Bureau et ont dit que la demande que font les anatomistes de l'académie n'est point pour faire des expériences publiques, comme au jardin roial des plantes, mais pour travailler chacun en particulier à faire dans cette science de nouvelles découvertes et de nouveaux progrès qui ne laisseront pas d'être utiles au public; qu'ils ne demandent pas des corps entiers, mais seulement les parties qui leur sont nécessaires dont ils offrent de donner à chaque fois leur reconnoissance, pour les raporter dans le temps qui leur sera prescrit, sous telles peines qu'il plaira au Bureau leur imposer. Sur quoy le sieur Thibault, second maître chirurgien de l'Hôtel-

---

1. Ce vol de cadavre prouve que le règlement touchant les exercices d'anatomie n'etait plus observé; aussi le Bureau de l'Hôtel-Dieu dut-il rappeler à l'ordre le maître-chirurgien et son survivancier, comme on le voit dans le paragraphe suivant.

Dieu qui a été mandé pour être entendu, a dit qu'il sait que les anatomistes de l'académie ne sollicitent la permission de prendre des sujets dans l'Hôtel-Dieu que pour satisfaire leur curiosité et pour leur utilité particulière, qui par conséquent n'influe point sur le public : que si on leur accorde ce qu'ils demandent, il s'ensuivra que d'autres feront les mêmes sollicitations pour obtenir le même avantage, ce qui fera murmurer les pauvres qui aimeront mieux rester chez eux sans aucun secours que de se faire porter à l'Hôtel-Dieu dans la crainte que, venant à y décéder, leurs corps ne soient mutilés pour servir aux anatomistes.

Le *10 mai*, Mery est vaincu sur cette question devant le Bureau par son survivancier Thibault. La Compagnie : « Aiant délibéré sur la demande des anatomistes de l'académie roiale des sciences, elle n'a pas jugé à propos de la leur accorder par les raisons expliquées en la délibération du 21 avril dernier. »

26 mai. — Le sieur Thibault deuxième maître chirurgien a remontré que jusqu'à présent il a été compris dans le nombre des douze compagnons chirurgiens de l'Hôtel-Dieu, mais comme depuis quelque temps, il est obligé de suppléer au défaut du sieur Méry maître chirurgien qui ne peut, à cause de son grand âge, donner les mêmes soins et les mêmes assiduités au pensement des malades, il a suplié le Bureau d'agréer qu'il prenne encore un compagnon chirurgien afin que le service des pauvres ne souffre point.

1722. *6 novembre.* — Le sieur Mery, maître chirurgien de l'Hostel-Dieu étant décédé le 3 du présent mois, la Compagnie a arrêté que le sieur Thibault qui lui a succédé en sa place de maistre chirurgien sera payé par messieurs les Receveurs généraux de l'Hostel-Dieu par chacun an de quartier en quartier, à compter du 4 du présent mois jusqu'au jour de son deceds des deux mil livres de gages qu'elle luy a assurés après le décès dudit sieur Mery outre la nourriture et le logement dans la maison.

LISTE CHRONOLOGIQUE

DES PRÉSENTATIONS ET COMMUNICATIONS DE MÉRY A L'ACADÉMIE DES SCIENCES

D'après les Registres manuscrits.

1684 (R. M., tome XI, 1683-1686, fol. 56). — Le mercredi 19 d'avril 1684, la compagnie étant assemblée, M. l'abbé de L'Anion a présenté à la compagnie, de la part de monseigneur de Louvois, M. Merri pour être un des académiciens et travailler à l'académie.

26 avril. Fol. 57, verso. — M. Merri a lu quelques observations qu'il a faites sur quelques membranes et sur la langue de la grenouille. Il donnera ces mémoires pour mettre dans les registres.

3 mai. Fol. 58, verso. — M. Merri a donné les observations qu'il a faites sur la peau de la grenouille. (*Inédit.*) [p. 362].

10 mai. Fol. 60. — M. Merri a fait voir les ventricules d'un animal ruminant.

13 mai. Verso. — M. Merri a lu une observation chirurgicale qu'il a faite depuis peu. On la mettra dans les registres.

13 mai. Fol. 61, verso. — Observations faites sur la grenouille le 24 avril 1684. [362].

13 mai. Fol. 64. — Observation du 27 avril 1684, donnée à la compagnie par M. Merri le 13 mai 1684.

(Plaie pénétrante de poitrine; fistule, canule à demeure; mort, autopsie.) (*Inédit.*) [p. 435].

27 mai. Fol. 69. — On a examiné les remarques de M. Merri sur la description du lion.

31 mai. Id. — Observation sur l'œil du chat. [p. 14].

31 mai. Id., verso. — Sur les glandes dites de Méry. [p. 93].

14 juin. Fol. 72. — M. Merri a fait voir quelque chose de particulier pour l'anatomie, dont il donnera un mémoire.

21 juin. Fol. 73, verso. — M. Merri a lu une observation qu'il a faite sur un abcès fait dans les parties de la génération, dont il donnera un mémoire.

28 juin. Fol. 74, verso. — M. Merri a donné l'observation dont il avait parlé la dernière fois.

19 juillet. Fol. 78. — Dissection d'un singe. [p. 373].

26 *juillet*. Fol. 79. — Observation d'un officier des Invalides mort de rétention d'urine. (Résumé dans l'*Hist. de l'Acad. des sciences*, 1666-1699, vol. I, p. 402.) (*Inédit*.)   [p. 464].

23 *août*. Fol. 90, verso. — Observation d'un soldat atteint d'une rétention d'urine mort le 18 juin. (*Inédit*.)   [p. 366].

23 *août*. Fol. 92. — Autre observation de M. Merri faite le 25 juin (caries et ankyloses multiples). (*Inédit*.)   [437].

23 *août*. Fol. 93, verso. — M. Merri a lu deux mémoires anatomiques et les a donnés pour être mis dans les registres (?).

Lacune du 26 août au 18 novembre 1684.

29 *novembre*. Fol. 113, verso. — M. Merri a fait son rapport d'un abcès qu'il avait ouvert sous la langue d'un homme et qui était rempli d'une liqueur semblable au blanc d'un œuf.

1685. 10 *janvier*. Fol. 115. — Soldat vénérien blessé. (*Inédit*.) [p. 436].

24 *janvier*. Fol. 118. — Singe hermaphrodite. (*Inédit*.)   [374].

31 *janvier*. Fol. 119. — M. Merri a fait voir les muscles d'un oiseau qu'on appelle royal, dont il donnera la description. Il a fait voir aussi les muscles de la face du singe.   [373].

7 *février*. Verso. — Comparaison d'un singe et d'un enfant disséqués. Il a aussi apporté les parties intérieures de l'oiseau royal disséqué. Il donnera un mémoire du tout.

14 *février*. Fol. 120. — Cœur de l'oiseau royal.   [369].

21 *mars*. Fol. 122. — M. Merri a lu les remarques qu'il a faites sur la civette qu'il a disséquée. (*Hist.*, t. II, p. 8.)

9 *mai*. Fol. 127, verso. — Circulation fécale de la poule. (*Hist.*, t. II, p. 430.)

30 *mai*. Fol. 130. — MM. du Verney et Merri ont travaillé à la dissection d'un grand porc-épic, qui avait 36 pouces de longueur.

On a lu la description du porc-épic.

14 *novembre*. Fol. 144. — M. Merri a apporté une tortue de mer dont il a fait la dissection et, comme il y a plusieurs choses considérables, il en donnera un mémoire pour mettre dans les registres.

21 *novembre*. Fol. 144, verso. — Observations de M. Merri faites sur les parties de la grande tortue de mer.

28 *novembre*. Fol. 150, verso. — Rapport sur la dissection de l'œil et du poumon de la tortue.

5 *décembre*. Fol. 151, verso. — M. Merri a fait voir un lobe ou sac des poumons de la tortue. (*Hist.*, t. I, p. 430.)

Il a aussi fait voir les mâchoires de la tortue.   [371].

1686. 13 *février*. Fol. 159. — M. Merri a fait voir dans le pélican la mécanique du mouvement des plumes, dont il donnera un mémoire.

20 *février*. Verso. — M. Merri a fait voir les parties intérieures de l'onocrotale ou pellican, dont il donnera un mémoire.   [p. 365].

15 *mai* (R. M., t. XII, 1686-1689). Fol. 2, verso. — M. Merri a fait voir ce qu'il a observé sur les piquants du porc-épic.

5 et 12 *juin*. Fol. 5, verso, et fol. 7. — Observations sur la dissection d'un singe.

16 *novembre*. Fol 19. — Canaux galactophores de la civette.   [374].

27 *novembre*. Fol. 20, verso. — MM. du Verney et Merri ont fait des expériences sur la matière qui s'est trouvée dans le gésier d'un pigeon.   [370].

27 *novembre*. Fol. 21. — M. Merri a apporté un loup-cervier.   [375].

4 *décembre*. Fol. 21, verso. — Anatomie d'un loup-cervier.

1687. 15 *février*. Fol. 31, verso. — MM. du Verney et Méry ont fait la dissection de l'oiseau royal mort à la ménagerie de Versailles.

22 *février*. Fol. 32. — Cercle osseux autour de la cornée dans l'œil des oiseaux.   [369].

MM. du Verney et Méry ont vérifié les observations qu'ils ont faites sur le cœur et la vésicule du fiel dans les oiseaux. Ils ont aussi observé les canaux qui portent la bile dans la vésicule du fiel. Ils en donneront leur mémoire à M. Perrault.   [369].

26 *février*. Fol. 32, verso. — M. du Verney et M. Merry ont fait l'anatomie d'une autruche qu'on a comparée avec les mémoires de l'histoire des animaux, que M. Perrault a commencé à lire. Ils lui donneront un mémoire.

23 *juillet*. Fol. 46, verso. — M. Méry a donné à M. Perrault ses observations sur la civette.

23 *août*. Fol. 52, verso. — M. Méry a fait voir dans un œil d'une cresselle un muscle particulier pour la paupière interne.

9 *avril*. Fol. 58, verso. — MM. du Verney et Méry ont disséqué une oie vivante pour examiner les organes de la respiration.   [p. 364].

12 *avril*. *Id.* — L'œil d'une autruche.   [370].

1688. 21 *janvier*. Fol. 69. — Bosses d'un chameau.   [374].

24 *janvier*. *Id.* — Parties intérieures de l'autruche.   [p. 370].

28 *janvier*, verso. — M. du Verney et M. Méry ont examiné la structure de l'œil d'un chameau.

31 *janvier*. Fol. 89, verso. — MM. du Verney et Méry ont vérifié dans le cerveau d'une autruche ce qui en a été écrit dans les mémoires.

7 *février*. Fol. 70, verso. — Problème d'un soldat aveugle.   [14].

18 *février*. Fol. 72. — Calcul chez une tortue.   [p. 376].

31 *mars*. Fol. 78, verso. — MM. du Verney et Méry ont encore examiné les poumons des animaux, dont ils donneront des mémoires.

7 *avril*. Fol. 79, verso. — Vésicules osseuses dans la trachée-artère d'un oiseau.   [369].

3 *juillet*. Fol. 93. — Remède contre l'hémorrhagie. (*Inédit*.)   [435].

4 *septembre*. Fol. 99, verso. — Greffe d'un ergot de coq. [374].

29 *décembre* 1688 et 8 *janvier* 1689. Fol. 119-121, verso. — Observation d'inversion des viscères. [416].

1689. 12 *janvier*. Fol. 122. — MM. du Verney et Méry ont fait voir dans les yeux d'une autruche les muscles qui ouvrent et ferment les paupières externes et internes.

M. Méry a fait voir la queue d'un singe. On y a trouvé 280 muscles.

29 *janvier*. Fol. 125, verso. — M. Méry a apporté l'épervier, dont tous les muscles étaient disséqués aussi bien que les parties intérieures.

7 *mai*. Fol. 132, verso. — M. Méry a fait voir plusieurs muscles qu'il a détachés dans le chat panthère et qu'il prétend contribuer à la respiration.

3 *août*. Fol. 140. — Préparation des muscles qui servent à la respiration des oiseaux.

6 *août*. Id. — Observation sur la dissection d'une oye. [364].

31 *août*. Fol. 143, verso. — MM. du Verney et Méry ont apporté chacun un pied de lion dont les muscles étaient préparés et ont fait voir les mouvements des doigts des pieds.

3 *septembre*. Fol. 144. — M. Méry a dit que les rameaux de la veine cave dans le foie sont percés sensiblement ; qu'ayant laissé tomber de l'eau-de-vie, ayant lié l'anus, elle passa dans la porte.

1690 (R. M., t. XIII, 1690-1693). 28 *janvier*. Fol. 2, verso. — Parties intérieures d'un coati mundi.

22 *février*. Fol. 3, verso. — Muscles et ligaments de la patte du lion.

15 *mars*. Fol. 4, verso. — M. Méry a fait voir que dans l'autruche au-dessous du sacrum il y a une poche dans laquelle la verge de l'autruche est placée et lui sert de prépuce.

3 *mai*. Fol. 8. — MM. du Verney et Méry ont lu ce qu'ils ont écrit sur la consommation et nourriture des piquants du porc-épic.

10 *mai*. Fol. 10. — M. Méry a fait voir des barbes de porc-épic, qu'une petite barbe chasse la grande et comment elle se nourrit.

1691 — 7 *février*. Fol. 43. — M. Méry a fait voir les parties de la génération d'un porc-épic femelle, où il a fait plusieurs observations.

17 *février*. Fol. 43. — Fibres du muscle cutané du porc-épic.

21 *février*. Verso. — Disposition des fibres et des muscles des piquants du muscle cutané du porc-épic.

28 *novembre*. Fol. 70. — M. Méry a lu ses observations sur la civette, desquelles il donnera un mémoire pour être inséré dans le registre.

22 *décembre*. Fol. 72, verso. — M. Merry a donné trois observations sur les parties des civettes tant mâles que femelles.

1692 — 2 *janvier*. Fol. 94. — A propos d'une observation de pierre rendue par l'anus (lue par Dodart), MM. du Verney et Merry ont parlé de deux histoires qui avaient beaucoup de rapport avec celle-là, et ont promis d'en donner aussi des mémoires pour être inscrits dans le registre. (*Disparu.*)

16 janvier. Fol. 75. — M. Merry a lu un petit traité sur la circulation du sang dans le fœtus. [p. 113].

Puis il a fait voir les petits cadavres de deux enfants attachés par le même placenta [1].

23 janvier. Fol. 77, verso. — Lecture de la relation de cet accouchement. Il en donnera un mémoire. [419].

9 février. Fol. 79, verso. — MM. du Verney et Merry ont apporté deux pattes d'ours préparées pour en examiner les muscles et les ligaments, qu'ils ont comparés avec les muscles et les parties de la jambe et du pied du lion.

5 mars. Fol. 81, verso. — M. Méry a fait voir : 1° toute la peau du pélican remplie de cellules, et il a observé que l'air soufflé par la trachée artère dans le poumon vient remplir toutes les cellules de la peau ; 2° l'anatomie de tous les muscles et des viscères ; 3° un petit canal aveugle au derrière de la peau qui tapisse le canal externe de l'oreille dans lequel il s'ouvrait; 4° une glande située à la partie supérieure de l'orbite de l'œil du côté du nez, dont le canal se termine dans le nez, et l'anatomie de l'œil.

8 mars. Fol. 82. — Observations faites sur la peau d'un pélican au mois de février 1686, et confirmées sur un autre en mars 1692 [p. 365].

26 mars. Fol. 86, verso. — Les deux cœcum de l'autruche et la structure de sa vessie.

29 mars. Fol. 88. — M. Méry a fait voir la membrane d'un canal d'un oiseau fait en forme de réseau, dont il donnera un mémoire.

9 avril. Fol. 89. — M. Méry a fait voir les parties de la nourriture du casuel (casoar).

23 avril. Fol. 94. — M. Méry a fait voir la structure des poumons des tortues de terre et de mer ; — quatre petites vessies qui sont proche de l'anus ; — la vessie d'une autruche femelle qui est d'une structure particulière ; — les osselets de l'organe de l'ouïe, du labyrinthe, et deux muscles qui donnent le mouvement aux osselets.

7 mai. Fol. 99. — Estomac du casuel et du pélican (Méri). [p. 371].

21 mai. Fol. 90, verso. — Tête d'une dorade avec dissection des muscles de l'œil.

18 juin. Fol. 103. — M. Méry a encore fait voir la structure de la peau du pélican.

17 juillet. Fol. 106. — M. Méry a lu ses observations sur toutes les parties de la tête de la vipère, des os et des muscles, le réservoir du

---

1. Cette présentation se trouve dans les Mémoires imprimés à la date du 11 mai 1693.

suc jaune ; il a donné son écrit pour mettre dans les registres (ou dans les mémoires, correction de du Hamel).

9 *août.* Fol. 109. — Description de tous les muscles qui servent au mouvement progressif de la vipère, laquelle description il donnera pour être insérée dans le registre (Merry).

30 *août.* Fol. 114. — Observation sur les œufs des couleuvres.

12 *novembre.* Fol. 119. — Observation sur deux fœtus, que le sang passe de la veine du poumon par le trou ovalaire dans la veine cave.

3 *décembre.* Fol. 121. — M. Méry a lu un écrit et a présenté les parties desséchées d'un fœtus humain ; il prétend qu'il n'y a point de valvule au trou ovalaire, et que cette valvule n'est point distincte de la paroi du vaisseau ; que la liqueur se seringue également de ce côté et d'autre ; que cette valvule n'est qu'un sphincter.

17 *décembre.* Fol. 121, verso. — MM. du Verney et Méry ont apporté des cœurs de fœtus pour examiner si le sang va par le trou ovalaire de la veine cave dans la veine du poumon. M. Méry ayant apporté un fœtus humain, il a soufflé dans une branche de la veine du poumon et il a enflé toutes les parties des environs du cœur, en sorte que le vent passe dans la veine cave. Il a donné les réponses aux objections, et M. du Verney a lu un écrit pour confirmer le sentiment commun.

1693. 7 *mars.* Fol. 129. — M. Méry a lu une dissertation anatomique dans laquelle il prouve que les animaux qui ont un trou ovalaire à la base du cœur et une artère qui dégorge les poumons d'une partie du sang ne peuvent par cette raison se passer plus longtemps de la respiration que ceux qui sont privés de cette partie.   [115].

11 *avril.* Fol. 131. — M. Méri a fait voir les parties de la génération d'un animal qui sont fort extraordinaires. Il y a un corps vésiculaire au bout de la verge et l'os de la verge était d'une figure particulière. Cet animal ressemble à un renard, la queue fort grosse.

29 *avril.* Fol. 132, verso. — M. Méri a lu ses observations sur un animal mâle nommé sagouce, avec les figures dessinées par M. Chatillon.

20 *mai.* Fol. 133, verso. — M. Méry a apporté deux pattes de lion préparées.

10 *juin.* Fol. 135. — Présentation et description des muscles de la patte du lion et de l'ours.

25 *juillet.* Fol. 140. — M. Méry a fait voir la description de la patte du lion qu'il a comparée avec un sujet.

(R. M., t. XIV, 1693-1696). 18 *novembre.* Fol. 2. — Entérite causée par des lavements de quinquina.   [548].

1694 — 10 *février.* Fol. 7. — M. Méry a fait voir tous les nerfs d'un enfant de deux ou trois ans qui sortent du cerveau et de la moelle allongée.

3 *mars.* Fol. 10. — Démonstration des muscles du bec du perroquet, de l'os hyoïde, de la langue et du larynx.

20 *mars.* Fol. 11. — Structure des muscles qui remuent le bec du perroquet. Description et explication de tous les mouvements.

3 *avril.* Fol. 12. — M. Méry a fait voir tous les muscles du pied du perroquet.

24 *avril.* Fol. 13. — M. Méry a lu une dissertation pour expliquer pourquoi la tortue n'a point besoin d'une respiration continuée comme l'homme et qu'elle peut vivre longtemps sans respirer.   [118].

19 *mai.* Fol. 15. — M. Méry a fait voir un fœtus qui, dans l'extérieur, paraît comme un crapaud ; il y avait un trou qui apparemment était la bouche, un crâne gros comme une aveline, les parties intérieures fort confuses. (*Hist.*, t. II, p. 212.)

30 *juin.* Fol. 19, verso. — M. Méry a proposé quelques difficultés sur la couleur du sang, qui est plus vermeil dans le sang des artères que dans le sang des veines.   [372].

1695 — 12 *janvier.* Fol. 35. — M. Méry a lu un écrit sur le passage du sang par le trou ovale dans le fœtus.

Fol. 37. — Résumé du mémoire et de la discussion. (*Inédit.*)   [149].

19 *janvier.* Fol. 43. — M. Méry a continué sa dissertation sur le passage du sang dans le fœtus de la veine cave dans l'aorte.

23 *février.* Fol. 61. — M. Méry a fait voir dans un renard d'Espagne la vésicule du fiel dans un des lobes du foie, qu'elle perce de part et d'autre, et plusieurs particularités sur les parties de la génération.

16 *mars.* Fol. 75. — M. Méry a fait voir un os de la mâchoire supérieure avec plusieurs dents si parfaites qu'il y a de l'apparence qu'il y en a quelques-unes qui ont plus de dix ans; on l'a trouvé dans le testicule d'une femme, où il y avait un abcès. (*H.*, t. II, p. 244.)

Id. — Pansement des plaies avec des compresses imbibées d'eau-de-vie. (*Inédit.*)   [435].

6 *avril.* Fol. 83. — Kyste dermoïde de l'ovaire chez la fille et la mère.

M. Méry a fait voir dans le testicule d'une fille âgée de deux ans, et fille d'une femme dont on avait fait voir il y a près d'un mois des dents formées dans le testicule. Dans celui de la fille il y avait comme des œufs d'une grosseur considérable : les plus gros avaient bien 5 ou 6 lignes de diamètre, qu'il croit être des hydatides changées en abcès, quoiqu'il n'y ait point de pus, et qui approchent fort des méli-céris.   [418].

17 *avril.* Fol. 90. — *Autopsie de Mme d'Usez.* — M. Méry a fait son rapport de l'ouverture qu'il a faite avec quelques médecins et chirurgiens du corps de Mme d'Usez où il a trouvé plusieurs particularités comme plusieurs pierres dans le foie, une dans la vésicule du fiel, où il y avait

une liqueur limpide, sans pouvoir y découvrir le canal de la bile, le poumon flétri et marbré qui est une disposition à la cangrène (sic), la matrice fort grosse ; dans un testicule, un os de la nature des dents et des cheveux, plusieurs hydatides. (*Inédit*.)

7 *mai*. Fol. 108. — Peau de la langue d'un veau.   .[p. 364].

22 *juin*. Fol. 138. — M. Méry a dit qu'ayant fait la dissection du crâne de M. le duc d'Usez et d'un soldat des Invalides, les nerfs olfactifs étaient coupés sur l'os ethmoïde.

27 *juillet*. Fol. 156. — M. Méry a lu ce qu'il a ajouté à sa description de l'usage du trou ovale et du canal de communication.   [146].

31 *août*. Fol. 176. — M. Méry a lu ce qu'il a ajouté à sa dissertation du mouvement du sang dans le fœtus.

Il a parlé aussi de l'expérience qu'il a faite dans les animaux, ayant lié l'aorte et la veine cave et soufflant par la trachée artère. L'air est entré dans les oreillettes.

16 *novembre*. Fol. 194. — Structure de la langue du pivert.   [393].

3 *décembre*. Fol. 218. — Carie du fémur consécutive à un cancer du sein. (*Inédit*.)   [436].

1696 — 4 *janvier*. Fol. 224. — Présentation d'un bras et d'une main disloqués et démonstration des muscles pronateurs, supinateurs, des fléchisseurs et extenseurs de la main, et de tous les muscles des doigts.

14 *janvier*. Fol. 230. — M. Méry a fait voir dans un muscle que les fibres charnues se séparent des fibres tendineuses par ébullition comme l'épiderme se sépare de la peau. Il a de plus fait voir que les fibres tendineuses forment des gaines qui enveloppent séparément chaque paquet de fibres charnues et que les fibres de ces gaines coupent transversalement les fibres charnues.

25 *janvier* et 1er *février*. Fol. 238 et 258. — Sur la morsure de la vipère.   [385].

18 *février*. Fol. 271. — Muscles de la paupière interne des oiseaux. [370].

7 *mars*. Fol. 282. — Œsophage de l'autruche.   [371].

17 *mars*. Fol. 300. — Discours sur l'usage du trou ovale, du canal de communication du tronc de l'artère du poumon au tronc de l'artère descendant dans le fœtus et dans la tortue.   [146].

(R. M., t. XV, 1696-1697). 31 *mars*. Fol. 13. — Membre inférieur du loup-cervier.   [375].

7 *avril*. Fol. 21. — Œsophage d'une cigogne.   [371].

22 *mai*. Fol. 69. — Observation sur le loup-cervier.   [375].

27 *juin*. Fol. 107, verso. — 1er *août*. Fol. 163. — Description de la patte du lion, et comparaison avec la main de l'homme.

22 *août*. Fol. 187, verso. — Rapport d'une opération d'hydrocèle, dans laquelle le liquide extrait s'est coagulé comme celui des hydropiques.

29 août. Fol. 189, verso. — M. Méry a continué la description de la patte du lion et du loup-cervier ; il a fait voir les muscles qui font les mouvements des doigts.

14 novembre. Fol. 201. — Rapport sur l'autopsie d'une femme morte à l'Hôtel-Dieu et qui était grosse de neuf mois. L'enfant sortait hors de la matrice, enveloppé du péritoine. Il en donnera un mémoire. (Disparu.)

1697 (R. M., t. XVI). 9 mars. Fol. 45. — M. Méry a apporté une lettre écrite à la compagnie par MM. Ailliot et Cadot, l'un docteur en médecine et l'autre chirurgien à Saint-Jean d'Angély, sur une pierre de la grosseur d'un petit œuf de poule jetée par un homme et que ces messieurs ont envoyée à la Compagnie. — Copie de l'extrait de leur lettre. (La copie n'a pas été faite.)

13 mars. Fol. 49, verso. — M. Méry a lu le mémoire qu'il a fait pour répondre à MM. Aillaud et Cadot. (Inédit.)   [467].

27 mars. Fol. 75, verso. — Mémoire de l'usage du canal de communication qui se rencontre dans le foie du fœtus entre la veine porte et la veine cave, démonstration sur les viscères d'un fœtus. (Imprimé dans le Traité de 1700, p. 62 et 63.)   [p. 148].

24 avril. Fol. 100. — Ventricule d'une gazelle. (Inédit.)   [377].

15 mai. Fol. 126, verso. — Sur le pansement des plaies. (Inédit.)   [435].

22 mai. Fol. 136. — Parties de la génération de la gazelle. (Inédit.)[384].

14 août. Fol. 223. — Observations sur la gazelle mâle. (Inédit.)   [376].

(R. M., t. XVII, 1697-1698). 20 novembre. Fol. 17. — Observations sur les mouvements de la langue du pivert.   [393].

11 décembre. Fol. 52. — M. Méry a rendu compte d'une nouvelle manière de tirer la pierre de la vessie et a donné les réflexions qu'il a faites sur cette méthode (p. 17 à 25 du Traité de 1700).   [p. 477].

1698. 8 janvier. Fol. 70, verso. — M. Méry a fait voir à la Compagnie un canal excrétoire que l'on ne connaissait point encore, allant du testicule au corps de la matrice. (Hist., t. II, p. 337.)   [106].

15 janvier. Fol. 74. — M. Méry a fait voir dans un bouc-estin, que l'on nomme en latin rupicapra, que les canaux pancréatiques, au lieu de se décharger dans les intestins, se déchargent dans le canal cholédoque et du reste que les ventricules et les parties de la génération sont semblables à celles de la gazelle. (H., t. II, p. 337.)

29 janvier. Fol. 88. — M. Méry a encore vérifié sur un pivert nouveau la description qu'il avait donnée de la langue du pivert.

5 février. Fol. 96. — M. Méry a fait voir sur des dents de différents âges les progrès de leur formation. (Inédit.)   [81].

9 avril. Fol. 168. — M. Méry a fait voir la matrice d'une femme pour montrer ce qu'on appelle œuf dans les testicules des femmes.   [108].

7 mai. Fol. 192. — M. Méry a donné quelques observations sur les muscles de la gazelle. *(Inédit.)* [385].

21 mai. Fol. 217. — Autopsie de deux enfants : plaie à la tête. Taille. *(Inédit.)* [p. 468].

Deux reins d'un chien avec un ver long d'environ une aune.

11 juin. Fol. 241, verso. — Présentation de vessies pour montrer en quoi consiste l'opération de frère Jacques. [469].

25 juin. Fol. 248. — Description d'un ver qui s'est trouvé dans le rein d'un chien. *(Inédit.)* [397].

9 juillet 1698. Fol. 307. — Du mouvement des muscles. *(Inédit.)* [78].

13 août. Fol. 350, verso. — Présentation de mâchoires et de dents de tous âges. De la formation et de la chute des dents. *(Inédit.)* [81].

1699 (R. M., t. XVIII). *14 février.* Fol. 121. — Au moment de la réorganisation de l'Académie, Méry est compris au nombre des pensionnaires comme anatomiste, et propose pour son élève M. Poupart.

21 février. Fol. 126. — M. Poupart est agréé.

4 mars. Fol. 150. — Méry parle de la circulation du sang dans le fœtus. Comme il avançait plusieurs faits fondés sur des parties préparées qu'il montrait, et que M. Tauvry prétendait que ces faits étaient tout différents dans des parties qu'il apportait aussi, M. le président a nommé MM. Dodart, Tournefort et Morin pour la vérification de ces faits avant que l'on vienne à raisonner sur les conséquences.

1er avril. Fol. 199. — Mention du rapport. Les commissaires ont vérifié les faits.

30 mai. Fol. 324. — Conjectures sur l'usage de la veine et des artères ombilicales. *(Inédit.)* [300].

4, 22 juillet, etc. Ascite laiteuse. [428].

5 et 19 août. Fol. 448, verso, et 460. — Description anatomique de la cuisse, de la jambe et du pied de l'aigle. Méry l'a confrontée avec le sujet même, et en même temps avec des dessins fort exacts que le sieur Chatillon, dessinateur de l'Académie, en a faits. [392].

26 août. Fol. 470. — Méry a apporté un pélican mort. [392].

28 novembre. Fol. 542. — Méry dit que les squelettes des scorbutiques pèsent beaucoup moins que les autres.

1700 (R. M., t. XIX). *3 février.* Fol. 39, verso. — Réflexions sur une hydropisie laiteuse. *(Inédit.)* [430].

24 avril. Fol. 168. — Présentation d'un œil et d'un testicule d'homme tout carcinomateux.

28 avril. Fol. 169, verso. — Démonstration et observation sur un fœtus humain monstrueux. *(Inédit.)* [193].

11 août. Fol. 318. — Description de deux fœtus humains monstrueux et présentation de quelques parties conservées. [197 et 421].

13 *novembre*. Fol. 356. — Sur ce que devient l'air qui entre dans le fœtus par la respiration.   [345].

1701 (R. M., t. XX). 4 *mai*. Fol. 168. — Description d'un animal dont Méry n'a point connu l'espèce. (*Inédit.*)   [386].

9 *août*. Fol. 290. — Observations sur une taupe mâle. (*Inédit.*) [390].

Id. Fol. 293. — Abcès du foie. Examen des ovaires. (*Inédit.*) [p. 408].

20 et 23 *seplembre*. Fol. 422. — Observations sur les hernies. [445].

— et sur la ponction sus-pubienne.   [463].

1702 (R. M., t. XXI). 22 *février*. Fol. 83, verso. — Présentation d'une rate humaine très sensiblement glanduleuse.   [433].

29 *mars*. Fol. 139. — M. Méry a lu un écrit dans lequel il compare les muscles de la cuisse du pélican à ceux de la cuisse de l'aigle.

26 *juillet*. Fol. 298. — Syndactylie.   [418].

13 *décembre*. Fol. 447. — Réponse à M. du Verney sur le trou ovale.

1703 (R. M., t. XXII). 12 *mai*. Fol. 150. — M. Méry a fait voir sur la matrice d'une femme qui était grosse de sept mois différents faits qu'il a prétendus contraires au système des œufs. Il en donnera un mémoire. (*Disparu.*)

13 *juin*. Fol. 202. M. Méry a fait voir une très grosse tumeur qu'il a coupée sur l'œil d'un homme.   [543].

16 *juin*. Fol. 206. — Sur l'origine du pus. (*Inédit.*)   [436].

17, 21, 24, 28 *novembre*. Fol. 338, verso, 340, 341, 343. — M. Méry a lu une réponse à ce que M. du Verney a écrit contre lui sur la circulation du sang dans le fœtus et dans la tortue.   [p. 206].

1er *décembre*. Fol. 353, verso. — M. Méry a fini sa lecture, qui ne roulait que sur des choses personnelles entre M. du Verney et lui, et M. Gallois a nommé pour voir cet écrit et pour le mettre en état d'être imprimé, le P. Goüye et MM. Dodard et Littre. A cette lecture, M. Méry a ajouté l'écrit suivant qui regarde le fond de la question.

Observations faites sur le cœur d'une tortue de mer au mois de novembre 1685.   [287].

15 *décembre*. Fol. 369, verso. — Le P. Goüye ayant refusé d'être des commissaires de M. Méry, M. Maraldi a été nommé en sa place.

1704 (R. M., t. XXIII). 6 *février*. Fol. 32, verso. — M. Méry a apporté le cœur d'une tortue de mer et d'une tortue de terre, pour faire voir la description que M. Bussière a faite du cœur de cet animal dans un écrit qu'il a fait imprimer contre M. Méry sur le trou ovale.

15 *mars*. Fol. 72. — Lecture d'une description du cœur de la tortue contre M. Bussière.   [276].

18 *juin*. Fol. 173. — Anencéphale.   [p. 434].

12 *novembre*. Fol. 277, verso. — Des mouvements de l'iris et par occasion de la partie principale de l'organe de la vue.   [15].

1705 (R. M., t. XXIV). *17 janvier.* Fol. 24, verso. — Sur ce que quelqu'un avait dit dans l'assemblée précédente que la dure-mère avait un mouvement par lequel elle s'élevait et s'abaissait, M. Méry ayant nié la possibilité du fait, parce que cette membrane est exactement collée à toute la surface intérieure du crâne, et M. du Verney ayant soutenu au contraire qu'elle ne l'était qu'en quelques endroits comme aux sutures, M. Méry a apporté aujourd'hui le crâne d'un homme de quarante à cinquante ans tout fraîchement mort, dans lequel on a vu la dure-mère exactement adhérente en toute son étendue.

1er août. Fol. 253. — Lettre de Pacchioni à Méry.   [90].

1706 (R. M., t. XXV). *20 janvier.* Fol. 23. — Rétention des règles par occlusion de l'hymen. (*Inédit.*)   [514].

27 janvier. Fol. 27. — M. Méry a montré une exostose prodigieuse au genou d'un homme. Il en donnera un mémoire.   [525].

23 février. Fol. 59. — Observation sur la matrice d'une femme morte 4 heures après son accouchement.   [304].

3 mars. Fol. 62. — M. Méry a fait voir le squelette d'une jeune femme dont l'épine du dos allait en serpentant comme un S, et dont les os des jambes étaient extrêmement courbes. Il en donnera un mémoire (lu le 20 décembre, fol. 352).   [p. 519].

24 avril. Fol. 154, verso. — Œuf de poule inclus dans un autre [434].

12 mai. Fol. 186. — M. Méry a fait voir un kyste que l'on avait coupé à un homme dans le périnée en lui faisant l'opération de la pierre [469]. Il en donnera un mémoire. (*Disparu.*)

28 juillet. Fol. 304, verso. — Sur les glandes du foie.   [433].

1707 (R. M., t. XXVI). *23 février.* Fol. 72. — M. Méry a fait voir un fœtus qui n'avait ni cerveau, ni cervelet, ni moelle épinière et d'ailleurs était bien conformé et bien nourri. — Il en donnera un mémoire. (*Disparu.*)

2 avril. Fol. 48. — M. Méry a commencé à lire un écrit sur l'air qui est entré dans le sang. C'est une suite à ce qu'il a donné dans les *Mémoires* de 1700 sur cette matière.

6 avril, fol. 135, verso : copie du mémoire.   [341].

25 mai. Fol. 206. — M. Méry a fait voir un œil humain sur lequel il a fait diverses observations par rapport aux cataractes. — Il en donnera un mémoire.

23 août. Fol. 362. — M. Méry a lu l'écrit suivant. Question de chirurgie : savoir si la cataracte et le glaucoma sont deux différentes ou une seule et même maladie.   [531].

10 décembre. Fol. 428. — M. Méry a fait voir les viscères tant de la poitrine que du ventre d'un homme de plus de cinquante ans tous transposés de droite à gauche et de gauche à droite. — Il en donnera un mémoire (?).

1708 (R. M., t. XXII). 5 *mai*. Fol. 137. — Circulation entre l'utérus et le placenta.   [302].

20 *juin*. Fol. 229. — On a examiné deux faits importants par rapport à la question des cataractes, sur lesquels M. Méry donnera un mémoire.

27 *juin*, fol. 235. — De la cataracte et du glaucoma.   [539].

1709 (R. M., t. XXVIII). 30 *janvier*. Fol. 23. — On a lu la description d'un enfant monstrueux né en Danemark. M. Méry a été chargé d'y faire ses réflexions.

6 *février*. Fol. 27, verso. — Sur un enfant monstrueux né en Danemark.   [308].

13 *février*. Fol. 46, verso. — Sur ce que M. Méry avait dit dans son écrit du 6 que les eaux de l'amnios sont les urines du fœtus, on lui a objecté que ces eaux se coagulent à un feu lent, ce que ne fait pas l'urine.

6 *mars*. Fol. 71. — M. Méry a fait voir quelques particularités de l'anatomie d'une marmotte, dont il donnera un mémoire. (*Disparu*.)

13 *mars*. Fol. 91. — M. Méry a lu un écrit sur la langue du pivert. [393].
Il a aussi apporté les deux yeux d'un homme que l'on croyait avoir des cataractes.   [512].

3 *juillet*. Fol. 214, verso. — Présentation d'un testicule humain squirrheux et rempli d'hydatides.

28 *août*. Fol. 341. — Copie du mémoire. — Observation faite sur un testicule d'homme.   [110].

Id. Fol. 344. — Contusion de la fesse. Épanchement sanguin.   [443].

31 *août*. Fol. 353, verso. — Présentation d'un rein dilaté dont il donnera un mémoire.

1710 (R. M., t. XXIX). 4 et 7 *juin*. Fol. 173 et 175. — Réponse à la critique faite par M. de la Hire le 20 mars 1709 de ce qu'il avait avancé sur un fait d'optique.   [23].

2 *juillet*. Fol. 203. — Méry dit avoir fait l'autopsie d'un homme atteint d'un anévrysme de l'aorte si considérable que quand l'artère fut dilatée au point de commencer à se détacher de la base du cœur, le malade mourut en un instant.

23 *juillet*. Fol. 263. — Présentation d'une grande moule qu'il a disséquée en présence de la Compagnie. On a vu entre autres particularités que le rectum passe au travers du cœur.

12 *novembre*. Fol. 390. — Copie du mémoire. Remarques faites sur la moule des étangs.   [400].

10 *décembre*. Fol. 423. — Présentation d'un fœtus n'ayant ni cervelle ni moelle épinière et fort bien nourri. — Il en donnera un mémoire (?).

1711 (R. M., t. XXX). 18, 22, 24, 29 *juillet*. Fol. 317, verso, 329, 321, 323. — Lecture d'un mémoire sur le fœtus, en réponse à une thèse de M. Falconnet.   [312].

1712 (R. M., t. XXXI). 6, 10 *et* 17 *février*. Fol. 31, 33, 36. — Lecture d'un mémoire sur l'usage de la choroïde.

Réponse à la seconde partie de la critique de M. de la Hire du 30 mars 1709. (*Inédit.*)   [35].

16 *avril*. Fol. 154. — M. Méry a fait voir un œuf de poule qui pèse 6 onces et 1/2 gros, et M. Boulduc le fils un jaune d'œuf qui pèse 11 à 12 onces. — Ils en donneront chacun un mémoire (?).

7 *mai*. Fol. 168, verso. — Observation sur une étroiture extraordinaire du vagin. (*Inédit.*)   [514].

27 *juillet*. Fol. 297, verso. — M. Méry a commencé à lire une suite de sa réponse à M. de la Hire sur la choroïde.

Comme il a avancé que la choroïde était une continuation de la pie-mère, M. du Verney a soutenu le contraire, et tous deux se sont engagés à démontrer leur opinion.

30 *juillet*. Fol. 299. — M. Méry a commencé à lire un écrit sur la structure de l'œil.   [68].

M. Littre a dit qu'il ne lui paraissait point évident que la choroïde fût la même membrane que la pie-mère, quoiqu'elle puisse lui être continue, parce que l'une peut être sous l'autre, et qu'il fallait être sûr par quelques expériences qu'on ne peut séparer la choroïde de la pie-mère sans la déchirer.

6 *août*. Fol. 303. — MM. Méry et Littre ont fait chacun différentes démonstrations sur la structure du nerf optique et les membranes de l'œil dont ils donneront des mémoires.

M. Méry a continué sa réponse à M. de la Hire, commencée le 27 juillet.

9 et 17 *août*. Fol. 305 et 314. — M. Méry a achevé son mémoire sur la structure de l'œil.   [68].

Id. Fol. 307, verso. — Il a continué sa réponse à M. de la Hire.

Idem. Anencéphale.   [434].

13 *août*. Fol. 309. — M. Méry a fait une nouvelle démonstration sur le nerf optique.   [70].

20 *août*. Fol. 317. — 27 *août*. Fol. 319. — Suite de la réponse à la 3e partie de la critique de M. de la Hire, du 30 mars 1709. (*Inédit.*) [34].

7 *septembre*. Fol. 365, verso. — Opération de la taille sur une fille de douze ans. Tension du clitoris. (*Inédit.*)   [513].

1713 (R. M., t. XXXII). 5 *avril*. Fol. 129 et 131. — 7 *juin*. Fol. 193. — Mémoire sur quelques maladies extraordinaires.   [p. 439, 459, 512].

6 *mai*. Fol. 167. — M. Méry a fait voir que la trachée se divise en

autant de canaux au moins qu'il y a de lobes dans le poumon. Il en donnera un mémoire. (*Disparu.*)

7 *juin.* Fol. 193. — Lecture d'une réponse à M. Buissière [1].

1714 (R. M., t. XXXIII). 17 *janvier.* Fol. 13. — Présentation d'une exostose, dont il donnera un mémoire.

3 *février.* Fol. 23. — M. Méry a lu l'écrit suivant :

Problème curieux. Pourquoi dans l'hydropisie-tympanite les malades ne peuvent-ils roter ou péter? (*Inédit.*)   [85].

3 *février.* Fol. 26, verso. — Autres problèmes : Pourquoi les personnes qui sont en santé peuvent-elles roter sans vomir, et vomir en même temps qu'elles rotent? — Pourquoi pètent-elles sans aller à la selle et souvent en y allant? (*Inédit.*)   [87].

16 *juin.* Fol. 195, verso. — Présentation d'une main monstrueuse nouvellement coupée. Il en donnera un mémoire.   [527].

23 *juin* et 30 *juin.* Fol. 215 et 219. — Lecture du mémoire suivant :

Question problématique : Savoir si la surface du placenta, qui est unie au fond de la matrice, est revêtue ou non d'une membrane.   [336].

1715 (R. M., t. XXXIV). 23 *février.* Fol. 37. — M. Méry a lu deux difficultés qu'il propose à M. de Réaumur sur son système de l'engourdissement causé par la torpille. (*Disparu.*)

2 *mars.* Fol. 41. — Présentation d'une mamelle scrofuleuse, dont il donnera un mémoire. (*Disparu.*)

18 *décembre.* Fol. 273. — Présentation d'un enfant né à terme et qui a vécu 14 heures, ayant les boyaux, le foie, etc., hors du ventre, couverts d'une simple membrane. Il en donnera un mémoire.

1716 (R. M., t. XXXV). 27 *mai.* Fol. 173. — 30 *mai.* Fol. 175 — Lecture d'un mémoire sur deux exomphales monstrueuses.   [422].

1717 (R. M., t. XXXVI). 21 *avril.* Fol. 93, verso. — Hémorrhagie périodique supplémentaire des règles. (*Inédit.*)   [514].

2 *juin* et 9 *juin.* Fol. 125. M. Méry a lu une réponse à M. Winslow sur le trou ovale.

20 *novembre.* Fol. 283. — Présentation d'une mamelle dont toutes les glandes étaient extraordinairement enflées. — Il en donnera un mémoire. (*Disparu.*)

1718 (R. M., t. XXXVII). 23 *juin* et 25 *juin.* Fol. 171 et 173. — Lecture d'un mémoire sur la formation des coquilles. (*Disparu.*)

---

1. C'est probablement cette réponse, que nous n'avons pas retrouvée ailleurs, qui a été insérée dans les *Mémoires de Trévoux* en décembre 1713. (Voir à la fin du volume, p. 545. *Appendice.*)

1719 (R. M., t. XXXVIII). 18 *février*. Fol. 45. M. Méry a commencé à lire un écrit sur la ponction de la vessie ; mais comme il attaquait quelques personnes de la Compagnie en termes trop forts, on a jugé qu'il le ferait voir par MM. Geoffroy et de Jussieu avant que d'en continuer la lecture. (*Disparu.*)

1720 (R. M., t. XXXVIII). 13 *janvier*. Fol. 9. — M. Varignon a lu l'écrit suivant pour M. Méry : Observation sur un fœtus humain monstrueux.   [340].

   7 et 11 *décembre*. Fol. 329 et 381. — Lecture d'un écrit de M. Méry : Description d'une main devenue monstrueuse par accident.   [527].

1722. 18 *février*. — Méry, à qui ses infirmités ne permettaient plus de venir à l'Académie, se démet de sa place de pensionnaire et en demande une de vétéran.

   28 *février*. — On nomme, selon la forme ordinaire, M. Winslow associé, à la place de Méry, démissionnaire.

   14 *novembre*. — L'Académie apprend la mort de Méry.

ŒUVRES COMPLÈTES DE MÉRY

ANATOMIE ET PHYSIOLOGIE

Î. — OREILLE[1].

Lettre écrite à M. Lamy, docteur en médecine, par M. Méry,
chirurgien de l'Hôtel-Dieu de Paris.

Monsieur,

Je vous envoie la description de l'oreille de l'homme, que vous m'avez demandée : si j'avais pu vous la porter moi-même, je vous aurais représenté, monsieur, le danger que je cours si vous la donnez au public, qui ne juge le plus souvent des choses que par prévention ou par amour-propre. Ce que j'ai remarqué dans l'oreille, et que je vous ai fait voir lorsque vous m'avez fait l'honneur de me rendre visite, est si peu conforme à ce que j'ai lu dans les livres et à ce que j'ai vu par leurs figures, que je suis assuré que ceux qui font toute leur étude des sentiments des anciens, et qui n'admirent que leurs propres ouvrages, ne pourront ajouter foi à mes remarques : et ceux qui, dans ce siècle-ci, se sont le plus curieusement appliqués à l'anatomie, et qui se vantent que nulle partie du corps humain n'a échappé à leur connaissance, ne pourront pas croire qu'un simple chirurgien de l'Hôtel-Dieu de Paris ait pu aller plus loin que leur découverte. Cependant, si les uns et les autres aimaient comme vous la vérité, je n'aurais rien à craindre de leur jugement ; car, en se donnant la peine de me venir voir pour s'éclaircir sur ce sujet, je leur démontrerais si distinctement toutes les parties de l'oreille que j'ai pu connaître jusqu'ici,

---

1. Les recherches de Méry sur l'oreille ont été faites à la demande de Lamy, qui en a inséré le résultat à la fin de la 2e édition de son ouvrage intitulé : *Explication méchanique et physique des fonctions de l'âme sensitive,* etc. Paris, Lambert Roullaud, 1681, p. 414, avec planches.

Haller dit, par erreur, que cet opuscule se trouve joint à la première édition de l'ouvrage de Lamy, en 1677.

qu'ils seraient forcés par leurs propres yeux de tomber d'accord de
la juste description que j'en ai fait, et de quitter leurs erreurs, dont
il me serait inutile de vous entretenir, puisqu'il vous est très facile
de les remarquer. Comme je n'aime pas à me faire de la peine, j'avais
résolu de ne faire voir qu'à mes meilleurs amis les remarques que
j'ai faites ; mais, n'ayant entrepris la description de l'oreille qu'à votre
sollicitation, je vous la donne comme une marque et une reconnaissance des obligations que je vous ai, vous en userez comme il vous
plaira. Au reste, monsieur, pour vous témoigner que je fais plus d'état
de votre approbation que je ne crains la censure de ceux qui pourront
me critiquer, je vous assure que l'amour que j'ai naturellement pour la
paix ne m'empêchera pas de renoncer à la tranquillité quand il s'agira
de vous rendre service et de vous faire connaître avec combien de
respect je suis, etc.

MÉRY,
Chirurgien de l'Hôtel-Dieu de Paris.

DESCRIPTION DE L'OREILLE DE L'HOMME

Je divise l'oreille de l'homme en externe et interne. L'externe est
bornée par la membrane qui couvre la première cavité de l'oreille
interne, que l'on peut appeler la caisse du tambour; ce qui la forme
principalement est un cartilage couvert de la peau, tant en dehors
qu'en dedans jusques à la membrane du tambour, et qui d'une large
circonférence, diminuant peu à peu, forme un canal assez semblable à
celui de la trachée-artère, car il n'est que cartilagineux en dessous et
membraneux en dessus, et divisé par plusieurs intersections, dont la
première est tournée en forme de vis de devant en arrière, dans
laquelle se jette un nerf très petit, qui part d'un nerf fort considérable,
lequel, après avoir pris naissance de la moelle de l'épine, sort par le
trou que forment la seconde et la troisième vertèbre du cou : un des
rameaux de ce nerf s'unit au nerf auditif, après être sorti hors du
crâne. Les autres intersections sont à peu près de la même figure que
celles de la trachée-artère.

La partie la plus large de ce cartilage, qui forme l'oreille externe,
a, dans sa partie latérale postérieure, à l'extrémité de son bord, une
petite déchirure semblable à une crête de coq ; en avant et en bas il
représente un petit entonnoir sans être percé, dont la pointe est
tournée du côté du trou externe de l'oreille.

Ce canal cartilagineux n'est pas immédiatement uni à l'os, il y a une membrane qui l'attache au bord du trou ; il va de bas en haut et d'arrière en avant, puis de haut en bas jusqu'à la membrane du tambour ; derrière ce cartilage il y a un muscle propre, qui, dans l'homme, s'attache à sa partie la plus convexe d'une part, et de l'autre il est joint à la partie postérieure de l'os pétreux au-dessous de l'apophyse mastoïde ; c'est par le moyen de ce muscle que chez quelques personnes l'oreille externe est dilatée et tirée volontairement en arrière, ce qui ne pourrait se faire si le cartilage était immédiatement attaché à l'os, et s'il n'était divisé, comme je viens de le dire, par plusieurs intersections.

Il n'y a point de muscle propre pour tirer l'oreille en avant ; elle y retourne facilement par l'effet du ressort du cartilage, quand le muscle qui l'a tiré en arrière cesse d'agir. Plusieurs anatomistes lui donnent d'autres muscles qu'ils appellent communs, qui ne sont que des portions des aponévroses du muscle peaucier, du frontal et de l'occipital ; mais comme l'oreille n'est point tirée volontairement, ni en haut, ni en bas, ni en avant, il y a apparence qu'ils ne servent point à la mouvoir.

Je ne vous écris rien de la figure de l'oreille externe ; chacun, considérant celle de son compagnon, peut la voir ; je ne vous dirai rien aussi des autres parties qui la composent, parce qu'elles ne servent point pour nous faire ouïr.

Le reste de l'oreille externe qu'il est nécessaire de connaître est le trou osseux qui se trouve au bout du canal cartilagineux et qui est terminé par la membrane du tambour. Ce trou est de forme ovalaire : dans son commencement, il va de bas en haut, puis descend proche la membrane du tambour dans les hommes ; mais dans les enfants il occupe le dessous de l'oreille ; il est revêtu de la peau même qui couvre tout le cartilage de l'oreille en dedans.

L'os pétreux, qui forme par ses cavités les principales parties de l'oreille interne qui servent à nous faire discerner les sons, est fait d'une seule pièce dans l'homme, et, dans les enfants, il est composé de trois : la première, qui est à l'entrée du tambour, fait presque un cercle parfait, qui dans la partie interne a deux bords et une rainure au milieu, dans laquelle s'attache la membrane du tambour, ce qu'on peut voir facilement, car rien n'est plus sensible dans toute l'oreille, et je m'étonne qu'on ait pu s'y tromper. De ces deux bords, l'un est tourné du côté de l'oreille interne, je veux dire de la caisse du tambour, et l'autre du côté de l'externe. C'est ce bord externe qui fait en s'augmentant la plus grande partie du trou externe de l'oreille ; de là vient que la rainure qui paraît aux enfants dans ce cercle se trouve dans les hommes entièrement effacée, et qu'il ne reste que le bord interne de ce cercle. La seconde partie, qui occupe le dessus de l'os, se nomme écailleuse, et la troisième, qui est inférieure aux autres, s'appelle la roche, dans laquelle je remarque cinq cavités, dont j'estime que la connaissance est nécessaire pour comprendre la manière dont se fait le son, et quel chemin tient le nerf auditif.

La première est le tambour, la seconde est le labyrinthe, qui est composé de trois sortes de cavités : je nomme la première la conque, la seconde la coquille, et à la troisième, qui est faite de trois cercles creux, je laisse le nom de labyrinthe. La troisième est un trou par lequel passe la partie dure du nerf auditif, la quatrième est une cavité qui reçoit la partie molle du même nerf, et la cinquième est un trou auquel s'applique le canal cartilagineux et membraneux qui se termine dans le fond de la bouche.

Pour faire une juste description de toutes ces cavités aussi bien que des autres parties, j'observe la situation que garde l'os pétreux à l'égard des autres os du crâne, l'homme étant debout : le tambour occupe la partie externe de la roche ; la conque, la coquille et le labyrinthe sont situés dans la partie interne, dont la coquille occupe le devant, ayant à sa pointe le trou qui va à la bouche et celui par lequel passe l'artère carotide pour monter au cerveau, et à sa base la cavité qui reçoit la partie molle du nerf auditif, et le trou par lequel se traîne la partie dure du même nerf. Le labyrinthe est placé en arrière, et la conque au milieu, entre la coquille, le labyrinthe et le tambour.

Le tambour, qui est la première cavité, dans laquelle se remarquent des petites éminences et des enfonceures, qui communiquent dans les sinuosités de l'apophyse mastoïde, peut être divisé en deux cavités séparées l'une de l'autre, en quelque façon, par les parties de l'enclume et du marteau qui s'articulent ensemble. De ces deux cavités, l'une est supérieure, postérieure; celle-ci est oblongue et recouverte de l'os même, et l'autre est inférieure et plus en avant; celle-là est ronde; les modernes l'appellent la caisse du tambour, et, d'entre les anciens, les uns la nomment la conque et les autres le bassin.

Cette cavité est bouchée par une membrane fort déliée et transparente, qu'on nomme la membane du tambour; elle est de la figure du trou externe de l'oreille, auquel elle s'attache; elle est rendue concave en sa surface externe, et convexe en dedans du tambour par le moyen d'un muscle qui, tirant le manche du marteau auquel elle est aussi attachée, fait qu'elle s'enfonce dans la caisse du tambour, qui est revêtue d'une membrane très déliée, excepté autour et dans le trou ovalaire, où l'os se trouve à nu.

Dans la caisse du tambour, j'y remarque quatre petits os, quatre muscles pour les mouvoir, et trois trous : le premier des trous occupe la partie antérieure du fond de la caisse; à l'embouchure de ce trou est attaché un canal, en partie cartilagineux et en partie membraneux, qui finit à la partie postérieure de l'aile interne de l'apophyse ptérygoïde, où finit le trou du nez; c'est ce même canal que j'ai dit se terminer dans le fond de la bouche; comme l'extrémité de ce canal est tournée vers le trou du nez, une partie de l'air qui y passe, et va dans la poitrine, peut facilement entrer dans le tambour par ce canal qui y descend. Le second et le troisième trous sont placés dans le milieu du fond de la caisse, l'un au-dessus de l'autre; celui de dessus, qui est rond, a un bord un peu élevé, au delà duquel il y a une membrane qui le bouche et qui est déliée et transparente comme celle qui couvre la caisse du tambour; ce trou fait la plus large extrémité du canal postérieur de la coquille; le trou supérieur, qui est ovalaire, est fermé par la base de l'étrier, sans y être attaché par aucune membrane qui le bouche, ce qui fait que le petit muscle qui s'attache à la pointe de l'étrier, le tirant à côté, ouvre un peu le trou et donne occasion à l'air de passer dans la conque qui est au delà.

Les petits os renfermés dans la caisse du tambour sont le marteau, l'enclume, l'étrier, et le quatrième, je le nomme lenticulaire à cause de sa figure, qui est ronde, plate, mais un peu convexe des deux côtés; celui-ci est beaucoup plus petit que les autres : ces quatre petits os ne sont point revêtus de périoste, comme le sont tous les autres os du corps humain.

Le marteau a deux parties : sa tête et son manche; le manche a deux petites apophyses pointues qui sont proche la tête, et un peu plus petites l'une que l'autre; cet os, par la plus considérable de ses petites apophyses, jusques à l'extrémité de son manche, est attaché à la membrane du tambour, et par la plus petite, qui reçoit un muscle, il est attaché à la caisse du tambour. La tête du marteau fait une apophyse ronde, au derrière de laquelle il y a une cavité bordée de deux petites éminences.

Je remarque dans l'enclume son corps et deux apophyses, l'une plus courte et plus grosse que l'autre, qui est plus petite, mais plus longue. L'extrémité de son corps est terminée en derrière par une apophyse ronde, au-devant de laquelle il y a une double cavité, séparée par une petite éminence : ces deux os sont articulés l'un avec l'autre par ginglyme; l'enclume recevant dans ces deux petites cavités les deux petites éminences de la tête du marteau, et la cavité du marteau recevant l'éminence qui divise les deux cavités du corps de l'enclume; la plus courte et plus grosse apophyse de l'enclume est reçue dans une cavité qui est au derrière de la caisse du tambour, partie supérieure, et y est attachée par une membrane très déliée. A l'extrémité de la plus longue apophyse de l'enclume il y a une très petite cavité, dans laquelle une des faces du petit os lenticulaire est attachée par un cartilage qui fait la symphyse de ces deux os; et par l'autre face, il est reçu dans la petite cavité, qui est à la pointe de l'étrier, avec laquelle il est articulé par arthrodie. Quelques auteurs se sont imaginé que ce petit os manque le plus souvent, ou qu'il fait partie de la plus longue apophyse de l'enclume, quand il se rencontre : ce qui me persuade, au contraire, qu'il est véritablement un os séparé et distingué des autres trois petits os de l'oreille qui sont connus, et qu'il ne manque jamais, est que je l'ai toujours trouvé, quand je l'ai cherché dans l'oreille d'un corps humain mort depuis peu, et que je n'ai jamais manqué de le rencontrer que lorsque les parties molles de l'oreille ont été consumées par la pourriture ou rongées par les vers, ou qu'elles ont abandonné les os, après une forte et longue ébullition.

Comme vous n'estimez pas, monsieur, un homme savant par des changements de mots, et que vous avez en haine la vanité, j'estime que les vieux termes de ginglyme et d'arthrodie, que j'ai employés pour déterminer les articulations des petits os de l'oreille, ne vous déplairont pas, et que vous approuverez que je ne me suis pas servi de ceux de charnière et de genouil pour les expliquer. La raison qui m'a obligé à en user ainsi est que ces sortes d'instruments n'ayant point de rapport avec les articulations du corps humain, je n'ai pas dû me servir des termes qui ne sont point en usage en chirurgie, de crainte de n'être pas entendu de ceux qui en font profession, et que d'ailleurs il m'est très facile d'expliquer fort mécaniquement tous les divers mouvements de ces os par leurs différentes figures et les muscles qui les entraînent, sans emprunter chez les artisans des figures et des termes qui sont inconnus en médecine.

Le quatrième os de l'oreille est l'étrier, dans lequel je considère sa base, sa pointe, ses parties latérales, et la fenêtre ou le trou qui est au milieu. Sa base, du côté qu'elle est reçue dans le trou ovalaire, n'est pas exactement plate, mais un peu convexe, et du côté qu'elle regarde sa pointe en dedans elle est cave; ses parties latérales le sont aussi, de façon que tout le tour de la fenêtre est concave en dedans et convexe en dehors, excepté la pointe, à l'extrémité de laquelle il y a une petite cavité qui reçoit, comme je vous ai déjà marqué, une des faces du petit os lenticulaire. La fenêtre qui est dans le milieu de l'étrier est bouchée par une membrane très déliée, qui s'attache autour de son trou, d'un côté seulement; de manière que les petites fosses qui se remarquent en dedans de l'étrier forment avec la membrane une cavité assez considérable pour la petitesse de l'os. Je n'ai point lu d'auteurs qui fassent mention de cette membrane qui bouche l'étrier; cependant il est facile de la rencontrer, quand on a l'adresse de couper le petit muscle, et de l'enlever, sans passer un instrument dans son trou; si quelqu'un me le conteste, je suis prêt de le lui faire voir pour le convaincre.

A trois des petits os de l'oreille s'attachent quatre muscles, quoique les auteurs ne leur en accordent qu'un. Le nombre de ces muscles, avec l'articulation de ces petits os, me font croire qu'ils ont du mouvement. Ces quatre muscles prennent leur origine de la circonférence de la caisse du tambour. Le premier sort de la partie postérieure et se divise en deux tendons, l'un plus court et plus délié, l'autre plus long et plus gros : le plus court s'attache à la plus longue apophyse de l'enclume : le plus long se jette entre la tête et le manche du marteau, sans passer plus avant. C'est ce long tendon que les anciens appellent le cercle du tambour, sans nous dire sa nature, et qu'un auteur nouveau prend pour un rameau de la partie dure du nerf auditif, à qui il fait traverser entièrement la membrane du tambour, sans y être attaché; mais il n'y a pas lieu de le croire, puisque le canal osseux par où elle passe n'est point manifestement percé dans toute sa continuité, qu'il n'a point d'autre issue fort sensible que le trou qui se remarque entre les apophyses mastoïde et styloïde, et qu'il est facile de remarquer que c'est un tendon d'un muscle, dont le ventre est assez charnu pour être aperçu.

Le second muscle naît au-dessous du premier et s'attache à la pointe de l'étrier : ce muscle est pris par plusieurs auteurs pour un ligament, ce qu'il n'est pas; car, si on l'examine de près, on verra ses fibres charnues, du côté qu'il est attaché à la caisse du tambour. J'ai vu même assez souvent un rameau extrêmement petit de la partie dure du nerf auditif pénétrer sa substance. Le premier de ces deux muscles tire le marteau en arrière par son plus long tendon, et par le plus court, qui s'attache proche l'extrémité de la plus longue apophyse de l'enclume, il la tire vers le même endroit. Le second, tirant aussi l'étrier en arrière et de côté, ouvre le trou ovalaire : c'est par cette ouverture que l'air du tambour a communication avec celui qui est contenu dans tout le labyrinthe; ce qui ne pourrait arriver si le trou ovalaire était bouché par une membrane, comme l'on prétend : de plus, si ce trou était toujours fermé, l'air du labyrinthe ne pourrait que très faiblement être agité, et ainsi il ne rendrait qu'un son fort sourd, de même que ferait un tambour, s'il n'avait point de trou. L'ouverture du trou ovalaire par la base de l'étrier ne se fait pas toujours de même manière, et j'ai observé en différents sujets cet os avoir tantôt plus de disposition à s'enfoncer dans la conque, et d'autres fois à être élevé dans le tambour; mais de quelque façon que la chose se passe, l'air peut être toujours comprimé dans le labyrinthe.

Le troisième muscle sort de la partie antérieure de la caisse et s'attache à la plus petite apophyse du manche du marteau, qu'il tire en devant.

Le quatrième prend son origine d'un trou qui se remarque dans le tambour, proche le canal qui va à la bouche, et s'insère par un tendon très fort à la partie postérieure du manche du marteau, qui, de l'autre côté, est attaché à la membrane du tambour : ce qui fait que ce muscle, tirant le marteau dans le fond de la caisse du tambour, tire par conséquent en dedans la membrane à laquelle il est attaché; et que cette membrane en s'enfonçant comprime l'air dans la caisse et le force de passer en partie par le trou ovalaire dans la conque, l'étrier étant tiré à côté par son muscle, cependant qu'elle le chasse aussi d'un autre côté dans le canal qui va à la bouche, n'y ayant point de valvule qui s'oppose de côté ni d'autre à son passage. C'est encore par l'action de ce même muscle que la tête du marteau, pressant celle de l'enclume en dedans, fait que la pointe de l'enclume presse sur celle de l'étrier et que sa base, s'enfonçant dans le trou ovalaire, comprime l'air dans la conque, qui roule en même temps dans les canaux du labyrinthe et dans la coquille.

La première cavité du labyrinthe que j'observe dans la roche est la conque, que quelques-uns appellent son vestibule : je l'appelle conque, parce qu'elle ressemble à peu près aux écailles d'une huître. Cette cavité n'est point revêtue de membrane, ni les trois cercles creux du labyrinthe; elle a sept ouvertures : la première a communication dans le tambour, celle-là est bouchée par la base de l'étrier seulement; c'est par ce trou que l'air externe qui passe dans le tambour par le canal qui finit par le fond de la bouche se communique à l'air interne qui est dans la conque, la coquille et les canaux du labyrinthe : par la seconde ouverture, cette cavité communique dans le canal antérieur de la coquille, et par les cinq autres dans les canaux labyrinthiques : ces six ouvertures ne sont bouchées par quoi que ce soit.

La seconde cavité du labyrinthe est la coquille, ou limaçon; c'est avec juste raison que ce nom lui a été donné; car à l'extérieur elle est tournée entièrement comme la coquille d'un limaçon et en représente parfaitement bien la figure. Il semble, à la considérer par le dehors, qu'elle ne soit composée que d'un seul canal de deux tours et demi, séparés les uns des autres par une lame d'os, qui d'un côté est unie au noyau de la coquille, et de l'autre aux parois de cette même cavité; mais, par dedans, la coquille est formée de deux canaux, l'un antérieur, l'autre postérieur, qui sont séparés l'un de l'autre, en partie par une autre petite lame d'os extrêmement mince, qui sort du noyau pyramidal qui est au milieu de la coquille et en partie par une membrane qui, étant d'un côté attachée à cette petite lame osseuse, s'attache de l'autre aux parois de la coquille et, se redoublant en après, tapisse entièrement l'un et l'autre canal. La coquille en dehors, aussi bien que cette petite lame d'os, et la membrane du dedans, décrivent une ligne spirale. Les deux canaux de la coquille à sa base ont des embouchures assez larges opposées l'une à l'autre; celle du canal antérieur est tout ouverte dans la conque, au-dessous du trou ovalaire; mais celle du canal postérieur, qui aboutit dans le fond de la caisse du tambour, est bouchée par une membrane qui empêche l'air du tambour de passer par cette ouverture dans la coquille, ni dans les autres cavités du labyrinthe. Ces deux canaux, qui sont séparés l'un de l'autre à la base de la coquille et dans toute la continuité de leurs tours, deviennent plus étroits à mesure qu'ils approchent de plus près la pointe de la coquille, où ils se communiquent l'un avec l'autre par un trou très petit; ce qui fait que l'air qui a passé du tambour par le trou ovalaire de la conque, et de cette cavité dans le canal antérieur de la coquille, souffre une compression fort violente en passant par ce petit trou, d'où il retourne par un chemin contraire dans le canal postérieur, et vient frapper la membrane qui bouche son ouverture dans le tambour, et y fait apparemment la même impression que l'air extérieur fait sur celle du tambour.

Si les anciens se sont trompés dans les descriptions qu'ils nous ont laissées des cavités de l'oreille, et particulièrement de la coquille, je puis vous assurer, monsieur, avec vérité, que les modernes n'y ont pas fait de moindres fautes, quoiqu'ils se vantent d'avoir beaucoup mieux réussi. Je laisse en paix les premiers pour vous entretenir un moment des sentiments des seconds touchant la coquille, qui sont fort différents. D'entre eux, les uns, pour expliquer le son, ont avancé, dans quelques conférences qu'ils ont faites, que le noyau qui est dans le centre de la coquille, et qui va en diminuant de sa base à sa pointe, est percé d'un trou considérable, par lequel passe la partie molle du nerf auditif, dont la moelle se dilate dans là coquille et y forme une membrane d'une nature semblable à celle de la rétine de l'œil; ceux-ci soutiennent aussi que cette membrane est la partie principale de l'organe de l'ouïe, sur laquelle l'air agité au dedans du labyrinthe faisant impression, donne occasion à l'âme de discerner les sons. Cette imagination est jolie, et vous n'auriez pas grande peine, monsieur, à nous expliquer de quelle manière se fait le son, si leurs sentiments étaient conformes à la vérité; il y a grande apparence qu'avant leur conférence ils n'avaient point examiné l'oreille; car, pour le passage de la partie molle du nerf par le noyau de la coquille, il aurait fallu un trou fort sensible, puisqu'elle est une fois plus grosse que la partie dure, qui en .a un très remarquable. Ainsi, comme il est facile de voir, quand on considère l'oreille de près, que le noyau de la coquille n'est point percé, quoique la partie molle du nerf s'applique à sa base, et qu'elle ne pénètre point la coquille : la membrane qui s'y remarque, dont ils ne connaissent point la figure ni la nature, ne peut donc être produite par la dilatation de la partie molle du nerf auditif. Et comme cette membrane est d'une nature semblable à celle de toutes les autres membranes du corps, desquelles les parties sont si étroitement liées les unes aux autres qu'on ne les peut rompre qu'avec quelque effort, et qu'au contraire la rétine de l'œil ne paraît qu'une humeur épaissie, dont les parties se séparent facilement pour peu qu'on les touche, vraisemblablement, la membrane qui est dans la coquille n'est point la partie principale de l'organe de l'ouïe, puisqu'elle n'a rien de particulier que sa figure spirale.

Les autres, au contraire de ceux-ci, n'ayant point remarqué un trou considérable pour le passage de la partie molle du nerf auditif, nous disent, dans la description qu'ils nous ont donnée de l'oreille par écrit, que le noyau pyramidal qui est dans le centre de la coquille est percé d'une infinité de pores, par lesquels passent les fibres de cette partie molle, pour s'unir aux particules de l'os et former ensemble cette petite lame d'os qui sépare en partie la coquille en deux canaux, et nous assurent que cette lame osseuse est la partie principale de l'organe de l'ouïe. Par le raisonnement de ces messieurs-là, il me paraît qu'ils ne se sont jamais donné la peine de disséquer les os de l'oreille d'un animal nouvellement mort, dans lesquels la membrane de la coquille se rencontre toujours; ou que s'ils s'en sont servis pour découvrir les cavités du labyrinthe, ils y ont fondu quelque corps solide, qui a brûlé et consumé cette membrane de la coquille qui la divise en deux canaux séparés; ce qui leur a fait dire qu'elle n'était composée que d'un seul canal de figure ovalaire; peut-être aussi ont-ils pris de vieux os desséchés, dans lesquels cette membrane était consommée; aussi ne rencontrant, dans toutes les expériences qu'ils ont faites, que cette petite lame osseuse qui sort du noyau de la coquille, sans être attachée à sa superfîcie interne, ils nous ont assuré qu'elle était la partie principale de l'organe : ce qu'ils n'auraient pas avancé s'ils eussent découvert la membrane; car il leur aurait été facile de remarquer que leur petite lame osseuse et la membrane de la coquille sont d'une nature tout à fait différente. S'ils l'avaient reconnue, ils auraient remarqué que les deux canaux de la coquille qui se communiquent, comme j'ai dit, à sa pointe, étant séparés entièrement l'un de l'autre depuis cette même pointe jusqu'à sa base, la fenêtre ronde qui se remarque dans le fond du tambour, bouchée par une membrane, n'aurait pu communiquer dans le vestibule du labyrinthe, mais seulement dans le canal postérieur de la coquille. Enfin s'ils avaient observé sa membrane, ils ne se seraient pas imaginé que les fibres de la partie molle du nerf auditif se fussent confondues avec les particules de l'os pour former cette petite lame osseuse qui sert du noyau, et ils ne nous eussent point dit qu'elle est la partie principale de l'organe de l'oreille, que l'on doit avec plus d'apparence placer dans tout le labyrinthe.

Par toutes les raisons que je vous allègue, monsieur, vous pouvez juger facilement que les uns et les autres ont parlé de la coquille sans la connaître, puisque tous n'ont point remarqué la membrane qui la divise en deux canaux séparés, et qu'ils ont cru que le noyau était percé, ce qui n'est pas; car il est facile de faire voir dans les os les plus secs et les plus dépouillés de toutes parties molles, que la liqueur la plus subtile versée dans le labyrinthe ne peut passer de la coquille dans la petite cavité qui reçoit la partie molle du nerf, ce qui pourtant devrait nécessairement arriver si, comme prétendent tous ces messieurs, cette petite cavité avait communication par le noyau percé dans la coquille.

La troisième cavité du labyrinthe est composée de trois canaux, qui représentent par leurs figures trois anneaux; des trois, l'un est au derrière de la partie oblongue du tambour, entre les deux autres, qui sont situés à la partie postérieure interne de la roche : ils se terminent tous dans la conque par cinq ouvertures. Le premier canal finit par son extrémité supérieure, dans le haut de la conque, et par son extrémité inférieure, dans le bas, partie postérieure : le second et le troisième, placés l'un au-dessus de l'autre, s'unissent ensemble, par deux de leurs extrémités, à la partie postérieure moyenne de la roche, et ne font, étant unis, qu'un trou ouvert dans la partie postérieure de la conque; l'autre extrémité du canal supérieur est ouverte dans le haut, et celle de l'inférieur dans le bas de cette cavité. Ces trois canaux étant ouverts dans la conque, avec le canal antérieur de la coquille, l'air roule facilement dans toutes les cavités du labyrinthe.

La troisième cavité que je remarque dans la roche est celle qui reçoit le nerf auditif, en sortant de son principe; on la peut voir facilement, sans disséquer, ni rompre l'os, le crâne étant ouvert : elle est profonde et située à la base de la coquille. Je remarque dans le fond de cette cavité deux trous ou canaux, l'un plus étroit et plus court, l'autre plus large et plus long; le plus court se trouve ordinairement situé dans la partie inférieure; et le plus long, dans la partie supérieure de cette cavité, dans le même fond de laquelle il y a aussi un petit espace plus enfoncé que le reste qui fait la base de la coquille, et qui représente assez bien une volute, à laquelle s'attache la partie molle du nerf auditif, sans pénétrer au dedans de la coquille. De cette partie molle du nerf auditif, se détache un petit rameau qui passe par le premier et plus petit trou, dans le centre du labyrinthe, que j'appelle la conque : ce rameau se divise dans cette cavité en cinq petites branches, qui entrent par les cinq ouvertures dans les trois canaux circulaires qu'elles parcourent entièrement. J'ai observé que ce nerf, divisé sans être rompu, est tendu dans la conque, et qu'il se glisse en filets, qui sont continus les uns avec les autres, dans les canaux labyrinthiques : ce qui me fait croire que l'air entrant par le trou ovalaire dans la conque, et étant comprimé dans cette cavité par la base de l'étrier qui s'y enfonce, peut très facilement ébranler le nerf qui s'y rencontre, et qui n'est que fort peu éloigné du cerveau; ce qui se peut faire avec d'autant plus de facilité que cette cavité et les canaux circulaires de labyrinthe ne sont revêtus d'aucune membrane qui puisse diminuer son mouvement.

La quatrième cavité que j'observe dans la roche est le second et le plus grand trou qui se remarque dans la cavité qui reçoit le nerf auditif tout entier : il commence dans sa partie supérieure, et passe en montant encore un peu plus haut entre la coquille et le canal supérieur du labyrinthe, et descendant ensuite il passe au-dessus du trou ovalaire, entre le tambour et la conque, et finit en serpentant dessous la partie externe de la roche, entre les apophyses mastoïde et styloïde. La partie dure du nerf auditif, après être sortie de ce trou, se jette à la face et au cou par plusieurs divisions, dont il y en a une fort remarquable, qui s'unit avec un rameau de la troisième paire des anciens, qui sort par le trou qui est à la partie inférieure de l'orbite.

La cinquième cavité que j'observe dans la roche est le canal qui communique dans la bouche, dont je vous ai parlé en décrivant les trous du tambour.

Voilà, monsieur, quelles sont les observations que j'ai faites sur l'oreille ; j'espère que vous me ferez quelque jour la grâce de m'expliquer les usages des parties que j'y ai remarquées, et de m'enseigner la manière dont le son se fait, car je ne suis pas satisfait de ce que j'ai lu sur cette matière. Peut-être que mes remarques ne satisferont pas tous ceux à qui vous pourrez les faire voir ; mais, s'ils ne sont point opiniâtres, et qu'ils aiment la vérité toute nue, je n'aurai pas de peine à les satisfaire, pourvu qu'ils veuillent bien, en me faisant l'honneur de me venir voir, se contenter d'une démonstration très évidente.

STRUCTURE DE L'OREILLE INTERNE [1]

Méry soutient toujours ce qu'il avait avancé dans le *Traité de l'ouïe* de M. Lami, que la corde qui est parallèle et posée en travers à l'égard de la peau du tambour de l'oreille en dedans de la caisse, est un vrai muscle, y ayant découvert depuis ce temps-là, par le microscope, deux ventres charnus, séparés par un tendon commun, quoiqu'il n'y ait pu encore apercevoir de nerf ; et peut-être n'en a-t-il pas besoin, parce que, tendu comme il est continuellement, ses fibres se soutiennent assez d'elles-mêmes pour ralentir par leurs frémissements modérés les tremblements trop violents de cette toile, ou pour les augmenter quand ils sont trop faibles. Mais ce muscle est si délié et si menu, qu'un anatomiste des plus fins, qui en avait parlé d'abord au public comme d'un muscle, se rétracta dans un livre qu'il fit ensuite, prétendant que c'était un rameau de nerf de la cinquième paire. Cette diversité de sentiments ferait conjecturer que ce rameau se confond dans ce muscle qu'il traverse d'un bout à l'autre. Il a trouvé aussi que les deux rampes du limaçon qui fait partie de l'oreille interne, avaient communication entre elles à leur extrémité la plus étroite par un petit trou rond, au travers duquel l'air agité, passant et repassant, frotte le bout de la membrane qui sépare ces deux rampes, pour la faire frémir et résonner plus distinctement que si cette double cavité était fermée vers sa pointe, comme on l'enseigne.

1. Cette courte note a été insérée par Brunet dans son journal *le Progrès de la médecine*, pour l'année 1697, Paris, 1698, p. 27.

II. — OEIL.

1. — ASPECT DES YEUX D'UNE CHATTE NOYÉE [1].
(DILATATION DE L'IRIS.)

En noyant une chatte, Méry a observé que la prunelle des yeux, qui était fort ovale (oblongue du haut en bas), devint ronde, et qu'elle se dilata encore plus à mesure que cet animal approchait de sa mort, jusqu'à ce qu'elle eût enfin acquis toute la dilatation dont elle paraissait capable (elle était six fois plus étendue qu'auparavant — Mss). Examinant les yeux de cette chatte tandis qu'ils étaient encore enfoncés dans l'eau, ils lui parurent entièrement vides, n'y pouvant remarquer ni les humeurs aqueuses et vitrées, ni le cristallin, mais il vit clairement tout le fond de l'œil, avec les différentes couleurs de la choroïde (de l'uvée — Mss). Il aperçut aussi le trou de l'insertion du nerf optique d'où partaient les vaisseaux qui s'étendaient sur le fond de l'œil (paraissaient étendre leurs branches dans la membrane uvée — Mss).

Il ne lui fut pas possible de voir la rétine, à cause de sa transparence. Cet œil étant tiré hors de l'eau, on n'en voyait plus le fond, et il parut comme on a coutume de le voir dans les chats vivants, excepté que la prunelle conserva toujours la dilatation que l'animal lui avait donnée en mourant.

2. — PROBLÈME D'UN SOLDAT AVEUGLE [2].

M. Méry a proposé un problème d'un soldat qui s'est présenté aux Invalides comme aveugle; en lui présentant une chandelle, on voyait la prunelle se rétrécir; quand on retirait la chandelle, la prunelle s'élargissait. On demande d'où vient cet effet.

M. Du Vernay a dit qu'on pouvait expliquer cet effet dans tous les hommes ou par la présence de l'âme qui veille à la conservation, ou

---

1. *Reg. Mss.*, t. XI, f° 69, 31 mai 1684, et *Hist. Acad. des sciences*, 1684, p. 304; *Mém.*, 1688-1699, vol. X, p. 696.
2. *R. Mss.*, t. XII, 1686-1689, f° 78 verso, 31 janvier 1688.

mécaniquement par l'action des esprits animaux dans les fibres de l'iris, qui sont comme de petits corps spongieux et qui s'enflent par l'action des esprits, *instar virga in animalibus.*

3. — DES MOUVEMENTS DE L'IRIS, ET PAR OCCASION DE LA PARTIE PRINCIPALE DE L'ORGANE DE LA VUE [1].

L'iris est un cercle membraneux, posé sur le devant de l'œil. On l'a ainsi nommé à cause des différentes couleurs qui dans l'homme paraissent sur sa surface au travers de la cornée transparente.

Ce cercle forme dans son centre un trou à qui on a donné le nom de prunelle, apparemment parce qu'il paraît de couleur noire. Ce trou est absolument nécessaire pour la vision : car s'il avait été fermé par l'iris qui est opaque, les rayons de la lumière, sans lesquels la vision ne se peut faire, n'auraient pu passer dans l'œil.

La prunelle se dilate dans l'ombre et dans l'eau : elle se resserre dans l'air étant exposée aux rayons de la lumière, sans qu'on s'aperçoive que la volonté ait part à ses mouvements. Quand la prunelle se dilate, les fibres de l'iris se raccourcissent; quand elle se resserre, ces fibres s'allongent.

Or comme on ne remarque point de fibres circulaires dans l'iris pour rétrécir la prunelle, il y a lieu de croire que sa dilatation dépend uniquement du ressort des fibres droites de l'iris, qui toutes vont se terminer à la circonférence interne de ce cercle.

Mais quoiqu'il paraisse que le rétrécissement de la prunelle dépende absolument des rayons de la lumière, néanmoins ces rayons ne peuvent pas d'eux-mêmes prolonger les fibres de l'iris, ni rétrécir la prunelle. Tout ce qu'ils peuvent faire c'est de donner seulement, par leur entrée dans l'œil, occasion aux esprits animaux de couler dans les fibres de l'iris plus abondamment qu'ils ne font dans l'ombre; ce sont donc ces esprits qui, en prolongeant les fibres de l'iris, sont effectivement la cause de la dilatation de la prunelle. D'où il s'ensuit que ce trou doit plus ou moins se rétrécir, selon que la lumière, étant plus ou moins forte, détermine une plus ou moins grande quantité d'esprits à couler dans les fibres de l'iris : mais pour cet effet la respiraon doit être de la partie; car quand elle vient à manquer, le mouvement des esprits animaux s'arrête, et alors la lumière devient inutile.

1. *R. Mss.*, t. XXIII, f° 277 verso. — *Mém.*, 12 nov., 1704, p. 261.

L'observation que je vais rapporter prouve cette hypothèse dans toutes ses parties. Quand on plonge dans l'eau la tête d'un chat vivant, si l'on expose ses yeux aux rayons du soleil, la prunelle se dilate au lieu de se rétrécir; au contraire, exposée dans l'air aux mêmes rayons de cet astre, la prunelle se rétrécit au lieu de se dilater.

Par l'explication du premier de ces deux phénomènes, qui semble détruire l'hypothèse que je veux établir, je vais démontrer que la dilatation de la prunelle dépend uniquement du ressort des fibres de l'iris. Par celle du second, je ferai connaître que les esprits animaux sont la cause immédiate de son rétrécissement, et que la lumière n'en peut être que l'occasion.

Quant au premier phénomène, il faut remarquer que, lorsque la tête du chat est plongée dans l'eau, cet animal ne peut plus respirer : or le mouvement de toute la matière des esprits animaux dépendant du mouvement circulaire du sang, et celui-ci de la respiration, il est évident que quand elle vient à manquer, la circulation du sang et le mouvement des esprits animaux doivent cesser bientôt après. On observe qu'à mesure que le mouvement de ces esprits se ralentit, la prunelle se dilate, les esprits animaux ne peuvent donc pas être la cause de son élargissement. Il faut donc nécessairement que sa dilatation dépende uniquement du ressort des fibres de l'iris.

A l'égard du second phénomène, si l'on retire le chat encore vivant de l'eau, et qu'on expose ses yeux aux rayons du soleil, on voit la prunelle se rétrécir à mesure que la respiration se rétablit. Donc les esprits animaux, qui pour lors viennent à couler dans les fibres de l'iris, sont la cause immédiate du rétrécissement de la prunelle : car l'on ne peut pas l'attribuer aux rayons de la lumière, parce que les yeux de cet animal étant plongés dans l'eau, la prunelle se dilate, quoiqu'il entre dans leur globe beaucoup plus de lumière que lorsqu'ils sont dans l'air exposés à ses rayons; la lumière ne peut donc être que l'occasion de l'écoulement des esprits animaux dans les fibres de l'iris : mais elle ne le peut procurer si l'animal ne respire, d'où il est aisé de juger que la lumière ne cesse de produire cet effet quand la tête du chat est plongée dans l'eau, que parce que le mouvement des esprits animaux est arrêté dans leur source par le défaut de la respiration dont il dépend absolument, de même que celui du sang.

Que la dilatation de la prunelle dépende uniquement du ressort des fibres de l'iris, son rétrécissement des esprits animaux immédiatement, et par occasion de la lumière, en voici des preuves bien convaincantes.

1° Quand par l'obstruction des nerfs optiques les esprits animaux ne peuvent plus s'écouler dans les yeux de l'homme, la prunelle se dilate; il est donc visible que sa dilatation ne dépend pas de ces esprits, mais du ressort des fibres de l'iris, qui fait que dans cette maladie ces fibres se raccourcissent.

2° Si pendant l'obstruction de ces nerfs on expose les yeux de cet homme à la plus grande lumière, la prunelle reste dans la même dilatation; les rayons du soleil ne peuvent donc pas être d'eux-mêmes la cause de son rétrécissement.

3° Si on lève l'obstruction des nerfs optiques, et qu'on expose ensuite les yeux de cet homme aux rayons de la lumière, la prunelle se resserre; il est donc évident que les esprits animaux qui, dans ce moment, viennent à couler dans les fibres de l'iris qu'ils prolongent, sont la cause immédiate du rétrécissement de la prunelle, et que la lumière n'en peut être que l'occasion; d'où il s'ensuit que la force du ressort de l'iris étant en équilibre avec la puissance des esprits animaux, la prunelle doit rester dans une moyenne dilatation; mais pour cela il ne faut qu'une lumière médiocre, car quand elle est trop faible ou trop forte, l'équilibre se rompt, et alors la prunelle se dilate ou se rétrécit considérablement.

Une lumière faible, telle qu'elle est dans l'ombre, déterminant peu d'esprits animaux à couler dans les fibres de l'iris, leur ressort l'emporte sur ces esprits, et dans ce moment la prunelle s'élargit davantage. Au contraire, une lumière forte donnant occasion aux esprits animaux de couler plus abondamment dans les fibres de l'iris, ces esprits surmontent par leur puissance la force du ressort de ces fibres, et alors la prunelle se rétrécit beaucoup plus.

De ces preuves soutenues par des expériences si évidentes, l'on peut enfin conclure : 1° que les esprits animaux sont la cause immédiate du rétrécissement de la prunelle; 2° que la lumière ne fait que donner occasion à l'écoulement de ces esprits; 3° que la volonté n'y a point de part; 4° que le ressort des fibres de l'iris est l'unique cause de la dilatation de la prunelle.

Sur ce système, quoique fondé sur des observations indubitables, il se présente néanmoins à l'esprit trois difficultés considérables, dont voici la première : savoir s'il entre moins de lumière dans les yeux lorsqu'ils sont dans l'air que quand ils sont dans l'eau exposés aux rayons du soleil. Pour reconnaître dans lequel de ces deux éléments il passe plus de lumière dans les yeux, il n'y a qu'à remarquer qu'un lieu est d'autant plus éclairé qu'il reçoit plus de ses rayons; et que plus ce lieu est éclairé, mieux on voit les objets qu'il renferme.

Or on ne peut discerner aucune des parties contenues dans les yeux exposés dans l'air; au lieu que, plongés dans l'eau, on les voit fort distinctement, excepté les humeurs et la rétine, qui disparaissent de telle sorte que le dedans du globe des yeux semble n'être rempli que d'un air lumineux. Il entre donc beaucoup moins de rayons de lumière dans les yeux exposés à l'air que plongés dans l'eau; ce qui arrive par les raisons que je vais rapporter.

Quelque polie que paraisse la surface extérieure de la cornée transparente, il est néanmoins constant qu'elle a beaucoup d'inégalités imperceptibles, qui, n'étant point aplanies, réfléchissent dans l'air un grand nombre de rayons de la lumière qui tombent sur cette membrane.

D'ailleurs lorsque les yeux sont exposés dans l'air aux rayons du soleil, la prunelle se rétrécit considérablement. Il ne peut donc passer en cet état qu'un très petit nombre de ses rayons dans les yeux; ce qui n'étant pas suffisant pour éclairer leur globe, il n'est pas étrange qu'on ne puisse discerner aucune des parties qui y sont renfermées.

Mais aussi n'est-il pas extraordinaire de les y apercevoir quand les yeux sont plongés dans l'eau, parce que les inégalités de la cornée étant aplanies par ce liquide, et la prunelle tout à fait dilatée, tous les rayons du soleil qui tombent sur la cornée transparente passent à travers, et, entrant dans le globe des yeux, ils l'éclairent si fort qu'on peut voir alors très distinctement l'extrémité du nerf optique et la choroïde avec toutes ses couleurs et ses vaisseaux. Mais l'on ne peut nullement apercevoir ni les humeurs ni la rétine; parce qu'étant transparentes comme l'eau, elles semblent ne faire qu'un même corps avec elle; ce qui fait qu'on ne peut les distinguer d'avec l'eau.

Que la surface de la cornée, quelque polie qu'elle paraisse, soit remplie d'inégalités que l'eau aplanit, en voici une preuve bien sensible. Dans la goutte sereine, la prunelle de l'homme se dilate entièrement, et ses yeux étant exposés à la plus grande lumière, ce trou ne peut se rétrécir.

Or si la surface de la cornée était parfaitement polie, tous les rayons de lumière qu'elle recevrait devraient passer dans les yeux de l'homme exposés à l'air, comme ils font dans ceux du chat plongés dans l'eau, et l'on découvrirait également dans l'un et dans l'autre la choroïde. On n'aperçoit point cette membrane dans les yeux de l'homme, on la voit dans ceux du chat; il faut donc qu'il y ait sur la surface de la cornée des inégalités imperceptibles que l'air ne peut unir, mais que l'eau aplanit. Et c'est par cette raison qu'un homme, pour peu qu'il ait les yeux plongés dans l'eau, aperçoit un objet au fond d'une rivière, qu'il nè peut plus voir lorsqu'il les a hors de l'eau appliqués à demi-ligne de sa superficie. C'est aussi par la même raison, la vie étant éteinte, que la choroïde d'un chat que l'on voit dans l'eau ne peut être aperçue dans l'air, quoique la prunelle reste également dilatée dans ces deux éléments après la mort de cet animal. L'aplanissement des inégalités de la cornée par l'eau se vérifie encore par l'exemple du verre. Il reste toujours au plus poli des parties raboteuses qui réfléchissent dans l'air, quand il est exposé, une grande partie des rayons de la lumière qui viennent se rendre sur sa surface; mais lorsqu'il est plongé dans l'eau, tous ces rayons passent à travers; parce que toutes les inégalités du verre étant aplanies par ce liquide, il ne se fait plus de réflexion dans l'air d'aucune partie de la lumière.

Il est donc certain par toutes ces expériences :

1° Que les inégalités de la cornée ne pouvant être aplanies par l'air lorsqu'elle y est exposée, elles doivent repousser la plus grande partie des rayons de la lumière qui viennent frapper cette membrane; ce qui fait qu'il en passe si peu dans le globe des yeux, qu'on ne peut voir la choroïde, lors même que la prunelle est entièrement dilatée dans un grand jour;

2° Que les inégalités de la cornée étant aplanies par l'eau, alors tous les rayons de la lumière que reçoit cette membrane doivent passer à travers, et rendre en entrant dans le globe des yeux la choroïde visible avec toutes ses couleurs et ses vaisseaux.

La seconde difficulté consiste à savoir si les rayons de la lumière qui entrent dans le globe des yeux par la prunelle déterminent effectivement les esprits animaux à couler dans les fibres de l'iris, ou si ces rayons s'insinuant dans ces fibres ne font seulement que raréfier ce qu'ils renferment de ces esprits; ce qui pourrait produire le même effet, c'est-à-dire prolonger les fibres de l'iris, comme peuvent faire les esprits animaux par leur épanchement.

Pour répondre à cette difficulté, il ne faut qu'examiner si la matière des esprits animaux peut s'exhaler sitôt que leur mouvement vient à cesser. Comme il n'y a pas d'apparence qu'elle se dissipe avant la mort, il est aisé de décider la question par l'expérience de la tête du chat que je viens de rapporter.

Quand la tête d'un chat vivant est plongée dans l'eau, ses yeux exposés au soleil, il est constant qu'il entre beaucoup plus des rayons de cet astre dans leur globe que lorsqu'ils sont dans l'air exposés à sa lumière.

Dans l'eau la prunelle se dilate, et le mouvement des esprits animaux cesse. Donc tous les rayons du soleil qui entrent dans les yeux du chat ne sont pas capables par eux-mêmes de raréfier la matière de ces esprits renfermée dans les fibres de l'iris, puisque ces fibres se raccourcissent dans l'eau.

Au contraire, si on retire de l'eau la tête du chat encore vivant, et qu'on expose ses yeux aux rayons du soleil, les esprits animaux reprennent leur cours, et alors la prunelle se resserre. Donc le peu de lumière qui entre dans le globe des yeux détermine effectivement les esprits animaux à couler dans les fibres de l'iris, puisque ces fibres s'allongent dans l'air.

On me demandera peut-être comment les rayons de la lumière peuvent donner occasion à l'écoulement des esprits animaux dans les fibres de l'iris.

Voici sur cela quelle est ma conjecture.

Je viens de faire remarquer que ce n'est point en raréfiant la matière de ces esprits. On peut donc penser qu'en même temps que les rayons de la lumière entrent dans le globe des yeux, ils s'insinuent dans leurs nerfs et rendent la matière des esprits animaux plus fluide qu'elle n'est naturellement; ce qui donne occasion à ces esprits de couler dans les fibres de l'iris plus abondamment qu'ils ne font dans l'obscurité.

La troisième difficulté qui se présente à l'esprit contre l'hypothèse que je soutiens, c'est qu'on a peine à comprendre que les fibres de l'iris puissent s'allonger à mesure de ce qu'ils reçoivent d'esprits animaux; parce qu'on est prévenu que tous les muscles se raccourcissent d'autant plus qu'ils en sont pénétrés d'une plus grande quantité, au lieu que les fibres de l'iris s'allongent d'autant plus qu'ils en reçoivent davantage.

Pour résoudre cette difficulté, qui paraît la plus embarrassante, je me représente la structure des fibres de l'iris semblable à celle des corps caverneux de la verge, qui s'allongent à mesure qu'ils reçoivent plus ou moins d'esprits animaux. Les fibres de l'iris doivent donc s'étendre de même, selon qu'ils en sont plus ou moins remplis, si leur structure est la même que celle des corps caverneux.

Ce qui semble confirmer davantage cette idée, c'est qu'il est certain que le raccourcissement des fibres de l'iris dépend, de même que celui des corps caverneux, de leur ressort.

Au reste, l'expérience qui m'a appris que les humeurs des yeux disparaissent lorsqu'elles sont dans l'eau exposées aux rayons du soleil, me fournit un moyen assuré pour résoudre aisément ce problème : savoir, quelle est la partie principale de l'organe de la vue.

On ne doute pas que ce ne soit celle sur laquelle se va peindre l'image des objets. Or les trois humeurs de l'œil donnant passage aux rayons de la lumière, il est constant que l'image des objets ne peut se former sur aucune de ces humeurs, nulle d'entre elles ne peut donc être la partie principale de l'organe de la vue.

Et parce que ces mêmes rayons de la lumière qui entrent dans le globe de l'œil traversent encore la rétine, il n'y a pas non plus d'apparence que cette membrane puisse être la partie principale de cet organe à laquelle on doive rapporter la vision; puisque l'image des objets ne peut pas aussi se peindre sur cette membrane, qui, comme les humeurs, disparaît dans l'eau, étant exposée aux rayons du soleil; ce qui confirme l'observation de M. Mariotte.

Ce savant académicien a remarqué il y a longtemps que, lorsque les rayons de la lumière réfléchie par les objets tombent sur l'extrémité du nerf optique où la choroïde est percée, on ne peut apercevoir l'objet d'où ils partent; parce que ces rayons s'enfoncent dans le corps de ce nerf, où ils s'amortissent et s'éteignent.

Or la rétine, n'étant qu'un développement fort superficiel de sa moelle, que ces rayons peuvent percer beaucoup plus aisément, ne peut pas les arrêter; donc cette membrane ne peut pas être la partie principale de l'organe de la vue.

D'ailleurs cette même expérience qui m'a fait découvrir que les rayons de la lumière traversent les humeurs et la rétine, m'a fait aussi connaître que ces mêmes rayons sont enfin arrêtés par la choroïde, qui est opaque; il y a donc bien de l'apparence que c'est plutôt sur la surface de cette membrane que sur la rétine, qui est transparente, que va se peindre l'image des objets; la choroïde est donc la partie principale de l'œil. C'est ce que la manière dont se fait la vision fera aisément comprendre.

Lorsque la lumière vient directement du corps lumineux frapper la choroïde, ses rayons, réfléchis par cette membrane contre la rétine, ébranlent les filets de celle-ci et donnent aux esprits animaux dont ils sont remplis, une modification particulière, qui produit dans l'âme le sentiment de la lumière.

Quand au contraire la lumière sortant du corps lumineux se porte sur un objet capable de la réfléchir, et que par réflexion elle tombe sur la choroïde, ses rayons, repoussés par cette membrane, donnent alors aux esprits animaux renfermés dans les filets de la rétine qu'ils ébranlent par leur retour, une autre modification, qui cause dans l'âme le sentiment de la couleur.

Et parce que la lumière en se réfléchissant se revêt de la figure et de la grandeur du corps qui la renvoie, cela fait qu'avec la couleur on aperçoit aussi la figure et la grandeur de l'objet; et c'est en quoi consiste toute son image.

Contre l'usage de la choroïde que je viens d'établir sur des expériences sensibles, on pourrait cependant me faire cette objection :

La manière dont vous expliquez la vision montre qu'elle dépend
de l'ébranlement des petits filets nerveux de la rétine, et de la modification des esprits animaux qui y sont renfermés. Cela étant,, les
rayons de la lumière sont donc capables, étant réfléchis seulement
par les objets, de donner d'abord en entrant dans l'œil, aux filets de
la rétine et aux esprits animaux, ce mouvement particulier que vous
dites être nécessaire pour la sensation. La rétine est donc dans
votre principe la principale partie de l'œil qui sert à la vision, et
non la choroïde.

Pour répondre à cet argument, je dis que si les rayons de la
lumière réfléchis par les objets n'étaient une seconde fois réfléchis
par la choroïde, nous ne pourrions voir les objets. C'est ce que nous
montre l'expérience ; car quand les rayons de la lumière modifiés
seulement par les corps qui les renvoient vers nos yeux, tombent sur
le centre du nerf optique où la choroïde est percée, nous ne pouvons
pas, comme a fort bien remarqué M. Mariotte, apercevoir les objets :
nous les voyons quand ces rayons viennent frapper la choroïde. C'est
donc cette membrane qui, repoussant une seconde fois les rayons de
la lumière contre la rétine, modifie les filets nerveux de cette membrane d'une manière propre à faire sentir à l'âme et la lumière, et
les objets. La choroïde est donc enfin la partie principale de l'organe
de la vue [1].

---

1. Ce mémoire provoqua de la part de M. de la Hire une critique qui fut
insérée dans les *Mémoires de l'Académie des sciences*, 10 mars 1709, p. 95.
(*Explication de quelques faits d'optique et de la manière dont se fait la vision.*) —
Méry s'efforça ensuite de réfuter cette critique dans plusieurs discours, dont le
premier seulement a été imprimé ; les autres, restés inédits, avaient été trans-
crits dans les *Registres manuscrits* de l'Académie des sciences. Nous avons cru
devoir les reproduire à la suite du premier, malgré leur étendue.

4. — Réponse a la critique de M. de la Hire du 10 mars 1709 [1].

Première partie.

Dans mon mémoire du 12 novembre 1704, j'ai avancé ces trois propositions : 1° que le raccourcissement des fibres de l'iris dépend de leur ressort, et leur allongement de l'influence des esprits animaux ; 2° que la choroïde est la partie principale de l'œil, parce que c'est sur cette membrane que se peint l'image des objets ; 3° qu'il entre beaucoup plus de lumière dans les yeux quand ils sont plongés dans l'eau que lorsqu'ils sont dans l'air exposés à ses rayons

M. de la Hire prétend au contraire : premièrement, que le ressort des fibres de l'iris les allonge, sans nous dire la cause qui les raccourcit ;

Secondement, que la rétine est l'organe principal de la vision, parce que c'est sur cette tunique de l'œil que se forme la peinture des objets ; ce qu'il soutient dans sa dissertation des différents accidents de la vue, imprimée en 1694 ;

Troisièmement, qu'il n'entre pas plus de lumière dans les yeux quand ils sont dans l'eau que lorsqu'ils sont dans l'air exposés à ses rayons.

Je vais répondre à présent aux objections que ce savant académicien me fait sur ma proposition. Je donnerai la défense de la seconde et de la troisième en deux autres mémoires séparés.

Pour établir mon système du raccourcissement et de l'allongement des fibres de l'iris, je me suis servi de ces trois observations : 1° pendant la goutte sereine, qui est une obstruction des nerfs optiques, les fibres de l'iris tiennent toujours la prunelle dilatée ; elles sont donc alors raccourcies ; 2° cet obstacle levé, elles la resserrent, l'œil étant exposé à la lumière ; elles s'allongent donc dans ce moment ; 3° les esprits animaux étant éteints, la prunelle est ouverte entièrement : ces fibres demeurent donc raccourcies après la mort. Depuis ce temps-là, j'ai observé le même effet dans la syncope, parce

1. *R. Mss.*, t. XXIX, f° 173 et 175, 4 et 7 juin 1710 ; *Mémoires*, 1710, p. 274.

que le mouvement de ces esprits est alors arrêté. Reprennent-ils leur cours, les fibres de l'iris s'allongent après cet accident.

De ces remarques certaines j'ai tiré cette conclusion, que l'influence des esprits animaux dans les fibres de l'iris, qui resserrent la prunelle pendant la vie de l'animal, devait être la cause de leur allongement, et que le ressort devait être celle de leur raccourcissement, puisqu'après la mort et dans la syncope, et pendant la goutte sereine, ces fibres retiennent la prunelle dans sa dilatation.

M. de la Hire entreprend de détruire ce système; mais sans penser seulement à combattre aucune de mes observations, et de sa propre autorité il décide : que le rétrécissement de la prunelle est produit par le ressort des fibres de l'iris qui les allonge, et pour soutenir son opinion il n'apporte aucune preuve.

Il prétend aussi que la dilatation de la prunelle est causée par le raccourcissement de ces mêmes fibres de l'iris, ce qu'il suppose encore sans nous faire connaître le principe de ce dernier effet; ce qu'on aurait peine à croire, sans doute, d'un mécanicien aussi habile que l'est M. de la Hire, si pour prouver ce que j'avance je ne rapportais mot à mot les termes de sa critique; les voici :

« Il est facile de voir dans la dissection de l'œil que la membrane iris est un muscle circulaire, qui peut se raccourcir, en se retirant vers sa conférence, ce qui augmente alors l'ouverture de la prunelle; mais en se relâchant ses parties se rapprochent du centre de la prunelle par une vertu élastique, et c'est ce qui diminue la prunelle : toutes ses fibres paraissent tendre de la circonférence vers le centre où elles n'arrivent pas, car elles se terminent au petit cercle qui forme la prunelle. »

Tâchons de nous faire jour dans ce système malgré toute l'obscurité où l'auteur l'a laissé. Je pourrais d'abord lui représenter que ce n'est pas par la dissection de l'œil qu'on peut découvrir les différentes causes des mouvements opposés de l'iris, parce que dans un animal mort ses fibres sont en repos; ce n'est donc que dans le vivant, dans lequel elles sont en action, qu'on peut les reconnaître sans disséquer l'œil; mais ce n'est pas à quoi je m'arrête. Je veux seulement faire remarquer que puisqu'il est facile de voir que toutes les fibres du muscle de l'iris tendent de sa circonférence externe à sa circonférence interne, comme font les rayons d'une roue à son moyeu, il est évident que chaque fibre prise séparément doit former un petit muscle droit, qu'ainsi il n'a pas dû prendre l'iris pour un muscle circulaire, bien que cette membrane dans l'épaisseur de laquelle ces fibres sont renfermées décrive un cercle.

Quand il ne voudrait pas convenir de cette vérité, je pourrais la lui démontrer par ce qu'il nous dit, qu'*on pourrait bien imaginer un muscle couché sur le premier, dont les fibres seraient circulaires.* Le premier de ces deux muscles doit donc être appelé droit, et le second circulaire par rapport à la disposition différente de leurs fibres. Ceci même est encore de peu de conséquence; mais comme ni lui ni moi ne découvrons dans l'iris que le muscle droit, il importe bien plus d'examiner avec soin si l'explication qu'il nous donne de la dilatation et du rétrécissement de la prunelle par le moyen du muscle droit, qui paraît seul dans l'iris, est vraie ou fausse : après quoi nous verrons si la supposition de son muscle circulaire, que personne n'a jamais vu, est bien ou mal fondée.

Ce muscle, dit M. de la Hire en parlant du muscle droit, *ayant une épaisseur assez considérable vers la tête, si les fibres s'écartent l'une de l'autre suivant l'épaisseur du muscle, où il doit y en avoir une grande quantité, leur extrémité qui forme la prunelle doit se rapprocher de la tête et par conséquent dilater la prunelle : mais lorsque l'action du muscle cessera, le ressort des mêmes fibres peut les remettre dans leur premier état, ou bien il pourrait y avoir dans ce muscle des fibres à ressort qui ne serviraient que pour cet effet.*

Pourquoi nous cacher toujours la cause de leur action? C'est un système que je développerai dans la suite de ce mémoire.

Je ne remarque dans toute cette explication que suppositions entassées les unes sur les autres, sans qu'aucune soit soutenue de la moindre preuve.

Car, 1° M. de la Hire ne nous démontre point que les fibres de ce muscle puissent s'écarter les unes des autres quand elles se contractent : c'est aussi ce qui est impossible, parce qu'il est certain qu'en se raccourcissant elles doivent se gonfler, comme font celles de tous les autres muscles, et par conséquent se rapprocher de plus près les unes des autres quand elles se raccourcissent que lorsqu'elles se relâchent et deviennent plus menues. Autrement il faudrait, toutes ces fibres étant situées à côté les unes des autres comme les rayons d'une roue, que la circonférence externe de l'iris s'agrandît; ce qui ne peut lui arriver, parce qu'elle est jointe à la cornée, qui ne peut souffrir de dilatation par l'ouverture de la prunelle.

2° Si les fibres de ce muscle s'écartaient l'une de l'autre suivant leur direction sans se gonfler, ce qu'on peut inférer de ce que M. de la Hire n'admet point d'esprits animaux par le moyen desquels elles puissent se grossir, il est constant que la queue de ces fibres ne pourrait pas s'approcher de leur tête par leur action, parce qu'étant placées à côté l'une de l'autre, il faudrait nécessairement pour s'arrêter qu'elles diminuassent de grosseur; ainsi, en devenant plus menues, elles s'allongeraient pendant qu'elles s'éloigneraient l'une de l'autre, de sorte qu'au lieu de dilater la prunelle elles serviraient à la rétrécir par leur action.

Cependant cet habile mécanicien prétend qu'elles l'élargissent par leur mouvement, ce qu'elles ne peuvent faire certainement sans se raccourcir et se gonfler. Il faut donc qu'il convienne que les fibres de ce muscle doivent s'approcher les unes des autres quand elles agissent, et qu'il reconnaisse que leur queue ne peut pas s'approcher de leur tête sans se grossir.

3° Puisque toutes les fibres de ce muscle qui partent d'une grande circonférence viennent s'attacher à une petite, elles doivent (contre sa pensée) former dans celle-ci une plus grande épaisseur que dans l'autre : aussi voit-on qu'elles forment au bord de la prunelle, où elles se touchent, un tissu plus épais, parce qu'il est plus serré que dans la circonférence externe de l'iris, où ces fibres sont plus écartées les unes des autres. On n'a qu'à regarder l'iris pour en être convaincu. La même chose paraît proche le col de la vessie, et des deux orifices de l'estomac, où les fibres musculeuses de ces parties se trouvant plus pressées les unes contre les autres, elles y forment un plan plus épais qu'au reste de leur corps, parce qu'elles y sont moins serrées.

4° Mais ce que je trouve de plus étrange dans cette explication que nous donne M. de la Hire des mouvements opposés de l'iris par un seul muscle, c'est qu'il y suppose sans preuve que les fibres de ce muscle s'allongent par leur ressort, et qu'elles se raccourcissent, sans nous marquer la cause de leur contraction.

Car peut-il douter de bonne foi qu'au contraire leur ressort doit les raccourcir, et qu'elles ne peuvent s'allonger que par l'influence des esprits animaux, après les preuves que j'en ai données dans mon mémoire qui fait le sujet de sa critique? Au cas qu'il n'y ait pas pris garde, j'espère l'en convaincre dans celui-ci, s'il veut bien se donner la peine de faire avec moi cette remarque à laquelle il aurait dû faire attention, parce qu'elle lui aurait fait éviter une dispute d'où il n'y a guère d'apparence qu'il puisse sortir avec avantage.

Quand les esprits animaux cessent de couler dans les muscles, on observe toujours que tout aussitôt leur ressort les remet dans leur état naturel, qui est leur relaxation, disposition dans laquelle ils ne sont ni allongés ni raccourcis au delà de leur étendue propre. Leur ressort les maintient dans cette situation jusqu'au retour de ces esprits, qui les raccourcissent en les remettant en contraction. Mais il faut bien observer que quand de deux muscles antagonistes l'un se raccourcit, il allonge l'autre bien plus qu'il n'est dans la relaxation où l'a mis son ressort, et le surmonte.

Ces changements alternatifs de repos et de mouvement continuent dans les muscles pendant la vie de l'animal; après la mort, leur ressort les retient tous dans leur état naturel jusqu'à ce que la pourriture se soit emparée de leur substance; ce que je vais prouver par deux observations : voici la première.

L'on trouve toujours à un chat mort les dernières phalanges des doigts relevées entièrement, quoique les muscles qui servent à les abaisser soient beaucoup plus forts que ceux qui servent à les élever. Deux causes contribuent à cet effet, l'une le permet, l'autre le produit. Celle qui le permet est une relaxation égale dans tous ces muscles, qui fait qu'ils ne peuvent plus, après l'extinction des esprits animaux, agir les uns contre les autres. Celle qui produit cet effet immédiatement consiste dans des fibres à ressort uniquement destinées à relever ces dernières phalanges.

Ces fibres partent des parties latérales des secondes phalanges des doigts et viennent s'attacher à la partie supérieure des dernières; elles peuvent être aussi facilement allongées après la mort que pendant la vie, pour peu qu'on les force en abaissant les dernières phalanges; mais sitôt qu'on cessera de leur faire violence, ces fibres à ressort les relèveront, en se raccourcissant d'elles-mêmes par leur vertu élastique, parce qu'alors tous les muscles antagonistes de ces phalanges sont également relâchés.

Lorsque les esprits animaux coulent dans ces muscles, ils se raccourcissent et ferment alors les coquilles; mais quand ces esprits ne s'y portent plus, ces muscles se relâchent, et alors le ressort des coquilles les ouvre. De là vient qu'après la mort des moules, ces esprits étant éteints, leurs coquilles restent entr'ouvertes. Ces remarques prouvent donc évidemment, et que les parties conservent encore après la mort de l'animal leur vertu élastique, et que c'est leur ressort qui rétablit pendant la vie les muscles dans leur relaxation, sitôt que les esprits animaux ne s'y portent plus.

Ainsi, s'il était vrai que les fibres du muscle droit de l'iris s'allongeassent par leur ressort, ou qu'il y eût dans ce muscle des fibres à ressort qui servissent à rétrécir la prunelle, comme le prétend M. de la Hire, il est certain que ces fibres elles-mêmes, ou ces ressorts devraient tenir la prunelle resserrée pendant la syncope, la goutte sereine, et après la mort. Il est visible au contraire qu'ils la tiennent dilatée. Donc, le raccourcissement des fibres de ce muscle dépend absolument de leur vertu élastique, et leur allongement de l'influence des esprits animaux; d'où j'ai conclu dans mon mémoire du 12 novembre 1704, comme je fais encore dans celui-ci, que ces esprits produisent dans les fibres de l'iris le même effet qu'ils font dans les corps caverneux de la verge, qu'ils allongent quand ils s'y portent, et que le ressort de ces mêmes fibres les raccourcit, comme fait le ressort des fibres de la verge les corps caverneux, lorsque ces esprits cessent d'y couler. Toutes mes observations sont constamment vraies. Donc, la première explication que nous donne M. de la Hire des mouvements de la prunelle par un seul muscle est certainement fausse.

J'ai peine à croire qu'il puisse rien répondre de plausible à cet argument, qui me paraît une démonstration qui détruit entièrement son système de l'allongement des fibres musculeuses de l'iris par leur ressort, et de leur raccourcissement par l'influence des esprits animaux, qu'il reconnaît pour cause de leur mouvement dans sa dissertation des accidents de la vue; mais dont il semble nier l'existence dans sa critique, puisqu'il nous explique la vision par le seul ébranlement des fibres de la rétine, sans rien dire de ces esprits, ce que je vais prouver par ses propres paroles tirées de ses deux mémoires.

Lorsqu'on fait, dit M. de la Hire dans sa dissertation, *quelque effort ou en éternuant avec violence, ou en se mouchant fortement, on voit des étincelles de feu qui paraissent courir d'un côté et d'autre sur les objets. On ne peut pas chercher la cause de ce phénomène en d'autre endroit que dans la rétine; cet accident vient de ce que le cours des esprits étant interrompu dans les nerfs optiques, et coulant ensuite par reprises et secousses dans la rétine, nous fait paraître ces étincelles.*

Pouvait-il s'expliquer d'une manière plus intelligible pour nous faire comprendre qu'il attribuait alors la vision à la modification des esprits animaux? Après cela, qui ne sera surpris de lui entendre dire dans sa critique : *Je ne croyais pas, après toutes les raisons que j'ai rapportées dans le mémoire dont j'ai parlé d'abord, qu'il pût rester aucun lieu de douter quelle était la partie qui doit être le principal organe de la vision; cependant un des plus célèbres anatomistes de cette Compagnie, ayant examiné le fait, en a rendu raison d'une manière fort savante par le moyen des esprits animaux dans l'œil du chat, et prend parti pour la choroïde contre la rétine; cependant la choroïde ne peut être considérée que comme un organe moyen qui communique à la rétine l'ébranlement ou le mouvement qu'elle reçoit de la lumière avec ses différentes modifications. En effet, peut-on chercher le principal organe d'un sens autre part que dans les nerfs qui ont communication avec le cerveau, et qui peuvent faire connaître à l'âme, sous différentes apparences, ce qui se passe hors du corps par le moyen de leur ébranlement?* D'où il conclut que toute la différence qu'il y a entre son système de la vue et le mien ne consiste que dans nos explications différentes; il ne reconnaît donc plus à présent d'esprits animaux : quelle contradiction!

Or puisque, de son aveu même, j'explique la vision par la modification de ces esprits, et lui par l'ébranlement des fibres de la rétine, prévenu qu'il est aujourd'hui de l'opinion de quelques philosophes modernes, qui nient l'existence des esprits animaux, et ne considèrent les nerfs que comme des cordes tendues, dont le mouvement peut communiquer jusqu'au cerveau, quand ils sont ébranlés, il est évident qu'il a changé d'opinion : aussi ne voit-on aucun endroit dans toute sa critique où il se soit servi des esprits animaux pour nous expliquer l'action des fibres de l'iris; il ne lui reste donc plus, pour nous rendre raison de leur mouvement, que le ressort, qui ne sert naturellement qu'à les mettre en repos.

Au reste, je ne puis m'empêcher de faire connaître que M. de la Hire, ayant formé le dessein de détruire mon système, devait s'attacher à mes observations, qui lui servent de fondement, et faire voir qu'elles sont fausses, ou du moins prouver que les conséquences que j'en tire ne sont pas justes. Or, comme il n'a entrepris ni l'un ni l'autre, ne donne-t-il pas lieu de penser qu'ayant bien senti la force de mes raisons, il a mieux aimé, pour ne pas paraître céder à leur évidence, les éluder par une supposition imaginaire, que d'y répondre? puisque, peu satisfait lui-même de sa première explication des mouvements de l'iris par un seul muscle, il a été obligé de nous en donner une seconde, où il admet un muscle circulaire pour servir d'antagoniste au muscle droit de cette membrane. Ne pourrait-on pas aussi attribuer cette variété au plaisir de combattre ce que j'ai voulu établir? Mais quel sera le succès de son entreprise? Car je vais démontrer encore que sa seconde explication qu'il nous donne des mouvements opposés de la prunelle par le moyen de ses deux muscles antagonistes, n'est pas plus vraie que la première qu'il nous a donnée par un seul.

Enfin on pourrait bien imaginer, dit M. de la Hire, *un autre muscle de peu d'épaisseur, couché sur le premier, dont les fibres seraient circulaires, et qui lui servirait d'antagoniste. Car les fibres circulaires de ce muscle venant à s'écarter l'une de l'autre suivant leur plan, fermeraient la prunelle, l'action de l'autre muscle ayant cessé; et c'est ce sentiment qui me paraît le plus naturel, et que je suis plus volontiers.*

Qu'il est à craindre pour cet ingénieux mécanicien que ce second sentiment ne paraisse à tout autre qu'à lui contre nature, et tout aussi contraire à la dilatation et au rétrécissement de la prunelle que le premier, pour peu qu'on fasse attention aux observations suivantes, qui en vont faire connaître la fausseté.

Pour défendre son second sentiment supposé sans preuves, M. de la Hire soutient qu'*entre deux muscles qui sont antagonistes l'un de l'autre, le plus fort l'emportera toujours, lorsqu'il n'y aura aucune détermination particulière ni pour l'un ni pour l'autre, d'où il suit*, dit-il, *que si celui qui dilate la prunelle est le plus fort, comme il paraît, on jugera que l'état naturel de la prunelle est d'être dilatée.*

Avant que d'examiner si par le moyen de ces deux muscles antagonistes M. de la Hire nous explique plus solidement les mouvements contraires de la prunelle, qu'il n'a pas fait par un seul, montrons-lui auparavant que l'expérience détruit visiblement sa proposition et que la conséquence qu'il en tire est certainement fausse.

En effet, l'expérience nous enseigne que de deux muscles antagonistes le plus fort ne peut jamais l'emporter sur le plus faible, lorsqu'il n'y a aucune détermination particulière ni pour l'un ni pour l'autre, parce qu'ils sont alors sans action et également relâchés par leur ressort, qui ne fait que les mettre en repos sans les raccourcir, ni les allonger au delà de leur étendue naturelle; de là vient que les membres demeurent entre la flexion et l'extension parfaites; situation que les anatomistes appellent, par cette raison, figure moyenne, parce qu'en cet état les muscles ne sont ni étendus, ni raccourcis, comme ils sont lorsqu'ils agissent alternativement.

Quand donc il arrive que de deux muscles antagonistes l'un l'emporte sur l'autre, ce ne peut être que parce que les esprits animaux coulant dans un extenseur, ils le raccourcissent en le gonflant, et obligent le réfléchisseur dans lequel ils n'entrent pas, à s'allonger en se rétrécissant; parce que la puissance de ces esprits l'emporte sur la force du ressort de ces deux muscles, qui se trouve trop faible pour résister à leur impétuosité. Ainsi lorsqu'il n'y a aucune détermination particulière de l'iris, il est constant que le plus fort ne peut point l'emporter sur le plus faible par son ressort; donc la prunelle doit tenir, dans son état naturel, le milieu entre son rétrécissement et sa dilatation. D'où je conclus que la proposition de M. de la Hire, et la conséquence qu'il en tire, sont très certainement fausses.

Pour démontrer encore cette vérité et la faire entendre à ceux mêmes qui n'ont aucune connaissance d'anatomie, je vais me servir d'un exemple qui peut être conçu de tout le monde.

Qu'on prenne deux cordes d'égale longueur, mais dont la grosseur de l'une soit double de celle de l'autre. Si on les attache dans une situation opposée aux extrémités d'une baguette droite mais flexible, sans les forcer ni les étendre l'une plus que l'autre, on verra que la plus grosse ne pourra jamais l'emporter sur la plus menue, tant qu'il n'y aura point de détermination particulière ni pour l'une ni pour l'autre ; mais que la plus petite l'emportera toujours sur la plus grosse, quand il arrivera à la plus menue une détermination particulière. La preuve en est facile à faire.

Qu'on imbibe d'eau la plus faible, l'on verra que cette corde mouillée, venant à s'enfler, s'accourcit et fera plier la baguette de son côté, qu'elle l'emportera sur la plus forte et la contraindra de s'allonger. Ensuite l'on remarquera que l'eau renfermée dans la plus menue se dissipant avec le temps, ces deux cordes reprendront leur première longueur et, redeviendront égales par leur vertu élastique, et que la baguette se redressera, sans que la plus grosse corde la fasse plier de son côté, ni l'emporte sur la plus menue.

D'où il suit évidemment que, des deux muscles antagonistes de l'iris supposés par M. de la Hire, le plus fort ne peut pas l'emporter sur le plus faible par son ressort, tant qu'il n'y a point de détermination particulière ni pour l'un ni pour l'autre ; parce que leur ressort ne peut les remettre l'un et l'autre, que dans leur étendue propre. Donc la prunelle ne peut pas être dilatée dans son état naturel ; c'est ce que je vais lui démontrer par son propre raisonnement. Car s'il était vrai que les fibres musculeuses de l'iris s'allongeassent par leur ressort, comme il le croit, il est certain, le muscle droit étant, de son aveu même, plus fort que son muscle circulaire, que la prunelle devrait être resserrée dans son état naturel ; puisqu'il soutient qu'entre deux muscles qui sont antagonistes l'un de l'autre le plus fort l'emportera toujours sur le plus faible par son ressort, lorsqu'il n'y aura aucune détermination particulière ni pour l'un ni pour l'autre.

Qui aurait pu penser qu'un si habile homme, qui a donné au public un excellent Traité de mécanique, pût tomber dans un paralogisme si évident, si l'on ne savait que les plus grands esprits ne sont pas incapables d'inadvertance ?

Examinons maintenant si par le moyen de ces deux muscles antagonistes M. de la Hire nous explique plus clairement les différents mouvements de la prunelle qu'il n'a fait par un seul.

Puisque ni dans l'une ni dans l'autre de ses explications il n'établit aucune cause du raccourcissement des fibres musculeuses de l'iris, l'on peut croire, sans crainte de se tromper, qu'il ne reconnaît point les esprits animaux pour principe de leur action, ce que j'ai prouvé par les deux passages de sa critique que j'ai rapportés. Il n'a donc donné à l'iris un muscle circulaire pour servir d'antagoniste à son

muscle droit qu'afin de nous expliquer la dilatation et le rétrécissement de la prunelle par le moyen de ces deux prétendus muscles antagonistes, agissant l'un après l'autre par leur seul ressort, ce qu'il n'a
pas pu faire par le seul muscle droit. Mais faisons lui voir, par l'effet
naturel du ressort même, que la prunelle ne pourrait jamais se dilater
dans cette hypothèse, parce qu'outre qu'il est certain que l'effet
propre du ressort est de retenir tous les corps en repos, il n'y a
point de mécanicien qui ne sache que de deux ressorts inégaux en
force, agissant l'un contre l'autre, le plus fort l'emporte toujours
sur le plus faible. Donc puisqu'il reconnaît que le muscle droit de
l'iris est plus fort que son muscle circulaire, il doit convenir que le
ressort du muscle droit doit en l'allongeant tenir toujours la prunelle fermée; elle ne pourra donc jamais s'ouvrir dans ce système;
ainsi il lui était inutile d'imaginer un muscle circulaire pour la fermer,
puisque le ressort de celui-ci est plus faible que celui de l'autre.

Et quand bien même il supposerait ces deux muscles de l'iris
égaux en force, il ne pourrait pas encore par cette supposition nous
expliquer ni la dilatation, ni le rétrécissement de la prunelle par
leur vertu élastique; car il est constant que quand deux ressorts parfaitement égaux en force agissent l'un contre l'autre, ils restent
sans effet, parce qu'ils ne peuvent pas se surmonter l'un l'autre;
d'où il suit que la prunelle resterait toujours sans mouvement, si les
ressorts des muscles antagonistes de l'iris étaient égaux en force.

Bien plus, j'ose soutenir que si, malgré l'impossibilité, le ressort des
fibres du muscle droit de l'iris, que M. de la Hire dit être le plus fort,
pouvait céder à celui de son muscle circulaire, qui lui paraît le plus
faible; j'ose, dis-je, soutenir qu'en ce cas-là même son muscle circulaire, qu'il destine au rétrécissement de la prunelle, devrait tout au
contraire servir à sa dilatation; en voici la preuve.

Si les fibres de l'iris s'allongent par leur ressort, comme le prétend M. de la Hire, il doit convenir qu'il doit faire le même effet
dans toutes; d'où il suit évidemment que les fibres circulaires de
l'iris, s'allongeant par leur vertu élastique, formeront de plus grands
cercles qu'elles ne font quand les fibres droites de l'iris tiennent la
prunelle resserrée par leur ressort, parce qu'alors ces fibres circulaires sont plus proches de son centre. Donc ces fibres circulaires,
en décrivant de plus grands cercles quand elles s'en éloignent, doivent servir à ouvrir la prunelle et non pas à la fermer, comme il se
l'imagine; ainsi ces deux muscles de l'iris seraient antagonistes.

Mais s'il prétend que les fibres circulaires de l'iris resserrent la
prunelle par leur vertu élastique, et que les fibres droites s'allongent par leur ressort, ce qu'il soutient positivement; il est clair que

le ressort doit produire dans les deux muscles de l'iris deux effets
tout contraires, qui se terminent néanmoins à une seule et même fin;
car en même temps que les fibres droites seront allongées par leur
ressort, les fibres circulaires seront raccourcies par le leur : donc en
ce cas-ci ces deux muscles prétendus antagonistes seront congénères,
parce que l'un et l'autre serviront au seul rétrécissement de la prunelle : donc son ouverture ne pourra point se dilater. Cependant il
est visible que la prunelle s'ouvre sitôt que l'œil est exposé à l'ombre.
Que M. de la Hire nous fasse donc connaître la cause qui surmonte
la résistance du ressort des deux muscles de l'iris joints ensemble
pour fermer la prunelle. Car ce que je trouve de plus surprenant
dans les deux explications qu'il nous a données des mouvements
contraires ou opposés de cette membrane, c'est qu'après avoir avancé
que les fibres musculeuses de l'iris sont allongées par leur ressort,
il ne s'est nullement expliqué sur la cause de leur raccourcissement.
Il faut néanmoins de toute nécessité qu'il y en ait une de cet effet,
parce qu'autrement les muscles de l'iris n'auraient jamais d'action, leur
ressort ne pouvant servir qu'à les maintenir dans leur relaxation, qui
est leur état naturel dans lequel il les retiendrait toujours, si une
cause plus puissante que lui ne les retirait de leur repos pour les remettre en mouvement. Or M. de la Hire n'ayant point établi de cause
de leur raccourcissement dans toute sa critique, on peut dire que la
seconde explication qu'il nous a donnée des mouvements opposés
de l'iris par le moyen de ces deux muscles antagonistes agissant par
leur ressort, n'est pas moins fausse que la première qu'il nous a
d'abord proposée par un seul. C'est ce que la suite de ce discours va
faire connaître encore plus évidemment.

On me demandera peut-être pourquoi dans sa critique il ne
nous dit point quelle est la cause du raccourcissement des fibres
musculeuses de l'iris, qu'il ne peut pas ignorer. S'il m'est permis de
hasarder sur son silence une conjecture, voici, autant que j'en puis
juger, la raison la plus vraisemblable que l'on puisse rendre : c'est
que la connaissance qu'il nous aurait donnée de la cause du raccourcissement des fibres de l'iris, suivant son système de leur allongement par leur ressort, aurait rompu les mesures qu'il avait prises
pour détruire mon opinion, et aurait fait voir trop clairement le peu
de fondement de sa critique; car ayant établi pour principe de l'allongement des fibres de l'iris leur ressort, et ne pouvant pas, par ce
ressort même, nous expliquer leur raccourcissement sans tomber
dans une absurdité trop évidente, il aurait fallu pour l'éviter qu'il eût
eu nécessairement recours aux esprits animaux pour rendre raison
de la contraction des fibres de l'iris. C'est ce qu'il n'a eu garde de

faire, parce qu'il sait bien que ces esprits ne peuvent pas être la cause de leur raccourcissement. C'est ce que je vais prouver par une conséquence tirée directement de deux passages de sa dissertation sur les différents accidents de la vue, dans lesquels il reconnaît que les nerfs sont les tuyaux qui portent les esprits aux muscles pour les mettre en action, en les retirant du repos où leur ressort les réduit.

Premier passage. *Il faut*, dit M. de la Hire, *que chacune de ces fibres du nerf optique soit un tuyau qui contienne des esprits, quoique la grosseur ne soit que de la soixante-quatrième partie de celle d'un filet de ver à soie.*

Second passage. *Quand on a*, ajoute-t-il, *tenu longtemps le bras ou la jambe dans une posture contrainte, le pied et la main deviennent engourdis; et si ces parties demeurent longtemps dans une même disposition, on sent dans cet engourdissement des élancements, comme si on piquait la chair en différents endroits. Il est facile de juger que ces accidents viennent de ce que le cours des esprits étant interrompu dans les nerfs, et coulant ensuite par reprises et secousses, nous fait sentir dans les chairs ces piqûres violentes.*

Or, puisque M. de la Hire reconnaît que l'interruption du cours des esprits animaux dans les nerfs est la cause de l'engourdissement du pied et de la main qui les prive de mouvement, il faut qu'il convienne que l'action de leurs muscles dépend de l'influence de ces esprits, puisque sitôt qu'ils viennent à reculer par les nerfs dans ces muscles, ils rentrent en mouvement comme ils faisaient avant l'interception des esprits animaux. Donc, puisqu'après l'extinction de ces esprits les fibres du muscle droit de l'iris, qui est le seul muscle qu'on puisse découvrir dans cette membrane, se raccourcissent et tiennent la prunelle tout à fait dilatée après la mort, il est visible que leur raccourcissement dépend de leur vertu élastique : leur allongement ne saurait donc dépendre pendant la vie d'autre cause que de l'influence des esprits animaux, ce qu'il n'a pas pu ignorer; car supposé qu'il eût oublié ces deux passages de sa dissertation si propres à détruire son opinion et à soutenir la mienne, il sait bien que mon hypothèse est fondée sur ces deux observations qu'il n'a pu ne pas voir dans mon mémoire, puisqu'il fait le sujet de sa critique : ma conjecture est donc fondée sur une raison qui paraît évidente. Si M. de la Hire ne veut pas se rendre à cette démonstration, tâchons de le convaincre par cet autre raisonnement soutenu de ces deux principes tirés de sa dissertation et de sa critique.

Supposons avec lui que les deux muscles antagonistes de l'iris existent, que leurs fibres s'allongent par leur ressort alternativement; et que tour à tour elles se raccourcissent par l'influence des esprits animaux, et examinons quels effets pourront produire ces deux muscles. Pour peu qu'on y fasse attention, il n'y a point de physicien qui ne reconnaisse qu'il suit évidemment de ces deux suppositions que les fibres droites de l'iris doivent s'allonger par leur ressort, pendant que ses fibres circulaires seront raccourcies par les esprits animaux; qu'ainsi les unes et les autres serviront en même temps par ces moyens tout différents à resserrer la prunelle.

Il en sera de même pour la dilater; car pendant que ces fibres droites de l'iris se raccourcissent par le moyen des esprits animaux pour l'élargir, les fibres circulaires s'allongeront par leur ressort et produiront le même effet, ce qui est certainement faux, car il est constant que la nature ne se sert que d'un seul moyen pour chaque action de l'iris.

.En voici une preuve convaincante.

Les esprits animaux s'éteignent en mourant, et la prunelle se dilate; ainsi il est clair qu'il n'y a que le ressort seul qui, en raccourcissant les fibres droites de l'iris, puisse servir à la dilatation de la prunelle : elle se resserre au contraire pendant la vie, les yeux étant exposés à la lumière. Il est donc visible aussi qu'il n'y a que les seuls esprits animaux qui puissent, en allongeant ces mêmes fibres, être la cause de son rétrécissement; donc la nature ne se sert que d'un seul moyen pour chacun de ces effets. D'où je conclus enfin que la seconde explication que nous donne M. de la Hire des mouvements opposés de l'iris, par ses deux muscles antagonistes allongés par leur ressort et raccourcis par les esprits animaux, est tout aussi peu vraie que la première qu'il nous a donnée d'abord par un seul muscle; quoiqu'il nous dise dans sa critique : *C'est ce sentiment qui me paraît le plus naturel, et que je suis plus volontiers.*

Réponse à la seconde partie de la critique de M. la Hire [1].

(INÉDIT.)

Problème de physique : *Savoir quelle est, de la rétine ou de la choroïde, la principale partie de l'œil où se fait la sensation des objets colorés et lumineux.*

La liberté que j'ai prise dans mon mémoire du 12 novembre 1704 d'avancer seulement par occasion que la choroïde est la partie principale de l'œil à laquelle on doit plus particulièrement qu'à toute

1. *R. Mss.*, 17 février 1712, t. XXXI, f° 36.

autre attribuer la vision ; parce que c'est sur cette membrane que se forme l'image des objets, et la faute que j'ai faite en cela d'attaquer, quoique sans dessein, le sentiment de M. de la Hire en pensant ne combattre que l'opinion commune des philosophes et des anatomistes qui longtemps avant lui ont pris, au contraire, la rétine pour la partie principale de l'organe de la vue ; parce qu'ils ont cru, comme lui, que c'est sur cette tunique de l'œil que s'imprime la peinture des objets ; cette liberté, dis-je, cette faute de pure inadvertance, ont néanmoins tellement surpris ce fameux opticien, qu'il n'a pu s'empêcher de marquer son étonnement dans la critique qu'il a faite de mon hypothèse.

« *Je ne croyais pas, dit-il, après toutes les raisons que j'ai rapportées dans mon mémoire, dont j'ai parlé d'abord, qu'il pût rester aucun lieu de douter quelle était la partie qui doit être le principal organe de la vision ; cependant un anatomiste de cette compagnie prend partie pour la choroïde contre la rétine.* »

Pourquoi cacher mon nom ? M. de la Hire craint-il de faire tort à ma réputation en me nommant ? Si cela est, je lui suis fort obligé de ménager ainsi mon honneur dans l'esprit du public ; mais qu'il me soit permis de lui représenter que, quelque grave que soit un auteur, il ne doit pas prétendre qu'on doive se rendre à son sentiment, surtout quand les preuves qu'il apporte pour le soutenir ne nous paraissent pas assez solides pour le bien établir, ni assez convaincantes pour nous y soumettre. Ce que je ferai connaître en répondant aux objections de ce célèbre académicien, qui entreprend de détruire mon opinion, mais d'une manière inusitée jusqu'ici en bonne critique, je veux dire sans combattre les expériences qui lui servent de fondement, sans citer aucun passage de mon mémoire, sans même marquer qu'il est placé parmi ceux de l'Académie royale des sciences de l'année 1704. Veut-il qu'on devine ou qu'on croie absolument sur sa simple parole que je n'ai embrassé que l'erreur au lieu de la vérité ? Les savants ne sont pas si crédules. Ils veulent voir ce qu'on avance de part et d'autre pour en juger eux-mêmes. Comment n'a-t-il donc pas prévu qu'un tel procédé est capable de rebuter l'esprit d'un homme de réflexion ou de lui donner lieu de penser qu'il a pu craindre que la confrontation de son mémoire avec le mien ne lui soit pas avantageuse ? Ne devait-il pas prendre de justes mesures pour éviter de piquer la curiosité de son lecteur, inquiet d'apprendre ce qui en peut être ? Pour moi je croirais lui faire injustice d'attaquer ses sentiments sans les rapporter fidèlement, et je craindrais qu'on ne me soupçonnât de manquer de sincérité si j'en usais autrement à son égard.

Pour démontrer encore une fois que la choroïde est la partie principale de l'organe de la vue, j'examinerai dans ce mémoire d'où les membranes de l'œil tirent leur origine; ce que je n'ai point fait dans celui qui sert d'objet à sa critique, parce que je ne me proposais pas d'y traiter à fond cette question incidente, comme je vais faire dans celui-ci pour défendre mon hypothèse. Mais auparavant il est nécessaire que je rapporte l'explication que j'ai donnée de la vue, afin de mettre le lecteur en état de juger laquelle de nos deux opinions est la plus vraisemblable.

« *Lorsque la lumière vient directement du corps lumineux frapper la choroïde, les rayons réfléchis par cette membrane contre la rétine ébranlent les filets de celle-ci et donnent aux esprits animaux dont ils sont remplis une modification particulière qui produit dans l'âme un sentiment de lumière.*

« *Quand, au contraire, la lumière, partant du corps lumineux, se porte sur un objet capable de la réfléchir, et que par réflexion elle tombe sur la choroïde, ses rayons, repoussés par cette membrane, donnent alors aux esprits animaux renfermés dans les filets de la rétine qu'ils ébranlent par leur retour, une autre modification qui cause dans l'âme le sentiment de couleur.*

« *Et parce que la lumière, en se réfléchissant, se revêt de la grandeur du corps et de sa figure, cela fait qu'avec la couleur on aperçoit aussi la figure et la grandeur de l'objet, et c'est en quoi consiste toute son image.* »

Telle est l'explication de la vue que j'ai donnée, à laquelle j'ajouterai seulement que l'esprit animal doit s'écouler du cerveau par les nerfs optiques et les filets de la rétine dans la choroïde, pour y prendre la modification propre pour voir les objets, et qu'il doit, dans cet instant même, refluer de la choroïde par les filets de la rétine et les nerfs optiques jusqu'au cerveau pour les connaître. Cela étant, la choroïde doit être la partie principale de l'œil avec laquelle nous voyons les objets, et le cerveau celui avec lequel nous les connaissons. Ce que je prouverai dans la suite de ce mémoire.

Pour détruire l'explication de la vue que je viens de rapporter, M. de la Hire, sans rien opposer à la modification des esprits animaux, dans laquelle je fais néanmoins consister la vision, nie seulement que la rétine puisse être ébranlée par les rayons de la lumière, que repousse contre elle la choroïde; parce que, dit-il, la lumière s'engage dans les corps noirs et est réfléchie par les corps blancs. Voici son objection :

La couleur noire de la choroïde est très propre pour être sensiblement ébranlée par tous les différents et les moindres mouvements de

*la lumière, comme on voit dans l'expérience du papier blanc exposé
au miroir ardent, qui ne peut s'enflammer à moins qu'il ne soit
noirci. Car le mouvement des particules du corps qui transmet la
lumière, ou la lumière elle-même, agit fortement entre les pointes
hérissées des corps noirs où elle s'engage, au lieu qu'elle ne fait que
se réfléchir sur les corps blancs, qui ne sont composés que de parties
fort polies comme de petits miroirs; la rétine ne sera donc pas
ébranlée par une réflexion des rayons lumineux sur la choroïde,
comme le prétend notre anatomiste.*

Donc, si la lumière s'engage dans la choroïde, sans être réfléchie
par cette membrane contre la rétine, comme le prétend notre opticien, la vision se fera sans l'impression de l'image des objets dans
l'œil. Cependant il soutient qu'elle se forme sur la rétine. A quoi
servira donc la choroïde? Le voici.

*La choroïde ne peut être, dit-il, considérée que comme un organe
moyen, qui communique à la rétine l'ébranlement ou le mouvement
qu'elle reçoit de la lumière avec ses différentes modifications. En
effet, peut-on chercher ailleurs le principal organe d'un sens autre
part que dans les nerfs qui ont communication avec le cerveau, et qui
peuvent faire connaître à l'âme sous différentes apparences ce qui
se passe hors du corps par leur ébranlement?*

Pourquoi, dans sa critique, rejette-t-il les esprits animaux, dont il
s'est si utilement servi pour nous expliquer la sensation de la
lumière et des couleurs dans son *Traité des divers accidents de la
vue?* Apparemment parce que j'ai soutenu qu'elle consiste dans la
modification que prennent ces esprits dans la choroïde, et non pas
dans l'ébranlement des filets de la rétine, comme il s'imagine à présent. Que ne fait pas faire l'envie de critiquer?

Avant de répondre aux deux propositions de M. de la Hire, j'ai
une difficulté à lui proposer, dont je le prie de nous donner la solution. Je conçois bien que la lumière que réfléchit le miroir ardent
contre le papier noir qu'elle pénètre, peut agir entre ses parties;
mais je ne comprends pas comment le mouvement des particules
mêmes de ce miroir qui transmet la lumière dans le papier noirci,
peut agir fortement entre ses parties, comme le prétend cet opticien,
à moins que quelques parties du miroir ardent n'en soient détachées
par la lumière et ne s'insinuent avec elle dans le papier noir, ce qui
me paraît impossible. Car il n'y a nulle apparence que la lumière,
repoussée par le miroir ardent, en détache des particules qu'elle
entraîne avec elle dans le papier noirci pour l'enflammer, ni qu'il
soit nécessaire que la lumière, tombant sur un objet qui la réfléchit,
en sépare des atomes qu'elle emporte avec elle dans l'œil qu'elle

pénètre pour nous faire voir cet objet. Les rayons de la lumière que cet objet réfléchit ne sont-ils pas seuls suffisants pour produire ces effets? Quand il plaira à M. de la Hire de nous donner la solution de cette difficulté, que je ne crois soluble que par un désaveu formel, nous l'écouterons avec plaisir.

Revenons à ces deux propositions. Débarrassons la première de l'exemple du papier blanc et noir exposés au miroir ardent, nous y reviendrons bien en après, et formons-en un argument pour prouver qu'elle renferme un paralogisme d'où naturellement suivent plusieurs conséquences qui ruinent entièrement sa deuxième proposition, dans laquelle il établit son système de sensation sur le seul ébranlement des nerfs sans la modification des esprits animaux.

Dans le sentiment de M. de la Hire, la choroïde est très propre pour être sensiblement ébranlée par tous les différents et les moindres mouvements de la lumière; parce qu'elle agit fortement entre les pointes hérissées des corps noirs où elle s'engage, au lieu qu'elle ne fait que se réfléchir sur les corps blancs. Donc la rétine, qui est blanche, ne peut pas être ébranlée par les rayons de la lumière réfléchis par la choroïde, comme le prétend notre anatomiste, puisqu'ils s'engagent dans cette membrane, qui est noire. Voici ma réponse à cet argument, qui n'est qu'un paralogisme, comme je le vais démontrer.

Si la lumière nécessaire pour voir un objet, et qui sert à former dans l'œil la peinture de cet objet, est réfléchie par la rétine, comme le prétend notre opticien dans la première de ses deux propositions, il n'a pu sans se contredire y soutenir que cette lumière va s'engager dans la choroïde; car la choroïde étant placée derrière la rétine, il est évident que cette lumière ne peut pas s'enfoncer dans la choroïde sans passer auparavant par la rétine; ce qui lui est certainement impossible si la rétine la réfléchit, comme s'imagine notre critique. Donc la choroïde ne sera pas ébranlée par tous les différents et les moindres mouvements des rayons de la lumière qui servent à former l'image des objets dans l'œil, puisqu'ils ne peuvent pas atteindre cette membrane.

Cela étant, considérer, comme fait M. de la Hire dans sa deuxième proposition, la choroïde comme organe moyen qui communique à la rétine l'ébranlement qu'il reçoit de cette lumière avec ses différentes modifications, c'est tomber, ce me semble, d'un paralogisme dans une absurdité; car cette lumière étant repoussée, selon lui, par la rétine, il est constant qu'elle ne peut pas parvenir jusqu'à la choroïde. Cette membrane, encore une fois, ne sera donc pas ébranlée par ses rayons, puisqu'ils ne peuvent pas l'atteindre. D'où il suit évidemment qu'il est impossible que la choroïde puisse communiquer aucune sorte de mouvement à la rétine ; ce qui détruit certainement le système de la vision que M. de la Hire fonde sur le seul ébranlement que la choroïde communique à la rétine, qui transmet ensuite son mouvement au cerveau pour faire sentir à l'âme ce qui se passe hors du corps. Le cerveau est donc, selon lui, le siège de toutes les sensations, ce qui est faux ; parce qu'il est insensible à toutes les impressions que pourraient faire sur lui les objets de tous les organes des sens.

Enfin, si après dès preuves si évidentes M. de la Hire persiste encore à soutenir que la lumière, qui forme l'image des objets dans l'œil, s'engage de telle sorte dans la choroïde que cette membrane ne puisse point repousser ses rayons contre la rétine, ce qu'il m'objecte dans sa première proposition, je vais lui démontrer, cela étant, que cette lumière ne peut non plus servir à la vision qu'elle fait lorsqu'elle s'enfonce dans le centre du nerf optique. En voici la raison, qui me paraît évidente et décisive. La vision manque quand la lumière tombe sur cet endroit, parce qu'elle pénètre le nerf optique et s'y éteint. Donc si elle s'engageait de même dans la choroïde, nous ne verrions point l'objet au dehors, et si elle n'était pas réfléchie par cette membrane, nous ne pourrions apercevoir notre image au dedans de l'œil, que nous regardons de près ; ainsi il n'y aurait au monde que des aveugles. Cependant nous voyons les objets au dehors et nôtre image dans l'œil. Il faut donc que la lumière, pour produire ces deux effets, passe et repasse nécessairement par la rétine, comme elle fait à travers la glace d'un miroir, et que la choroïde la réfléchisse comme fait l'étain, ce qui nous rend clairvoyants. Ainsi l'ébranlement que M. de la Hire prétend que la choroïde communique à la rétine, sans réfléchir contre elle la lumière, ne peut pas être la cause du sentiment de la vision, puisqu'il convient avec M. Mariotte qu'elle manque quand la lumière tombe sur le centre du nerf optique, où elle s'engage. Là néanmoins la rétine peut être ébranlée, comme partout ailleurs, par ses rayons qui forment la peinture des objets dans l'œil. La vision ne dépend donc pas de l'ébranlement des filets de la rétine, mais de la modification que l'esprit animal reçoit dans la choroïde, la lumière faisant impression sur cette membrane en traversant la rétine ; ce qui détruit non seulement les deux propositions de ce fameux opticien, mais encore son système de la peinture des objets sur la rétine, qu'il nous a donné dans sa dissertation des différents accidents de la vue, imprimée en 1694, où il soutient que leur image se forme sur cette tunique de l'œil, car il est constant qu'elle ne peut s'imprimer sur la rétine, ni même sur la choroïde, sans être réfléchie par cette membrane, comme il s'imagine. Cela étant, qu'il nous enseigne donc sur quelle autre tunique de l'œil l'image des objets peut se former, ou qu'il nous explique comment il se peut faire que sans la réflexion de la lumière par la choroïde j'aperçoive mon image dans l'œil d'un homme que je regarde. Je lui laisse à accorder ensemble toutes ses contradictions pour venir à la comparaison qu'il fait du papier blanc avec la rétine et du papier noir avec la choroïde.

Un papier blanc exposé au miroir ardent ne peut s'enflammer, dit M. de la Hire, parce que sa lumière se réfléchit sur les corps blancs; le papier noirci s'y enflamme, parce que la lumière s'engage dans les corps noirs et agit fortement entre leurs parties. Faisant ensuite l'application de ces expériences à la rétine et à la choroïde, il en conclut :

1º Que la choroïde étant noire, la lumière doit s'engager entre ses parties, comme elle fait entre celles du papier noirci; qu'ainsi cette membrane ne peut pas la réfléchir;

2º Que parce que la rétine est blanche, elle doit repousser ces rayons comme fait le papier blanc. — Réponse à cet argument.

Je viens de prouver que si la rétine renvoie la lumière, il est impossible qu'elle puisse parvenir jusqu'à la choroïde et l'ébranler; et que si elle s'engageait dans la choroïde sans en être réfléchie, nous ne pourrions voir ni les objets au dehors, ni notre image dans l'œil. A présent je vais démontrer par un exemple qui convient beaucoup mieux au sujet de notre différend que celui de M. de la Hire, en me servant même du papier blanc et noirci, que les observations qu'il a faites sur l'un et l'autre, exposés au miroir ardent, ne sont nullement justes et que les conséquences qu'il en tire sont certainement fausses. En voici des preuves qui me semblent évidentes.

Si j'applique seulement derrière une glace de verre, que je compare à la cornée transparente, un papier blanc qui tient lieu de la rétine, je ne vois point mon image dans ce miroir, parce que les rayons de la lumière qui doivent servir à la former, passant par le verre, traversent aussi le papier blanc. En voici la preuve. Si derrière le papier blanc j'applique un papier noirci qui tient lieu de la choroïde, alors j'aperçois mon image. Ce papier noirci posé seul derrière le verre me la représente aussi, et même plus sensiblement. Il est donc évident que les rayons de la lumière, qui font que je vois mon image dans ce miroir, passent à travers le verre et le papier blanc et sont réfléchis par le papier noir. D'où il suit certainement que l'image qui se fait en se regardant dans un miroir ne se forme pas sur les parties solides du verre, puisqu'il donne passage aux rayons de la lumière qui me la représentent, mais sur le corps opaque qui est derrière le verre, qui arrête ces rayons et les réfléchit.

Cependant M. de la Hire semble être d'une opinion contraire quand il m'objecte que la lumière ne fait que se réfléchir sur les corps blancs qui ne sont composés que de parties fort polies comme de petits miroirs; ce qui me paraît faux, car si l'on rapporte l'expérience dont je viens de parler à notre sujet, il sera aisé de comprendre que puisque le papier blanc donne passage à la lumière qui représente l'image des objets, à plus forte raison peut-elle traverser la rétine, qui est beaucoup plus transparente que le papier blanc. Cette membrane ne peut donc pas la réfléchir; et parce que le papier noir la repousse, elle ne peut pas s'engager dans la choroïde, qui est noire. Ainsi cette membrane renvoyant la lumière contre la rétine, il est évident que celle-ci peut être ébranlée des rayons de la lumière que repousse contre elle la choroïde. M. de la Hire n'a donc pas raison de m'objecter dans sa première proposition que la rétine ne peut pas être ébranlée par la lumière, parce qu'elle s'engage dans la choroïde. Donc ses expériences du papier noir et blanc, qu'il emploie pour prouver son sentiment, ne sont pas justes. Faisons voir à présent que les conséquences qu'il en tire sont fausses.

En effet, il n'y a nulle apparence que ce soit parce que le papier blanc réfléchit la lumière, qu'il ne peut s'enflammer étant exposé au miroir ardent, comme il croit, mais parce que la lumière, passant librement à travers ses pores, fait fort peu d'impression sur sa surface. Ce n'est pas aussi parce que la lumière s'engage dans le papier noirci, qu'il s'enflamme d'abord, comme il s'imagine, mais parce que ses pores étant bouchés par une matière noire, la lumière ne peut plus les traverser, comme elle faisait auparavant. De là vient qu'agissant alors plus fortement sur sa superficie, il s'enflamme plus aisément. Enfin, il n'est pas même vrai que le papier blanc exposé au miroir ardent ne peut s'y enflammer, comme il prétend; il est certain qu'il y prend feu, mais un peu moins promptement que lorsqu'il est noirci. La première proposition de M. de la Hire est donc fausse dans toutes ses parties, et parce qu'elle sert de fondement à la deuxième, celle-ci ne peut pas être vraie; d'où je conclus que son système de la vision est mal établi sur l'opacité de la rétine, puisque l'expérience des yeux plongés dans l'eau fait voir très manifestement qu'elle est transparente. Il n'est pas mieux fondé sur la sensibilité qu'il lui attribue, car je vais prouver qu'elle est privée de sentiment, qu'ainsi elle ne peut pas être la partie principale de l'organe de la vision, comme il prétend.

Pour découvrir quelle peut être la partie de l'œil où se fait la sensation des objets lumineux et des colorés, nous n'avons qu'à examiner d'où la rétine et la choroïde tirent leur origine. En faisant cette recherche avec un peu d'exactitude, nous verrons que la choroïde est continue à la pie-mère, et que la rétine n'est qu'une simple expansion de la substance moelleuse du cerveau, et non pas un développement des membranes des nerfs optiques, comme on pourrait l'inférer de ce passage de la *Dissertation des accidents de la vue* de M. de la Hire, où il prend parti pour la rétine contre la choroïde, en parlant en ces termes : *Je dis que la rétine est le principal organe de la vue, comme étant une expansion du nerf optique.*

Écueil qu'il faut bien éviter, si nous voulons apprendre de l'expérience la vérité. Or, l'expérience nous a appris que le cerveau dépouillé de ses membranes est certainement insensible à l'impression que peuvent faire sur lui les objets de tous les organes des sens; ainsi il est clair que la rétine, n'étant qu'une continuation de la substance moelleuse du cerveau, doit être comme lui privée de toutes sortes de sentiment. Elle ne peut donc pas être l'organe principal de la vue, puisqu'il est constant que la vision ne peut pas se faire dans une partie qui certainement est insensible. M. de la Hire se trompe donc quand il nous dit que la rétine est le principal organe de la vue. Mais parce que la pie-mère est très sensible, et que la choroïde en est une extension, cette membrane doit être, de même que la pie-mère, susceptible de sentiment, et parce qu'enfin l'expérience nous a encore appris qu'en plongeant la tête d'un chat vivant dans l'eau, ses yeux étant exposés aux rayons du soleil, la rétine et leurs humeurs disparaissaient, de manière qu'on n'aperçoit que la choroïde dans leur globe, qui ne semble, dans l'eau, rempli que d'un air lumineux, il est certain que la rétine est transparente et donne par conséquent passage à la lumière, et qu'au contraire la choroïde, étant opaque, doit la réfléchir, de sorte que ses rayons ne pouvant parvenir qu'à la cornée opaque, qui est une continuation de la dure-mère, il est évident qu'il n'y a que la choroïde qui puisse être la partie principale de l'œil à laquelle on doit, plus particulièrement qu'à toute autre, attribuer la vision.

Donc le système que M. de la Hire nous en a donné est tout aussi mal établi sur la sensibilité qu'il attribue à la rétine que sur son opacité. Ainsi le concours seul de ces quatre circonstances, l'insensibilité jointe à la transparence de la rétine par laquelle passent et repassent les rayons de la lumière comme à travers la glace d'un miroir, la sensibilité jointe à l'opacité de la choroïde qui les arrête et les réfléchit, de même que l'étain, fait la résolution de mon problème et doit convaincre les plus prévenus en faveur de l'opinion régnante, que c'est sur la choroïde que se peint l'image des objets et que c'est dans cette membrane que se fait le sentiment de la vision. Après cette explication, je puis dire avec vérité que M. de la Hire s'est étrangement mépris quand il dit que j'ai suivi son sentiment et non pas celui de M. Mariotte. Ce n'est pas·ici une supposition faite à plaisir, elle est d'après l'auteur. Voici ses propres paroles, extraites fidèlement de sa critique :

. *Enfin la conclusion de son mémoire me fait connaître qu'il n'est pas du sentiment de M. Mariotte, comme il dit, mais qu'il a suivi le mien en changeant seulement la définition du principal organe de la vision, qu'il a donnée à la choroïde, et moi à la rétine. Ainsi, toute la différence qu'il y aura entre lui et moi ne sera que du nom du principal organe, à l'exception près qu'il met dans une réflexion des rayons lumineux sur la choroïde, et moi dans un ébranlement des parties de la choroïde pour se transmettre au nerf optique ou à la rétine.*

Qu'il se donne la peine de relire mon mémoire, il n'y trouvera pas que j'ai dit que je suis du sentiment de M. Mariotte, mais bien que mon observation confirme la découverte qu'a faite cet académicien de la transparence de la rétine, ce qui est fort différent. D'ailleurs M. Mariotte n'a pas connu, non plus que M. de la Hire, l'insensibilité de cette membrane que je démontre. Je ne suis donc point du sentiment ni de l'un ni de l'autre. Cette méprise de notre critique est peu de chose; mais qui, en faisant un peu de réflexion sur ce qu'il vient de dire, que j'ai suivi son sentiment, ne sera surpris de l'entendre ensuite, tout étonné de voir que j'ai abandonné son opinion, se plaindre de ma conduite en ces termes?

Je ne croyais pas, après toutes les raisons que j'ai rapportées, qu'il pût rester aucun lieu de douter quelle était la partie qui doit être le principal organe de la vue. Cependant un des plus célèbres anatomistes de cette compagnie, ayant examiné le fait, en a rendu raison d'une manière fort savante par le moyen des esprits animaux dans l'œil du chat, et prend parti pour la choroïde contre la rétine.

Ironie ou non. Après cet aveu, comment M. de la Hire a-t-il pu dire que j'ai suivi son sentiment? J'en suis infiniment éloigné. En effet, je ne crois pas qu'on ait jamais ouï parler de deux opinions si opposées l'une à l'autre par tant de circonstances contraires. Je vais les rapporter l'une après l'autre en peu de mots, pour en faire mieux remarquer l'extrême différence.

Premièrement, M. de la Hire prend la rétine pour la partie principale de l'organe de la vue, et la choroïde pour son milieu, et moi je tiens précisément tout le contraire. Secondement, il reconnaît pour cause de la vision l'ébranlement des filets de la rétine, et moi la modification des esprits animaux. Troisièmement, il prétend que la rétine est fort sensible, et moi qu'elle est absolument privée de sentiment. Quatrièmement, il soutient que l'image des objets se peint sur la rétine, je fais voir qu'elle s'imprime sur la choroïde. Cinquièmement, il veut que la rétine réfléchisse la lumière, je prouve qu'elle passe à travers. Sixièmement, il soutient que la lumière s'enfonce dans la choroïde, d'où elle ne peut être réfléchie, je fais voir qu'elle la repousse et que la lumière ne pénètre pas cette membrane. Septièmement, il nie que la rétine puisse être ébranlée par la lumière que réfléchit contre elle la choroïde, je prouve le contraire. Huitièmement, il ne considère la rétine que comme un tissu de filets tendus, susceptibles seulement d'ébranlement, et moi comme des conduits pleins d'esprits, capables de sentiment par la modification de ces esprits. Neuvièmement, il nous dit qu'il ne faut point chercher ailleurs les sensations que dans les nerfs, je vais les découvrir dans la partie principale de chaque organe des sens. Dixièmement, il reconnaît le cerveau qui est sensible pour le siège de toutes les sensations, et moi la partie principale de chaque organe particulier, parce qu'elle est susceptible de sentiment. D'où je conclus enfin que le cerveau ne peut être, tout au plus, que le siège de la connaissance, et que la partie principale des organes des sens est celui de la sensation. Car on pourrait conjecturer de ce que le cerveau est privé de toute sorte de sentiment, qu'il ne sert peut-être qu'à la seule filtration des esprits animaux, et que la pie-mère qui le recouvre et s'insinue dans tous ses plis et replis, étant fort sensible, pourrait bien être aussi l'organe de la connaissance.

Au reste, tant de circonstances contraires, opposées les unes aux autres, montrent si évidemment l'extrême différence qu'il y a entre le système de la vision de M. de la Hire et le mien, qu'il est aisé de reconnaître qu'il n'a pas eu raison de dire que j'ai suivi son sentiment.

Sans m'arrêter à une conduite si peu régulière, je vais examiner sans prévention si son hypothèse, qu'il a établie sur l'ébranlement des filets de la rétine ou des nerfs optiques, est plus vraisemblable que celle que j'ai fondée sur la modification des esprits animaux dans la choroïde. Afin qu'on en puisse mieux juger, je me servirai de l'organe du toucher, dont la plupart des parties sont capables, au lieu de celui de la vue.

Pour cet effet, imaginons-nous qu'une pierre tombant sur le pied d'un homme lui fasse une plaie considérable, et observons si, par le seul ébranlement des nerfs qui se terminent au pied, la douleur qu'y ressent ce blessé peut être portée jusqu'au cerveau, et continuer encore, l'ébranlement de ses nerfs étant fini. Cela me paraît impossible par trois raisons.

Premièrement, parce que le blessé ne ressent point de douleur au cerveau, où M. de la Hire prétend que se font les sensations, et que, de plus, la douleur du pied ne cesse point quand l'ébranlement de ses nerfs finit. Or, la douleur continuant de se faire sentir dans le pied jusqu'à ce que la plaie soit cicatrisée, quoique ses nerfs soient en repos pendant tout l'intervalle du temps qu'elle met à se guérir, il me paraît que les sensations ne peuvent point avoir pour cause immédiate l'ébranlement des nerfs, mais la modification des esprits animaux.

Secondement, parce qu'il ne se peut pas faire que les nerfs du pied, étant lâchement tendus et attachés dans toute leur longueur à toutes les parties mollasses qui les environnent, depuis le pied jusqu'à la pie-mère, qui couvre la moelle de l'épine, puissent être ébranlés de leur insertion jusqu'à leur origine, sans communiquer à toutes ces parties leur mouvement, ce qui me semble aussi impossible. L'ébranlement des nerfs ne peut donc pas parvenir jusqu'au cerveau; d'où il suit évidemment que les sensations ne peuvent pas dépendre de leur ébranlement, ni même se passer dans le cerveau par deux raisons que je vais rapporter.

La 1re parce que tous les nerfs qui tirent leur origine de la moelle de l'épine n'ont point de communication avec le cerveau; la 2e parce que les esprits animaux que filtre le cerveau ne s'écoulent pas dans la moelle de l'épine, d'où les nerfs du pied prennent naissance. En voici la preuve. Quand on lie le tronc inférieur de l'aorte à un chien au-dessous du diaphragme, ses jambes de derrière perdent tout aussitôt le mouvement et le sentiment. Donc les esprits animaux que crible le cerveau ne passent point dans la moelle de l'épine ni dans les nerfs qu'elle fournit aux jambes du chien. Le cerveau ne peut donc pas être l'organe commun de toutes les sensations, comme le prétend M. de la Hire.

Troisièmement. Enfin, si les sensations ne dépendaient que du seul ébranlement des nerfs, elles ne devraient point s'abolir dans la paralysie; elles périssent néanmoins pendant cette maladie, quand elle est entièrement formée, quoique les organes des sens puissent être ébranlés, comme auparavant, par l'impression que peuvent faire sur eux leurs objets; car qui peut douter que, pendant la goutte sereine causée par l'obstruction des nerfs optiques, les rayons de la lumière qui entre dans les yeux ne puissent ébranler les filets et la rétine de la même manière qu'ils faisaient avant l'embarras de ces nerfs, et que leur ébranlement ne pût se communiquer jusqu'au cerveau comme auparavant, s'il est vrai, comme le pense M. de la Hire, qu'il dût y parvenir pour faire sentir à l'âme, sous différentes apparences, ce qui se passe hors du corps; cependant la vision ne se fait pas; ce qui prouve certainement que les sensations ne dépendent pas de l'ébranlement des nerfs, et ne se font pas dans le cerveau, donc qu'elles consistent dans la modification que prennent les esprits animaux dans la partie principale des organes des sens, lorsqu'ils sont frappés par leurs objets. C'est ce que je vais démontrer par cette explication, qui me paraît fort naturelle.

Quand quelque matière étrangère vient à occuper l'embouchure des nerfs, alors les esprits animaux ne peuvent plus y couler, ce qui fait que les fonctions des organes des sens s'abolissent, parce qu'elles ne peuvent s'exécuter sans l'influence de ces esprits. Cet obstacle levé, ces esprits reculent comme auparavant, et, modifiés qu'ils sont par l'impression que font les objets sur la partie principale des organes, chacun fait son office. Si c'est la structure des membres, comme du pied dont j'ai parlé, qui soit froissée, en ce cas, l'esprit animal n'y passant qu'avec difficulté, la douleur continue jusqu'à ce que ce désordre soit parfaitement rétabli, après quoi la douleur finit, parce que cet esprit ne trouve plus alors d'obstacle dans son passage, qui puisse lui donner une modification extraordinaire. Il est donc évident, encore une fois, que toutes les sensations dépendent de l'influence de l'esprit animal, modifié dans la partie principale des organes des sens, et non pas de l'ébranlement de leurs nerfs, comme le prétend M. de la Hire. Aussi voit-on toutes les parties rentrer dans l'insensibilité qui leur est naturelle, sitôt que le cours de cet esprit est interrompu, de même que nous voyons les roues et les meules d'un moulin rester sans effet, sitôt que l'eau ou le vent viennent à lui manquer. Après cette explication, je crois qu'il n'est pas difficile de juger quelle est la plus semblable de nos deux opinions.

Si la mienne paraît plus conforme à la vérité que celle de M. de la Hire, en vain il prétendra que *le défaut de vision à l'endroit où la rétine est percée par la choroïde ne prouve rien contre la rétine, et que la choroïde ne peut être considérée que comme un organe moyen qui communique à la rétine l'ébranlement ou le mouvement qu'elle reçoit de la lumière avec ses différentes modifications.* En vain il nous dira : *En effet, peut-on chercher le principal organe d'un sens autre part que dans les nerfs qui ont communication avec le cerveau et qui peuvent faire connaître à l'âme ce qui se passe hors du corps, et cela par l'entremise d'un certain milieu propre à les mouvoir.* Le public aura peine à croire que la vision puisse dépendre de l'ébranlement des filets de la rétine, après la démonstration que j'ai donnée, qu'elle dépend de la modification que prennent les esprits animaux dans la choroïde. D'ailleurs il se trouve dans la supposition de M. de la Hire tant d'erreurs confondues ensemble, que je ne puis les attaquer toutes en même temps sans confusion. Pour l'éviter et les mettre chacune en son jour, je vais les réfuter l'une après l'autre.

Croire que la rétine soit percée par la choroïde, comme il s'imagine, fut la première; car il est visible que la choroïde enveloppe la rétine dans toute son étendue, je veux dire depuis la circonférence externe de l'iris jusqu'à la pie-mère, à laquelle elle se réunit, de même que la rétine au cerveau, en passant dans le canal de la choroïde pour s'y rendre.

Ne considérer la choroïde que comme un organe moyen, ou un milieu qui communique seulement à la rétine l'ébranlement qu'il reçoit de la lumière, fait la seconde erreur. Car la rétine, étant insensible, transparente et placée devant la choroïde, ne peut servir que de milieu à la choroïde, qui, étant sensible, opaque et située derrière la rétine, doit être par conséquent la partie principale de l'organe de la vue, et non pas la rétine.

Et parce qu'il est certain que le nerf optique est composé de la dure et de la pie-mère et de la substance propre du cerveau, dont la rétine, la choroïde et la cornée ne sont que des extensions, il est évident que c'est une troisième erreur de prendre la seule rétine pour le nerf optique. Si cela était permis, il faudrait exclure du nombre des nerfs la plupart de ceux qui viennent du cerveau, et tous ceux qui sortent de l'épine dans lesquels il ne se trouve point de substance moelleuse. Il n'est donc pas essentiel aux nerfs d'en avoir pour être sensibles, puisqu'il est certain qu'ils en manquent presque tous. Cependant tous les nerfs sont sensibles, preuve qu'il suffit pour leur essence de communiquer avec les membranes du cerveau, et, pour être sensibles, de recevoir l'esprit animal, qui, modifié par l'impression que font sur eux les corps qui les frappent, les rend susceptibles du toucher commun à toutes les parties molles, et non pas du sentiment propre à tous les organes des sens.

La quatrième erreur consiste en ce que M. de la Hire détruit ce qu'il prétend établir. Car, soutenir qu'il faille chercher dans la rétine le principal organe de la vision; cependant convenir avec M. Mariotte qu'on ne peut voir un objet quand les rayons de la lumière qu'il réfléchit tombent sur le fond de l'œil, où tous les filets de cette

membrane se ramassent, endroit sur lequel, par conséquent, l'image
des objets devrait se peindre plus facilement que sur aucune autre partie de la rétine, s'il était vrai qu'elle se formât sur cette membrane,
comme il prétend, et où il dit *qu'on ne peut pas croire que la rétine
soit moins sensible que partout ailleurs*, où enfin la choroïde se
rencontre, me paraît une contradiction évidente.

Or, puisqu'il est convaincu de la vérité de la découverte de
M. Mariotte, qu'il dit être une des plus curieuses qu'on ait faites en
physique, et si facile à faire qu'on n'en peut douter, il doit convenir
que la choroïde, qui est sensible, opaque et placée derrière la rétine,
doit être la partie principale de l'organe de la vue, et la rétine son
milieu, autrement il ferait paraître pour la rétine, qui est insensible,
transparente et située devant la choroïde, un attachement fort mal
soutenu, d'autant plus qu'il est certain que si la rétine était capable
de sentiment, il devrait être plus vif dans le fond de l'œil, où il prétend que manque la choroïde, que dans tout autre endroit de la
rétine revêtu de la choroïde. Preuve de cela, c'est que la peau,
dépouillée de son épiderme qui lui sert de milieu, est beaucoup plus
sensible que lorsqu'elle en est revêtue. Comme donc il convient
qu'on ne peut voir un objet quand la lumière qu'il réfléchit tombe
sur le centre du nerf optique, il doit reconnaître que la rétine est
absolument privée de sentiment; car, si elle en avait, il est indubitable que la vision pourrait se faire dans cet endroit, comme partout
ailleurs.

Enfin la cinquième erreur que je remarque dans la supposition de
M. de la Hire est renfermée dans ces paroles : *En effet, peut-on
chercher le principal organe d'un sens autre part que dans les nerfs,
qui ont communication avec le cerveau, et qui peuvent faire connaître
à l'âme sous différentes apparences ce qui se passe hors du corps, et
cela par l'entremise d'un certain milieu propre à les mouvoir?*

Pour savoir si cette hypothèse est vraie ou fausse, il n'y a qu'à
remarquer :

1º Que la moelle des nerfs optiques, dont le développement seul
forme la rétine, étant insensible, elle ne peut pas être le principal
organe de la vision; ainsi elle ne saurait servir qu'à porter dans la
choroïde l'esprit animal dont l'œil a besoin pour sentir la lumière et
les couleurs, et à reporter ce même esprit jusqu'au cerveau pour les
connaître.

2º Il faut observer que tous les nerfs qui manquent de moelle ne
sont sensibles qu'aux impressions des objets du toucher, mais tout
à fait insensibles à celles des objets des organes des sens, parce que
la structure des nerfs ne convient pas à ces sortes de sensations.

D'où je conclus que ce n'est pas dans les nerfs qu'il faut chercher, comme M. de la Hire, le principal organe d'un sens particulier, mais dans la partie qui lui est essentiellement propre, comme font tous les anatomistes, qui ne considèrent les nerfs que comme des parties auxiliaires, qui servent seulement à porter l'esprit animal, qu'ils reçoivent du cerveau ou de la moelle de l'épine, dans les organes des sens, qui en ont besoin pour faire leurs fonctions; de même qu'un moulin a besoin d'eau ou de vent, afin que ses meules puissent moudre le grain, et une horloge de poids pour marquer les heures par son aiguille.

Ce n'est que pour n'avoir pas suivi ce principe que M. de la Hire s'est imaginé que les nerfs sont les parties principales de tous les organes des sens. De là vient ce jugement souverain qu'il a rendu contre tous les anatomistes en me condamnant.

On ne dira pas que la peau, qui couvre tout le corps, soit le principal organe du toucher, ni que la membrane du tambour de l'oreille le soit de l'ouïe, non plus que la peau de la langue est celui du goût, à cause que lorsque cette peau est brûlée on n'a plus aucun sentiment des saveurs.

Je vais faire voir que ce jugement de M. de la Hire n'est nullement juste. En voici la preuve. La langue, en ne perdant que sa peau, perd seulement le goût des saveurs sans perdre le sentiment de froid et de chaud qu'elle avait auparavant. Ainsi les objets savoureux ébranlent encore ses nerfs de la même façon qu'ils faisaient avant que sa peau fût brûlée. Or si les nerfs étaient la partie principale de la langue, comme il prétend, il est certain qu'elle devrait conserver après la brûlure de sa peau l'une et l'autre sensation. Elle ne retient que le sentiment du froid et du chaud et perd celui du goût en perdant sa peau. Donc la peau qui la recouvrait avant qu'elle fût brûlée était certainement l'organe du goût, et non pas ses nerfs. D'où je tire cette conséquence générale que la partie propre à chaque organe est évidemment le siège de sa sensation particulière, et que ses nerfs ne peuvent être que celui du toucher, sentiment commun aux nerfs et à toutes les autres parties dans lesquelles influe l'esprit animal. C'est se tromper certainement que de soutenir que la peau du corps n'est pas l'organe du toucher, ni la membrane du tambour le milieu de celui de l'ouïe. Pour croire un paradoxe si étrange, il faut renoncer au témoignage des sens, qui nous montrent le contraire. La raison ne prendra pas ce parti.

Pour finir cet examen de la deuxième partie de la critique de M. de la Hire, je vais rapporter fidèlement le système de la vision qu'il soutient et faire connaître par une réponse claire et précise qu'il est

visiblement contraire à la structure naturelle de tous les organes des
sens et à la manière dont les objets font sur eux impression pour y
causer une sensation sans douleur. Voici mot à mot son opinion,
qu'il nous donne comme un axiome dont on ne peut douter :

Je dis que la rétine est le principal organe de la vue, comme étant
une expansion du nerf optique, puisqu'on ne doit pas chercher le sen-
timent autre part que dans les nerfs, mais que cet organe doit rece-
voir l'impression de la lumière d'un organe moyen qui la reçoive de
l'objet, comme il arrive aux autres sens; d'où il est évident qu'il faut
que ce soit la choroïde, puisqu'elle touche la rétine.

Et moi je dis que cette décision est évidemment fausse, ce que je
prouve par la comparaison même des autres organes des sens, dont
M. de la Hire se sert pour soutenir son sentiment. Tous les anatomistes conviennent que le moyen ou le milieu d'un organe doit être
placé devant sa partie principale, ce qui est vrai. Ainsi je soutiens
que la choroïde est la partie de l'œil à laquelle on doit plus particulièrement qu'à toute autre attribuer la vision; mais que cette membrane doit recevoir l'impression de la lumière d'un milieu qui y soit
insensible et qui la reçoive avant elle de l'objet pour n'en être pas
touchée trop vivement; d'où il suit nécessairement que ce moyen
doit être placé devant la choroïde.

Or la rétine couvrant par devant la choroïde, comme l'épiderme
fait la peau de la langue, celle des narines et celle du corps, et étant
comme lui insensible, elle ne peut être qu'un des trois milieux qui
reçoivent de l'objet la lumière pour la transmettre à la choroïde, qui,
étant susceptible de sentiment et placée derrière la rétine, doit être
par conséquent la partie principale de l'œil à laquelle on doit attribuer, plutôt qu'à toute autre, la vision.

M. de la Hire, qui prétend au contraire que la rétine est l'organe
principal de la vue, devait donc prendre, pour suivre une analogie
reconnue de tous les physiciens, la cornée transparente pour le milieu
qui reçoit d'abord de l'objet la lumière, pour la communiquer ensuite
à la rétine, et non pas la choroïde, qui, étant située derrière la rétine,
ne peut recevoir l'impression de la lumière qu'après avoir passé
auparavant par la rétine, ce qu'il devait faire, puisque les autres
organes des sens, qu'il nous donne pour exemple, ont tous leur
moyen ou milieu placé devant leur partie principale, afin d'empêcher
que les objets ne fassent sur elle une impression qui puisse la blesser.
M. de la Hire, en plaçant le milieu derrière la partie qu'il prend pour
l'organe principal de la vue, nous découvre donc lui-même, sans y
penser, la fausseté de sa comparaison; ainsi elle n'est propre qu'à
détruire son hypothèse. En effet, s'il était vrai que le milieu d'un

organe dût être situé derrière sa partie principale, où le met cet opticien, il faudrait que les objets frappassent d'abord cette partie, qu'ensuite celle-ci imprimât son mouvement à son milieu, et que celui-ci communiquât à son tour son ébranlement à cette partie principale pour faire une sensation, ce qui est absurde; cependant c'est ce qu'il soutient dans l'œil.

S'il m'objecte que la cornée ne peut pas servir de milieu à la rétine, parce qu'elle ne lui est pas unie, comme l'épiderme l'est à la peau du corps, à celle de la langue et du nez, je lui répondrai qu'il n'est pas absolument nécessaire que le milieu d'un organe soit joint à sa partie principale; il suffit seulement qu'il soit placé devant elle, parce que la nature agit en tous de la même façon. La structure de l'oreille nous fournit une preuve convaincante de cette vérité.

Personne ne doute, excepté M. de la Hire, que la membrane du tambour soit le milieu qui reçoit d'abord l'impression de l'air agité au dehors par les corps sonores pour la communiquer ensuite à l'air renfermé dans sa caisse et, par le moyen de celui-ci, à la membrane spirale de la coquille. Or, celle-ci étant éloignée de l'autre de toute la profondeur de la caisse, il est évident qu'il n'est pas essentiel à l'oreille que son moyen couvre et soit joint immédiatement à sa partie principale, comme la rétine l'est à la choroïde, l'épiderme à la peau de la langue et à celle du corps; il est seulement nécessaire qu'il soit placé au-devant d'elle, comme dans ces autres organes qui ont tous le leur situé devant leur partie principale.

Quoique M. de la Hire semble convenir de cette règle invariable dans tous les organes des sens, il s'en éloigne néanmoins à l'égard de l'oreille autant qu'il a fait à l'égard de l'œil, quand il nous dit dans sa dissertation des accidents de la vue que *la nature agit de la même manière dans le sens de l'ouïe* que dans celui de la vue, et *c'est ce qui me sert de preuve pour la proposition que j'avance ici; car la lame spirale est très propre, par sa nature et par sa disposition, à recevoir les ébranlements différents de l'air, qu'elle communique aux ramifications du nerf auditif qui lui sont jointes, puisqu'on ne doit pas chercher ce sentiment autre part que dans les nerfs.*

J'ai démontré que les nerfs ne peuvent pas être les parties principales des organes des sens. Il me suffit donc à présent de faire voir que M. de la Hire ne se trompe pas moins à l'égard de l'oreille qu'il s'est mépris à l'égard de l'œil. En effet, la membrane du tambour étant placée au-devant de la membrane spirale de la coquille, et recevant avant elle l'agitation que les corps sonores excitent dans l'air extérieur, n'est-il pas visible que la membrane du tambour doit être le milieu qui communique à l'air renfermé dans sa caisse et dans le labyrinthe cette agitation qui se transmet à la membrane spirale de la coquille? D'où il suit que celle-ci doit être la partie principale de l'oreille, et celle du tambour son moyen. Aussi perd-on l'ouïe quand le tympan est percé, parce que l'air renfermé dans la caisse, s'échappant par l'ouverture de cette membrane, ne peut plus ébranler la lame spirale de la coquille. Si cela n'est pas ainsi, que M. de la Hire nous apprenne donc, pour nous détromper, à quoi peut servir la membrane du tambour, qu'il nous défend de prendre pour la partie principale de l'organe de l'ouïe, ce qu'aucun anatomiste n'a jamais fait, mais bien pour son milieu; lui-même ne peut pas ignorer que le tympan de l'oreille ne soit ébranlé, quand on parle à l'oreille d'un sourd par un cornet, pour lui faire entendre ce qu'il ne pourrait ouïr sans le secours de cet instrument, et si cette membrane ne communiquait, par le moyen de l'air renfermé dans la caisse, son mouvement à la lame spirale de la coquille, qui, selon lui-même, est très propre, par sa nature et par sa disposition, à recevoir les ébranlements différents de l'air.

Hé, d'où pourrait-elle, cette lame spirale, recevoir l'agitation de l'air extérieur, si la membrane du tambour ne la lui communiquait? D'aucune autre partie, bien certainement, puisque de l'ouverture seule de la membrane du tympan suit la perte de l'ouïe immédiatement après. Donc le jugement que M. de la Hire a porté de l'oreille est tout aussi mal rendu que celui de l'œil, puisqu'il prétend que la membrane spirale de la coquille serve de milieu à l'oreille, ses nerfs de partie principale, et qu'il ne donne nul usage à la membrane du tambour, sans laquelle cependant on ne peut entendre.

Conclusion générale. — Puisque nous ne pouvons voir les objets lumineux ni les colorés indépendamment de la modification de l'esprit animal et de la structure de l'œil, ni les connaître sans celle du cerveau, qui est la source principale de cet esprit, il est évident que le sentiment et la connaissance simple que nous en avons ne peuvent être que des effets naturels qui résultent de l'union de cet esprit avec la structure de ces deux organes; ce qui paraît d'autant plus certain que, l'un sans l'autre, l'œil ne peut être susceptible de sensation ni le cerveau de connaissance, et que les animaux, à qui Dieu n'a point donné d'entendement, sentent néanmoins et connaissent aussi bien que les hommes les objets corporels; parce qu'il leur a accordé comme à nous ce même esprit animal, un cerveau et les mêmes organes des sens, afin qu'ils puissent aussi sentir et connaître ces objets, pour les éviter quand ils leur sont nuisibles, et s'en servir lorsqu'ils leur sont avantageux; autrement les bêtes n'auraient pu en faire le discernement.

Réponse à la troisième partie de la critique de M. de la Hire.

Dans mon mémoire du 12 novembre 1704, j'ai soutenu qu'il passe beaucoup plus de lumière dans le globe des yeux, quand ils sont plongés dans l'eau, qu'il n'y en entre lorsqu'ils sont exposés à l'air. M. de la Hire, dans la critique qu'il a faite de ce paradoxe, prétend qu'il en passe tout autant dans l'air que dans l'eau.

Pour mettre le lecteur en état de juger quelle est, de ces deux opinions, la plus vraisemblable, je vais rapporter encore une fois l'observation qui m'a convaincu de la vérité de cette hypothèse, avec les objections les plus considérables de ce savant académicien.

En exposant, dans l'eau, les yeux d'un chat vivant aux rayons du soleil, je vis aussitôt la prunelle se dilater extraordinairement. En même temps, les humeurs et la rétine disparurent, et alors leur globe ne me parut rempli que d'un air lumineux qui me fit apercevoir avec admiration la choroïde, ses vaisseaux sanguins, ses couleurs différentes, et même l'extrémité des corps des nerfs optiques très distinctement. Je ne sais pas si cette découverte a été faite par quelque autre avant moi. Ce qui pourrait donner lieu de le croire, c'est la manière dont en parle ce célèbre opticien, qui me paraîtrait méprisante si, par la peine qu'il a bien voulu prendre de critiquer mon système de la vision, il ne m'avait mis au nombre des plus grands hommes qu'il a ainsi honorés de son estime particulière. Quoi qu'il en soit, voici ses propres termes, par lesquels on peut connaître combien il fait cas de ma remarque :

L'observation dont je parle dans ce mémoire est assez commune, et ceux qui l'ont faite ont toujours remarqué la même chose, mais *la découverte de M. Mariotte est une des plus curieuses qu'on ait faites en physique.*

Avant que d'en juger, je vous prie, messieurs, d'entendre ma réponse.

Si mon observation est commune, parce qu'elle a été faite par plusieurs physiciens avant moi, M. de la Hire n'était-il pas obligé de citer ces auteurs pour le prouver? Il n'en rapporte aucun. En doit-il être cru sur sa simple parole? Si c'est parce qu'elle ne mérite point qu'on en fasse cas qu'il dit qu'elle est commune, examinons ce que la découverte de M. Mariotte, qu'il dit être une des plus curieuses

---

1. *R. Mss.*, 27 août 1712, t. XXXI, f° 319, verso. (*Inédit.*)

qu'on ait faites en physique, a de plus merveilleux que la mienne pour lui donner la préférence.

En faisant l'expérience de M. Mariotte, on apprend seulement que la vision ne se fait point dans l'endroit du fond de l'œil où la choroïde ne se trouve pas opposée directement à la rétine; mais on ne peut pas connaître certainement par cette observation si la rétine est transparente ou opaque. On n'en peut juger que par conjecture, comme a fait M. Mariotte, ce qui a fait dire à M. de la Hire : « *Je ne crois pas aussi qu'on puisse attribuer le défaut de vision dans cet endroit de l'œil à autre chose qu'au défaut de la choroïde.* » Ce qu'il se serait bien donné de garde d'avancer, s'il avait fait réflexion que dans cet endroit la choroïde enveloppe la rétine et même jusqu'à la pie-mère qui couvre le cerveau. Ainsi, ce défaut de vision ne peut pas venir de ce que la choroïde manque dans cet endroit, mais bien de l'une ou de l'autre de deux causes auxquelles je ne sache pas qu'aucun philosophe ait fait jusqu'ici attention, et peut-être de toutes les deux ensemble, savoir : 1° De ce que les rayons de la lumière que réfléchit un objet, ne trouvant pas la choroïde directement opposée à leur passage dans le fond de l'œil, ils s'insinuent et vont se perdre dans le centre du nerf optique, où tous les filets de la rétine se trouvent ramassés dans la choroïde qui les enveloppe. De là vient que, ne pouvant faire d'impression sur cette membrane, l'esprit animal ne peut y recevoir la modification propre au sentiment de la vue; ce qui fait qu'on n'aperçoit pas l'objet, parce qu'encore une fois les rayons de la lumière s'enfoncent dans la substance moelleuse du nerf optique, où ils s'éteignent.

2° Ce défaut de vision peut venir aussi de ce que la liqueur noire dont la choroïde est imbibée dans le globe de l'œil, et qui apparemment reçoit l'image des objets, n'humecte point cette membrane dans le corps du nerf optique. Ce qui se passe dans un miroir fait avec le papier blanc et noir appliqués l'un après l'autre derrière sa glace donne un grand air de vérité à cette conjecture, car l'expérience m'a appris que l'image d'un objet ne peut point s'imprimer dans ce miroir, quand il n'y a derrière qu'un papier blanc appliqué, parce que les rayons de la lumière, nécessaires à sa peinture, passent à travers ce papier comme ils font à travers le verre.

Au contraire, l'image de l'objet s'y forme parfaitement lorsqu'on y applique un papier noirci, parce que les rayons de la lumière qui passent à travers le verre sont arrêtés et réfléchis vers nos yeux par le papier noir, qui ne peut leur donner passage. Ainsi il y a beaucoup d'apparence que ces deux causes jointes ensemble contribuent à ce défaut de vision. Revenons à mon observation.

En faisant mon expérience, on remarque que la rétine disparaît entièrement avec toutes les humeurs des yeux, et alors on ne voit dans leur globe que la choroïde et l'extrémité du corps des nerfs optiques, preuve évidente et de l'opacité de la choroïde et de la transparence de la rétine ; et c'est en cela que ma découverte semble déjà l'emporter sur celle de M. Mariotte. Car la remarque de M. Mariotte ne montre pas certainement la transparence de la rétine dans l'endroit du fond de l'œil où manque la vision ; puisqu'on découvre dans le fond des yeux plongés dans l'eau tout aussi facilement l'extrémité du corps des nerfs optiques que la choroïde. Cet endroit où manque la vision est donc opaque, au lieu que la rétine disparaît partout ailleurs, preuve incontestable de sa transparence.

De plus, si ma découverte avait été faite par quelque autre avant moi, et qu'on en eût eu connaissance du temps de cette fameuse question qui fit tant de bruit dans l'Académie royale des sciences en 1669, entre MM. Mariotte, Pecquet et Perrault, pour savoir quelle est de la rétine ou de la choroïde la partie dans laquelle se fait la vision, ou sur laquelle de ces deux membranes s'imprime l'image des objets, sans doute que M. Mariotte s'en serait servi pour défendre son opinion. Car mon observation démontrant et la transparence de la rétine et l'opacité de la choroïde, il aurait pu par son moyen, plus facilement que par sa remarque, prouver à ces messieurs que l'image des objets ne pouvait pas se peindre sur la rétine, mais bien sur la choroïde ; qu'ainsi cette membrane devait être la partie principale de l'organe de la vue, ce qu'il aurait pu encore démontrer plus aisément s'il avait su que la rétine est insensible, et qu'au contraire la choroïde est douée d'un sentiment très exquis. Il n'est point parlé dans le différend de ces trois académiciens ni de l'insensibilité de la rétine, ni du sentiment de la choroïde, ni de mon observation ; il y a donc grande apparence qu'alors elle n'avait pas encore été faite, et que ce n'est que depuis que je la communiquai à l'Académie qu'elle a été connue ; ce que M. de la Hire n'a pas pu ignorer après ce qu'en a rapporté M. du Hamel dans l'Histoire de cette illustre compagnie, dont il était secrétaire. Voici les propres paroles de ce fameux historien :

« Dr Méry observationem quamdam nuper a se factam communicavit die ultimo Maii 1684. Cum felem in aquam demergeret, illud advertit, pupillam ante oblongam et arcatam paulatim in aqua dilatari, adeo ut in fele pene extincto series major quam antea videretur ; mortui et ex aqua educti, non potuit fundum oculi despicere. Sed ubi intra aquam mersus est, tum quasi omni humore vacuus, et uberiore luce perfusus apparuit. Jam oculi fundum et varios choroïdis colores nervi optici limbum ex quo vasa in choroïdem exibant, conspexit ; sed retina ipsa aut humores in conspectum non venerunt. »

Si M. de la Hire ne peut citer aucun auteur qui ait fait avant ce temps-là cette découverte, il n'a pas raison de dire qu'elle est assez commune, ni que celle de M. Mariotte est une des plus curieuses qu'on ait faites en physique, d'autant moins qu'après s'être assuré de la transparence de la rétine par mon observation, qu'il a apparemment faite lui-même, il semble renoncer dans sa critique de 1709 à son système de la peinture des objets sur la rétine, que l'expérience de M. Mariotte, antérieure à sa dissertation des accidents de la vue de 1694, n'a pu lui faire abandonner. C'est un fait dont il ne peut pas disconvenir ; puisqu'après avoir avancé en plus de 50 endroits de ce traité que l'image des objets se peint sur la rétine, ou que les rayons de la lumière qu'ils réfléchissent vers nos yeux se rendent sur cette membrane, on n'en trouve pas un seul dans toute sa critique pour soutenir cette opinion ; s'il y avait persisté, il aurait dû, en combattant mon hypothèse, démontrer que ce n'est pas sur la choroïde que se forme leur peinture, comme je prétends, mais sur la rétine, comme il l'a cru avant mon observation, parce que c'est en cela que consiste le point essentiel qui fait la différence propre de son système de la vision d'avec le mien, et le sujet principal de sa critique. Il le passe sous silence sans le traiter, se contentant d'attaquer mon opinion par le sentiment vif qu'il attribue à la rétine, dont j'ai démontré l'insensibilité dans la seconde réponse que j'ai faite à sa critique. Il ne croit donc plus à présent que l'image des objets se peint sur la rétine. Cela étant, il doit avouer que mon observation est au moins aussi considérable que la découverte de M. Mariotte, qu'il dit être une des plus curieuses qu'on ait faites en physique, puisqu'encore un coup elle n'a pu lui faire quitter son ancien système que ma remarque lui a fait abandonner.

Après cette discussion, on peut bien penser que cet habile opticien n'a donné l'avantage à la découverte de M. Mariotte sur la mienne que parce que j'ai soutenu, contre le sentiment des philosophes qu'il a adopté, que c'est sur la choroïde que se peint l'image des objets, parce que cette membrane est noire et opaque, et non pas, comme ils le croient, sur la rétine, parce qu'elle est blanche et transparente. Mais pourquoi trouver mauvais que j'aie réfuté leur opinion, puisque, dans tout mon mémoire qui fait le sujet de sa critique, il n'y a pas un seul mot d'où il ait pu tirer le moindre indice que j'aie eu dessein de l'attaquer en particulier ?

Je n'aurais pas cru qu'un procédé si honnête eût pu lui donner sujet de faire si peu de compte de mon observation. Qu'il ne soit point surpris des expressions dont je vais me servir pour soutenir mon

hypothèse. Je l'estime et l'honore véritablement; mais mon inclination naturelle me porte à défendre la vérité par des raisons pres-
santes, quand je reconnais que l'esprit humain éclairé de la lumière,
au lieu de prendre son parti, s'efforce au contraire de la combattre
et de la détruire par de vaines subtilités, parce qu'elle ne s'accorde
pas avec son préjugé.

Au reste, quelque considérable que me paraisse ma découverte, je
ne prétends pas cependant m'en faire honneur dans le monde. Le
hasard, quelque merveilleux qu'il soit, ne saurait faire la gloire d'un
académicien. J'avoue ingénuement que je n'avais d'autre dessein que
de me donner un squelette du chat que je noyai, quand un spectacle,
pour moi si agréable, se présenta de lui-même à mes yeux sans le rechercher; mais je puis dire aussi sans vanité que toutes les conséquences
que j'en ai tirées, je ne les dois qu'à mes propres réflexions.

En effet, après avoir observé d'abord dans le globe des yeux de ce
chat couverts d'eau la dilatation de la prunelle, la choroïde, ses
couleurs différentes, ses vaisseaux sanguins et l'extrémité du corps
des nerfs optiques, réfléchissant ensuite sur la cause qui pouvait faire
évanouir les humeurs et la rétine, je m'imaginai que ce ne pouvait
être que la lumière, qui, entrant beaucoup plus abondamment dans
les yeux de cet animal plongés dans l'eau que lorsqu'ils sont exposés à l'air, effaçait par son grand éclat leur transparence; de même
que nous voyons les étoiles qui brillent dans le ciel pendant une
nuit obscure disparaître à nos yeux au lever du soleil, parce qu'il est
beaucoup plus lumineux que tous les autres astres du firmament.
Effets indépendants de l'optique; quoique la manière dont se fait la
vision dépende de ses règles, comment peut-on s'imaginer que ce
soit par des règles d'optique qu'on voit la choroïde dans l'eau, qu'on
ne peut apercevoir dans l'air le plus lumineux? Pour faire croire ce
paradoxe, il faudrait démontrer que le jour et la nuit, qui se succèdent
l'un à l'autre, en dépendent aussi. L'entreprendre, ce serait, ce me
semble, tenter l'impossible. Ce qui me fit penser à tirer de ma supposition cette conséquence, qu'il devait passer à travers la cornée
couverte d'eau infiniment plus de lumière dans les yeux du chat que
lorsque cette membrane est à découvert dans l'air. Car autrement
j'aurais pu apercevoir à l'air, beaucoup plus aisément que dans l'eau,
la choroïde; puisque la cornée reçoit bien plus de lumière étant
exposée à l'air que quand elle est plongée dans l'eau, dont la surface
réfléchit une partie de ses rayons; ce qui me fut impossible, quoique
la prunelle restât également dilatée dans ces deux éléments après la
mort de cet animal. D'où je conclus que la plus grande partie des
rayons de la lumière qui passait de l'air dans l'eau, tombant sur la

cornée, devaient entrer dans le globe des yeux de ce chat; qu'ainsi
la surface de cette membrane devait avoir beaucoup d'inégalités que
l'eau unissait, mais que l'air ne pouvait aplanir : raisonnement fondé
sur ce principe véritable que plus les corps transparents sont polis,
plus le passage qu'ils donnent à la lumière devient libre. D'où il suit
qu'un plus grand nombre de ses rayons passant après cela à travers
ces corps, ils deviennent alors plus éclatants ; non pas parce qu'ils
réfléchissent plus de lumière, comme le croit M. de la Hire, mais
parce que beaucoup plus de leurs parties sont éclairées de ses rayons
qui les traversent. Car s'ils en réfléchissaient davantage quand ils sont
polis, comme il le prétend, il en passerait beaucoup moins par la
cornée aplanie par l'eau qu'auparavant; ainsi il entrerait bien moins
de lumière dans le fond des yeux du chat plongés dans l'eau, qu'étant
exposés à l'air. On verrait donc moins la choroïde dans l'eau que
dans l'air; ce qui est certainement contraire à mon expérience; car
on ne peut point apercevoir cette membrane dans l'air, on la découvre dans l'eau, soit qu'on regarde directement ou obliquement la
prunelle exposée tour à tour, en plein jour, dans ces deux éléments.
Il est donc certain qu'il passe infiniment plus de lumière dans le
globe des yeux étant dans l'eau que dans l'air. Cependant M. de la
Hire soutient qu'il n'y en entre pas davantage, et, pour le prouver,
voici ce qu'il objecte :

*La surface de tous les corps polis renvoie la lumière, et la renvoie
ou la réfléchit d'autant plus fortement qu'elle est plus polie.*

Je vais démontrer que cette proposition générale, si affirmative, est
certainement fausse, tant à l'égard des corps transparents qu'à l'égard
des corps opaques. En voici des preuves qui me semblent convaincantes.

L'image d'un objet ne peut jamais se former sur une glace de verre
parfaitement polie des deux côtés; parce que tous les rayons de la
lumière, qui doivent la représenter, passent à travers. Au contraire,
son image se peint toujours d'autant plus nettement sur une table de
marbre noir qu'elle est plus unie. Mais comme en polissant cette
table on rend sa surface transparente, il est certain que ce n'est point
sa superficie polie qui réfléchit les rayons de la lumière dont cette
image est formée, mais la partie opaque qui lui est jointe immédiatement; ainsi la surface polie de cette table ne sert qu'à donner passage
à ces rayons et sa partie opaque à les réfléchir. Ce qu'il m'est facile de
prouver, et par la structure de l'œil artificiel, qu'on appelle chambre
noire, et par son effet.

Le verre objectif placé sur le devant de cet œil fait l'office de la
cornée et du cristallin ; la surface polie de la glace qui est derrière,

l'effet de la rétine, et sa surface dépolie celui de la choroïde. Si la glace était polie des deux côtés, comme est l'objectif, l'on ne verrait point l'image des objets peints sur la glace; parce que les rayons de la lumière réfléchis par les objets passeraient tous à travers, comme ils font par l'objectif.

Les lunettes d'approche, dont les verres sont polis des deux côtés, nous fournissent une preuve incontestable de cette vérité; car c'est une chose connue de tout le monde que l'image des objets ne peut s'imprimer sur aucun de leurs verres, parce que tous les rayons de la lumière qui pourraient la représenter passent à travers. On ne voit donc l'image des objets peinte sur la glace d'un œil artificiel que parce que les rayons de la lumière que les objets réfléchissent sont arrêtés sur sa surface dépolie. D'où il suit évidemment que ce n'est pas la superficie polie de la table de marbre noir qui réfléchit la lumière, mais sa partie impolie qui est au delà et qui la touche immédiatement, de même que fait l'étain d'un miroir. Donc plus la surface des corps opaques est polie, moins elle réfléchit de lumière. Il en est de même des corps transparents; car plus on les polit, plus le passage qu'ils donnent à la lumière devient libre. Ainsi il est certain qu'il passe après cela beaucoup plus de ses rayons à travers qu'auparavant. De sorte que leur surface renvoie alors moins de lumière. Ce que je vais démontrer même par cette autre proposition de M. de la Hire :

Et si ces corps polis sont aussi transparents, une partie de la lumière passera à travers du corps et l'autre partie se réfléchira. Donc puisqu'il passe beaucoup plus de lumière à travers une glace de verre et même par la surface d'une table de marbre noir et opaque après les avoir polis qu'auparavant, il est évidemment faux *que la surface de tous les corps polis renvoie la lumière et la renvoie ou la réfléchisse d'autant plus fortement qu'elle est plus polie;* puisqu'alors elle laissera passer et repasser ses rayons, qui ne pouvaient la traverser avant le poliment. D'ailleurs, si on fait une sérieuse réflexion sur ce que nous dit ce savant opticien des corps transparents, en particulier, on reconnaîtra encore que son opinion n'est pas vraisemblable; car il est constant que les rayons de la lumière, nécessaires pour former une image parfaite d'un objet dans un miroir, passent tous à travers la glace, car autrement la peinture de cet objet paraîtrait percée comme un tamis fort fin, si une partie des rayons de la lumière, qui doivent la représenter, était réfléchie par la surface de la glace du miroir. Cette image ne paraît point trouée, donc tous les rayons de la lumière qui la forment traversent toute l'épaisseur de la glace du miroir, et vont se rendre sur l'étain qui les arrête et les réfléchit. Ce qui fait que nous apercevons l'image de cet objet; d'où il suit que

si ces mêmes rayons sont poussés par un objet sur la cornée, ils
doivent aussi traverser cette membrane, les humeurs et la rétine qui
sont transparentes, et se rendre sur la choroïde qui est opaque pour
peindre sur la surface de cette noire membrane une image parfaite,
mais que nous ne pouvons découvrir; parce qu'il passe à travers la
cornée trop peu de lumière dans les yeux pour nous la faire apercevoir. Cependant nous voyons bien la nôtre dans les yeux d'un
homme dont nous regardons de fort près la prunelle; parce que les
ténèbres qui règnent toujours dans leur globe nous renvoient la
lumière que notre corps y réfléchit. Mais la cornée étant ôtée, notre
image disparaît; parce qu'alors le globe des yeux est éclairé. Ce sont
donc ces ténèbres qui nous la font apercevoir. Nous ne la voyons pas,
ni celle des objets dans les yeux du chat couverts d'eau et tournés du
côté du soleil; parce que la trop grande lumière qui les pénètre fait
disparaître les humeurs sans lesquelles nous ne pouvons la remarquer; ce qui donne l'air de croire qu'un homme en cet état ne pourrait aussi par la même raison voir les objets extérieurs, quoiqu'il distingue parfaitement ceux qui sont dans le fond d'une rivière, quand
il a les yeux tournés de leur côté; parce qu'apparemment la lumière
qu'ils réfléchissent est trop affaiblie pour faire évanouir les humeurs.

Qu'il me soit permis de hasarder ici une conjecture contre l'hypothèse ordinaire de la vision. On a cru jusqu'à présent qu'elle se fait
quand les rayons de la lumière, que réfléchissent les objets, impriment
leur image sur la rétine, comme ils font sur la glace d'un œil artificiel; néanmoins nous ne pouvons voir cette image dans l'œil naturel,
pas même lorsqu'on enlève la cornée; car on ne découvre alors
à travers les humeurs que la rétine et la choroïde sans apercevoir la
peinture des objets sur ces membranes; d'où l'on peut conjecturer
qu'elle ne se forme point dans l'œil naturel, qu'ainsi la vision dépend
de la modification que le peu de rayons de lumière qui entrent dans le
globe de l'œil donnent aux esprits animaux renfermés dans la choroïde, de même que toutes les autres sensations dans les organes desquels il n'y a nulle apparence que l'image de leurs objets propres
puisse s'imprimer. Pour démontrer le contraire, il faudrait faire voir
l'image des objets peinte sur la rétine comme sur la surface dépolie
de l'œil artificiel; autrement la comparaison doit passer pour fausse.
Mais de quelque manière que se fasse la vision, je dis que puisqu'on
ne voit que lumière dans les yeux du chat plongés dans l'eau, et qu'au
contraire ils ne paraissent dans l'air remplis que d'épaisses ténèbres, quoique la prunelle reste également dilatée dans ces deux
éléments après la mort de cet animal, je dis qu'il est constant qu'il
passe à travers la cornée aplanie par l'eau beaucoup plus de

lumière dans le globe des yeux du chat qu'il n'y en entre, lorsque
cette membrane est exposée à l'air avec ses inégalités. Pour détruire
cette conséquence, M. de la Hire se sert de cette supposition qu'il ne
prouve nullement :

Comme nous n'avons pas, dit-il, *de corps dont la surface soit plus
polie que celle des liquides, on pourrait dire qu'il entrerait dans
l'œil, exposé à l'air, bien moins de rayons de lumière qu'il n'y en
entre dans l'eau, si la cornée n'était toujours enduite d'une liqueur
claire et onctueuse. Ce n'est donc pas par cette raison qu'on ne voit
pas le fond de l'œil dont la cornée est exposée à l'air, et qu'on le voit
quand l'œil est dans l'eau.*

Je n'ai donc qu'à prouver que la cornée n'est point naturellement
enduite de cette liqueur pour faire connaître la vérité de mon hypothèse. Or c'est ce que je vais démontrer. Si cette liqueur claire et
onctueuse existait, et qu'il fût vrai qu'elle produisît sur la cornée le
même effet qu'y cause l'eau, comme il suit de sa supposition, il est
constant qu'on devrait voir la choroïde dans l'air comme dans l'eau.
Donc sa prétendue liqueur n'existe pas; mais supposé qu'elle existe,
il est évident qu'elle ne fait pas sur la cornée le même effet que l'eau,
puisque dans l'air on ne peut voir la choroïde qu'on découvre dans
l'eau. Ne nous donne-t-il pas lui-même lieu de croire que cette
liqueur n'est qu'imaginaire, quand il nous dit, dans sa Dissertation
des différents accidents de la vue, que *la cornée est fort dure et sèche
de sa nature?*

Peut-être me répondra-t-il que cette liqueur claire et onctueuse
s'écoule continuellement des glandes lacrymales sur la surface de la
cornée, ce qui n'empêche pas que cette membrane ne soit dure et
sèche naturellement. Mais ne sait-on pas que lorsque les yeux sont
baignés de larmes on n'aperçoit point la choroïde dans l'air, qu'on ne
voit même les objets que confusément, et qu'il faut essuyer les yeux
pour les voir plus nettement? Donc ni les larmes ne peuvent pas faire
sur la cornée le même effet que l'eau, ni sa liqueur claire et onctueuse, supposé qu'elle vienne d'ailleurs que des glandes lacrymales.

Comment nous prouvera-t-il encore la dureté et la sécheresse de
cette membrane? L'expérience ne détruit-elle pas ce prétendu fait?
Car si on laisse sécher la cornée, elle devient mince; si après cela on
la plonge dans l'eau, elle reprend sa première épaisseur; preuve
certaine qu'elle est en elle-même abreuvée d'humidité dans son état
naturel. Les corps durs et secs de leur nature ne diminuent point
d'épaisseur. A la vérité, le globe de l'œil gonflé naturellement de ses
propres humeurs, alors la cornée, tendue comme un ballon plein
d'air, paraît dure, mais sans être sèche; car si on retire les humeurs

hors de l'œil, on la trouve effectivement molle et humide comme une vessie qu'on vient de vider. Sa dureté n'est donc qu'apparente et sa sécheresse imaginaire.

De plus, cet académicien si célèbre, pour combattre mon opinion, m'objecte que *s'il se réfléchit des rayons de lumière sur la cornée dans l'air, il s'en réfléchit aussi sur la surface de l'eau, et presqu'en égale quantité, ce qui est contre le sentiment de quelques-uns, qui ont prétendu qu'il s'en perdait beaucoup plus sur la cornée dans l'air et qui n'ont pas fait attention qu'il s'en perdait beaucoup moins sur la surface de l'eau.*

Outre que je trouve dans cette objection un défaut de justesse entre ces deux énoncés : 1° il se réfléchit sur la surface de l'eau une quantité de lumière presque égale à celle qui se réfléchit sur la cornée; 2° il ne s'en perd pas moins sur l'une que sur l'autre; car cette quantité étant ainsi égale et inégale, on ne saurait reconnaître dans laquelle de ces deux expressions différentes pouvait être la vérité; — je vais prouver que cette proposition est fausse.

Il est bien vrai que je n'ai point fait d'attention à la perte qui se peut faire des rayons de la lumière sur la surface de l'eau. Mais je demande à M. de la Hire : avais-je besoin de la comparer avec celle qui s'en fait sur la cornée, pour reconnaître dans lequel de ces deux éléments, de l'air ou de l'eau, il passe plus de lumière dans le globe des yeux du chat? Il n'aurait pas raison de prétendre que cette comparaison me fût nécessaire, puisque lui-même n'a pas fait d'attention, pour en juger, à la perte qui se peut faire d'une partie de ses rayons sur la surface de sa liqueur prétendue, qui, selon lui, enduit toujours la cornée et cause le même effet que l'eau.

Pour ne me pas méprendre dans cette recherche, j'ai cru qu'il me suffisait de remarquer seulement que dans l'air le globe des yeux semble n'être plein que d'épaisses ténèbres, au lieu que dans l'eau il ne paraît rempli que de lumière, pour conclure de ces deux circonstances qu'il passe beaucoup plus de ses rayons dans le globe des yeux plongés dans l'eau qu'étant exposés à l'air.

L'objection de cet habile opticien ne saurait détruire cette conséquence; car s'il était vrai qu'il se perdît autant de lumière sur la surface de l'eau que sur celle de la cornée, comme il croit, il est indubitable qu'il entrerait tout aussi peu de ses rayons dans les yeux plongés dans l'eau qu'étant exposés à l'air, on verrait donc aussi peu la choroïde dans l'eau que dans l'air. Cependant on ne peut nullement apercevoir dans l'air cette membrane, on la découvre très nettement dans l'eau. Il faut donc nécessairement qu'il se réfléchisse infiniment plus de lumière sur la surface de la cornée exposée à l'air

que sur celle de l'eau. Il n'y a donc nulle apparence qu'il s'en perde
tout autant sur l'une que sur l'autre, comme le prétend M. de la
Hire, ce qu'il sera aisé de comprendre, si l'on fait réflexion que nous
n'avons point de corps dont la surface soit aussi polie, ni dont les
parties soient aussi transparentes que celles de l'eau, ni qui donnent
par conséquent un aussi libre passage à la lumière. De là vient qu'on
aperçoit dans le fond d'une rivière, à travers une grande hauteur
d'eau, un objet qu'on ne peut découvrir dans l'air à travers un corps
d'une beaucoup moindre épaisseur, quelque transparent et quelque
poli qu'il puisse être, d'où il suit évidemment qu'il doit entrer beaucoup plus de lumière dans le fond des yeux, lorsque les inégalités de
la cornée sont aplanies par l'eau, qu'auparavant. Et parce que la prunelle restant aussi dilatée dans l'air que dans l'eau après la mort du
chat, on n'aperçoit néanmoins que ténèbres dans les yeux exposés à
l'air, et que lumière quand ils sont plongés dans l'eau, il est constant que la dilatation de la prunelle a infiniment moins de part à cet
effet surprenant que l'aplanissement des inégalités de la cornée par
l'eau dans laquelle les yeux sont plongés.

Il ne me reste plus qu'à faire voir que c'est en vain que M. de la
Hire s'est flatté d'avoir détruit mon hypothèse par son expérience que
voici, connue de tout temps de tous les physiciens. Qu'on mette
dans le fond d'un bassin vide un objet, on le perd de vue à une certaine distance, d'où l'on peut l'apercevoir en remplissant d'eau ce
bassin; parce que les rayons de la lumière réfléchis par cet objet se
rompent en passant de l'eau dans l'air, et viennent, en s'éloignant de
la perpendiculaire, se rendre sur la cornée transparente, et passent
par la prunelle dans le fond de l'œil : d'où il conclut que c'est par la
même raison qu'on aperçoit la choroïde dans l'eau, et non pas parce
qu'il entre plus de lumière dans le globe des yeux, comme je le prétends. Je tombe d'accord de cette expérience, mais je nie la conséquence qu'il en tire, et vais prouver par une autre expérience, que
j'ai imaginée et faite d'après sa critique, qu'elle n'est pas vraisemblable.

J'ai pris deux gobelets d'argent, l'un et l'autre profonds d'environ
trois pouces, de figure semblable. J'ai mis dans le fond de chaque
gobelet, précisément au même endroit, un louis d'or, et pour tenir
lieu de la cornée transparente, j'ai scellé avec de la cire dans l'un
de ces gobelets une glace de verre, éloignée de son bord de
dix lignes et de son fond de deux pouces. Par ce moyen j'ai divisé
sa capacité en deux parties, entre lesquelles je n'ai laissé aucune
communication.

J'ai placé ensuite ces deux gobelets sur une même ligne, l'un à côté de l'autre, et m'étant éloigné assez pour perdre de vue ces deux pièces d'or, j'ai fait verser de l'eau dans ces gobelets jusqu'à leur bord ; alors j'ai aperçu le louis d'or du gobelet plein d'eau, mais je n'ai pu, de la même distance, découvrir l'autre dans le gobelet qui renfermait deux pouces d'air sous dix lignes d'eau ; il a fallu me rapprocher pour les voir ; d'où il suit évidemment que les rayons de la lumière, réfléchis par le louis d'or de ce gobelet, s'éloignent bien moins de la perpendiculaire en passant de l'air intérieur dans l'eau, et de l'eau dans l'air extérieur, qu'ils ne font en sortant du gobelet qui n'est rempli que d'eau. Preuve certaine que la conséquence que tire M. de la Hire de son expérience contre mon hypothèse n'est pas vraisemblable.

Je vais démontrer à présent et par le rapport qu'il y a entre ces gobelets et les yeux du chat placés dans l'eau et dans l'air, et par les effets différents qui se passent dans les unes et les autres, qu'elle est certainement fausse.

Puisque les yeux de cet animal, plongés dans l'eau, ne paraissent remplis que d'un air lumineux, je puis, en cet état, les comparer au gobelet qui contient deux pouces d'air renfermé sous dix lignes d'eau ; et parce que les humeurs des yeux sont analogues à l'eau, je puis aussi les comparer, étant dans l'air, au gobelet plein d'eau, avec d'autant plus de raison que les yeux du chat couverts d'eau et pleins de lumière paraissent, de même que le gobelet rempli d'air et d'eau, plus profonds qu'ils ne sont effectivement, et qu'au contraire les yeux de cet animal remplis de leurs humeurs, mais vides de lumière, semblent, de même que le gobelet plein seulement d'eau, moins profonds qu'ils ne sont naturellement ; d'où l'on peut juger qu'il y a entre les yeux et ces gobelets un juste rapport, eu égard à ces circonstances.

Examinons maintenant les effets qui se passent dans les uns et les autres, pour reconnaître sûrement s'il est vrai ou faux que ce soit par la même raison qu'on voit un objet dans le fond d'un bassin plein d'eau, qu'on aperçoit la choroïde dans le globe des yeux couverts d'eau, et si la liqueur supposée par M. de la Hire fait sur la cornée le même effet que l'eau.

Si je pose sur une même ligne, et à égale hauteur, ces deux gobelets et deux têtes de chat, dont les yeux de l'une soient plongés dans l'eau, et ceux de l'autre exposés à l'air, il arrive que, de la même distance d'où je découvre ma pièce d'or sur le fond du gobelet qui n'est rempli que d'eau, je ne puis voir la choroïde dans les yeux plongés dans l'eau, ni la pièce d'or du gobelet plein d'air et d'eau ; il faut me rapprocher pour les voir. Mais, de quelque distance et de quelque

manière que je regarde les yeux du chat exposés à l'air, je ne saurais
y découvrir la choroïde que je vois dans l'eau; ce ne peut donc être
certainement par la même raison qu'on découvre un objet dans le
fond du bassin plein d'eau qu'on remarque la choroïde dans le globe
des yeux du chat plongés dans l'eau. D'ailleurs si la cornée était toujours couverte d'une liqueur qui causât sur sa surface le même effet
que dans l'eau, on pourrait apercevoir la choroïde dans l'air comme
dans l'eau; cependant il est impossible de découvrir cette membrane
dans l'air : on la voit très distinctement dans l'eau. Il passe donc infiniment plus de lumière dans les yeux du chat quand ils sont plongés
dans l'eau qu'il n'y en entre lorsqu'ils sont exposés à l'air. Je dis infiniment, parce que les yeux étant placés dans l'air, on n'y voit que
d'épaisses ténèbres en plein jour, quoiqu'on regarde de près et directement la prunelle, et qu'au contraire on n'y aperçoit, dans l'eau,
qu'une lumière éclatante, quoiqu'on regarde de loin et obliquement
ce trou qui donne passage à ses rayons dans l'œil. Donc la conséquence que tire cet opticien de son expérience contre mon hypothèse est évidemment fausse. Ce ne peut donc être que parce qu'il
entre infiniment plus de lumière dans les yeux plongés dans l'eau
qu'étant exposés à l'air, qu'on voit dans l'eau la choroïde.

Voici encore de ce paradoxe surprenant une autre preuve qui confirme la précédente d'une manière si convaincante, que je ne saurais
m'imaginer que la critique la plus ingénieuse puisse rien opposer de
raisonnable à cette expérience.

Les yeux étant exposés dans l'air à la lumière, il est impossible
d'apercevoir dans leur globe, de quelque façon qu'on les regarde, la
choroïde à travers la cornée. Qu'on enlève cette membrane, toute
l'humeur aqueuse s'écoule, ce qui n'empêche pas qu'on ne voie alors
à travers le cristallin et le corps vitré, qui ne perdent rien de leur
convexité, tout aussi facilement le centre des nerfs optiques et la
choroïde dans l'air que dans l'eau. Preuve incontestable qu'il entre
infiniment plus de lumière dans le globe des yeux, quand les inégalités de la cornée sont aplanies par l'eau qu'auparavant, et même davantage que quand cette membrane en est séparée, puisque étant ôtée
on distingue alors dans l'œil même le cristallin, le corps vitré et la
rétine, qui disparaissent entièrement quand la lumière entre dans les
yeux plongés dans l'eau, la cornée étant appliquée au-devant de la
prunelle; d'où il suit évidemment qu'il se perd beaucoup moins de
ses rayons sur la surface de l'eau que sur celle de la cornée étant
exposée à l'air. M. de la Hire se trompe donc certainement quand il
m'objecte qu'il s'en perd tout autant sur l'une que sur l'autre; car si
cela était ainsi, on verrait tout aussi peu la choroïde dans l'eau que

dans l'air, l'eau n'apportant aucun changement à la structure intérieure de l'œil.

Or, puisqu'il est impossible d'apercevoir la choroïde dans le globe
des yeux étant exposés dans l'air à la lumière, et si facile de voir
cette membrane dans l'eau, il est certain que ces trois propositions
de ce savant académicien : 1° que la cornée est toujours enduite d'une
liqueur claire et onctueuse qui cause sur sa surface le même effet
que l'eau ; 2° qu'il passe dans les yeux placés dans l'air autant de
lumière qu'il y en entre quand ils sont plongés dans l'eau ; 3° que l'on
voit la choroïde dans l'eau par la même raison qu'on aperçoit un
objet dans le fond d'un bassin plein d'eau, sont indubitablement
fausses, puisqu'enfin il est vrai qu'on voit tout aussi peu la choroïde
dans le globe des yeux exposés dans l'air à la lumière la plus éclatante, qu'on aperçoit dans la plus grande obscurité un objet dans un
bassin plein d'eau. On ne saurait donc rendre raison par des règles
d'optique de la nuit et du jour, qui se succèdent dans les yeux du chat
en plein midi, quand on les expose dans l'eau et dans l'air alternativement ; car toutes les réfractions que les rayons de la lumière souffrent en traversant leurs humeurs, ne peuvent servir qu'à nous faire
voir les objets dans leur situation naturelle, et ne contribuent en rien
à l'illumination des yeux ni à leur obscurité. D'où je conclus qu'on ne
voit la choroïde dans l'eau que parce qu'il entre dans leur globe infiniment plus de lumière à travers la cornée dont la surface est aplanie
par l'eau qu'il n'y en passe lorsqu'elle est dans l'air exposée aux
rayons du soleil avec ses inégalités.

Après cette lecture finie, il a paru que le sentiment général de l'Académie était que la véritable cause pourquoi on ne voit point dans l'air
le fond de l'œil du chat, c'est que la cornée transparente y fait l'office
du miroir et envoie à l'observateur son image réfléchie et très vive,
ce qui l'empêche de voir autre chose, au lieu que dans l'eau la cornée
ne fait point cet effet. Elle est dans l'air un miroir convexe dont le
foyer par réflexion est au delà d'elle, et très vif, et dans l'eau elle ne
doit plus être censée qu'une surface plane, presque homogène à
l'eau.

5. — OBSERVATIONS SUR LE NERF OPTIQUE [1].

Le mercredi 27 juillet 1712, cette question fut proposée à l'Académie royale des Sciences par le révérend père Gouye, président de cette illustre Compagnie : savoir, si la rétine prend ou non naissance du cerveau, la choroïde de la pie-mère, la cornée de la dure-mère.

Quelques-uns de nos Messieurs parurent en douter, mais ils ne s'expliquèrent point assez nettement pour nous faire connaître leurs véritables sentiments. Pour moi, je pris l'affirmative, et je représentai à l'Assemblée que, pour résoudre cette question, il n'y avait qu'à examiner si la rétine est ou non continue à la substance propre du cerveau, la choroïde à la pie-mère, et la cornée à la dure-mère.

Le samedi suivant, 30 du même mois, je démontrai à la Compagnie :

1° La continuation de ces membranes sur des yeux d'hommes, et lui fis voir la séparation de la dure-mère d'avec la pie-mère au nerf optique, telle qu'elle se trouve au cerveau.

2° Après avoir fait une incision à la pie-mère de ce nerf, suivant la longueur qu'il a dans l'orbite, j'en exprimai une substance moelleuse semblable à celle du cerveau, que tous les assistants virent sortir en comprimant ce nerf.

3° Ayant exposé ces faits, je pris un autre œil et montrai à l'Assemblée la séparation de la cornée d'avec la choroïde, et de celle-ci d'avec la rétine, telle encore qu'elle se rencontre au cerveau.

4° Je lui fis remarquer que la choroïde et la cornée, naturellement séparées au cerveau, au nerf optique et dans le globe de l'œil, étaient essentiellement unies ensemble au passage de la substance moelleuse du nerf optique dans l'œil; que, là, ce nerf est plus menu qu'au reste de son corps, et que la couleur noire de la choroïde se termine à la circonférence interne de ce passage qui n'a guère plus d'une demi-ligne de diamètre; de là vient que le centre de l'extrémité du corps du nerf optique, où commence la rétine, est blanc; ce qui est cause que la vision ne se fait point dans cet endroit, suivant la remarque de M. Mariotte.

1. R. Mss., t. XXXI, fᵒˢ 299, 305 et 314, 30 juillet, 9 et 17 août 1712. Mémoires, 30 juillet 1712, p. 250.

5° Enfin pour démontrer que la rétine n'est autre chose qu'un développement d'une substance moelleuse, semblable à celle du nerf optique, et qui lui est unie, je séparai entièrement cette prétendue membrane d'avec la choroïde, et fis passer la substance moelleuse de ce nerf dans le globe de l'œil en présence de toute la Compagnie : ce qui donne lieu de croire que la rétine n'est point un tissu de filets membraneux qui contiennent cette moelle.

Or, puisque par ces expériences il est aussi certain que la rétine est continue à la substance moelleuse du nerf optique, qu'il est constant que la substance moelleuse de ce nerf est continue avec celle du cerveau, et qu'il n'est pas moins évident que la choroïde est unie à la pie-mère, qu'il est clair que la cornée est unie à la dure-mère; on peut dire, en suivant le langage ordinaire des anatomistes, que la rétine tire son origine du cerveau, la choroïde de la pie-mère, et la cornée de la dure-mère; quoiqu'il soit vrai que le cerveau, le nerf optique, l'œil et leurs membranes soient formés du même temps, et que leur structure soit fort différente.

Au reste l'Académie me parut satisfaite de ma démonstration; il n'y eut que M. Littre qui, prévenu qu'il ne se rencontre au nerf optique qu'une seule membrane, me soupçonna de l'avoir divisée en deux.

Pour convaincre ce défiant anatomiste de ma bonne foi, dont la Compagnie ne douta nullement, et le tirer de son erreur et de son soupçon, je me suis avisé d'un moyen fort sûr pour lui faire voir, sans dissection, que non seulement le nerf optique est, depuis le fond de l'orbite jusqu'au globe de l'œil, réellement composé de deux membranes distinctes, qui, quoique liées l'une à l'autre par quelques fibres très déliées, forment cependant deux canaux séparés et renfermés l'un dans l'autre; mais encore que son canal intérieur est rempli dans toute sa longueur de petites cellules membraneuses qui ont communication les unes avec les autres; que ces cellules représentent parfaitement bien celles de la moelle du sureau et même celles des corps caverneux de la verge, quoiqu'elles soient plus petites, et que c'est dans ces petites cavités que la moelle de ce nerf est contenue; mais que ces sinuosités ne se trouvent point dans la partie qui s'étend depuis le cerveau jusqu'au trou de l'orbite qui lui donne passage; qu'enfin la pie-mère forme seule au dedans du crâne un canal tout uni, qui renferme la moelle du nerf optique, comme elle fait celle du cerveau. Voici le moyen dont je me suis servi pour faire ces observations.

J'ai exprimé d'abord la substance moelleuse du nerf optique par son extrémité opposée au globe de l'œil, j'y ai seringué de l'eau pour

le mieux nettoyer, et l'ai soufflé ensuite, et j'ai lié ces deux extrémités, afin d'empêcher l'air d'en sortir. Après l'avoir laissé sécher,
je l'ai coupé transversalement, et alors j'ai aperçu le canal que la
pie-mère forme à ce nerf au-dedans du crâne entièrement vide, et
j'ai vu dans sa partie, placée dans l'orbite, les deux canaux que lui
donnent la dure et la pie-mère séparés, mais liés l'un à l'autre par
plusieurs fibres aussi déliées que des cheveux, et dans son canal
intérieur ces cellules que je fis voir à toute la Compagnie, le mercredi 3 août.

Après cette démonstration, M. Littre se rendit. Bien plus, ayant
changé de sentiment, il s'engagea de montrer à l'Académie trois
tuniques distinctes au nerf optique. Ce qu'il n'a pas encore exécuté [1].

Le samedi 13 du même mois, le R. P. Gouye lut à l'Académie un
extrait tiré du ch. 8 du liv. 3 de l'Anatomie du corps humain par
Isbrande de Diemerbroeck, p. 607, dans lequel il croyait que la découverte que j'ai faite sur le nerf optique fût renfermée ; ensuite il me le
remit entre les mains pour l'examiner et en rendre compte à la Compagnie dans l'Assemblée suivante : ce que j'ai fait le mercredi 17 du
mois d'août, en lui représentant que, loin de trouver ma découverte
dans ce chapitre, j'ai reconnu, après avoir comparé avec beaucoup
d'attention les observations de ce fameux anatomiste avec les miennes,
qu'elles sont extrêmement différentes les unes des autres.

Cet auteur dit que la substance des nerfs optiques est composée,
comme celle des autres nerfs, de plusieurs petits fils, dont elle est
cependant différente, en ce que leur substance est dans son centre
en quelque façon poreuse, et que dans ses pores elle contient fort
peu de moelle, qu'on peut exprimer en comprimant ces nerfs.

Pour mieux faire connaître que cet habile homme s'est beaucoup
mépris, je dois partager toute la longueur du nerf optique en deux
parties, dont la première est placée dans le crâne, et la seconde dans
l'orbite. Or ni l'une ni l'autre ne sont certainement point composées
de fils nerveux comme les autres nerfs, où ils paraissent fort distincts. La pie-mère seule forme à la première partie un canal tout
uni, qui renferme en bloc toute sa substance moelleuse ; de là vient
qu'on peut l'exprimer par la moindre pression. Diemerbroeck s'est
donc manifestement trompé dans ce qu'il y a de plus essentiel à ce
nerf.

La seconde partie est composée de deux canaux séparés, renfermés

---

1. C'est encore une découverte à faire qui sans doute ne lui fera pas moins
d'honneur que son unique membrane dont il prétendait que ce nerf fût seulement revêtu. — R. *Mss.*, 1712, fᵒ 314 verso.

l'un dans l'autre, et liés ensemble par plusieurs fibres très déliées, ce que ce savant anatomiste n'a point aussi remarqué ; d'ailleurs le canal intérieur que la pie-mère fournit à cette seconde partie est tout rempli de petites cellules membraneuses très visibles qui contiennent sa moelle, qu'il est moins facile d'exprimer que de la première, parce qu'il faut qu'elle passe des unes dans les autres pour sortir. Or, il est impossible d'apercevoir ces canaux ni les fibres qui les lient, ni ces cellules, sans souffler le nerf optique, ce que Diemerbroeck n'a point fait ni vu. Il est donc vrai de dire, quoiqu'il ait conjecturé que la substance intérieure des nerfs optiques fût poreuse, qu'il n'a pas connu leur structure véritable et naturelle, non plus que tous les autres anatomistes, dont il combat ou approuve les sentiments : ce qu'on peut connaître en comparant leurs observations avec les miennes.

Tous les auteurs rapportés par Diemerbroeck conviennent avec lui que les nerfs optiques sont composés comme les autres de plusieurs fils nerveux qui sont enveloppés de la dure-mère et de la pie-mère. Leur différend ne consiste qu'en ce que les uns soutiennent que ces fils nerveux sont tous droits, et les autres prétendent qu'il sont entortillés. J'ai fait voir à l'Académie royale des Sciences que ces fils ne se trouvent point aux nerfs optiques ; ils se sont donc tous trompés sur leur structure.

6. — SAC LACRYMAL [1].

La petite tumeur que vous voyez dans le grand coin de l'œil passait chez les anatomistes pour une glande qui filtrait une partie des larmes ; quelqu'un d'eux avait seulement donné lieu de soupçonner que ce n'était qu'un petit sac de graisse mêlé de fibres charnues, et recouvert de la surpeau servant à diriger le superflu des larmes dans le canal qui va de l'œil au nez ; et un moderne longtemps après, fortifiant cette conjecture de quelques remarques, l'avait déclarée comme une vérité de son invention : mais la manière dont M. Méry s'est pris pour disséquer cette tumeur lui a fait observer dans sa composition plusieurs petites glandes qui ont des canaux excrétoires pour répandre dans cette partie de l'œil la liqueur qu'elles distillent incessamment.

1. Le *Progrès de la médecine*, pour l'année 1697, p. 28.

III. — SUR DIVERS SUJETS

D'ANATOMIE ET DE PHYSIOLOGIE.

[En 1697, Bourdelin et Méry firent à la Chambre des chirurgiens du Roi des démonstrations anatomiques. La part que prit Méry à ces démonstrations est assez grande ; elle comprend un certain nombre de sujets sur lesquels nous n'aurions aucun renseignement, si Brunet, redacteur du *Progrès de la médecine*, n'en avait rendu compte dans son journal. Les *Registres manuscrits* et l'*Histoire imprimée* de l'Académie des sciences n'en ont fait que des mentions très courtes. Voici d'ailleurs les termes élogieux dont se sert Brunet en parlant de notre auteur :]

« M. Méry, qui, cherchant à connaître la nature comme elle peut se présenter à ses yeux et sous ses mains, s'est acquis par un travail opiniâtre la réputation du plus habile homme d'aujourd'hui dans la dissection des animaux, répondait aux élégants discours du médecin par des préparations de parties d'une délicatesse merveilleuse, et par un grand nombre de découvertes toutes récentes, qui servent tant à soutenir les inventions de quelques modernes, desquels on commençait à douter par la difficulté qui se rencontre à s'en éclaircir, qu'à relever des propositions anciennes universellement rejetées, et à établir de nouvelles hypothèses pour expliquer d'une manière plus vraisemblable diverses fonctions animales. » (*Progrès de la médecine*, pour l'année 1697, Paris, 1698, p. 16.)

Voici maintenant le compte rendu des démonstrations de Méry.

STRUCTURE DE LA PEAU

Malpighi, le premier des anatomistes de ce siècle, avait avancé dans sa description de la peau : 1° que cette enveloppe commune était composée d'un épais tissu de fibres membraneuses, qui s'entrelaçaient de toutes façons avec toutes sortes de vaisseaux capil-

laires, et des racines ou des branches de nerfs, lesquels s'y mul-
tipliaient, comme de semblables parties d'un arbre s'augmentent
souvent dans l'air et dans la terre en un bien plus grand volume
que n'est le tronc; 2° que de ce plan qui fait proprement le cuir
qui reste quand on prépare les peaux des bêtes, s'élevaient en
dedans et en dehors quantité de petites pyramides arrangées sur
des lignes droites ou circulaires, dont les unes s'entrecroisent, et
les autres restent parallèles; 3° que ces pyramides, qu'il croyait
principalement faites de la réunion des nerfs cutanés, passaient
leur pointe plus ou moins aiguë ou arrondie par les ouvertures ou
mailles d'un réseau étendu immédiatement sur la peau, et que cette
membrane réticulaire, qu'on prendrait pour une morve ou une glaire
répandue entre les pyramides, se teignait des diverses couleurs,
noire, jaune, etc., qu'on attribue à toute la peau, qui n'a néanmoins
dans tous les sujets que la blancheur pour sa couleur naturelle;
4° que les extrémités de ces éminences étaient couvertes comme
d'autant de gaines par une pellicule transparente faite de fibres fines
et serrées, laquelle membrane, qu'on nomme surpeau, épiderme ou
cuticule, est la plus grande de tout le corps; 5° qu'outre les pores
insensibles par lesquels toutes les parties du corps transpirent, il se
voyait entre ces éminences et à leur extrémité des ouvertures qui
étaient les embouchures des canaux excrétoires, qui venaient à travers la peau de plusieurs glandes rougeâtres de la grosseur et de la
figure d'un grain de mil, qui tenaient à la surface intérieure du cuir,
et qui filtraient la matière de la sueur; 6° que chaque embouchure
qui se rencontre ordinairement entre deux poils qui ont dans la peau
même une racine semblable à celle de l'oignon ou du poireau, était
munie d'une toile très délicate, qui, comme une ventouse, s'élevait et
se gonflait au-dessus des ouvertures pour laisser écouler par ses
pores dilatés pendant son relâchement les vapeurs qui formaient la
sueur, mais qui empêchait cette sortie quand elle venait à se rétrécir
et à s'aplatir, soit par l'impression de quelque corps froid, soit par
l'impulsion de l'air extérieur.

La plupart des anatomistes qui sont venus après ce grand scrutateur des secrets de la nature l'en ont cru sur sa parole, et quelques
autres, moins indulgents, et par impatience ou faute d'adresse, ensei-
gnent, sans tant distinguer les choses, que la peau est un lacis de
tuyaux et de fibres solides, qui s'entremêlent uniformément en tout
sens, comme on le prouve, parce qu'elle est également difficile à déchirer par quelque côté qu'on la tire : que de plusieurs bouts des
filets qui forment cette toile, les uns sortent de divers endroits de
son plan extérieur, et en s'assemblant se nouent ou se dressent les

uns auprès des autres pour produire ces mamelons ronds ou pyramidaux, et les autres composent en s'élevant du même plan une pellicule déliée, qui couvre toutes ces élévations; de sorte qu'on peut
regarder le cuir comme un canevas dense et grossier, les grains
glanduleux qui sont au-dessous, comme les restes des pelotons de
fil qui en auraient fourni une partie, et ces traînées de houpes ou de
mamelons, comme une broderie que conserve la surpeau, de même
que la toile que l'on met quelquefois par-dessus ces sortes d'ouvrages, la souplesse et la polissure de ces parties étant entretenues par
une huile ou un vernis qui sort de l'extrémité des vaisseaux qui s'y
terminent. Ou bien la peau est une étoffe, et tous les mamelons le
coton qu'elle jette, la cuticule lui étant cousue par-dessus, comme
la doublure d'un habit l'est au drap par-dessous. Un autre, enchéris-
sant sur la simplicité de cette enveloppe, compare l'épiderme à ces
pellicules qui s'engendrent sur des liqueurs grasses et qui, par les
différents plis que la moindre ondulation leur fait prendre, expriment
assez bien les sillons et les rides de la peau. Ainsi cet auteur prétend qu'une espèce de colle soutenue de quelques filaments, s'étant
répandue sur toute la surface du corps, il s'en est produit une membrane remarquable par quantité d'inégalités, parce qu'en s'étendant
plus aisément que le cuir de dessous, elle aura pris dans l'entre-deux
de ses plis plusieurs petits morceaux de la peau, qu'elle aura moulés
tantôt en rond, tantôt en pointe en se contractant et les pinçant diversement : et l'on dit que l'humeur visqueuse qui s'amasse entre la
peau et la cuticule peut s'étendre sous celle-ci et en se durcissant
produire une nouvelle membrane qui sera encore soutenue par une
plus fraîche, comme nous observons qu'en certaines parties s'engendre le cal, qui n'est qu'un amas de pellicules formées par diverses
couches de cette colle qu'une compression fréquente a attirée et en-
durcie en divers temps sous l'épiderme, les parties éminentes des
inférieures s'engageant en de semblables parties des supérieures, et
toutes se séparant comme des écailles. Ils veulent donc que le Malpighi se soit trompé, parce qu'en enlevant une première surpeau il
aura tellement ruiné tout le dessus des tubérosités d'une seconde,
que les bulbes ou les élévations de la peau, passant au travers des
trous qu'il aura faits à cette seconde pellicule, la lui auront fait
prendre pour un treillis ou réseau naturel, quoique ce ne fût que la
base ou la partie large de toutes les gaines qui la composaient en
s'unissant par cette partie, et dans lesquelles les pyramides étaient
immédiatement reçues.

Mais si des froissures faites à quelques parties de l'organe du toucher, y confondant les fibres, ont imposé à ces physiciens, la dextérité

de M. Méry à découvrir cette structure malpighienne de la peau, dans les endroits qui ont été conservés et où le toucher est plus exquis, par exemple au bout des doigts et aux lèvres, aux pattes de plusieurs sortes d'animaux, etc., manifeste assez leur erreur : et certainement ce sens est trop délicat pour n'avoir pas une composition des plus artificielles : il était nécessaire qu'une légère application de cet organe pût faire remarquer sur un corps des différences de figures imperceptibles à la vue même, et pour cet effet rien n'était plus propre que ces pyramides nerveuses qui, poussant l'épiderme dans les plus petits enfoncements de la surface comprimée, font qu'elle s'exprime naïvement sur toutes ces parties que rendent sensibles et applicantes les distractions et les émotions qui y sont causées par l'effort de la compression qui, tendant à écarter en même temps de chaque pointe pyramidale quantité de petits filets, y excitent une sensation très vive d'autant de sensations distinctes qu'il s'y rassemble de ces filets dont une glu fait l'union. Ajoutez que ces avances fibreuses qu'un réseau muqueux tient séparées servent à tirer et à écouler au dehors les humeurs superflues du dedans, desquelles ce réseau se charge, par la même raison que les chirurgiens emploient, au lieu de cautères, des mèches de fil de coton trempé dans un blanc d'œuf, qu'ils passent dans la peau, et dont les bouts sortent, pour donner lieu à la séparation des sérosités qui suintent le long de ces filaments. Les vaisseaux sanguins qu'on a trouvés dans la cuticule prouvent aussi qu'elle se nourrit comme les autres parties vivantes, et qu'elle ne croît point comme une crasse ou une croûte, ainsi que quelques-uns l'ont avancé.

STRUCTURE DES MUSCLES

Les anatomistes anciens vantaient fort le panicule charnu et la membrane commune des muscles, qu'ils comptaient l'un et l'autre pour les quatrième et cinquième enveloppes générales du corps; mais tous les modernes désavouent ces prétendues membranes et soutiennent unanimement que leurs prédécesseurs se sont prévenus à l'égard de la première, parce qu'ayant rencontré un tel panicule qui se trouve immédiatement sous la peau dans plusieurs brutes, où il sert à la froncer et à la secouer pour la nettoyer des ordures ou des insectes qui s'y attachent, ils en ont imaginé un pareil dans l'homme, assez inutilement, ce semble, puisque nous avons des mains qui atteignent partout; et ils regardaient comme des appendices de ce panicule charnu, plus difficile à dégager en d'autres lieux, la membrane charnue qui resserre les bourses dans le froid, et ces muscles plats qui couvrent l'occipital et qui font quelquefois hérisser les cheveux du derrière de la tête, aussi bien que les muscles que l'on trouve sous la peau du front, pour y former des rides parallèlement à sa largeur, comme d'autres, qu'on a découverts depuis peu entre les orbites, le plissent de haut en bas. Quant à la membrane commune des muscles, il est probable que ces mêmes anciens, divisant facilement en deux suivant l'épaisseur la membrane qui soutient la graisse, en auront attribué une portion aux muscles; ou que, voyant les membranes particulières à chacun des muscles extérieurs du corps unies ensemble, ils les auront prises pour une seule, les aponévroses ou expansions des tendons de quelques muscles, comme celles des obliques du ventre, lesquelles couvrent les droits, et celle du *fascia lata*, qui s'étend sur tout le devant de la cuisse, les entretenant dans cette fausse opinion.

Mais M. Méry, également versé dans l'anatomie de l'homme et des brutes, passant condamnation sur cette membrane imaginaire, justifie les anciens sur le panicule charnu, en montrant dans un sujet humain, après avoir examiné avec soin la même chose dans le chat, une toile tissue de fibres membraneuses et musculeuses, située entre deux plans de graisse; et un tel organe serait avantageux surtout aux gens gras, pour entretenir par ses contractions fréquentes la graisse qui couvre presque tout le corps, dans une espèce de fusion, sans quoi cette huile se figerait en trop grande quantité.

DIVERSES PARTICULARITÉS SUR LE SYSTÈME NERVEUX

Il n'a pas de peine à augmenter le nombre des paires de nerfs, car les nouvelles qu'il établit ne sont que quelques filets, auxquels il trouve une origine et une insertion particulières, et qu'on joint communément à d'autres pour en former la huitième ou la neuvième paire, ce qui se réduira à une dispute de nom. Mais il a fait une observation plus importante sur les nerfs olfactoires, auxquels il refuse l'usage qu'on leur attribue par cette épithète; et il se fonde sur ce qu'ils disparaissent dès qu'ils commencent à percer l'os cribleux, ne pouvant être continués jusque sur les lames osseuses pour entrer dans la composition de la membrane dont elles sont revêtues et qui sert d'organe immédiat à l'odorat. De plus, il a ouvert le crâne de trois ou quatre hommes qui ne passaient point, durant leur vie, pour être privés de ce sens, et en qui il a néanmoins trouvé ces nerfs gâtés, calleux, et quelquefois même séparés de l'os cribleux par le bout : et il remarque que la cinquième paire supplée à leur défaut par un rameau qu'elle jette de dehors en dedans sur les os feuilleux du nez, cette même partie fournissant encore des rameaux à tous les autres sens, pour établir par ce moyen entre les sensations un commerce et une sympathie qui se manifestent en plusieurs rencontres.

Il a fait remarquer des fautes dans les figures des nerfs brachiaux de la Névrologie de M. Vieussens; mais le texte qui a rapport à ces figures les corrige en partie : il en a noté d'autres endroits, mais ce célèbre médecin se sera apparemment réformé lui-même dans la nouvelle édition que nous attendons de ce grand ouvrage en français.

La pie-mère quitte, selon M. Méry, environ la dernière vertèbre du dos, la moelle de l'épine qu'elle couvre jusque-là, la dure-mère se prolongeant seule jusqu'à l'extrémité de cette moelle. Personne n'avait encore fait cette remarque, et elle réfute surtout Willis, que la plupart ont copié sur la matière des nerfs, et qui soutient positivement que la pie-mère fait canal dans toute l'étendue de la moelle épinière. Mais M. Méry n'ayant pas jusqu'ici été assez heureux pour trouver une troisième enveloppe de tout le cerveau, moyenne en consistance et en situation entre les deux anciennes méninges dont je viens de parler, selon la description que M. Bidloo, fameux anatomiste de Hollande, en a faite le premier, ni une quatrième très délicate qu'un autre anatomiste de ce temps a découverte sous la pie-mère, supposé que ces deux nouvelles méninges existent, on a encore lieu de soupçonner que la première reste collée à toute la production de la dure-mère, et la seconde à la propre substance de la moelle de l'épine [1].

ACTION DES MUSCLES

Si les leçons de M. le Docteur (Bourdelin) n'avaient pas été trop remplies pour faire place au discours du mouvement des muscles; ou même s'il s'était pu déterminer sur cette matière aussi importante qu'aucune autre, M. Méry, parlant à son tour, aurait proposé sur l'action de ces organes un système nouveau, où il aurait expliqué de quelle façon il entend que les esprits animaux soient mis en réserve dans les tendons pour être plus à portée de débonder dans ·

1. Une petite note *sur la structure de l'oreille interne,* et une autre *sur le sac lacrymal,* insérées ici, ont été reportées dans les chapitres sur l'oreille, p. 13, et sur l'œil, p. 74.

le ventre du muscle, et de retourner aux tendons selon diverses circonstances. C'est le fruit qu'il croit avoir droit de tirer de la nouvelle observation qu'il a faite, par laquelle il prétend que les tendons sont d'une nature très différente des chairs, et qu'ils n'ont point avec elles la continuité que tout le monde y suppose. Car si l'on tâche de désunir par l'attraction les fibres charnues des tendineuses, ou trouvera à l'extrémité de celles-ci, et au bout de celles-là, des cavités et des éminences, au moyen de quoi ces deux sortes de fibres, qui d'ailleurs ne se rencontrent jamais dans la même direction, s'emboîtent les unes dans les autres; ce qui paraîtra plus aisément, si l'on tente l'expérience sur de la chair cuite.

GAINES TENDINEUSES DU POIGNET

On croyait universellement, parce qu'on ne prenait pas garde de si près, que les tendons des muscles des doigts passaient sous un même ligament, dont le poignet était entouré comme par un bracelet; mais ils ont presque tous en cet endroit un anneau ligamenteux particulier à chacun, d'où la plupart tirent une gaine qui se prolonge avec eux, ainsi que M. Méry l'a démontré : l'embarras des fibres qui forment ou qui joignent ces canaux entre eux les a fait aisément confondre tous en un seul. Je passe les nouveaux usages qu'il attribue à quelques muscles, et d'autres réflexions de moindre conséquence, pour venir aux parties de la génération, qui sont le plus bel endroit de son anatomie, partout curieuse et recherchée [1].

DU MOUVEMENT DES MUSCLES [2]

Comme on ne peut comprendre la manière dont se fait le mouvement volontaire des muscles sans connaître auparavant leur structure, je vais d'abord en faire la description.

Le muscle est une partie organique composée de plusieurs paquets de fibres charnues qui sont ce qu'on appelle le ventre du muscle. Ces paquets de fibres vont obliquement du lieu de leur origine que l'on appelle la tête du muscle, à celui de leur insertion qu'on appelle

---

1. Viennent ensuite deux notes sur le mécanisme de l'érection et le rôle du ligament utéro-ovarien dans la fécondation. On les trouvera dans le chapitre consacré à la reproduction.

2. *R. Mss.*, t. XVII, f⁰ 307, 20 novembre 1698. (*Inédit.*)

la queue; elles sont susceptibles de contraction non par elles-mêmes, mais par le moyen des esprits animaux qui les gonflent quand elles en sont pénétrées. Tous ces paquets de fibres charnues sont enveloppés de fibres à ressort qui traversent le corps du muscle en tous sens et forment pour chacun d'eux une gaîne membraneuse qui les sépare dans le ventre du muscle les uns d'avec les autres. Ces fibres à ressort sont capables par elles-mêmes de raccourcissement et par accident d'extension, elles sont inséparablement unies aux fibres des tendons, qui sont la tête et la queue du muscle, et qui servent d'origine et d'insertion aux fibres charnues.

Les tendons sont formés d'un amas de fibres dispersées sur la surface du corps du muscle et réunies dans ses extrémités; elles sont disposées suivant la longueur du muscle; elles n'ont ni ressort ni constriction, et ne sont pas même susceptibles d'extension, à moins qu'elles ne soient extraordinairement forcées; elles se séparent des fibres charnues par le moyen de la coction, ce qui fait voir qu'elles n'en sont pas une continuité comme on l'a cru jusqu'ici.

Enfin le muscle a des nerfs qui lui portent l'esprit animal, des artères par lesquelles il reçoit le sang, et des veines qui le déchargent du superflu de l'un et de l'autre; toutes ces parties sont recouvertes de membranes qui séparent les muscles les uns d'avec les autres.

La structure du muscle étant connue, je conçois que son mouvement se fait de cette façon. Quand l'animal se détermine à remuer les parties mobiles de son corps, alors les esprits animaux sont poussés dans les nerfs qui les conduisent dans les fibres charnues du muscle pour les gonfler. Ces fibres en s'enflant s'accourcissent, de sorte que, tirant les fibres tendineuses de la queue vers celles de la tête, elles entraînent la partie mobile du corps à laquelle le tendon du muscle est attaché. Mais parce que ces fibres charnues en se gonflant se redressent, je veux dire que d'obliques qu'elles sont elles deviennent un peu transverses, les intervalles qu'elles forment entre elles sont rendus plus spacieux. Et comme ces fibres, toutes gonflées qu'elles sont par les esprits animaux, ne sont pas cependant suffisantes pour remplir ces espaces, il est évident que le muscle demeurerait lâche et flexible, si ces fibres charnues, en s'écartant les unes des autres, ne pompaient des artères pour remplir leurs intervalles une plus grande abondance de sang que celle qui coule dans le muscle pendant son relâchement. Le sang qui les pénètre, étant comprimé à la sortie des artères qui se contractent, gonfle et remplit d'autant plus les espaces qui sont entre ces fibres charnues que l'air mêlé avec le sang fait en y entrant plus d'effort pour se dilater; ainsi l'on peut dire que le mouvement du muscle dépend non seulement des esprits animaux, mais aussi du sang et de l'air qui le gonflent. Si donc les esprits animaux sont déterminés à couler dans les muscles qui servent à fléchir le bras, alors ces muscles se contractent, ils fléchissent le bras et entraînent par leur contraction ceux qui servent à l'étendre, ce qu'ils font par deux raisons :

1° Parce que les fibres à ressort qui traversent leur corps ne peuvent résister à la forte tension que causent à leurs fibres charnues l'air, le sang et les esprits animaux qui les pénètrent; de là vient que leurs fibres à ressort s'allongent et deviennent obliques de transverses qu'elles sont pendant la relaxation de ces muscles;

2° Parce que dans ce moment il ne coule d'esprits animaux dans les muscles extenseurs du bras que ce qu'il leur en faut simplement pour les animer, ce qui, n'étant pas capable de les mettre en moûvement, n'est pas par conséquent suffisant pour résister à l'effort des fléchisseurs qui se contractent.

Quand après cela les esprits animaux cessent de fluer dans les muscles fléchisseurs du bras, et qu'ils s'écoulent dans les extenseurs, aussitôt ces muscles se contractent et les fléchisseurs se relâchent, parce que là puissance des fibres à ressort de ceux-ci n'étant plus surmontée par la force des esprits animaux qui gonflaient leurs fibres charnues, leurs fibres à ressort chassent en se raccourcissant les esprits animaux des pores de leurs fibres charnues, qu'elles rétrécissent et contraignent, en rapprochant leurs fibres charnues les unes des autres, l'air et le sang de sortir de leurs intervalles et à rentrer dans les veines, et remettent ainsi les muscles fléchisseurs dans leur relaxation, sans quoi ils ne pourraient être allongés par leurs antagonistes qui se raccourcissent pour étendre le bras.

Par cette explication, il est aisé de remarquer de trois sortes de mouvements dans le muscle, l'un volontaire que l'on appelle contraction ou flexion, l'autre naturel qu'on nomme relaxation, et le troisième qu'on appelle extension.

La contraction du muscle est volontaire parce qu'elle se fait par le moyen des esprits animaux dont le mouvement est soumis à l'âme; sa relaxation est naturelle parce qu'elle se fait par la puissance des fibres à ressort du muscle qui resserrent ses fibres charnues sans lui faire de violence; mais son extension est forcée parce que tout muscle qui s'allonge est étendu par son antagoniste qui s'accourcit.

DE LA FORMATION ET DE LA CHUTE DES DENTS [1]

Dans le fœtus, la mâchoire inférieure est divisée en deux os, qui s'unissent en un dans l'enfant; le moyen qui les lie ensemble au milieu du menton se changeant en os peu de temps après la naissance.

La mâchoire supérieure est aussi partagée en deux os, mais qui d'ordinaire restent séparés pendant tout le temps de la vie de l'homme.

Dans le commencement de la formation des quatre os propres des mâchoires, chacun d'eux ne fait qu'un creux en forme de rainure qui renferme une matière épaisse et glaireuse, partagée en six globules recouverts en dehors par les gencives et enveloppés en dedans de cette rainure d'une membrane qui les lie les uns aux autres par le côté. Ces globules ont, avant de s'ossifier, toute la grosseur des dents dans lesquelles ils se métamorphosent.

A mesure que les os des mâchoires se perfectionnent, leur rainure pousse de part et d'autre des lames d'os qui la traversent et qui s'unissant ensemble forment des cloisons osseuses qui la partagent en six cellules qu'on nomme alvéoles. Ces lames en se formant avec lenteur divisent peu à peu les globules les uns d'avec les autres, mais il reste dans le fond des alvéoles, aux cloisons qui résultent de leur union, un trou de communication des unes dans les autres, par lequel passent les vaisseaux qui vont se rendre aux globules qui renferment la matière des dents dont je vais décrire la formation.

Tous les anatomistes partagent le corps de chaque dent en deux parties. Ils appellent celle qui paraît au dehors des gencives, la base, et celle qui est enfoncée dans les alvéoles, la racine. De ces deux parties, la base se forme la première, de la portion de la glaire qui touche la gencive, et qui est la plus éloignée des vaisseaux qui se traînent dans le fond des alvéoles et fournissent continuellement une sève nouvelle et liquide, qui, s'épaississant peu à peu, se change en glaire qui succède à la première qui s'est ossifiée.

La base de la dent étant formée augmente en après d'épaisseur sans s'élargir; parce que la nouvelle glaire qui s'ossifie à son tour ne fait que s'appliquer à sa surface interne, qui, se prolongeant ensuite vers le fond des alvéoles, forme insensiblement les différents côtés

1. R. Mss., 13 août 1698, t. XVII, p. 350 verso. (Inédit.)

6

du corps de la dent. Or, comme les parties de la glaire nouvelle qui s'ossifient ne peuvent se placer entre celles qui font la surface de la base et du corps de la dent dont tout le contour se forme d'abord, de là vient qu'il acquiert tout d'un coup, et avant que de percer la gencive, le même diamètre qu'il conserve après sa sortie. Le contraire arrive au reste des os; car leur volume augmente toujours peu à peu depuis leur première formation jusqu'à la naissance du fœtus, et depuis sa naissance jusqu'à un âge fort avancé; mais parce que l'application des parties de la glaire au corps de la dent ne se fait que dans sa surface interne, de là vient aussi que les cavités des dents se rétrécissent à mesure qu'elles se perfectionnent, au contraire les ventres et les sinus des os s'élargissent à mesure qu'augmente leur volume. Enfin, comme l'application de la glaire aux dents qui se forment est successive, leur corps paraît être fait de plusieurs couches osseuses enchâssées les unes dans les autres, comme les étuis des cornes des bœufs et des moutons qui se reçoivent mutuellement. Mais il y a cette différence entre leurs cavités. Des cornes, le dernier étui qui se forme est toujours le plus large; au contraire des dents, la dernière couche est toujours la plus étroite; et c'est par cette raison que le corps de la dent se termine toujours à la fin en pointe, qu'on appelle la racine, ce qui n'arrive jamais aux étuis des cornes, parce que la base qui en fait l'embouchure, étant remplie de la partie la plus large des apophyses de l'os coronal, ne peut se rétrécir.

Les dents étant ainsi formées de plusieurs couches osseuses posées successivement les unes sous les autres, il est visible que des premières se fait leur base, des secondes leur corps, et des troisièmes leurs racines, et que de celles-ci la dernière de toutes doit enfin fermer leur cavité. C'est ce qui se voit aux dents qui tombent aux enfants et aux vieillards; d'où il s'ensuit que la formation des dents est encore fort différente de celle des autres os, dont le corps se forme d'abord, et ensuite les extrémités.

Toute la longueur que les dents acquièrent par succession de temps ne pouvant pas être renfermée dans les alvéoles, parce que leurs cavités ne sont pas assez profondes, il est aisé de juger que leur fond ayant plus de résistance que le reste, la racine des dents doit en s'allongeant pousser peu à peu leur base du côté opposé et le forcer, de même que la gencive, à s'ouvrir pour donner passage au corps de la dent : ce qui cause souvent aux enfants des douleurs mortelles. Mais, parce que les alvéoles sont plus profondes devant qu'après la sortie des dents, il y a lieu de croire que les dents percent encore la gencive parce qu'elles sont aussi chassées peu à peu par les alvéoles qui se rétrécissent insensiblement et dont la profondeur diminue.

Les dents ne se formant que peu à peu et le creux qui se fait en dedans ne se fermant que lorsqu'elles parviennent à leur dernière perfection, il s'ensuit que leur cavité n'acquiert aussi que successivement toute sa figure. En effet, on remarque que ce qui fait bosse au dehors de la base, qui paraît la première, ne fait d'abord qu'un creux au dedans, et le cave une éminence; que le corps de la dent, qui ne se forme qu'après sa base, fait ensuite avec elle une large et profonde cavité fermée premièrement par la membrane de la glaire horizontalement placée et unie à la circonférence de son embouchure, et après cela bouchée en partie dans les dents molaires par une lame osseuse qui en s'élargissant s'approche insensiblement vers les bords de cette cavité, lesquels au contraire se rétrécissent pour aller à sa rencontre. Et comme les racines des dents se terminent en pointe, il arrive enfin que le fond de leur cavité se rend d'autant plus étroit que leurs racines deviennent plus menues par leur extrémité.

Le creux des dents répondant ainsi à leur solide, il est évident que la glaire qui remplit leurs cavités doit s'y mouler et représenter par conséquent par sa surface la figure extérieure des dents, et c'est ce qui se remarque, mais seulement pendant le temps que leurs racines demeurent ouvertes; car, quand elles viennent à se fermer, alors cette glaire, ne pouvant plus être renouvelée par la sève qui coule des vaisseaux, s'ossifie entièrement; et parce que dans ce changement elle diminue beaucoup de volume, le creux des dents reste vide, sans être même revêtu de la membrane qui enveloppait la glaire dont les dents se sont formées, parce qu'elles sont produites de la glaire renfermée dans cette membrane, qui par cette raison recouvre seulement le dehors des dents jusqu'à ce que leur corps entr'ouvre l'alvéole et perce la gencive.

Des six dents dont on voit le germe dans chacun des os des mâchoires du fœtus naissant, les deux incisives percent les premières la gencive, ensuite la molaire voisine de la canine, après cela la canine; et des deux autres molaires qui paraissent sur la fin aux enfants, la plus relevée dans le fond de la bouche se fait jour la dernière.

Ces six dents tombent aux enfants et il en renaît d'autres à leur place qui sont plus grosses. Voici la cause de la chute des premières et celle de la génération des secondes.

La racine des premières dents coupe en se fermant les vaisseaux qui leur portent la nourriture, de sorte que la sève dont ils sont remplis, ne pouvant plus les pénétrer, se répand dans les porosités des os des mâchoires; alors la partie de cette sève propre à les nourrir se change en leur substance, ce qui fait que les alvéoles se remplissent et chassent en se rétrécissant les premières dents, pendant que l'autre partie de cette sève propre à la génération des dents se forme, des porosités des os des mâchoires qui la reçoivent, de nouvelles alvéoles que cette sève élargit en s'y accumulant; après quoi elle s'épaissit et se change en une glaire dont les secondes dents sont enfin produites par degrés comme les premières; on observe même que les dernières s'engendrent quelquefois avant que les premières aient leurs racines fermées, ce que cause apparemment une sève trop abondante, qui, pour ne pouvoir être toute renfermée dans la cavité des dents, s'épanche dans les porosités des os des mâchoires.

Comme les dernières dents se forment sous la racine des autres, il y aurait lieu de s'imaginer qu'elles pouvaient servir comme d'un coin propre à pousser les premières hors de leur place; mais si elles sont par cette raison une occasion de leur chute, il paraît néanmoins qu'elles n'en sont pas la principale cause, puisqu'aux vieillards les dents ne tombent que parce que les alvéoles se détruisent par la seule cause que je viens de rapporter.

Après avoir expliqué la génération des secondes dents qui viennent aux enfants, il n'est pas difficile de comprendre pourquoi, quand elles tombent aux vieillards, elles ne renaissent plus. Car, pour peu qu'on fasse de réflexion que la sève dont elles sont produites n'abonde que dans les enfants, et qu'elle s'épuise à mesure qu'ils deviennent hommes parfaits, on concevra aisément que cette sève, étant entièrement consumée dans les vieillards, il est absolument impossible que les dents se renouvellent dans un âge fort avancé. C'est apparemment par cette même raison que les dernières molaires qui viennent aux jeunes gens ne se renouvellent pas comme les premières qui paraissent aux enfants, quand elles viennent à tomber.

MOUVEMENT PÉRISTALTIQUE DES INTESTINS
APRÈS LA MORT [1]

M. Méry a dit qu'ayant ouvert une femme qui était morte sans avoir pu accoucher, et lui ayant fait l'opération césarienne, il avait trouvé dans les intestins le mouvement péristaltique et vermiculaire fort sensible, quoique le cœur et les poumons fussent entièrement immobiles.

1. *Hist. Acad. des sciences*, 1699, p. 50, § 2.

PROBLÈME CURIEUX

POURQUOI DANS L'HYDROPISIE TYMPANITE LES MALADES NE PEUVENT-ILS ROTER NI PETER ? [1]

Les 19 et 21 juillet 1713, M. Littre lut un mémoire à l'Académie sur l'hydropisie tympanite. Il attribua la cause de cette dangereuse maladie à l'air qui ne peut sortir de la capacité de l'estomac par la bouche, ni de celle des intestins par l'anus. Une proposition si surprénante donna lieu à deux objections très fortes que lui fit en même temps le révérend P. Gouye, président de l'Assemblée.

Voici la première :

Si les personnes qui sont affligées de cette espèce d'hydropisie ne peuvent rendre l'air par la bouche, comment les aliments peuvent-ils entrer dans le ventricule, et si elles ne peuvent le rejeter par l'anus, comment les matières fécales peuvent-elles sortir des intestins ?

2ᵉ objection. — L'air est plus léger et plus fluide qu'aucune autre matière ; ainsi il faut moins de force pour le pousser qu'il n'en faut pour mettre tout autre corps en mouvement. D'où il suit que l'air pressé de bas en haut par la contractfon des fibres musculaires de l'estomac doit en sortir par la bouche avec beaucoup plus de facilité que les aliments ne peuvent entrer.

Par la même raison, l'air, étant poussé de haut en bas, doit sortir des boyaux par l'anus bien plus aisément que les matières fécales. Cependant vous venez de nous dire que dans l'hydropisie tympanite l'air ne peut sortir ni par l'une ni par l'autre ouverture. Expliquez-nous donc, s'il vous plaît, Monsieur, ce paradoxe, qui nous paraît contraire aux lois du mouvement.

Comme la réponse que M. Littre fit à ces deux difficultés ne lui parut pas propre à les résoudre d'une manière convaincante, je représentai à la Compagnie que l'éclaircissement des deux objections du R. P. Gouye et même du problème de M. Littre dépend de la connaissance de quelques circonstances préliminaires sans laquelle il n'est pas possible d'en trouver le dénouement. Je vais rapporter ces circonstances dans ce petit mémoire, après quoi je donnerai la solution de ces difficultés et du paradoxe.

1º Il faut remarquer que le ventricule ne fait avec les intestins qu'un seul canal continu, qui à chacune de ses extrémités a un sphincter fort puissant qui les ferme. Le supérieur est formé par les

1. R. Mss., t. XXXIII, fº 23, 3 février 1714 (inédit). — Hist., 1714, p. 9.

fibres charnues des deux têtes du diaphragme qui environnent, en se croisant, la partie la plus basse de l'œsophage. Le sphincter inférieur est composé de fibres charnues dont les deux bouts sont attachés aux os pubis de part et d'autre intérieurement; leur milieu embrasse par derrière et par les côtés l'extrémité du rectum de la longueur de deux pouces ou environ. Outre ce muscle, il y en a encore un autre qui leur est joint. Ce deuxième muscle, large d'un pouce, est plat. Les fibres charnues de celui-ci sont tout à fait circulaires et environnent l'anus. Ces deux muscles semblent n'en faire qu'un, parce qu'ils sont joints ensemble et n'ont qu'un même usage, qui est de s'opposer à la sortie des gros excréments.

2° Il faut faire attention que la sortie des deux sphincters de ce canal, la puissance de l'estomac et celle des boyaux, ne dépendent pas seulement de la consistance de leurs fibres charnues, mais aussi de l'influence des esprits animaux, qui sont l'unique cause de leur action; car leur ressort ne sert qu'à les rétablir dans leur état naturel, lorsque ces esprits cessent de leur faire violence; d'où il suit que si le ventricule et les intestins reçoivent moins d'esprits animaux dans l'hydropisie tympanite qu'auparavant, ils perdent de leur force à proportion, et que si ces sphincters en reçoivent tout autant qu'avant cette maladie, leur puissance ne doit point diminuer.

3° Enfin, il faut observer que la capacité de ce canal étant toujours pleine d'air, les matières fécales nagent pour ainsi dire dans cet élément et sont poussées avec lui par la contraction de ses fibres droites et circulaires de l'estomac vers l'anus, par l'ouverture duquel ni l'air ni les excréments ne peuvent sortir, tant que la force du sphincter qui le ferme l'emporte sur la puissance des boyaux. Par la même raison, l'air ne peut pas s'échapper par la bouche, si la force du ventricule est plus faible que la puissance de son sphincter. Ces circonstances reconnues, il est aisé de découvrir la cause antécédente de l'hydropisie tympanite, la cause qui empêche l'air de sortir par l'anus, et celle qui s'oppose à son échappée par la bouche.

M. Littre prétend que dans l'hydropisie tympanite les malades ne rotent ni ne pètent. Cela étant vrai, il faut nécessairement que la contraction de l'estomac et des intestins, qui en chasse l'air quand une personne est dans l'état de santé, soit considérablement diminuée pendant cette maladie; car on ne peut pas dire qu'elle soit tout à fait abolie, puisque ces hydropiques vont bien à la selle : c'est la remarque de M. Littre. Or, la contraction du ventricule et des boyaux ne pouvant diminuer par la soustraction de leurs fibres musculeuses, il faut nécessairement que ce soit par le défaut des esprits animaux, qui ne coulent plus chez eux en suffisante quantité, que ces viscères s'affaiblissent et deviennent en partie paralytiques. Donc l'obstruction imparfaite de leurs nerfs est la cause antécédente de l'hydropisie tympanite, et l'air retenu dans leur cavité n'en peut être que la cause conjointe. Venons maintenant à l'explication des deux difficultés proposées par le R. P. Gouye, et du problème de M. Littre.

Dans l'hydropisie tympanite, la cavité de l'estomac et celle des intestins s'augmentent très considérablement, et la force de leurs fibres diminue à proportion; de là vient que les matières fécales, qui flottent au milieu de l'air qui y est renfermé, ne peuvent couler que fort lentement jusqu'au bas du rectum, où elles sont arrêtées par le sphincter de l'anus, qui n'a rien perdu de sa force, puisqu'il empêche l'air de sortir. Ces matières, en s'appliquant contre ce muscle, pressent l'air d'en bas et l'obligent, étant moins pesant qu'elles, de refluer en haut. Ces excréments, poussés par l'air qui a pris le dessus, et par la faible contraction du rectum, forcent peu à peu la résistance du sphincter et s'ouvrent enfin le passage de l'anus. Mais comme la contraction de ce muscle est naturelle et permanente, ces excréments ne sont pas plutôt sortis, qu'il en ferme l'ouverture; de là vient que dans l'hydropisie tympanite les malades ne peuvent pas péter; c'est aussi par la même raison qu'ils ne sauraient roter pendant cette maladie.

Mais encore, me dira-t-on, pourquoi le sphincter, qui est placé à la partie supérieure du ventricule, s'opposant bien à la sortie de l'air par la bouche, n'empêche-t-il pas les aliments de descendre dans sa cavité? A cela, je réponds que c'est parce que la contraction du pharynx et de l'œsophage, qui sert à leur descente, surmonte celle du sphincter de l'estomac. Ce muscle se resserre sitôt qu'ils sont entrés dans sa cavité; de là vient que les malades affectés de tympanite ne peuvent pas roter. Le système de M. Littre n'a donc rien de contraire aux lois du mouvement; les deux difficultés proposées par le R. P. Goûye sont même résolues par cette explication.

AUTRE PROBLÈME

POURQUOI LES PERSONNES QUI SONT EN SANTÉ PEUVENT-ELLES ROTER SANS VOMIR ; ET VOMIR EN MÊME TEMPS QU'ELLES ROTENT? POURQUOI PÈTENT-ELLES SANS ALLER A LA SELLE ET SOUVENT EN Y ALLANT?

Pour peu qu'on s'examine soi-même, on reconnaîtra que ces deux hypothèses sont vraies. Il ne s'agit donc que d'expliquer par leurs propres causes ces différents phénomènes. Je viens de prouver, en rendant raison du premier problème, que la cause antécédente de l'hydropisie tympanite est une obstruction imparfaite des nerfs de l'estomac et de ceux des intestins, qui, empêchant les esprits animaux de couler en suffisante quantité dans leurs fibres charnues, fait qu'ils tombent dans une paralysie imparfaite. Or, l'effort que fait le ventricule pour rejeter tout ensemble l'air et les aliments par la bouche est violent. Celui qu'il fait pour roter seulement ne l'est pas. Il est donc évident qu'il entre en convulsion quand on vomit et rote en même temps. Au contraire, l'estomac ne souffre point quand on rote tout simplement, donc qu'une contraction ordinaire suffit pour cet effet, pourvu que ses fibres charnues se contractent de bas en haut, et qu'il y ait un plus grand volume d'air que de coutume dans sa capacité. Il n'en faut pas davantage soit pour péter seulement, soit pour aller à la selle et péter en même temps. C'est ce que je vais prouver en expliquant d'une manière mécanique ces deux problèmes.

Quant au premier, je dis : les aliments, étant beaucoup plus pesants que l'air, doivent se précipiter au fond du ventricule pendant que l'air gagne le dessus. Tant que la force de l'estomac conserve l'équilibre avec celle de son sphincter, son orifice supérieur ne peut pas être dilaté, il s'ouvre quand on rote. Donc la contraction du ventricule doit surmonter alors la résistance de son sphincter; mais il n'est pas nécessaire pour cet effet qu'elle soit violente, parce que l'air occupe le haut de la capacité; mais, pour soulever les aliments qui sont dans le fond, il faut que sa force s'augmente d'autant plus que leur pesanteur surpasse celle de l'air. Or, pour cet effet, une contraction naturelle est insuffisante. Il faut donc que l'estomac entre en convulsion, c'est-à-dire dans une contraction violente, qui ne peut être causée que par une trop grande abondance d'esprits animaux, ce qui fait qu'on rote et vomit en même temps.

Venons à présent à l'explication du deuxième problème, et faisons voir que soit qu'on pète seulement, soit qu'on pète et chie en même temps, tout se passe suivant les lois ordinaires du mouvement que la nature a établies dans la machine de notre corps, je veux dire sans convulsion ni paralysie.

A mesure que les aliments se digèrent dans l'estomac, les sucs qui en proviennent s'écoulent dans les intestins déjà remplis d'air. En coulant dans leur canal avec lenteur, les plus subtils passent des boyaux grêles dans les veines lactées, pendant que les plus grossiers s'avancent peu à peu dans les gros intestins, où ils prennent plus de consistance et deviennent la matière des excréments. Si, en s'accumulant dans leur cavité, ils parviennent à faire un corps dur et capable par sa grosseur de remplir quelque endroit du côlon, de sorte que sa surface intérieure embrasse ce corps si exactement que l'air qu'il pousse devant lui, et qui est retenu par le sphincter de l'anus dans le rectum, ne puisse refluer en haut, ce muscle est forcé à la fin de céder à la contraction de cet intestin, et alors on pète sans aller à la selle. Mais si les excréments ne remplissent pas totalement la capacité du rectum, et que l'air supérieur puisse se glisser entre la surface de ce boyau et les matières fécales qui y sont renfermées, alors si la contraction des gros intestins vient à surmonter la résistance du sphincter de l'anus, on pète et on chie en même temps; d'où je tire cette conséquence :

Puisque la convulsion de l'estomac qui excite le vomissement est causée par une trop grande abondance d'esprits animaux qui se portent impétueusement dans les fibres charnues de cette partie, et que sa paralysie imparfaite, qui fait qu'on ne peut roter dans l'hydropisie tympanite, vient, de même que celle des intestins, qui empêche de péter, de ce que leurs fibres charnues ne reçoivent point assez de ces esprits, je conclus, dis-je, que la contraction naturelle des boyaux, qui fait qu'on pète sans chier, et qu'on va à la selle en pétant, doit dépendre d'une médiocre quantité d'esprits qui coulent d'un mouvement tranquille et naturel dans les fibres charnues des intestins. Donc, dans cette dernière hypothèse, tout se passe conformément aux lois ordinaires que la nature a établies entre ces parties et les esprits animaux indépendamment de la volonté. Cependant, elle a fort souvent part à la déjection des excréments pendant la veille; mais ce n'est que lorsque l'âme détermine une plus grande quantité d'esprits dans le diaphragme et les muscles du ventre, qu'il n'y en coule naturellement pendant le sommeil; ce qui rend la sortie des matières fécales beaucoup plus prompte, et pour les retenir, quand on est forcé d'aller à la selle, il faut que l'âme envoie des esprits animaux dans le sphincter de l'anus plus qu'il n'y en coule pour sa contraction naturelle, ce qui la rend alors soumise à la volonté; mais, de ce que la contraction violente du diaphragme et des muscles du ventre rend la sortie des gros excréments plus prompte, il ne faut pas conclure qu'elle augmente le mouvement des intestins; elle ne sertseulement qu'à les comprimer.

Je vais finir ce mémoire par une observation digne de remarque. Quoiqu'il soit vrai que la contraction des boyaux soit perpétuelle, il faut néanmoins que le mouvement de leurs fibres droites et circulaires soit alternatif; c'est-à-dire qu'il soit nécessaire que pendant que celles-ci se contractent, celles-là se relâchent; car, si elles agissaient toutes en même temps, il arriverait qu'aussitôt qu'elles seraient parvenues au dernier degré de leur raccourcissement, que les matières renfermées dans leur capacité ne pourraient plus circuler dans leur canal. Elles ne pourraient donc sortir par l'anus que par regorgement ; encore faudrait-il, pour les y contraindre, que la force du pharynx et de l'œsophage fût assez grande pour surmonter non seulement celle du sphincter de l'estomac, mais encore pour vaincre la résistance de celui de l'anus, dont la contraction est naturelle et permanente, n'ayant point de muscle antagoniste pour le dilater ; ce qui paraît impossible. Donc les fibres charnues des intestins doivent se contracter du haut en bas alternativement pour vaincre la résistance du sphincter de l'anus, afin que les excréments puissent circuler dans leur canal et sortir par leur ouverture inférieure. Quand ce mouvement se fait de bas en haut, ils s'écoulent alors par la bouche.

GLANDES DE PACCHIONI

En 1701, Méry fit voir à l'Académie plusieurs amas de grains semblables à de petites glandes, trouvés dans le sinus longitudinal de la dure-mère d'un homme. (*Hist.*, p. 50.)

Le 1er août 1705, « Méry a lu une lettre qui lui a été écrite par M. Antoine Pacchioni, anatomiste romain. Il lui mande qu'ayant fait une dissertation sur les glandes conglobées de la dure-mère, et sur la propagation d'un nombre infini de ganglions lymphatiques, qui s'étendent par la pie-mère, et ensuite s'en vont finir dans le cerveau, il a vu avec beaucoup de plaisir dans l'Histoire de l'Académie de 1701, p. 50, une observation de M. Méry qui confirmait les siennes. » (*R. Mss.*, 1705, f. 253.)

RÉPONSE DE MÉRY A LA LETTRE DE M. PACCHIONI [1]

Je vous suis, Monsieur, très obligé de m'avoir fait part de votre découverte des glandes de la dure-mère, et des vaisseaux lymphatiques qui en partent, du chemin qu'ils font, et du lieu où ils vont se terminer.

Je vous avoue ingénument, Monsieur, que je n'ai point encore jusqu'ici étudié cette matière assez à fond pour en instruire le public. La remarque que vous avez lue dans l'Histoire de l'Académie ne peut en rien diminuer l'honneur qui vous est dû de votre observation, qui

---

1. Ant. Pacchioni, *Opera.* Romæ, 1721. — 4e édition. Romæ, 1741, p. 197.

me paraît d'autant plus curieuse que, s'il est bien évident que les vaisseaux lymphatiques qui partent de ces petites glandes aillent finir dans le cerveau, elle donne lieu à trois conjectures.

La première, c'est que la lymphe que charrient ces petits vaisseaux doit se décharger dans la partie corticale du cerveau, que l'illustre monsieur Malpighi nous a appris n'être autre chose qu'un nombre infini de très petites glandes.

La seconde conjecture, qui est une suite de la première, c'est que la lymphe doit se couler ensuite dans la partie blanche du cerveau, que ce fameux anatomiste prétend être un peloton formé des racines des nerfs, qui tirent leur origine de ces petites glandes du cerveau.

La troisième conjecture, qui est une conséquence tirée des deux autres, c'est que les esprits animaux seront produits, ou, pour mieux m'expliquer, ne seront autre chose que la lymphe même que séparent du sang les petites glandes de la dure-mère, et non pas la partie plus subtile du sang, qui abandonne la plus grossière en passant par les glandes du cerveau, comme le croient aujourd'hui, avec M. Malpighi, tous les anatomistes.

J'attends avec empressement votre dissertation; j'espère y trouver les lumières qui me manquent pour me tirer des doutes que je prends la liberté de vous proposer.

Je suis par reconnaissance, autant que par estime, Monsieur, votre très humble, etc.

De Paris, ce 18 novembre 1705.

IV. — GÉNÉRATION. — REPRODUCTION.

Glandes bulbo-uréthrales, dites de Méry.

M. Méry a découvert sous le canal de la verge de l'homme (*Hist.*), sous la partie virile (*R. Mss.*), deux petites glandes de la grosseur d'un pois; elles sont placées au-dessous des muscles accélérateurs et éloignées du corps des prostates d'environ un pouce. Il y a entre elles une distance d'environ deux lignes [1].

SUR LA DÉCOUVERTE DES GLANDES BULBO-URÉTHRALES PAR JEAN MÉRY [2]

La priorité de la découverte de ces glandes a soulevé dans le monde des anatomistes des discussions sans cesse renaissantes sur la question de savoir s'il fallait attribuer cette priorité à notre compatriote Jean Méry ou à l'anatomiste anglais Guillaume Cowper, jusqu'au jour où Gubler, dans sa thèse inaugurale [3], défendit si bien les droits de Méry, que le nom de ce dernier, du moins en France, fut donné définitivement à ces glandes.

La cause de toutes ces discussions, du désaccord qui régnait entre les historiens, provenait de ce que la découverte de Méry, annoncée à l'Académie des sciences dans la séance du 31 mai 1684, avait été mentionnée en quelques lignes seulement dans le *Journal des Savants* [4], et que depuis lors Méry n'avait paru attacher aucune importance à ces petits organes. Aussi, lorsque quinze ans plus tard, en

---

1. *R. Mss.*, 31 mai 1684, f° 69, verso; *Journal des Savants,* 12 juin 1684, pag. 129; et *Hist. Acad. des sciences,* 1666-1699, tom. X, p. 657.

2. Les nouvelles preuves inédites que j'ai trouvées dans les *Registres manuscrits* en faveur des droits de Méry à la priorité de la découverte des glandes bulbo-uréthrales m'ont engagé à réunir ensemble tous les documents qui constituent ces droits et à insérer ici ce petit chapitre. — L. H. Petit.

3. Ad. Gubler. *Des glandes de Méry (vulgairement glandes de Cowper) et de leurs maladies chez l'homme,* thèse de doct. Paris, 16 août 1847, n° 172.

4. *Journal des Savants,* 12 juin 1684, p. 129.

1699, William Cowper annonça dans les *Transactions philosophiques* qu'il avait découvert ces deux glandes [1], les collègues de Méry avaient-ils oublié la communication de 1684, et, après la publication du mémoire de Littre (1700) [2], donna-t-on aux glandes siégeant à la racine de la verge le nom de Cowper.

Cependant, ainsi que l'ont fait remarquer les partisans de Méry, les termes de sa description étaient assez explicites pour qu'aucun doute ne pût subsister sur la nature de ces glandes.

« *M. Méry a découvert dans l'homme*, dit le procès-verbal manuscrit de la séance, *sous la partie virile, deux petites glandes de la grosseur d'un pois. Elles sont placées au-dessous des muscles accélérateurs, et éloignées du corps des prostates d'environ un pouce. Il y a entre elles une distance d'environ deux lignes.* »

Siège, rapports, volume, ces trois caractères se rapportent bien aux glandes bulbo-uréthrales, et cette description, malgré sa concision, suffit pour assurer à Méry la priorité de leur découverte, qui n'a pas dû rester inaperçue, puisque la note précédente a été textuellement reproduite dans le recueil scientifique le plus répandu de l'époque.

Aussi ne s'explique-t-on ni l'opinion de Fontenelle, ni celle de Morgagni au sujet de la dépossession de Méry.

« Un anatomiste de la compagnie, dit Fontenelle, prétend que M. Méry a entrevu la valvule d'Eustachius, connu les glandes de Cowper longtemps avant Cowper lui-même; mais il faut laisser les découvertes aux noms qui en sont en possession, et quand même ce ne serait que la faveur du sort qui les leur aurait adjugées plutôt qu'à d'autres, il vaut mieux n'en point appeler. » (Éloge de Méry.)

Quant à Morgagni, ayant à se prononcer entre Méry et Cowper, il adopta ce dernier, puisque, dit-il, « Méry semble avoir cédé ses droits, je ne sais pourquoi, en souffrant sans rien dire que Littre les ait ainsi nommées et les ait fait voir plus d'une fois à l'Académie des sciences sous cette dénomination ».

Ce déni de justice et les singulières discussions qui ont été soulevées à propos de la dénomination à donner à ces glandes n'eussent certainement pas eu lieu si les écrivains qui y ont pris part avaient eu connaissance de divers documents insérés dans les procès-verbaux

---

1. Cowper (William). *Discovery of two glands with excretory ducts in the urethra.* In *Phil. trans.* London, édit. abr., vol. IV, p. 445. — *Glandularum quarumdam nuper delectarum descriptio*, London, 1702.

2. Dans ce mémoire *Sur la description de l'urèthre de l'homme*, Littre donne à ces glandes le nom de *Glandes de Cowper* et ne fait aucune mention de Méry. (*Mém. de l'Acad. des sciences*, 1700, pag. 311.)

manuscrits de l'Académie des sciences, et qui établissent nettement que non seulement Méry avait tous les droits à la priorité sur Cowper dans cette question, mais encore qu'il a donné à plusieurs reprises, de 1684 à 1699, la description de ces glandes devant l'Académie.

Les preuves que nous allons présenter sont de deux ordres : les unes, toutes de probabilité, mais de probabilité seulement, parce que les mémoires donnés par Méry n'ont pas été publiés sous son nom ; les autres, de certitude, parce que nous avons été assez heureux pour retrouver dans les procès-verbaux manuscrits plusieurs mémoires donnés par Méry et restés inédits.

Preuves de probabilité. — En 1676 parut une *Histoire des animaux*, rédigée par Perrault d'après les dissections des divers anatomistes qui s'étaient succédé à l'Académie des sciences depuis sa fondation, et en dernier lieu de Du Verney. Dans cette édition sont décrits : 2 lions, 1 caméléon, 1 chameau, 1 ours, 5 gazelles, 1 chatpard, 1 castor, 2 civettes, 1 élan, 2 coati mundi, 1 chamois, 6 porcs-épics, 2 hérissons, 2 sapajous, 1 singe et 1 cerf du Canada. En aucun point de la description de ces animaux il n'est fait mention des glandes bulbo-uréthrales.

Méry entre à l'Académie des sciences en 1684, comme anatomiste ; il dissèque la même année 1 lion, et un autre lion en 1689 ; en 1685, il dissèque une civette et une autre en 1691 ; des porcs-épics en 1685 également, et en 1690 ; une panthère mâle en 1689 ; une gazelle mâle en 1697 et plus tard une marmotte en 1709. D'ailleurs, s'il n'a pas disséqué lui-même tous les animaux énumérés dans les éditions postérieures de l'*Histoire des animaux*, il a dû assister, sinon participer, à toutes les dissections qui ont été faites à l'Académie, car il en était un des membres les plus assidus.

Méry a présenté ces dissections à l'Académie des sciences, démontré ses préparations aux académiciens et a remis des mémoires qui, disent les procès-verbaux, ont été donnés à M. Perrault pour servir à l'histoire des animaux. On ne sait ce que sont devenus les mémoires qu'il a rédigés, mais tout porte à croire que Perrault les a utilisés pour la nouvelle édition de l'ouvrage de 1676 qu'il préparait et dont une partie seulement était imprimée lorsqu'il mourut en 1688. Du Verney fut chargé de mettre ces matériaux en ordre, mais leur publication resta à l'état de projet pendant plus de quarante ans. Enfin, en 1733, après la mort de Du Verney, la nouvelle édition parut ; mais elle resta encore incomplète ; trois parties seulement furent imprimées, et une quatrième, dans laquelle devaient être insérés, dit la préface, des descriptions et des dessins de Méry, mort en 1722, ne fut jamais publiée. Mais ce qui en a été imprimé en 1688 et en 1733 nous suffit pour soutenir notre thèse.

En effet, nous y trouvons la description des mêmes animaux que dans l'édition de 1676, et en plus, de quelques nouveaux; mais ce qui nous intéresse tout particulièrement, c'est que la description des animaux à la dissection desquels a travaillé Méry renferme un passage relatif aux glandes bulbo-uréthrales; ces animaux sont : dans l'édition de 1688, le lion, la gazelle, le chat-pard, la civette, le porc-épic, et, dans celle de 1733, le tigre, la panthère et la marmotte. Voici ce qu'en dit l'édition de 1788 et l'histoire imprimée de l'Académie de 1733 :

Lion. — Dans les parties de la génération, il y avait, outre les prostates ordinaires, deux grosses glandes au commencement de la verge, ce qui se trouve en plusieurs autres animaux. (*Hist. des animaux*, 1688, p. 4. — *Mém. de l'Acad.*, de 1666 à 1699, t. III, 1re part , p. 8. 1733.)

Gazelle. — Vers la racine de la verge, au-dessus de ses muscles latéraux, il y avait deux glandes de la figure d'une aveline. Leur conduit excrétoire était de la grosseur d'une médiocre épingle, il se glissait sous la verge aux côtés de l'urèthre, et il venait s'ouvrir dans son conduit au dedans de la valvule sigmoïde de la verge. Ces glandes étaient revêtues d'une tunique charnue fort épaisse. (*Hist. des animaux*, p. 57, et *Mém. de l'Acad.*, p. 107.)

Chat-pard. — Pour ce qui est des parties de la génération, elles semblaient être défectueuses et imparfaites, car il n'en paraissait aucun vestige, hormis la verge, *les glandes qui sont à la racine*, et la caroncule qui est dans l'urèthre. (*Hist. des anim.*, p. 61. — *Mém. de l'Acad.*, p. 112.) La première édition, au lieu des mots soulignés, porte : les *prostates* (p. 50).

Civette. — Outre les prostates, il y avait sous les muscles érecteurs deux autres glandes d'une substance beaucoup plus ferme que celle des prostates. Ces glandes étaient revêtues d'une tunique charnue.

Le conduit excrétoire de chaque glande était de la grosseur d'une médiocre épingle, et s'ouvrait dans la cavité de l'urèthre un peu au-dessus de la racine de la verge, à la distance d'environ trois pouces des prostates. A l'endroit de l'insertion de ces canaux, on voyait une valvule sigmoïde disposée de telle manière qu'elle donnait un passage libre aux liqueurs le long de l'urèthre jusqu'au gland, mais elle en empêchait le retour. (*Hist. des anim.*, p. 94. — *Mém. de l'Acad.*, p. 171.)

Porc-épic. — A chaque côté de la racine de la verge, entre les muscles, il y avait une glande de la grosseur d'une noix parsemée de vaisseaux, laquelle jetait un tuyau long d'un pouce, gros comme une plume de poule, qui se glissait sous le corps caverneux et s'ouvrait au dedans de l'urèthre, proche la racine de la verge. Ces glandes fournissaient une humeur huileuse, et quoiqu'elles ne soient revêtues d'aucune fibre charnue, leur situation est telle, qu'elles peuvent être aisément comprimées par les muscles contre lesquelles elles sont placées. (*Mém. de l'Acad.*, 2e part., p. 44.)

Le texte de l'édition de 1688 s'arrête avant la description du porc-épic, mais la planche existe; elle est semblable à celle de l'édition de 1733 et diffère de celle de 1676 par plusieurs particularités, et bien qu'aucune des deux ne représente les glandes bulbo-uréthrales, il est probable que la description de 1688 aurait été, comme la planche, conforme à celui de 1733.

Tigre. — On a trouvé dans le tigre, de même que dans le lion, qu'outre les prostates qui sont à l'ordinaire au col de la vessie, il y avait à la racine des corps caverneux, de chaque côté, une glande pareille à celles qui sont au col de la vessie, lesquelles pourraient être appelées les prostates inférieures; elles s'ouvraient au dedans de l'urèthre par un tuyau fort visible et qui avait à son extrémité un mamelon comme les tuyaux des prostates supérieures. (*Mém. de l'Acad. des sciences*, de 1666 à 1699, t. III, 3e partie, p. 13, 1734.)

Panthère. — Pour ce qui est des parties de la génération de la panthère, elles étaient tout à fait semblables à celles du tigre. (*Id.*, p. 21.) La planche IV, p. 16, montre les prostates inférieures, qui, d'après leur situation et celle de l'ouverture de leur canal excréteur dans l'urèthre, ne peuvent être que les glandes de Méry.

Marmotte. — De même pour la planche 8, p. 32, lettres XX et *ii* relatives à l'anatomie de la marmotte et d'un loir. Dans le premier cas, elles sont considérées comme les prostates, celles-ci étant décrites comme vésicules séminales, et dans le second comme prostates inférieures. Elles occupent d'ailleurs le siège assigné aux glandes de Méry. (*Ibid.*, p. 39 et 41.)

N'est-il pas curieux, en résumé, que tous les animaux à la dissection desquels Méry a travaillé présentent des glandes bulbo-uréthrales, et eux seulement, sauf le tigre, qui a été disséqué par Perrault en 1688, mais avec la collaboration probable de Méry, dont Perrault connaissait d'ailleurs les travaux, puisque c'est à lui qu'ils avaient été remis. Et ne sont-ce pas là des preuves convaincantes en faveur de la très grande part qui revient à Méry dans les additions faites au texte de la première édition?

Preuves de certitude. — Mais nous avons mieux que ces preuves de probabilité, quelle que soit leur valeur à nos yeux, pour démontrer que Méry n'avait pas considéré sa découverte de 1684 comme sans importance, mais qu'au contraire elle lui a servi de guide dans ses dissections postérieures. Il y a en effet, parmi les documents inédits que nous avons eu la bonne fortune de trouver dans les procès-verbaux de l'Académie des sciences, une description de la gazelle mâle qui renferme le passage suivant :

« Il y avait de chaque côté de la verge une glande de la grosseur d'une fève d'haricot, chaque glande était revêtue de fibres développées d'un petit muscle qui tirait son origine de la partie inférieure interne de l'os pubis. Les deux glandes avaient chacune un petit canal excrétoire qui s'ouvrait dans le fond d'un petit cul-de-sac placé à la naissance de l'urèthre, et était tourné du côté du gland. »

Or cette description date du 22 mai 1697, deux ans par conséquent avant que Cowper fît insérer sa découverte dans les *Transactions philosophiques.*

Le 15 janvier 1698, Méry revenait encore sur ce point en montrant que dans le bouc-estin (chamois) les parties de la génération étaient semblables à celle de la gazelle.

En 1701, Méry, décrivant un animal semblable à un rat d'Inde, et une taupe mâle, remit une note qui heureusement fut transcrite dans les procès-verbaux. Voici comment il parle des glandes bulbo-uréthrales :

« A deux pouces et demi de distance de ces premières glandes, (situées près du col de la vessie), il y en avait deux autres d'une grosseur considérable (l'animal mesurait deux pieds de la tête à la naissance de la queue); elles étaient placées derrière les muscles érecteurs de la verge; chacune avait un petit canal excrétoire long d'environ deux pouces. Ces deux conduits perçaient l'urèthre proche le gland. Ces grosses glandes étaient recouvertes par un muscle commun et chacune était enveloppée d'un muscle propre fort épais, ces deux muscles propres étaient unis par derrière au muscle commun ; par devant ils se terminaient en deux petits tendons qui s'inséraient à l'urèthre proche le gland. Il y a grande apparence que ces deux muscles servent à exprimer dans l'urèthre l'humeur grossière et gluante que filtrent ces glandes. »

Dans la taupe, les glandes devaient être de très petites dimensions; néanmoins Méry les a décrites avec grand soin; d'abord les testicules, puis une glande située au-dessus du col de la vessie, mais qu'il ne sait si elle doit passer pour les vésicules séminales ou la prostate; enfin deux glandes qui par le siège diffèrent des bulbo-

uréthrales des descriptions précédentes, mais dont le canal excréteur aboutit au même endroit. Ces glandes étaient situées de chaque
côté au côté interne du milieu de la cuisse et avaient la forme d'une
poire; de leur partie la plus étroite partait un petit canal excrétoire
long d'un pouce, qui déchargeait leur liqueur dans le commencement
de l'urèthre en dessous.

Ainsi, chez les trois seuls animaux, parmi ceux qui ont été disséqués par Méry, dont les procès-verbaux de l'Académie aient conservé
la description, nous trouvons la mention détaillée des glandes bulbo-
uréthrales. N'est-il pas permis d'en conclure : 1° que cette mention
existait dans les mémoires remis antérieurement par Méry à l'Académie sur les autres animaux qu'il a disséqués, mémoires qui
malheureusement ont disparu ; 2° que la relation de ces glandes,
absente dans l'édition de 1676 de l'*Histoire des animaux* et présente
dans celles de 1688 et de 1733, a été extraite de ces mémoires
disparus?

La première de ces suppositions est basée, comme nous l'avons
déjà dit, sur ce fait que les descriptions renfermant la citation des
glandes bulbo-uréthrales sont précisément celles des animaux disséqués par Méry. Il est très logique d'admettre la seconde, si l'on
compare le passage de la seconde édition, relatif à la gazelle, avec
celui que nous avons trouvé dans les procès-verbaux manuscrits ;
on verra facilement que le premier n'est que le résumé du second.

Nous aurions voulu établir la même comparaison entre les deux
textes au sujet de l'animal qui ressemblait au rat d'Inde et de la
taupe mâle; mais ces animaux ne se trouvent pas dans la seconde
édition; peut-être devaient-ils rentrer dans la 4° partie de cette édition,
qui, annoncée dans la préface de la 3e partie comme devant renfermer
des dessins de Méry, n'a pas été publiée. Il nous a été impossible de
retrouver les matériaux qui devaient servir à sa rédaction.

Les documents que nous avons retrouvés nous permettent néanmoins de répondre aux conjectures qui ont été faites par divers auteurs
sur l'indifférence de Méry à l'égard de sa découverte et sur la prise
de possession de Cowper. Toutes ses conjectures se trouvent en
substance dans la notice que M. Herpin (de Metz) a consacrée à
Méry, et comme c'est le travail le plus complet qui ait été écrit sur
ce sujet, c'est lui que nous suivrons dans notre argumentation [1].

« On ne sait, dit-il, si Méry réclama contre Cowper, dont un des
collègues de Méry, Littre, se fit involontairement le complice en

---

1. Herpin (de Metz., *Notice historique sur la vie et les travaux de Jean Méry*,
Paris, 1864.

appelant les glandes découvertes par Méry du nom de glandes de Cowper. »

Nous pouvons déjà prouver que Méry ne réclama pas contre Cowper, et que si Littre se fit le complice de l'anatomiste anglais, ce fut en effet bien involontairement.

La lecture du mémoire de Littre sur l'urèthre de l'homme eut lieu dans les deux séances du 7 et du 18 août 1700. Dans la première, Littré présenta en outre les pièces anatomiques sur lesquelles était fondée sa description. Il est probable que Méry, qui assistait à ces deux séances, examina les préparations d'une région qu'il avait si souvent disséquée lui-même et écouta la lecture de son collègue; néaumoins les procès-verbaux manuscrits, qui mentionnent son nom parmi ceux des académiciens présents, n'ont inséré aucune réclamation de Méry ni à cette date, ni à une date postérieure. Et en effet, lorsque Méry, l'année suivante, lut devant l'Académie ses deux mémoires sur l'animal qui ressemble au rat d'Inde et sur la taupe mâle, il n'y inséra aucune réclamation sur la priorité de la découverte des glandes bulbo-uréthrales, bien qu'il décrivît ces glandes chez les deux animaux. Donc Méry ne réclama pas.

Recherchant la cause de cette indifférence, M. Herpin suppose que Méry, « sachant qu'il avait la priorité de la découverte, qu'on ne pouvait pas la lui contester, puisqu'il l'avait annoncée et publiée plus de quinze ans avant Cowper, n'a pas voulu élever des réclamations qui lui semblaient inutiles ou superflues ». — Mais ceci ne cadre guère avec le caractère de Méry, si ardent à réfuter les adversaires de ses opinions, et ne leur ménageant ni les longues phrases ni les expressions mordantes lorsqu'il les soupçonnait de mauvaise foi. Et il aurait gardé le silence en face d'un plagiat ou d'un déni de justice?

« Peut-être, dit encore M. Herpin, notre célèbre anatomiste attachait-il peu d'importance à sa découverte. » Ceci ne peut se soutenir, puisque, si nous nous en tenons aux mémoires conservés de Méry, nous voyons qn'il a reproduit sa description en 1697, 1698 et deux fois en 1701.

« Méry, dit enfin M. Herpin, engagé alors dans des luttes scientifiques que divisèrent le monde savant, ne voulait-il pas entrer dans une discussion nouvelle, qui l'aurait détourné de la polémique qu'il soutenait avec tant d'éclat à propos de sa théorie de la circulation dans le fœtus? » Cette raison nous paraît plus plausible que la précédente, car les travaux ou les luttes dans lesquelles était alors engagé Méry ne concernaient pas seulement la circulation du sang; il publiait alors son livre sur l'opération de la taille; il préparait son célèbre mémoire sur les hernies, et, comme tous les savants d'alors, recueillait des faits pour essayer d'élucider la question de la génération par des œufs.

Rien cependant ne l'eût empêché de glisser une phrase de réclamation dans ses mémoires lus en 1701. Pourquoi ne l'a-t-il pas fait? Ici nous devons reconnaître que nous n'avons rien trouvé qui nous permette de donner une réponse catégorique.

Nous avons dit que si Littre avait été le complice de Cowper, cette faute était bien involontaire. En effet, Littre, entré seulement à l'Académie en 1699, pouvait ignorer la découverte faite par Méry en 1684, et si brièvement mentionnée, de même que les descriptions données plus tard par Méry et qui, rassemblées par Perrault ou son successeur Du Verney, n'avaient pas encore été publiées. Mais les deux plus coupables étaient les deux secrétaires perpétuels de l'Académie des sciences, Du Hamel, dont Littre était l'élève, qui avait écrit l'histoire de l'Académie jusqu'en 1699, et qui devait par conséquent connaître les travaux de Méry, et Fontenelle, qui, reprenant cette histoire depuis sa fondation, non seulement ne comprit pas non plus que son prédécesseur l'importance de la découverte de son collègue, mais trouva tout naturel qu'on attribuât la priorité de cette découverte à son plagiaire.

Accuser Cowper de plagiat paraîtra peut-être excessif; mais malheureusement l'auteur anglais était déjà un peu coutumier du fait. Tout le monde sait, et M. Herpin n'a pas manqué de le rappeler dans sa notice, que deux années auparavant, en 1697, Cowper avait donné comme étant son œuvre personnelle la traduction anglaise d'un traité d'anatomie publié en 1685 par Bidloo. « Celui-ci, rapporte Dezeimeris, d'après une réclamation de l'anatomiste hollandais [1], étant informé que Cowper travaillait à traduire en anglais son anatomie, lui en parla dans un voyage qu'il fit à Londres et lui offrit de lui communiquer diverses additions et plusieurs remarques qu'il avait faites depuis l'impression de cet ouvrage. Cowper lui affirma qu'il n'avait pas ce dessein, et qu'il n'entendait pas assez la langue latine pour l'entreprendre. Cependant il fit acheter des libraires de Hollande 300 exemplaires des planches de Bidloo, sur lesquelles il fit écrire à la main, avec beaucoup d'adresse, des lettres de renvoi; il y joignit neuf planches nouvelles, il traduisit le texte, en y faisant quelques corrections insignifiantes et plusieurs additions, et publia le tout sous son nom, se contentant de nommer en passant Bidloo dans la préface [2]. »

---

1. *Gulielmus Cowper criminis litterarii citatus coram tribunali nobilis. ampliss. Soc. Britanno-Regiæ*, Leyde, 1700.

2. Dezeimeris, *Dict. hist. de la médecine*, t. Ier, p. 398.

L'anatomiste hollandais réclama énergiquement, et, dans la brochure que nous venons de citer, démontra ses droits, qui furent pleinement reconnus; il obtint une satisfaction complète.

Cowper était donc capable de prendre à Méry sa découverte, s'il en avait eu connaissance. Mais ceci est à prouver. Or, les preuves ne manquent pas. En 1692, Méry fut envoyé à Londres en mission extraordinaire par la cour de France, pour un sujet toujours resté un mystère; il est très probable que Méry en 1692, comme Bidloo vers la même époque, s'est rencontré avec le plus célèbre des anatomistes anglais et qu'ils ont dû échanger leurs vues sur les points peu connus de l'anatomie. Quoi d'étonnant que les glandes de l'urèthre aient été un de ces points!

M. Herpin va même plus loin. Il rappelle qu'en 1698 un éminent médecin anglais, Martin Lister, visita le cabinet de Méry, examina ses préparations, et eut avec lui, à plusieurs reprises, de longues conversations sur divers sujets importants d'anatomie; et notre confrère émet l'idée que Lister pouvait avoir donné à Cowper quelques renseignements sur ce sujet [1]. Ceci nous paraîtrait d'autant plus probable que Méry venait de décrire avec tant de minutie la gazelle mâle, et que dans sa description sont comprises les fameuses glandes.

Mais quelles qu'aient été les relations directes ou indirectes de Méry et de Cowper, cela importe peu; la description imprimée des glandes bulbo-uréthrales lui appartient dès 1684, et cette description a été faite à nouveau, sans conteste, à deux reprises différentes, avant celle de Cowper; cela suffit bien pour assurer la priorité à Méry.

---

1. Cependant il n'en est fait aucune mention dans le livre de Martin Lister : *A Journey to Paris in 1698*, 2 édit. London, 1699. Sa visite à Méry, rapportée à la page 64, fait allusion à des préparations de squelettes, de nerfs, de la dure-mère, du cœur de la tortue et du fœtus pour démontrer le trou ovale, le canal de communication, etc. Mais il n'y a rien au sujet de l'urèthre ni de ses glandes.

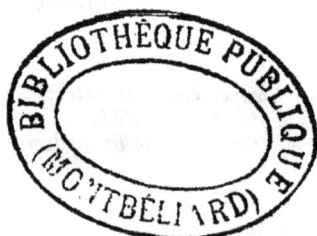

MÉCANISME ET PHYSIOLOGIE DE L'ÉRECTION [1]

M. Graaf, qui a développé avec tant de soins les parties de la génération des deux sexes, explique la tension de la verge par une effusion du sang artériel dans les corps spongieux ou caverneux de cet organe, causée par la compression que le gonflement des muscles improprement nommés érecteurs et accélérateurs fait au commencement de ces corps, et au tronc de la veine : de manière que cette liqueur continuellement poussée de la base de la verge à la pointe ou au gland, n'ayant pas la facilité de retourner vers le ventre, dilate les branches des artères et entre par force dans les cellules membraneuses qu'elle étend ; et trouvant obstacle du côté de la veine qui la devait recevoir, elle en enfle toutes les racines. La verge devient ainsi et plus longue et plus grosse jusqu'à ce que l'effort du sang et la résistance de ses réceptacles aient obligé le tronc de la veine de s'ouvrir malgré la constriction qu'y produisent les muscles, pour laisser sortir autant de sang que les artères en versent ; et demeurant en cet état durant l'équilibre de ces forces opposées, elle est relevée par ces mêmes muscles, qui, en se gonflant, l'attirent vers leur origine par-dessus un appui que lui fait une production de la peau de l'abdomen, et sur lequel elle a la liberté de hausser et de baisser comme sur un pivot.

Tous les nouveaux médecins donnent dans cette explication, convaincus par les deux expériences que son auteur rapporte, dont la première est qu'ayant seringué une liqueur dans les artères de divers sujets humains, après avoir fait une ligature qui en empêchait la sortie, cette partie s'était raidie et gonflée comme le naturel : et la seconde, qu'ayant fait un nœud proche le ventre autour de la verge d'un chien dans le coït pour la retenir tendue, l'ayant ensuite piquée, il s'en était échappé avec impétuosité, ce qui l'avait toute flétrie et resserrée.

Mais M. Méry remarque fort à propos que les muscles érecteurs naissant de l'os pubis et, montant le long des racines des corps caverneux pour s'étendre jusque sur le dos de la verge, ne peuvent en se contractant que tirer à droite et à gauche, et de haut en bas, aidés de deux plus petits dont les livres n'ont point encore parlé et qui sont couchés le long de ceux-ci vers leur principe. Or la verge sera plutôt dilatée du côté du ventre, et raccourcie par cette traction, que

[1]. *Le Progrès de la médecine,* pour 1697, Paris, 1698, p. 30.

serrée comme par un anneau musculeux, et allongée hors du ventre : de plus, les érections qui ne se grossissent jamais si considérablement, couvrant autant deux artères qui sont à côté du tronc de la veine que ce tronc même, doivent presser également ces trois vaisseaux; et si la veine plus extérieure et plus souple en est un peu plus aplatie, le fluide qu'elle contient se trouvera ou se formera plus aisément, dans un corps aussi mollasse qu'est la verge, des routes pour rentrer dans la masse sanguine, qu'il ne vaincra la résistance des valvules pour rebrousser vers les artères. Ces muscles n'embrassent les principes des corps spongieux qu'en partie, et ne les environnent point de tous côtés comme pour en exprimer le sang vers le bout de la verge, ainsi que le suppose Graaf. Le sang des artères aura donc, en ces endroits exempts de compression, une issue par laquelle il s'écoulera librement à son ordinaire, sans avoir un principal reflux dans les cellules qui composent la substance poreuse de la partie antérieure et pendante de la verge. La même objection est à faire à l'égard des deux accélérateurs, qui, naissant des bords du sphincter, viennent s'étendre sur les parties latérales postérieures de l'urèthre.

Le sang contraint dans ses vaisseaux ne causerait-il pas très souvent des varices, et croupirait-il longtemps dans ces cellules sans se corrompre et rendre la partie toute livide? Dans ces érections involontaires qui durent plusieurs jours de suite, jusqu'à quelle prodigieuse grosseur les artères qui ne cessent point de battre étendraient-elles la verge, si pour cela leurs vives pulsations n'avaient qu'à vaincre les faibles ressorts d'un organe si flexible? Et quand on examine les verges de tous les animaux pendant l'action, ne les voit-on pas s'enfler en même temps dans toutes leurs parties, sans être contraintes en aucune? Mais si les expériences communes peuvent ébranler ce système, il ne subsistera pas quand on lui opposera celui de M. Méry. Le voici de la meilleure manière que j'ai pu le comprendre.

Toutes les feuilles qui composent la substance spongieuse de la verge sont munies de fibres charnues; et lorsque l'imagination, chatouillée par un objet de tendresse, une flamme secrète que l'amour inspire, des attouchements impudiques, une semence qui bout dans ses réservoirs, irrite des parties continues à ces fibres, tous ces petits muscles, se mettant en action, relèvent et dressent ces feuillets membraneux et leur font former dans tout le corps de la verge un million de cellules de toutes sortes de figures, qui se communiquent les unes aux autres et qui s'ouvrent à l'extrémité des rameaux des artères, d'où le sang, venant à y influer de toutes parts, augmente par son ardeur l'agitation de ces muscles, ou du moins affermit par sa masse l'expansion de ces petites membranes : ces nouvelles cavernes, remplies de sang jusqu'à une certaine mesure, s'en déchargent dans les racines des veines, et de là dans de plus gros troncs, non seulement parce que les conduits veineux qui s'ouvrent aussi dans ces cavités l'en tirent comme feraient des pompes aspirantes, mais encore par les tremblements et les contractions que les filets musculeux causent à ces toiles tendues; de manière que le sang, coulant plein à canal dans toute l'étendue de la verge, y augmente sa fluidité et sa chaleur par une infinité de percussions imperceptibles, les muscles érecteurs et les accélérateurs servant en ce temps à affermir contre le ventre et à pointer cette arme charnelle; le sang circulant donc par ces cellules librement et comme par ses tuyaux naturels, la verge peut rester, sans incommoder l'animal, longtemps roide et fort accrue selon toutes ses dimensions, soit par des dispositions d'organes qui échaufferont les humeurs qui ont coutume de la pénétrer, soit par l'agitation de quelques corpuscules qui ébranleront immédiatement ses ressorts musculeux : mais la semence écumeuse et abondante, aidée de quelques mouvements convulsifs, perçant enfin la digue qui est placée à l'entrée de l'urèthre, se répand par flots dans ce canal, où sa vitesse est accélérée par l'action des ressorts que son impression actuelle excite dans la substance spongieuse dont il est environné; et cette principale cause d'irritation étant ôtée au moment que la douce violence qui produit au sortir de la semence cet excès de plaisir si voisin de la douleur, fait faire révulsion aux fibres charnues et à tous les autres muscles de cette partie, leur donnant une émotion contraire à celle qui les bandait, toutes les petites portes qui étaient ouvertes aux embouchures des artères s'abattent et se ferment, la capacité des cellules est diminuée par l'approche mutuelle de leurs parois : le sang bornant peu à peu son cours dans les productions des artères et des veines, tous les ressorts se détendent, le feu qui les animait s'éteint entièrement, et le membre, privé de sentiment et de vigueur, rentre en lui-même et se cache sous ses tuniques repliées. Au reste, le grand usage que quelques-uns font de cet organe les rend plus prompts à l'érection et plus rudes au combat que les autres, selon ce qui arrive à toutes les parties musculeuses.

M. Graaf parle d'esprits animaux qu'il fait descendre dans les membranes de la verge pour les roidir et les tuméfier : mais il attribue la principale cause de sa tension aux érecteurs et accélérateurs, comme nous avons dit; au lieu que, suivant M. Méry, ce gonflement pourrait absolument se faire dans l'action de ces quatre muscles, quoiqu'ils contribuent extrêmement, en ce que leurs fibres tendineuses soutenant les filets charnus du corps de la verge, elles ne peuvent être tirées par une légère contraction sans irriter fortement ces filets; aussi la verge ne s'enfle-t-elle guère, qu'en même temps ces muscles ne jouent et ne la redressent; c'est le sang qui, selon M. Graaf, trouvant les cellules et les veines de la base de la verge plus rétrécies que de coutume, est contraint de se jeter dans celles de la partie antérieure, et d'en réfléchir, pour obliger tout le reste à se dilater et à le recevoir. Et M. Méry, qui remarque de grands inconvénients sur cette manière de tendre la verge, laquelle il permet à la violence et à l'art de mettre en pratique, enseigne au contraire que toutes les cellules sont ouvertes indépendamment de l'impulsion des artères, et que les troncs des veines ont toujours leur diamètre proportionné à celui de leurs branches et au volume du sang qui tend à sortir de toute la partie, afin que cette liqueur y passe et repasse sans peine, s'y étant répandue de derrière en avant, selon le courant des artères, par son propre poids et par sa raréfaction naturelle.

M. Méry observe que la rate est en tout temps dilatée par l'expansion des cellules membraneuses dont elle est toute construite, et qui se soutiennent d'elles-mêmes, autant que par le sang qui les remplit; comme la verge l'est par la contraction des fibres motrices qui tendent, quand le mâle est en humeur, ces petites toiles qui la partagent en plusieurs sacs, et par le sang qui conserve cette extension. Et il trouve cette autre conformité entre ces deux parties, que comme il n'y a aucune veine dans la substance de la rate (car à la partie de ce viscère où les vaisseaux sont attachés, on voit pour tout conduit veineux l'extrémité d'un tronc de la grosseur du tuyau d'une plume à écrire, lequel s'ouvre immédiatement dans trois ou quatre petites cellules qui lui fournissent le sang artériel que toutes les autres leur transmettent); pareillement l'on ne peut presque remarquer de veines qui pénètrent les corps caverneux de la verge, comme font les artères qui s'y distribuent de la même façon que dans la rate; tellement qu'il est nécessaire que les principales veines de cet organe aient leur embouchure à la sortie de ces petits sacs, et que celles qu'on rencontre en d'autres endroits de la verge rapportent le sang de la peau, et de quelques autres parties membraneuses ou charnues qui sont autour de ces sacs, comme on voit des branches de veines ramper sur les enveloppes de la rate.

Un exemple des cellules musculeuses de la verge se remarque assez sensiblement dans la structure des poumons, que M. Méry considère pour ce sujet comme un muscle; l'air d'un côté y entre par la trachée-artère, et le sang de l'autre par l'artère pulmonaire; et ces deux liquides différents sont conduits de cellules en cellules par la contraction de plusieurs fibres mouvantes diversement contournées, jusque dans les réceptacles où ils se brouillent ensemble pour produire une liqueur animée et vivifiante, qui, par l'action continuée des mêmes ressorts, est poussée dans d'autres labyrinthes terminés à une veine qui la verse dans le cœur pour être incontinent distribuée à toute l'habitude.

SUR LE RÔLE DU LIGAMENT UTÉRO-OVARIEN DANS LA FÉCONDATION [1]

Les vaisseaux déférents, que les anciens plaçaient dans les femmes entre les testicules et les cornes de la matrice, passent chez tous les modernes pour des ligaments très solides, qui attachent les testicules à un pouce ou environ de distance des deux coins de l'utérus : mais notre anatomiste les trouve percés dans toute leur longueur, s'ouvrant d'un côté au dedans des testicules, et de l'autre dans la capacité de la matrice ; il n'y a qu'à couper ces ligaments en travers pour voir au milieu de chaque extrémité divisée un petit trou, lequel est l'entrée d'un canal qui à la vérité se bouche souvent, ou devient insensible. Il se prévaut de cette découverte contre le système régnant des œufs, parce que ce canal, qui lui paraît le seul par lequel la nature puisse faire passer commodément quelque substance du testicule à l'utérus, est trop étroit, et ses parois trop épaisses pour se laisser pénétrer par un œuf fécond, et qu'il n'y a point d'apparence qu'un tel œuf qui se rencontrerait dans une partie du testicule éloignée de l'embouchure de ce conduit, dût monter par-dessus les autres pour y arriver. Dans les femelles de tous les animaux qui engendrent incontestablement par le moyen des œufs, on trouve un tuyau particulier en forme d'entonnoir, que les œufs sont disposés à enfiler les uns après les autres, selon l'ordre de leur fécondation, qui commence toujours par ceux qui sont les plus proches de cette issue. Il tire encore une grande preuve, pour son opinion, de ce qu'il a observé que la tunique propre de chacune des vésicules qui composent les testicules de la femme et des autres vivipares, est comme continue à la membrane commune de ces organes et ne s'en peut séparer sans se rompre et répandre toute la liqueur qu'elle contient. Il pense donc que quelqu'une de ces petites bouteilles qu'il appelle des hydatides, parce que leur humeur se grumelle au feu comme font les eaux de certaines hydropisies et ne se prend pas en une masse toute pleine et continue comme le blanc ou le jaune des œufs durcis,

1. *Le Progrès de la médecine,* pour 1697. Paris, 1698, p. 39.

crève au temps de la conception, ou se dilate extraordinairement par
la fermentation, en sorte que la liqueur en suinte et se répand sous
toute l'enveloppe du testicule, qui, étant d'ailleurs plein et comprimé, l'oblige de s'écouler par ce nouveau canal dans la matrice,
où se mêlant avec la semence de l'homme, un corps tout organisé
sort de cette confusion par des lois qu'on n'a pas encore bien devinées ; mais lorsqu'une obstruction ou quelque autre vice fait gonfler
ces hydatides outre mesure, la membrane du testicule, ne les pouvant
plus contenir, se fend pour les laisser échapper ou dans le bas-
ventre, ou par hasard dans les trompes de Fallope.

On ne sait si M. Méry, qui, appréhendant avec raison que les auteurs
ne mêlent leurs idées chimériques parmi des observations constantes,
étudie davantage la nature en elle-même que dans les livres, rentre
plus facilement dans les routes perdues des anciens, parce qu'il examine
comme eux chaque sujet de même que si personne ne l'avait précédé
dans ses recherches, ou bien s'il ne s'est point prévenu ici par une
secrète envie de repousser l'insulte que les modernes font souvent à
ces premiers maîtres, pour lesquels il a toujours une grande défé-
rence, ne passant point les occasions qui se présentent de justifier
les conjectures ou leurs découvertes : mais la conséquence qu'il tire
de ses remarques contre les Ovistes ne sera pas accordée du plus
grand nombre.

Car, 1° il ne se rencontrera point en la plupart des femmes des
vaisseaux déférents semblables à ceux qu'il a découverts, puisque
ces parties ne sont que lâchement appliquées contre les membranes
extérieures des testicules, et surtout de l'utérus, dont la tunique
interne ne leur est aucunement continue ni ouverte. 2° Quand les cavités de ces ligaments pourraient se conserver et avoir communication
avec celles de la matrice et des testicules, on en expliquerait mieux
le passage de la semence masculine de l'utérus dans l'ovaire, et
celui de l'œuf fécondé, de l'ovaire dans l'utérus, pourvu que cet œuf
fût assez petit ou assez proche du trou ; parce que s'il était trop gros
ou trop reculé, il aurait plus de facilité à sortir d'entre les fibres
écartées de la membrane de l'ovaire pour tomber dans le pavillon de
la trompe, qui le pousserait dans la matrice, comme on l'a expliqué
ailleurs, jusqu'à quitter sa place et à se glisser entre les autres vers
le canal déférent, où il aurait plus de pente : et sans ces usages, il
serait expédient qu'il y eût de tels canaux pour vider par la matrice
les eaux dont la substance des testicules est de temps en temps sub-
mergée. 3° Quoique dans l'état ordinaire les vésicules soient continues avec l'enveloppe commune du testicule à l'endroit où elles la
touchent, elles peuvent néanmoins en grossissant s'en arracher peu

à peu, et comme chaque œuf a deux tuniques dans l'ovaire, l'une interne qui forme dans la suite les deux enveloppes propres au fœtus, l'autre extérieure qui s'ouvre en manière de calice, quand la première est disposée à sortir du testicule, ce sera le calice qui restera attaché à la partie intérieure de la membrane de l'ovaire, pendant que l'œuf revêtu d'une seule tunique sera porté dans l'utérus. 4° Enfin on ne peut trouver d'autre utilité des trompes que celle de conduire les œufs de l'ovaire à la matrice, comme l'expérience a plusieurs fois démontré qu'elles le faisaient. L'esprit séminal de l'homme influant dans les testicules de la femme, il y est plus en état d'animer leur humeur et d'y commencer la génération ; car la fermentation y doit être mieux réglée, la chaleur moins âpre, les liqueurs plus pures et plus délicatement comprimées que dans la matrice, et la différence de cette humeur d'avec celle d'un œuf de poule est une mauvaise raison de refuser le nom d'œufs à ces vésicules : comme si elles n'avaient que des poussins à produire.

DE LA GÉNÉRATION PAR LES ŒUFS [1]

M. Méry a fait voir la matrice d'une femme qu'il avait apportée pour prouver que ce qu'on appelle œuf dans les testicules des femmes étant enveloppé d'une membrane qui contient une liqueur, et qui n'est point séparée de la membrane propre du testicule, ne peut être un œuf. Car la structure étant telle, on ne peut concevoir que cet œuf prétendu se détache de là. Et d'ailleurs quand il s'en détacherait, on ne conçoit pas non plus par quelle ouverture il en pourrait sortir.

Deux observations sur ce sujet.

Abcès du foie. — Ouverture à l'extérieur, fistule consécutive. Mort. — Examen des ovaires au point de vue de la théorie de la génération par des œufs. — Concrétions des franges tubaires et de l'ovaire [2].

Le 4e du mois d'août, je fis à l'Hôtel-Dieu l'ouverture du cadavre d'une femme, morte d'un ulcère qu'elle avait dans le grand lobe du foie. La matière de cet ulcère s'écoulait en dehors depuis quatre mois par un trou qu'elle s'était fait entre les cartilages des troisième et quatrième fausses côtes du côté droit.

1. *R. Mss.*, t. XVII, f° 168. 9 avril 1698.
2. *R. Mss.*, 9 août 1701. t. XX, f° 293. Résumé dans l'*Hist.*, 1701, p. 52, § 3.

Les parties du ventre étant à découvert, je trouvai dans ce même lobe un abcès considérable dont la matière n'avait point encore détruit la membrane propre du foie pour se faire jour au dehors de ce viscère.

Comme depuis quelque temps on a fait voir à l'Académie plusieurs faits qui ont paru favoriser l'opinion qui tient que l'homme vient d'un œuf de même que le poulet, ma curiosité me porta, après avoir reconnu la maladie qui avait été la cause de la mort de cette femme, à examiner sa matrice pour voir si je n'y découvrirais rien de particulier. Voici ce que je remarquai :

Les deux testicules de cette femme, dans leur surface, étaient garnis d'un grand nombre de petits filets fibreux de longueur différente, les uns ayant quatre à cinq lignes de long, et les autres moins. La membrane qui les enveloppait était entrecoupée d'un si grand nombre de fentes, qu'il est difficile de croire qu'elles aient été formées par des cicatrices qui ont succédé aux divisions qui sont arrivées à cette membrane à l'occasion de la sortie des œufs qui ont abandonné les testicules ; si cela était cependant, on pourrait dire que jamais poule ne fut plus féconde en œufs que cette femme.

Le testicule gauche étant coupé suivant toute sa longueur, on n'y trouva point d'œufs. Les rugosités du ventre étaient cependant des preuves évidentes que cette femme n'avait pas été stérile, et comme elle était encore jeune, ce testicule en bon état et de grosseur ordinaire, il est bien étrange de n'y avoir pas trouvé d'œufs. On remarqua bien à la vérité dans le testicule droit trois petites cellules, mais elles étaient vides et revêtues chacune d'une membrane si intimement unie à la substance de ce testicule, qu'entre elle et lui il fut impossible de découvrir la moindre séparation. Ces petites cellules n'avaient aucune communication au dehors, aussi n'y avait-il aucune apparence de division dans leur membrane, ce qui pouvait donner lieu de croire que la liqueur qui s'y était renfermée aurait pu s'écouler pendant la coupe du testicule, mais c'est ce dont on ne s'est pas aperçu.

Si les testicules de la femme sont des ovaires, et que les membranes de ces petites cellules tiennent lieu de coque aux œufs qu'elle pond, on ne peut pas démontrer, ce me semble, que la matière de ces œufs puisse passer par les trompes dans la matrice, revêtue de la membrane qui lui sert de coque dans les testicules, puisqu'on ne trouve jamais cette enveloppe séparée de leur substance. Ce fait si constant dans la femme me paraît peu propre à expliquer la génération de l'homme par un œuf, et je ne sais pas comment les sectateurs de cette opinion pourraient se tirer de cette difficulté.

Ayant coupé le corps de la matrice dans toute sa longueur, je remarquai dans l'épaisseur de son orifice interne un amas de vésicules plus petites les unes que les autres, mais toutes remplies d'une matière parfaitement semblable, en consistance et en couleur, à la semence de l'homme; comme ces vésicules avaient aussi un parfait rapport avec les œufs de la femme, il semble que ce soit un second piège qu'ait encore tendu la nature aux partisans de la nouvelle opinion pour les embarrasser davantage.

Le fait le plus considérable que j'aie remarqué dans le cadavre de cette femme est qu'à l'extrémité des franges des pavillons des trompes de la matrice il y avait plusieurs petites pierres attachées de figure différente, mais toutes de couleur d'ambre jaune. Deux semblables pierres se sont aussi trouvées sur la membrane du testicule gauche. Il m'a paru que ces petites pierres étaient recouvertes d'une membrane très fine, parce que dans les sillons que quelques-unes d'entre elles formaient dans leur surface rampaient de petits vaisseaux sanguins très sensibles, mais qui ont disparu après avoir trempé dans l'eau pendant trois jours.

Observation faite sur un testicule d'homme. (Castration pour sarcocèle. Examen du testicule au point de vue de la théorie de la génération par des œufs [1].)

Le 3 juillet, sur les six heures du matin, je tirai du scrotum d'un homme malade, à l'Hôtel-Dieu, le testicule droit enveloppé de ses membranes propres. Sa grosseur était celle d'un œuf de poule d'Inde dont il représentait la figure. Ses membranes, qu'on appelle *élytroïde* et *héritroïde*, étaient contre l'ordinaire intimement unies à celle qu'on nomme *nervée*, dans presque tout son contour.

L'épaisseur des deux premières était de beaucoup augmentée; au contraire, la troisième était si mince qu'on voyait aisément à travers un très grand nombre de vésicules qu'elle recouvrait. L'épididyme était si fort confondu avec le corps de ce testicule, qu'il me fut impossible de les distinguer l'un d'avec l'autre.

Dans le dessein de pousser mon examen plus avant, je coupai ce testicule en deux parties égales; quelque exacte que fût ma recherche, il me fut impossible d'y découvrir aucun vestige des petits vaisseaux excrétoires de la semence qu'on voit aisément dans les testicules lorsqu'ils sont dans leur état naturel. Toute sa substance propre me parut semblable à celle d'une glande conglobée ou d'une loupe, et

1. *R. Mss.*, 28 août 1709, t. XXVIII, fº 341.

de sa superficie jusque dans son centre elle était remplie de vésicules semblables à celles qui se rencontrent assez souvent dans les testicules des femmes. Si toutes ces vésicules avaient été réunies ensemble, elles auraient fait au moins la quatrième partie de son volume.

Le même jour je fis voir à l'Académie ce testicule, et j'ouvris en présence de l'assemblée plusieurs de ces petites vésicules, d'où il ne sortit qu'une liqueur claire et transparente comme l'eau. Trois jours après je reportai à la Compagnie ce même testicule que j'avais fait cuire dans de l'eau bouillante, et lui fis remarquer que la liqueur qui avait paru uniforme dans toutes, avant la coction, s'était coagulée dans une partie de ces vésicules, que dans l'autre elle avait conservé sa fluidité et que dans toutes la membrane qui renfermait la liqueur était sans artifice, inséparable de la substance de ce testicule.

J'ai observé ces mêmes circonstances dans les vésicules qui se rencontrent dans les testicules des femmes, que nos anatomistes modernes appellent ovaires, prétendant que l'homme se forme d'un œuf comme le poulet. Cependant le juste rapport qu'il y a entre les vésicules des testicules de l'homme et celles qui se rencontrent dans ceux de la femme, m'a fourni une forte raison de douter de l'opinion de ces anatomistes qui prennent celles de la femme pour des œufs.

Plus j'y fais réflexion, moins je la crois vraisemblable; j'ai beau demander à ceux qui la soutiennent qu'ils me fassent voir pour me convaincre une seule vésicule dont la membrane soit naturellement séparée de la substance du testicule de la femme, ils ne peuvent m'en montrer aucune sans dissection. Cependant, il est évident que sans cette séparation naturelle la génération de l'homme par un œuf est absolument impossible.

Pour éluder cette difficulté, ils me répondent qu'on a rencontré des œufs dans les trompes de la matrice de la femme, d'où ils concluent qu'il faut nécessairement qu'ils soient sortis de ses testicules. J'en ai remarqué comme eux, mais toujours avec une circonstance qui augmente mon doute au lieu de le diminuer, parce que ces prétendus œufs étaient renfermés dans l'épaisseur des membranes des trompes, au lieu qu'ils auraient dû être placés dans leur canal pour rendre cette nouvelle opinion vraisemblable. Cette découverte ne prouve donc nullement que les vésicules qui se rencontrent dans les testicules de quelques femmes soient de véritables œufs.

Si c'en était, je pourrais dire que les vésicules que j'ai vues renfermées dans la substance du propre corps de la matrice et de son orifice interne en seraient aussi, de même que celles que j'ai trouvées attachées à ses ligaments larges, puisqu'elles étaient semblables à celles des testicules; mais cette situation si différente ne me paraît guère propre à prouver leur existence; au contraire, elle me fournit une forte conjecture pour croire que ce ne sont que des hydatides.

Peut-être m'objectera-t-on que, puisque la liqueur d'une partie de ces vésicules se durcit en les faisant bouillir, il y a bien de l'apparence que celles-ci sont des œufs, et que celles-ci sont des hydatides, puisque leur liqueur a conservé sa fluidité après l'ébullition. Ce raisonnement n'est pas concluant pour deux raisons : premièrement, parce qu'il est arrivé la même chose à la liqueur des vésicules que j'ai fait voir à l'Académie dans le testicule du malade dont j'ai parlé; secondement, parce qu'on remarque encore les mêmes circonstances à la liqueur qu'on tire du ventre des hydropiques. Des uns cette liqueur se coagule, celle des autres conserve la même fluidité après l'ébullition qu'elle avait auparavant. On ne peut donc pas conclure de ce que la liqueur des testicules de la femme se durcit par l'ébullition, comme font celles d'un œuf d'une poule, que ces vésicules soient des œufs; mais l'on peut en tirer cette conséquence fort vraisemblable que, de ses hydatides, celles dont la liqueur se coagule sont produites de la lymphe du sang qui sert à la nourriture des parties, et que les autres, dont la liqueur conserve sa fluidité après l'ébullition, sont formées de sa sérosité qui fait la matière des urines.

Enfin, il n'y a nul rapport entre la liqueur qui se rencontre dans les vésicules des testicules de la femme et les matières de l'œuf d'une poule. Les vésicules de la femme ne renferment qu'une liqueur claire et tout uniforme; l'œuf de la poule contient trois sortes de substances de consistance et de couleur différentes. Le testicule de la femme fournit seul la liqueur de ces vésicules; l'ovaire de la poule ne donne que le jaune et sa matrice fournit le blanc et le germe de l'œuf.

Par toutes ces circonstances, qui se trouvent si différentes dans la femme et dans la poule, il ne paraît pas que le système de la génération de l'homme par un œuf soit fondé sur une démonstration, et je crois même qu'il ne serait pas bien difficile de faire voir par d'autres raisons qu'il n'est pas seulement vraisemblable. Mais comme je ne me suis proposé dans ce mémoire que de faire connaître le juste rapport qu'il y a entre les vésicules des testicules de l'homme et de la femme, pour engager les anatomistes à y faire réflexion, il me suffit d'en tirer présentement cette conséquence que si les femmes font des œufs, les hommes en produisent aussi, ce qui me paraît également faux dans l'un et dans l'autre, parce qu'il ne se voit point de femmes d'où il sorte des œufs par le canal de la matrice ni d'hommes qui en jettent par la verge.

V. — CIRCULATION ET RESPIRATION DU FŒTUS.

DE LA MANIÈRE DONT LA CIRCULATION DU SANG SE FAIT DANS LE FŒTUS [1]

Les vaisseaux du cœur sont autrement percés dans le fœtus lorsqu'il est encore renfermé dans le sein de sa mère, que depuis qu'il en est sorti. Avant la naissance, il y a dans le fœtus un canal de communication du tronc de l'artère du poumon au tronc de l'aorte descendante; et à l'entrée du cœur, proche sa base, il y a un trou ovale qui perce de la veine cave dans la veine du poumon. Mais depuis que l'enfant est né, le canal de communication se dessèche, et le trou ovale se bouche : de sorte que n'y ayant plus de communication entre l'artère du poumon et l'aorte descendante, ni entre la veine cave et la veine du poumon, il faut nécessairement que le sang, en retournant des veines dans le cœur, passe de la veine cave dans le ventricule droit du cœur, et de là dans l'artère du poumon; et qu'après s'être répandu dans le poumon il passe par la veine dans le ventricule gauche du cœur, et de là dans le tronc de l'aorte.

De ces ouvertures des vaisseaux du cœur du fœtus, les anatomistes ont tiré deux conséquences :

1° Ils ont conclu que du sang qui passe du ventricule droit du cœur du fœtus dans l'artère du poumon, une partie se décharge dans le tronc inférieur de l'aorte par le canal de communication, sans circuler par le poumon; ce qui paraît très vraisemblable, car le chemin est si droit et si naturel par ce canal, qu'il y a tout sujet de croire que le sang n'en doit point prendre d'autre.

2° Ils ont jugé que dans le fœtus une partie du sang, qui rentre dans le cœur par la veine cave, se décharge par le trou ovale dans la veine du poumon, et que de là elle entre dans le ventricule gauche

---

1. 31 mars 1692. *Mém. de l'Acad.*, 1666-1699, vol. X, p. 65. — D'après les *Registres manuscrits* (vol. XIII, f° 75), la lecture de ce travail a été faite le 16 janvier 1692. Dans l'*Histoire de l'Académie*, édition de 1733, vol. II, p. 175, ce mémoire et les deux qui suivent sont résumés parmi les travaux de l'année 1693, sous ce titre : *Sur la circulation du sang et la respiration dans le fœtus*.

du cœur, sans passer par le ventricule droit. Mais cette conjecture ne paraît pas à M. Méry si bien fondée que l'autre. Car il n'y a guère d'apparence que le sang, au lieu de continuer tout droit son chemin dans la veine cave, se détourne pour aller passer dans la veine du poumon par le trou ovale. Au contraire il semble que, comme la veine du poumon gauche répond directement au trou ovale, une partie du sang qui coule dans cette veine est déterminée par cette direction à passer par le trou ovale dans la veine cave, et de là dans le ventricule droit du cœur, nonobstant la valvule qui se trouve à l'embouchure du trou ovale, mais qui ne peut pas empêcher l'entrée du sang dans la veine cave.

Cette opinion de M. Méry se trouve confirmée par une observation curieuse qu'il a faite en disséquant une tortue de mer.

Il a remarqué que dans le cœur de cet animal il y a trois ventricules : l'un à droite, l'autre à gauche, et le troisième au milieu de la base du cœur, mais plus en avant que les deux autres.

Le ventricule droit du cœur est séparé du gauche par une cloison charnue et spongieuse, au milieu de laquelle il y a un trou ovale, semblable à celui qui se trouve dans le fœtus entre la veine cave et la veine du poumon. A l'embouchure de ce trou, il y a deux valvules : l'une du côté du ventricule droit, l'autre du côté du ventricule gauche ; mais elles n'empêchent point que les deux ventricules ne communiquent ensemble.

Le ventricule droit a encore communication avec celui du milieu par un autre trou de quatre lignes de diamètre. Il reçoit aussi la veine cave et il donne naissance à l'aorte et à une artère qui tient lieu du canal de communication, que l'on trouve dans le fœtus entre l'aorte descendante et l'artère du poumon ; mais dans la tortue, cette artère de communication ne se réunit à l'aorte que dans le ventre.

Le ventricule du milieu ne reçoit aucune veine, et il donne seulement naissance à l'artère du poumon : au contraire, le ventricule gauche reçoit la veine du poumon, et ne donne naissance à aucune artère. Ainsi le ventricule gauche du cœur n'a aucune artère qui puisse remporter le sang qu'il reçoit de la veine du poumon : et par conséquent il faut nécessairement que le sang qui est conduit par cette veine dans le ventricule gauche du cœur passe par le trou ovale dans le ventricule droit, malgré les deux valvules qui sont à son embouchure. Il y a donc lieu de croire que dans le fœtus une partie du sang qui vient au ventricule gauche du cœur par la veine du poumon se rend aussi dans la veine cave par le trou ovale, nonobstant la valvule qui est à l'entrée de ce trou, pour passer dans le ventricule droit du cœur, sans entrer dans le ventricule gauche. Car, puisque le trou ovale de la tortue n'est différent de celui du fœtus que par sa situation, et qu'il répond directement à la veine du poumon dans l'un et dans l'autre, il y a toute sorte d'apparence qu'il a le même usage dans le fœtus que dans la tortue.

POURQUOI LE FŒTUS ET LA TORTUE VIVENT TRÈS LONGTEMPS SANS RESPIRER [1].

Il semble d'abord qu'il n'est pas fort difficile de rendre raison pourquoi le fœtus et la tortue vivent très longtemps sans respirer. Car pour peu que l'on ait appris d'anatomie, l'on sait que le trou ovale qui perce de l'oreillette droite du cœur dans la veine du poumon, et le canal qui va du tronc de l'artère du poumon au tronc de l'aorte descendante, sont ouverts dans le fœtus avant sa naissance; et l'on a pu voir dans les Mémoires du mois de mars de l'année dernière que le trou ovale est ouvert aussi dans la tortue. Comme donc le fœtus, où ces passages sont ouverts, vit longtemps sans que ses poumons agissent, et qu'au contraire un adulte, dans lequel ces passages sont fermés, ne peut vivre sans respirer, il semble qu'il ne faut point chercher d'autre raison de la question proposée, que l'ouverture de ces vaisseaux du cœur.

M. Méry a fait une expérience qui paraît confirmer cette opinion. Il a fortement lié avec du fil les mâchoires de deux tortues, et il leur a scellé le nez et la gueule avec de la cire d'Espagne, pour voir combien de temps elles pourraient vivre sans respirer. L'une de ces tortues a vécu encore trente et un jours en cet état; et l'autre, trente-deux jours.

Enfin voici une autre expérience qui semble achever de mettre la chose hors de question. M. Méry a enlevé le sternum à un chien, qui mourut en fort peu de temps, ne pouvant plus respirer parce qu'il n'y avait plus de muscles pour donner du mouvement aux poumons. Mais ayant ôté à une tortue de mer le plastron qui lui tient lieu de sternum, elle vécut encore sept jours après, bien que sa poitrine et son ventre fussent à découvert.

Quelque forts que paraissent ces arguments, M. Méry prétend qu'ils ne sont pas concluants. Car bien que le fœtus et la tortue vivent longtemps sans respirer, ce n'est pas, à ce qu'il croit, parce qu'ils ont le trou ovale et le canal de communication ouverts, mais par d'autres raisons entièrement différentes.

1. 31 mars 1693. *Mém.*, 1666-1699, vol. X, pag. 271. — Ce mémoire est mentionné dans les *Registres manuscrits* à la date du 7 mars 1693.

Pour bien entendre sa pensée sur ce sujet, il faut remarquer que le corps du fœtus avant sa naissance est uni avec celui de sa mère par le placenta qui tient au fond de la matrice ; et que le cordon qui se termine par une de ses extrémités au placenta, et par l'autre à l'ombilic du fœtus, est composé d'une veine et de deux artères ombilicales : par la veine ombilicale, dont les racines sont répandues dans le placenta, il reçoit le sang que les artères de la matrice y apportent ; et par les artères ombilicales, ce sang est rapporté au placenta, d'où il rentre dans les veines de la matrice.

Cette jonction du placenta avec la matrice, et cette circulation qui se fait du sang de la mère à l'enfant, et du sang de l'enfant à la mère, qui sont deux vérités de fait que l'on ne peut contester, étant supposées, il est aisé de comprendre comment le fœtus peut vivre si longtemps dans le sein de sa mère sans respirer. Car bien qu'il ne respire point par lui-même, il respire néanmoins par les poumons de sa mère, dont la respiration n'est pas moins nécessaire pour entretenir la circulation du sang dans le fœtus, qu'elle l'est pour l'entretenir dans la mère même ; ce que M. Méry a évidemment reconnu par l'observation suivante qu'il a faite plusieurs fois à beaucoup d'accouchements où il a été appelé.

Lorsque, dans l'accouchement, le cordon par où le fœtus tient au placenta est si fortement pressé que le sang ne peut plus passer de la mère au fœtus ; alors si la tête du fœtus est encore engagée dans la matrice ou dans son canal, le fœtus est étouffé en fort peu de temps, de même que si on l'avait empêché de respirer après sa naissance en lui fermant la bouche et le nez. Mais si la tête est sortie, le fœtus ne meurt point, quoique le cordon soit fortement comprimé par le reste du corps arrêté dans le passage.

La raison de cette différence est que le cordon étant fortement pressé, et la tête n'étant pas encore sortie, le fœtus ne peut respirer en nulle manière, ni par les poumons de sa mère, puisque la compression du cordon lui ôte la communication qu'il avait avec elle ; ni par ses poumons propres, la bouche et le nez, par où l'air pourrait entrer dans ses poumons, étant encore engagés dans le corps de sa mère ; au lieu que la tête étant sortie, il respire par ses propres poumons ; et ainsi n'ayant plus besoin de la respiration de sa mère, il ne laisse pas de vivre, quoique la compression du cordon empêche la communication qu'il avait auparavant avec elle. Car lorsque le fœtus est à terme, son cœur a la force nécessaire pour faire circuler son sang ; et depuis que la tête est sortie, les esprits animaux qui donnent le mouvement au cœur agissent d'eux-mêmes sans le concours de la mère. Ainsi la circulation du sang dans le fœtus ne dépend plus de celle du sang de sa mère, comme elle en dépendait auparavant, lorsqu'elles n'avaient toutes deux qu'une seule et même cause, savoir : la respiration de la mère.

Il est visible que la mort du fœtus, lorsque le cordon est comprimé et que la tête n'est point encore sortie, vient de ce que l'air que la mère respire ne peut plus passer dans les vaisseaux du fœtus pour y entretenir la circulation du sang, laquelle ne peut continuer dans le fœtus ni dans la mère indépendamment de l'air, le cœur n'ayant pas assez de force pour l'entretenir sans un secours étranger. Car on ne peut pas dire que lorsque la tête n'est pas encore sortie et que le cordon est comprimé, le fœtus meure faute de nourriture; puisque dans le peu de temps que cette compression dure, il ne se peut pas faire une consomption assez considérable de la substance du fœtus pour lui causer la mort. Il n'y a pas non plus d'apparence que le défaut de rafraîchissement, ni la rétention des vapeurs fuligineuses causent une si prompte mort : car pendant que le fœtus est renfermé dans le sein de sa mère, il ne peut recevoir de rafraîchissement par l'âpre artère ni par les poumons; et les vapeurs fuligineuses qui s'élèvent de son sang ne peuvent s'exhaler : et néanmoins il ne laisse pas de vivre durant tout ce temps.

De là on peut conclure que les personnes suffoquées dans l'eau ou étouffées ne meurent point parce que le sang n'est point rafraîchi, ni parce que les vapeurs fuligineuses sont retenues; mais parce que la bouche, le nez ou l'âpre artère étant fermés, l'air ne peut plus entrer par les poumons dans le cœur pour lui aider à entretenir la circulation du sang dans laquelle consiste la vie des animaux.

Il n'est donc pas vrai que le fœtus n'ait pas besoin de respirer dans le sein de sa mère, parce que le trou ovale et le canal de communication du ventricule droit à l'aorte descendante sont ouverts. Mais la véritable raison est que le fœtus ne faisant avec sa mère qu'un même corps, il participe à la respiration de sa mère. Ainsi l'on peut dire qu'un enfant ne peut non plus se passer de respirer avant que de naître, que depuis qu'il est né; parce qu'avant que de naître il a besoin de la respiration de sa mère, et après qu'il est né il a besoin de respirer par lui-même.

Quant à la tortue, à l'égard de laquelle cette raison n'a point de lieu, M. Méry prétend que la cause pourquoi elle peut vivre fort longtemps sans respirer, c'est que son cœur a assez de force pour entretenir la circulation du sang indépendamment de l'air : ce qu'il expliquera dans la suite de ces Mémoires, où il rendra aussi raison pourquoi le mouvement du sang cesse dans les autres animaux faute de respiration.

POURQUOI LA RESPIRATION EST NÉCESSAIRE POUR ENTRETENIR LA VIE
de l'homme depuis qu'il est sorti du sein de sa mère, et même lors-
qu'il y est encore enfermé, et qu'au contraire la tortue peut vivre
très longtemps sans respirer [1].

Dans les mémoires du mois de mars dernier, M. Méry a montré que
la vie du fœtus, avant qu'il soit né, dépend nécessairement de la respiration de sa mère; et qu'ainsi il est vrai de dire que le fœtus n'a
pas moins besoin d'air pour entretenir sa vie lorsqu'il est encore
dans le sein de sa mère, que depuis qu'il en est sorti.

Pour faire voir la vérité de ce qu'il avançait, il a rapporté trois
faits importants, qu'il a observés dans la pratique des accouchements.

Le premier est que, lorsque le fœtus a encore la tête enfermée
dans la matrice, il est étouffé en très peu de temps, si le cordon par
où il tient au *placenta* est fortement comprimé;

Le second, que lorsque le fœtus a la tête hors de la matrice, alors
pourvu que d'ailleurs rien ne l'empêche de respirer par sa bouche,
il ne laisse pas de vivre, bien que le cordon soit fortement comprimé;

Le troisième, que bien que la tête soit hors de la matrice, et que
le cordon ne soit point du tout comprimé, le fœtus est étouffé en
très peu de temps, si quelque chose l'empêche de respirer par sa
bouche.

De ces trois faits, M. Méry a tiré trois conséquences :

1° Que l'air que la mère respire est ce qui entretient la vie du
fœtus, puisqu'aussitôt que la communication de cet air est interrompue le fœtus cesse de vivre;

2° Que par conséquent le fœtus n'a pas moins besoin d'air pour
entretenir sa vie, lorsqu'il est encore enfermé dans le sein de sa
mère, que depuis qu'il en est sorti : mais qu'il y a seulement cette
différence que, depuis que le fœtus est né, il attire par ses propres
poumons l'air dont il a besoin pour entretenir la circulation de son
sang; au lieu qu'auparavant c'était la mère qui attirait cet air et qui
le lui communiquait par le cordon;

3° Que supposé même qu'il fût vrai que le fœtus avant sa naissance n'eût pas besoin du secours de l'air pour entretenir la circulation

---

1. 31 août 1693. *Mém.*, 1666-1699, vol. X, p. 386. — D'après les *Registres manus-*
crits, vol. XIV, f° 13, ce mémoire a été lu le 24 avril 1694.   .

de son sang, ce ne serait pas, comme on le dit ordinairement, parce que le trou ovale du cœur et le canal qui va se rendre du tronc de l'artère du poumon dans le tronc de l'aorte descendante sont ouverts, et que le sang peut aller librement de l'un à l'autre lorsque le fœtus est enfermé dans le sein de sa mère. Car ces mêmes passages demeurent encore ouverts longtemps après la naissance du fœtus, de même qu'ils l'étaient auparavant; et néanmoins dès le moment que le fœtus est né, il ne peut plus se passer de respirer.

Il restait à répondre à quelques expériences très curieuses que M. Méry a lui-même faites et qu'il s'était objectées. Deux tortues dont il avait lié les mâchoires et scellé le nez et la gueule avec de la cire d'Espagne ont vécu plus de trente jours sans respirer. Une autre tortue à laquelle il avait ôté le plastron qui lui tient lieu de sternum, de sorte qu'elle ne pouvait plus respirer du tout, n'a pas laissé de vivre encore sept jours après. Au contraire, un chien auquel il avait aussi enlevé le sternum est mort tout aussitôt, faute de respiration. Or il semble que cette différence vient de ce que dans le cœur de la tortue le trou ovale et le canal de communication étaient ouverts, et qu'ils ne l'étaient pas dans le chien. Et par conséquent le fœtus ayant avant sa naissance ces mêmes passages du cœur ouverts, on pourrait croire qu'il n'a pas plus de besoin d'air que la tortue pour entretenir la circulation de son sang.

A cela M. Méry a répondu, en peu de mots, que la raison pourquoi la tortue peut vivre si longtemps sans respirer n'est pas parce qu'elle a le trou ovale du cœur et le canal de communication ouverts, mais parce que son cœur a assez de force pour entretenir très longtemps le mouvement circulaire du sang sans le secours de la respiration. Il a promis de faire voir dans la suite de ces Mémoires en quoi consistent la force du cœur de la tortue et la faiblesse de celui de l'homme, et c'est ce qu'il se propose d'expliquer ici.

Pour bien entendre d'où vient que le cœur de la tortue a plus de force que celui de l'homme pour faire circuler le sang, il faut considérer non seulement combien ils ont l'un et l'autre de force en eux-mêmes absolument, mais aussi combien de sang ils ont chacun à pousser, combien ils lui font parcourir de chemin, et avec quelle vitesse. Car toutes ces circonstances contribuent à augmenter proportionnellement la force du cœur ou à la diminuer.

I. — Si l'on considère la force du cœur absolument et en elle-même, c'est-à-dire sans considérer ni combien de sang il doit pousser, ni par quel espace de chemin, ni avec quelle vitesse, l'on peut supposer que cette force, qui consiste dans la fermeté des fibres

dont le cœur est composé, est à peu près égale dans le cœur de
l'homme et dans celui de la tortue à proportion de leur grandeur.
Mais, nonobstant l'égalité de forces supposée, il y a encore cette différence entre la force de l'un et celle de l'autre, que toute la force du
cœur de la tortue est réunie, et que celle du cœur de l'homme est
partagée, comme il est aisé de le voir en considérant la structure de
leurs ventricules, la disposition de leurs vaisseaux et le cours du
sang.

Il y a trois ventricules dans le cœur de la tortue : le ventricule
gauche est séparé du droit par une cloison charnue, qui a vers la
base du cœur une ouverture à peu près égale à celle du fœtus humain, et qui est toute percée d'une infinité d'autres petits trous par
lesquels ces deux ventricules ont communication ensemble. Le ventricule du milieu, qui est beaucoup plus petit que les deux autres,
communique avec le ventricule droit par une ouverture presque aussi
large que toute sa cavité, et ne doit être considéré que comme une
extension du ventricule droit, dont il n'est distingué que par un petit
rétrécissement. Ces trois ventricules ayant donc communication ensemble, il ne les faut compter que pour un seul.

Il paraît, par la disposition des vaisseaux, que ces trois ventricules
agissent dépendamment l'un de l'autre. Car le ventricule gauche ne
donne naissance à aucune artère ; mais il reçoit seulement le tronc
de la veine du poumon, laquelle se termine à l'oreillette gauche du
cœur : au contraire, le ventricule du milieu donne naissance à l'artère du poumon et ne reçoit aucune veine. Mais le ventricule droit
donne naissance au tronc de l'aorte et à l'artère qui dans le fœtus
tient lieu de canal de communication entre l'artère du poumon et
l'aorte descendante; et il reçoit le tronc de la veine cave, laquelle se
termine à l'oreillette droite du cœur. Le ventricule du milieu ne fait
donc que porter une partie du sang dans les poumons; et le ventricule gauche rapporte ce sang dans le ventricule droit, d'où tout le
sang est poussé dans les artères. Ainsi ces ventricules dépendent l'un
de l'autre pour agir et toutes les forces du cœur concourent ensemble
pour pousser le sang hors du ventricule droit.

Le cours du sang montre la même chose encore plus évidemment.
Le sang en sortant du ventricule droit du cœur de la tortue se partage
en deux. La plus grande partie entre dans l'aorte et dans l'artère de communication; et après avoir été distribuée dans tout le
corps à la réserve des poumons, elle revient par la veine cave dans
le ventricule droit, où elle achève sa circulation sans passer par les
poumons ni par le ventricule gauche. L'autre partie, destinée à
nourrir les poumons qui ne reçoivent, comme le reste du corps,

qu'autant de sang qu'il en faut pour leur nourriture, passe du ventricule droit dans celui du milieu, et de là dans l'artère des poumons, et ayant été distribuée dans les poumons, elle entre par la veine des poumons dans le ventricule gauche : mais n'y trouvant point d'artères par où elle puisse sortir, elle est contrainte de s'échapper par les trous de la cloison charnue et de rentrer dans le ventricule droit, où elle finit sa circulation sans passer par tout le reste des parties du corps de la tortue.

Or il n'y a pas d'apparence que tout l'effort de la contraction du ventricule gauche se termine à ne faire faire au sang qu'il contient qu'une ligne de chemin, que ce sang a seulement à parcourir pour se rendre dans le ventricule droit par la cloison charnue. Il est donc évident que toutes les forces du cœur de la tortue sont unies pour pousser hors du ventricule droit tout le sang qui vient se rassembler dans ce ventricule. Il n'en est pas de même du cœur de l'homme. Car : 1° La cloison charnue qui sépare les deux ventricules, n'étant point percée, comme elle l'est dans la tortue, ces ventricules n'ont point de communication ensemble, et ils font leur fonction chacun à part ;

2° Le ventricule gauche donne naissance au tronc de l'aorte et reçoit la veine du poumon. Le ventricule droit donne naissance à l'artère du poumon et reçoit la veine cave. Ainsi ces deux ventricules ayant chacun une artère et une veine, ils agissent indépendamment l'un de l'autre, et ils font séparément ce que les trois ventricules de la tortue font ensemble.

3° Le sang tient une tout autre route dans le cœur de l'homme que dans celui de la tortue. Car le sang qui sort du ventricule gauche du cœur de l'homme ayant été distribué par les branches de l'aorte dans toutes les parties du corps, à la réserve du poumon, et étant rentré dans les veines, se rassemble dans le ventricule droit. De là il est porté dans les artères du poumon, qui le répandent dans toute la substance du poumon, et ensuite il rentre dans les veines du poumon, qui le déchargent dans le ventricule gauche du cœur, pour être derechef porté dans l'aorte.

On voit donc, et par la structure des ventricules du cœur, et par la disposition des vaisseaux, et par le cours du sang, que les trois ventricules du cœur de la tortue ne font, à proprement parler, qu'un seul ventricule ; et que toutes les forces du cœur concourent ensemble à pousser le sang hors du ventricule droit pour lui faire prendre la route des artères, qui tirent toutes leur origine de ce ventricule : au lieu que les deux ventricules du cœur de l'homme, n'ayant point de communication ensemble, font leur fonction chacun en particulier, et poussent le sang l'un dans l'aorte et l'autre dans l'artère du poumon.

II. — Pour ce qui regarde la quantité du sang, qui est la seconde chose qu'il faut considérer, il est certain qu'il y a plus de sang dans le corps de l'homme que dans celui de la tortue, à proportion de leur grandeur. Car déjà dans les poumons de l'homme il y a plus de sang que dans ceux de la tortue, comme l'on peut connaître par l'inspection de leurs vaisseaux. Dans les poumons de la tortue, il y a peu de vaisseaux, et encore fort étroits ; au lieu qu'il y en a une très grande quantité et de très amples dans les poumons de l'homme.

Il est vrai que les poumons de la tortue étant bien plus grands que ceux de l'homme, les vaisseaux en sont par conséquent plus longs. Mais les vaisseaux des poumons de l'homme ont beaucoup plus de branches et plus de sinuosités. Aussi quoique les poumons de l'homme soient bien plus petits que ceux de la tortue, ils pèsent néanmoins davantage, parce qu'ils sont pleins de quantité de vaisseaux fort amples, et que ceux de la tortue ne sont presque composés que de grandes vésicules toutes vides, entre lesquelles il y a peu d'artères et de veines : ce qui s'accorde avec ce que l'on vient de dire de la route du sang. Car puisqu'il n'entre dans les poumons de la tortue qu'une petite partie du sang, il doit y avoir de plus petits vaisseaux et en plus petite quantité que dans les poumons de l'homme, par lesquels tout le sang circule. Et cependant les poumons de la tortue occupent au moins la quatrième partie de son corps ; au lieu que ceux de l'homme n'occupent pas la dixième partie du corps de l'homme.

S'il y a donc dans la dixième partie du corps de l'homme plus de sang qu'il n'y en a dans la quatrième partie du corps de la tortue, on peut juger que le reste du corps de l'homme, ayant plus d'étendue, doit aussi contenir plus de sang.

Il est encore à remarquer, sur la quantité du sang, que non seulement il y a plus de sang dans le corps de l'homme que dans celui de la tortue, mais qu'il y en a aussi plus dans son cœur : car tout le sang qui sort du ventricule droit du cœur de l'homme rentre dans le gauche ; mais il ne rentre dans le ventricule gauche du cœur de la tortue qu'une partie du sang qui sort du ventricule droit.

C'est pourquoi la capacité des deux ventricules du cœur de l'homme pris ensemble est plus grande que celle des trois ventricules du cœur de la tortue aussi pris ensemble.

III. — Cette différente route que tient le sang montre clairement que le sang fait bien moins de chemin dans le corps de la tortue que dans celui de l'homme. Car, dans la tortue, la plus grande partie du sang, ayant passé du cœur dans l'aorte et dans l'artère de communication, achève sa circulation sans traverser les poumons; et l'autre partie, qui passe par le poumon, achève aussi sa circulation sans passer par le reste du corps. Mais dans l'homme tout le sang que les deux troncs de la veine cave ont déchargé dans le ventricule droit fait un long circuit par les poumons pour aller se rendre dans le cœur par le ventricule gauche. Ainsi tout le sang de la tortue ne passe qu'une fois dans son cœur à chaque circulation : mais il passe deux fois dans le cœur de l'homme; la première fois, lorsque les deux troncs de la veine cave le déchargent dans le ventricule droit; la seconde, lorsque les veines du poumon le portent dans le ventricule gauche.

IV. — Enfin, le sang circule avec plus de vitesse dans le corps de l'homme que dans celui de la tortue, à proportion de la grandeur de leur corps, comme il paraît par le battement du cœur et des artères, qui est plus fréquent dans l'homme que dans la tortue.

Le concours de toutes ces circonstances fait que le cœur de la tortue peut entretenir le mouvement circulaire du sang très longtemps sans le secours de la respiration. Il a toute sa force réunie, il n'a pas beaucoup de sang à pousser; tout le sang n'y passe qu'une fois à chaque circulation; ce sang n'a pas un long chemin à faire; enfin il circule lentement. Mais bien que l'on suppose que le cœur de l'homme soit par lui-même aussi fort que celui de la tortue, néanmoins par rapport à la manière dont il doit pousser le sang, à la quantité qu'il en doit pousser, à l'espace de chemin qu'il lui doit faire parcourir, et au degré de vitesse qu'il doit lui donner, il n'est pas assez fort pour le faire circuler.

Il faut donc qu'il emprunte d'ailleurs ce qui lui manque de force; et de là vient que l'homme a besoin de respirer continuellement.

Mais la difficulté est d'expliquer comment l'air peut aider à la circulation du sang. Voici comment M. Méry l'explique :

Lorsque la poitrine de l'homme se dilate, l'air de dehors comprimé par cette dilatation entre dans les narines et de là dans les canaux de l'âpre artère dispersés dans tout le poumon; et ne trouvant rien qui l'arrête, il coule jusque dans les vésicules qui composent la substance du poumon. La poitrine, venant ensuite à se resserrer, presse l'air engagé dans le poumon et en contraint une partie de passer des vésicules dans les veines du poumon, où cet air, entrant avec force, pousse le sang par derrière vers le cœur et, par cette impulsion, donne au sang le mouvement qui lui manquait pour achever sa circulation. L'air enfermé dans les veines du poumon s'y mêle avec le sang, et comme à chaque vésicule du poumon se termine un rameau de l'âpre artère et un rameau de la veine du poumon, l'air et le sang se trouvent bien mêlés par très petites parties lorsqu'ils passent des veines du poumon dans le ventricule gauche du cœur et dans les artères. Ce mélange d'air facilite le mouvement du sang pour deux raisons : 1° parce que le sang, qui autrement aurait été trop massif et trop pesant, est rendu léger par l'air qui le raréfie et en est bien plus aisé à mouvoir ; 2° parce que l'air mêlé avec le sang y produit nécessairement une infinité de petites bouteilles qui augmentent de beaucoup le volume du sang, et qui gonflent tellement le cœur et les artères, que la moindre compression suffit pour en faire sortir le sang avec violence.

Les esprits animaux venant donc alors à resserrer le cœur, et leur action étant aidée par l'augmentation du volume du sang et par la première impression de mouvement que l'air donne au sang en entrant dans les veines du poumon, le sang contenu dans le ventricule gauche et dans les artères est poussé avec force vers les extrémités du corps dans toutes les parties, et est contraint de rentrer dans les veines et de retourner par le ventricule droit dans le cœur, car son mouvement est déterminé par la disposition des valvules, dont celles qui sont à la sortie du ventricule gauche permettent au sang de sortir du cœur et l'empêchent d'y rentrer ; mais celles qui sont dans les canaux des veines et à l'entrée du ventricule droit lui permettent d'entrer dans le cœur et l'empêchent de refluer vers les extrémités du corps. Au même temps que le cœur, en se resserrant, pousse le sang hors du ventricule gauche et des artères, il pousse aussi hors du ventricule droit et des artères du poumon le sang qui y est contenu ; et ce sang est contraint de rentrer dans le ventricule gauche par les veines du poumon, son mouvement étant déterminé par d'autres valvules qui permettent au sang de sortir du ventricule droit et de rentrer dans le gauche, et l'empêchent de retourner.

Ainsi se fait la circulation du sang par la compression du cœur, appelée communément *systole,* et par sa dilatation, que l'on appelle *diastole.* Ce sont les esprits animaux qui causent la systole en gonflant les fibres et en diminuant par ce gonflement la capacité des ventricules du cœur et celle des canaux des artères. Mais c'est l'air qui fait la diastole en dilatant par son ressort naturel les ventricules et les artères tout aussitôt qu'il cesse d'être comprimé par le gonflement que les esprits animaux avaient causé dans leurs fibres. C'est encore l'air, comme on l'a remarqué ci-devant, qui entretient dans l'homme la circulation par le mouvement qu'il donne au sang en entrant des vésicules du poumon dans les veines ; car le sang demeurerait en chemin et ne pourrait achever sa circulation dans le corps de l'homme sans ce secours, dont la tortue peut longtemps se passer à cause de la force de son cœur.

Cependant l'air, qui entretient la circulation du sang, la ferait enfin cesser s'il demeurait toujours dans les vaisseaux. Car comme chaque respiration fait entrer de nouvel air dans le cœur et dans les artères, il s'y trouverait enfin tant d'air que la force des esprits animaux, surmontée par le ressort de l'air, ne suffirait plus pour resserrer le cœur. Mais la nature y a sagement pourvu en faisant continuellement sortir des vaisseaux par une transpiration insensible tout autant d'air qu'il y en entre; de sorte que la force du ressort de l'air ne l'emporte jamais sur celle des esprits animaux.

Il y a beaucoup d'apparence que cette transpiration se fait plus lentement dans la tortue que dans l'homme, et c'est peut-être là en partie d'où vient que la tortue peut vivre si longtemps sans respirer, et que l'homme a besoin de respirer continuellement pour vivre. Car l'air, étant longtemps retenu dans la tortue, doit faciliter la circulation du sang en le rendant plus léger et en gonflant les vaisseaux, comme on l'a expliqué ci-dessus. Mais la transpiration se faisant promptement dans l'homme, le sang, pour peu que la respiration soit interrompue, doit devenir massif et pesant par la séparation de l'air; et les vaisseaux n'étant pas assez pleins, il faut une plus forte compression pour l'en faire sortir.

La structure des poumons peut aussi contribuer à diminuer ou à augmenter le besoin de la respiration. La tortue a les poumons fort grands, et la capacité des vésicules qui composent leur substance est très ample : ce sont comme de grands réservoirs qui contiennent beaucoup d'air et qui en peuvent longtemps fournir quand ils en sont une fois pleins. Les poumons de l'homme sont plus petits et ils sont composés de plus petites vésicules; c'est pourquoi ils sont bientôt épuisés, et ils ont besoin d'être continuellement remplis.

Après ce qui a été dit ici de l'homme, il n'est pas nécessaire de parler du fœtus en particulier. Car comme la structure des ventricules du cœur est la même dans le fœtus que dans l'homme adulte; il y a lieu de croire que l'usage de ces ventricules est semblable dans l'un et dans l'autre, et que par conséquent le fœtus a besoin d'air aussi bien que l'homme adulte, pour entretenir la circulation de son sang. Il est vrai que dans le fœtus le trou ovale et l'artère qui décharge le poumon d'une partie du sang sont ouverts, comme ils le sont dans la tortue. Mais ce n'est ni dans l'un ni dans l'autre pour suppléer à la respiration, mais pour d'autres usages, que M. Méry expliquera dans la suite de ces Mémoires.

Ce que l'on vient de dire de la respiration se peut étendre à tous les animaux dont le cœur et les poumons ont du rapport à ceux de l'homme ou de la tortue. Car il est à présumer que les animaux dont le cœur et les poumons agissent comme ceux de l'homme doivent avoir besoin de respirer continuellement, comme l'homme; et que ceux qui ont du rapport avec la tortue par la structure ou au moins par l'action du cœur et des poumons peuvent, comme la tortue, se passer longtemps de respirer. C'est apparemment à cause de cette différence de structure qu'un chien, un chat ou une souris, étant enfermés dans quelque vaisseau, sont étouffés tout aussitôt que l'on en a pompé l'air par le moyen de la machine pneumatique; mais que ni la vipère ni la grenouille ne meurent point, bien que l'on ait pompé l'air du vaisseau où on les a enfermées, comme M. Homberg en a souvent fait l'expérience en présence de Messieurs de l'Académie royale des sciences [1].

---

1. Ces premiers Mémoires de Méry sur la circulation du sang chez le fœtus ont été suivis d'autres, publiés en 1693 et 1697. — En 1699, lors de la réorganisation de l'Académie des sciences, Méry, pensionnaire, annonça que son dessein était de travailler à un traité de la circulation du sang. « Il y rendra raison, disent les procès-verbaux manuscrits, pourquoi l'homme et les animaux qui ont rapport avec lui ont besoin d'une respiration continue pour entretenir la circulation, pourquoi le fœtus n'en a point besoin pendant tout le temps qu'il est renfermé dans le sein de sa mère; pourquoi la tortue et les autres amphibies s'en passent longtemps; pourquoi les poissons ont encore moins besoin d'air que les amphibies. — Il expliquera ces différents phénomènes par la seule différence de la structure du cœur de l'homme, du fœtus, des amphibies et des poissons.
« Ce sera un in-douze qui ne pourra être fait que dans deux ans, à cause de la difficulté d'avoir des sujets. » (T. XVIII, f° 14.)
Méry se hâta de revoir ses Mémoires antérieurs, où sont traitées quelques-unes de ces questions, en ajouta d'autres en réponse aux critiques soulevées par les premiers, et publia en 1700 le petit in-douze que nous reproduisons dans les pages suivantes. — L.-H. Petit.

NOUVEAU SYSTÈME DE LA CIRCULATION DU SANG

PAR LE TROU OVALE DANS LE FŒTUS HUMAIN

Avec les réponses aux objections de Messieurs Duverney, Tauvry, Verheyen, Silvestre et Buissière contre cette hypothèse,

Par JEAN MÉRY

Chirurgien de la feue Reine et Anatomiste de l'Académie Royale des sciences.

A PARIS

Chez JEAN BOUDOT, libraire, etc.

MDCC

AVIS

Ce petit écrit, que je donne au public, contient six dissertations. La première a déjà été imprimée en 1692, dans les Mémoires de l'Académie royale des sciences. L'hypothèse du passage du sang de l'oreillette gauche par le trou ovale dans le ventricule droit du cœur du fœtus humain, que j'y propose comme une simple conjecture, n'y est appuyée que sur le seul rapport que j'ai trouvé entre le trou ovale et le canal de communication du cœur de la tortue, et les mêmes conduits du fœtus : analogie si naturelle que tous les critiques de mon système ont mieux aimé feindre qu'ils ne le comprenaient pas que de le combattre. Il n'y a eu entre eux que le seul M. Tauvry qui ait avancé, pour la nier, qu'il n'y a dans le cœur de la tortue qu'un seul ventricule : mais si le scalpel à la main, au lieu d'appliquer son esprit à la lecture des auteurs, il voulait se donner la peine de fouiller dans les entrailles des poissons, il est trop habile homme pour n'y pas découvrir que, quand il n'y a véritablement qu'un ventricule dans le cœur, le cœur n'a qu'une oreillette, qu'une artère, qu'une veine; qu'ainsi celui de la tortue ayant deux oreillettes, dont la gauche reçoit de la veine du poumon le sang qui passe dans le ventricule gauche, et la droite le sang de la veine cave qui entre dans le ventricule droit, et donnant naissance à trois troncs d'artères, il n'a pas dû, de ce que les trois cavités du cœur de cet animal communiquent les unes avec les autres, tirer cette conséquence qu'il est constant que la tortue n'a qu'un ventricule [1], conséquence d'autant plus fausse qu'il donne lui-même deux oreillettes au cœur du fœtus humain, quoique ces deux cavités aient l'une avec l'autre communication.

Et si M. Tauvry voulait bien encore examiner le corps de l'autruche, il reconnaîtrait que les oiseaux ont une vessie, et que loin que leurs urines se déchargent dans leurs intestins, comme il le prétend dans sa thèse, leurs gros excréments passent au contraire par la vessie, le sphincter qu'elle a dans son fond s'ouvrant quand ils veulent s'en décharger, etc. [2].

Dans la seconde dissertation, je réponds aux observations que me fit M. Duverney, dans l'Académie, contre mon hypothèse, immédiatement après sa publication.

Dans la troisième, qui a été aussi imprimée en 1697, outre le rapport du trou ovale et du canal de communication de la tortue avec les mêmes conduits du fœtus, je donne de plus, pour fondement à l'hypothèse que j'ai proposée dans la première dissertation, l'inégalité qui se rencontre dans le fœtus entre la capacité du tronc de l'aorte et celle de l'artère du poumon, avec l'égalité qui se trouve dans l'homme entre la capacité de ces deux artères.

Dans la quatrième, je réponds aux objections que me fait M. Buissière dans la lettre qu'il a écrite à M. Bourdelin.

La cinquième est une réponse commune aux objections de la thèse de M. Tauvry et à celles de la lettre de M. Verheyen. Ce qui m'a engagé à ne faire qu'une réponse à ces deux Messieurs est que M. Tauvry ayant tiré de la lettre de M. Verheyen la plupart des raisons qu'il m'objecte dans sa thèse, je n'ai pas trouvé à propos de

---

1. *Le Progrès de la médecine*, 1698, p. 78.
2. Corollaire : Aves tandem quarum urina in intestina recipitur non alio indigent lotii coacervandi causa receptaculo.

faire deux réponses séparées pour ces deux docteurs si unis de sentiment.

Enfin la sixième dissertation contient la réponse aux trois propositions avancées par M. Silvestre contre mon hypothèse. Dans celle-ci, de même que dans la quatrième et la cinquième, je l'appuie non seulement sur la différente capacité de l'aorte et de l'artère du poumon, mais encore sur la différence qui se trouve entre les capacités des oreillettes, entre celles des ventricules du cœur du fœtus humain, et sur l'égale capacité de ces mêmes parties dans l'homme adulte. Dans ces trois dernières dissertations, je fais voir que le ventricule droit du cœur fournissant par l'artère du poumon au ventricule gauche tout le sang que celui-ci pousse dans l'aorte, il faut nécessairement, pour entretenir une circulation continue, qu'il passe dans l'homme adulte, en même temps, autant de sang par l'artère du poumon que par l'aorte avec des vitesses égales, parce que les deux ventricules du cœur, qui sont égaux dans l'homme, se vident en même temps dans ces deux artères dont la capacité est aussi égale; d'où je tire deux conséquences :

1° Que les forces du cœur ou doivent être égales de part et d'autre, ce que je soutiens dans la quatrième et cinquième dissertation ou que si les forces des ventricules sont inégales, elles doivent être proportionnées à la différente résistance que le sang doit trouver dans les parties, ce que je soutiens à la fin de la sixième dissertation ;

2° Que la capacité du ventricule gauche du cœur du fœtus humain étant de moitié ou environ plus petite que celle du ventricule droit, et la capacité de l'aorte moitié plus petite que celle de l'artère du poumon, il doit passer avec même vitesse moitié plus de sang par l'artère du poumon que par l'aorte, parce que les deux ventricules du cœur du fœtus se vidant aussi en même temps, ils ne peuvent pousser de sang dans ces deux artères que ce qu'ils en contiennent, quelque degré de force que les critiques de mon hypothèse supposent de plus dans le ventricule gauche que dans le ventricule droit.

I. — DE LA MANIÈRE DONT LA CIRCULATION DU SANG SE FAIT
DANS LE FŒTUS HUMAIN.

[Méry reproduit ici son premier mémoire de 1692 [1], et ajoute :]

Dans cette première dissertation, qui fut imprimée dans les mémoires de l'Académie royale des sciences le 31 mars 1692, j'ai abandonné l'opinion des auteurs sur le passage du sang du fœtus par le trou ovale; mais, au reste, j'ai parlé comme eux de la situation de ce trou, de sa valvule et du tronc de la veine du poumon, quoique, sur ces faits, je ne sois pas non plus de leur sentiment. Je me suis ainsi conduit pour ne pas irriter, contre la découverte que j'ai faite, l'esprit de certains anatomistes à qui elle ne déplaît que parce qu'ils ne l'ont pas faite, et qu'ils s'imaginent qu'elle fait tort à leur gloire; mais cette précaution n'a pas empêché qu'ils ne se soient déclarés ouvertement contre mon hypothèse, établie alors sur le seul rapport qui se trouve entre le trou ovale et le canal de communication de la tortue, et les mêmes conduits du fœtus humain. Aujourd'hui donc que je suis obligé de la défendre, je vais, pour cette affaire, me servir de tous les moyens que la nature me fournit tant dans le cœur de l'homme adulte que dans celui du fœtus; j'espère que les figures que je donne ici et les faits que j'avance d'abord ayant été rigoureusement examinés de l'ordre de l'Académie par MM. Dodart, Morin et Tournefort, et certifiés vrais à la Compagnie par ces Messieurs, disposeront peu à peu l'esprit du lecteur non prévenu à écouter la vérité, et qu'ensuite les réponses que je donne aux objections qui m'ont été faites la lui feront recevoir favorablement.

FAITS DONT JE PARLE DANS MES DISSERTATIONS

Sur le passage du sang par le trou ovale dans le fœtus humain [2].

1er FAIT. — Dans l'homme adulte, la capacité du tronc de l'artère est égale à celle du tronc de l'artère du poumon.

2e FAIT. — Dans le fœtus humain, la capacité du tronc de l'artère du poumon est de moitié ou environ plus grande que celle du tronc

---

1. Voyez le présent volume, p. 113.
2. Dans l'original, on trouve en face de chaque fait, en marge, le mot *bon*, exprimant l'opinion favorable des commissaires.

de l'aorte. La même chose se trouve dans le veau et dans l'agneau fœtus.

3º La membrane qui compose l'artère du poumon est de moitié moins épaisse que la membrane qui compose l'aorte, dans l'homme et dans le fœtus.

4ᶜ Dans l'homme adulte, la capacité des deux ventricules est à peu près égale; mais dans le fœtus, celle du ventricule gauche est de moitié ou environ plus petite que celle du ventricule droit.

5º Dans l'homme adulte, la capacité de l'oreillette gauche est égale à celle de la droite, mais leur capacité est plus grande que celle des ventricules.

6º Dans le fœtus, cette différence se trouve aussi entre les oreillettes et les ventricules, mais la capacité de l'oreillette gauche est d'un tiers pour le moins plus petite que celle de l'oreillette droite.

7ᶜ Les fibres musculeuses de l'oreillette droite sont de beaucoup plus grosses et plus fortes que celles de l'oreillette gauche, dans l'homme et dans le fœtus.

8º Toutes les petites veines des poumons forment en se réunissant pour l'ordinaire quatre troncs qui se terminent dans l'oreillette gauche par quatre embouchures séparées les unes des autres.

9º Tous les anatomistes qui prennent l'oreillette gauche pour le tronc des veines du poumon se trompent : en voici deux raisons. La première, leur prétendu tronc est charnu, les veines du poumon ne le paraissent pas. La seconde, leur prétendu tronc forme une capacité beaucoup plus grande que ne pourraient faire toutes les veines du poumon réunies ensemble; c'est donc l'oreillette gauche, ce qui se confirme par les deux troncs de la veine cave, qui n'ont pas plus de capacité que leurs branches et qui en ont visiblement moins que l'oreillette droite.

10º Dans l'homme adulte, l'artère du poumon n'est divisée qu'en deux principales branches : dans le fœtus elle se partage en trois d'inégal diamètre (a). L'une s'abouche avec la branche inférieure de l'aorte et fait un canal de communication entre ces artères. Les deux autres vont se joindre aux poumons.

11º Dans le fœtus, ces deux artères pulmonaires prises ensemble ont plus de capacité que n'en a le tronc de l'aorte à la sortie du cœur; ce qui est même plus sensible dans le veau fœtus que dans le fœtus humain, parce que le tronc de l'artère du poumon dans le

---

(a). Le canal de communication étant sensiblement plus grand qu'aucun des deux autres, et l'artère du poumon gauche étant plus petite que l'artère du poumon droit.

veau à terme fait au delà du canal de communication environ un pouce de chemin avant de jeter les artères pulmonaires (*b*) ; au lieu que dans le fœtus humain le canal de communication et les deux artères partent du même endroit que l'artère du poumon.

12° Dans l'homme adulte, les oreillettes du cœur sont séparées l'une de l'autre par une cloison charnue, revêtue de part et d'autre d'une membrane. Cette cloison s'étend depuis l'embouchure du tronc inférieur de la veine cave jusqu'à l'embouchure du tronc supérieur.

13° Dans l'homme, cette cloison n'est point percée, mais dans le fœtus elle est ouverte d'un trou ovale.

14° Ce qu'il y a de cette cloison, entre les deux troncs de la veine cave, fait en partie le côté (*c*) interne de l'oreillette gauche dans le fœtus comme dans l'homme.

15° Dans le fœtus, ce qu'il y a de cette cloison depuis le tronc inférieur de la veine cave jusqu'au trou ovale fait la prétendue valvule des auteurs ; cette partie est simple (*d*) ; l'autre partie de cette cloison, qui s'étend depuis ce même trou jusqu'à l'embouchure du tronc supérieur de la veine cave qui s'y unit, est double (*e*).

16° Le trou ovale reste toujours ouvert dans le fœtus pendant tout le temps qu'il est renfermé dans le sein de la mère : mais (*f*) son ouverture diminue à mesure que sa prétendue valvule s'augmente. Après la naissance, ce trou se ferme, parce que les deux parties de la cloison qui le forment par leurs échancrures, croissant toujours, se placent enfin l'une devant l'autre et s'unissent ensemble.

17° De toutes les veines qui s'abouchent avec les oreillettes du cœur, il n'y a que les deux troncs des veines du poumon qui aient une direction droite au trou ovale.

18° Quand les oreillettes du cœur sont dilatées, la (*g*) cloison qui les sépare l'une de l'autre fait visiblement bosse dans l'oreillette droite, dans le fœtus comme dans l'homme.

19° La cloison charnue qui sépare les ventricules du cœur est concave du côté du ventricule gauche, et convexe du côté du ventricule droit, dans l'homme et dans le fœtus.

(*b*). Or, dans cet endroit, il est manifestement plus large que le tronc de l'aorte à la sortie du cœur.

(*c*). On entend par le côté interne celui qui regarde l'axe du cœur.

(*d*). C'est-à-dire qu'elle paraît transparente et composée d'un seul plan de fibres charnues.

(*e*). C'est-à-dire composée de deux plans.

(*f*). Dans tous les sujets qui nous ont été présentés, secs ou frais, l'ouverture nous a paru moindre à mesure que les fœtus étaient plus âgés.

(*g*). De quelque côté que l'on ait introduit le vent, ce qu'on ne peut vérifier que par l'expérience, comme on est convenu de faire en cas de contestation.

20° Si les quatre troncs des veines du poumon étaient réunis en un, ce tronc serait plus petit que celui que pourraient faire les deux troncs de la veine cave joints ensemble.

21° Dans le fœtus humain, l'ouverture du trou ovale se trouve tantôt plus grande, tantôt égale et tantôt beaucoup plus (h) petite que celle du tronc de l'aorte : mais soit que ce trou soit plus, soit qu'il soit moins ouvert, le tronc de l'aorte est toujours plus petit que celui de l'artère du poumon.

22° Tous les auteurs croient que le trou ovale est placé entre la veine cave et la veine du poumon, mais il est visible qu'il est situé dans la cloison qui sépare les oreillettes du cœur l'une d'avec l'autre.

Signé : DODART, MORIN, TOURNEFORT.
Lu par M. Dodart, le 1ᵉʳ avril 1699.

Cet arrêté est de M. de Fontenelle, secrétaire de l'Académie. Les apostilles qui sont en marge et au bas des pages sont de MM. les examinateurs, à qui j'ai démontré les faits sur quatorze cœurs humains, tant de fœtus, d'enfants que d'hommes adultes, et sur un cœur de veau et un d'agneau fœtus à terme, MM. Duverney et Tauvry étant présents.

Pour vérifier le 18ᵉ fait, M. Morin m'a envoyé six cœurs d'enfants qui ont peu vécu ; je les ai soufflés par la veine cave. Étant secs, je les ai ouverts chez M. Morin, et en sa présence : dans tous la prétendue valvule du trou ovale fait bosse dans l'oreillette droite.

*Extrait des Registres de l'Académie royale des sciences,
du mercredi 3 juin 1699.*

MM. Dodart et Morin, qui avaient été nommés pour examiner un Traité de M. Méry, anatomiste de l'Académie royale des Sciences, intitulé : Réponse de M. Méry aux objections que MM. Duverney, Tauvry, Silvestre, Verheyen et Buissière ont faites contre sa nouvelle hypothèse sur la circulation du sang dans le fœtus humain par le trou ovale, en ayant fait leur rapport à la Compagnie et ayant dit qu'ils ont trouvé vrais sur des cœurs préparés par M. Méry les faits sur lesquels il fonde son opinion, et que les conséquences qu'il en tire méritent d'être proposées au public, la Compagnie a jugé que ce Traité pouvait être imprimé.

(h). Vérifié et trouvé bon sur les sujets secs que M. Méry a fait voir : mais M. Duverney a soutenu que, dans le fœtus du même âge, le trou ovale était toujours de même grandeur.

Le même jour, les mêmes examinateurs qui avaient été aussi nommés pour voir un Traité que M. Méry a fait de l'extraction de la pierre, dans lequel il s'applique principalement à rapporter les accidents qui ont accompagné ou suivi les opérations faites par Frère Jacques, ayant dit qu'ils jugeaient l'impression de ce Traité nécessaire pour instruire le public de ce qu'il doit attendre de la manière de tailler de ce Frère, la Compagnie a jugé qu'il pouvait être imprimé.

En foi de quoi j'ai signé le présent certificat, à Paris, ce 17 juin 1699.

FONTENELLE,
Secrétaire de l'Académie royale des Sciences.

II. — RÉPONSES AUX OBJECTIONS DE M. DUVERNEY CONTRE LA MANIÈRE DONT LA CIRCULATION SE FAIT DANS LE FŒTUS.

Ayant fait imprimer dans les mémoires de Messieurs de l'Académie royale des sciences ma première dissertation sur la circulation du sang du fœtus, M. Duverney, que j'avais vu auparavant pour savoir son sentiment en particulier, et à qui mon opinion sur le passage du sang par le trou ovale avait paru d'abord fort vraisemblable, y ayant fait de nouvelles réflexions, entreprit ensuite de démontrer dans l'assemblée de ces Messieurs qu'elle était fausse.

Pour cet effet, il soutint premièrement qu'il y avait du côté de la veine du poumon, vis-à-vis l'embouchure du trou ovale, une valvule réellement distincte de la paroi ou côté interne de cette veine, qui, étant appliquée à ce trou, pouvait le boucher.

Pour faire connaître à Messieurs de l'Académie que M. Duverney se méprenait, je leur fis voir : 1° que ce qu'il prenait pour le tronc des veines du poumon forme effectivement l'oreillette gauche du cœur; 2° que ce qu'il prenait pour la valvule du trou ovale fait dans le fœtus la plus grande partie de la cloison qui sépare les oreillettes du cœur l'une d'avec l'autre; 3° je leur fis remarquer que cette prétendue valvule ne peut pas fermer le trou ovale par application, parce qu'elle ne lui est pas opposée, ce trou ne se trouvant pas placé vis-à-vis d'elle; 4° je leur démontrai que la situation de ce trou est entre le demi-cercle que forme cette prétendue valvule et la partie supérieure de la cloison mitoyenne des oreillettes du cœur, qui, unie au tronc supérieur de la veine cave, fait un autre demi-cercle qui contribue, avec celui de cette prétendue valvule, à former le trou ovale. De sorte que, par la démonstration de ces quatre faits, M. Duverney fut obligé de convenir avec moi qu'il n'y avait, pour parler le langage des auteurs modernes, entre la veine cave et la veine du poumon qu'une seule membrane; mais il soutint toujours que cette membrane qui sépare, en partie, les oreillettes du cœur l'une de l'autre, est une véritable valvule distincte du tronc de la veine du poumon, ce qu'il tâcha de prouver par la différence qu'il s'imagina être entre la substance du prétendu tronc de la veine du poumon, qui est charnue, et celle de cette valvule, qu'il croyait simplement membraneuse.

Pour faire connaître à M. Duverney qu'il se méprenait encore, je lui fis voir, Messieurs de l'Académie présents, que sa valvule est remplie de fibres charnues recouvertes de membrane de part et d'autre, de même que son prétendu tronc de la veine du poumon; ce qu'il reconnut de bonne foi dans l'instant même : mais, quelque temps après, il dit à ces Messieurs qu'ayant examiné du plus près et avec plus de soin qu'il n'avait fait auparavant la valvule du trou ovale, il avait reconnu qu'elle est formée de la veine cave et de la veine du poumon, jointes ensemble.

Sur cela je représentai à Messieurs de l'Académie que cette troisième opinion, quoique différente des deux premières qu'avait eues M. Duverney sur la nature de la valvule du trou ovale, ne pouvait non-plus se soutenir que les précédentes; parce que pour prouver cette troisième opinion, il fallait qu'il démontrât dans sa valvule les membranes de ces deux veines appliquées et unies l'une à l'autre; mais comme cela est impossible, il n'entreprit pas de le démontrer. Pour moi, je leur fis observer sur-le-champ que la partie inférieure de la cloison qui sépare les oreillettes du cœur fait seule la prétendue valvule du trou ovale, selon les auteurs, et, dans la vérité, le côté interne de l'oreillette gauche du cœur.

Après ces objections et mes réponses sur la nature de la valvule de ce trou, M. Duverney représenta ensuite à Messieurs de l'Académie que cette valvule est disposée dans la veine du poumon, de manière qu'elle permet au sang de la veine cave de passer librement, par le trou ovale, dans la veine du poumon; parce qu'elle se renverse aisément de ce côté-là, quand le sang de la veine cave vient à la pousser, et qu'au contraire le sang de la veine du poumon, venant à la repousser, l'applique par son impulsion si exactement à l'embouchure de ce trou, qu'il ne peut repasser aucune goutte de sang de la veine du poumon par le trou ovale dans la veine cave.

Pour prouver ce qu'il avait avancé sur l'usage de la valvule, il entreprit de faire voir à Messieurs de l'Académie que ni la liqueur seringuée, ni l'air soufflé dans la veine du poumon, ne pouvaient, dans un fœtus mort, passer de cette veine par le trou ovale dans la veine cave; mais avec toute l'adresse qu'il apporta pour réussir, il ne put leur démontrer ce qu'il avait promis de leur faire voir.

Pour prouver à Messieurs de l'Académie que la prétendue valvule de M. Duverney ne peut s'appliquer à l'entrée du trou ovale ni s'opposer par conséquent au passage du sang des veines du poumon, de l'oreillette gauche du cœur par le trou ovale dans l'oreillette droite (entre lesquelles ce trou est effectivement placé), je me servis de deux fœtus humains récemment morts et à terme. Dans l'un et dans l'autre, je fis en présence de ces Messieurs passer sans difficulté l'air que je soufflai et l'eau que je seringuai dans les veines du poumon, de l'oreillette gauche par le trou ovale dans l'oreillette droite, d'où l'eau s'écoula par le tronc inférieur de la veine cave, le tronc de l'aorte étant même coupé et ouvert : preuve visible que la prétendue valvule de ce trou ne le peut fermer.

Pour éluder cette conséquence, M. Duverney s'engagea à démontrer à Messieurs de l'Académie, dans un fœtus de brute vivant, que le sang des veines du poumon applique effectivement, par son impulsion, la valvule au trou ovale, de sorte qu'il se bouche à lui-même, par cette raison, le passage dans la veine cave, mais il ne satisfit point à sa promesse, et je fis connaître à ces Messieurs que l'exécution en est impossible ou inutile, par les raisons suivantes :

La première est qu'aussitôt que la poitrine d'un animal nouveau-né est ouverte, l'air ne peut plus entrer dans les poumons; de là vient qu'ils s'affaissent et perdent aussitôt leur mouvement. Or, comme l'impulsion de l'air des poumons dans leurs veines est absolument nécessaire au mouvement du sang, il arrive que lorsqu'elle vient à manquer, la circulation se ralentit au même moment et cesse incontinent après; ce qui rend la découverte de l'application de la valvule au trou ovale, par l'impulsion du sang des veines du poumon, très difficile à faire, pour ne pas dire absolument impossible.

La seconde raison qui prouve que l'expérience que M. Duverney s'était engagé de faire est impossible, et que pour démontrer que le sang des veines du poumon du fœtus vivant ne peut passer par le trou ovale dans la veine cave, il faut nécessairement lier les deux troncs de cette veine proche le cœur, et ouvrir l'oreillette droite pour voir si effectivement le sang des veines du poumon applique par son impulsion, à l'embouchure du trou ovale, la valvule, de telle sorte que le sang de ces veines ne puisse passer par ce trou dans la veine cave. Cela étant, je dis, l'artère du poumon ne recevant point d'autre sang que celui que lui fournit la veine cave, que si on lie les deux troncs de cette veine, l'artère du poumon ne pourra plus fournir de sang aux veines du poumon; il est donc impossible de faire voir, dans le fœtus vivant, que le sang des veines du poumon applique par son impulsion à l'embouchure du trou ovale sa prétendue valvule, et ne puisse passer par cette raison par ce trou dans la veine cave.

La troisième raison fait voir l'inutilité de cette expérience : car, supposé que le sang qu'a reçu l'artère du poumon avant la ligature des deux troncs de la veine cave pût encore, ces deux troncs étant liés, passer dans les veines du poumon, alors la veine cave recevrait vraisemblablement le sang des veines du poumon qui passerait par le trou ovale : si, au contraire, on laisse les deux troncs de la veine cave libres, et qu'on lie les veines du poumon, le sang de la veine cave passera alors par le trou ovale dans l'oreillette gauche du cœur; de sorte qu'on ne pourra s'assurer par cette expérience du véritable cours que le sang tient dans le fœtus vivant, en passant par le trou ovale; ce qui parut d'autant plus vraisemblable à Messieurs de l'Académie que je leur avais fait voir auparavant, dans deux fœtus humains mort-nés, que la liqueur seringuée et l'air soufflé dans les veines du poumon et dans la veine-cave passent avec une égale liberté, par le trou ovale, de l'une dans l'autre des oreillettes du cœur alternativement, sans rien forcer de part ni d'autre. La ligature des vaisseaux, le souffle de l'air et l'injection des liqueurs sont donc des moyens inutiles pour découvrir le passage du sang par le trou ovale.

A ces raisons que je viens de rapporter, M. Duverney répliqua que l'air que j'avais soufflé et l'eau que j'avais seringuée dans les veines du poumon n'avaient pu passer par le trou ovale, ni s'écouler par la veine cave, que parce que la valvule de ce trou avait perdu, dans ces deux fœtus morts, l'usage qu'elle a de le fermer dans le fœtus vivant.

A cette objection je répondis : 1° Si cela est ainsi, monsieur, vous n'avez donc pas dû, pour détruire mon opinion, vous engager d'abord à faire voir à Messieurs de l'Académie que la liqueur seringuée dans les veines du poumon d'un fœtus mort ne peut forcer votre prétendue valvule du trou ovale, ni s'écouler, par cette raison, dans la veine cave, s'il est vrai que le fœtus cessant de vivre, l'usage de cette valvule vienne aussitôt à manquer, comme vous le prétendez à présent.

2° Le passage du sang par le trou ovale, plutôt d'un côté que de l'autre, dépendant, selon vous, de la disposition naturelle de sa prétendue valvule et de l'impulsion du sang, je vous demande, monsieur, la disposition de cette valvule restant, dans un fœtus récemment mort, telle qu'elle était pendant sa vie, la raison pourquoi le sang qui coule dans les veines du poumon d'un fœtus vivant peut par son impulsion, en appliquant cette valvule au trou ovale, se fermer à lui-même le passage dans la veine cave, et pourquoi la

liqueur seringuée dans les mêmes veines du poumon, tenant un
même cours que le sang de ces veines, n'applique pas de même
à ce trou, dans le fœtus mort, sa prétendue valvule, et qu'au contraire cette liqueur passe par le trou ovale dans la veine cave sans
difficulté, l'aorte étant même coupée. Enfin je vous demande, monsieur, pourquoi cette valvule perd-elle plus tôt son usage que toutes
les autres valvules des veines, qui, conservant le leur après la mort,
empêchent comme pendant la vie les liqueurs de couler librement
vers les extrémités.

3° Si le sang des veines du poumon peut, dans le fœtus vivant,
appliquer, comme vous le prétendez, votre valvule à l'embouchure
du trou ovale, il ne paraît pas vraisemblable que le sang de la
veine cave puisse jamais passer par ce trou dans la veine du poumon, parce que le sang qui coule toujours dans les veines du poumon, venant incessamment frapper à plomb contre votre valvule, a
plus de force, pour l'appliquer au trou ovale, que celui de la veine
cave n'en peut avoir pour surmonter cette application ; parce que
celui-ci ne fait que glisser de côté sur votre prétendue valvule,
d'où il s'ensuit que, comme l'impulsion du sang des veines du poumon est continuelle, votre valvule du trou ovale doit toujours rester
appliquée à son entrée ; ce qui doit empêcher le passage du sang
dans la veine cave, dans votre tronc de la veine du poumon, et
rendre par conséquent le trou ovale tout à fait inutile ; ce trou
cependant, qui dans un cœur soufflé et desséché devrait s'être
fermé, s'il y avait une valvule à son entrée qui pût le boucher,
se trouve toujours, au contraire, ouvert dans le cœur du fœtus ;
preuve visible que votre prétendue valvule ne peut fermer le trou
ovale pendant tout le temps que le fœtus reste renfermé dans le sein
de la mère. Cette preuve est d'autant plus convaincante que lorsque
votre valvule a acquis dans l'enfant, après la naissance, la disposition que vous supposez qu'elle a dans le fœtus, c'est-à-dire que
quand votre valvule se trouve vis-à-vis la partie de la cloison des
oreillettes qui lui est opposée, alors ni l'air soufflé ni l'eau seringuée
dans les veines du poumon ne peuvent plus passer par le trou
ovale dans la veine cave, et alors aussi ce trou dans les cœurs
soufflés et desséchés des enfants se trouve toujours fermé, quoique
les deux parties de la cloison qui séparent les oreillettes du cœur,
et forment par leurs échancrures le trou ovale, ne soient point encore
unies l'une à l'autre ; ce qui détruit cette autre objection que vous
m'avez faite, par laquelle vous prétendez, monsieur, que le trou
ovale ne se trouve ouvert dans tous les cœurs soufflés et desséchés
de fœtus que parce que la valvule de ce trou se rétrécit en se des-

séchant; ce qui n'a nulle apparence. Car si cela était, cette valvule devrait diminuer de grandeur; ce qui n'arrive pas, et le trou ovale devrait se trouver ouvert dans tous les cœurs soufflés des enfants, dont les deux parties de la cloison des oreillettes qui le forment ne sont point encore unies, il se rencontre cependant toujours fermé chez eux, sitôt que ces deux parties de la cloison se sont, par leur accroissement, placées l'une vis-à-vis de l'autre. D'où je tire deux conséquences.

La première est que, si le sang de la veine cave avait une direction plus droite au trou ovale, et qu'il fît sur la valvule une plus forte impression que celui des veines du poumon gauche, dont les embouchures se trouvent vis-à-vis celle du trou, le sang de la veine cave entretiendrait toujours, après la naissance, entre les deux parties de la cloison des oreillettes, quoique placées l'une devant l'autre, une ouverture; de sorte que ce trou ne pourrait jamais se fermer dans les adultes.

La seconde conséquence est que le trou ovale ne se bouche, dans les adultes, que parce que les deux parties de la cloison des oreillettes du cœur, entre lesquelles il est situé, s'étant placées par leur accroissement l'une devant l'autre, et le sang des veines du poumon gauche, qui répondent droit au trou ovale, faisant plus d'impression sur sa prétendue valvule que celui de la veine cave, l'applique contre la partie qui lui est opposée; de là vient qu'elles s'unissent ensemble, ce qui détruit visiblement votre opinion du passage du sang de la veine cave dans la veine du poumon. Car puisque l'effort que fait le sang des veines du poumon gauche sur la valvule du trou ovale est la cause qui l'applique contre la partie de la cloison des oreillettes qui lui est opposée, il est évident que cette prétendue valvule était·placée dans le fœtus comme dans l'enfant, le sang des veines du poumon faisant la même impression sur la valvule de ce trou dans l'un et dans l'autre, son application contre la partie qui lui est opposée empêcherait dans tous les deux, et en tout temps, le sang de passer de côté ni d'autre. La nature aurait donc fait en vain un trou dans la cloison des oreillettes, ou, pour mieux dire, il n'y a pas d'apparence qu'elle eût pu l'y former.

M. Duverney, loin de se rendre à des raisons si convaincantes, persista toujours dans son sentiment et, pour le mieux soutenir, représenta à Messieurs de l'Académie que la valvule du trou ovale a beaucoup plus d'étendue que ce trou n'a de grandeur, d'où il tira cette conséquence qu'elle est plus que suffisante pour le fermer.

A cette nouvelle objection, je répondis que bien qu'il soit vrai que la partie inférieure de la cloison qui sépare les oreillettes du cœur, et que les auteurs prennent pour la valvule du trou ovale, surpasse par son étendue, dans des fœtus à terme, la grandeur de ce trou, il ne s'ensuit nullement de là qu'elle puisse le fermer, les oreillettes étant dans leur dilatation : 1° parce que ce trou est formé par une partie du bord échancré de la prétendue valvule et par la partie supérieure de la cloison des oreillettes; 2° parce que cette valvule est unie par tout le reste de sa circonférence au corps de l'oreillette gauche, ce qui fait qu'elle ne peut pas se déplacer pour le fermer; 3° parce que cette valvule n'est pas opposée au trou ovale, ce qui devrait être pour pouvoir s'appliquer à son embouchure; d'où il s'ensuit que le sang qui coule dans les veines du poumon ne peut, pendant tout le temps que le fœtus est renfermé dans le sein de sa mère, ni appliquer par son impulsion, à l'embouchure du trou ovale, sa prétendue valvule, ni le fermer, ni le sang de la veine cave l'ouvrir en repoussant cette valvule; de sorte que si ce trou se rétrécit ou se ferme, ce ne peut être que dans le temps que les oreillettes se resserrent pour pousser le sang dans les ventricules du cœur, ce qui ne se peut faire encore que par le moyen de la contraction des fibres charnues de la cloison des oreillettes qui, sans être circulaires, environnent ce trou et forment une espèce de sphincter à son entrée; et si ce trou s'ouvre ou se dilate ensuite, ce ne peut être que par le moyen du sang qui entre dans les oreillettes du cœur et les étend dans le temps de leur relâchement. Ce ne sera donc que dans ce temps-là que le sang pourra passer par le trou ovale : donc, pour savoir si sa valvule peut alors le boucher, il faut donner aux oreillettes du cœur toute leur extension.

Or il est visible que dans cet état la valvule de ce trou ne le peut jamais fermer dans le fœtus, et qu'elle le ferme dans l'enfant quelque temps après sa naissance; donc cette valvule n'est pas placée dans le fœtus comme dans l'enfant, vis-à-vis la partie de la cloison des oreillettes du cœur qui lui est opposée, situation qu'elle devrait cependant avoir dans le fœtus pour empêcher le sang des veines du poumon de passer par le trou ovale, dans le temps que les oreillettes sont dilatées.

M. Duverney, ne pouvant soutenir l'opinion d'Harvey par toutes les raisons que j'ai jusqu'ici rapportées, représenta encore à Messieurs de l'Académie que la valvule du trou ovale forme du côté de l'oreillette droite comme l'embouchure d'un entonnoir, dans laquelle le sang de la veine cave, venant à se précipiter, force, par sa pesanteur, la valvule du trou ovale, et s'ouvre ainsi l'entrée de la veine du poumon.

Pour réponse à cette difficulté, je fis remarquer à ces Messieurs que la valvule de ce trou ne paraît enfoncée dans un cœur mollasse et relâché du côté de l'oreillette droite que parce que le côté (*i*) interne des deux troncs de la veine cave, s'unissant à l'oreillette gauche, forme autour de cette valvule un cercle de quatre à cinq lignes de diamètre et élevé d'environ une demi-ligne d'épaisseur sur la surface de l'oreillette gauche, et que cette même valvule forme, au contraire, du même côté de l'oreillette droite, dans un cœur soufflé et étendu, une bosse très visible; de sorte que cette prétendue valvule du trou ovale a plus de disposition à repousser le sang de la veine cave dans l'oreillette droite du cœur qu'à lui permettre l'entrée dans l'oreillette gauche par ce trou, et qu'étant concave du côté de l'oreillette gauche, elle semble plus favorable au passage du sang des veines du poumon par ce trou dans l'oreillette droite.

Je leur fis, de plus, remarquer que de tous les vaisseaux veineux qui reportent le sang au cœur, il n'y a que les deux troncs des veines du poumon gauche qui aient une direction droite au trou ovale, qu'ainsi il y a beaucoup plus d'apparence que le sang de ces veines passe par le trou ovale dans l'oreillette droite du cœur, qu'il ne paraît vraisemblable que le sang de la veine cave traverse ce trou pour se rendre dans l'oreillette gauche, parce que celui-ci ne fait que glisser de côté sur la convexité de cette valvule qui sépare les oreillettes du cœur l'une d'avec l'autre.

Enfin le dernier effort que fit M. Duverney pour détruire mon opinion, qui n'était fondée alors que sur le seul rapport du trou ovale et du canal de communication de la tortue avec ces mêmes conduits, qui se rencontrent dans le fœtus humain, fut d'entreprendre de démontrer à Messieurs de l'Académie que ce rapport n'était pas juste. La raison principale qu'il apporta pour leur en faire voir le faux est que le trou ovale et le canal de communication ont une situation différente dans le fœtus de celle qu'ils ont dans la tortue.

Pour répondre à cette objection, je représentai à ces Messieurs que le rapport que j'avais fait du trou ovale et du canal de communication du fœtus avec ces mêmes conduits de la tortue ne regardait pas leur situation, mais seulement le cours que prenait le sang en passant par le trou ovale et par le canal de communication dans le fœtus et dans la tortue. En effet, dans le mémoire que l'Académie fit imprimer le 31 mars 1692, j'ai marqué que le trou ovale du fœtus humain est placé, selon les auteurs, entre la veine cave et la veine

---

(*i*). Les critiques de mon hypothèse prennent ce cercle pour le trou ovale: en cela ils se tompent, car le vrai trou ovale est placé entre leur prétendue valvule et la partie supérieure de la cloison des oreillettes.

du poumon, quoique à la vérité ce soit dans la cloison qui sépare les oreillettes du cœur l'une d'avec l'autre, et que le trou ovale de la tortue est situé dans la cloison charnue qui sépare le ventricule gauche du cœur de cet animal d'avec le ventricule droit.

Quant au canal de communication, j'ai dit que dans le fœtus il prend naissance du tronc de l'artère du poumon et qu'il s'unit dans la poitrine à l'aorte descendante, mais que l'artère qui tient lieu de ce canal dans la tortue tire son origine du ventricule droit du cœur et ne se joint à l'aorte que dans le ventre. Le rapport que j'ai fait de ces conduits ne regarde donc pas leur situation, mais seulement leur usage.

Or, dans ce fœtus humain, le trou ovale sert, selon ma conjecture marquée dans le mémoire de l'Académie que je viens de citer, à donner passage à une partie du sang des veines du poumon, de l'oreillette gauche du cœur dans la droite, d'où il coule, en se mêlant avec celui de la veine cave, dans le ventricule droit; et dans la tortue le trou ovale permet aussi au sang, qui revient par la veine du poumon dans le ventricule gauche, de passer dans le droit où le sang de la veine du poumon se mêle avec celui de la veine cave : le trou ovale a donc dans le fœtus et dans la tortue le même usage.

Dans l'un et dans l'autre, il y a une artère qu'on appelle le canal de communication. Celui du fœtus reçoit le sang de l'artère du poumon et le porte dans l'aorte descendante placée dans la poitrine; celui de la tortue reçoit le sang du ventricule droit et le porte aussi dans l'aorte inférieure entrée dans le ventre. Or, quoique ces deux canaux artériels reçoivent d'endroits différents cette partie de sang, cependant il est visible que l'un et l'autre la versent dans l'aorte descendante; ils ont donc tous deux le même usage : ce qui paraît encore démontré plus évidemment dans la dissertation qui suit, et que je ne donnai au public sur ce même sujet, quelque temps après notre dispute, que pour engager M. Duverney à me répondre par écrit, et publiquement, ce que je n'ai pu obtenir de lui : ce qui pourrait faire croire qu'il aurait cessé, après ce défi tacite, de critiquer mon hypothèse : mais c'est ce qu'il n'a pas fait. Au contraire, il a toujours continué depuis à combattre, devant les écoliers, mon opinion dans tous les cours d'anatomie publics et particuliers qu'il leur a faits; et par là il m'a forcé lui-même de donner au public, pour ma défense, ces objections avec mes réponses, que j'avais tenues secrètes depuis plus de sept ans, pour le bien de la paix.

III. — DE LA CIRCULATION DU SANG DU FŒTUS PAR LE TROU OVALE.

Depuis l'anatomie que j'ai faite des parties du corps humain cet hiver dernier, dans l'amphithéâtre des chirurgiens officiers des familles royales, plusieurs personnes d'une capacité distinguée m'ont fortement sollicité de donner au public mon sentiment sur la circu-lation du sang du fœtus. C'est pour les satisfaire, et pour m'acquitter de la promesse que j'ai faite d'expliquer l'usage du trou ovale et du canal de communication entre l'artère du poumon et l'aorte dans le fœtus et dans la tortue [1], que je vais rapporter l'opinion des modernes sur ce sujet et les raisons principales qui me l'ont fait abandonner.

J'espère que le lecteur y fera d'autant plus d'attention que les expériences et les faits que j'exposerai dans ce petit discours, qui n'est qu'un extrait de quelques particularités du Traité que je médite sur la circulation du sang, ont été exactement examinés par Mes-sieurs de l'Académie royale des sciences, et longtemps combattus dans leurs assemblées par M. Duverney, célèbre anatomiste et zélé défenseur de l'opinion que j'entreprends de réfuter.

Harvey et Lower, auteurs très fameux, le premier par la décou-verte de la circulation du sang, le second pour avoir développé la structure du cœur, que nous ne connaissions avant lui que fort impar-faitement, soutiennent qu'il y a dans le tronc de la veine du poumon, vis-à-vis le trou ovale, une valvule disposée de telle sorte qu'elle donne un libre passage à la plus grande partie du sang de la veine cave par ce trou dans le tronc de la veine du poumon et empêche son retour dans la veine cave, cette valvule étant appliquée à l'entrée du trou ovale par l'impulsion du sang de la veine du poumon.

Quoique cette opinion ait été jusqu'ici suivie de tous ceux qui re-connaissent la circulation du sang, je vais cependant démontrer qu'elle n'est pas conforme à la vérité.

C'est un fait constant que dans le fœtus, de même que dans l'homme adulte, le sang circule par l'artère du poumon avec la même vitesse que par l'aorte, et que les canaux de ces deux artères sont propor-tionnés à la quantité du sang qui doit couler dans leurs cavités. D'où il s'ensuit dans l'homme que tout le sang qui passe des deux troncs de la veine cave dans le ventricule droit du cœur et sort par l'artère du poumon, repassant ensuite des veines du poumon dans le ven-

---

1. *Mém. de l'Acad.*, août 1693. — Voir plus haut, p. 118.

tricule gauche, et ressortant par l'aorte, les troncs de ces deux artères doivent avoir un diamètre égal; et c'est ce qu'on trouve en les mesurant avec un compas à la sortie du cœur, pourvu que l'on donne à ces cavités et à ces vaisseaux leur étendue naturelle, en les remplissant d'air ou de quelque liqueur qu'on peut y renfermer. Mais comme au contraire, selon l'opinion des modernes, dans le fœtus il passe plus de sang par l'aorte que par l'artère du poumon, et, selon mon sentiment, il en passe plus par l'artère du poumon que par l'aorte, il est visible que dans l'une et dans l'autre hypothèse le diamètre de ces deux artères doit être de grandeur différente : et c'est ce qu'on remarque aussi en se servant du moyen que je viens de proposer. Si donc dans le fœtus la plus grande partie du sang de la veine cave passait, comme le prétendent Harvey et Lower, par le trou ovale dans le tronc de la veine du poumon, sans entrer dans le ventricule droit; et que, se mêlant au sang des veines du poumon, elle passât avec lui dans le ventricule gauche et s'écoulât par l'aorte; il est visible que le diamètre du tronc de l'aorte devrait, dans le fœtus, surpasser presque d'autant plus celui de l'artère du poumon, que la quantité du sang de la veine cave, qui entrerait par le trou ovale dans la veine du poumon, serait plus grande; car de la plus petite portion du sang de la veine cave, qui passe, selon ces auteurs, dans le ventricule droit, il n'y aurait qu'à rabattre le tiers ou environ, qui s'écoulerait par le canal de communication dans la branche inférieure de l'aorte, sans circuler par le poumon ni par le ventricule gauche, ni par le tronc de l'aorte. Cependant il est évident que le tronc de l'artère du poumon est une fois plus gros que le tronc de l'aorte. Or cela ne peut être que parce que, tout le sang de la veine cave entrant dans le ventricule droit et s'écoulant par l'artère du poumon, l'aorte se trouve déchargée : 1º du tiers de toute la masse du sang de la veine cave, qui passe de l'artère du poumon par le canal de communication dans la branche inférieure de l'aorte sans circuler par le poumon, ni par le ventricule gauche, ni par le tronc de l'aorte; 2º d'une portion du sang des veines du poumon, qui de l'oreillette gauche passe par le trou ovale et rentre dans le ventricule droit sans circuler par le ventricule gauche, ni par l'aorte, ce qui est facile à démontrer par l'observation qui va suivre.

Le tronc de l'artère du poumon se divise en trois branches d'inégale grosseur dans le fœtus : la plus considérable, qui fait le canal de communication, a un diamètre presque égal à celui du tronc de l'aorte et s'abouche avec sa branche inférieure; les deux autres vont se rendre aux poumons. Ainsi la masse du sang, qui sort du ventricule droit et entre dans l'artère du poumon, s'y partage en trois parties : la plus grande s'écoule par le canal de communication dans la branche inférieure de l'aorte; les deux autres, qui circulent par le poumon, reviennent par les veines du poumon dans l'oreillette gauche pour prendre le chemin de l'aorte. Mais parce que son tronc a encore moins de diamètre que les deux branches de l'artère du poumon, qui vont aux poumons, prises ensemble, il est visible que l'aorte ne peut donner passage à toute la quantité du sang qui, circulant par les poumons, revient dans l'oreillette gauche du cœur.

Cela étant, le surplus que l'aorte ne peut porter doit nécessairement repasser de cette oreillette par le trou ovale dans le ventricule droit, sans entrer dans le ventricule gauche, ni dans le tronc de l'aorte. Il est donc évidemment faux qu'une partie du sang de la veine cave puisse passer par le trou ovale dans le tronc de la veine du poumon, comme l'ont cru jusqu'ici tous les modernes.

Par cette observation, il est aisé de reconnaître que le sang, en passant par le trou ovale, fait le même chemin dans le cœur du fœtus que dans celui de la tortue, comme je l'ai expliqué dans ma première dissertation.

Une partie du sang des veines du poumon du fœtus passant ainsi pour se rendre dans le ventricule droit du cœur par le trou ovale, il n'y a nulle apparence que ce trou ait à son entrée une valvule disposée de manière qu'elle donne passage au sang de la veine cave dans la veine du poumon, ni qu'elle empêche son retour dans la veine cave. Car s'il y avait une valvule à l'embouchure de ce trou, capable de produire ces deux effets, comme le supposent tous les modernes, il est certain que le sang qui coule incessamment dans le tronc de la veine du poumon, venant à frapper d'aplomb contre cette valvule, aurait beaucoup plus de force pour la tenir appliquée à l'entrée du trou ovale que le sang de la veine cave n'en aurait pour l'ouvrir; parce que le sang de cette veine ne fait que glisser de côté sur cette prétendue valvule. Le sang de la veine cave ne pourrait donc passer par le trou ovale dans le tronc de la veine du poumon, ni le sang de celle-ci entrer par ce trou dans le ventricule droit, s'il y avait à son entrée une valvule qui pût le fermer.

La structure du trou ovale fait voir aussi qu'il ne peut y avoir de valvule à son embouchure. Car ce trou étant placé entre les deux demi-cercles qui le forment, dont l'un est creusé dans le côté interne de l'oreillette droite, appliqué à celui de la gauche; et l'autre dans une petite portion du bord de la prétendue valvule, dont tout le contour fait partie de l'oreillette gauche; il est visible que cette valvule ne peut fermer le trou ovale, parce qu'elle ne peut être déplacée pour s'appliquer à son entrée. C'est ce que confirme encore l'expé-

rience (faite à l'Académie en 1692); car si l'on pousse de l'eau par
l'aorte ou par les veines du poumon dans le cœur, elle passera sans
effort de l'oreillette gauche par le trou ovale dans le ventricule droit.
Enfin si, par le moyen de l'air soufflé par l'aorte, on donne au cœur
toute son étendue, et qu'on le laisse sécher en cet état, on trouvera,
en l'ouvrant ensuite, le trou ovale manifestement ouvert sans diminution de la grandeur de sa prétendue valvule. Toutes ces raisons
jointes ensemble prouvent donc que la valvule que tous les modernes supposent être placée à l'entrée du trou ovale ne peut
empêcher une partie du sang des veines du poumon de passer par
ce trou dans le ventricule droit, puisqu'elle ne peut le fermer.

Après cette démonstration, il n'est pas difficile de découvrir l'usage
du trou ovale et celui du canal de communication par rapport à la
circulation du sang.

*Usage du trou ovale et du canal de communication dans le fœtus
et dans la tortue* [1]. — Le cœur du fœtus, de même que celui de
l'homme, ne pouvant pas par ses propres forces entretenir le mouvement circulaire du sang, par les raisons que j'en ai données dans
les Mémoires de l'Académie, pendant tout le temps qu'il est renfermé dans la matrice, il a besoin de la respiration de sa mère pour
le continuer, comme je l'ai expliqué dans ces Mémoires (*mars et août
1693*). Mais parce que le fœtus a autant de sang à pousser que celui
de l'homme par proportion du corps, et que la mère ne fournit au
fœtus par la veine ombilicale qu'une quantité d'air beaucoup moindre que celle que donne la respiration au cœur de l'homme, il est
évident que cette petite quantité d'air que la mère fournit au fœtus
ne serait pas suffisante pour entretenir chez lui la circulation du
sang, si la nature n'avait dans le fœtus raccourci, à la plus grande
partie du sang, le chemin qu'il parcourt dans l'homme.

C'est pour cet effet qu'elle a formé le trou ovale et le canal
de communication dans le fœtus et dans la tortue; car de toute
la masse du sang qui sort du ventricule droit du cœur du fœtus,
une partie passe de l'artère du poumon par le canal de communication dans la branche inférieure de l'aorte sans circuler par
le poumon, ni par le ventricule gauche : et des deux autres parties qui traversent le poumon et reviennent dans l'oreillette gauche
du cœur, l'une passe par le trou ovale et rentre dans le ventricule
droit, sans circuler par le ventricule gauche, ni dans tout le reste des
parties du corps du fœtus; l'autre entre dans le ventricule gauche,
pour prendre le chemin de l'aorte. Il est donc visible que le trou

----

1. *Hist. de l'Acad.* pour 1695, édit. de 1733, t. II, p. 240-244.

ovale et le canal de communication servent dans le fœtus à raccourcir à la plus grande partie du sang le chemin qu'il parcourt dans
l'homme adulte. C'est par cette raison que bien que le cœur du fœtus
ait à proportion autant de sang à pousser que celui de l'homme,
cependant, pour en continuer la circulation, il n'a pas besoin de
toute la quantité d'air qui est nécessaire au cœur de l'homme pour
l'entretenir. C'est encore par cette même raison que la petite quantité
d'air qui reste dans la machine pneumatique, après un très grand
nombre de coups de pompe, suffit pour entretenir plus longtemps
la circulation du sang dans un chat qui a le trou ovale et le canal
de communication ouverts que dans un autre qui a ces passages
fermés; aussi voit-on que le chat qui a ces passages ouverts vit
bien moins de temps hors de cette machine et périt aussi promptement que celui qui les a fermés, en ôtant à l'un et à l'autre la respiration. Il n'est donc pas fort surprenant que le fœtus humain, privé par
la compression du cordon du placenta de la petite quantité d'air que lui
fournit la mère par la veine ombilicale, périsse beaucoup plus tôt
dans la matrice qu'un chat nouveau-né dans la machine pneumatique.

Mais il est plus difficile de découvrir la raison pourquoi le trou
ovale et le canal de communication, servant dans le fœtus et dans la
tortue à raccourcir le chemin que le sang parcourt dans l'homme,
le cœur du fœtus ne peut pas cependant, par rapport à cette circonstance, continuer la circulation du sang aussi longtemps que fait
celui de la tortue sans le secours de la respiration.

Pour trouver la raison de ce phénomène, il faut remarquer que
bien qu'il soit vrai que ces deux passages aient dans le fœtus et dans
la tortue le même usage, il y a néanmoins cette différence entre le
chemin que le sang parcourt dans l'un et dans l'autre, que dans la
tortue toute la masse du sang sortant du ventricule droit, la plus
grande partie passe, comme je l'ai fait voir (*Mém. de l'Acad.*, août
1693), dans l'aorte et dans l'artère de communication, qui tirent leur
origine de ce ventricule, et vient se rendre par la veine cave dans sa
cavité, où elle achève sa circulation sans passer par le poumon ni
par le ventricule gauche; et que l'autre partie qui circule par le poumon, ne trouvant point d'artère dans le ventricule gauche par où
elle puisse sortir, est forcée de passer de ce ventricule par le trou
ovale dans le ventricule droit, où elle finit aussi son tour sans circuler
par le reste des parties du corps.

D'où il s'ensuit : 1° que le trou ovale et le canal de communication servent dans la tortue, comme dans le fœtus, à raccourcir les
chemins que le sang parcourt dans l'homme ; 2° que tout le sang de
la tortue ne passe qu'une fois dans son cœur à chaque circulation ;

au lieu que, dans le fœtus, toute la masse du sang, que les deux troncs de la veine cave déchargent dans le ventricule droit, se divise, comme je l'ai déjà dit, en trois parties dans le tronc de l'artère du poumon : la première entre par le canal de communication dans la branche inférieure de l'aorte et retourne par la veine cave dans le ventricule droit sans circuler par le poumon ni par le ventricule gauche : les deux autres traversent le poumon et viennent se rendre dans l'oreillette gauche, où elles se séparent; l'une passe par le trou ovale et rentre aussi dans le ventricule droit sans circuler par le gauche ni par le reste du corps. Cette seconde partie, comme la première, ne passe à la vérité qu'une fois par le cœur du fœtus, de même que fait tout le sang par le cœur de la tortue; mais la troisième, qui entre dans le ventricule gauche, prenant la route de l'aorte, parcourt dans le fœtus autant de chemin que tout le sang fait dans l'homme. D'où il s'ensuit évidemment que cette troisième partie passe deux fois par le cœur du fœtus dans une seule circulation, comme tout le sang fait dans l'homme : la première, lorsque la veine cave décharge le sang dans le ventricule droit; la seconde, lorsque les veines du poumon le portent dans le ventricule gauche.

De là vient en partie que le cœur du fœtus ne peut continuer le mouvement circulaire du sang aussi longtemps que fait le cœur de la tortue, sans le secours de la respiration, bien que le trou ovale et le canal de communication servent dans l'un et dans l'autre à raccourcir le chemin que le sang parcourt dans l'homme; mais avec cette différence que tout le sang de la tortue ne passe qu'une fois dans son cœur à chaque circulation, et qu'un tiers de la masse du sang passe deux fois dans celui du fœtus, comme je viens de l'expliquer. D'ailleurs, le cœur du fœtus ayant à proportion autant de sang à pousser que celui de l'homme, autant de vitesse à lui communiquer, et ayant ses forces partagées entre ses deux ventricules, comme celui de l'homme, le fœtus ne peut se passer aussi longtemps de la respiration que fait la tortue dont le cœur a moins de sang à pousser, moins de vitesse à lui donner, et dont les forces sont réunies : ce que j'ai expliqué dans les *Mémoires de l'Académie royale des sciences* (août 1693).

Usage du canal de communication entre la veine porte et la veine cave [1]. — Comme il est présentement évident que le trou ovale et le canal qui communique de l'artère du poumon avec la branche inférieure de l'aorte servent dans le fœtus à raccourcir les chemins que

---

1. *R. Mss.*, 17 mars 1697, f° 74 verso. — *Hist.* pour 1695, édit. de 1733, t. II, p. 243, et pour 1697, même volume, p. 299.

le sang parcourt dans l'homme adúlte, afin que la petite quantité
d'air que la mère fournit au fœtus, jointe aux forces de son cœur,
puisse par son impulsion suffire pour entretenir chez lui le mouvement circulaire du sang; il y a lieu de croire que c'est aussi pour
cette même fin que la nature a formé dans le foie du fœtus un autre
canal de communication entre le tronc de la veine porte et le tronc
inférieur de la veine cave. En effet, il y a toute apparence que cette
petite quantité d'air que fournit la mère au fœtus par la veine ombilicale n'aurait pas été suffisante pour faire circuler son sang, si le
sang de la veine ombilicale, pour se rendre dans le cœur du fœtus,
avait suivi les routes que tient le sang de la veine porte pour y
arriver; je veux dire si le sang de la veine ombilicale cût passé
dans les rameaux de la veine porte, et de ces rameaux par toutes
les petites glandes du foie dans les branches de la veine cave, qui
sont dispersées dans toute la substance de ce viscère; parce que
cette petite quantité d'air qui est mêlée avec le sàng de la veine
ombilicale ayant par là plus de chemin à faire, et beaucoup plus de
frottement à essuyer, aurait trop perdu de son mouvement en arri-
vant au cœur, pour pouvoir donner au sang du fœtus l'impulsion
qui lui est nécessaire pour continuer sa circulation, ce qui l'aurait
fait cesser; le cœur du fœtus, de même que celui de l'homme, ne
pouvant pas l'entretenir seul, par ses propres forces, comme je l'ai
prouvé (août 1693).

[Voici ce que nous avons trouvé, au sujet des expériences mention-
nées dans les pages précédentes, dans les *Registres manuscrits* de l'Académie des sciences, t. XIV, fᵒ 37, 12 janvier 1695 (résumé dans l'*Hist.*
pour 1695, p. 238) :

M. Méry a lu dans l'assemblée un discours sur l'histoire du trou
ovale et du canal de communication du tronc de l'artère du poumon
avec le tronc descendant de l'aorte dans le fœtus humain et dans la
tortue.

Sur ces deux questions, M. Méry est en partie d'accord et en partie
contraire à tout ce qu'il y a eu jusqu'ici d'anatomistes et d'auteurs qui
ont écrit touchant cette matière. Ils ont tous cru que, du sang qui dans
le fœtus humain revient par les deux troncs de la veine cave au cœur,
la plus grande partie passe par le trou ovale dans la veine du poumon,
sans entrer dans le ventricule droit du cœur, et que de l'autre partie,
qui passe par le ventricule droit dans l'artère du poumon, une portion
s'écoule par son canal de communication avec l'aorte dans le tronc inférieur de cette artère sans circuler par le poumon.

M. Méry demeure d'accord de cet usage du canal de communication de l'artère du poumon avec l'artère descendante; mais il ne convient pas de même de celui que ces auteurs donnent au trou ovale. La raison qu'ils apportent de cet usage est tirée d'une espèce de valvule qu'ils disent être du côté de la veine du poumon à l'embouchure du trou ovale, en sorte que le sang qui vient du côté de cette veine contre cette valvule tend à la fermer et à l'appliquer contre ce trou, au lieu que celui qui vient du côté de la veine cave tend à l'ouvrir; d'où ils concluent que le sang ne peut passer par ce trou que de la veine cave dans l'oreillette gauche du cœur, et non de la veine du poumon dans l'oreillette droite.

Entre plusieurs raisons que M. Méry apporte pour détruire ce sentiment, en voici quatre principales : 1° Il soutient qu'il n'y a point de valvule à l'entrée du trou ovale, ou du moins que ce que les auteurs ont appelé valvule n'est pas placé de manière qu'il puisse boucher le trou ovale. C'est ce qui fait que l'eau seringuée par l'aorte ou par la veine du poumon passe librement par le trou ovale dans l'oreillette droite du cœur et, de là, dans la veine cave, comme il l'a fait voir par deux fois à l'Académie dans deux fœtus humains. 2° La situation des veines est telle, que le sang de la veine du poumon vient directement contre le trou ovale, ce qui lui donne, selon M. Méry, beaucoup plus de facilité à passer par là que celui de la veine cave, qui n'y vient que de côté; c'est ce qui lui fait croire que le sang, bien loin de passer de la veine cave dans l'oreillette gauche du cœur, passe au contraire de la veine du poumon dans l'oreillette droite et dans le ventricule droit du cœur. Aussi, 3° le diamètre de l'artère du poumon est beaucoup plus grand que celui de l'aorte; ce qui ne devrait pas être, si la plus grande partie du sang de la veine cave passait par le trou ovale pour se rendre dans l'aorte. 4° Enfin dans la tortue, où la communication des deux ventricules du cœur fait le même effet que le trou ovale dans le fœtus, le sang y circule tout de la même manière que M. Méry le prétend dans le fœtus.

Sur cela, M. Varignon a dit qu'il avait fait avec M. du Verney une expérience qui prouvait que ce que les auteurs appellent valvule à l'entrée du trou ovale était très capable de le boucher. Cette expérience consiste en ce que M. du Verney ayant étendu avec le bout de son stylet cette valvule ou rideau qui, d'ordinaire après la mort, se trouve plissée et chiffonnée, ce rideau s'appliqua si exactement sur le trou ovale que M. du Verney soufflant vers ce trou avec un chalumeau, du côté de la veine du poumon, pendant que M. Varignon tenait une bougie allumée du côté de la veine cave contre ce trou, la flamme de la bougie n'en fut aucunement ébranlée; ils virent seulement la valvule fort étroitement appliquée contre ce trou, ce qui prouve invinciblement qu'il n'y passait point d'air; au lieu que, soufflant du côté de la veine cave, ils voyaient l'air ouvrir cette valvule et passer sans peine par ce trou.

M. Méry répondit qu'il fallait que le trou ovale ne fût pas ouvert alors de toute son étendue, parce qu'en ce cas la prétendue valvule n'aurait pu le couvrir entièrement. Ce qu'il prouvait par l'eau qu'il avait seringuée par l'aorte et par la veine cave, laquelle avait passé par le trou ovale dans l'oreillette droite du cœur.

M. Varignon dit qu'il y avait à craindre que l'eau seringuée n'eût trouvé la valvule chiffonnée ou que, par son impétuosité, elle ne l'eût poussée de l'autre côté du trou, de même qu'un grand vent jette par la fenêtre un rideau qu'un moindre vent aurait seulement appliqué contre. Outre que quand l'eau seringuée n'aurait donné contre la valvule du trou ovale que de la même force que le sang y vient par la veine du poumon, l'action de cette eau n'étant point soutenue par celle d'aucune autre liqueur contraire, comme le sang de la veine du poumon l'est par celui de la veine cave; cette eau aurait bien pu jeter la valvule du côté de la veine cave et passer par ce trou dans le ventricule droit du cœur, sans que le sang de la veine du poumon le puisse faire.

Ce qui prouve, dit M. Méry, que cette prétendue valvule ne saurait effectivement boucher le trou ovale, c'est qu'un cœur soufflé par la veine du poumon ou par l'aorte, et qui demeure plein d'air par la ligature de ses vaisseaux, c'est-à-dire qui demeure dans l'extension que lui donnait le sang, laisse dans tous les cœurs de fœtus ainsi desséchés une ouverture dont la moitié du bord est faite par l'extrémité de cette prétendue valvule, qui paraît alors dans toute son étendue. Il faut donc qu'elle ne le puisse fermer.

M. Varignon répondit qu'alors l'extension forcée de ce cœur pouvait être beaucoup plus grande qu'elle n'est d'ordinaire; ce qui aurait augmenté le trou ovale sans en augmenter la valvule, qui, au contraire, en se desséchant, pourrait s'être encore rétrécie.

Si le sang, dit M. Méry, bien loin de passer dans la veine cave ou dans le ventricule droit du cœur et dans le ventricule gauche, ne passait pas au contraire du gauche dans le droit, pourquoi le diamètre de l'artère du poumon serait-il plus grand que celui de l'aorte?

A cela M. Varignon dit qu'il n'avait rien à répondre.]

IV. — RÉPONSE A LA DISSERTATION DE M. BUISSIÈRE, ANATOMISTE A LONDRES, SUR LA CIRCULATION DU SANG DU FŒTUS.

A Monsieur BOURDELIN, *docteur régent de la Faculté de médecine de Paris.*

Si en me donnant, de la part de M. Buissière, copie de sa dissertation sur la circulation du sang du fœtus, vous ne m'aviez engagé, monsieur, à examiner les raisons par lesquelles il prétend détruire mon opinion et soutenir celle d'Harvey sur le passage du sang par le trou ovale dans le fœtus, et d'en donner au public mon sentiment;

parce qu'il ne serait pas sans cela en état de pouvoir juger de quel côté est la vérité : je vous avoue, monsieur, que je ne me serais pas donné la peine d'y répondre ; car, comme d'une part M. Buissière nie toutes les expériences que j'ai faites dans l'Académie royale des sciences, sans les avoir examinées, et tous les faits que j'ai démontrés dans cette célèbre compagnie, et publiquement dans l'amphithéâtre des chirurgiens officiers du roi et des familles royales, lorsque j'eus l'honneur d'y faire l'anatomie avec vous, sans les avoir vus; et que de l'autre il ne fait que trop connaître, par la contrariété de ses suppositions qui se détruisent l'une l'autre, qu'il n'a encore jusqu'ici examiné la structure du cœur du fœtus que sur le rapport d'Harvey, puisqu'il donne au tronc de l'aorte plus de capacité qu'à celui de l'artère du poumon; cela étant visiblement contraire à la vérité, j'étais persuadé qu'il m'aurait suffi de faire réimprimer ma pièce avec la sienne, et d'attendre en repos sur la question dont il s'agit entre lui et moi le sentiment des anatomistes, puisque les yeux seuls suffisent pour connaître que le corps de l'aorte est dans le fœtus beaucoup plus petit que celui de l'artère du poumon; ce qui fait le principal fondement de mon hypothèse. Je n'ai donc, monsieur, examiné sa dissertation, et ne donne au public les réflexions que j'y ai faites que pour vous satisfaire.

Quoique j'aie de la peine à bien comprendre le raisonnement de M. Buissière, j'espère cependant faire voir assez clairement par les remarques que j'ai faites sur sa pièce, qu'il n'a pas seulement conçu mon opinion, ni même celle d'Harvey qu'il a entrepris de défendre.

Dans le premier article de sa dissertation, il veut que j'aie comparé le tronc de l'artère du poumon avec celui de l'aorte. J'ai fait plus, monsieur, et c'est à quoi il n'a pris garde ; car après avoir fait observer que le tronc de l'artère du poumon se divise dans le fœtus en trois principales branches, dont la plus grosse fait le canal de communication, j'ai fait remarquer ensuite que les deux autres, prises ensemble, ont plus de capacité que le tronc de l'aorte; de là j'ai tiré cette conséquence, que le corps de cette artère ne pouvant pas donner passage à tout le sang que ces deux branches de l'artère du poumon envoient par les veines du poumon dans le ventricule gauche du cœur du fœtus, le surplus du sang que l'aorte ne peut porter ou recevoir doit nécessairement repasser de l'oreillette gauche par le trou ovale dans l'oreillette droite, et se rendre dans le ventricule droit, comme il fait dans la tortue, dont le ventricule gauche du cœur n'a point d'artère pour remporter le sang qu'il reçoit des veines du poumon; d'où il s'ensuit que, dans cet animal, cette partie du sang est forcée de repasser dans le ventricule droit par le trou ovale qui se trouve placé dans la cloison charnue qui sépare ces deux ventricules, au lieu que, dans le fœtus, il est situé entre les deux oreillettes.

M. Buissière passe sur le fait de la tortue sans rien dire, parce qu'il a bien vu qu'il s'embarrasserait plus qu'il n'a fait encore, s'il s'y arrêtait; car, comme le trou ovale de la tortue n'est différent de celui du fœtus que par la situation, il y a toute sorte d'apparence qu'il a le même usage dans le fœtus que dans la tortue, mais à l'égard du fœtus il m'objecte que si la nature avait été obligée de faire un trou pour décharger l'aorte, elle aurait dû par la même raison faire aussi un autre trou pour décharger l'artère du poumon, parce que les deux troncs de la veine cave, de qui cette artère reçoit le sang, sont plus gros qu'elle; que cependant la nature ne s'en est point avisée.

Il se trompe, monsieur, la nature y a pourvu; mais pour être trop prévenu contre mon opinion, il ne s'en est pas aperçu : car des trois branches qu'a l'artère du poumon dans le fœtus, les deux qui vont au poumon, prises ensemble, ayant moins de capacité que leur tronc, il est visible qu'elles ne peuvent pas porter tout le sang qu'il reçoit de la veine cave par le ventricule droit. C'est donc certainement pour les décharger que la nature, dans le fœtus, a eu la prévoyance de donner une troisième branche à l'artère du poumon, pour porter de son tronc dans l'aorte descendante le surplus du sang, que ces deux autres branches ne peuvent recevoir avant la dilatation du poumon; ce qui paraît d'autant plus vrai que cette troisième branche se détruit peu de temps après la naissance du fœtus. M. Buissière, ne voyant point l'usage de ce conduit, fait bien sentir qu'il n'a pas compris mon hypothèse, ni même celle d'Harvey, et donne lieu de croire qu'il n'a jamais vu le canal de communication.

D'ailleurs quand il m'objecte, monsieur, que les deux troncs de la veine cave étant plus gros que celui de l'artère du poumon, celui-ci ne peut pas porter ce que les deux autres lui envoient, il a sans doute oublié la règle de géométrie qu'il apporte dans le quatrième article de sa pièce, pour prouver l'erreur prétendue dans laquelle il s'imagine que je suis tombé; ou bien il n'avait pas encore pensé à sa règle quand il m'a fait cette objection; ou s'il s'en est ressouvenu, il a négligé de se corriger, dans la pensée que ni vous ni moi ne nous apercevrions pas qu'il se contredît manifestement. Vous en jugerez, monsieur, par ce qu'il dit lui-même. Voici les propres paroles de sa règle, qui détruisent son objection :

« Si vous faites, dit-il, attention à l'inégalité de la force mouvante qui pousse les liqueurs qui passent par les vaisseaux du cœur, vous trouverez que la force des fibres de la veine cave, comparée à celle du ventricule droit du cœur, n'est que comme un à quatre, et même à cinq, de sorte que supposant que dans l'espace d'une minute la veine cave pousse une once de sang dans le ventricule droit, il sera alors démontré, quand même le diamètre de l'artère pulmonaire serait moindre de la moitié que celui de la veine cave, que cette quantité de sang doit toute passer dans moins d'une minute dans cette artère. »

Pourquoi donc m'objecter dans ce premier article de sa pièce que, les deux troncs de la veine cave étant plus gros que celui de l'artère du poumon, celui-ci ne peut pas porter le sang que les deux autres lui envoient? Quelle contradiction! Que peut-il y répondre? Voici peut-être sa réponse. Dans le cinquième article de sa pièce il dit qu'il n'a raisonné jusque-là que conséquemment au principe que j'ai établi : mais sa réponse est vaine, puisqu'il ne saurait faire voir que j'aie comparé en aucun endroit le diamètre des deux troncs de la veine cave avec celui de l'artère du poumon, ni que j'aie avancé que le sang a dans la veine cave un mouvement aussi rapide que dans cette artère, ce qu'il faudrait que j'eusse dit, afin que son objection fût recevable ; mais c'est à quoi je n'ai certainement pas pensé. J'ai seulement soutenu, comme il est vrai, que le tronc de l'artère du poumon est égal dans l'homme à celui de l'aorte ; mais que, dans le fœtus, l'artère du poumon est beaucoup plus grosse que l'aorte ; et c'est ce qu'il nie, faute de l'avoir examiné ; car de son propre aveu il n'a pris, dit-il dans le sixième article de sa pièce, que des cœurs et des poumons de différents âges, pour mesurer le diamètre de l'aorte et de l'artère du poumon, et c'est ce dont il ne s'agit nullement ; car pour peu éclairé que soit un homme dans l'anatomie, il doit savoir qu'en quelque âge que ce soit, il ne peut se trouver de différence entre ces deux artères, quand le canal de communication et le trou ovale sont fermés ; parce qu'il passe par l'une et par l'autre une même quantité de sang dans l'homme et dans les enfants avancés en âge, par proportion de corps : mais il n'en est pas de même dans le fœtus et dans l'enfant nouveau-né, dans qui ces deux passages sont encore ouverts ; parce que dans l'hypothèse d'Harvey, que M. Buissière a suivie, et dans la mienne, il passe plus de sang par l'une de ces artères que par l'autre, et c'est sur cette différence que j'ai établi mon opinion, et par elle que j'ai fait voir la fausseté de celle d'Harvey.

M. Buissière nie que dans le fœtus l'aorte soit plus petite que l'artère du poumon, parce que ce fait ne peut être vrai, que toute sa pièce ne soit fausse : mais qu'il y prenne garde, rien n'est plus visible. Après cet examen, je m'assure que s'il cherche de bonne foi la vérité, comme je n'en doute pas, il avouera ingénument qu'il s'est mépris; de même que quand il dit que « le sang de la veine pulmonaire ne coule pas avec plus de rapidité dans le ventricule gauche, que celui de la veine cave dans le ventricule droit »; car il est certain que le mouvement du sang doit être bien plus rapide dans les veines du poumon que dans la veine cave; en voici la raison : Toutes les veines du poumon prises ensemble ne peuvent former un tronc aussi gros que celui que pourraient faire les deux corps de la veine cave, joints ensemble, ce qui saute aux yeux; il faut donc, suivant la règle de géométrie, que le sang coule dans les veines du poumon avec plus de vitesse que dans les branches et les deux troncs de la veine cave, afin que la même quantité de sang puisse passer par les unes et les autres dans un même espace de temps; ce qui est absolument nécessaire pour continuer une circulation réglée.

Ce qui a fait tomber M. Buissière dans cette méprise, c'est qu'il a pris l'oreillette gauche du cœur pour le tronc des veines du poumon, ce qui ne se peut soutenir à la rigueur, par la raison qu'un tronc de veines ne portant que la même quantité de sang qu'il reçoit de ses branches, et n'ayant pas d'autre force mouvante qu'elles, sa capacité ne doit pas être plus grande que la leur, prises ensemble. Or, comme l'oreillette gauche est beaucoup plus grande que toutes les veines du poumon réunies, il est visible qu'il se trompe en la prenant pour le tronc de la veine du poumon. Cela étant, il est vrai de dire que comme toutes les branches de la veine cave forment, en se réunissant, deux troncs qui s'abouchent avec l'oreillette droite du cœur, de même aussi, toutes les veines du poumon forment quatre troncs distincts, puisqu'elles se terminent dans l'oreillette gauche par quatre embouchures séparées les unes des autres.

M. Buissière aurait pu aisément reconnaître ces vérités, s'il s'était seulement avisé de jeter les yeux sur la structure de ces parties : car il est évident que son prétendu tronc de la veine du poumon étant garni de fibres musculeuses, qu'on ne remarque point dans les veines du poumon, il y a entre elles et ce tronc une fort grande différence, et c'est par cette raison que ces veines n'ont pas de mouvement comme l'oreillette.

Voilà, monsieur, ma réponse au premier article de la pièce de M. Buissière; je passe maintenant au second, dans lequel je trouve un faux exposé, un faux raisonnement, et une contradiction joints ensemble : ce que je vais faire voir.

Dans cet article, M. Buissière nie que, dans le fœtus, le sang puisse passer de l'oreillette gauche par le trou ovale dans le ventricule droit; voici à peu près comme il raisonne : « Le canal de communication et le trou ovale étant détruits, il doit passer, selon M. Méry, deux fois plus de sang dans le ventricule gauche des adultes qu'il n'en passe par le même ventricule dans le fœtus. » — J'en tombe d'accord avec lui. — « Cela étant, dit-il, il faut que le trou ovale s'agrandisse, au lieu de se fermer dans les adultes. » — C'est ce que je nie.

— « Car autrement, poursuit-il, il faudrait que l'aorte se dilatât du double pour le recevoir, et c'est ce que M. Méry ni personne ne peut démontrer. Au contraire, continue-t-il, l'aorte dans les adultes est moins dilatée que dans le fœtus par proportion de corps. »

Étrange prévention de M. Bussière ! par son raisonnement même je vais faire voir, plus clair que le jour, ce qu'il s'imagine que personne ni moi ne peuvent démontrer.

Selon le sentiment d'Harvey qu'il veut soutenir, cette même quantité de sang qui dans le fœtus s'écoule par le canal de communication dans la branche inférieure de l'aorte ne passe-t-elle pas, de l'aveu même de M. Buissière, dans les artères des poumons, le canal de communication étant détruit ? N'est-elle pas reportée ensuite par les veines des poumons dans le ventricule gauche du cœur des adultes ? Ne repasse-t-elle pas enfin de ce ventricule dans l'aorte ? Il faut donc nécessairement que le tronc de cette artère se dilate pour la recevoir, puisque le canal de communication se ferme dans les adultes ; cela étant, il est visible que l'aorte, recevant dans les adultes plus de sang que dans le fœtus, doit être, par proportion de corps, plus dilatée dans les adultes que dans le fœtus ; c'est ce que j'ai fait voir publiquement à Paris. Si M. Buissière a vu le contraire à Londres, il faut sans doute que l'adulte et le fœtus aient en Angleterre la structure des vaisseaux du cœur tout autre qu'en France. D'ailleurs, monsieur, s'il était vrai que la plus grande partie du sang de la veine cave passât, comme le prétendent Harvey et Lower, par le trou ovale dans le fœtus, ne faudrait-il pas, ce trou se fermant dans les adultes, que le tronc de l'artère du poumon se dilatât du double pour lui donner passage, et que les deux branches de ce tronc qui vont aux poumons s'élargissent encore davantage ; puisque le canal de communication se détruisant aussi dans les mêmes adultes, il passerait, ces conduits étant fermés, par ces deux branches de l'artère du poumon, trois fois plus de sang qu'elles n'en recevraient, ce canal et le trou ovale étant ouverts.

M. Buissière, après avoir embrassé le sentiment de ces auteurs, osera-t-il leur objecter, comme à moi, que si le trou ovale et le canal de communication ont l'usage qu'ils leur assignent, ces deux conduits doivent non seulement subsister, mais même s'agrandir dans les adultes, parce que le tronc de l'artère du poumon ne peut s'augmenter du double? C'est ce qu'il ne fera pas, il a pris leur parti. Pourquoi donc m'objecter que l'aorte, après la naissance du fœtus, ne peut se dilater du double dans l'adulte; puisque dans l'opinion qu'il soutient cela doit nécessairement arriver au tronc de l'artère du poumon? Celle-ci ne peut pas plus aisément se dilater que l'autre. Par cette contradiction il fait bien connaître qu'il n'a jamais examiné les faits qu'il nie; ou, s'il les a vus, je ne comprends pas comment il s'est avisé d'écrire contre mon opinion : car quand il dit « qu'à proportion, l'aorte dans les adultes n'est pas si dilatée que dans le fœtus, et qu'il a trouvé, dans tous les cœurs qu'il a examinés, le diamètre de l'artère pulmonaire moindre que celui de l'aorte », il donne lieu de penser qu'il a pris pour le corps de l'aorte le tronc de l'artère du poumon, ce qui paraît fort vraisemblable, parce que celui-ci est effectivement dans le fœtus plus gros que l'autre, et l'aorte plus dilatée dans l'adulte, qu'elle ne l'est dans le fœtus par proportion.

On aurait peine à croire que M. Buissière, qui se pique d'anatomie, se fût mépris si grossièrement, s'il ne faisait voir par sa critique qu'il n'a pas même encore jusqu'ici connu l'origine du canal de communication dont il parle; en voici, monsieur, deux preuves bien évidentes : 1° Il dit que « la nature ne s'est pas avisée de faire un trou de décharge pour soulager l'artère pulmonaire d'une partie du sang que la veine cave verse dans le ventricule droit du cœur », et c'est à quoi sert visiblement le canal de communication : il ne l'a donc pas vu. 2° Il dit que « ce canal ayant perdu son premier usage, il passe un tiers plus de sang par l'artère pulmonaire ». Il ne sait donc pas que le sang qui s'écoule par le canal de communication dans la branche inférieure de l'aorte, a passé auparavant par le tronc de l'artère du poumon, puisqu'il sort du ventricule droit du cœur; il ignore donc que ce canal tire son origine de l'artère du poumon : car s'il connaissait que le tronc de cette artère se termine dans le fœtus en trois branches, dont deux vont se rendre aux poumons, et que la troisième, qui fait le canal de communication, s'abouche avec la branche inférieure de l'aorte il aurait compris aisément que quand ce canal se ferme, ce n'est pas le tronc de l'artère du poumon qui reçoit le sang qui passe par ce conduit, comme il se l'imagine, mais ses deux autres branches qui vont aux poumons; qu'ainsi il ne passe point plus de sang par le tronc de l'artère du poumon, le canal de communication étant fermé, qu'étant ouvert. Quand donc M. Buissière ose dire qu'il passe un tiers plus de sang par l'artère pulmonaire, lorsque le canal de communication est fermé, il fait bien voir qu'il ne l'a jamais connu, ni même seulement lu les auteurs dont il a entrepris de défendre l'opinion; puisque, selon eux, ce canal sort du tronc de l'artère du poumon, et que, selon lui, il devrait tirer son origine immédiatement du ventricule droit du cœur, afin que, ce canal étant fermé, le sang qu'il portait auparavant pût passer ensuite dans le tronc de l'artère du poumon, comme il se l'imagine, ce qui est visiblement faux.

Un semblable défaut de réflexion se remarque dans le troisième article de la pièce, que je vais examiner. Dans cet article, M. Buissière prétend faire voir que la disposition de la valvule du trou ovale prouve le contraire de ce que je crois avoir démontré, et moi je vais prouver que ses raisons même se détruisent les unes les autres, et renversent ce qu'il prétend soutenir.

Comme tout ce que dit M. Buissière dans le troisième article de la disposition de la valvule du trou ovale est si embrouillé qu'on aurait peine à le bien comprendre, je me suis seulement arrêté à découvrir son sentiment, qui est le même que celui d'Harvey sur l'usage de cette valvule. Voici donc quelle est sa pensée, autant que j'en puis juger : « Le sang de la veine cave, venant frapper la valvule du trou ovale, l'enfonce dans l'oreillette gauche du cœur du fœtus et ouvre ainsi ce trou pour se rendre dans le ventricule gauche : au contraire, le sang des veines du poumon, venant frapper cette même valvule, l'applique au passage de ce trou et le ferme; le sang des veines du poumon ne peut donc passer par le trou ovale pour se rendre dans le ventricule droit. » — Voilà quel est son sentiment, qui depuis Harvey a été suivi jusqu'ici de tous ceux qui reconnaissent la circulation du sang.

Par les conséquences que je vais tirer directement des effets que fait, selon M. Buissière, le sang de la veine cave et celui des veines du poumon sur la valvule du trou ovale, je vais démontrer tout le contraire de ce qu'il a avancé.

S'il est vrai que le sang des veines du poumon puisse, en appliquant la valvule au trou ovale, se fermer l'entrée dans le ventricule droit, le sang de la veine cave ne peut donc passer par ce trou pendant l'application de cette valvule, si ensuite le sang de la veine cave y passe; il faut donc que le sang des veines du poumon cesse dans ce moment d'appliquer cette valvule à l'entrée du trou ovale. Cela étant, le sang de la veine cave et celui des veines du poumon feront donc sur cette valvule des pressions alternatives, ils couleront donc dans les oreillettes du cœur en différents temps, elles se dilateront donc l'une après l'autre. Or il est visible que les oreillettes du cœur, dont le trou ovale occupe la cloison qui les sépare l'une de l'autre, se dilatent en même temps. Il faut donc que le sang des deux troncs de la veine cave entre dans l'oreillette droite du cœur, pendant que celui des veines du poumon passe dans l'oreillette gauche ; ils coulent donc l'un et l'autre en même temps dans leurs cavités. Ils ne peuvent donc faire sur la valvule du trou ovale des pressions alternatives ; cette valvule doit donc toujours demeurer dans une même situation, le sang coulant continuellement de ces veines dans les oreillettes. Or comme les deux tiers du trou ovale, ou environ, sont faits du bord supérieur de sa valvule même, dont tout le reste de la circonférence est attaché ou, pour mieux dire, uni à l'oreillette gauche, il est évident que cette prétendue valvule ne peut jamais s'appliquer dans le fœtus, au passage du trou ovale, de manière qu'elle le ferme ; ce trou doit donc toujours être ouvert dans le fœtus.

La manière dont le trou ovale se bouche dans l'enfant après la naissance est encore une preuve bien sensible de cette vérité ; à mesure que les deux parties opposées entre lesquelles le trou ovale est situé, et qui le forment par leurs bords échancrés en forme de croissant, s'augmentent, elles s'approchent peu à peu l'une de l'autre ; et quand elles se sont accrues à un tel point qu'elles se placent l'une devant l'autre, alors le sang des deux troncs des veines du poumon gauche, dont les ouvertures répondent directement au trou ovale dans le fœtus, venant frapper d'aplomb cette prétendue valvule dans l'enfant, l'applique contre la partie qui est derrière elle ; l'impulsion du sang des veines du poumon est donc la cause naturelle de leur union ; de là il est aisé de conjecturer que si ces parties étaient disposées de même façon dans le fœtus, le sang ne pourrait passer de part ni d'autre. Aussi est-ce par cette raison, ces parties étant seulement placées l'une devant l'autre, sans être encore unies, que la liqueur seringuée par les veines du poumon dans l'oreillette gauche d'un jeune enfant s'écoule par l'aorte et ne passe plus, comme elle faisait dans le fœtus, par le trou ovale ; il est donc visible que les liqueurs seringuées, soit par l'aorte ou les veines du poumon, ne traversent le trou ovale que parce que sa prétendue valvule n'étant pas placée dans le fœtus vis-à-vis son embouchure, elle ne le peut fermer. C'est aussi par cette raison que le trou ovale se trouve ouvert dans un cœur de fœtus soufflé et séché, et fermé dans celui d'un enfant, préparé de la même façon. M. Buissière se trompe donc quand il m'objecte que, « seringuant par l'aorte quelque liqueur dans l'oreillette gauche du cœur du fœtus, je force la valvule du trou ovale », puisqu'elle n'est pas placée vis-à-vis et que d'ailleurs, l'aorte étant libre ou coupée, la même liqueur seringuée par les veines du poumon passe plus librement par le trou ovale que par l'aorte. Il se trompe donc encore quand il dit que « le trou ovale ne se trouve ouvert dans le cœur soufflé et séché du fœtus que parce que sa valvule s'est rétrécie en se desséchant »; car si cela était, il devrait aussi par la même raison se trouver ouvert dans l'enfant, dans qui les membranes dont il est formé ne sont point encore unies; on le trouve cependant fermé, preuve convaincante que sa valvule pré-tendue n'est pas placée dans le fœtus, comme dans l'enfant, vis-à-vis l'embouchure du trou ovale : mais quand bien même cela serait, je vais prouver, par une conséquence tirée de l'objection que me fait M. Buissière, « que la liqueur seringuée par l'aorte ne passe par le trou ovale dans le fœtus mort que parce que sa valvule est destituée de l'appui du sang de la veine cave »; je vais, dis-je, prouver que le sang des veines du poumon peut de même y passer : car si le trou ovale s'ouvre et se ferme, comme il se l'imagine, cela ne se peut faire que par des pressions alternatives que fera le sang en passant des veines dans les oreillettes du cœur en différents temps ; le sang des veines du poumon pourra donc aussi passer par le trou ovale dans le fœtus vivant, pendant que la veine cave cessera de verser son sang dans l'oreillette droite du cœur, parce que sa valvule sera destituée de l'appui du sang de la veine cave.

Le principe de géométrie, ou plutôt de mécanique, dont M. Buissière se pare dans le quatrième article de sa pièce est vrai, mais ce qui pourrait faire croire qu'il n'est chez lui que par ouï-dire, et sans en avoir aperçu la raison, c'est que l'application qu'il en fait aux liqueurs qui passent par des tuyaux de 12, 8 et 6 lignes de diamètre, avec des forces qui soient comme 1, 2 et 3 livres, est parfaitement fausse, n'étant point du tout vrai que ces tuyaux, en temps égaux, en doivent rendre des quantités égales. Mais c'est encore bien pis, quand il porte cette application jusqu'aux vaisseaux du cœur; car pour les réduire aux cas des tuyaux précédents, il ajoute encore à cette erreur plusieurs suppositions fausses, qui seules suffisent pour faire voir qu'il n'a pas bien entendu ce qu'il critique; c'est ce que je vais dé-montrer dans la suite, sans qu'il soit besoin de m'arrêter davantage à son principe de géométrie, qui se trouve ici tout à fait hors d'œu-vre et même tellement contre lui, que si je le prenais au mot sur ses suppositions, j'en tirerais des conséquences tout à fait contraires aux siennes ; mais ce serait abuser de l'avantage qu'il me donne, et ce d'autant plus que cet avantage ne roulant que sur des suppositions fausses, il ne contribuerait en rien à l'éclaircissement de la vérité; j'en viens donc au fait.

M. Buissière, dans le cinquième article de sa pièce, suppose, sans en donner aucune preuve, que la force mouvante du ventricule droit du cœur, comparée avec celle du ventricule gauche, n'est que comme 1 à 3, et dans le sixième et dernier article il dit que dans tous

lés sujets de tous âges qu'il a examinés, il a remarqué que le diamètre de l'artère du poumon est moindre que celui de l'aorte; par
les conséquences qu'il tire de ces deux fausses suppositions, il s'imagine avoir battu et ruiné mon hypothèse; et moi, par des conséquences
contraires que j'en vais tirer directement, j'espère, monsieur, démontrer : 1° que la force mouvante du cœur doit être égale dans ses
deux ventricules; 2° que le tronc de l'artère du poumon doit être
dans l'homme aussi gros que celui de l'aorte; 3° que dans le fœtus
l'aorte doit être plus petite que l'artère du poumon. Voici les
preuves de mes trois propositions :

1° S'il était vrai que la force mouvante du ventricule droit du cœur,
comparée à celle du ventricule gauche, ne fût que comme 1 à 3,
comme le prétend M. Buissière, il s'ensuivrait de là que, pendant que
le ventricule droit ne pousse dans l'artère du poumon, qu'une quantité de sang, le ventricule gauche en doit chasser trois dans l'aorte;
cela étant, il est visiblement impossible que le ventricule droit puisse
fournir par l'artère du poumon, au ventricule gauche, le sang que
celui-ci envoie dans l'aorte; il faut donc que le ventricule gauche reçoive d'ailleurs que de l'artère du poumon le surplus du sang que
cette artère ne peut fournir à l'aorte. Et d'où M. Buissière le fera-t-
il venir? C'est ce qu'il ne saurait démontrer, cela lui étant impossible;
la force mouvante du ventricule gauche demeurera donc les deux
tiers du temps oisive, la circulation du sang sera donc interrompue
pendant cet intervalle. Or comme c'est une vérité évidente qu'elle
continue toujours, et que le ventricule gauche ne reçoit de sang que
ce que lui en envoie le ventricule droit par l'artère du poumon, il
faut nécessairement que la force mouvante du ventricule droit soit
égale à celle du ventricule gauche, afin que le ventricule droit puisse
fournir par l'artère du poumon au ventricule gauche tout le sang que
celui-ci pousse dans l'aorte.

2° Le diamètre de l'artère du poumon doit donc être dans l'homme
égal à celui de l'aorte : car si l'aorte avait plus de capacité que l'artère du poumon, et que le ventricule gauche eût deux degrés de
force de plus que le ventricule droit, il passerait par l'aorte trois ou
quatre fois plus de sang que ne lui en pourrait fournir l'artère du
poumon, ce qui causerait encore à la force mouvante du ventricule
gauche un plus long repos, et à la circulation une plus longue interruption.

D'ailleurs, monsieur, si ce que dit M. Buissière de la force mouvante des ventricules du cœur était vrai, le sang devrait couler du
ventricule gauche dans l'aorte avec plus de rapidité qu'il ne passe du
ventricule droit dans l'artère du poumon; l'aorte devrait donc être

MÉRY.   11

deux fois plus petite que l'artère du poumon, afin que celle-ci pût
fournir assez de sang à l'aorte pour entretenir une circulation continue, et que l'aorte ne pût pas en dépenser davantage que ce qu'elle
en reçoit de l'artère du poumon. Ces deux conséquences, tirées directement de sa supposition, ne peuvent être vraies, qu'il ne soit faux
que dans l'adulte l'artère du poumon soit plus petite que l'aorte.

3° A l'égard du fœtus, M. Buissière ne peut pas disconvenir que le
canal de communication étant détruit, il ne passe par le tronc de
l'aorte plus de sang qu'auparavant; il faut donc qu'elle se dilate dans
l'enfant nouveau-né à mesure que ce canal se ferme, l'aorte doit
donc être plus grosse dans l'adulte que dans le fœtus : car il est impossible que sa capacité diminue à mesure qu'elle reçoit plus de
sang; ce qui pourtant devrait arriver, si l'aorte, par proportion de
corps, était plus petite dans l'adulte que dans le fœtus, comme il se
l'imagine.

M. Buissière n'a apparemment supposé dans le ventricule gauche
du cœur deux degrés de force de plus que dans le ventricule droit,
que 1° pour avoir comparé seulement l'épaisseur de la paroi du ventricule gauche avec celle du droit, sans prendre garde que la cloison
charnue qui les sépare l'un de l'autre est commune à tous les deux;
2° pour ne s'être pas aperçu que la force mouvante des oreillettes
contribue avec celle des ventricules à pousser le sang, la gauche
dans l'aorte, et la droite dans l'artère du poumon; 3° pour n'avoir
pas vu que les fibres musculeuses de l'oreillette droite sont beaucoup
plus fortes que celles de l'oreillette gauche; 4° pour n'avoir pas fait
réflexion que, dans le fœtus, le ventricule droit pousse par le canal
de communication dans la branche inférieure de l'aorte la plus grande
partie du sang que cette artère distribue à tous les viscères du bas-
ventre, aux cuisses, aux jambes, aux pieds et au placenta.

Si M. Buissière avait remarqué ces quatre circonstances, il aurait
été en état de faire ce juste raisonnement : la cloison charnue qui
sépare les deux ventricules du cœur, étant commune à l'un et à
l'autre, peut faire en se gonflant un effort égal dans tous les deux;
de plus, la force mouvante des oreillettes contribuant avec celle des
ventricules à pousser le sang dans les artères, si les fibres de l'oreillette droite sont plus fortes que celles de l'oreillette gauche, la force
mouvante qui pousse le sang dans l'artère du poumon peut bien
être égale à celle qui le pousse dans l'aorte, quoique la paroi du
ventricule droit soit moins épaisse que celle du ventricule gauche;
il paraît donc assez vraisemblable que c'est par ces raisons que dans
le fœtus le ventricule droit fait parcourir au sang autant de chemin
que lui en fait faire le ventricule gauche, et que dans l'adulte l'ar-

tère du poumon peut fournir au ventricule gauche tout le sang qui s'écoule par l'aorte.

Je finis, monsieur, par cette remarque, que les fausses suppositions, les contradictions manifestes et les faux faits dont la pièce de M. Buissière est remplie, sont autant de preuves évidentes qu'il n'a point assez jusqu'ici examiné la structure du cœur du fœtus. Qu'il l'étudie sans prévention, il reconnaîtra sans peine que les deux branches de l'artère du poumon qui vont aux poumons, ayant dans le fœtus plus de capacité, prises ensemble, que n'en a le tronc de l'aorte, celle-ci ne reçoit point tout le sang que les veines du poumon versent dans l'oreillette gauche du cœur; qu'ainsi c'est une nécessité que le surplus passe de cette oreillette par le trou ovale dans le ventricule droit; de là il pourra tirer cette autre conséquence, qu'il ne doit point y avoir de valvule à l'embouchure de ce trou. En effet, s'il veut bien observer que toute valvule doit être distincte du canal qui la renferme, il reconnaîtra que la membrane qu'il prend pour la valvule du trou ovale, faisant elle-même le côté interne de l'oreillette gauche et, selon les auteurs, une partie de la circonférence du tronc de la veine du poumon, elle ne peut pas passer pour valvule; aussi est-il vrai qu'elle n'en a pas l'usage. Et après cet examen j'ose me flatter, étant de bonne foi, comme je le crois, qu'il avouera qu'il s'est trompé pour avoir suivi le sentiment d'Harvey, sans avoir examiné lui-même la structure du cœur du fœtus.

Sans doute que M. Buissière n'a eu en pensée que de m'instruire, en voulant détruire mon opinion, je l'en remercie; et comme je suis persuadé de son honnêteté, j'espère aussi qu'il me saura gré de lui avoir fait connaître qu'il s'est mépris, puisqu'en cela je n'ai pas eu moins dessein de lui faire plaisir, qu'il en a eu de m'obliger. Je suis, Monsieur, etc.

M. Bourdelin a reçu la dissertation de M. Buissière le 10 août : il m'en a donné copie le 11. Je finis ma réponse à sa critique le 20 du même mois de l'année 1698.

V. — Réponses aux principales objections de MM. Tauvry et Verheyen

Contre la nouvelle hypothèse du cours du sang par le trou ovale dans le fœtus humain.

Première proposition. — La capacité des artères et des veines augmente et diminue en proportion de la quantité de sang que reçoivent ces vaisseaux; elle se détruit entièrement quand le sang cesse d'y passer. La nature dans le fœtus humain nous fournit des exemples constants de ces trois phénomènes. Depuis l'instant de sa conception jusqu'au moment de sa naissance, la cavité du canal artériel qui se trouve entre l'artère du poumon et la branche inférieure de l'aorte, et celle du conduit veineux qui se rencontre entre la veine porte et la veine cave, s'agrandissent : il en est de même de celle de la veine, et des deux artères ombilicales; parce que la quantité de sang que reçoivent tous ces vaisseaux augmente toujours jusqu'au terme de l'accouchement : mais après la sortie de l'enfant hors du sein de sa mère, la veine ombilicale et le canal veineux ne recevant plus de sang du placenta, celui qui passait par le conduit artériel, entrant dans les artères pulmonaires du fœtus, et les artères hypogastriques du fœtus cessant d'en envoyer dans les artères ombilicales, le canal veineux, le conduit artériel, la veine et les deux artères ombilicales se rétrécissent en très peu de temps et dégénèrent enfin en ligaments. Il est donc visible que le sang lui-même moule, pour ainsi dire, les vaisseaux dans lesquels il coule, et en forme la capacité en proportion de ce qui y en passe avec plus ou moins de vitesse.

Or comme on ne peut nier ces faits qui sont connus de tous les anatomistes, on ne peut donc raisonnablement douter que le plus sûr moyen pour juger de la quantité de sang qui passe par des vaisseaux ne soit la mesure de leur capacité, laquelle on peut prendre très facilement; quoique cependant M. Verheyen veuille faire croire qu'il est impossible d'y parvenir : mais ce moyen n'en paraîtra pas moins immanquable pour découvrir la fausseté de l'opinion d'Harvey, et la vérité de mon hypothèse à tous ceux qui voudront bien s'en servir pour les examiner.

Deuxième proposition. — L'oreillette droite et le ventricule droit fournissant dans l'adulte par l'artère du poumon à l'oreillette gauche et au ventricule gauche tout le sang que celui-ci envoie dans l'aorte, il faut de toute nécessité, pour entretenir la circulation du sang égale et continue, qu'il passe du ventricule droit dans un même espace de temps autant de sang par l'artère du poumon, qu'il en passe du ventricule gauche par l'aorte; il faut donc que la force mouvante du ventricule droit et de l'oreillette droite soit égale à celle du ventricule gauche et de l'oreillette gauche. Car si le cœur avait moins de force du côté droit que du gauche, le ventricule droit ne pourrait envoyer par l'artère du poumon au ventricule gauche autant de sang que celui-ci en pourrait chasser dans l'aorte, ce qui interromprait la circulation du sang.

Il n'est donc pas vraisemblable que le cœur ait plus de force du côté gauche que du droit, comme on se l'imagine. Dans la réponse que j'ai faite à la critique de M. Buissière, j'ai fait voir que la force mouvante du cœur doit être égale de part et d'autre, par des raisons tirées de sa structure et du chemin qu'il fait parcourir au sang dans le fœtus.

Troisième proposition. — Puisque, pour entretenir une circulation continue, il faut nécessairement qu'il passe dans un même espace de temps autant de sang par l'artère du poumon que par l'aorte; les forces du cœur étant égales de l'un et de l'autre côté, si la capacité du tronc de l'artère du poumon est aussi grande que celle de l'aorte, le sang doit couler dans l'une et dans l'autre avec la même vitesse. Dans l'homme adulte, la capacité de ces deux artères est égale; le mouvement du sang doit donc être aussi rapide dans l'artère du poumon que dans l'aorte, puisque les forces du cœur sont égales de part et d'autre. M. Verheyen n'a donc pas raison de dire que le sang circule avec plus de vitesse à travers le poumon de l'adulte que par les autres parties de son corps, surtout puisqu'il donne plus de force au ventricule gauche qu'au droit.

Quatrième proposition. — Quand la capacité des grands vaisseaux est inégale, le sang doit couler avec un peu moins de vitesse dans les plus grands que dans ceux qui le sont moins; la capacité des deux troncs de la veine cave, pris ensemble, est, au rapport de tous les anatomistes, plus grande que celle du tronc de l'artère du poumon; le mouvement du sang doit donc être plus lent dans la veine cave que dans cette artère.

Cinquième proposition. — La veine cave fournit cependant au ventricule droit du cœur tout le sang qui passe par l'artère du poumon; parce que par la masse du sang dont elle est remplie, elle supplée à ce qui manque de vitesse au sang de son canal; de même que la vitesse que communique le ventricule droit au sang qui passe par l'artère du poumon, supplée à ce qui manque de masse au sang de cette artère : ainsi la circulation du sang devient égale et continue par cette compensation qui se fait des vitesses par les masses, ou des masses par les vitesses : car où il y a plus de capacité, il y a plus de masse, mais moins de vitesse, comme dans la veine cave; au contraire, où il y a moins de capacité il y a moins de masse, mais plus de vitesse, comme dans l'artère pulmonaire. C'est donc par cette raison que dans un même espace de temps il ne passe point plus de sang par la veine cave que par l'artère du poumon, quoique celle-ci en contienne moins que l'autre.

Sixième proposition. — Dans l'homme adulte, l'oreillette gauche du cœur est aussi spacieuse que la droite, le ventricule gauche aussi

grand que le droit, et la capacité de l'aorte aussi grande que celle
de l'artère du poumon; il doit donc passer par tous ces conduits
une égale quantité de sang dans un même espace de temps;
puisque par la seconde proposition il est prouvé que les forces du
cœur sont égales de part et d'autre.

Septième proposition. — Dans le fœtus la capacité de l'oreillette
droite, celle du ventricule droit et celle du tronc de l'artère du
poumon sont aussi grandes, par proportion du corps, que dans
l'homme adulte; tout le sang de la veine cave doit donc passer,
contre le sentiment de tous les sectateurs de l'opinion d'Harvey,
des deux troncs de cette veine dans l'oreillette droite, entrer dans
le ventricule droit, et s'écouler par le tronc de l'artère du poumon
du fœtus, comme il fait par celui de l'homme.

Huitième proposition. — Dans le fœtus, la capacité de l'oreillette
gauche est d'un tiers ou environ plus petite que celle de l'oreillette
droite, la capacité du ventricule gauche est à peu près de moitié
plus petite que celle du ventricule droit, et celle de l'aorte est aussi
moitié plus petite que celle de l'artère du poumon; il doit donc
passer un tiers moins de sang par l'oreillette gauche que par
l'oreillette droite; par le ventricule gauche et par le tronc de
l'aorte, moitié moins que par le ventricule droit et par l'artère
du poumon. En voici la raison tirée des conduits particuliers au
fœtus.

Neuvième proposition. — Le tronc de l'artère du poumon dans le
fœtus se divise en trois branches qui sont à peu près d'égale capacité; l'une fait le canal de communication; celle-ci s'abouche avec la
branche inférieure de l'aorte : les deux autres vont aux poumons;
tout le sang de la veine cave, passant du ventricule droit dans le
tronc de l'artère du poumon, doit donc se partager dans cette
artère en trois parties; l'une s'écoule par le canal de communication dans la branche inférieure de l'aorte : de là vient que celle-ci
ne circulant point par le poumon, l'oreillette gauche du cœur, dans
laquelle cette partie de sang ne peut se rendre, est d'un tiers au
moins plus petite que l'oreillette droite. Les deux autres parties
prennent la route des artères du poumon et reviennent par les
veines du poumon dans l'oreillette gauche, où elles se séparent;
l'une passe par le trou ovale et rentre dans l'oreillette droite; ce
qui fait que la capacité du ventricule gauche, de même que celle
de l'aorte, est de moitié ou environ plus petite que celle du ventricule droit et de l'artère du poumon : parce que, outre cette partie
qui n'entre point dans le ventricule gauche, ni dans l'aorte, l'un
et l'autre sont encore déchargés de la partie du sang qui passe du

tronc de l'artère du poumon par le canal de communication dans la branche inférieure de l'aorte.

Or s'il était vrai qu'il passât (comme le prétendent Harvey et Lower, et après eux MM. Tauvry, Buissière et Verheyen) plus de sang de la veine cave par le trou ovale dans le côté gauche du cœur que dans le droit, l'oreillette gauche devrait avoir plus de capacité que la droite, le ventricule gauche devrait être plus grand que le droit, et la cavité de l'aorte plus grande que celle de l'artère du poumon; le contraire paraît visiblement. L'opinion d'Harvey, que ses sectateurs s'efforcent de soutenir, est donc évidemment fausse; d'autant plus que dans le cœur de l'adulte, par lequel il ne passe pas plus de sang d'un côté que de l'autre, la capacité de l'oreillette gauche est aussi grande que la capacité de l'oreillette droite, le ventricule gauche est aussi grand que le droit, et la cavité de l'aorte aussi grande que celle de l'artère du poumon. Si ces messieurs ne veulent pas se rendre à ces raisons, ils ont à prouver que la capacité de l'oreillette gauche, celle du ventricule gauche et celle de l'aorte doivent être plus petites quand il passe plus de sang, et plus grandes lorsqu'il y en passe moins; ce qui est une absurdité qui se détruit par la première proposition, par laquelle il est prouvé que le sang étend la capacité des vaisseaux à mesure de ce qui y en passe.

Dixième proposition. — Dans le fœtus humain, les branches de l'artère pulmonaire qui portent le sang au poumon ont plus de capacité, prises ensemble, que n'en a le tronc de l'aorte; cette artère ne peut donc, par la première et la seconde proposition, donner passage à toute la quantité du sang qui revient par les veines du poumon dans l'oreillette gauche : c'est donc une nécessité qu'une partie de ce sang rentre par le trou ovale dans l'oreillette droite; car autrement ce passage serait absolument inutile, si tout le sang qui circule par le poumon passait par l'aorte. Il n'y a donc pas d'apparence que la prétendue valvule de ce trou puisse se fermer.

Pour détruire cette proposition, MM. Tauvry, Verheyen et Buissière nient les faits; mais on n'a qu'à jeter les yeux sur cette valvule et sur les vaisseaux du cœur, et on verra que je n'avance rien que de conforme à la vérité.

Onzième proposition. — Par la première proposition, j'ai prouvé que le sang étend ou moule, pour ainsi dire, les vaisseaux; par la septième, j'ai fait voir que tout le sang des deux troncs de la veine cave entre dans le ventricule droit et s'écoule par le tronc de l'artère du poumon du fœtus, comme il fait par celui de l'homme; par la neuvième, j'ai démontré que l'artère du poumon se divise, dans le fœtus, en trois branches à peu près d'égal diamètre; il est donc évident qu'il doit circuler par le poumon du fœtus environ les deux tiers de la masse du sang de la veine cave. M. Verheyen tombe d'accord avec moi que le sang sert à dilater les vaisseaux, et que le canal de communication a moins de capacité que les artères du poumon; il n'a donc pas dû dire après cet aveu, non plus que M. Tauvry, qu'il passe cependant beaucoup moins de sang par les artères du poumon que par le canal de communication.

Douzième proposition. — Les forces du cœur étant dans le fœtus, de même que dans l'homme adulte, égales de part et d'autre, par la deuxième proposition, et par la huitième la capacité de l'oreillette gauche et celle du ventricule gauche étant plus petites que celle de l'oreillette droite et du ventricule droit, et la capacité du tronc de l'aorte étant moitié plus petite que celle de l'artère du poumon, il est visible : 1° qu'il doit passer beaucoup plus de sang, dans un même espace de temps, par le tronc de l'artère du poumon que par celui de l'aorte, par les raisons que j'en ai données dans la septième et la neuvième proposition; 2° il est aussi évident que les deux branches de l'artère pulmonaire qui vont aux poumons, fournissant au tronc de l'aorte tout le sang qui passe par son canal, le sang doit couler avec la même vitesse dans les deux artères des poumons que dans le tronc de l'aorte, pour entretenir une circulation continue, qui, sans cela, ne peut subsister. Il n'est donc pas vrai que dans le fœtus le sang circule plus lentement par les artères du poumon que par l'aorte, comme le prétendent MM. Tauvry et Verheyen.

Treizième proposition. — Comme j'ai prouvé dans la quatrième proposition que quand la capacité des grands vaissseaux est inégale, le sang doit couler avec moins de vitesse dans les plus grands que dans ceux qui le sont moins, et que dans la dixième j'ai avancé que les deux artères pulmonaires prises ensemble ont dans le fœtus plus de capacité que n'en a le tronc de l'aorte : on m'objectera peut-être que par ces deux propositions le sang doit couler avec moins de vitesse dans les artères du poumon que dans le tronc de l'aorte.

Pour lever cette difficulté, je réponds qu'il est vrai que quand tout le sang d'un grand vaisseau passe dans un autre qui l'est moins, il doit couler avec plus de vitesse dans celui-ci que dans l'autre; mais cela est faux, quand du sang qui coule dans le plus grand, il n'y en a qu'une partie qui entre dans le plus petit et que l'autre partie se porte ailleurs. Or des deux tiers ou environ de la masse du sang de la veine cave, qui circulent par le poumon, une partie passe de l'oreillette gauche dans la droite par le trou ovale,

comme je l'ai fait vôir par la neuvième proposition; l'autre partie
entre dans le tronc de l'aorte : il est donc certain que le sang ne
doit pas couler avec plus de vitesse dans l'aorte que dans les artères
du poumon, puisque l'aorte ne porte guère plus de sang qu'une des
principales branches de l'artère du poumon, et qu'elle n'a presque
pas plus de capacité.

Quatorzième proposition. — Comme j'ai fait voir aussi par la première proposition que le sang lui-même étend la capacité des vaisseaux
en proportion de ce qui y en passe, M. Tauvry pourra m'objecter ce
qu'il dit dans sa thèse, que l'ouverture du trou ovale doit être plus
ou moins grande par rapport à la quantité du sang qui traverse ce
trou, qu'ainsi l'aorte doit avoir plus de capacité que l'artère du poumon quand le trou ovale se trouve fort large : parce qu'alors il passe
selon lui plus de sang de la veine cave par ce trou dans le ventricule
gauche que dans le ventricule droit, et qu'au contraire l'aorte doit
être plus petite que l'artère du poumon quand le trou ovale est fort
étroit : parce qu'alors il passe plus de sang dans le ventricule droit
que dans le gauche, et M. Verheyen soutiendra que le trou ovale est
toujours fort grand, parce qu'il passe toujours beaucoup plus de
sang par l'aorte que par les deux artères du poumon, qui, à ce qu'il
prétend, ont moitié moins d'ouverture prises ensemble, que le
tronc de l'aorte; ce qui est visiblement contraire à la vérité.

Pour découvrir la nullité de ces conséquences, il n'y a qu'à remarquer que l'aorte, dans le fœtus humain et même dans le veau à
terme et dans l'agneau que j'ai examinés avec soin, a beaucoup
moins de capacité que l'artère du poumon; quoique le trou ovale
ait tantôt plus ou autant d'ouverture que le tronc de l'aorte, et tantôt beaucoup moins; ce que j'ai fait voir à Messieurs de l'Académie
royale des sciences : il n'y a donc pas de rapport à faire entre la
capacité de ces artères et l'ouverture du trou ovale; en voici la
raison : Le trou ovale est environné des fibres charnues de la cloison
mitoyenne, qui sépare les oreillettes du cœur l'une d'avec l'autre;
ces fibres font autour de ce trou une espèce de sphincter, que le
sang ne peut pas mouler, comme il fait les vaisseaux; parce que les
deux parties de cette cloison, qui par leurs échancrures forment ce
trou, croissent toujours avec le fœtus, s'approchent de plus en plus
l'une de l'autre, ce qui fait que le trou ovale devient à mesure plus
étroit, et qu'il se ferme enfin, quand les deux parties de cette cloison
viennent à se placer l'une devant l'autre et à s'unir ensemble. De là
vient que le trou ovale, dans un fœtus peu avancé, est de beaucoup
plus grand que dans un fœtus à terme. C'est donc une erreur visible
de dire que la capacité de l'aorte et celle de l'artère du poumon

soient plus ou moins grandes selon que le trou ovale se trouve
avoir plus ou moins d'ouverture, puisque l'aorte est toujours
dans le fœtus beaucoup plus petite que le tronc de l'artère du
poumon, et même plus que ses deux branches qui portent le sang
au poumon, soit que le trou ovale soit plus, soit qu'il soit moins
ouvert.

Or tout le sang de la veine cave entrant dans le ventricule droit et
s'écoulant par le tronc de l'artère du poumon, comme il est prouvé
par la septième proposition, si l'aorte se trouve avoir, par rapport à
elle-même dans les différents âges du fœtus, un peu plus ou moins
de capacité, cela ne peut venir que de ce que du sang qui circule par
le poumon et revient dans l'oreillette gauche, il repasse, dans les premiers mois de la grossesse, où le trou ovale se trouve plus ouvert,
un peu plus de ce sang, de l'oreillette gauche daus la droite par le
trou ovale, et un peu moins dans les derniers mois, parce qu'alors
ce trou est plus étroit. De même le canal de communication doit
avoir d'autant plus de capacité, qu'il passe moins de sang du tronc
de l'artère pulmonaire dans les artères du poumon, et d'autant moins
qu'il y en passe davantage.

Quinzième proposition. — De toutes les veines qui reportent le sang
au cœur, il n'y a que les deux troncs des veines du poumon gauche
qui aient une direction droite au trou ovale. Ce trou est ouvert pendant tout le temps que le fœtus demeure renfermé dans le sein de
sa mère; parce que les deux parties de la cloison des oreillettes du
cœur, entre lesquelles le trou ovale est situé, sont écartées l'une de
l'autre : mais après la naissance de l'enfant ce trou se bouche, parce
qu'alors les deux parties de cette cloison, venant par leur approche
à se placer l'une devant l'autre, le sang des veines du poumon
gauche, qui vient droit et d'aplomb frapper la prétendue valvule du
trou ovale, faisant une plus forte impression que le sang de la veine
cave, tient cette valvule appliquée contre la partie qui est vis-à-vis
d'elle; ce qui fait qu'elles s'unissent ensemble.

Or si le sang de la veine cave, qui ne fait que glisser obliquement
sur cette prétendue valvule, faisait sur elle plus d'impression, et qu'il
eût une direction plus droite au trou ovale que le sang des veines
du poumon gauche, il est visible que ce trou ne pourrait jamais
se fermer; parce que le sang de la veine cave pourrait toujours s'entretenir un libre passage entre la valvule de ce trou et la partie qui
est vis-à-vis d'elle. Il n'y a donc pas d'apparence que le sang de la
veine cave puisse passer par le trou ovale dans le fœtus, vu que ce
trou se ferme dans l'adulte. M. Tauvry n'a donc pas dû dire que « le
sang de la veine cave doit passer dans la veine du poumon par le

trou ovale ; parce que l'oreillette droite a des fibres plus puissantes et plus nombreuses que l'oreillette gauche [1] ».

Seizième proposition. — Puisque, pour entretenir une circulation égale et continue, il faut de toute nécessité que les veines versent dans le cœur autant de sang que le cœur en pousse dans les artères ; il faut donc : 1° que le sang circule, contre le sentiment de M. Tauvry et Verheyen, avec la même liberté dans toutes les parties du corps, tant de l'adulte que du fœtus ; 2° il ne faut donc pas moins de force pour le reflux du sang des parties par les veines au cœur, qu'il en faut pour son flux du cœur par les artères dans les parties ; 3° il est donc évident que le sang ne doit rien perdre dans tout le chemin qu'il parcourt, dans le fœtus et dans l'homme, de l'impulsion qu'il reçoit du pouls et de la respiration ; car il est certain que si l'impulsion du sang diminuait à mesure qu'il s'éloigne du cœur, les veines ne pourraient fournir au cœur le sang qu'il chasse dans les artères ; d'où il pourrait arriver que tout le sang resterait dans les veines des corps vivants, lorsqu'il y en a peu dans les vaisseaux, comme il se remarque dans les cadavres exténués de maladies, dont les artères se trouvent toujours vides de sang ; parce que, l'homme mourant, ce qui reste de force au cœur et aux artères suffit bien encore pour pousser le sang dans les veines, mais ne suffit pas, dans cet état de langueur, pour forcer le sang de repasser dans le cœur par les veines, qui, par elles-mêmes, n'ont pas assez de puissance pour l'y faire rentrer.

Pour donc s'opposer au ralentissement du sang, la nature fait passer, par le moyen de la respiration, l'air dans les vésicules du poumon, et de là dans ses veines, où l'air, prenant le sang par derrière, le chasse dans l'oreillette gauche, qui, en se resserrant, le pousse dans le ventricule gauche du cœur ; celui-ci, en se contractant, l'envoie dans l'aorte ; cette artère, en se rétrécissant, le fait passer des parties à qui elle le distribue dans les branches et les deux troncs de la veine cave, qui le renvoient dans l'oreillette droite du cœur par leur compression, aidées qu'elles sont de l'impulsion continuelle de l'air et de la contraction du cœur et des artères ; de cette oreillette, le sang passe enfin dans le ventricule droit et dans l'artère pulmonaire, qui le renvoient au poumon, où l'air qui a premièrement servi à sa circulation abandonne le sang et s'échappe par la trachée-artère au dehors, chassé qu'il est par la contraction du poumon et de la poitrine. Après quoi cette partie venant à se dilater, un air frais et nouveau rentre par le même canal dans le poumon, où

---

1. *Le Progrès de la médecine*, 1698, p. 69 et 70.

reprenant, comme auparavant, le sang par derrière, il le pousse dans le ventricule gauche du cœur par les veines du poumon.

Dix-septième proposition. — La respiration de la mère n'étant pas moins nécessaire que la contraction du cœur du fœtus pour mettre le sang de l'enfant en mouvement, comme je l'ai prouvé dans les mémoires de l'Académie royale des sciences (31 mars 1693), par la mort que cause au fœtus la compression du cordon; il est évident que la petite quantité d'air que fournit la mère au fœtus par la veine ombilicale n'aurait pu suffire pour entretenir la circulation du sang, si la nature n'avait abrégé, dans l'enfant renfermé dans le sein de sa mère, les chemins que le sang parcourt dans l'homme. Or la nature ne raccourcit les routes du sang dans le corps du fœtus que par le moyen du canal artériel et du trou ovale; ce que j'ai expliqué dans la seconde dissertation que j'ai donnée au public sur la circulation du sang du fœtus par ce trou : c'est donc pour cet effet qu'elle a formé dans le fœtus ces deux passages, qu'elle détruit dans l'homme, dans les vaisseaux duquel il envoie par la trachée-artère une beaucoup plus grande quantité d'air que celle qu'elle fournit au fœtus par la veine ombilicale, parce qu'en fermant dans l'homme ces deux conduits elle rend chez lui le chemin que le sang parcourt beaucoup plus long que dans le fœtus : de là vient que l'homme a besoin d'une plus grande quantité d'air, qui lui est fournie par sa propre respiration.

Dix-huitième proposition. — Comme il est démontré par la première proposition que le sang lui-même moule ou étend la capacité des vaisseaux en proportion de ce qui y en passe; par la septième, que tout le sang de la veine cave entre dans le ventricule droit du cœur du fœtus et s'écoule dans le tronc de l'artère du poumon; par la neuvième, que les deux tiers ou environ du sang de la veine cave circulent par les poumons; et par la douzième, que le sang doit couler avec autant de vitesse par les artères de ses poumons que par l'aorte; il est évident que l'obstacle que supposent MM. Tauvry et Verheyen dans les vaisseaux du poumon du fœtus, pour faire croire qu'il n'y passe qu'une très petite quantité de sang, ne peut s'accorder ni avec la dilatation proportionnée des veines avec celle des artères du poumon du fœtus ni avec une circulation continue, qui ne peut s'entretenir, si le sang ne circule avec la même vitesse par les artères du poumon que par l'aorte, puisque ce sont elles qui, dans le fœtus comme dans l'homme, fournissent au tronc de cette artère tout le sang qui passe par son canal. Toutes les raisons qu'apportent ces messieurs pour prouver que le sang circule plus lentement par le poumon du fœtus que dans toutes les autres parties de son corps, sont donc aussi peu vraisemblables que celles qu'avance M. Verheyen pour soutenir que le sang circule plus lentement dans toutes les parties du corps de l'adulte que par son poumon ; car, pour ce dernier effet, il faudrait que le ventricule gauche du cœur et l'aorte eussent moins de force que le ventricule droit et l'artère du poumon ; et c'est ce que nie M. Verheyen en donnant, comme il fait, beaucoup plus de force au ventricule gauche qu'au droit ; et pour le premier effet, il faudrait que le ventricule droit, chassant tout le sang qu'il reçoit de la veine cave dans le tronc de l'artère du poumon, poussât avec moins de vitesse la partie du sang qui entre dans les artères du poumon que celle qui passe par le canal de communication dans la branche inférieure de l'aorte ; ce qui ne peut entrer dans l'esprit d'un homme qui y fait réflexion : il ne paraît donc nullement vraisemblable, par toutes ces raisons, que le trou ovale et le canal de communication soient faits comme se l'imaginent ces messieurs pour le soulagement du poumon.

Dix-neuvième proposition. — Si de ce qu'il passe moins de sang par le poumon du fœtus, pendant qu'il est renfermé dans le sein de sa mère, que lorsqu'il en est dehors, MM. Tauvry et Verheyen ont eu raison de tirer ces deux conséquences : 1° que les vaisseaux du poumon du fœtus sont embarrassés ; 2° que le trou ovale et le canal de communication sont faits pour le soulagement du poumon ; je vais leur faire connaître qu'ils ont dû tirer ces mêmes conséquences pour le cœur et pour le tronc de l'aorte.

Par la neuvième proposition, j'ai fait voir que l'oreillette gauche du cœur n'est d'un tiers plus petite que la droite que parce qu'un tiers du sang de la veine cave passe du tronc de l'artère du poumon dans la branche inférieure de l'aorte par le canal de communication, sans entrer dans l'oreillette gauche. Par la même proposition, j'ai montré aussi que le ventricule gauche n'est de moitié plus petit que le ventricule droit que parce que du sang qui revient par les veines du poumon dans l'oreillette gauche, une partie repasse de cette oreillette dans la droite par le trou ovale, sans entrer dans le ventricule gauche. Or, comme par ces deux décharges il est évident qu'il passe beaucoup moins de sang par le ventricule gauche du cœur du fœtus, et par l'aorte que par son poumon, on pourrait dire, en suivant le raisonnement de ces messieurs, qu'il y aurait plus d'obstacles dans le ventricule gauche et dans l'aorte que dans le poumon du fœtus, et que le trou ovale et le canal de communication seraient faits plus pour décharger le ventricule gauche du cœur et l'aorte que pour le soulagement de son poumon, puisqu'il passe moins de sang par le ventricule gauche et par l'aorte que par le poumon.

Mais comme M. Verheyen donne plus de force au ventricule gauche du cœur qu'au droit, je ne crois pas que ni lui ni M. Tauvry, qui l'a suivi, entreprennent de soutenir ce paradoxe : ils ne peuvent donc prouver de ce qu'il passe moins de sang par le poumon, avant qu'après la naissance, qu'il y ait de l'embarras dans ses vaisseaux, ni que le trou ovale et le canal de communication soient faits pour le soulagement du poumon du fœtus.

Je prévois cependant qu'ils pourront me faire cette objection, que tout le raisonnement que je viens de faire est faux; parce que dans leur opinion ils soutiennent qu'il passe beaucoup plus de sang par le ventricule gauche du cœur du fœtus que par le droit : mais de ce fait même, quoique faux, je tire cette conséquence que le trou ovale dans leur opinion même sera donc fait pour le soulagement du ventricule droit; ce qu'ils ne peuvent non plus soutenir, parce que ce ventricule ayant autant de force dans le fœtus que dans l'homme, par proportion de corps, il a néanmoins beaucoup moins de sang à pousser dans le fœtus que dans l'homme, selon leur sentiment, et que dans l'homme ayant beaucoup plus de sang à chasser, il n'a pas néanmoins plus de force que dans le fœtus; puisqu'après la naissance les forces du cœur ne font que s'augmenter proportionnellement de part et d'autre; ils ne peuvent donc enfin prouver qu'il y ait plus d'obstacle dans le poumon du fœtus que dans celui de l'homme, ni que le trou ovale et le canal de communication soient faits pour le soulagement du poumon du fœtus.

Vingtième proposition. — Par la troisième et par la douzième proposition, j'ai prouvé que le sang doit circuler avec la même vitesse par les artères du poumon du fœtus que par le tronc de l'aorte; et par la dix-septième proposition j'ai fait voir qu'il n'y a point d'obstacles dans ses poumons; si donc l'air qui entre après la naissance du fœtus dans les vésicules du poumon en comprime les vaisseaux, comme MM. Tauvry et Verheyen le prétendent, le sang doit circuler avec moins de liberté par le poumon de l'enfant nouveau-né et par celui de l'homme adulte que par celui du fœtus : il passera donc à proportion moins de sang par le poumon de l'homme et de l'enfant que par celui du fœtus; l'air ne pourra donc entrer des vésicules du poumon dans ses veines; enfin le canal de communication ne pourra donc jamais se fermer. L'expérience nous fait voir, cependant, qu'il se détruit peu de temps après la naissance de l'enfant, et qu'il passe ensuite un tiers plus de sang par ses poumons qu'auparavant avec la même liberté. Or il est visible que l'un et l'autre ne se peuvent faire, si ce n'est parce que l'air qui entre par le moyen de la respiration dans le poumon, enflant ses vésicules, dilate effectivement en même temps ses vaisseaux, autour desquels elles sont attachées; de là vient que l'air entre facilement dans les veines du poumon, et qu'il est alors plus aisé au sang qui sort du ventricule droit de s'écouler dans les artères pulmonaires, qui sont de niveau avec les poumons, que de monter de leur tronc par la ligne transversale du canal de communication dans l'aorte. C'est donc par cette raison que se détruit ce canal, parce qu'alors le sang a plus de facilité à se porter horizontalement à droite et à gauche qu'à monter de bas en haut.

Vingt et unième proposition. — L'inégalité qui se rencontre dans le fœtus humain entre les capacités des oreillettes du cœur, entre celles de ses ventricules et celles de l'aorte et de l'artère du poumon, étant le plus solide fondement sur lequel j'ai établi l'hypothèse du passage d'une partie du sang des veines du poumon dans l'oreillette droite; il est évident, par cette inégalité démontrée, que dans tous les fœtus d'animaux, où elle se trouvera la même que dans le fœtus humain, le sang doit aussi, chez eux, passer de l'oreillette gauche par le trou ovale dans l'oreillette droite; mais qu'au contraire s'il se rencontre des fœtus de brutes dans qui la capacité de l'oreillette droite, celle du ventricule droit et celle du tronc de l'artère du poumon soient plus petites que la capacité de l'oreillette gauche, du ventricule gauche et de l'aorte, dans ceux-ci une partie du sang de la veine cave doit entrer de l'oreillette droite par le trou ovale dans l'oreillette gauche. Or comme M. Tauvry tombe d'accord d'une part que « *dans le fœtus humain l'aorte est beaucoup plus petite que l'artère du poumon* » et qu'il soutient de l'autre que « *l'aorte est au contraire beaucoup plus grosse dans le veau et l'agneau fœtus* »; il n'a donc pas pu dire « *qu'on ne devait point croire que les liqueurs eussent des routes opposées dans le fœtus humain et dans ceux des animaux ruminants* [1] », puisque cela devrait être, s'il était vrai que dans le veau et l'agneau la capacité de l'aorte fût beaucoup plus grande que celle de l'artère du poumon, comme il se l'est imaginé. Mais le fait est faux; ce que M. Tauvry aurait pu reconnaître aisément si, au lieu de juger de la capacité de ces artères par la seule grosseur qu'elles ont dans le veau et l'agneau à peine formés, il avait examiné, comme j'ai fait, leurs cavités dans les mêmes animaux sortant à terme du ventre de leurs mères.

S'il avait pris cette précaution, il aurait vu — la membrane qui compose l'aorte étant de moitié plus épaisse, au moins, que celle qui compose l'artère du poumon — que quand l'épaisseur des mem-

1. *Le Progrès de la médecine*, 1698, p. 71.

branes de ces artères contribue beaucoup plus à leur grosseur que
la quantité du sang qui passe par leurs capacités, comme il arrive
très peu après la formation des parties, auquel temps il ne passe que
peu de sang par ces vaisseaux; alors l'aorte doit paraître un peu
plus grosse que l'artère du poumon, quoique la cavité de l'aorte soit
plus petite que celle de l'artère du poumon. Mais quand la quantité
du sang qui passe par ces deux artères contribue beaucoup plus
à leur grosseur que l'épaisseur de leurs membranes, alors l'aorte
paraît visiblement beaucoup plus petite que l'artère du poumon,
même après que celle-ci a jeté le canal de communication : ce que
j'ai fait voir à Messieurs de l'Académie royale des sciences dans le
veau à terme. M. Tauvry n'a donc pas dû juger de la capacité de
l'aorte, ni de celle de l'artère du poumon, par la seule grosseur
qu'ont ces artères dans le veau et l'agneau fœtus peu avancés, puisqu'alors la différente épaisseur de leurs membranes peut imposer.

Vingt-deuxième proposition. — La capacité du ventricule gauche
et celle du tronc de l'aorte étant dans le fœtus de moitié ou environ
plus petites que celles du ventricule droit et du tronc de l'artère du
poumon, s'il était vrai que le cœur eût plus de force du côté gauche
que du droit, et que le sang coulât par cette raison avec plus de
vitesse par le ventricule gauche et par l'aorte que par le ventricule
droit et par l'artère du poumon, comme voudraient bien le faire
croire MM. Tauvry, Buissière et Verheyen; il est évident (les formes
du cœur, après la naissance, ne faisant que s'augmenter proportionnellement de l'un et de l'autre côté) que la capacité du ventricule
droit et celle de l'artère du poumon devraient être, par proportion,
plus grandes dans l'adulte qu'elles ne le sont dans le fœtus; parce
que dans l'opinion d'Harvey, que soutiennent ces Messieurs, il doit
passer, le trou ovale étant fermé, plus de sang par le ventricule droit
et par l'artère du poumon et moins par le ventricule gauche et par
l'aorte qu'auparavant; la capacité du ventricule gauche et celle de
l'aorte, qui dans le fœtus sont de moitié ou environ plus petites que
celles du ventricule droit et de l'artère du poumon, devraient donc
être, dans l'adulte, des deux tiers ou environ plus petites que celles du
ventricule droit et du tronc de l'artère du poumon, celles-ci devant
s'augmenter lorsque le trou ovale vient à se fermer; la capacité du
ventricule gauche devient cependant égale à celle du ventricule
droit, et la capacité de l'aorte égale à celle de l'artère du poumon,
quand le trou ovale et le canal de communication se détruisent.

Or comme il est prouvé par la première proposition que le sang
lui-même moule pour ainsi dire la capacité des vaisseaux, en proportion de ce qui y en passe avec plus ou moins de vitesse, et par

la seconde que les forces du cœur sont égales de côté et d'autre; il est évident que dans l'adulte, dans qui toutes ces capacités sont égales, il doit passer autant de sang par les unes que par les autres, et que dans le fœtus, dans qui le ventricule droit et le tronc de l'artère du poumon ont environ moitié plus de capacité que le ventricule gauche et le tronc de l'aorte il doit passer moitié moins de sang par ceux-ci que par les autres. L'opinion d'Harvey, qui veut qu'il passe au contraire beaucoup plus de sang par le ventricule gauche et par l'aorte que par le ventricule droit et par l'artère du poumon, n'est donc pas vraisemblable. Donc toutes les raisons qu'apportent ses partisans pour appuyer son opinion ne peuvent la soutenir, ni détruire mon hypothèse.

Vingt-troisième proposition. — Le concours de tant de circonstances doit convaincre tous les esprit attentifs, amis de la vérité, qu'il est impossible qu'aucune partie du sang de la veine cave puisse passer de l'oreillette droite dans la gauche par le trou ovale. Au contraire, la prétendue valvule ne pouvant le boucher, dans le fœtus, les forces du cœur étant égales de l'un et de l'autre côté, le sang coulant [1] dans l'artère du poumon et dans l'aorte avec la même vitesse, l'oreillette gauche étant d'un tiers moins grande que la droite, le ventricule gauche moitié plus petit que le droit, et la capacité de l'aorte moitié moins grande que celle de l'artère du poumon, ou environ, le tronc de l'artère du poumon ayant dans le fœtus autant de capacité que dans l'homme adulte, par proportion de corps, enfin les deux branches de cette même artère, qui vont aux poumons, ayant plus de capacité, prises ensemble, que n'en a le tronc de l'aorte; il est évident qu'une partie du sang, qui circule par le poumon, doit nécessairement repasser de l'oreillette gauche dans la droite par le trou ovale; l'opinion d'Harvey est donc encore une fois visiblement fausse, d'autant plus qu'après la naissance de l'enfant la capacité de l'oreillette gauche, celle du ventricule gauche et celle du tronc de l'aorte s'augmentent à mesure que le trou ovale et le canal de communication se bouchent et deviennent enfin égales à celles de l'oreillette droite, du ventricule droit et du tronc de l'artère du poumon, quand ces deux passages viennent à se fermer entièrement : preuves évidentes qu'il passe dans le fœtus beaucoup plus de sang par le côté droit du cœur que par le gauche; ce qui ruine entièrement l'opinion de cet auteur, malgré tous les efforts que font tous ses sectateurs pour la soutenir. Je ne prétends pas cependant

---

1. Borelli, *propos. LXIX :* motus quo sanguis fluit in arteriis ter velocior est eo, quo cor movetur, et eumdum sanguinem impellit.

diminuer par ma découverte l'honneur qu'on rend à ce grand homme, pour nous avoir le premier démontré la circulation du sang. J'avoue qu'il lui est justement dû.

Si le même amour de la vérité, qui m'a engagé à donner au public mon opinion sur la circulation du sang du fœtus par le trou ovale, a sollicité tous ces messieurs à la combattre, j'espère que la lumière que portent avec elles ces vingt-trois propositions pourra à la fin la leur rendre si évidente, qu'ils seront forcés de la reconnaître. Mais si quelque autre passion leur a fait prendre la plume pour la critiquer, en vain je ferais de nouveaux efforts pour leur faire abandonner leurs préjugés. Au reste on est surpris que M. Verheyen, qui a passé jusqu'ici pour un homme sage, ait écrit d'une manière si indigne du corps de l'Académie, si célèbre et si digne de respect chez tous les gens de lettres. S'il avait pris le soin de se faire informer plus fidèlement qu'il n'a fait du mérite des personnes qui composent cette illustre compagnie, il saurait que les géomètres et les mécaniciens qui en font partie, et dont j'ai pris les avis dans mes doutes, sont beaucoup plus capables que des anatomistes de juger de l'usage de parties disséquées qu'on leur fait voir, et de la quantité du sang qui passe par des vaisseaux de capacité différente; qu'ainsi, quelque habile anatomiste que soit M. du Verney (la question dont il s'agit entre lui et moi étant plus de géométrie que d'anatomie), leur approbation est d'un beaucoup plus grand poids que la sienne, et c'est une vérité qu'il reconnaît lui-même, puisqu'en pareilles rencontres il a eu recours, comme moi, à leurs lumières. Hé! où en serait encore aujourd'hui l'anatomie sans la mécanique du célèbre Borelli, qui peut-être n'a jamais su disséquer? D'ailleurs M. du Verney n'ayant point écrit, ni contre la première, ni contre la seconde dissertation que j'ai données au public sur le passage du sang du fœtus par le trou ovale, son silence donne aux connaisseurs lieu de croire qu'il est persuadé en lui-même de la vérité de mon opinion qu'il combat devant les écoliers, dans ses cours d'anatomie, avec un peu trop de chaleur. Si donc M. Verheyen veut bien rentrer en lui-même pour y écouter la vérité, elle lui dira qu'il doit suivre l'avis qu'il me donne dans la pieuse exhortation qu'il me fait à la fin de sa lettre, pour me porter à changer de sentiment.

L'on ne comprend pas non plus comment M. Tauvry, à qui on a fait voir tant de fois, en particulier, que l'aorte a dans le fœtus humain beaucoup moins de capacité que l'artère du poumon, ait osé avancer pour combattre mon opinion que celle-ci est, au contraire, dans le veau et l'agneau fœtus, beaucoup plus petite que l'autre, et ne se soit pas aperçu (son opinion et la mienne étant fondées sur un même principe) que quand même sa supposition serait vraie, elle ne pourrait pas lui servir à détruire mon hypothèse, mais tout au plus à soutenir que dans ces animaux ruminants le sang doit tenir une route contraire au chemin qu'il prend dans le fœtus humain en passant par le trou ovale, et qu'étant fausse, comme elle est, l'aorte ayant dans ces animaux, comme dans le fœtus humain, beaucoup moins de capacité, et sa membrane plus d'épaisseur que n'en a l'artère du poumon, bien que M. Tauvry m'ait soutenu le contraire, il rend mon opinion d'autant plus vraisemblable par son raisonnement même, qu'il soutient avec moi qu'il n'y a point de valvule à l'embouchure du trou ovale. Voici la preuve qu'il m'en donne, copiée mot à mot du second corollaire de sa thèse soutenue aux écoles de médecine le 18 décembre 1698 : « *In foramine ovali nullum observabis obicem, quippe ex una vel altera vena insufflatus* (solécisme) *aer, subito utraque tumescit auricula.* » La ligature des vaisseaux, le souffle de l'air et l'injection des liqueurs, que M. Tauvry assure être des moyens immanquables pour découvrir le chemin que prend le sang en passant par le trou ovale, y sont donc tout à fait inutiles et conduisent certainement à l'erreur en cette rencontre.

Quant à l'argument par lequel il a prétendu détruire mon opinion, le voici : « *Si quis physices aut mechanices principiis leviter imbutus, cultrum accipiat anatomicum, perpetuo anceps erit aut temerarius judex. In humano fœtu truncus aortæ arteriæ pulmonari trunco ut plurimum minor est, in vaccinis et ovillis fœtibus multo major, ergo majorem sanguinis copiam fluere per aortem necesse est; his ergo,* dit-il, *invictissimis rationibus adducta contra ingeniosum Domini Mery, etc. systema concludimus ex auricula dextra in sinistram aditum esse patentem* [1]. »

Et c'est là le seul argument qu'ait apporté ce docteur, auquel je réponds que la capacité de l'artère du poumon dans le fœtus humain est de beaucoup plus grande que celle de l'aorte. Il doit donc passer, suivant le sentiment même de M. Tauvry, beaucoup plus de sang par l'artère du poumon que par l'aorte. La même chose se trouve dans le veau et l'agneau fœtus à terme.

Son opinion est donc visiblement fausse d'un bout à l'autre; ou, pour parler comme dans les écoles où sa thèse s'est soutenue, *ergo male posita thesis.*

---

1. Selon M. Tauvry, même page 71 du *Progrès de la médecine* de 1698, dans le fœtus humain, l'aorte est beaucoup plus petite que l'artère pulmonaire.

VI. — Réponses aux objections de M. Silvestre.

1ʳᵉ objection. — « Si le trou ovale, m'objecte M. Silvestre, n'e.t
ouvert que pour faciliter le reflux d'une partie du sang qui a cir-
culé dans ses poumons, et qui ne saurait passer par l'aorte à cause
que son tronc a encore moins de diamètre que les deux branches de l'artère du poumon qui vont aux poumons, unies ensemble, si, dis-je, il n'est ouvert que pour cela, plus il reviendra de
sang par la veine pulmonaire, et plus il y aura de nécessité que
le trou ovale soit ouvert pour servir à l'usage auquel M. Méry le
destine. Or qu'il revienne beaucoup plus de sang par la veine du
poumon après que l'enfant est né, c'est ce qu'on ne saurait nier :
le canal artériel a bien plus du tiers de l'ouverture qu'a l'artère pulmonaire, ainsi il charrie plus d'un tiers de sang immédiatement dans
l'aorte. Il en revient donc moins des deux tiers dans l'oreillette gauche pendant tout le temps que le canal de communication est
ouvert : et si cette quantité du sang ne peut pas passer par le tronc
de l'aorte, s'il a fallu pratiquer dans le fœtus un conduit pour en
remporter une partie dans l'oreillette droite, à plus forte raison
aura-t-on besoin de ce conduit dans les adultes, où le canal artériel
étant bouché, il faut nécessairement que tout le sang qui passe par
l'artère du poumon revienne dans l'oreillette gauche : conséquence
très fausse et que M. Méry ne manquera pas de désavouer, quoiqu'elle suive très naturellement de ses prémisses. »

M. Silvestre a eu raison de dire que je ne manquerais pas de nier
cette conséquence, parce qu'en effet il ne paraît nullement vraisemblable *qu'elle suive très naturellement de mes prémisses.* Pour qu'on
en soit convaincu, je n'ai qu'à rapporter ici ce que je dis de l'usage
du trou ovale dans ma seconde dissertation. Ce trou sert à raccourcir
dans le fœtus humain le chemin que le sang parcourt dans l'homme
adulte, afin que la petite quantité d'air que fournit la mère au fœtus,
jointe aux forces de son cœur, puisse, par son impulsion, suffire à
entretenir chez lui le mouvement circulaire du sang; ce que M. Silvestre a supprimé. La nature, pour raccourcir ce chemin, fait passer
une partie du sang qui revient par les veines du poumon, de l'oreillette gauche par le trou ovale dans l'oreillette droite; de là vient
que le tronc de l'aorte a moins de capacité que les deux artères pulmonaires prises ensemble, et c'est en ce sens-là, et non dans celui
que m'impute M. Silvestre, que j'ai entendu que l'aorte ne pouvait
porter tout le sang qui, circulant par le poumon, revient par ses

veines dans l'oreillette gauche du cœur. Le passage de ma deuxième dissertation que voici en fait foi. Le tronc de l'artère du poumon a environ une fois plus de capacité que le tronc de l'aorte : or, cela ne peut être que parce que, tout le sang de la veine cave entrant dans le ventricule droit et s'écoulant par l'artère du poumon, l'aorte se trouve déchargée : 1° du tiers de toute la masse du sang de la veine cave, qui passe de l'artère du poumon par le canal de communication dans la branche inférieure de l'aorte, sans circuler par le poumon, ni par le ventricule gauche, ni par le tronc de l'aorte; 2° d'une portion du sang des veines du poumon, qui, de l'oreillette gauche, passe par le trou ovale et rentre dans le ventricule droit sans circuler par le ventricule gauche, ni par l'aorte. Il est donc évident que ce n'est pas parce que l'aorte est trop petite pour porter tout le sang qui circule par le poumon, qu'il en passe une partie de l'oreillette gauche par le trou ovale, mais qu'elle n'a si peu de capacité que parce que cette partie n'entre point dans le ventricule gauche du cœur pour prendre la route de cette artère.

M. Silvestre n'a pas plus raison de dire que, « si le trou ovale sert dans le fœtus à donner passage à une partie du sang des veines du poumon, de l'oreillette gauche dans l'oreillette droite, on peut tirer de mon opinion cette conséquence que le trou ovale doit être, dans l'adulte, d'une plus grande utilité que dans le fœtus, à cause que le canal de communication étant fermé, il revient après la naissance beaucoup plus de sang dans l'oreillette gauche du cœur qu'auparavant » : car je soutiens qu'il est faux que cette conséquence « suive très naturellement de mes prémisses ». En voici trois raisons : 1° J'ai montré qu'après la naissance de l'enfant la capacité de l'aorte ne devient égale à celle de l'artère du poumon que parce que tout le sang qui s'écoule du ventricule droit dans l'artère pulmonaire, retournant par les veines du poumon dans le ventricule gauche, passe ensuite dans l'aorte, ce qu'on ne peut lire sans concevoir que j'ai bien vu que l'aorte doit se dilater à mesure qu'il entre plus de sang dans son canal. 2° J'ai fait connaître qu'après la naissance, la quantité d'air que reçoit l'enfant étant suffisante pour faire, chez lui, parcourir au sang autant de chemin qu'il en fait dans l'homme, par proportion de corps, l'enfant n'a plus besoin alors de l'usage du trou ovale. 3° J'ai fait voir que le sang, qui revient après la naissance, par les veines du poumon dans l'oreillette gauche du cœur, plus abondamment qu'il ne faisait auparavant, loin d'empêcher, par cette raison, le trou ovale de se fermer, est au contraire l'unique cause qui fait qu'il se bouche; parce que l'impulsion du sang qui revient par les veines du poumon dans l'oreillette gauche tient alors la valvule prétendue du trou ovale, qui s'est accrue, appliquée contre la partie de la cloison des oreillettes, qui est vis-à-vis; de là vient que ces deux parties s'unissent ensemble. Aussi est-ce pour cet effet que la valvule de ce trou a dû être opposée au cours du sang des deux troncs des veines du poumon gauche, sans quoi le trou ovale n'aurait jamais pu se fermer.

Je laisse aux habiles gens, qui ne sont point prévenus, à juger maintenant si de ce que le trou ovale sert dans le fœtus à donner passage à une partie du sang des veines du poumon de l'oreillette gauche dans l'oreillette droite, M. Silvestre a raison de dire qu'il s'ensuit de là « très naturellement que ce trou doit être d'un plus grand usage dans les adultes; parce que dans ceux-ci, le canal de communication étant fermé, il vient plus de sang du poumon dans l'oreillette gauche du cœur qu'elle n'en reçoit dans le fœtus. »

Pour montrer que l'opinion d'Harvey et de Lower n'est pas vraisemblable, j'ai avancé dans ma deuxième dissertation que c'est un fait constant que, dans le fœtus, de même que dans l'homme adulte, le sang circule par l'artère du poumon avec la même vitesse que par l'aorte, et que les canaux de ces deux artères sont proportionnés à la quantité du sang qui doit couler dans leurs cavités. M. Silvestre prétend que cette proposition n'est qu'une « fausse supposition, qui ne prouve rien moins que ce que je me propose d'établir » (p. 6); et pour en démontrer la fausseté, voici trois propositions par lesquelles il se promet de battre immanquablement en ruine mon hypothèse.

« *Première proposition* (p. 7). — La force mouvante immédiate des animaux consiste dans la contraction des fibres charnues dont les muscles sont composés, et le plus et le moins de forces mouvantes des muscles dépend de ce qu'ils ont plus ou moins de fibres, supposant tout le reste égal.

« *Seconde proposition* (p. 8). — Dans toute impulsion des liqueurs, il est nécessaire que la force mouvante soit proportionnée au degré de résistance qu'il faut surmonter.

« *Troisième proposition*. — Soient deux tuyaux, B et C, dont B a deux fois plus d'ouverture que C; si les forces mouvantes appliquées à B et à C sont telles que la vitesse de la liqueur en C soit deux fois plus grande que la vitesse de la liqueur en B, il s'ensuit qu'il passera dans le même temps une égale quantité de liqueur par les deux tuyaux, malgré l'inégalité de leurs diamètres. »

Voici ensuite l'application qu'il fait de ces trois propositions au cœur du fœtus, et la conséquence qu'il en tire.

« Je veux bien, dit M. Silvestre (p. 9 et 10), accorder à M. Méry

pour un moment que l'ouverture de l'aorte est de la moitié plus
petite que celle de l'artère du poumon; je dis que si la force mouvante appliquée à l'aorte y produit une vitesse deux fois plus grande
que n'est celle du sang dans l'artère pulmonaire, il s'ensuivra, par
la troisième proposition, que, malgré l'inégalité de leurs diamètres,
l'impulsion de la même quantité de sang se fera en même temps par
les deux tuyaux. Que la force mouvante du ventricule gauche soit
telle qu'elle puisse produire une vitesse double et peut-être triple
de celle que peut produire le ventricule droit, c'est ce qu'on ne saurait me contester. » A quoi il ajoute (p. 13) : « Comme le raisonnement de M. Méry ne roule que sur la supposition de l'égale vitesse
du sang dans les deux artères qui sont à la base du cœur, vous
voyez bien, monsieur, que nier ce principe, c'est renverser tout son
édifice. » Il subsistera donc, mon édifice, si je fais voir à M. Silvestre
que, malgré l'inégalité de force des ventricules du cœur qu'il suppose, la vitesse du sang est égale dans l'un et dans l'autre, qu'elle
est aussi la même dans l'artère du poumon que dans l'aorte; et si je
prouve que la vitesse du sang, plus grande en certains vaisseaux
qu'en d'autres, dépend de leurs différentes capacités, et non de leur
différente force ou épaisseur; or, c'est ce que je vais démontrer.
Pour mettre dans tout son jour la vérité de ces deux propositions,
je suivrai le sang dans tous les vaisseaux qu'il parcourt en faisant
son tour dans le corps de l'animal. Je commencerai par les ventricules du cœur et finirai par les oreillettes.

Quoique la circulation du sang ne dépende absolument que des
puissances qui le poussent ou le pressent dans les canaux par où il
passe, et qu'il soit vrai que, de ces puissances, les plus faibles contribuent moins que les plus fortes à son mouvement, je vais cependant
faire voir que la vitesse du sang, plus ou moins grande en certains
vaisseaux qu'en d'autres, ne dépend pas de leur différente force ou
épaisseur, mais de leurs différentes capacités.

Le sang moule, pour ainsi dire, les ventricules du cœur ou les
étend comme il fait la capacité des artères et des veines. Dans
l'homme adulte, la cavité du ventricule gauche est aussi grande que
celle du ventricule droit.

Il faut donc que la quantité du sang qui passe par ces deux
ventricules soit égale; or, comme dans les mouvements du cœur
l'élargissement du ventricule gauche est égal à celui du ventricule
droit, et le rétrécissement de celui-ci pareil à celui de l'autre, il est
évident que leurs mouvements sont égaux et que ces deux ventricules
s'emplissent et se vident également d'une même quantité de sang :
donc la vitesse avec laquelle ce sang passe par les ventricules du

cœur doit être égale dans l'un et dans l'autre, puisque ces ventricules se vident en même temps. Cependant la paroi du ventricule gauche est plus forte et plus épaisse que la paroi du ventricule droit. Il est donc visible que le sang ne passe par ces ventricules avec des vitesses égales que parce qu'ils sont de même capacité et que leur différente force ou épaisseur ne peut donner plus de vitesse au sang dans le ventricule gauche que dans le ventricule droit, quoique la plus grande force du premier serve davantage que celle du second à entretenir le mouvement circulaire du sang. M. Silvestre n'a donc pas dû se flatter « qu'on ne saurait lui contester que la force mouvante du ventricule gauche soit telle qu'elle puisse produire une vitesse double et peut-être triple de celle que peut produire le ventricule droit »; puisque rien ne paraît plus faux, ce que je vais faire voir encore plus clairement en passant des ventricules aux artères.

Dans l'homme adulte, la capacité de l'artère du poumon est aussi grande que la capacité de l'aorte, parce que l'une et l'autre reçoivent des ventricules du cœur une égale quantité de sang avec même vitesse. Ces artères, pour être en état de se remplir et de se vider alternativement, doivent répandre dans les parties en un moment autant de sang qu'elles en reçoivent des ventricules dans un autre moment; elles doivent donc se dilater et se rétrécir également; le sang doit donc couler dans l'une et dans l'autre avec la même rapidité; l'aorte n'imprime donc pas plus de vitesse au sang qui coule dans son canal que l'artère du poumon en donne au sang qui coule dans le sien. Cependant la membrane qui compose l'aorte a au moins moitié plus d'épaisseur ou de force que celle qui compose l'artère du poumon : donc, le plus de force qu'a l'aorte ne fait pas que le sang coule chez elle avec plus de vitesse que dans l'artère du poumon, qui est beaucoup plus mince et plus faible. Il est donc vrai que le sang ne coule dans ces deux artères avec la même vitesse que parce que leurs capacités sont égales. Suivons maintenant le sang dans les veines, et faisons voir que l'égalité d'épaisseur qui se trouve dans les membranes de ces vaisseaux ne fait pas que le sang coule dans leurs cavités avec des vitesses égales.

Puisque, pour entretenir la circulation du sang égale et continue, il faut nécessairement que les veines déchargent dans les oreillettes du cœur autant de sang que celles-ci en versent dans les ventricules, il est évident que les quatre troncs des veines du poumon pris ensemble, ayant environ moins de capacité que les deux troncs de la veine cave réunis, ne pourraient fournir en même temps à l'oreillette gauche autant de sang que les deux troncs de la veine cave en donnent à l'oreillette droite, si le sang ne coulait à peu près avec moitié plus de vitesse dans les veines du poumon que dans la veine cave. Cependant l'effort que font sur le sang les veines du poumon, par leur pression, ne peut pas être plus grand que celui que font les deux troncs de la veine cave sur le sang qu'ils contiennent; ni l'impulsion de l'air, si nécessaire à la circulation du sang, ne peut pas être plus forte dans les veines du poumon que dans la veine cave, parce que la capacité des deux troncs de la veine cave étant environ le double de celle des quatre troncs des veines du poumon, et contenant par conséquent environ le double de sang, il faut à peu près la même force pour pousser en un moment avec deux degrés de vitesse par la veine cave, dans l'oreillette droite du cœur, une quantité de sang égale à celle qui est poussée dans le même moment par les veines du poumon dans l'oreillette gauche avec quatre degrés de vitesse. Or, comme la membrane qui compose les veines du poumon n'a point plus d'épaisseur ou de force que celle qui compose les deux troncs de la veine cave, il est évident que le plus ni le moins de vitesse que le sang acquiert dans ces vaisseaux ne vient pas de leur plus ni de leur moins d'épaisseur, puisque toutes ces veines ont des membranes également épaisses ou fortes, mais de ce que les unes ont moins de capacité que les autres.

Enfin le mouvement du sang des oreillettes dans les ventricules prouve encore cette même vérité, car les oreillettes du cœur ayant entre elles, dans l'homme adulte, une égale capacité, mais plus grande que celle des ventricules, et se contractant toutes deux en même temps et également, elles doivent l'une et l'autre pousser dans les ventricules avec une vitesse égale la même quantité de sang. Cependant l'oreillette droite, au dire même de M. Silvestre (p. 35), « est composée de gros paquets de fibres au moins deux fois plus fortes que celles de l'oreillette gauche ». Il est donc vrai que l'inégalité du mouvement du sang dépend de l'inégale capacité des vaisseaux et non pas de leur différente force ou épaisseur : et c'est par cette raison que le sang doit passer avec moins de vitesse par les oreillettes du cœur que par les ventricules, ceux-ci ayant moins de capacité que les autres, et qu'il doit couler beaucoup plus vite dans les artères que dans les ventricules, la capacité des artères étant bien plus petite que celle des ventricules.

Pour comprendre encore plus facilement que l'inégalité de la vitesse du sang, en différents vaisseaux, dépend de l'inégalité de leurs capacités, et non de leur différente force ou épaisseur, il faut considérer les veines du poumon, l'oreillette gauche, le ventri-

cule gauche, l'aorte, la veine cave, l'oreillette droite, le ventricule
droit, et l'artère du poumon comme un seul canal plus large en
certains endroits qu'en d'autres, mais tout plein d'air et de sang
mêlés ensemble très exactement. Sous cette idée présente à l'esprit,
on concevra aisément : 1° que l'impulsion de l'air qui entre des
vésicules du poumon dans ce canal, et l'impression que font toutes
les parties de ce tuyau sur le sang qui y est renfermé, doivent se
communiquer dans l'instant même qu'elles se contractent à toute
sa masse; 2° que pour pousser dans les ventricules du cœur, dans
le temps de leur relâchement, autant de sang qu'ils en chassent
dans les artères pendant leur rétrécissement, l'effort que font les
oreillettes du cœur et les artères, qui, pour cet effet, se contractent
en même temps, doit être égal à celui des ventricules et des veines
qui se resserrent dans un autre et même moment; qu'ainsi les
oreillettes et les artères, associées dans leur action et prises ensemble,
doivent avoir autant de force que les ventricules et les veines prises
ensemble dans la leur; d'où il s'ensuit que l'impulsion du sang doit
toujours être égale dans toute la longueur de ce canal, qui en est
rempli. Aussi paraît-il fort vraisemblable que c'est pour cet effet
que l'auteur de la nature a fait, par une sagesse admirable, que la
partie la plus faible de ce tuyau, qui sont les veines, agit en même
temps que la plus forte, qui sont les ventricules, et que les oreillettes
et les artères, qui sont d'une moyenne force entre les ventricules
et les veines, se contractent aussi dans un autre et même moment.
C'est encore par la même raison qu'il a associé la plus faible oreillette avec la plus forte artère, savoir l'oreillette gauche avec l'aorte;
et la plus forte oreillette avec la plus faible artère, savoir l'oreillette droite avec l'artère du poumon. Il paraît donc, par cette compensation de force de part et d'autre, que le sang doit toujours être
également poussé dans toute la longueur de ce canal. 3° On connaîtra
que, quoique les parties les plus fortes ou les plus épaisses de ce
tuyau contribuent davantage que les plus minces ou les plus faibles
à l'impulsion du sang, si néanmoins ses parties les plus fortes sont
aussi les plus larges, le sang doit circuler chez elle avec moins de
vitesse que dans les parties les plus faibles, si elles sont les plus
étroites. Il est donc évident que la vitesse du sang, plus grande en
certains vaisseaux qu'en d'autres, ne dépend pas de leur différente
force ou épaisseur, mais de l'inégalité de leurs capacités. Aussi est-
ce sur ce principe que le célèbre Borelli a établi cette proposition [1] :

1. *De corde ejusque pulsatione.* Prop. LXIX.

Motus quo sanguis fluit in arteriis ter velocior est eo quo cor movetur et eundem sanguinem impellit.

Par la démonstration de cette proposition, il fait voir que pendant que le sang ne parcourt qu'un espace d'environ trois doigts dans les ventricules, il fait un demi-pied de chemin dans les artères; la raison qu'il en donne est que les artères n'ont qu'environ le tiers de la capacité des ventricules.

Il n'ignorait pas cependant que les ventricules du cœur ont beaucoup plus de force que les artères. Si M. Silvestre, en lisant cet auteur, s'était arrêté à cette proposition, qui regarde précisément la circulation du sang, et qu'il semble qu'il n'ait passée exprès que parce qu'elle détruit visiblement son objection, il se serait bien donné de garde de m'opposer ce grand homme comme contraire à mon sentiment, puisqu'il y est tout à fait conforme pour ce qui regarde le plus et le moins de vitesse du sang dans les vaisseaux. D'ailleurs, la nature nous fournit partout des exemples si sensibles de la vérité de la proposition de cet auteur, qu'il n'y a qu'à jeter les yeux sur les eaux qui coulent d'un mouvement tranquille dans le large lit d'une rivière, et passent sous un pont étroit avec rapidité, pour en être convaincu; il est si visible que l'inégalité de leurs vitesses dépend de la différente capacité des lieux par où elles coulent, que je suis surpris que M. Silvestre, qui me paraît d'ailleurs plus philosophe qu'anatomiste, ne se soit pas avisé de réfléchir sur une chose qui entre pour ainsi dire par les yeux dans l'esprit, malgré qu'on en ait.

C'est pour n'avoir pas considéré tous les vaisseaux par lesquels le sang circule comme un seul canal exactement plein dans toutes ses parties, et pour avoir attribué, comme les autres critiques de mon hypothèse, le mouvement du sang à la seule force des ventricules du cœur, sans prendre garde que ses oreillettes, les artères et les veines servent aussi à son impulsion, que M. Silvestre est tombé comme eux dans l'erreur grossière que je vais lui démontrer par deux conséquences tirées d'un raisonnement tout à fait semblable à sa troisième proposition.

Proposition. — Quand deux tuyaux sont d'égale capacité, si l'on applique à l'un une force mouvante, qui soit triple de celle qu'on applique à l'autre, la liqueur doit passer avec trois fois plus de vitesse dans celui auquel la plus grande force est appliquée que dans l'autre; d'où il s'ensuit qu'il doit passer, selon M. Silvestre, dans un même espace de temps trois fois plus de liqueur dans le premier que dans le second.

Appliquons maintenant cette proposition à notre sujet. Dans l'homme adulte, la capacité de l'artère du poumon est égale à celle de l'aorte, et le ventricule gauche, au compte de M. Silvestre, a trois fois plus de force que le ventricule droit; il s'ensuit donc de là : 1° que le sang doit passer du ventricule gauche dans l'aorte avec trois fois plus de vitesse qu'il ne passe du ventricule droit dans l'artère du poumon; 2° qu'il doit couler dans un même espace de temps, du ventricule gauche dans l'aorte, trois fois plus de sang qu'il n'en passe du ventricule droit dans l'artère du poumon. Or, ces deux conséquences, qui suivent de la troisième proposition de M. Silvestre, sont visiblement fausses; parce qu'il ne peut passer de sang du ventricule gauche dans l'aorte que ce que lui en fournit le ventricule droit par l'artère du poumon; il faut donc que la force mouvante du ventricule droit soit égale à celle du ventricule gauche, afin que le sang s'écoule de ces deux ventricules dans ces deux artères avec des vitesses égales et en même quantité, pour entretenir une circulation continue; conséquence tirée naturellement des principes mêmes de M. Silvestre. Quelle contradiction! Car si le ventricule droit n'avait qu'un degré de force, comme il s'imagine, il ne pourrait pousser qu'une partie de sang dans l'artère du poumon, pendant que le ventricule gauche, ayant trois degrés de force, chasserait trois parties de sang dans l'aorte; d'où il s'ensuivrait que, les deux tiers du temps, le ventricule gauche du cœur resterait vide; de sorte que la circulation du sang serait interrompue pendant cet intervalle, ce que j'ai fait voir plus au long dans la réponse que j'ai faite à la critique de M. Buissière. Après cela, M. Silvestre osera-t-il encore se vanter « *d'avoir* (p. 14) *fait voir si démonstrativement qu'il est faux que,* » dans le fœtus, de même que dans l'homme adulte, le sang circule dans l'artère du poumon avec la même vitesse que par l'aorte, « *qu'il ne voit pas qu'on puisse rien répliquer ni qu'on puisse lui contester que la force mouvante du ventricule gauche soit telle qu'elle puisse produire une vitesse double et peut-être triple de celle que peut produire le ventricule droit?* » Oui, il pourrait peut-être encore s'en flatter, si je ne lui faisais voir aussi qu'il ne s'est pas moins mépris dans le fœtus que dans l'homme adulte; en voici la preuve :

La capacité du ventricule gauche est, dans le fœtus, moitié ou environ plus petite que celle du ventricule droit; celui-ci contient donc moitié plus de sang que l'autre, ces deux ventricules se vident en même temps et se rétrécissent proportionnellement; il passe donc, dans un même moment, avec des vitesses égales, moitié plus de sang du ventricule droit dans l'artère du poumon qu'il n'en passe du ventricule gauche dans l'aorte; aussi est-ce par cette raison que la capacité de l'aorte est moitié plus petite que celle de l'artère du poumon : *Il suffit de jeter les yeux sur la base du cœur pour en être convaincu.* (P. 9, M. Silvestre nie ce fait.)

Ainsi, quelque degré de force que donne M. Silvestre au ventricule gauche de plus qu'au ventricule droit, le ventricule gauche ne peut pousser de sang dans l'aorte que ce qu'il en contient. Il est donc visiblement impossible qu'il puisse passer autant de sang du ventricule gauche dans l'aorte qu'il en passe du ventricule droit dans l'artère du poumon : car, pour cela, il faudrait que le ventricule gauche, étant moitié plus petit que le droit, s'emplît et se vidât deux fois pendant que le ventricule droit ne s'emplirait et ne se viderait qu'une fois, ce qui est une absurdité insoutenable. L'application que M. Silvestre a faite de ses trois propositions au cœur du fœtus, pour prouver que le sang circule avec plus de vitesse dans l'aorte que dans l'artère du poumon, paraît donc visiblement fausse et ne prouve rien moins, ce me semble, que ce qu'il s'était proposé de démontrer, savoir la fausseté de mon hypothèse ; il reste donc encore pour constant que dans le fœtus, de même que dans l'homme adulte, le sang circule dans l'artère du poumon avec la même vitesse que par l'aorte, puisque dans [l'un et dans l'autre· les deux ventricules du cœur se vident en même temps. Or, comme la capacité de l'aorte est moitié plus petite, dans le fœtus, que celle de l'artère du poumon, l'opinion d'Harvey et de Lower, qui veulent que la plus grande partie du sang de la veine cave passe par le trou ovale dans la veine du poumon pour prendre la route de l'aorte, n'est donc nullement vraisemblable ; et comme les deux branches de l'artère du poumon, qui portent le sang au poumon, prises ensemble, ont plus de capacité que le tronc de l'aorte, c'est une nécessité qu'une partie du sang qui revient par les veines du poumon dans l'oreillette gauche du cœur passe par le trou ovale dans l'oreillette droite, la valvule de ce trou ne pouvant se fermer dans le fœtus. Or, que le sang circule dans l'artère du poumon avec la même vitesse que dans l'aorte, cette vérité me paraît si évidente, que je suis surpris que M. Silvestre, en lisant la proposition de Borelli, que j'ai rapportée, ne se soit pas aperçu qu'elle y est démontrée, lui qui se pique de le bien entendre ; et s'il s'en est aperçu, ne craint-il point que les habiles gens ne le soupçonnent de n'avoir fait l'application de ces trois propositions, qu'il a d'abord avancées pour ruiner mon hypothèse, qu'au cœur du fœtus, dont l'aorte a moitié moins de capacité que l'artère du poumon, que parce qu'il s'est imaginé que les conséquences qu'il en tire pourraient, par leur trompeuse vraisemblance, faire croire à tous les Anatomistes que mon opinion serait fausse, et qu'il n'a pas voulu appliquer ces mêmes propositions au cœur de l'homme, dont l'aorte est égale à l'artère du poumon, parce qu'il a bien prévu que les moins éclairés auraient pu trop facilement découvrir la fausseté de ses mêmes conséquences et la vérité de mon sentiment. Si cela est, comme il y a bien de l'apparence, son procédé donne lieu de croire que le désir de servir un ami plutôt que la vérité l'a engagé à former le dessein de détruire mon opinion ; conjecture d'autant plus forte qu'il paraît trop philosophe pour se tromper si grossièrement.

Achevons enfin de forcer dans leur dernier retranchement tous ces Messieurs qui ont écrit contre le système que j'ai donné au public sur la circulation du sang du fœtus, et leur faisons voir que, même suivant leur propre principe, le sang doit avoir un mouvement aussi rapide dans l'artère du poumon que dans l'aorte.

Le ventricule gauche a beaucoup plus de force, disent-ils, que le ventricule droit, parce que le sang, à ce qu'ils s'imaginent, a beaucoup plus d'obstacles à surmonter dans toutes les parties du corps qu'en traversant le poumon ; je veux bien le leur accorder.

Pour vaincre ces obstacles, il faut donc, soutiennent-ils, que le sang circule par l'aorte avec plus de rapidité que par l'artère du poumon ; c'est ce que je nie, et voici mon raisonnement.

La force des ventricules étant, selon ces Messieurs, proportionnée à la résistance des parties, si le sang trouve moins d'obstacles à surmonter dans le poumon de l'homme que dans les autres parties de son corps, comme ils le prétendent, la vitesse du sang restera égale dans les artères, si leurs capacités sont égales. Or, la capacité de l'artère du poumon est égale à la capacité de l'aorte, donc la vitesse du sang dans l'artère du poumon doit être égale à la vitesse que le sang a dans l'aorte, puisque la petite résistance du poumon est proportionnée à la faiblesse du ventricule droit, et la grande résistance des autres parties du corps proportionnée à la force du ventricule gauche ; d'où il s'ensuit qu'il ne peut passer, dans un même espace de temps, plus de sang par l'aorte que par l'artère du poumon. Cette vérité paraîtra très évidente aux moindres connaisseurs, pour peu qu'ils fassent réflexion que l'aorte ne reçoit point d'autre sang que celui que lui envoie l'artère du poumon. Il faut donc, pour entretenir une circulation continue, que, dans l'adulte, le ventricule droit pousse dans l'artère du poumon autant de sang que le ventricule gauche en chasse dans l'aorte avec la même vitesse : d'ailleurs, l'expérience faisant voir que lorsque les artères se contractent, le sang sort de leurs cavités avec beaucoup plus de rapidité qu'il ne fait quand les ventricules du cœur se resserrent, il paraît que l'effort que font ceux-ci pour pousser le sang contribue bien moins à lui faire surmonter les obstacles qu'il trouve dans les parties, que la contraction des artères ; et, comme à chaque vibration des ventricules il n'entre dans les artères qu'autant de sang qu'il en est sorti, il est évident aussi, la capacité des artères étant égale comme celle des ventricules, qu'à chaque battement le sang ne peut faire plus de chemin dans l'aorte que dans l'artère du poumon, quoique celle-ci ait beaucoup moins de longueur que l'autre. A l'égard du fœtus, le tronc de l'aorte ne recevant aussi de sang que ce que lui en envoie le ventricule droit par les deux artères pulmonaires, c'est encore une nécessité que le sang circule avec la même vitesse par son poumon que par celui de l'homme ; en voici la preuve. Les deux artères pulmonaires du fœtus, prises ensemble, sont plus grosses que le tronc de l'aorte, et la capacité des quatre troncs des veines du poumon, pris ensemble, est du moins aussi grande que celle de ces artères ; ce qui ne peut être que parce que tout le sang qui entre dans les artères du poumon du fœtus, en sortant, rentre dans ses veines, comme dans l'adulte. Il est donc visible : 1° que les quatre troncs des veines du poumon, déchargeant dans l'oreillette gauche du cœur du fœtus plus de sang qu'il n'en peut passer par le canal de l'aorte, le surplus doit repasser de cette oreillette dans la droite par le trou ovale ; 2° que le sang doit circuler avec la même vitesse par le poumon du fœtus que par celui de l'homme. On ne peut donc pas dire avec raison que les deux artères pulmonaires n'ont, prises ensemble, plus de capacité que le tronc de l'aorte, que parce que le sang, rencontrant plus d'obstacles à surmonter dans le poumon du fœtus que dans celui de l'homme, reflue dans les artères pulmonaires du fœtus et les étend au delà de leur état naturel ; car si cela était, tout ce qui passe de sang du ventricule droit dans ces artères, ne pouvant repasser dans les veines du poumon, ses veines ne devraient pas être proportionnées à ses artères ; elles leur sont cependant proportionnées : elles reçoivent donc tout le sang des deux artères du poumon. L'obstacle qu'on s'imagine être dans le poumon du fœtus n'est donc qu'une chimère et une fausse supposition.

Après avoir prouvé que le sang doit circuler avec la même vitesse par l'artère du poumon que par l'aorte, je vais faire voir à M. Silvestre, par une conséquence tirée de la première et de la seconde proposition, que le sang ne peut entrer dans le ventricule gauche ni passer par l'aorte.

La force mouvante immédiate des animaux consiste, dit M. Silvestre [1], *dans la contraction des fibres charnues dont les muscles*

---

1. 1ʳᵉ proposition, p. 7.

sont composés ; et le plus ou le moins de force mouvante des muscles
dépend de ce qu'ils ont plus ou moins de fibres : il devait ajouter que
leur résistance en dépend aussi. A cette proposition il joint celle-ci [1] :
Dans toute impulsion des liqueurs, il est nécessaire que la force mou-
vante soit proportionnée au degré de résistance qu'il faut surmonter.

Voici ma réponse à ces deux propositions. Le ventricule gauche a
environ dix fois plus de fibres charnues que l'oreillette gauche.
Cette oreillette n'a donc qu'un degré de force mouvante pour vaincre
dix degrés de résistance, que lui oppose ce ventricule. Il est donc
impossible à l'oreillette gauche de faire entrer le sang dans le ventricule gauche, parce que la force mouvante de cette oreillette n'est
pas proportionnée à la résistance de ce ventricule ; il ne passera
donc pas de sang par l'aorte, le sang ne pourra donc plus enfin,
selon lui, circuler dans le corps de l'animal.

Comme je crains d'ennuyer le lecteur par des répétitions trop fréquentes, je ne suivrai pas plus loin M. Silvestre, ses autres objections étant d'une beaucoup moindre importance, la plupart fondées
sur de faux faits, et ayant déjà satisfait presque à toutes, dans les
réponses que j'ai faites à Messieurs du Verney, Tauvry, Verheyen et
Buissière ; ce qu'il sera facile de reconnaître en se donnant la peine
de les relire. D'ailleurs, comme M. Silvestre s'était agréablement
flatté de ruiner mon hypothèse par son fondement, en lui opposant
seulement les trois propositions qu'il a d'abord avancées, il me suffit, pour lui faire connaître que son espérance est vaine, d'avoir
démontré que l'application qu'il en a faite au cœur, et les conséquences qu'il en a tirées, sont visiblement fausses.

Au reste, l'amour de la vérité étant l'unique motif qui m'a engagé
à défendre, jusqu'ici, mon opinion, je suis prêt à l'abandonner, si,
par des raisons plus convaincantes que celles que M. Silvestre a
apportées, il peut encore me faire voir qu'elle soit fausse ; il connaîtra par là que, quelque éloigné que je sois de son sentiment, j'ai
cependant pour lui toute l'estime que je dois à un homme de son
mérite.

---

1. 2ᵉ prop., p. 8.

OBSERVATION SUR UN FŒTUS HUMAIN MONSTRUEUX

*(Hydrocéphale. — Arrêt de développement des membres inférieurs, etc.
Conséquences relatives à la circulation du sang chez le fœtus [1].)*

Le 6 août 1699, une femme accoucha à Paris d'un enfant monstrueux, mort, mais fort frais, n'ayant aucune marque de pourriture.
Il n'avait ni pieds ni jambes, le bas de son corps se terminait en une
espèce de moignon qui représentait parfaitement bien celui d'une
jambe coupée au-dessous du genou. Il n'avait aucune ouverture pour
la sortie de l'urine ni pour celle des gros excréments ; il ne paraissait
pas même au dehors aucune marque du sexe. Le bras droit était parfait en toutes ses parties, mais le pouce et le doigt indice manquaient
à la main gauche ; de plus, cette main était fléchie contre l'avant-
bras, dont elle ne pouvait être éloignée.

La tête de cet enfant était extraordinairement grosse, et les os du
crâne étaient beaucoup plus grands qu'ils ne sont dans les autres
enfants naissant à terme. Ils étaient aussi durs qu'ils ont coutume
d'être dans cet âge-là, mais ils avaient été si écartés les uns des
autres que la capacité du crâne n'était pas de moitié pleine ; ils s'enfonçaient les uns sous les autres, ce qui faisait froncer toutes les
parties molles dont ils étaient recouverts.

Quoique la tête de cet enfant fût plus d'à moitié vide, il n'y avait
cependant au dehors aucune ouverture sensible par laquelle il parût
que la matière qui avait apparemment rempli auparavant la capacité
du crâne eût pu s'écouler. La tête étant ouverte, je trouvai le cerveau fort petit, et si mollasse que je ne pus en examiner les parties ;
il flottait dans une sérosité teinte de sang qui s'écoula en perçant la
dure-mère.

Cette sérosité donna lieu de penser que les os du crâne avaient
été écartés les uns des autres par une plus grande abondance de cette
liqueur qui, après avoir causé un hydrocéphale à cet enfant, s'était
ensuite écoulée avant l'accouchement en se filtrant à travers la dure-
mère et les téguments du crâne ou par quelque autre voie que je ne
puis pas imaginer.

Il n'y avait rien d'extraordinaire dans toutes les parties de la face.

La poitrine, au dehors, n'avait nul vice de conformation. Je remarquai seulement qu'il s'en fallait beaucoup que sa capacité ne fût
occupée des parties qui la remplissent d'ordinaire tout entière.

1. *R. Mss.*, t. XIX, 28 avril 1700, f. 169 verso.

MÉRY.

Le cœur approchait assez de la grandeur qu'il a dans un fœtus à terme. Le thymus était fort gros, mais les poumons étaient si flétris qu'à peine remplissaient-ils avec le cœur et le thymus la sixième partie du vide de la poitrine de cet enfant, ce qui donne lieu de croire ou que quelque liqueur qui s'en était aussi écoulée avant l'accouchement de cette femme avait servi à étendre sa cavité, ou que les poumons, qui par leur accroissement naturel avaient pu servir d'abord à la dilater, s'étant flétris dans la suite, avaient donné occasion au vide qui s'y est rencontré. Car comme l'expérience fait voir que les cavités de la tête et de la poitrine ne peuvent s'étendre qu'à proportion que les parties qu'elles renferment augmentent de volume, on ne peut pas s'imaginer que leurs capacités dans cet enfant aient pu s'agrandir sans se remplir en même temps ou de parties ou de liqueurs. La capacité de l'oreillette et du ventricule droit du cœur était de beaucoup plus grande que celle de l'oreillette et du ventricule gauche.

La capacité de l'aorte paraissait moitié plus petite que celle de l'artère du poumon et n'était qu'égale à celle des deux carotides et de la sous-clavière gauche prises ensemble; celle du canal de communication était un peu plus grande que celle de l'aorte descendante, mais celle des deux artères pulmonaires prises ensemble était au moins moitié plus petite que celle du tronc de l'aorte à la sortie du ventricule gauche du cœur. Entre la carotide et la sous-clavière gauche, l'aorte n'était qu'égale à la carotide, mais elle était plus grosse que la sous-clavière, qui en tirait son origine au-dessus de l'insertion du canal de communication. Le trou ovale était fort ouvert.

Voici les conséquences qu'on peut tirer de ces faits.

1° Les deux artères pulmonaires prises ensemble ayant une capacité beaucoup moindre que celle du tronc de l'aorte à la sortie du cœur, elles n'ont pu fournir au tronc de cette artère tout le sang qui s'écoulait par son canal, d'où il s'ensuit, dans ce fœtus monstrueux, qu'une partie du sang de la veine cave devait passer de l'oreillette droite par le trou ovale dans le ventricule gauche pour prendre la route de l'aorte, de sorte que le sang des veines du poumon n'a pu passer de l'oreillette gauche par le trou ovale dans le ventricule droit, quoique le trou ovale fût fort ouvert de part et d'autre. Toutes ces conséquences sont vraies, mais loin qu'elles puissent servir aux sectateurs de l'opinion d'Harvey à soutenir le sentiment de cet auteur, elles paraissent au contraire très propres à le détruire; car s'il est évident, dans ce fœtus monstrueux, qu'une partie du sang de la veine cave a dû passer par le trou ovale dans le ventricule gauche pour prendre le chemin de l'aorte, parce que les deux artères pulmonaires ayant pris ensemble bien moins de capacité que le tronc de l'aorte, elles n'ont pu lui fournir tout le sang qui passait par son canal; il est démontré, par conséquent, ces deux artères pulmonaires ayant pris ensemble, dans l'état naturel des poumons, plus de capacité que le tronc de l'aorte, que son canal ne peut pas porter tout le sang qui revient par les veines du poumon dans l'oreillette gauche; qu'ainsi c'est une nécessité qu'une partie du sang de ces veines repasse de cette oreillette par le trou ovale dans le ventricule droit; d'où il s'ensuit que, dans l'état naturel des poumons, le sang de la veine cave ne peut pas passer par le trou ovale. Quand donc les faits sont contraires, la circulation du sang doit se faire différemment. Ainsi l'on ne doit pas tirer de conséquence d'un fait contre nature contre l'état naturel.

2° La branche inférieure de l'aorte étant plus petite que le canal de communication, il y a toute apparence que le tronc de l'artère du poumon fournissait par ce canal à la sous-clavière gauche le sang qui entrait dans sa cavité, ce qui se pouvait faire d'autant plus facilement que l'embouchure de la sous-clavière répondait à celle du canal de communication, ces deux conduits n'étant séparés l'un de l'autre que par le diamètre de l'aorte descendante.

3° La branche inférieure de l'aorte étant moins grosse que le canal de communication, il n'y a nulle apparence que le ventricule gauche ni le tronc de l'aorte pussent fournir aucune partie de sang à la branche inférieure de cette artère; il fallait donc que cette branche reçût tout ce qu'elle portait de sang du ventricule droit par le canal de communication.

Or, si dans toute impulsion des liqueurs il est nécessaire que la force mouvante soit proportionnée au degré de résistance qu'il faut surmonter (proposition de M. Silvestre), comme le prétendent les critiques du système que j'ai donné au public, ce ventricule devait donc avoir, selon eux, plus de force que le ventricule droit. Étant beaucoup plus grand que le gauche, et fournissant seul du sang aux poumons flétris de ce fœtus monstrueux, au bras gauche, à toutes les parties inférieures de son corps et au placenta, ces Messieurs ne peuvent pas disconvenir que ce ventricule n'eût plus de sang à pousser, plus de chemin à lui faire parcourir et plus de résistance à lui faire surmonter en le faisant circuler dans toutes ces parties que n'en avait le ventricule gauche, qui ne pouvait fournir de sang par le tronc de l'aorte qu'à la tête et au bras droit de cet enfant, les deux carotides et la sous-clavière gauche étant aussi grosses prises ensemble que le corps de cette artère. Cependant la paroi du ventricule droit était plus mince que celle du gauche.

Je ne m'arrêterai point ici à répéter l'explication de ce phénomène; on la trouvera dans la réponse que j'ai faite aux objections de
MM. Silvestre et Buissière.

Le ventre de ce fœtus monstrueux étant ouvert, on ne remarqua
rien de particulier à l'estomac ni aux intestins grêles; quant aux
gros, on observa que le côlon commençait par le petit appendice de
l'intestin cœcum qui manquait.

Ce qu'on trouva de plus monstrueux au côlon est que cet intestin,
se rétrécissant sur sa fin, se dilatait ensuite et faisait un cul-de-sac en
forme de vessie qui n'avait qu'une issue, de sorte que le rectum et
l'anus manquant à cet enfant, il était du tout impossible que le
méconium dont ce cul-de-sac et le côlon étaient remplis pût sortir
de son corps.

Les capsules atrabilaires étaient dans leur état naturel; mais il n'y
avait ni reins, ni uretères, ni vessie; ainsi la filtration des urines
n'ayant pu se faire, on peut bien s'imaginer que ce défaut a pu être
la cause de l'hydrocéphale qui s'est formée dans cet enfant monstrueux et de son hydropisie de poitrine.

Comme il a été observé qu'il n'y avait aucune marque de sexe au
dehors de son corps, on ne put connaître qu'après l'ouverture de
son ventre que c'était une fille; encore aurait-il été difficile d'en
juger par la matrice, parce que son corps, qui n'était pas plus gros
qu'un pois, dont il imitait aussi la figure, était sans orifice et sans
canal; mais, d'ailleurs, on ne pouvait s'y méprendre en considérant
les testicules et les trompes de cette petite matrice, car elles
étaient percées et tout à fait semblables à celles des autres filles les
plus parfaites.

Ce petit corps monstrueux de matrice était attaché par un ligament assez fort et long d'environ un pouce au fond du cul-de-sac
qui formait le côlon dans son extrémité; tous les ligaments propres
à la matrice lui manquaient.

Le cordon n'était composé que d'une artère et de la veine ombilicale; l'artère partait de l'extrémité de l'aorte descendante et était
seule plus grosse que toutes les autres artères des parties du ventre
prises ensemble; aussi paraissait-elle n'être que l'aorte inférieure
continuée jusqu'au placenta.

Toutes les parties du ventre étant ôtées, la peau et les chairs qui
recouvraient le moignon qui terminait le corps de cet enfant étant
enlevées, on remarqua :

1° Que l'épine, depuis la deuxième vertèbre du dos jusqu'au coccyx,
était recourbée du côté gauche;

2° Que le bassin, formé de l'os sacrum et des innominés, était beaucoup plus petit qu'à l'ordinaire, et fort mal fait;

3° Que le moignon placé au bas du ventre était formé par un fémur et le tibia, qui paraissait comme coupé au-dessous du genou;

4° Que le genou, au lieu d'être placé en devant, était situé en arrière, de sorte que la cuisse se fléchissait en arrière, et ce bout de jambe en devant; aussi vit-on que toutes ces parties du fémur n'étaient point dans leur situation ordinaire.

DESCRIPTION D'UN AUTRE FŒTUS HUMAIN MONSTRUEUX

(*Arrêt de développement du crâne et de la partie antérieure du tronc. Anomalies cardiaques. — Conséquences relatives à la circulation du sang chez le fœtus* [1].)

Vers le mois d'août 1699, je fus mandé à l'Hôtel-Dieu pour voir un enfant monstrueux. Il avait l'épine du dos contournée de telle sorte que la face, la poitrine et le ventre, vus par devant, les parties extérieures de la génération, le pubis, les genoux et les pieds se trouvaient placés au derrière du corps.

La capacité de la poitrine, celle de la tête et du ventre, étaient toutes ouvertes, la voûte de crâne manquant à la tête, le sternum et les cartilages des côtes à la poitrine, et au ventre tous les muscles et le péritoine qui servent d'enveloppe à ses viscères.

Comme le crâne n'avait que la seule base, le cerveau était fort aplati et en petite quantité. Il était revêtu seulement de la dure et pie-mère, le cœur et le poumon l'étaient de la plèvre, mais toutes les parties internes du ventre étaient à découvert. Je n'examinai point en détail ces parties ni le cerveau; ma curiosité me porta seulement à développer le cœur et les poumons. Voici les faits que j'observai en disséquant ces parties.

1er *fait.* — Les poumons étaient fort petits, flétris et desséchés. — 2° Les oreillettes du cœur n'avaient que leur fond distinct, car, au reste, elles ne formaient qu'une seule cavité partagée seulement en parties droite et gauche par un petit paquet de fibres charnues, de sorte qu'il n'y avait point de trou ovale; — 3° toutes les veines du poumon et les deux troncs de la veine cave avaient leurs embouchures dans la cavité commune aux deux oreillettes; — 4° cette cavité communiquait par une fort grande ouverture dans le ventricule droit et par une fort petite dans le passage du droit au gauche;

1. R. *Mss.*, 11 août 1700, t. XIX, f. 319. — *Hist.*, 1700, p. 42, § XVII.

—5° la cloison charnue qui sépare ces deux ventricules manquait au cœur de cet enfant, aussi ils n'étaient distingués l'un de l'autre que par un petit rétrécissement qui laissait entre eux une ouverture de 7 à 8 lignes de long; — 6° l'aorte et l'artère du poumon tiraient leur origine du ventricule gauche; — 7° la capacité de l'aorte était beaucoup plus grande que celle de l'artère du poumon; — 8° le canal de communication était beaucoup plus petit qu'une seule des deux artères pulmonaires.

De ces faits résultent cinq conséquences, dont la première est que tout le sang des veines du poumon, de même que celui des deux troncs de la veine cave, était reçu dans la cavité commune aux deux oreillettes, d'où la plus grande partie devait passer dans le ventricule droit, et la plus petite dans le gauche.

La 2ᵉ, que le ventricule droit n'ayant point d'artère, et communiquant seulement avec le ventricule gauche, tout le sang reçu dans le ventricule droit devait nécessairement s'écouler dans le gauche pour prendre la route de l'artère du poumon et de l'aorte, ces deux artères tirant leur origine de ce ventricule.

La 3ᵉ conséquence est qu'il devait passer par l'aorte beaucoup plus de sang que par l'artère du poumon, vu que celle-ci était beaucoup plus petite que l'autre.

La 4ᵉ est que l'artère du poumon étant beaucoup plus petite que l'aorte dans ce fœtus monstrueux, on ne peut pas supposer, comme on a fait, que l'artère du poumon n'est, au contraire, beaucoup plus grosse que l'aorte dans le fœtus naturel, que parce que les vésicules du poumon étant affaissées et ses vaisseaux repliés, le sang est obligé de refluer en partie des branches des artères pulmonaires dans leur tronc; puisque dans ce fœtus monstrueux, les poumons étant flétris et leurs vaisseaux par conséquent beaucoup plus repliés que dans le fœtus naturel, le tronc de l'artère du poumon s'est trouvé cependant beaucoup plus petit que l'aorte dans ce fœtus monstrueux.

La 5ᵉ conséquence enfin est que, ce canal de communication étant beaucoup plus petit qu'une seule des artères pulmonaires, le tronc de l'aorte envoyait par sa branche descendante presque tout le sang qui était distribué aux parties inférieures de ce fœtus monstrueux, au lieu que c'est le canal de communication qui leur en fournit la plus grande partie dans le fœtus naturel.

SUR LA CIRCULATION DU SANG DANS LE FŒTUS [1]

Une question qui n'est que curieuse a du moins l'avantage de le devenir d'autant plus que deux habiles adversaires soutiennent plus vivement les deux partis opposés. Celle qui s'est émue dans l'Académie au sujet de la circulation du sang dans le fœtus a produit ces descriptions que M. du Verney donna du cœur de la tortue, de la grenouille, de la vipère et du cœur et des ouïes de la carpe dans les Mémoires de 1699 (p. 227 et suiv.), et les recherches où il s'est ensuite engagé sur la circulation du sang dans les poissons, et dont on a vu l'essai dans l'Histoire de 1701 (p. 46 et suiv.). Maintenant M. Méry, sans employer tant d'anatomie comparée, répond à ce qui regarde le fond de la question, et entre dans certains raisonnements anatomiques propres à éclaircir toujours la mécanique des animaux.

Si l'on se remet devant les yeux ce qui a été dit sur cette matière dans l'Histoire de 1699 (p. 25 et suiv., 34 et suiv.) et dans celle de 1701 (p. 36 et suiv.), on verra qu'il s'agit de savoir quelle route tient dans le fœtus le sang qui passe par le trou ovale, s'il va de l'oreillette droite du cœur dans la gauche pour s'épargner une circulation au travers des poumons, qui peut-être sont difficiles à pénétrer, faute d'air, ou s'il va de l'oreillette gauche dans la droite, pour s'épargner une circulation par tout le corps, où la masse entière du sang ne coulerait pas assez librement, parce qu'elle n'est pas assez animée d'air.

M. Méry reprend son premier principe. Dans l'homme, où la même quantité de sang qui circule dans les poumons circule aussi par tout le corps, tous les vaisseaux des deux côtés du cœur, ventricules, oreillettes, artères, sont égaux. Dans le fœtus humain, M. Méry soutient que les vaisseaux du côté droit sont toujours plus grands que ceux qui leur répondent de l'autre côté, l'oreillette d'un tiers plus grande, le ventricule et l'artère la moitié plus grands, preuve évidente qu'une plus grande quantité de sang est contenue du côté droit, ou y coule; car, comme les vaisseaux qui sont fibreux obéissent à l'impulsion du sang, il se les fait jusqu'à un certain point aussi grands qu'il lui est nécessaire, et par une moindre impulsion il leur permet de se rétrécir.

De plus, les proportions de l'inégalité des vaisseaux sont précisément celles que le système de M. Méry demande. Tout le sang rapporté par la veine cave, c'est-à-dire tout le sang du fœtus, est poussé, selon lui, dans l'artère pulmonaire, mais le canal de communication en dérobe un tiers,

---

1. Extrait de l'*Histoire de l'Académie des sciences* pour 1703, p. 32. — C'est le résumé de la discussion qui eut lieu sur cette question, et au sujet de laquelle Méry rédigea le *Traité physique* qui suit.

et il n'y a que les deux autres tiers qui circulent par le poumon et passent dans le côté gauche du cœur. L'oreillette gauche reçoit donc un tiers moins de sang que la droite, et de là vient qu'elle est d'un tiers plus petite. Si tout le sang de cette oreillette gauche tombait dans son ventricule, il ne devrait être non plus que d'un tiers plus petit que le ventricule droit; mais puisque, dans l'opinion de M. Méry, il passe du sang de l'oreillette gauche par le trou ovale dans le côté droit, le ventricule gauche en reçoit moins que l'oreillette; il doit donc être encore plus petit par rapport au ventricule droit, que l'oreillette gauche ne l'est par rapport à la droite; et c'est effectivement ce que M. Méry a trouvé par toutes les mesures qu'il a prises. Le ventricule gauche n'est que la moitié du droit, et par la même raison la capacité du tronc de l'aorte n'est que la moitié de celle du tronc de l'artère pulmonaire.

Il est vrai, et quelques-uns ont fait cette objection, que le ventricule gauche et l'aorte étant formés de fibres beaucoup plus épaisses et plus puissantes que le ventricule droit et l'artère pulmonaire, ils pourraient, quoiqu'ils fussent moindres en capacité, pousser en même temps une aussi grande quantité de sang, parce qu'ils la pousseraient avec plus de force, et lui donneraient plus de vitesse. Mais il faudrait pour cela qu'il y eût une espèce de source qui versât dans le ventricule gauche, après qu'il se serait vidé, encore autant de sang dont il se viderait encore, et qu'il poussât ces deux quantités successives de sang dans le même temps que le ventricule droit pousserait hors de lui la seule qu'il contient. Or il est constant que la structure et le mouvement du cœur ne permettent pas qu'on ait cette idée. Les deux ventricules ne se vident que dans le même instant; chacun ne se vide que de ce qu'il contient dans cet instant unique, et le gauche n'est le plus fort, aussi bien que l'aorte, que parce qu'ils ont à pousser le sang jusqu'aux dernières extrémités du corps, au lieu que le ventricule droit et l'artère pulmonaire ne le poussent que dans le poumon.

Les défenseurs de l'ancien système avaient répondu à M. Méry que les vaisseaux du côté droit, supposé qu'ils fussent plus grands, l'étaient, non à cause d'une plus grande quantité de sang, mais à cause du regorgement de ce sang, qui, ayant peine à pénétrer les poumons, refluait ou séjournait dans ses vaisseaux et les dilatait.

M. Méry oppose à ce regorgement, qu'il faut ou qu'il se fasse uniquement dans l'artère pulmonaire, auquel cas il ne paraît pas possible qu'elle ne crevât dans un aussi long espace de temps que neuf mois, ou que le sang qui regorge dans l'artère pulmonaire reflue dans l'oreillette gauche, ce que les valvules de l'artère pulmonaire ne permettent point, disposées exprès comme elles le sont par la nature, et très efficacement disposées pour empêcher ce reflux; et si elles avaient été une fois forcées, comme elles le seraient pendant un long temps, il y a tout lieu de croire que leur ressort ne se rétablirait jamais.

Il s'ensuivrait encore de ce regorgement du sang causé par l'embarras des poumons, qu'il circulerait dans les poumons moins de sang que le ventricule droit n'en pousserait dans le tronc de l'artère pulmonaire et dans ses branches, et par conséquent que les veines du poumon, qui rapporteraient moins de sang qu'il n'y en aurait dans les artères, devraient être dans le fœtus plus petites, par rapport aux artères, qu'elles ne le sont dans l'homme, où elles rapportent tout le sang qui a passé dans les artères. Cependant c'est dans l'homme et dans le fœtus la même proportion, ce qui prouve que le sang circule dans les poumons de l'un et de l'autre avec une égale liberté, quoique, à cause du canal de communication, il y ait une moindre quantité de sang qui circule dans les poumons du fœtus.

Voilà à peu près les principales raisons de M. Méry pour la défense de son nouveau système. Les rapports qu'il soutient entre le cœur du fœtus et celui de la tortue, et que M. du Verney lui conteste, la valvule du trou ovale qu'il conteste à M. du Verney, tout cela étant un peu plus incertain, ne fournirait peut-être pas tant de lumière pour une décision, que les raisonnements que nous avons exposés.

Il paraîtrait assez étrange que les deux systèmes contraires pussent être vrais en même temps; cependant il n'y a peut-être pas d'impossibilité absolue. On prétend que, dans le veau et dans l'agneau fœtus, les vaisseaux du côté gauche surpassent aussi constamment en capacité ceux du droit, que dans le fœtus humain ceux du droit surpassent ceux du gauche. Si le fait est bien vrai, M. Méry convient que, dans le veau et dans l'agneau fœtus, la circulation se fera selon l'ancien système, et, dans le fœtus humain, selon le sien. Or, si la nature met en usage ces deux différents moyens en différentes espèces d'animaux, peut-être les emploie-t-elle indifféremment dans la même espèce, car au fond ils paraissent tous deux assez également propres à suppléer au peu d'air qui se trouve dans le sang des fœtus. Déjà on a vu dans l'Histoire de 1699 (p. 37) un fœtus humain monstrueux, en qui la circulation se faisait certainement contre l'opinion de M. Méry. Il est vrai que ce fœtus était monstrueux, mais les monstres ne sont qu'extraordinaires, et ce qui est extraordinaire n'en est pas moins naturel. En cas que la nature fît prendre au sang tantôt une route, tantôt l'autre, quand même l'une des deux serait la plus communément usitée, il n'y aurait pas lieu de s'étonner que cette question eût longtemps partagé des anatomistes et eût fourni aux deux partis des armes assez égales.

TRAITÉ PHYSIQUE [1]

CONTENANT

1° *Un examen des faits observés par M. du Verney au cœur des tortues de terre;*

2° *Une réponse à la critique du nouveau système de la circulation du sang par le trou ovale du cœur du fœtus humain;*

3° *Une critique des observations qu'a faites M. Buissière sur le cœur de la tortue de mer;*

4° *Une description du cœur de cet animal;*

5° *Une description du cœur d'une grande tortue terrestre de l'Amérique.*

PRÉFACE

Pour me conformer à l'article trentième du règlement ordonné par le roi pour l'Académie royale des sciences, j'ai lu consécutivement dans cinq de ses assemblées l'examen que je donne au public des faits que M. du Verney dit avoir observés dans le cœur des tortues de terre, et ma réponse à sa critique du nouveau système de la circulation du sang par le trou ovale du cœur du fœtus humain.

Comme ces cinq assemblées suffirent à peine pour cette lecture, M. l'abbé Bignon, président de cette illustre Compagnie, jugea à propos de nommer MM. Dodart, Maraldi et Littre, pour vérifier :

1° Toutes les citations que je rapporte dans mon écrit, sur les passages mêmes de M. du Verney.

2° Pour comparer les figures qu'il a données au public du cœur de la tortue terrestre de l'Amérique, dans les Mémoires de l'Académie de 1676 et 1699, avec les parties que j'ai remarquées depuis ma réponse à sa critique, au cœur d'un semblable animal en novembre 1703.

Sur le rapport que firent ensuite de cet examen MM. les commissaires à M. le président, que la plupart des figures de M. du

---

1. Extrait des *Mémoires de l'Académie des sciences* pour 1703, p. 337.

Verney n'étaient nullement conformes au naturel que je leur avais fait voir, il ordonna au sieur de Chatillon de faire des dessins de toutes les parties que j'ai découvertes dans le cœur de la tortue terrestre de l'Amérique que j'ai moi-même disséquée; ainsi, ceux qui confronteront les figures de M. du Verney avec les miennes pourront plus aisément démêler le vrai d'avec le faux, qui se trouvent trop mêlés ensemble dans toutes ses observations.

Cette conduite si judicieuse de M. l'abbé Bignon, et l'approbation que l'Académie a donnée à mon ouvrage, font bien voir que la Compagnie n'approuve point les erreurs qui se rencontrent dans les pièces que les particuliers qui la composent font imprimer dans ses Mémoires, et qu'elle ne prend point d'autre parti que celui de la vérité.

Mais, comme il ne paraît pas vraisemblable qu'un même homme puisse se contredire dans toutes ses découvertes, faites sur les mêmes parties du cœur d'un même animal, ce que je démontre cependant par toute la suite de mon écrit rempli des variations de M. du Verney; pour en convaincre quiconque pourrait en douter, le certificat de MM. les commissaires fait foi :

1° Que toutes mes citations sont conformes à ses passages.

2° Que les figures que je donne des parties du cœur de la tortue terrestre de l'Amérique sont aussi conformes au naturel que je leur ai démontré. Le public peut donc croire que celles de M. du Verney en sont fort éloignées, et s'assurer que je n'ai rien avancé contre lui, soit dans l'examen de ses faits, soit dans ma réponse à sa critique, qui ne soit parfaitement conforme à la vérité, pour la défense de laquelle j'ai entrepris cet ouvrage.

3° D'ailleurs, comme le certificat de ces messieurs porte encore que toutes les parties que je leur ai aussi fait voir dans le cœur de la tortue de mer existent véritablement, le public peut enfin être persuadé que les deux descriptions que M. Buissière, anatomiste de la Société royale de Londres, en a faites, l'une qu'il prend pour lui, l'autre qu'il me donne pour détruire la vérité de mes propres découvertes, ne sont remplies toutes deux que d'observations supposées, qu'il a lui-même imaginées, sans avoir vu le cœur de cet animal; puisque les faits qu'il rapporte dans ses deux descriptions sont tous contraires à ceux que j'ai fait voir à l'Académie royale des sciences, et à MM. les commissaires par elle députés pour les examiner en particulier. Ainsi l'approbation que cette savante Compagnie a donnée aux faits que j'ai observés sur les cœurs des tortues de terre et de mer, est un sûr garant de la vérité de la description que j'en donne après ma réponse aux critiques de MM. du Verney et Buissière.

Je ne prétends point cependant diminuer par mes raisons la réputation que M. du Verney s'est acquise par ses travaux. Il est plein de mérite ; mais les plus grands hommes sont sujets à se méprendre, et l'on peut dire que leurs erreurs sont moins des preuves de leur incapacité que des marques de la faiblesse de l'esprit humain.

Extrait des regitres de l'Académie royale des sciences,
du 12 mars 1704.

MM. Dodart, Maraldi et Littre, nommés par l'Académie pour vérifier les passages de quelques écrits de M. du Verney, cités et rapportés par M. Méry dans le différend qu'il a avec M. du Verney à l'occasion de la description du cœur de la tortue, etc., et pour vérifier aussi quelques faits contenus dans la description de la tortue, faite par M. Méry, ont certifié à la Compagnie avoir trouvé entièrement conformes aux citations de M. Méry tous les passages tirés des Mémoires de l'Académie, pour servir à l'Histoire des animaux, imprimés en 1676, et des Mémoires in-4° de l'Académie imprimés en 1699, de la description du cœur du crocodile, qui est dans le second volume manuscrit de l'histoire des animaux qui ont été disséqués à l'Académie avant son nouvel établissement ; des réflexions de M. du Verney sur le crocodile, imprimées parmi les observations des RR. PP. jésuites de Siam en 1688 et des Registres de l'Académie de l'année 1699.

Ils ont aussi certifié à la Compagnie que M. Méry leur a fait voir :

1° Que dans le cœur mou d'une grande tortue terrestre de l'Amérique, et dans le cœur soufflé et séché de deux petites tortues de terre, il n'y a ni grand ni petit réservoir dans les veines qui aboutissent à leurs oreillettes ; que les deux veines des poumons n'y font point de tronc commun, parce qu'elles aboutissent chacune à l'oreillette gauche en se joignant l'une à l'autre par le côté à l'endroit de leur aboutissement, et que ces veines étant vues extérieurement paraissent plus étroites à l'endroit de leur concours que partout ailleurs.

2° Que c'est la même chose dans les deux veines caves à l'égard de l'oreillette droite de ces trois cœurs.

3° Que dans les cœurs de deux petites tortues de terre et d'une vipère, soufflés et séchés, les deux valvules sigmoïdes, adossées entre elles et attachées à la cloison des deux oreillettes, étant soulevées, ne ferment point les embouchures des oreillettes aux ventricules ; et, étant abaissées dans un cœur mou, elles ne ferment pas non plus exactement le trou ovale qui est dans la cloison charnue qui sépare le ventricule droit d'avec le gauche.

4° Que les deux valvules qui sont placées à l'embouchure des veines caves avec l'oreillette droite, laissent entre elles une ouverture ovale qu'elles ne ferment pas.

5º Que.dans le cœur qu'on leur a dit être d'une anguille, soufflé et séché, les deux valvules de l'aorte ne la ferment point exactement.

6º Que l'air soufflé dans]le cœur mou d'une grande tortue de l'Amérique, soit par les veines, soit par les artères, remplit et enfle ses ventricules, ses deux oreillettes et tous ses vaisseaux.

7ᶜ Que dans le cœur des deux grandes tortues de mer il n'y a qu'une valvule à l'embouchure de l'oreillette droite au ventricule droit, et trois à l'embouchure de l'oreillette gauche au ventricule gauche.

8º Que des trois troncs d'artères qui sortent des ventricules du cœur, il y en a un qui, après avoir produit l'artère cœliaque et la mésentérique, finit en s'abouchant à la branche postérieure de l'aorte.

9º Qu'il n'y a que deux valvules. sigmoïdes à l'embouchure de chaque tronc d'artère.

10º Que les tortues de terre ont des pieds, et celles de mer des nageoires.

11º Que la figure des cœurs des tortues de terre représente une demisphère un peu aplatie; que celle des cœurs des tortues de mer ressemble à un cône, de sorte que la plus grande dimension des cœurs des premières est d'un côté à l'autre de sa base, et que dans les cœurs des dernières elle est de la base à la pointe.

Ils ont encore certifié que M. Méry leur a fait voir le cœur et les vaisseaux de la tortue terrestre de l'Amérique étant ouverts.

12º Que la surface intérieure des veines qui rapportent le sang dans les oreillettes du cœur de cet animal, est fort lisse et polie, qu'il en est de même des veines du poumon dans la tortue de mer; qu'au contraire dans celle-ci les veines caves et les axillaires sont garnies de fibres charnues qui forment dans les axillaires une espèce de tresse, dont on voit quelque vestige dans le concours des deux veines caves.

13º Que dans le cœur de la tortue de mer il n'y a que trois cavités qui communiquent ensemble par deux détroits; que le cœur de la tortue terrestre de l'Amérique en a quatre, qui ont aussi communication entre elles par trois détroits.

14º Que du cœur de ces deux espèces de tortues partent trois troncs d'artères; que du ventricule gauche de l'une et de l'autre il ne sort aucun de ces trois troncs; que dans la tortue de mer le ventricule droit donne naissance à deux de ces troncs, qui font l'office de l'aorte et du canal artériel de communication placé dans le fœtus entre l'aorte descendante et l'artère du poumon; mais qu'il ne sort aucune artère du ventricule droit du cœur de la tortue terrestre de l'Amérique; que dans celle-ci ces deux premiers troncs tirent leur origine de la cavité qui communique immédiatement avec le ventricule droit; que dans la tortue de mer l'artère du poumon sort de cette même cavité; que dans,celle de terre l'artère du poumon part du ventricule qui communique avec celui d'où sortent l'artère et le canal de communication.

15º Qu'au haut du détroit du ventricule droit à la cavité d'où partent l'aorte et l'artère de communication, il y a dans la tortue terrestre de l'Amérique une valvule faite en forme de croissant, et qu'il n'y en a point dans celle de mer.

16° Que dans l'une et l'autre il n'y a qu'une valvule à l'entrée du ventricule droit et trois à l'entrée du gauche.

17° Qu'à l'embouchure de l'oreillette droite avec les veines caves, il y a deux valvules dans ces deux espèces de tortues; qu'il n'y en a aucune à l'embouchure de l'oreillette gauche avec les veines du poumon.

18° Qu'à l'embouchure de chacun des trois troncs d'artère du cœur de la tortue de terre et de mer il n'y a que deux valvules.

Ils ont enfin certifié avoir trouvé les figures que M. Méry a fait faire des parties du cœur de ces deux tortues tout à fait conformes au naturel.

En foi de quoi j'ai signé le présent certificat à Paris ce 2 juin 1704.

FONTENELLE,
Sec. perp. de l'Ac. royale des sciences.

I. — EXAMEN DES FAITS OBSERVÉS PAR M. DU VERNEY AU CŒUR DE LA TORTUE DE TERRE.

Enfin, après dix ans et plus de réflexions, M. du Verney vient de nous donner sa critique sur l'usage que j'ai attribué au trou ovale et au canal de communication qui se trouvent dans le fœtus humain et dans la tortue. Voici comme il débute :

J'aurais pu donner au public, il y a longtemps, les observations que j'ai faites sur le nouveau système de la circulation du sang dans le fœtus, que M. Méry a voulu fonder sur la structure du cœur de la tortue [1].

Qu'il y a peu de vérité dans ce début! Ceux qui voudront bien se donner la peine de lire seulement l'avis qui est à la tête du petit Traité que j'ai donné au public en 1700, deux ans avant l'impression de sa Critique, verront que le nouveau système de la circulation du sang dans le fœtus humain, qui en fait le sujet, n'est pas fondé, comme il voudrait le faire croire, sur la structure du cœur de la tortue, qu'elle n'en est seulement que l'occasion, mais sur l'inégalité qui se rencontre dans le fœtus entre l'aorte et l'artère du poumon, sur la différence qui se trouve entre les capacités des oreillettes, sur celle des ventricules de son cœur, et sur l'égalité de ces mêmes parties dans l'homme adulte.

Connaître cette vérité, et n'en point parler dans tout son Traité, n'est-ce pas donner lieu au lecteur de penser qu'il a bien senti en

1. *Mémoires de l'Académie de l'année 1699,* imprimés en 1702, page 227.

lui-même que ce fondement, sur lequel est véritablement bâti ce nouveau système, est inébranlable? Cependant M. du Verney voudrait bien faire croire qu'il l'a détruit il y a longtemps, comme on le peut voir par ce qu'il va dire (page 227) : *Dès qu'il le proposa, je l'examinai avec soin, je fis des dissections exactes de plusieurs tortues, et ayant connu l'erreur de cette découverte, je la combattis dans mes exercices du Jardin royal, et dans cette Académie, comme il est rapporté dans l'Histoire qui en a été publiée.*

Avant de faire voir que toutes ces dissections de tortues sont peu exactes, M. du Verney me permettra, s'il lui plaît, de lui demander en quelle année et dans quelle page de son Histoire l'Académie royale des sciences rapporte ses objections. Je l'ai lue, et n'y en ai remarqué aucune avant sa critique. Il est bien vrai qu'en 1692 il proposa en différentes assemblées de cette célèbre Compagnie plusieurs difficultés sur le rapport que j'avais fait du trou ovale de la tortue avec celui du fœtus humain. Il donna même par écrit ses objections à M. l'abbé Bignon, qui en était alors président; mais la réponse que j'y fis immédiatement après, et qui est restée dans les Registres de l'Académie, l'obligea aussitôt à retirer son écrit : de là vient qu'elle n'a point fait mention, dans son Histoire, des objections de M. du Verney avant 1702, qu'elle donna au public ses Mémoires de 1699; ce qui fournit à M. du Verney l'occasion d'y placer avec sa critique la description du cœur d'une grande tortue de l'Amérique, qu'il ne reçut de Versailles qu'au mois de décembre 1700; ce qui se vérifie par les Registres de l'Académie.

Au reste, qu'il est aisé de combattre l'opinion d'un homme devant des écoliers qui ne l'entendent point, et à qui on ne laisse pas même la liberté de faire une objection! mais qu'il est difficile d'en imposer à des académiciens et à des anatomistes qui sont en état de démêler le vrai d'avec le faux, et les bonnes raisons d'avec les mauvaises! j'en appelle à leur jugement.

Les objections que me fit M. du Verney, en 1692, étant fort différentes de celles qu'il me propose aujourd'hui dans sa critique, comme on le peut voir dans le petit écrit que j'ai fait imprimer en 1700, page 19, où je les ai rapportées, il est surprenant de lui entendre dire (page 227) :

Je composai dès lors le Traité que je vais lire, et quelques autres qui paraîtront dans la suite. J'ai différé de les donner au public, et je ne m'y suis déterminé qu'avec peine, et pour le bien de la paix, et par la considération que j'ai pour l'auteur de ce système; mais j'ai cru les devoir à la curiosité de ceux qui, s'étant élevés comme moi contre ces nouveaux sentiments, n'ont eu ni le même loisir, ni la

même commodité de travailler à de pareilles dissections. D'ailleurs
l'auteur pourrait prendre mon silence pour une approbation de son
sentiment, et publier encore que, bien qu'il m'en ait fait une espèce
de défi, je n'ai pas osé le combattre.

La nouvelle opinion de la circulation du sang par le trou ovale
dans le fœtus humain eut, avant de paraître en public, le bonheur
d'être approuvée par M. du Verney en pleine Académie, et même
chez lui lorsque je la lui communiquai en particulier : mais elle ne
fut pas plus tôt imprimée, qu'il fit en effet tous ses efforts pour la
détruire, mais inutilement, puisqu'il ne jugea pas à propos de laisser
dans les Registres de l'Académie ses objections. Qui croira après
cela qu'il ait véritablement de la considération pour son auteur, et
qu'il aime sincèrement à vivre en paix avec lui?

La curiosité de ceux qui, comme lui, se sont élevés en 1698 contre
le nouveau système publié et établi en 1697, sur la capacité différente
de l'aorte et de l'artère du poumon dans le fœtus, sera peu satisfaite,
quand ils verront que, par toute sa critique, qu'il leur a fait attendre
pendant plus de dix ans, il n'attaque point, comme ils ont fait, le
véritable fondement de ce système, et que même toutes les raisons
qu'il y emploie pour ruiner seulement le rapport que j'ai fait de
l'usage du trou ovale du cœur de la tortue avec celui du fœtus
humain [1], n'auront servi qu'à le mieux appuyer. De là n'auront-ils
pas lieu de s'imaginer que, puisque M. du Verney ne combat point
au fond mon opinion, c'est qu'il ne trouve point en lui-même d'assez
fortes raisons pour la détruire? Il paraît cependant se flatter de la
pouvoir renverser, quoiqu'il ne l'attaque point, quand il nous dit [2] :
Dans le temps que je m'y suis déterminé, j'ai été assez heureux pour
recevoir de Versailles une grande tortue terrestre de l'Amérique, qui
m'a servi à confirmer les observations que j'avais faites sur celles que
nous avons en France. J'ai ajouté la description des cœurs de la
vipère, de la grenouille, et de quelques poissons qui ont tous beau-
coup de rapport au cœur de la tortue, afin de ne rien omettre de
tout ce qui peut servir à éclaircir ces questions.

M. du Verney nous apprend bien que cette tortue lui a servi à
confirmer les observations qu'il a faites sur nos petites tortues de
France : mais il nous dissimule qu'il s'est servi de ces petits animaux
pour confirmer les remarques qu'il a faites il y a plus de vingt ans
sur une autre tortue terrestre de l'Amérique encore plus grande que
celle du cœur de laquelle il vient de nous donner la description. Il

1. *Mémoires de l'Académie*, 1692, p. 57.
2. *Id.*, 1699, p. 228.

n'a sur cela gardé le silence que parce qu'en 1685 je démontrai à l'Académie, sur une tortue de mer, que toutes les observations qu'il a faites sur les différentes parties du cœur de sa première tortue de l'Amérique étaient fausses. Les faits que je fis voir à cette savante Compagnie parurent si évidents à M. du Verney, qu'il n'osa pas alors les contester.

Ce ne fut qu'après s'être rendu maître des dessins que j'avais fait faire des parties du cœur de cet animal qu'il entreprit de les faire passer pour faux, et qu'il se servit pour cet effet de nos petites tortues de France pour vérifier les observations qu'il avait faites sur sa première tortue de l'Amérique, particulièrement qu'il ne sortait du cœur de cet animal que deux troncs d'artères, et qu'il y avait à l'embouchure de chacune trois valvules sigmoïdes. Mais une grosse tortue que je reçus de Languedoc, dans le temps de ses démonstrations à l'Académie, ruina son entreprise ; il fut contraint, en lui montrant au cœur de cet animal trois troncs d'artères qui n'avaient chacun que deux valvules comme celles de la tortue de mer, d'avouer à messieurs de l'Académie royale des sciences qu'il s'était mépris. Il fit plus, il donna ensuite mes faits au public pour ceux qu'il avait observés lui-même sur le cœur du crocodile, et ne les lui donna pas pour faux, ce que je prouverai à la fin de l'examen que je vais faire de ses observations.

Pour ne point faire perdre de vue au lecteur la question dont il s'agit maintenant entre M. du Verney et moi, qui est de savoir si le sang circule dans le cœur du fœtus humain comme dans celui de la tortue, ou bien si le trou ovale et le canal de communication, qui se rencontrent dans l'un et l'autre, ont le même usage dans tous les deux, j'examinerai seulement les remarques qu'il a faites sur le cœur de la tortue, persuadé que celles du cœur de la grenouille et de la carpe, qu'il vient de nous donner dans le même Traité, sont beaucoup plus propres à embrouiller cette question qu'à l'éclaircir.

En effet, établir des différences essentielles entre les parties du cœur de ces animaux ; soutenir après cela que la structure du cœur de la tortue, qui a trois ventricules, trois troncs d'artères, deux troncs de veines, deux oreillettes, soit conforme à la structure du cœur de la carpe, qui n'a qu'un ventricule, qu'un tronc d'artère, qu'un tronc de veine, qu'une oreillette ; n'est-ce pas s'imaginer que trois ou deux ne font qu'un dans la nature, ou qu'un y fait deux ou trois ? Mais comment M. du Verney pourra-t-il nous démontrer un paradoxe si étrange ? et qui pourra comprendre que le cœur de la carpe, qui n'a ni trou ovale, ni canal de communication, puisse être propre à prouver que ces deux conduits, qui se rencontrent dans le fœtus humain et dans la tortue, n'ont pas dans l'un et dans l'autre les mêmes usages? Cependant il nous dit (page 244) que *la conformité qui se trouve dans la structure du cœur de ces animaux l'a obligé de les décrire en même temps, afin de ne rien omettre de tout ce qui peut servir à éclaircir ces questions* (page 228). Pour cela il faut un génie tout particulier.

Nous voici arrivés à la division de la pièce de M. du Verney. *Je décrirai,* dit-il (page 228), *dans la première partie de ce discours la structure du cœur de la tortue et de ceux des autres animaux dont j'ai parlé. Dans la seconde, j'examinerai leurs usages, et, dans la troisième, je fonderai sur toutes les deux la critique du nouveau système.* Qui ne croirait que M. du Verney va renverser ce système nouveau? Cependant il n'y touche nullement, puisqu'il n'attaque aucune des cinq propositions sur lesquelles il est fondé. C'est ce que je ferai voir dans ma réponse à sa critique : faisons présentement l'examen de ses faits.

En suivant pas à pas M. du Verney dans toutes ses démarches, je ferai voir d'abord qu'il détruit lui-même par ses propres observations tous les faits qu'il a remarqués dans le cœur des tortues sur lesquels il fonde sa critique. Je montrerai ensuite que ce qu'il nous dit de la circulation du sang de ces animaux dans la seconde et la troisième partie de son traité, n'est qu'une imitation d'une petite pièce que j'ai fait imprimer dans les Mémoires de l'Académie. Je démontrerai enfin, par ses propres faits, que le trou ovale et le canal de communication ont dans le fœtus humain et dans la tortue les mêmes usages, et qu'il a dit, longtemps avant moi, que la circulation du sang se fait dans le cœur du fœtus de la même manière qu'elle se fait dans celui de la tortue, ce qui fera voir l'absurdité de toute sa critique par laquelle il prétend aujourd'hui prouver le contraire.

Avant de fournir les preuves de ma première proposition, je dois faire remarquer que M. du Verney nous a donné quatre descriptions du cœur de la tortue. La première se trouve dans les Mémoires que l'Académie royale des sciences fit imprimer en 1676. Celle-ci est du cœur d'une grande tortue terrestre de l'Amérique. La seconde est du cœur d'une tortue de mer. Celle-là a été imprimée en 1688 parmi les observations que les RR. PP. jésuites de Siam ont faites sur le crocodile. La troisième, qui est du cœur des petites tortues de France, a été seulement transcrite dans les registres de l'Académie le 23 décembre 1699, le même jour et le même mois de cette même année. La quatrième fut imprimée dans ses Mémoires, si on s'en rapporte à la date. Cette dernière description est encore du cœur d'une grande tortue terrestre de l'Amérique, que M. du Verney n'a cependant reçue de Versailles qu'au mois de décembre 1700. J'ai tiré une copie de sa troisième description, vérifiée par M. de Fontenelle, secrétaire de l'Académie, afin de faire connaître que sa dernière tortue de l'Amérique, loin de lui avoir servi, comme il dit, à confirmer les observations qu'il a faites sur le cœur de petites tortues de France, ne lui a servi au contraire qu'à les détruire ou à les réformer.

Des deux grandes tortues terrestres de l'Amérique dont M. du Verney nous a donné les observations, la première *avait quatre pieds et demi de long depuis l'extrémité du museau jusqu'à l'extrémité de la queue, et quatorze pouces d'épaisseur; l'écaille avait trois pieds de long sur deux de large* [1].

M. du Verney ne nous marque point quelle était la longueur entière de la seconde; il se contente de nous dire que *l'écaille qui la couvrait était de deux pieds trois pouces de long sur deux pieds un pouce de large, et son écaille de dessous d'un pied cinq pouces de long sur un pied deux pouces de large* [2].

Si les mesures de l'écaille de sa première tortue sont justes, comme il y a bien de l'apparence, on peut dire sans crainte de se tromper que M. du Verney s'est mépris en mesurant les écailles de la seconde; mais c'est peu de chose que cette méprise. Ce qu'il y a de plus étrange, c'est que les figures qu'il nous a données du cœur de sa première tortue de l'Amérique sont en tout différentes de celles du cœur de la seconde, et que les deux descriptions qu'il a faites des cœurs de ses deux tortues se détruisent l'une l'autre; de sorte que si les observations qui sont dans sa première description sont vraies, celles qui sont dans la quatrième sont absolument fausses; et réciproquement si celles-ci sont vraies, les autres sont évidemment fausses. C'est ce que je vais démontrer.

M. du Verney nous dit dans sa quatrième description, p. 229, qu'*on voit autour du cœur de ces animaux une espèce de réservoir d'une figure oblongue, et assez semblable à celle d'une outre enflée : il est formé par le concours de plusieurs veines. L'axillaire droite et la veine cave inférieure s'embouchent au côté droit de ce réservoir, l'une en haut, et l'autre en bas. De l'autre côté on voit dans une pareille situation l'axillaire gauche et une veine qui rapporte le sang de la partie gauche du foie. La veine coronaire et quelques autres vaisseaux qui sortent des parties voisines s'y vident aussi, et comme les jugulaires se déchargent dans les axillaires, cela fait que*

---

1. *Première description,* 1676, p. 193.
2. *Quatrième description,* 1699, p. 228.

le sang de toutes les veines est rapporté dans ce réservoir, à l'exception de celui des veines du poumon. Ce même réservoir, vers son milieu, s'ouvre dans l'oreillette droite du côté qu'elle regarde l'écaille de dessus.

Ce réservoir, dans le sens que le prend ici M. du Verney, ne peut être autre chose que le tronc de la veine cave. Il en convient lui-même, quand il nous dit que *par le terme de réservoir on n'entend autre chose qu'un tronc de veines formé par le concours de plusieurs autres, et qui tient lieu de veines caves supérieure et inférieure* (page 244).

Ce mot de réservoir étant bien entendu, il est aisé de prouver maintenant à M. du Verney qu'il détruit lui-même tout ce qu'il vient de nous en dire, par ce qu'il nous en dit dans sa première description. Voici ses propres paroles :

La veine cave, qui, ainsi qu'il a été dit, avait deux troncs sortants l'un de la partie droite du foie et l'autre de la partie gauche, portait le sang par chacun de ces troncs dans chacune des oreillettes [1]. Cela se voit effectivement par les premières figures de ces parties; le contraire paraît dans les secondes, où l'on voit que son grand réservoir s'ouvre vers son milieu dans l'oreillette droite par une seule embouchure. Quelle différence? Est-ce M. du Verney qui s'est mépris, ou la nature? Qui pourra découvrir la vérité parmi ces contradictions?

Après avoir fait la description du réservoir de la veine cave, il en décrit un autre formé par la réunion des veines du poumon, et nous dit que *les deux veines du poumon remontent le long du côté intérieur de chaque branche, la droite passant par-dessus le réservoir dont on a parlé, et la gauche par-dessus l'axillaire du même côté ; elles viennent toutes deux former un second réservoir beaucoup plus petit que le premier, et qui se décharge dans l'oreillette gauche vers son milieu du côté qu'elle regarde l'écaille de dessus* [2].

Cependant, dans sa troisième description du cœur de nos petites tortues de France, il dit que *les deux veines du poumon viennent se décharger au bas de l'oreillette gauche, et ces deux veines la percent chacune à part, quoique fort près l'une de l'autre.*

Est-ce là confirmer par sa grande tortue terrestre de l'Amérique les observations qu'il a faites sur les petites tortues de France? La différence de ces deux passages qui regardent un même fait saute aux yeux : Par le premier les veines du poumon s'unissent ensemble

---

1. *Première description,* 1676, p. 198.
 2. *Quatrième description,* p. 229 et 230.

pour former un petit réservoir, qui n'a qu'une seule embouchure dans l'oreillette gauche; par le second, les deux veines du poumon ne s'unissent point, elles percent chacune à part cette oreillette. Quelle contradiction!

Quelque grande que soit cette différence, elle paraît petite en comparaison de celle que je vais rapporter. Les deux veines du poumon ne s'ouvrent point dans l'oreillette gauche et ne versent point leur sang dans sa capacité. C'est M. du Verney qui nous l'apprend lui-même dans sa première description (p. 198); écoutons-le parler.

La veine du poumon était double, y en ayant une de chaque côté; car ces veines, se déchargeant dans chaque axillaire, mêlaient le sang qu'elles avaient reçu du poumon avec celui de la veine cave, pour le porter dans le ventricule droit, duquel l'aorte sortait.

Qui pourra, parmi tant de faits qui se détruisent les uns les autres, démêler les vrais d'avec les faux? Comment après cela faire fond sur les observations de M. du Verney? Ne nous lassons pas cependant de le suivre dans ses variations; nous ne sommes encore qu'au commencement, revenons donc à ses deux réservoirs, et montrons-lui premièrement que le terme de réservoir ne peut convenir aux troncs des veines sans abus.

Réservoir, pris dans sa signification propre, ne se dit que d'un lieu où on amasse et où on réserve des eaux, pour les faire ensuite couler ou jaillir dans un autre. C'est dans ce sens que la vessie peut être appelée avec raison le réservoir de l'urine, cette liqueur y étant retenue quelque temps avant de s'écouler par l'urètre.

On ne peut pas dire de même que le tronc de la veine cave, ni celui des veines du poumon, soient les réservoirs du sang qui vient de toutes les parties du corps de la tortue se rendre dans le cœur de cet animal par ces vaisseaux, puisqu'il ne fait qu'y passer sans s'y arrêter un seul moment. Il est donc évident que l'application que M. du Verney fait du terme de réservoir au tronc de la veine cave et à celui des veines du poumon n'est pas naturelle : car il lui est impossible de faire voir que le sang s'y repose un seul moment avant d'entrer dans les oreillettes du cœur de la tortue.

Supposé néanmoins que le mot de réservoir pût convenir improprement aux troncs des veines, faisons-lui voir secondement que son grand ni son petit réservoir n'existent point dans les tortues; en voici plusieurs preuves.

Première preuve. C'est une chose démontrée par tous les géomètres, que les capacités ou ouvertures des tuyaux circulaires sont comme les carrés de leurs diamètres ou de leurs circuits. Or on trouve par expérience que les circuits de l'aorte et de l'artère de communication sont presque égaux, et que celui de l'artère du poumon est à très peu de chose près double de chacun d'eux; donc la capacité de l'artère du poumon sera à chacune des leurs comme le carré de 2 est au carré de 1, c'est-à-dire comme quatre est à un, et par conséquent la capacité ou l'ouverture de l'artère du poumon est environ quadruple de chacune de celles-là, c'est-à-dire double des deux ensemble.

Or, supposé que le sang qui passe des ventricules du cœur de la tortue dans ces trois artères y coulât avec la même vitesse, il devrait passer par l'artère du poumon deux onces de sang, pendant qu'il n'en passerait qu'une demi-once dans chacune des deux autres, et par conséquent le réservoir des veines du poumon de la tortue, qui reçoit le sang de l'artère pulmonaire, devrait être une fois plus grand que celui de la veine cave qui reçoit le sang de l'aorte et du canal de communication. Cependant M. du Verney donne au réservoir de la veine cave une capacité quarante fois ou environ plus grande qu'au réservoir de la veine du poumon, ce qui est absolument impossible. Ces deux réservoirs ne sont donc qu'imaginaires, suivant même le rapport qu'il fait de ces trois artères.

Seconde preuve. Car si, comme il le dit [1], *l'artère du poumon a autant de diamètre que l'aorte ascendante, et s'il suffit que le tiers du sang qui sort du cœur soit porté dans le poumon,* comme il le suppose, il est visible qu'il ne passera par l'aorte ascendante qu'un autre tiers de cette même masse de sang qui sort du cœur de la tortue; il faut donc nécessairement que le troisième passe dans l'aorte descendante, les ouvertures de ces trois artères, selon lui, doivent donc être égales, et par conséquent le réservoir qui reçoit le sang de ses deux artères ne peut être que double du réservoir qui reçoit le sang de l'artère du poumon dans sa supposition. Il est donc vrai qu'il s'est de beaucoup mécompté dans son calcul, en donnant environ quarante fois plus de capacité au tronc de la veine cave, dont il fait son grand réservoir, qu'au tronc de la veine du poumon, qui fait le petit : mais c'est là la moindre de ses erreurs à cet égard ; celle qui suit est beaucoup plus considérable.

Troisième preuve. M. du Verney convient que *par le terme de réservoir on n'entend autre chose qu'un tronc de veines formé par le concours de plusieurs autres et qui tient lieu des veines caves supérieure et inférieure dans la tortue* (page 244).

Or comme il est de la nature d'un tronc de veines de n'avoir

---

1. *Quatrième description,* p. 235 et 249.

qu'une capacité égale à celle de toutes les racines dont il est formé, puisqu'il ne porte que la même quantité de sang; que cependant la capacité de son petit réservoir est du moins six fois plus grande que celle des deux veines du poumon prises ensemble, et la capacité de son grand réservoir trente fois ou environ plus grande que celle des deux troncs de la veine cave, et des axillaires prises ensemble; ce qu'on peut voir par la septième et huitième figure de la cinquième planche, il est évident que ces deux réservoirs ne peuvent exister dans les tortues.

Quatrième preuve. Pour en être encore plus convaincu, il n'y a qu'à comparer seulement le grand réservoir avec le cœur, tels qu'ils sont l'un et l'autre représentés dans la seconde et la quatrième figure qui se trouvent à la fin de sa quatrième description; on verra, par ces deux figures, que la seule capacité de ce réservoir est du moins double de celle des deux oreillettes et des trois ventricules du cœur de la tortue prises toutes ensemble; ce qui est absurde.

Cinquième preuve. Si M. du Verney ne veut pas se rendre à ces preuves qui ruinent visiblement ses deux réservoirs, qu'il s'en rapporte du moins à lui-même; qu'il prenne donc la peine de revoir les figures du cœur de sa première tortue de l'Amérique, il y remarquera qu'alors il prit soin que les deux troncs des veines caves gardassent avec leurs racines une égale proportion; il y verra aussi que les capacités des oreillettes sont de beaucoup plus grandes que celles des troncs des veines qui s'embouchent avec elles. Par là il pourra aisément se désabuser de ces deux réservoirs imaginaires.

La sixième preuve que ces réservoirs n'existaient pas dans sa dernière tortue de l'Amérique, se tire de la troisième figure du cœur de nos petites tortues de France qu'il a fait graver dans la seconde planche, et de la description qu'il en a donnée à l'Académie. Dans la figure ces réservoirs ne sont point représentés. M. du Verney n'en parle point dans sa troisième description. Je vais en rapporter deux passages qui confirment ce que j'avance. Voici le premier :

On voit, dit-il, *sous l'oreillette droite un tronc de veines formé par la réunion de plusieurs vaisseaux, lequel s'ouvre à côté et un peu au-dessous de cette oreillette.*

Voilà le second : *Les deux veines du poumon viennent se décharger au bas de l'oreillette gauche et ces deux veines la percent chacune à part.*

Il n'a donc point trouvé au cœur de ces petits animaux ces deux réservoirs, il n'en fait point mention dans la description de sa première tortue de l'Amérique, et les figures qu'il nous a données des veines du cœur de cet animal ne représentent nullement ces réservoirs. Il y a donc d'autant moins lieu de croire qu'il les ait vus dans la seconde, qu'il nous assure qu'elle lui a servi à confirmer les observations qu'il a faites sur les petites tortues de France, dans lesquelles il est constant que ces deux réservoirs ne se rencontrent pas, et par conséquent toutes les figures magnifiques qu'il nous en a données ne sont qu'une pure illusion; autrement il aurait dû nous avertir que sa dernière tortue de l'Amérique lui a servi à reformer les observations qu'il a faites sur les petites tortues de France, et non pas à les confirmer, comme il nous dit dans sa quatrième description.

Quoiqu'il soit vrai que ces deux réservoirs n'existent point dans les tortues, examinons néanmoins si M. du Verney est plus d'accord avec lui-même sur ce qu'il nous rapporte de leur structure intérieure et de leurs valvules. Voici ce qu'il nous dit de son grand réservoir [1] :

Ce réservoir par dedans est en quelque manière tapissé de fibres charnues, qui se croisent et s'entrelacent à peu près comme celles qui se voient au dedans des oreillettes du cœur de l'homme, la veine cave est tapissée de même de la longueur d'environ un pouce, et les embouchures des autres vaisseaux le sont aussi.

En lisant cet endroit, qui ne concevra que ce grand réservoir et la veine cave sont deux parties aussi distinctes que sont les oreillettes et les ventricules? M. du Verney nous avertit cependant, quinze pages après (page 244), *que par le terme de réservoir on n'entend autre chose qu'un tronc de veines formé par le concours de plusieurs autres, et qui tient lieu de veines caves supérieure et inférieure dans la tortue.*

Ne devait-il pas nous donner d'abord cet avertissement, pour nous faire comprendre que l'un et l'autre ne sont que la même chose dans son idée, parce qu'on sait qu'un canal et un réservoir sont deux choses fort différentes?

Si l'on compare ces nouvelles remarques de M. du Verney avec ses anciennes observations, on ne saura que croire de cette tapisserie dont il orne les réservoirs imaginaires de sa seconde tortue de l'Amérique; car, comme il n'en parle point dans la description des vaisseaux de la première, qui pourra se persuader qu'il l'ait trouvée dans ceux de la seconde, qui lui a servi à confirmer les observations qu'il a faites sur les petites tortues de France, dans lesquelles il n'a pas aussi rencontré cette tapisserie, comme il paraît par les deux passages de sa troisième description que je viens de rapporter, dans lesquels il n'en est fait non plus de mention que des réservoirs?

D'ailleurs s'il n'y a point de différence entre les veines de la tortue terrestre de l'Amérique et celles de la tortue de mer, je puis

---

1. *Quatrième description*, p. 229.

assurer que cette tapisserie, qui se trouve à la vérité dans les veines axillaires, ne se rencontre assurément pas dans les veines du poumon. M. du Verney nous dit cependant que *le bassin du petit réservoir est aussi garni par dedans de fibres charnues, mais en moindre quantité que celui du grand réservoir* (page 230).

On se trouvera encore plus embarrassé en lisant ce qu'il nous rapporte des valvules de ces deux réservoirs. On remarque dans sa quatrième description qu'*à l'embouchure du grand réservoir il y a deux valvules situées un peu obliquement par rapport à l'oreillette droite. Quand elles se joignent, elles ferment exactement cette ouverture* (page 230).

Dans sa troisième description du cœur des petites tortues de France, nous y lisons qu'à l'embouchure du tronc de veines qu'on voit sous l'oreillette droite, *il y a une valvule ou soupape de la figure d'un croissant qui borde toute l'embouchure de ce vaisseau;* il faudrait pour cela qu'elle fût circulaire.

C'est ainsi que M. du Verney confirme les observations qu'il a faites sur les petites tortues de France, par celles de sa dernière tortue de l'Amérique. Il fait plus, il détruit les unes et les autres par les remarques qu'il a faites sur la première. Car, dans la description qu'il nous en a donnée, il dit bien que *la veine cave, qui avait deux troncs sortants l'un de la partie droite du foie et l'autre de la partie gauche, portait le sang par chacun de ses troncs dans chacune des oreillettes* [1]; mais il ne nous marque point qu'à l'embouchure de ces vaisseaux avec les oreillettes il y eût aucune valvule.

Y a-t-il donc, à l'entrée du tronc de la veine cave dont M. du Verney fait son grand réservoir, deux ou une, ou point de soupape? Il semble qu'il n'y a que lui seul qui puisse nous tirer du doute où il nous a mis par ses différentes observations : mais quand il se sera expliqué, qui le croira? Ne pourrait-il pas encore, après s'être mépris tant de fois, nous rejeter dans la même incertitude par de nouvelles erreurs? Le plus sûr, pour des anatomistes, est donc de n'employer que leurs propres mains et leurs propres yeux pour s'assurer d'un fait dont il nous parle si différemment. Voyons maintenant si nous aurons lieu d'être plus satisfaits de ce qu'il nous dit de la valvule de son petit réservoir; écoutons-le parler.

Le bassin du petit réservoir, dans les petites tortues, ce que je n'ai point vu, dit-il [2], *dans la grande, a à son embouchure une valvule charnue en forme de croissant.*

---

1. *Première description*, p. 198.
2. *Quatrième description*, p. 230.

Il est évident par ce passage que M. du Verney donne aux veines du poumon de nos petites tortues le même réservoir qu'il dit avoir observé dans sa grande tortue de l'Amérique. Si cela est, d'où vient donc que dans sa troisième description originale du cœur de ces petits animaux, qu'il donna à l'Académie le même jour qu'il rendit publique celle du cœur de sa grande tortue, si la date est vraie, il n'y fait aucune mention de ce petit réservoir? Il n'y parle pas même du grand, et de la manière qu'il s'y explique, il y a toute apparence qu'il n'a pas vu ces réservoirs dans les petites tortues, puisqu'il nous dit seulement qu'*on voit sous l'oreillette droite un tronc de veines formé par l'union de plusieurs vaisseaux, lequel s'ouvre à côté, et un peu au-dessous de cette oreillette*, et que *les deux veines du poumon viennent se décharger au bas de l'oreillette gauche, et ces deux veines-là percent chacune à part, quoique fort près l'une de l'autre* [1]. Cela étant, comment se peut-il donc faire que M. du Verney ait vu dans nos petites tortues de terre, à l'embouchure de son petit réservoir avec l'oreillette gauche, une valvule charnue faite en forme de croissant, puisque les deux veines du poumon, au lieu de former un bassin, percent cette oreillette chacune à part? Peut-on ainsi tomber dans une telle contradiction en un même jour? Bien plus, tout ce qu'il nous dit des veines du poumon dans sa troisième description, et de son petit réservoir dans la quatrième, est faux, si ce qu'il nous rapporte de ces mêmes veines dans la première est vrai. Voici ses propres paroles :

Les deux veines du poumon, se déchargeant dans chaque axillaire, mêlaient le sang qu'elles avaient reçu du poumon avec celui de la veine cave pour le porter dans le ventricule droit [1]. Ces veines, encore une fois, ne s'ouvrent donc pas dans l'oreillette gauche; elles ne forment donc point de réservoir à son embouchure et n'ont point de valvule. Qui pourra démêler la vérité parmi tant d'observations qui se détruisent les unes les autres? Trop d'obscurité l'environne pour pouvoir la découvrir. Nous ne saurions rien apprendre de certain de ces réservoirs par tant de variations; cherchons à nous dédommager sur les oreillettes; peut-être M. du Verney nous apprendra-t-il quelque chose de plus sûr de ces parties.

Dans toutes les descriptions du cœur de la tortue qu'il a données à l'Académie et au public, il convient que l'oreillette droite est beaucoup plus grande que l'oreillette gauche; il serait à souhaiter qu'il fût de même d'accord avec lui-même sur le nombre des valvules qu'il place aux passages des oreillettes aux ventricules; mais il n'en est

---

1. *Première description*, p. 198.

pas ainsi. Sur ce seul fait il a deux sentiments fort différents l'un de l'autre, ce qui nous prive du plaisir que donne une vérité connue.

Dans la description qu'il nous a donnée de sa première tortue de l'Amérique, il dit (page 198) qu'il a observé que les oreillettes du cœur de cet animal *s'ouvraient à l'ordinaire chacune dans un ventricule, et qu'à chacune des ouvertures qui donnaient passage au sang de l'oreillette dans le ventricule, il y avait trois valvules sigmoïdes, qui, contre l'ordinaire de cette espèce de valvules, empêchaient que le sang ne pût sortir du cœur pour retourner dans les oreillettes, faisant l'office de valvules triglochines.*

Au contraire, dans la description de sa dernière tortue de l'Amérique, il nous dit qu'il a remarqué qu'*à l'embouchure de chaque oreillette il y a une valvule* [1]. Les figures répondent à ces descriptions; on voit effectivement trois valvules à l'embouchure de chaque oreillette avec son ventricule dans les figures du cœur de sa première tortue, on n'en voit qu'une dans celles de la seconde. Quelle différence?

Comme M. du Verney ne nous avertit point où il s'est trompé, on ne peut savoir dans laquelle de ces deux descriptions se rencontre la vérité.

Je pourrais assurer qu'elle ne se trouve ni dans l'une ni dans l'autre, s'il n'y a point de différence entre le cœur de la tortue terrestre de l'Amérique et celui de la tortue de mer, car dans celle-ci il y a trois valvules à l'entrée du ventricule gauche du cœur, il n'y en a qu'une à l'entrée du ventricule droit. Les mêmes valvules sont aussi dans le cœur des petites tortues de France, ce qui donne lieu de croire qu'elles doivent être dans le cœur de la tortue terrestre de l'Amérique, quoiqu'il n'ait pu les découvrir ni dans les unes ni dans les autres. L'ordre des parties que nous avons à examiner demande que nous passions avec M. du Verney des oreillettes aux ventricules.

Par sa première description il nous apprend qu'il a trouvé trois ventricules dans le cœur de la tortue. Il en place deux dans la partie postérieure du cœur qui regarde l'épine, et le troisième dans la partie antérieure. Voici comme il en parle (p. 198) :

Les oreillettes s'ouvraient à l'ordinaire chacune dans un ventricule. Outre ces deux ventricules qui étaient en la partie postérieure du cœur qui regarde l'épine, il y en avait un troisième dans la partie antérieure tirant un peu vers le côté droit.

Le terme de ventricule dont M. du Verney s'est servi dans sa première et dans sa seconde description lui ayant ensuite déplu, il a

1. *Quatrième description,* p. 231.

jugé à propos de le changer en celui de cavité dans la troisième et dans la quatrième. Non content de changer de terme, il donne encore aux cavités du cœur de la tortue une situation nouvelle dans sa quatrième description; car après nous avoir marqué dans la première que des trois ventricules du cœur de la tortue, deux étaient situés dans la partie postérieure du cœur, et le troisième dans la partie antérieure, il nous dit dans la quatrième (page 232) qu'*il y a trois cavités dans le cœur de cet animal, l'une est dans la partie gauche, et les deux autres dans la droite. La cavité de la partie gauche l'occupe seule tout entière, et les deux de la partie droite sont placées l'une sur l'autre.* Cependant, dans la troisième description, il nous dit que *les cavités de la partie droite sont placées l'une au-devant de l'autre.*

Après avoir changé le nom de ventricule en celui de cavité, M. du Verney s'étant aperçu qu'on pouvait lui objecter que ces deux mots étant synonymes, il n'y a point de différence entre ventricule droit et cavité droite, ni entre ventricule gauche et cavité gauche, il s'est avisé de ne plus distinguer les trois ventricules du cœur de la tortue, ni par leur situation, ni par rapport aux oreillettes, mais seulement par les termes de première, de seconde et de troisième cavité. Voici comme il s'explique dans sa quatrième description (p. 232) :

Des deux cavités qui regardent l'écaille de dessus, j'appellerai dans la suite première cavité celle qui reçoit le sang de l'oreillette droite, seconde cavité celle qui occupe toute la partie gauche et qui reçoit le sang de l'oreillette gauche, et troisième cavité celle qui est au-dessous de la première, dans laquelle s'embouche l'artère du poumon.

La raison qui l'a engagé à faire ce changement est qu'*on ne peut pas donner,* dit-il (page 245), *aux cavités du cœur de la tortue le nom de ventricule droit et de ventricule gauche, en attachant à ces deux mots les idées ordinaires, parce que d'un côté, si on les regarde par rapport aux oreillettes et au cours du sang veineux, l'une pourrait être à la vérité appelée ventricule droit, et l'autre ventricule gauche; mais si on les regarde par rapport à la naissance des artères, la même cavité qu'on appelle ventricule droit devrait être nommée aussi ventricule gauche, puisqu'elle donne naissance à l'aorte. Ce qu'on appelle ventricule gauche n'aurait donc point d'artère, et ce qu'on nomme troisième ventricule n'aurait point d'oreillette ni de veine, ce qui est contraire à la conformation du cœur de l'homme et de la plupart des animaux.*

On reconnaît cette différence avec M. du Verney : mais elle n'empêche pas que tout le raisonnement qu'il vient de nous faire ne soit un sophisme des plus grossiers. Car il n'y a point d'anatomiste, si peu éclairé qu'il soit, qui ne sache que ce n'est point à raison, ni de l'origine des artères, ni de l'insertion des troncs des veines, ni du cours du sang, que les noms de droit et de gauche ont été donnés aux oreillettes et aux ventricules du cœur, mais seulement à cause de leur situation. M. du Verney en convient lui-même dans sa troisième description, puisqu'en y parlant des cavités du cœur de la tortue il nous dit : *J'appellerai dans la suite celle qui regarde l'épine, cavité droite, tant à cause de sa situation que parce qu'elle reçoit le sang de l'oreillette droite; j'appellerai cavité gauche celle qui occupe toute la partie gauche.* Peut-on ainsi sur un même sujet changer de sentiment dans un même jour?

Cette dernière idée de M. du Verney étant tout à fait conforme à la nature, n'est-on pas en droit de lui représenter que, puisque sa première et sa seconde cavité du cœur de la tortue gardent, suivant ses propres remarques, dans cet animal la même situation qu'ont dans le cœur de l'homme les deux ventricules, il n'a point dû, ni de ce que le ventricule gauche n'a point d'artère, ni de ce que le droit donne naissance à l'aorte, ni de ce que celui du milieu n'a point d'oreillette ni de veines, il n'a point dû, dis-je, leur ôter, comme il a fait dans sa quatrième description, les noms de droit et de gauche qu'il leur donne dans la troisième? Il n'a pas dû non plus ne distinguer ces trois ventricules que par les noms de première, seconde et troisième cavité, puisque tout ce changement de terme ne peut être propre qu'à brouiller l'idée naturelle qu'ont tous les anatomistes de la situation de ces ventricules.

Peut-être sera-t-on surpris que je me sois amusé à des minuties qui ne méritent pas la peine d'être remarquées; mais cette surprise cessera dès qu'on saura que je ne m'y suis arrêté qu'afin de faire connaître que M. du Verney n'a pas eu raison de dire [1] que *ce qui a été pour l'auteur du système une troisième source d'erreur, c'est l'équivoque qu'il a faite, lorsqu'il a donné le nom de ventricules aux cavités du cœur de la tortue, que j'ai cru ne devoir distinguer que par les noms de première, seconde et troisième cavité.*

Si appeler, avec tous les anatomistes, les cavités du cœur ventricules, est une équivoque qui conduit à l'erreur, M. du Verney doit convenir qu'il y est tombé avant moi, puisque dans sa première description il n'y a aucun endroit où il ait employé le nom de cavité pour celui de ventricule, et que dans la seconde il se sert de l'un et de l'autre terme indifféremment. D'ailleurs il manque étrangement de

1. *Quatrième description,* p. 256.

mémoire, lorsqu'il continue de dire d'un air méprisant en parlant de l'auteur du nouveau système (page 256) : *Mais puisqu'il demeure d'accord que ces prétendus ventricules communiquent entre eux, il n'a dû les regarder que comme un seul, et non pas en raisonner comme de trois ventricules différents, aussi distincts et séparés entre eux que le sont les deux du cœur de l'homme. Ces trois cavités du cœur de la tortue ne sont en effet qu'un seul ventricule peu diffé- rent de celui du cœur des poissons et des grenouilles.*

Le cœur de la carpe n'a qu'une seule cavité; celui de la tortue en a trois; la différence n'est donc pas si petite que le croit M. du Verney. De plus, cette pensée que les trois ventricules du cœur de la tortue n'en font qu'un seul n'est assurément pas de lui. Je lui commu- niquai cette idée, lorsqu'en 1685 je fis voir à l'Académie, par le cœur d'une tortue de mer disséqué, que toutes les observations qu'il avait faites sur cette partie dans sa première tortue de l'Amérique étaient fausses.

Ce qui sert de première preuve à cette vérité, c'est que dans sa première description du cœur de cet animal on n'y lit dans aucun endroit que les trois ventricules de son cœur n'en fassent qu'un seul. La seconde preuve qui confirme cette vérité est accablante pour M. du Verney; elle porte avec elle tant de lumière, que j'ose me flatter que tous ceux qui la liront verront qu'il a pris non seulement cette pensée dans un de mes Mémoires imprimé parmi ceux de l'Académie; mais encore tout ce qu'il nous dit de meilleur dans tout son Traité, sur la structure du cœur de la tortue, sur l'usage de ses trois ventricules, et sur la circulation du sang de cet animal. Pour épargner au lecteur la peine de chercher cette preuve dans ce mémoire, je vais rapporter mot pour mot ce qu'il contient touchant cette matière, sans rien dire du reste.

Il y a trois ventricules dans le cœur de la tortue [1] : le ventricule gauche est séparé du droit par une cloison charnue, qui a vers la base du cœur une ouverture à peu près égale à celle du cœur du fœtus humain, et qui est toute percée d'une infinité d'autres petits trous par lesquels ces deux ventricules ont communication ensemble. Le ventricule du milieu, qui est beaucoup plus petit que les deux autres, communique avec le ventricule droit par une ouverture presque aussi large que toute sa cavité, et ne doit être considéré que comme une extension du ventricule droit, dont il n'est distingué que par un petit rétrécissement. Ces trois ventricules ayant donc communication ensemble, il ne les faut compter que pour un seul.

Il paraît, par la disposition des vaisseaux, que ces trois ventricules

---

1. *Mémoires de l'Académie*, du 31 août 1693, p. 137, et plus haut, p. 120.

agissent dépendamment l'un de l'autre. Car le ventricule gauche ne donne naissance à aucune artère; mais il reçoit seulement le tronc de la veine du poumon, laquelle se termine à l'oreillette gauche du cœur; au contraire, le ventricule du milieu donne naissance à l'artère du poumon et ne reçoit aucune veine; mais le ventricule droit donne naissance au tronc de l'aorte et à l'artère qui dans le fœtus tient lieu du canal de communication entre l'artère du poumon et l'aorte descendante, et il reçoit le tronc de la veine cave, laquelle se termine à l'oreillette droite du cœur. Le ventricule du milieu ne fait donc que porter une partie du sang dans les poumons, et le ventricule gauche rapporte ce sang dans le ventricule droit, d'où tout le sang est poussé dans les artères : ainsi ces ventricules dépendent l'un de l'autre pour agir, et toutes les forces du cœur concourent ensemble pour pousser le sang hors du ventricule droit.

Le cours du sang montre la même chose encore plus évidemment. Le sang sortant du ventricule droit du cœur de la tortue se partage en deux. La plus grande partie entre dans l'aorte et dans l'artère de communication, et après avoir été distribuée par tout le corps à la réserve des poumons, elle revient par la veine cave dans le ventricule droit, où elle achève sa circulation sans passer par les poumons ni par le ventricule gauche. L'autre partie destinée pour nourrir les poumons qui ne reçoivent, comme le reste du corps, qu'autant de sang qu'il en faut pour leur nourriture, passe du ventricule droit dans celui du milieu, et de là dans l'artère des poumons; et ayant été distribuée dans les poumons, elle entre par la veine des poumons dans le ventricule gauche : mais n'y trouvant point d'artère par où elle puisse sortir, elle est contrainte de s'échapper par les trous de la cloison charnue et de rentrer dans le ventricule droit, où elle finit sa circulation sans passer par tout le reste des parties du corps de la tortue. Or il n'y a pas d'apparence que tout l'effort de la contraction du ventricule gauche se termine à ne faire faire au sang qu'il contient qu'une ligne de chemin que ce sang a seulement à parcourir pour se rendre dans le ventricule droit par la cloison charnue. Il est donc évident que toutes les forces du cœur de la tortue sont unies pour pousser hors du ventricule droit toute le sang qui vient se rassembler dans ce ventricule.

Il n'en est pas de même du cœur de l'homme. Car, premièrement, la cloison charnue qui sépare les deux ventricules n'étant point percée comme elle l'est dans la tortue, ces ventricules n'ont point de communication ensemble, et ils font leur fonction chacun à part.

Secondement, le ventricule gauche donne naissance au tronc de l'aorte et reçoit la veine du poumon : le ventricule droit donne naissance à l'artère du poumon et reçoit la veine cave; ainsi ces deux ventricules ayant chacun une artère et une veine, ils agissent indépendamment l'un de l'autre, et ils font séparément ce que les trois ventricules de la tortue font ensemble.

Troisièmement, le sang tient tout une autre route dans le cœur de l'homme que dans celui de la tortue. Car le sang qui sort du ventricule gauche du cœur de l'homme ayant été distribué par les branches de l'aorte dans toutes les parties du corps à la réserve du poumon, et étant rentré dans les veines, se rassemble dans le ventricule droit. De là il est porté dans les artères du poumon, qui le répandent dans toute la substance du poumon, et ensuite il rentre dans les veines du poumon, qui le déchargent dans le ventricule gauche du cœur, pour être derechef porté dans l'aorte.

On voit donc et par la structure des ventricules du cœur, et par la disposition des vaisseaux, et par le cours du sang, que les trois ventricules du cœur de la tortue ne font à proprement parler qu'un seul ventricule, et que toutes les forces du cœur concourent ensemble à pousser le sang hors du ventricule droit, pour lui faire prendre la route des artères, qui tirent toutes leur origine de ce ventricule : au lieu que les deux ventricules du cœur de l'homme, n'ayant point de communication ensemble, font leur fonction chacun en particulier et poussent le sang l'un dans l'aorte et l'autre dans l'artère du poumon.

Cette différente route que tient le sang montre clairement que le sang fait bien moins de chemin dans le corps de la tortue que dans celui de l'homme. Car dans la tortue la plus grande partie du sang ayant passé du cœur dans l'aorte et dans l'artère de communication, achève sa circulation sans traverser les poumons; et l'autre partie qui passe par le poumon achève aussi sa circulation sans passer par le reste du corps : mais, dans l'homme, tout le sang que les deux troncs de la veine cave ont déchargé dans le ventricule droit fait un long circuit par les poumons pour aller se rendre dans le cœur par le ventricule gauche. Ainsi tout le sang de la tortue ne passe qu'une fois dans son cœur à chaque circulation : mais il passe deux fois dans le cœur de l'homme, la première fois lorsque les deux troncs de la veine cave le déchargent dans le ventricule droit, la seconde lorsque les veines du poumon le portent dans le ventricule gauche.

Ce petit extrait ne fera que trop connaître quelle est ma pensée sur les ventricules du cœur de la tortue : ainsi, loin de me plaindre de me voir ravir mon sentiment par M. du Verney pour se l'attribuer à lui-même, je ne saurais assez lui en marquer ma reconnaissance. Il m'aurait fait beaucoup moins d'honneur par une simple approbation, quand il dit que j'ai raisonné des cavités du cœur de la tortue *comme de trois ventricules différents aussi distincts et séparés entre eux que le sont les deux du cœur de l'homme* [1]; c'est une fausse supposition qu'il n'a pas osé avancer dans la troisième description, qui est dans les Registres de l'Académie, mais qu'il a fait imprimer dans les Mémoires de cette Compagnie à son insu.

---

1. *Quatrième description,* p. 256.

Au reste, ce petit extrait que je viens de donner étant confronté avec la seconde partie du Traité de M. du Verney, suffit seul pour convaincre le lecteur qui se connaît en ces matières, que ce qu'il nous y dit de la structure du cœur de la tortue, de l'usage de ses trois ventricules et de la circulation du sang dans cet animal, n'est qu'une imitation grossière du Mémoire d'où cet extrait a été tiré. Aussi est-ce la seule réponse que mon emploi de l'Hôtel-Dieu me permet de faire à cette seconde partie de son discours, qui ne me regarde point ou beaucoup moins que la troisième, qu'il appelle critique du nouveau système, à laquelle je répondrai à la fin de l'examen de ses faits, que je vais continuer.

Dans la première description, M. du Verney ne nous dit rien de particulier sur la disposition des fibres du cœur de la tortue. Dans la quatrième, il nous apprend (page 233) que *le cœur de la tortue, de même que celui des autres animaux, est composé de plusieurs couches de fibres, qui, commençant à l'un des côtés de la base, décrivent chacune une double spirale opposée l'une à l'autre, et vont se terminer à la partie opposée de la même base.*

Assurer les choses sans les démontrer, j'ose même dire sans les avoir vues soi-même, c'est vouloir qu'on les croie sur ce qu'on s'en imagine, et c'est trop exiger du public. Il est constant que M. du Verney n'a point fait voir à l'Académie cette double spirale dans sa dernière tortue de l'Amérique; il n'en parle point dans la description du cœur de la première; d'ailleurs les figures qu'il a fait faire du cœur de l'une et de l'autre ne la représentent point; enfin, de ce qu'elle se trouve dans le cœur du veau, il n'a pas dû inférer qu'elle se rencontre dans le cœur de la tortue. Car il a pu apprendre de l'anatomie comparée, que la valvule spirale qui se rencontre dans les intestins du renard marin, ne se trouve pas dans ceux de la tortue, et il n'ignore pas que les valvules spirales qu'on voit dans les intestins de l'autruche ne sont pas dans ceux du coq. S'il veut donc qu'on croie qu'il ait découvert dans le cœur de la tortue une double spirale, il doit nous la démontrer : jusque-là on pourra en douter.

Il est temps de quitter le cœur de cet animal; suivons M. du Verney; passons avec lui des ventricules aux artères qui en tirent leur origine. Montrons-lui par un examen fidèle que nous allons faire de ces vaisseaux et de leurs valvules, qu'il détruit lui-même par les observations qu'il a faites sur ces parties dans sa dernière tortue de l'Amérique, tous les faits qu'il a observés sur ces mêmes vaisseaux dans la première.

On lit dans la description du cœur de la première (p. 198 et 199), que *les deux ventricules postérieurs, ainsi qu'il a été dit, reçoivent le*

MÉRY. 15

sang des deux troncs de la veine cave avec le sang de la veine du poumon, laquelle était double, y en ayant une de chaque côté : car ces veines se déchargeant dans chaque axillaire, mêlaient le sang qu'elles avaient reçu du poumon avec celui de la veine cave, pour le porter dans le ventricule droit duquel l'aorte sortait. Le ventricule antérieur n'avait point d'autre vaisseau que l'artère du poumon. Cette artère de même que l'aorte avait trois valvules sigmoïdes, dont l'action était d'empêcher que le sang qui est sorti du cœur n'y rentre, lorsque les ventricules viennent à se dilater pour recevoir le sang de la veine cave et de celle du poumon.

M. du Verney nous dit cependant dans la description du cœur de sa seconde tortue terrestre de l'Amérique, qu'*il sort trois artères considérables du côté droit de la base du cœur qui regarde l'écaille de dessous : deux de ces artères composent l'aorte, et s'ouvrent dans la première cavité du cœur. La troisième artère, qui est celle du poumon, sort immédiatement de la troisième cavité du cœur; à chacune de leurs embouchures il y a deux valvules de figure sigmoïde, lesquelles ont le même usage que dans les autres animaux* [1].

Un anatomiste qui n'a point eu l'occasion d'examiner lui-même le cœur de la tortue, doit se trouver fort embarrassé en lisant ces deux descriptions. On voit dans l'une que le cœur de cet animal n'a que deux artères distinctes, et trois valvules à l'embouchure de chacun de ces vaisseaux; dans l'autre il est porté qu'il en sort trois artères, et qu'il n'y a à l'embouchure de chacune que deux valvules. Dans laquelle de ces deux descriptions se rencontre la vérité? C'est ce qu'on ne saurait reconnaître, M. du Verney ne s'étant point rétracté dans l'une de ce qu'il a dit dans l'autre.

Cependant, par les observations que j'ai faites sur les tortues de terre et de mer, je puis dire avec certitude qu'il s'est mépris sur le nombre des artères et sur celui de leurs valvules dans sa première description, et il est vrai, comme il le marque d'abord dans la quatrième, qu'il sort trois troncs d'artères du cœur de la tortue, et qu'il n'y a effectivement à l'embouchure de chaque tronc que deux valvules sigmoïdes, ce que je lui montrai dans l'Académie en 1685. Je ne rapporte cette vérité que parce qu'on ne peut pas s'en assurer sur ses observations. Car pour peu qu'on fasse d'attention sur ce qu'il dit ensuite, on ne pourra s'empêcher de douter s'il sort aucune artère du cœur de cet animal.

En effet, quoiqu'il dise qu'*il sort trois artères considérables du côté droit de la base du cœur, qui regarde l'écaille de dessous;* que *deux*

---

1. *Quatrième description*, p. 233

de ces artères composent l'aorte, et s'ouvrent dans la première cavité du cœur (pages 233 et 234) *et que la troisième artère, qui est celle du poumon, sort immédiatement de la troisième cavité du cœur* (page 234), on peut cependant lui objecter :

Premièrement, que si *c'est cette même troisième artère qui fait le premier tronc de l'aorte*, comme il le prétend (page 234), il ne doit sortir (cela étant) que deux troncs d'artères du cœur de la tortue, savoir l'artère du poumon, et le second tronc de l'aorte, puisque l'artère du poumon fait le premier.

Secondement. Si l'aorte descendante n'est qu'une branche de l'aorte ascendante, comme il paraît par ce passage de sa critique, où il dit (page 254) : *Il reste à présent à examiner si, dans la tortue, la branche de l'aorte que j'appelle descendante peut servir au même usage que le canal artériel du fœtus, et qu'on veut comparer à ce canal.* On peut encore lui objecter que suivant cela il ne devrait sortir du cœur de la tortue que le seul tronc de l'artère des poumons de cet animal, puisque son second tronc n'est qu'une branche de l'aorte, et celle-ci une branche de l'artère des poumons.

Troisièmement. Mais si *la petite portion du sang qui suffit à ces parties, leur est portée par quelques branches de l'aorte, qui fournit le sang à tout le corps*, comme il le suppose dans sa critique (pages 257 et 258), on peut enfin lui objecter que les artères des poumons ne peuvent être à leur tour que quelques branches de l'aorte, et qu'il n'y a que cette seule artère qui puisse tirer immédiatement son origine du cœur de la tortue. Or comme il est visible par toutes ces variations de M. du Verney qu'il détruit d'abord les deux aortes, en les faisant naître du tronc de l'artère des poumons; qu'il anéantit ensuite l'artère pulmonaire, en faisant porter le sang aux poumons de la tortue par quelques branches de l'aorte qui fournit le sang à tout le corps de cet animal : on ne peut donc être persuadé par tout ce qu'il nous rapporte de ses vaisseaux dans sa quatrième description, qu'il sorte aucune artère du cœur de la tortue. Cependant il en sort trois troncs; mais l'on ne peut encore apprendre des observations de M. du Verney, de quels ventricules ces artères tirent leur origine; parce qu'après nous avoir dit (pages 233 et 234) qu'*il sort trois artères considérables du côté droit de la base du cœur;* que *deux de ces artères composent l'aorte et s'ouvrent dans la première cavité du cœur, et que la troisième artère, qui est celle du poumon, sort immédiatement de la troisième cavité*, M. du Verney nous apprend ensuite que ces trois artères répondent aux trois cavités du cœur de la tortue. Voici ses propres paroles (page 256) :

Les trois artères qui répondent à ces trois cavités, n'ont ensemble, dans la tortue, que la même fonction qu'a l'artère du cœur dans ces autres animaux. C'est des poissons et des grenouilles qu'il parle.

Si ces trois artères du cœur de la tortue répondent à ces trois cavités, chaque cavité donne donc naissance à une artère; ainsi il n'est pas vrai que deux de ces artères s'ouvrent dans la première cavité du cœur de cet animal : ou si cela est, il est donc faux que ces trois artères répondent aux trois cavités du cœur de la tortue; en effet il est évident que la cavité gauche n'a point d'artère.

D'ailleurs, si l'artère du poumon fait le premier tronc de l'aorte, et que le second ne soit qu'une branche de celui-ci, comme il l'a supposé, il ne doit sortir aucune artère de la première cavité du cœur, puisque l'artère pulmonaire, dont les aortes ne sont que des branches, suivant les remarques de M. du Verney, tire son origine de la troisième cavité. Qui peut donc savoir au vrai par ces observations si différentes les unes des autres, de quelles cavités du cœur de la tortue partent les troncs de ces vaisseaux? et peut-on espérer savoir de lui la véritable origine de leurs branches? Non.

Dans sa première description il nous dit (page 199), que *l'aorte au sortir du ventricule droit se partageait en deux branches qui formaient deux crosses. Ces crosses, avant que d'être tout à fait tournées en embas, produisaient les axillaires et les carotides. Ensuite la crosse gauche descendant le long des vertèbres jetait trois branches. La première se distribuait à toutes les parties du ventricule. La seconde allait au foie, au pancréas, au duodénum et à la rate. La troisième fournissait des rameaux à tous les intestins. Ensuite elle s'unissait avec la branche de la crosse droite, qui descendait jusque-là sans jeter aucuns rameaux, et toutes deux ne formaient qu'un tronc, qui, descendant le long du corps des vertèbres, donnait des rameaux à toutes les parties du bas-ventre.*

Par cette première description, il est visible que toutes ces branches prennent naissance du seul et unique tronc de l'aorte. Par cele qui va suivre, on verra qu'elles tirent toutes leur origine de l'artère du poumon. C'est le même M. du Verney qui nous l'apprend [1], en nous disant que *la troisième artère, qui est celle du poumon, sort immédiatement de la troisième cavité du cœur. C'est cette même troisième artère qui fait le premier tronc de l'aorte. Vers l'endroit où elle commence son contour, elle jette une branche considérable, qui d'abord se partage à droite et à gauche en deux artères, dont la plus grosse fait l'axillaire, et la plus petite la carotide; et parce qu'elle fournit de sang à toutes les parties supérieures, je l'appelle l'aorte*

_____

1. *Quatrième description*, p. 234 et 235.

ascendante ; elle descend ensuite au côté droit du cœur couchée sur le poumon, et sans jeter aucun rameau, elle va recevoir celle dont je vais parler.

Le second tronc de l'aorte se recourbe de même au côté gauche du cœur, et sans jeter aussi aucun rameau ; il descend jusque sous le ventricule, et fournit dans cet endroit deux grosses branches, dont la supérieure tient lieu de cœliaque, et l'inférieure de mésentérique ; c'est pourquoi je l'appelle descendante. Ces deux branches ainsi réunies ne forment plus qu'un tronc, lequel descendant va se distribuer aux autres parties du bas-ventre.

Par cette description il est aisé de faire voir que toutes ces branches ne sont que des rameaux du tronc de l'artère des poumons ; en voici la preuve.

L'artère du poumon fait, selon M. du Verney, le premier tronc de l'aorte ; le second n'est qu'une branche du premier, ce que je viens de faire voir par un de ses passages ; donc toutes les branches qui naissent de ces deux aortes ne sont que des rameaux du tronc de l'artère pulmonaire, puisque c'est de celle-ci que ces deux aortes tirent leur origine.

A entendre parler M. du Verney dans ces deux passages, de haut, de bas, d'extrémités inférieures, d'extrémités supérieures, d'aorte ascendante, d'aorte descendante, qui ne croirait que la tortue terrestre de l'Amérique marche la tête levée sur ses pattes de derrière, comme l'homme fait sur ses pieds, si l'on ne savait que cet animal ne peut s'élever, et qu'il se sert toujours également de ses quatre pattes pour marcher. Cette licence n'est permise qu'à M. du Verney : tous les autres anatomistes n'ont jamais prétendu être en droit d'appeler les jambes de devant de la tortue, non plus que celles d'un chien, les extrémités supérieures, ni celles de derrière les extrémités inférieures. Laissons-lui cette liberté ; mais faisons-lui voir maintenant qu'il détruit dans sa quatrième description la division des artères qu'il a établie dans la première.

Par sa première description, le tronc de l'aorte est simple et se divise en six branches, quatre desquelles s'avançant en devant sont les deux axillaires et les deux carotides, les deux autres se recourbant en forme de crosse gagnent le derrière du corps. Par sa quatrième description l'aorte est double : son premier tronc se partage en cinq branches qui sont les axillaires, les carotides et la crosse droite, la crosse gauche fait son second tronc de l'aorte.

Par sa première description la crosse droite produit l'axillaire et la carotide droite, la crosse gauche produit l'axillaire et la carotide gauche, et ces deux crosses sont les deux principales branches du tronc unique de l'aorte. Par sa quatrième description, la crosse gauche ne produit aucun rameau avant de se courber en arrière, et fait un tronc particulier.

Par la première, la crosse gauche s'étant avancée sur le derrière produit trois rameaux, dont le premier va au ventricule, le second au foie, à la rate et au pancréas, le troisième aux intestins. Par la quatrième description cette même crosse gauche n'en produit que deux, dont l'un tient lieu de cœliaque, et l'autre de mésentérique.

Comme ces deux divisions sont fort différentes l'une de l'autre, il doit nous avertir dans une cinquième description qu'il promet, quelle est celle qu'on peut suivre, sans crainte de se méprendre. En attendant qu'il le fasse, voyons ce qu'il nous dit des diamètres des artères du cœur de la tortue.

Il ne paraît pas, dans la première description, que M. du Verney se soit avisé de faire attention sur les différents diamètres des troncs des artères, qui tirent leur origine du cœur de cet animal. Il est visible qu'il les a observés dans la quatrième, mais d'une manière qu'il est impossible d'en connaître la vraie différence. Car sur ce fait il nous dit :

Premièrement (page 235), que *l'artère du poumon a autant de diamètre que le tronc de l'aorte ascendante.*

Secondement (page 249), *qu'il suffit que le tiers du sang qui sort du cœur soit porté dans le poumon pour y recevoir les préparations nécessaires à la vie de l'animal.* Or voici comme je raisonne sur ces deux passages.

Si le diamètre de l'aorte ascendante est égal au diamètre de l'artère du poumon, et s'il ne passe par celle-ci que le tiers du sang qui sort du cœur de la tortue, il n'en peut passer davantage par l'aorte ascendante. Il faut donc qu'un autre tiers passe dans l'aorte descendante; et par conséquent ces trois artères doivent avoir selon lui des diamètres égaux. Mais parce qu'il suppose :

Troisièmement (page 248), que, *dans la tortue, à chaque circulation un peu plus du tiers du sang passe dans le poumon,* il faut donc que l'artère du poumon ait un diamètre plus grand qu'un des troncs de l'aorte. C'est ce dont il convient lui-même dans sa troisième description des petites tortues, insérée dans les Registres de l'Académie, où il dit :

Quatrièmement, que *l'artère du poumon est fort grosse, et a plus de diamètre qu'un des troncs de l'aorte.* Voilà la première contradiction dans laquelle M. du Verney est tombé sur le diamètre des artères qui sortent du cœur de la tortue. Voici la seconde :

Cinquièmement (page 250). *Le sang qui vient,* dit-il, *du poumon, se vidant par la contraction du cœur dans la cavité d'où les aortes prennent leurs naissances, est vraisemblablement déterminé à remplir ces vaisseaux, et surtout l'aorte ascendante dont l'ouverture est la plus large.* Les trois artères qui sortent du cœur de la tortue ne peuvent donc plus avoir des diamètres égaux, et l'artère du poumon ne peut avoir plus de capacité qu'un des troncs de l'aorte, si l'ouverture de l'aorte ascendante est la plus large, ce qui fait sa seconde contradiction.

Donner au public des descriptions et des figures tout à fait différentes des mêmes parties du cœur d'un même animal, sans l'avertir quelles sont les vraies, et quelles sont les fausses, n'est-ce pas le mettre en droit de se plaindre que c'est vouloir lui cacher à plaisir la vérité?

Son procédé à mon égard ne paraît pas plus juste; car quoique je n'aie point donné jusqu'ici de description du cœur de la tortue, il commence cependant sa critique par dire d'un air de confiance (page 250) : *On trouvera notre description du cœur de la tortue un peu différente de celle que l'auteur du nouveau système en a donnée au public.* Il est fort douteux que le lecteur qui confrontera ce petit examen des faits qu'il a remarqués au cœur de la tortue de terre, avec la description du cœur de la tortue de mer qu'il m'oblige de donner, décide en sa faveur. Il semble par ce début que M. du Verney voudrait bien faire passer l'extrait qu'il a mis à la tête de sa critique, pour une description du cœur de cet animal, que j'ai voulu donner au public pour fort exact, afin d'en faire mieux voir tous les défauts. J'avoue que son extrait est fidèle; mais je suis convaincu que le public est trop judicieux, et M. du Verney trop habile homme pour croire lui-même ce qu'il voudrait bien lui persuader; je veux dire que le Mémoire d'où il a tiré cet extrait soit véritablement une description du cœur de la tortue. J'ose donc me flatter qu'il n'y a point de physiciens, ni d'anatomistes, qui, en lisant cet extrait même, ne s'aperçoivent aisément que je n'ai eu en vue, en parlant des conduits du cœur de la tortue, que d'en tirer cette conséquence, que le trou ovale et le canal artériel de communication du cœur du fœtus humain, peuvent avoir le même usage qu'ont ces deux conduits dans le cœur de la tortue. Était-il nécessaire pour cela que je donnasse une description entière du cœur de cet animal? Non; quoique M. du Verney soit persuadé en lui-même que c'est la fin que je me suis proposée dans ce Mémoire, il ne laisse pas néanmoins de continuer sa critique d'un air ironique, en disant (page 255) qu'*il est difficile de comprendre qu'un anatomiste éclairé, qui a prétendu nous donner une description exacte du cœur de la tortue, sur laquelle il voulait fonder son système, ait pu oublier de faire mention des oreillettes.*

Le ressouvenir que conserve toujours M. du Verney, du différend que nous avons eu ensemble il y a plus de dix-huit ans dans l'Académie, sur le nombre des artères qui sortent du cœur de la tortue, et sur celui de leurs soupapes, lui a fait oublier qu'il manque aussi à cette prétendue description toutes les valvules de ces vaisseaux, dont je n'ai parlé en aucun endroit. Encore une fois, avais-je besoin des oreillettes pour faire voir que le trou ovale et le canal artériel de communication ont dans le fœtus et dans la tortue les mêmes usages? Non, sans doute : aussi est-ce par cette raison que je n'en ai point parlé dans le Mémoire du 31 mars 1692, qu'il a mis à la tête de sa critique. Mais je ne les ai pas oubliées dans celui du 31 août 1693, que j'ai ci-devant rapporté, et dont M. du Verney ne parle point dans tout son discours; parce qu'il a pris dans ce dernier Mémoire tout ce qu'il y a de meilleur dans la seconde partie de son traité; son étonnement affecté est donc aussi ridicule que le reproche que me fait M. Buissière dans sa seconde lettre, d'avoir pris les oreillettes du cœur de la tortue pour deux de ses ventricules.

Quand je ne donnerais pas une description entière des principales parties du cœur de cet animal, ce dernier mémoire suffirait seul pour désabuser le public de l'impression désavantageuse que voudraient bien lui donner ces deux messieurs de mon exactitude. On n'a qu'à le relire pour voir leur peu de sincérité.

Pour mieux persuader à son lecteur que je n'ai pas connu les oreillettes du cœur de la tortue, M. du Verney ajoute dans sa critique, mais sans faire réflexion à ce qu'il vient de dire, que j'ai *cru ou voulu faire croire que les valvules qui sont à leurs embouchures fussent placées inutilement au trou de communication, l'une du côté du ventricule droit, et l'autre du côté du ventricule gauche, et qu'elles n'empêchassent pas la communication réciproque des deux ventricules* [1].

Cette supposition est fausse, puisque je n'ai parlé en aucun endroit ni de l'usage de ces deux valvules, ni déterminé à quelle partie elles appartiennent : mais si de ce que j'ai avancé que les deux soupapes qui sont suspendues et unies à la cloison qui sépare les cavités des oreillettes l'une de l'autre, et qui se trouvent abattues sur le trou ovale du cœur d'une tortue morte n'empêchent point néanmoins la communication du ventricule gauche au ventricule droit, M. du Verney a pu tirer contre moi cette conséquence, que mon sentiment est donc que ces valvules appartiennent au trou ovale, mais que

1. *Quatrième description*, p. 2̃.

cependant elles y sont inutiles, je puis à plus forte raison, du passage de sa critique que je vais rapporter, tirer contre lui-même la même conclusion, puisqu'il dit la même chose que moi, mais en termes bien plus précis; écoutons-le parler (page 233) :

Nous avons dit que le tissu des fibres charnues, qui sépare la première cavité de la seconde, laisse un passage par où le sang peut aller de l'une à l'autre. Ce passage est de la même longueur que la base des valvules, et a environ trois lignes de diamètre; en sorte que les valvules étant abaissées, il y reste toujours une ouverture et la communication de la première à la seconde cavité n'en est pas entièrement empêchée. Elle en est donc presque fermée selon M. du Verney.

Dans sa troisième description du cœur des petites tortues de France, il dit encore la même chose, mais en termes différents. Les voici : *Quand on ouvre la cavité droite ou la gauche, on voit une cloison qui les sépare; mais elle ne les sépare pas entièrement : car il y a au haut une ouverture considérable qui fait la communication de ces deux cavités, et c'est dans cet endroit que sont placées les deux soupapes dont on a parlé, qui lors même qu'elles sont abaissées laissent toujours quelque passage d'une cavité à l'autre.* Elles en bouchent donc la plus grande partie. Je puis donc tirer de ces deux passages contre M. du Verney, la même conséquence qu'il a tirée contre moi, et dire que son opinion est donc que ces deux valvules appartiennent au trou qui fait la communication de la première à la seconde cavité du cœur de la tortue, puisque c'est dans cet endroit que sont placées ces deux soupapes; que cependant elles y sont tout à fait inutiles, parce que, selon lui-même, elles n'empêchent pas le sang de passer du ventricule gauche dans le droit lorsqu'elles s'abattent sur le trou ovale du cœur de cet animal.

Cette conséquence paraîtra d'autant plus justement tirée contre lui, qu'il nous dit en termes formels dans sa seconde description (page 32), que *la cavité qui répondait à l'oreillette gauche, communiquait avec celle qui répondait à l'oreillette droite par une ouverture ovalaire très ample garnie d'une espèce de valvule*, et qu'il assure néanmoins dans la quatrième (page 255), qu'*il est pourtant constant que ces valvules n'ont aucun rapport à ce trou.* Par cette absurdité, ne me met-il pas en droit de tourner contre lui-même cette ironie qu'il m'applique (même page)?

Pour donner dans le sentiment de l'auteur de la Critique du nouveau système, il faudrait avoir mauvaise opinion de la nature, et croire que contre toutes les règles de sa sage économie, elle a fabriqué deux valvules inutiles, et qui ne font nulle fonction dans l'endroit où elles les a placées : mais comment se serait-elle oubliée en cette occasion, elle qui se sert de ces petites machines en tant de manières, et qui par leur moyen facilite avec tant d'avantage la distribution des liqueurs dans le corps des animaux?

Cette méprise de M. du Verney ne l'empêche pas de continuer du même air sa critique, mais avec aussi peu de raison.

Cette première erreur sur l'inutilité des deux valvules a jeté, dit-il (page 255), *M. Méry dans une autre. Il a raisonné de la valvule du trou ovale, s'entend du fœtus humain, comme des deux valvules du trou de la tortue, et après s'être persuadé que les unes pouvaient être forcées, il n'a pas fait difficulté de supposer que l'autre le pouvait être aussi.*

Dans le système que j'ai établi, je nie positivement qu'il y ait une valvule à l'embouchure du trou ovale qui fait la communication des oreillettes du cœur du fœtus : On le sait, et M. du Verney même qui dans ce passage de sa critique feint de ne le pas savoir, l'ignore moins que personne, puisque dans celui-ci il dit en parlant de l'auteur du nouveau système (page 259) : *Je puis bien me promettre que tout le penchant qu'on a à se laisser prévenir par les nouvelles découvertes n'engagera personne à suivre son sentiment, surtout quand on verra que pour l'établir il faut qu'il donne au trou de communication de la tortue deux valvules qui ne lui appartiennent point, et qu'il ôte au trou ovale du fœtus la valvule qui lui appartient.*

Puisque M. du Verney reconnaît que j'ôte au trou ovale du cœur du fœtus humain sa valvule, il n'y a donc pas d'apparence que j'aie supposé qu'elle pouvait être forcée, et en reconnaissant lui-même, que dans la tortue *la cavité qui répondait à l'oreillette gauche communiquait avec celle qui répondait à l'oreillette droite par une ouverture ovalaire garnie d'une espèce de valvule,* n'est-ce pas tomber d'accord que cette espèce de valvule appartient au trou ovale de cet animal? M. du Verney n'a donc pas raison de dire, que pour établir le nouveau système de la circulation du sang dans le fœtus humain par le trou ovale, il faut que je donne au trou de communication de la tortue deux valvules qui ne lui appartiennent point, puisqu'il les lui donne lui-même.

D'ailleurs comme ces valvules ne ferment pas davantage les ouvertures des oreillettes aux ventricules quand elles sont relevées, qu'elles font le trou ovale lorsqu'elles s'abaissent, il y a bien de l'apparence qu'elles font le même effet à l'embouchure de ce trou, qu'elles causent à l'entrée de ces ventricules; elles s'opposent donc autant au passage du ventricule gauche dans le droit par ce trou, qu'elles font à son retour des ventricules dans les oreillettes. Il est donc fort probable que l'obstacle qu'apportent ces valvules au passage du sang des veines du poumon du ventricule gauche dans le droit, pendant qu'elles sont abaissées sur le trou ovale de la tortue, a donné occasion au sang de ces veines, pressé qu'il est par la contraction du cœur dans le ventricule gauche qui n'a point d'artère pour son écoulement, de pratiquer d'autres trous dans la cloison charnue pour s'échapper dans le ventricule droit pour prendre la route des artères qui sortent de sa cavité.

Ma conjecture que le sang des veines du poumon doit passer du ventricule gauche dans le droit malgré ces deux valvules abattues sur le trou ovale du cœur de la tortue, est donc bien fondée; et il faut être d'un esprit bien difficile à satisfaire pour trouver à redire, comme fait M. du Verney, à une expression si naturelle [1].

Après cela il est aisé de comprendre que le sang des veines du poumon étant forcé de passer du ventricule gauche par tous les petits trous de la cloison charnue dans le ventricule droit, pendant que ces valvules sont abattues sur le trou ovale, il doit par cette raison se mêler plus exactement avec le sang des veines caves, que si ces deux ventricules n'avaient point été séparés. Car en ce cas le sang de ces veines pouvant couler à côté l'un de l'autre dans un seul ventricule, ils auraient pu sans s'y mêler ensemble exactement passer dans les artères.

M. du Verney explique cependant ce parfait mélange par une raison contraire, dans la première partie de son traité, où il nous dit (page 232) : *Les trois cavités du cœur n'étant séparées par aucune soupape, le sang qui revient du grand et du petit réservoir se peut mêler aisément et entrer d'une cavité dans l'autre;* mais il change de sentiment dans la seconde partie, et prétend (page 250), que *quoique les trois cavités du cœur de la tortue doivent être considérées comme un seul ventricule, cependant il y a lieu de croire que tout le sang qui est apporté par la veine cave et la veine du poumon n'y est pas exactement mêlé; ces espèces de cloisons qui distinguent ces cavités en empêchent le parfait mélange.*

Enfin puisque l'eau seringuée ou l'air soufflé par les artères passe fort librement des ventricules dans les oreillettes; quoique ces deux fluides fassent soulever les valvules qui sont placées dans l'endroit de leur communication, il n'y a donc pas d'apparence que *ces valvules étant soulevées ferment exactement au sang l'entrée dans les oreillettes dans un cœur soufflé et desséché* (p. 255), comme le prétend M. du Verney : aussi voit-on que dans un cœur préparé de cette façon, ces valvules laissent de côté et d'autre un trou ouvert d'environ deux lignes de long et d'une et demie de large à l'embouchure

---

1. *Quatrième description*, p. 247.

des oreillettes avec les ventricules, le sang peut donc refluer de ceux-ci dans les autres quand les ventricules se contractent, et c'est apparemment par cette raison que la capacité des oreillettes est plus grande que celle des ventricules; il n'est donc pas croyable que *les valvules des oreillettes du cœur de la tortue, qui laissent au sang l'entrée libre dans le cœur, empêchent son retour* totalement, comme le pense M. du Verney (p. 256).

Il ne paraît pas aussi vraisemblable que ce soit, comme il dit, *au temps de la contraction du cœur que ces valvules se soulèvent* (p. 255). Voici la preuve du contraire tirée de ses propres expériences : Car si *chaque fois qu'on pousse de l'air dans le cœur ouvert par la pointe, ces soupapes se déploient de telle manière qu'elles ferment exactement les embouchures des oreillettes*, le sang doit donc de même les soulever quand il vient à remplir les ventricules. Or le sang ne les remplit que pendant leur relaxation; ce ne peut donc pas être au temps de la contraction du cœur que ces valvules se soulèvent, puisque dans ce temps-là ses ventricules se vident.

Après tant de variations, peut-on croire que les remarques qu'a faites M. du Verney sur les cœurs de la grenouille, de la vipère et de la carpe, soient plus justes que celles de la tortue? Non, si j'avais quelque intérêt d'y prendre part, comme à celles de ce dernier animal, je pourrais bien faire voir qu'il est aussi changeant dans celles-ci que dans les autres : mais comme cela ne me regarde pas, je me contenterai de rapporter seulement une seule preuve de son instabilité dans la distribution qu'il fait des vaisseaux du cœur de la carpe, et sur leur usage.

Il ne sort du cœur de ce poisson qu'un seul tronc d'artère qui se divise en plusieurs rameaux. Par la division que M. du Verney nous en a donnée, il nous apprend :

Premièrement (page 243), que *chaque artère en coulant le long de la base de chaque feuillet, jette autant de paires de branches qu'il y a de paires de lames, et se perd entièrement à l'extrémité du feuillet, en sorte que l'aorte et ses branches ne parcourent de chemin que depuis le cœur jusqu'à l'extrémité des ouïes où elles finissent.*

Si cela est ainsi, pourquoi M. du Verney, prenant comme il fait les ouïes pour les poumons de la carpe, donne-t-il à l'artère du poumon le nom d'aorte? Quelle raison a-t-il eu de ruiner par des découvertes faites avec précipitation des observations de vingt-cinq années, qui portaient au contraire :

Secondement (page 244) [1] : *Que ces branches de l'aorte ayant*

---

1. Ce passage a été retranché; on a mis le précédent à la place.

*parcouru ces arcs, et fourni comme on a dit une branche à cha-
cune des lames, dont les ouïes sont composées, viennent en sortant
des arcs se réunir deux à deux en différents endroits. Car celles
qui sortent des deux dernières paires d'arcs après avoir fourni des
rameaux qui se distribuent à la tête, aux organes des sens, et aux
parties voisines, venant à se réunir, ne forment plus qu'un tronc,
lequel, descendant sous la base du crâne, reçoit dans son cours les
branches des deux premiers arcs, après qu'elles se sont réunies
ensemble, et ce même tronc continue son cours en descendant le long
des vertèbres pour se distribuer à toutes les autres parties.*

Par le premier de ces deux passages, il est évident que l'aorte porte
seulement dans les ouïes toutes ses branches, et tout le sang qu'elle
reçoit du cœur de la carpe. Par le second, il paraît qu'elle le distribue
en même temps par ses différentes branches à toutes les parties du
corps de ce poisson : mais non, ce sont les veines des ouïes qui leur
envoient tout le sang dont elles ont besoin pour leur nourriture. C'est
le même M. du Verney qui nous l'apprend dans ce troisième passage ;
écoutons-le parler.

Troisièmement. *Sur le bord de chaque lame il y a*, dit-il (page 244),
*une veine, et chaque veine vient se décharger dans un tronc qui coule
dans la gouttière de chaque arc. Ces veines sortant de l'extrémité de
chaque arc qui regarde la base du crâne, prennent la consistance
d'artères, et viennent se réunir deux à deux de chaque côté. Celle,
par exemple, qui sort du quatrième arc après avoir fourni des
rameaux qui distribuent le sang aux organes des sens, au cerveau et
à toutes les autres parties de la tête, vient se joindre avec celle du
troisième arc ; ainsi elles ne font plus qu'une branche. Cette branche,
après avoir fait environ deux lignes de chemin, s'unit à celle du côté
opposé, et les deux ne forment plus qu'un tronc, lequel coulant sous la
base du crâne, reçoit aussi peu de temps après de chaque côté une autre
branche formée par la réunion des veines de la seconde et de la première paires d'arcs. Ce tronc continue son cours le long des vertèbres,
et, distribuant le sang à toutes les autres parties, fait la fonction
d'aorte descendante. Ces mêmes veines par leur autre extrémité qui
regarde la naissance des arcs, viennent se décharger dans un tronc
qui va s'insérer dans le réservoir.*

Voilà des découvertes aussi étonnantes que nouvelles. Quoi, est-il
croyable que les veines des ouïes puissent servir à porter le sang dans
toutes les parties du corps de la carpe, et à le rapporter des parties au
cœur ? Quel autre que M. du Verney pourra s'imaginer que ces veines
et le tronc qu'elles forment par leur réunion en sortant des ouïes,
prennent la consistance d'artère, et que sans néanmoins avoir les

mouvements de diastole et de systole qu'on remarque aux artères dans tous les autres animaux, elles soient capables de distribuer le sang à toutes les parties du corps de ce poisson, et que sans reprendre la consistance de veines, elles en aient cependant l'usage?

Quelle extraordinaire force ne faudrait-il point au cœur de la carpe pour entretenir par son seul mouvement la circulation du sang? M. du Verney a-t-il oublié son Anatomie comparée à laquelle il me renvoie dans sa Critique (page 258), et qui lui a tant servi, à ce qu'il dit, *à éclaircir la structure et l'usage des parties du corps de l'homme?* Quel besoin n'avait-il pas de *recourir en cette occasion à sa méthode* pour se détromper? *S'il s'était donné la peine d'examiner le cœur et les parties de la respiration* dans l'homme, *je suis sûr qu'il ne se serait pas pu tromper sur le véritable usage* des veines de la carpe.

Qui pourra s'empêcher de douter de la vérité de ces étranges découvertes, surtout quand on saura que ses anciennes observations faites dans un temps où il était secouru de M. de la Hire, qu'on sait être très exact dans tout ce qu'il fait, portent tout le contraire de ce que vient de nous dire M. du Verney? Ce quatrième passage que je vais rapporter en fait foi.

Quatrièmement. *Chaque lame soutient* [1], dit-il, *une branche de veines, et toutes ces veines viennent se décharger dans un tronc qui coule dans la gouttière de chaque arc : lorsqu'elles en sortent, elles se réunissent de la même manière que l'aorte s'était divisée, c'est-à-dire deux à deux, et elles ne forment plus qu'un tronc, qui, en coulant par-dessus l'aorte entre les deux lobes des ouïes, reçoit plusieurs veines des parties voisines, et vient s'insérer au côté droit du réservoir.*

Il n'est point dit dans ce passage que les veines des ouïes prennent, lorsqu'elles en sortent, la consistance d'artères, ni qu'elles distribuent le sang à toutes les parties à la manière des artères; il paraît qu'elles servent seulement, comme dans tous les autres animaux, à rapporter le sang des ouïes au cœur de la carpe. Par le passage qui précède celui-ci, on a vu cependant que les veines des ouïes servent et à porter le sang qu'elles reçoivent de toutes les branches de l'aorte dans toutes les parties du corps de la carpe, et à le rapporter aussi de ces mêmes parties dans le cœur de ce poisson. Quelle contradiction !

Peut-être me dira-t-on que mal à propos je fais cette objection à M. du Verney; parce qu'étant permis à un auteur de se corriger, il

---

1. Page 244. Ce passage a été retranché; celui qui le précède a été mis à la place. MM. de la Hire et du Verney furent envoyés en 1679, de la part du roi, dans les ports de mer pour travailler à l'Anatomie des poissons (*Note de Méry*).

a pu, dans le temps même de l'impression de sa pièce, en retrancher, comme il a fait, ses anciennes observations qu'il a cru fausses, pour mettre à leur place ses nouvelles découvertes qu'il croit vraies.

Je tombe d'accord que cette liberté est permise à un auteur; mais le changement qu'il a fait ne nous tire pas de l'incertitude où il nous a mis par ses nouvelles remarques : car je vais faire voir qu'il retombe dans la même contradiction sans se corriger; ainsi on ne peut pas savoir si la vérité se trouve plutôt dans ses nouvelles que dans ses anciennes observations. Les deux passages que je vais rapporter ne prouvent que trop clairement contre lui ce que j'avance.

Cinquièmement. *Quoique les poissons aient*, dit-il (pages 249 et 250), *beaucoup de rapport avec ces animaux* (c'est des tortues, des serpents et des vipères qu'il parle), *cependant la circulation s'y fait d'une manière différente, puisque le sang qui sort du cœur à chaque battement, se distribue dans les ouïes par un nombre infini de petites artères qui couvrent les surfaces de toutes les lames dont elles sont composées, et que les veines qui rapportent ce sang le distribuent à toutes les parties à la manière des artères.*

Il est aussi aisé de voir par ce cinquième passage, que par le troisième, que ce sont les veines des ouïes qui distribuent le sang à toutes les parties, et qui le rapportent au cœur. Par le sixième qui va suivre, il est visible, comme par le quatrième, que c'est l'aorte qui, par ses différentes branches, le distribue aux ouïes et à toutes les parties du corps de la carpe. C'est M. du Verney qui nous l'apprend lui-même, en nous disant (page 256) que

Sixièmement, *les trois cavités du cœur de la tortue ne sont en effet qu'un seul ventricule peu différent de celui du cœur des poissons et des grenouilles, et les trois artères qui répondent à ces trois cavités, n'ont ensemble dans la tortue que la même fonction qu'a l'artère du cœur de ces autres animaux, qui est de distribuer le sang en même temps et au poumon et à toutes les autres parties du corps.*

Donc s'il est vrai que l'artère qui sort du cœur des poissons distribue le sang en même temps et aux ouïes et à toutes les autres parties du corps, il est donc faux : 1° que les veines des ouïes de la carpe, que M. du Verney prend pour ses poumons, distribuent le sang à toutes les parties de ce poisson à la manière des artères, comme il est marqué dans le cinquième passage.

2° Il n'est pas vrai encore que l'aorte et ses branches ne parcourent de chemin que depuis le cœur jusqu'à l'extrémité des ouïes où elles finissent, comme porte le premier.

Voilà donc et la structure et la distribution nouvelle des veines des ouïes de la carpe et leur usage nouveau que leur a donné M. du

Verney, et qu'il a tant vanté à l'Académie, détruits par sa dernière observation; puisqu'enfin la fonction qu'a l'artère du cœur des poissons, est de distribuer le sang en même temps et au poumon et à toutes les autres parties de leur corps.

Comment accorder ensemble des observations si contraires? Il faudrait être bien peu habile en anatomie pour ne se pas apercevoir que M. du Verney les détruit toutes les unes par les autres.

Pour réponse, nous dira-t-il que la nature n'a pas donné aux mêmes vaisseaux sanguins des carpes qu'il a disséquées, la même structure; qu'elle en a varié la distribution, et les a destinées à des usages différents; que c'est une découverte qu'il a faite, et que les remarques qu'il a données sur cela, sont insérées dans l'Histoire de l'Académie? Mais n'y a-t-il pas bien plus d'apparence quand il voit les mêmes faits si différemment, que ce sont ses yeux qui le trompent, ou la mémoire qui lui manque, quand il tombe et retombe dans de si manifestes contradictions?

Pour éviter cet écueil funeste à la réputation qu'il s'est acquise par tant de pénibles travaux, ne devait-il pas suivre lui-même l'avis qu'il me donne dans sa Critique (page 258); je veux dire *recourir en cette occasion à sa méthode qui a tant contribué à éclaircir la structure et l'usage des parties du corps de l'homme*, c'est *l'anatomie comparée : s'il s'était donné la peine* d'en *examiner* les vaisseaux du poumon, *je suis sûr qu'il ne se serait pas pu tromper sur le véritable usage* des veines des ouïes de la carpe, ni sur leur structure.

Cette méprise me donne lieu de lui appliquer ses propres paroles (page 259) : *je ne sais pas si l'auteur* de la Critique *du nouveau système se rendra à des raisons qui me paraissent si évidentes; mais je puis bien me promettre que tout le penchant qu'on a à se laisser prévenir par les nouvelles découvertes, n'engagera personne à suivre son sentiment* sur le nouvel usage qu'il donne aux veines des ouïes de la carpe.

Enfin pour ne pas donner lieu à M. du Verney de se plaindre que je l'ai faussement accusé d'avoir donné des valvules au trou ovale du cœur de la tortue dans ses réflexions qu'il a fait imprimer parmi les observations physiques et mathématiques des RR. PP. jésuites de Siam, parce qu'il paraît qu'il y fait la description des parties du cœur du crocodile, et non pas celle du cœur de la tortue; je vais, pour justifier ce que j'ai osé avancer, faire voir que tous les faits qui y sont rapportés sont contraires aux véritables observations qu'il a faites sur le crocodile, et conformes à celles de la tortue de mer que j'ai disséquée. Pour le démontrer de manière qu'on ne puisse pas me soupçonner d'en imposer à M. du Verney, je rapporterai d'abord mot pour mot les deux descriptions qu'il a faites du cœur du crocodile. J'en ferai voir ensuite la contrariété, et prouverai enfin que ses secondes observations qu'il nous a données pour celles du crocodile sont effectivement de la tortue.

Première description du cœur du crocodile, par M. du Verney, extraite du second volume manuscrit des animaux qui ont été disséqués dans l'Académie (page 144).

Le cœur était situé entre les deux lobes du foie, ce qui se doit entendre de sa partie inférieure; car la supérieure était entre les lobes du poumon. Il avait deux oreilles fort grandes, dont la droite était plus grande, parce qu'elle reçoit plus de sang que l'autre : et ce sang lui était porté non seulement par le principal tronc de la cave ascendante et par les jugulaires, mais encore par les axillaires, qui n'entraient point dans l'oreille gauche, laquelle n'avait que le petit tronc de la cave ascendante et n'avait ni jugulaires, ni axillaires.

Quoique le sang soit porté par des vaisseaux séparés dans ces deux oreilles, il se confond néanmoins avant que d'entrer dans le cœur ; parce que ces deux oreilles se communiquent avant que de s'ouvrir dans la cavité du cœur. Cette cavité ou ventricule était unique, et remplie de fibres et de colonnes charnues, qui laissaient entre elles des espaces assez étroits et formaient mille anfractuosités.

L'aorte était double de même que la cave; il sortait deux troncs de la base du cœur, séparés l'un de l'autre par une cloison. Chacun de ces troncs se séparait en trois branches; deux de ces branches, passant sous les poumons, se réunissaient pour former le tronc de l'aorte descendante; deux autres jetaient chacune deux rameaux, qui faisaient les axillaires et les carotides, et les deux autres se jetaient dans les poumons. Une distribution de vaisseaux du cœur assez semblable à celle-ci se trouve dans les tortues.

. Etrange ressemblance! Dans ce crocodile l'aorte se trouve double, et les artères pulmonaires ne sont que des branches de ces deux aortes. Au contraire dans la première tortue de l'Amérique que M. du Verney a disséquée, l'aorte était simple, et l'artère du poumon sortait immédiatement du ventricule antérieur du cœur de cet animal, et du cœur de sa seconde tortue, qui était aussi de l'Amérique, partaient trois troncs distincts, savoir deux aortes, et l'artère des poumons; la distribution des vaisseaux du cœur du crocodile doit donc être fort différente de celle de ces deux grandes tortues terrestres de l'Amérique, dont il nous a donné des figures et des descriptions très dissemblables.

Seconde description du cœur du crocodile, extraite des réflexions de
M. du Verney, imprimées en 1688, parmi les observations physiques
et mathématiques des RR. PP. jésuites de Siam.

On a remarqué, dit M. du Verney (pages 31, 32 et 33), dans le crocodile
disséqué à l'Académie, que le cœur avait deux oreillettes fort amples, dont
la droite était la plus grande; que le tronc de la veine cave inférieure au
sortir du foie s'ouvrait dans l'oreillette droite après avoir reçu le sang des
axillaires dans lesquelles se déchargent les jugulaires; ainsi il n'y avait
point de veine cave supérieure : pour les veines du poumon, elles s'ouvraient dans l'oreillette gauche.

Ces oreillettes s'ouvraient chacune dans un ventricule, dont celui qui
répond à l'oreillette droite était le plus large, car il occupait presque toute
la substance du cœur. Outre ces deux cavités ou ventricules qui occupaient
principalement la partie postérieure du cœur, il y en avait un troisième
dans la partie antérieure; mais ces trois cavités ne composaient en effet
qu'un ventricule, parce qu'elles se communiquaient par des ouvertures
considérables : la cloison qui les sépare n'étant pas solide et continue
comme aux autres animaux; ainsi n'ayant pas le principal usage des ventricules du cœur, qui est de forcer tout le sang qui du ventricule droit
coule dans l'artère du poumon, à passer au travers de la substance du
poumon pour aller dans le ventricule gauche.

Les ouvertures qui font la communication de ces cavités étaient placées
vers la base du cœur. La cavité qui répondait à l'oreillette gauche communiquait avec celle qui répondait à l'oreillette droite par une ouverture
ovalaire très ample garnie d'une espèce de valvule, ou plutôt d'une cloison
qui était partout attachée, excepté dans sa partie inférieure, laissant une
petite ouverture qui faisait la communication des ventricules. Il y avait
à côté une autre ouverture fort ample sans aucune valvule, par laquelle
la cavité qui répond à l'oreillette droite communiquait avec celle qui est
dans la partie antérieure du cœur.

Il sortait de la base du cœur trois troncs d'artères, dont les deux premiers qui composaient l'aorte formaient comme deux crosses, lesquelles
avant que d'être tout à fait tournées en bas produisaient les axillaires, d'où
naissent les carotides.

Ensuite la crosse droite et la gauche descendaient pour se distribuer à
toutes les parties du bas-ventre. Ce qui sera expliqué plus en détail dans
la description de l'Académie. Chacun de ces troncs de l'aorte était garni
à sa sortie du cœur de deux valvules sigmoïdes.

Le troisième tronc qui naissait de la base du cœur était celui de l'artère
du poumon. Il avait aussi deux valvules sigmoïdes et se partageait en
deux branches, dont l'une allait au lobe droit du poumon, et l'autre au
gauche. Une distribution des vaisseaux du cœur assez semblable à celle-ci
se trouve dans les tortues.

De ces deux descriptions, la première est tirée mot pour mot du second volume manuscrit des animaux qui ont été disséqués à l'Académie; la seconde, du Traité des observations physiques et mathématiques des RR. PP. jésuites de Siam, que le père Gouye fit imprimer à Paris en 1688. J'ignore la date de la première description; mais je sais bien qu'elle est de plusieurs années antérieure à la seconde, parce que depuis dix-neuf ans que j'ai l'honneur d'être à l'Académie royale des sciences, il n'y a point paru de crocodile. Or comme M. du Verney n'en a disséqué qu'un seul, comme il paraît par les premières paroles de sa seconde description; que cependant les mêmes faits qu'il dit avoir observés sur le cœur de cet animal sont tous différents les uns des autres; je puis donc assurer, sans crainte de me tromper, que ses premières observations ont été faites effectivement sur le cœur du crocodile, et les secondes sur celui de la tortue. C'est ce que je prouverai quand j'aurai fait connaître l'extrême différence qu'il y a entre les unes et les autres.

M. du Verney nous dit dans sa première description du crocodile que la veine cave avait deux troncs, que le plus gros tronc portait le sang dans l'oreillette droite, et que le plus petit le portait dans l'oreillette gauche : il assure cependant dans sa seconde description que la veine cave n'avait qu'un seul tronc qui s'ouvrait dans l'oreillette droite.

Il ne fait aucune mention des veines du poumon dans la première. Dans la seconde il nous apprend que les veines du poumon s'ouvraient dans l'oreillette gauche.

Dans la première, il est porté que les deux oreillettes du cœur communiquaient ensemble. Dans la seconde il met cette communication entre les ventricules, et n'en met point entre les oreillettes.

Dans la première il ne reconnaît qu'une cavité dans le cœur du crocodile. Dans la seconde il en met trois.

Dans la première il ne place aucune valvule à l'ouverture des oreillettes de l'une dans l'autre. Dans la seconde il dit que le ventricule gauche communiquait avec le ventricule droit par une ouverture ovalaire garnie d'une espèce de valvule.

La première description porte que l'aorte était double, que chacun de ses troncs se divisait en trois branches, qui faisaient les axillaires, les carotides et les deux pulmonaires; de sorte qu'il n'y avait point de tronc particulier pour les artères du poumon. La seconde fait connaître qu'il sortait trois troncs d'artères de la base du cœur, savoir deux aortes, et l'artère pulmonaire.

Il n'est point marqué dans la première description qu'il y eût des valvules aux embouchures des deux artères qui partaient de la base du cœur du crocodile. Dans la seconde, il est porté que les trois troncs d'artères qui sortaient du cœur avaient chacun deux valvules à leurs embouchures.

Après tant de contradictions, on ne doit plus être surpris de voir M. du Verney finir sa seconde comme sa première description du cœur du crocodile par ces mêmes paroles : *Une distribution de vaisseaux du cœur assez semblable à celle-ci se trouve dans les tortues.*

Il est aisé de remarquer, par toutes ses variations, que les deux descriptions qu'il nous a données du cœur du crocodile et de ses vaisseaux ne peuvent pas être toutes deux du même animal, parce qu'elles se détruisent l'une l'autre dans tous les faits qu'elles contiennent.

Que pourra-t-il répondre à ceux qui lui demanderont raison de l'extrême différence qui paraît dans ces deux descriptions? Leur dira-t-il qu'il y a plusieurs espèces de crocodiles dans lesquels la structure du cœur n'est pas la même? Mais cette réponse ne les satisfera pas. Car quoique cela puisse être, ils lui répliqueront, sachant qu'il n'a disséqué en toute sa vie qu'un seul crocodile, qu'il n'a pas de connaissance que la structure du cœur varie dans ces animaux.

Leur avouera-t-il donc qu'il s'est mépris, et que, par un défaut de mémoire, il a donné au public mes observations de la tortue de mer pour celles du crocodile? Il ne le fera pas. Montrons donc nous-même, pour faire connaître au public que l'Académie ne prend point de part à ses erreurs et qu'elle les abandonne à sa censure, que ses premières observations sont du crocodile, et les secondes de la tortue. En voici une preuve évidente.

M. du Verney n'a disséqué qu'un seul crocodile : il n'a donc pas pu corriger par de secondes remarques les faits qu'il a observés au cœur de cet animal. Ses premières observations du crocodile sont en tout différentes de celles qu'il a faites sur sa dernière tortue de l'Amérique, les secondes y ont un fort grand rapport; donc ses premières observations ont été véritablement faites sur le cœur du crocodile, et sont de lui; les secondes sur celui de la tortue de mer, et sont de moi. Je vais en donner une preuve incontestable : c'est qu'il n'a reçu de Versailles sa dernière tortue de l'Amérique qu'en 1700, savoir douze ans après avoir donné au public ses secondes observations du crocodile.

Aussi voit-on que M. du Verney avoue lui-même dans sa Critique [1] qu'il n'a travaillé sur le cœur des tortues que depuis l'impression du nouveau système de la circulation du sang du fœtus par le trou ovale; on ne peut donc pas douter que ces secondes observations du

1. *Quatrième description*, page 227.

crocodile, qu'il fit imprimer en 1688, ne soient les mêmes que celles que je fis voir à l'Académie en 1685, puisqu'elles y sont toutes conformes, et toutes différentes de celles de sa première tortue de l'Amérique. C'est ce que je vais faire connaître après avoir rapporté ce passage de l'Histoire latine de l'Académie par M. Duhamel, qui fait foi qu'en ce temps-là je disséquai une tortue de mer [1].

Exacto induciarum tempore testitudinem marinam exhibuit D. Mery, in qua cumplura observatione digna annotavit anno 1685.

La seconde description que M. du Verney nous a donnée du cœur du faux crocodile porte : 1° Que la veine cave s'ouvrait dans l'oreillette droite. J'ai observé la même chose dans la tortue de mer ; mais dans la première tortue terrestre de l'Amérique que M. du Verney a disséquée, la veine cave avait deux troncs qui déchargeaient le sang, l'un dans l'oreille droite, et l'autre dans la gauche.

2° A l'égard des veines du poumon du faux crocodile, elles s'ouvraient dans l'oreillette gauche, elles s'y ouvrent de même dans la tortue de mer ; au contraire les veines du poumon de la première tortue de l'Amérique de M. du Verney portaient le sang des poumons dans les axillaires et le mêlaient avec celui de la veine cave.

3° La cavité qui répondait à l'oreillette gauche du faux crocodile communiquait avec celle qui répondait à l'oreillette droite par une ouverture ovalaire très ample garnie d'une espèce de valvule. J'ai trouvé la même chose dans la tortue de mer : mais M. du Verney ne fait nulle mention qu'il y eût de valvule dans le passage du ventricule gauche au ventricule droit de sa première tortue de l'Amérique.

4° De la base du cœur du faux crocodile sortaient trois troncs d'artères ; il en part tout autant du cœur de la tortue de mer : mais il n'en sortait que deux du cœur de la première tortue de l'Amérique de M. du Verney.

5° A l'embouchure de chacune des artères du faux crocodile il n'y avait que deux valvules sigmoïdes ; il n'y en a pas davantage dans les artères de la tortue de mer : cependant M. du Verney donne trois valvules à chacune des deux artères de sa première tortue terrestre de l'Amérique.

Comme il n'est pas difficile de voir par ce petit abrégé que les secondes observations que M. du Verney nous a données du cœur de son faux crocodile sont conformes en tout à celles que j'ai faites sur celui de la tortue de mer, il est aisé de juger : 1° que les unes et les autres sont les mêmes, puisque toutes sont contraires et aux remarques de sa première description originale du cœur du crocodile, et

---

1. *Seconde édition*, page 236.

aux observations de sa première tortue de l'Amérique; 2° qu'elles
ne peuvent pas être de la seconde, avec lesquelles elles ont aussi
beaucoup de rapport, puisqu'il n'a reçu cette dernière tortue terrestre de l'Amérique que douze ans après avoir donné au public ces
secondes remarques du faux crocodile.

Pour éluder des preuves si convaincantes, qu'il ne vienne pas
aujourd'hui nous dire qu'il n'a point donné au R. P. Gouye les faits
que je réclame; car ne les ayant point moi-même rendus jusqu'ici
publics, et ce Père n'ayant été reçu à l'Académie que quatorze ans
après les y avoir démontrés, personne ne pourra croire qu'il ait
pu les imaginer; il faut donc que M. du Verney, qui était présent
lorsque je les fis voir, lui en ait donné communication. Son original,
que le P. Gouye conserve, en est une preuve invincible.

D'ailleurs on n'a pas oublié qu'après que M. du Verney se fut rendu
maître des desseins que j'avais fait faire du cœur de la tortue de mer,
il se servit de celui des petites tortues de France, non seulement
pour détruire les faits que j'ai observés sur celle de mer, mais aussi
pour confirmer en même temps ceux qu'il a remarqués dans le cœur
de sa première tortue de l'Amérique. Il ne peut donc pas rejeter,
comme il fait à présent, sur feu M. Perrault, qui n'est plus en état
de se défendre, les fausses observations qu'il a faites sur le cœur de
cet animal, d'autant moins qu'on se ressouvient encore que son
dessein n'avorta que parce qu'une assez grosse tortue de terre que je
reçus de Languedoc dans le temps même qu'il faisait ses démonstrations à l'Académie, me servit à faire voir une seconde fois à cette
célèbre compagnie la fausseté de ses premiers faits de la tortue de
l'Amérique, et la vérité de mes observations, dont il fut forcé de
tomber d'accord en pleine Académie.

Aussi voit-on qu'il détruit lui-même par les remarques qu'il a
faites depuis sur le cœur des petites tortues de France, et sur
celui de sa dernière tortue de l'Amérique, toutes ses anciennes observations qu'il a faites sur sa première. Il reste donc pour constant que
ses secondes remarques du crocodile n'ont point été faites sur le
cœur de cet animal, mais sur celui de la tortue de mer que je disséquai en 1685, ce que j'avais à prouver. De là il s'ensuit : 1° que
M. du Verney a reconnu dans cette tortue de mer un trou ovale, faisant la communication du ventricule gauche au ventricule droit, et
deux valvules abattues sur ce passage, lorsque je fis voir à l'Académie la structure du cœur de cet animal;

2° Que le cœur du crocodile que M. du Verney a effectivement disséqué n'ayant qu'un ventricule, ce que porte sa description originale, il est évident qu'il s'oublie étrangement quand il dit dans sa

fausse description qu'il en avait trois, et que (page 32) *ces trois cavités ne composaient en effet qu'un seul ventricule, parce qu'elles se communiquaient par des ouvertures considérables*, puisqu'il n'en avait qu'une.

Quoique cette pensée se trouve aussi dans sa troisième et quatrième description, ce n'est pas une conviction que ce sentiment lui appartienne; en voici des preuves certaines.

La première, c'est qu'on ne voit nul endroit dans sa première description du cœur de la tortue, qui puisse faire juger qu'il ait eu seulement cette idée. La seconde preuve, c'est que sa troisième et sa quatrième description, dans lesquelles paraît cette opinion, sont de dix années postérieures au Mémoire de l'Académie dans lequel j'ai prouvé [1], et par la structure des ventricules, et par la disposition des vaisseaux, et par le cours du sang, que les trois ventricules du cœur de la tortue ne doivent être comptés que pour un seul ventricule. La troisième preuve enfin, c'est que, depuis sa première description de la tortue, imprimée dans les Mémoires de l'Académie de 1676, il n'a travaillé sur le cœur de cet animal qu'après l'impression du nouveau système de la circulation du sang par le trou ovale. Ce passage de sa quatrième et dernière description (p. 227) en fait foi :

Dès qu'il le proposa, dit M. du Verney en parlant de moi, *je l'examinai avec soin; je fis des dissections exactes de plusieurs tortues, et ayant reconnu l'erreur de cette découverte, je la combattis dans mes exercices du Jardin Royal et dans cette Académie, comme il est rapporté dans l'Histoire qui en a été publiée.*

Puisque de l'aveu même de M. du Verney il n'a retravaillé sur le cœur des tortues de terre que depuis l'impression du nouveau système, il est donc visible qu'en même temps qu'il donna mes observations du cœur de la tortue de mer pour celles du crocodile, il s'attribua mon sentiment sur l'unité des trois ventricules du cœur de cet animal, puisque le cœur du crocodile qu'il a disséqué n'avait qu'un ventricule.

Pour finir cet examen des faits de M. du Verney, il me reste à faire connaître premièrement pourquoi il a donné au public mes observations du cœur de la tortue de mer pour celles du crocodile. Secondement pourquoi le cœur de cet animal ayant, suivant la relation des Révérends Pères Jésuites de Siam, beaucoup plus de rapport au cœur de la tortue que celui de la carpe, et étant par conséquent plus propre à éclaircir la question dont il s'agit entre M. du Verney et moi, que celui de ce poisson, il n'a pas joint dans son Traité, aux observations qu'il a faites sur le cœur de la tortue, de la vipère, de

---

1. *Mémoire de l'Académie* du 31 août 1693, page 137.

la carpe et de la grenouille, les remarques qu'il a faites sur celui du crocodile; en voici les raisons autant que je le puis conjecturer.

Les Révérends Pères Jésuites de Siam ayant fait présenter à l'Académie royale des Sciences, un jour d'assemblée, par le Père Goüye, les observations qu'ils ont faites sur le crocodile, il y fut résolu ce jour-là même que M. du Verney, qui avait disséqué quelques années auparavant un semblable animal, joindrait ses réflexions aux remarques de ces Pères. Il oublia par malheur de relire, pour les faire avec justesse, le second volume d'observations des animaux qui ont été disséqués à l'Académie, dans lequel sont les véritables remarques que M. du Verney a faites sur le crocodile; ce qui fut cause que, l'esprit vide depuis longtemps de ses propres découvertes, mais plein encore des plus considérables faits que j'avais fait voir peu de temps auparavant à l'Académie sur le cœur de la tortue de mer, il les donna sans y penser au public pour ceux qu'il avait lui-même remarqués sur le cœur du crocodile : aussi ne fit-il pas difficulté d'avouer en pleine assemblée qu'il s'était mépris, lorsque, fâché de voir la meilleure partie des faits que j'avais découverts dans le cœur de cette tortue mêlés par M. du Verney parmi les observations des Révérends Pères Jésuites, j'en portai ma plainte à la Compagnie. Elle la reçut d'autant plus favorablement que je lui fis remarquer qu'ils étaient tous différents de ceux que M. du Verney lui avait donnés du cœur du crocodile, et qu'elle se ressouvient qu'il avait voulu faire passer mes faits de la tortue pour faux dans ses assemblées, quinze jours auparavant de les donner au public pour vrais, mais pour ceux du crocodile.

Peut-être aussi que piqué, comme il y a bien plus d'apparence, de ce que les observations qu'ont faites les Révérends Pères Jésuites de Siam sur le cœur du crocodile, n'avaient nul rapport avec les remarques qu'il avait faites sur celui qu'il a disséqué, et en avaient un fort grand avec les faits que j'avais observés sur le cœur de la tortue de mer; et jugeant par là que ses observations du cœur du crocodile pourraient bien être aussi fausses que les remarques qu'il avait faites sur celui de sa première tortue de l'Amérique; prit-il le parti, les unes et les autres étant inconnues au public, de les abandonner, et de lui donner les remarques de ces Pères et mes observations pour celles qu'il avait faites lui-même sur le crocodile, afin de faire croire dans le monde qu'il avait avant nous une parfaite connaissance de la structure du cœur de ces deux animaux.

Je ne sais point si cette seconde conjecture ne passera pas pour une vérité évidente et une preuve sensible de tout ce que j'ai dit ci-devant, surtout quand on saura que pour mieux réussir dans son entreprise, il retira des mains de M. du Hamel, alors secrétaire de l'Académie, les dessins que j'avais fait faire du cœur de la tortue de mer, et de plusieurs autres parties du corps de cet animal dont il se rendit maître, persuadé que par ce moyen il m'empêcherait de donner au public les observations que j'avais faites sur cet animal.

Ce fut par cet innocent artifice qu'il se délivra de la crainte qu'il avait que je ne fisse connaître au public que toutes les remarques qu'il a faites sur le cœur de sa première tortue de l'Amérique sont fausses.

Après ce petit éclaircissement, il est aisé de juger que bien que le cœur du crocodile ait beaucoup plus de rapport à celui de la tortue que le cœur de la carpe, et qu'il soit par cette raison infiniment plus propre que celui de ce poisson à décider la question qui est entre M. du Verney et moi, il n'a pas cependant osé joindre les observations de cet animal à celles de la tortue, dans l'appréhension qu'il a eue que je ne fisse connaître au public, comme j'ai fait à l'Académie, sa méprise.

Cette précaution était bonne à prendre : mais pour avoir une réussite heureuse, il ne devait pas m'imputer dans sa Critique d'avoir voulu donner au public une description exacte du cœur de la tortue, dans laquelle j'avais oublié cependant de faire mention des oreillettes, d'avoir voulu faire croire que les valvules qui sont situées à l'entrée des ventricules droit et gauche fussent inutiles à l'embouchure du trou ovale, qui fait la communication de ces deux ventricules; enfin il ne devait pas supposer que j'ai pris les trois cavités du cœur de la tortue pour trois cavités aussi distinctes et séparées entre elles que le sont les deux ventricules du cœur de l'homme : il devait bien prévoir que par ces fausses suppositions il pourrait m'engager à détromper le public, en lui donnant, comme je vais faire après avoir répondu à sa Critique, du moins une description entière de toutes les principales parties du cœur de la tortue de mer, quoique sans figures, parce qu'il m'en retient les dessins; ce que j'ai depuis dix-neuf ans négligé de faire pour le ménager. Mais maintenant je le dois à ma réputation pour la mettre à couvert de sa Critique, et au public pour le tirer de l'incertitude dans laquelle la connaissance que je viens de lui donner de ses variations pourrait le jeter.

Dans l'examen que j'ai fait des faits que M. du Verney a observés sur le cœur des tortues, j'ai oublié en parlant des artères d'avertir que le sphincter marqué D, qui dans la troisième figure de sa seconde planche embrasse les trois troncs d'artères qui sortent du cœur de ces animaux, ne se trouve pas plus dans les petites tortues de

France que dans les grandes tortues de l'Amérique. Il avoue qu'il manque dans celles-ci ; il soutient qu'il se rencontre dans les autres. Voici le passage où son sentiment est marqué en termes bien précis :

Dans nos petites tortues de terre, ces artères, dit-il [1], *sont embrassées à leur naissance par un anneau de fibres charnues : il n'y en avait point au cœur de la tortue de l'Amérique.*

On voit par ce passage, comme par la figure de cet anneau, qu'il embrasse à leur naissance les trois troncs d'artères qui partent du cœur des petites tortues de terre ; d'où l'on peut conclure que l'usage que M. du Verney donne à ce sphincter doit être commun à ces trois vaisseaux, je veux dire qu'ils doivent être tous trois resserrés également par ce sphincter quand il se contracte, et par conséquent il doit accélérer, selon lui, le mouvement du sang vers le poumon, comme vers les extrémités.

Il paraît néanmoins qu'il est d'un sentiment différent dans le passage qui suit (page 247) : *L'anneau ou sphincter qui se trouve à la naissance de l'aorte dans la petite tortue, en se resserrant immédiatement après la contraction du cœur, donne lieu de croire que son principal usage est d'accélérer et d'augmenter le mouvement du sang vers les extrémités.*

De ce passage on peut tirer deux conséquences. La première, que si ce sphincter ne se trouve qu'à la naissance de l'aorte, il ne peut pas embrasser les trois artères qui sortent du cœur des petites tortues de terre ; cependant il est porté dans le passage précédent qu'il les embrasse. La seconde, que son usage ne peut pas être commun à ces trois vaisseaux. Donc ce second sentiment est différent du premier, puisque ce second passage ne porte point que ce sphincter accélère le mouvement du sang vers le poumon, mais seulement vers les extrémités, à moins que M. du Verney ne prenne les poumons de la tortue pour quelques-unes des extrémités du corps de cet animal.

Après tant de variations, si M. du Verney veut véritablement instruire le public par ses découvertes, qu'il rectifie ses idées et reforme les descriptions et les figures qu'il lui a données des parties des animaux dont il fait mention dans son Traité, qu'il n'a entrepris, à ce qu'il dit, que pour faire connaître l'erreur du nouveau système de la circulation du sang par le trou ovale du fœtus humain ; parce que sans une correction très exacte, il sera toujours impossible au lecteur de découvrir la vérité de ses faits dans des descriptions où l'on ne remarque que contradiction depuis le commencement jusqu'à la fin. Ainsi toute la critique de M. du Verney n'étant bâtie que sur

---

1. *Quatrième description,* page 234.

un fondement si ruineux, il n'y a pas d'apparence qu'elle puisse long-temps se soutenir. C'est ce que je vais démontrer.

II. — Réponse a la critique de M. du Verney.

Il y a dix ans bien accomplis que M. du Verney entreprit de com-battre dans l'Académie royale des Sciences le rapport que j'avais fait du trou ovale et du canal de communication de la tortue avec ces mêmes conduits, qui se rencontrent dans le fœtus humain.

Pour le détruire, il se contenta alors de dire à cette célèbre Com-pagnie que le trou ovale du fœtus est placé entre la veine cave et la veine du poumon, et que le canal de communication n'est qu'une branche de l'artère du poumon, qui va se joindre au tronc inférieur de l'aorte : qu'au contraire dans la tortue le trou ovale est placé dans la cloison qui sépare le ventricule gauche du cœur de cet animal d'avec le droit, et que le canal de communication est une artère particulière qui tire immédiatement son origine du ventricule droit, d'où il conclut que le rapport que j'avais fait de ces deux con-duits de la tortue avec ceux du fœtus humain était faux.

Pour répondre à cet argument, je représentai à Messieurs les Académiciens qu'ayant marqué dans le Mémoire du 31 mars, que l'Académie fit imprimer en 1692, que ces conduits sont placés dans le fœtus en des lieux différents de ceux qu'ils occupent dans la tortue, il était évident que le rapport que j'en avais fait ne regardait pas leur situation, mais seulement leur usage.

Aujourd'hui M. du Verney, non content de me renouveler cette même objection, à laquelle je n'ai point d'autre réponse à faire que celle que j'ai fait imprimer dans la seconde dissertation du petit Traité que j'ai donné au public sur la circulation du sang du fœtus en 1700 (page 18), soutient d'ailleurs que le trou ovale et le canal de communication n'ont pas dans la tortue les mêmes usages que dans le fœtus, d'où il conclut que le sang ne circule pas dans l'une et dans l'autre de la même manière. Je vais prouver le contraire.

Les usages que j'ai attribués au trou ovale et au canal de commu-nication du fœtus et de la tortue se réduisent à trois : 1° Le trou ovale sert à donner passage au sang des veines du poumon dans le ventricule droit. 2° Le canal de communication empêche que toute la masse du sang ne circule par leur poumon, comme elle fait par celui de l'homme. 3° L'un et l'autre conduit servent à raccourcir dans le fœtus humain et dans la tortue le chemin que le sang par-court dans l'homme.

Quant à l'usage particulier du trou ovale, M. du Verney convient avec moi que le sang des veines du poumon qui se décharge dans le ventricule gauche du cœur de la tortue, passe dans le ventricule droit par le trou qui fait leur communication ; mais il prétend que dans le fœtus humain le trou ovale sert au contraire à donner passage au sang de la veine cave de l'oreillette droite dans l'oreillette gauche. Voici comme il s'explique dans sa Critique (page 256) : *Il est constant que la valvule du trou ovale du fœtus est située de manière à donner un libre passage au sang de la veine cave dans l'oreillette gauche du cœur, et à le lui fermer au retour.*

Apparemment M. du Verney a oublié que les expériences qu'il a faites à l'Académie pour faire voir ce qu'il croit lui ont toujours été inutiles, et il n'a pas prévu cette objection, qui détruit visiblement son hypothèse.

Si la valvule prétendue du trou ovale peut l'ouvrir et le fermer, il faut qu'elle souffre nécessairement des pressions alternatives de la part du sang qui coule de la veine cave dans l'oreillette droite du cœur, et de la part de celui qui passe de la veine du poumon dans l'oreillette gauche. Cela étant, le sang de ces veines doit donc entrer dans les oreillettes en différents temps ; cependant l'expérience nous apprend le contraire : car l'on voit que les deux oreillettes du cœur se dilatent ou s'emplissent en même temps, et qu'elles se resserrent ou se vident dans un autre et même moment. Le sang en quelque temps que ce soit ne peut donc pas faire sur cette valvule supposée des pressions alternatives ; elle doit donc toujours demeurer dans une même situation, puisque le sang entre en même temps dans les oreillettes du cœur du fœtus.

Or comme les deux tiers du trou ovale sont creusés dans le bord supérieur de sa valvule prétendue, qui fait certainement la plus grande partie de la cloison des oreillettes du cœur, il est évident que cette valvule ne peut point s'appliquer au passage de ce trou ; il doit donc toujours rester ouvert dans le fœtus humain avant la naissance.

Aussi est-ce par cette raison que l'air soufflé et l'eau seringuée par les veines du poumon gauche passent librement de l'oreillette gauche par le trou ovale dans l'oreillette droite. C'est ce que j'ai démontré il y a plus de dix ans dans l'Académie royale des Sciences à M. du Verney, et c'est ce dont M. du Hamel rend témoignage dans l'histoire qu'il a faite de ce qui s'est passé dans cette savante compagnie, lorsqu'il dit [1] : *Negabat ille,* c'est de moi dont il parle, *in ovali foramine*

---

1. *Histoire de l'Académie.* Seconde édition, page 325, année 1695.

ullam valvulam, aut eam quæ eo nomine censetur, ita esse collo-
catam, ut foramen ipsum possit occludere : cum aqua siphunculo in
aortam, aut pulmonis venam injecta per illud foramen in auriculam
cordis dextram, atque inde in venam cavam libere transmittatur :
quod semel et iterum in duplici fœtu palam ostendit.

Quelque tentative qu'ait faite jusqu'ici dans cette même Compagnie
M. du Verney pour démontrer le contraire, il n'a jamais pu y réussir ;
de là vient qu'il n'en est point parlé dans aucun des Mémoires, ni
dans l'Histoire de l'Académie. Il ne laisse pas cependant d'assurer
encore aujourd'hui, dans sa critique du nouveau système, que sa prétendue valvule du trou ovale ne peut permettre au sang de la veine
du poumon de passer par ce trou. Ce qui m'a engagé à faire un
nouvel effort pour le désabuser de l'opinion d'Harvey.

Dans ce dessein, je ne me suis pas seulement contenté de lui répéter
la même expérience, je lui ai fait voir de plus en pleine Académie, le
13 décembre 1702, que lorsque sa valvule supposée a acquis dans
l'enfant après sa naissance assez d'étendue pour boucher le trou ovale,
c'est-à-dire qu'elle a acquis dans l'enfant la disposition qu'il prétend
que cette valvule a dans le fœtus ; alors, quoiqu'elle ne soit point
encore unie à la cloison des oreillettes, ni l'air ni l'eau ne peuvent
plus passer de l'oreillette gauche par ce trou dans l'oreillette droite :
preuve évidente que cette valvule prétendue ne ferme pas dans le
fœtus humain, comme elle fait dans l'enfant, le trou ovale, puisque
dans celui-ci ni l'air ni l'eau ne peuvent passer de gauche à droite,
et que dans l'autre ils traversent en ce sens ce trou avec une très
grande facilité. Le trou ovale, qui fait la communication de l'oreillette
gauche à l'oreillette droite du cœur du fœtus, et du ventricule gauche
au ventricule droit du cœur de la tortue, peut donc avoir dans l'un
et dans l'autre le même usage. C'est ce que je vais démontrer.

Il est constant que la capacité du ventricule gauche du cœur du
fœtus humain est de moitié plus petite que la capacité du ventricule
droit. Or les deux artères pulmonaires ayant, prises ensemble, plus de
capacité que le canal de communication, il est visible qu'il passe par
les deux artères pulmonaires plus de sang que par ce canal ; il doit
donc revenir par les veines du poumon dans l'oreillette gauche plus
de la moitié du sang que contient le ventricule droit : le ventricule
gauche n'en peut contenir que la moitié ; il faut donc nécessairement
que le surplus passe de l'oreillette gauche par le trou ovale dans
l'oreillette droite, et que ce surplus rentre dans le ventricule droit,
comme fait le sang des veines des poumons de la tortue qui, ne trouvant point d'artère dans le ventricule gauche, est forcé de passer par
le trou ovale dans le ventricule droit du cœur de cet animal, pour

prendre la route des artères qui tirent leur origine de ce ventricule. Il est donc évident que le trou ovale a dans le fœtus et dans la tortue le même usage.

Faisons voir à présent à M. du Verney qu'il en est de même du canal de communication, et ne nous servons pour cela que des faits dont il convient avec moi, et du sens dans lequel il entend que ce conduit décharge les poumons du fœtus humain.

A l'égard des faits il tombe d'accord : 1° qu'il sort du cœur de la tortue trois troncs d'artères, savoir deux aortes, et l'artère pulmonaire ;

2° (pages 234 et 235) Que de ces trois artères, celle que j'appelle le canal de communication, mais dont il fait son second tronc, qu'il nomme l'aorte descendante, s'unit à la branche inférieure du premier, qu'il appelle l'aorte ascendante.

3° Il convient encore avec moi que les trois cavités du cœur de la tortue ne font qu'un seul ventricule. Cela étant, il faut donc que toute la masse du sang qui sort du cœur de cet animal se partage en trois parties en entrant dans ces artères, et par conséquent de toute cette masse de sang il n'y a que la partie qui passe dans l'artère pulmonaire qui puisse circuler par les poumons de la tortue.

En effet, celles qui s'écoulent par les deux aortes dans tous les autres membres de cet animal reviennent par les veines caves dans ce même ventricule, pour recommencer de nouveau leur circulation comme auparavant, sans passer par les poumons.

Or comme l'aorte descendante de M. du Verney verse une portion du sang qu'elle reçoit du ventricule droit du cœur dans la branche postérieure de l'aorte ascendante, comme fait le canal de communication du fœtus ; il est donc évident que cette aorte descendante a le même usage dans la tortue qu'a le canal de communication dans le fœtus humain, qui est d'empêcher que tout le sang qui sort de son cœur ne circule par ses poumons comme il fait par ceux de l'homme adulte.

Et parce que c'est dans ce sens-là que M. du Verney entend que ce canal décharge les poumons du fœtus, puisqu'il sait bien qu'il ne puise pas dans ces parties le sang qu'il porte dans le tronc inférieur de l'aorte, mais qu'il le reçoit du tronc même de l'artère pulmonaire ; il faut absolument qu'il convienne avec moi que l'aorte descendante de la tortue décharge aussi les poumons de cet animal, quoiqu'elle puise le sang dans le ventricule droit du cœur de la tortue. L'aorte ascendante fait encore le même effet, puisque le sang de celle-ci, non plus que celui de l'autre, ne circule point par les poumons de cet animal.

Si après cette démonstration M. du Verney ne veut pas reconnaître cette conformité d'usage, il faut nécessairement, pour soutenir l'opinion d'Harvey, qu'il nous fasse voir clairement que tout le sang qui sort du cœur de la tortue circule par les poumons, comme fait celui de l'homme. Mais comment osera-t-il l'entreprendre, après nous avoir dit dans sa Critique [1] que *les trois cavités du cœur de la tortue ne font en effet qu'un seul ventricule, peu différent de celui du cœur des poissons et des grenouilles, et les trois artères qui répondent à ces trois cavités n'ont ensemble dans la tortue que la même fonction qu'a l'artère du cœur de ces autres animaux, qui est de distribuer le sang en même temps et au poumon, et à toutes les autres parties du corps?*

Car de là il s'ensuit visiblement que le sang qui passe du cœur de la tortue dans ses deux aortes ne circule point par les poumons de cet animal. Il reconnaît lui-même cette vérité, en nous disant (page 248) que *dans la tortue, à chaque circulation, un peu plus du tiers du sang passe dans le poumon.* Les deux aortes ont donc, encore une fois, dans cet animal, le même usage qu'a dans le fœtus humain le canal de communication.

Cette conformité d'usage qui se trouve entre ces conduits a paru autrefois si évidente à M. du Verney, que dans sa première description il nous dit en termes formels (page 201) que *la circulation du sang se fait dans les tortues de la même manière qu'elle se fait dans le fœtus, parce que tant dans le fœtus que dans ces animaux, le poumon ne reçoit de sang que pour sa nourriture, et non point pour la circulation entière; et qu'enfin de même que la circulation entière ne se fait que par les anastomoses du cœur du fœtus, elle ne se fait aussi dans les tortues que par les ouvertures particulières que les ventricules de leur cœur ont les unes avec les autres.*

Qui après cela ne sera surpris de lui entendre dire dans sa Critique du nouveau système? *Il est facile de faire voir, par tout ce que nous venons de dire, que l'auteur du système se fatigue bien inutilement pour trouver dans le cœur de ces animaux un trou ovale et un canal de communication. Il s'en serait épargné la peine s'il avait voulu considérer que ces conduits ne sont nécessaires qu'au fœtus humain et à ceux des animaux dont le cœur a du rapport à celui de l'homme; il aurait vu la différence qu'il y a de la circulation qui se fait dans le fœtus à celle qui se fait dans la tortue, et qu'il n'y avait nulle comparaison à faire entre deux manières de circuler si opposées* [2].

En raisonnant ainsi, M. du Verney ne s'est pas apparemment res-

---

1. *Quatrième description*, page 256.
2. *Quatrième description*, page 257.

souvenu : 1° Qu'il nous a dit en parlant du cœur de la tortue dans sa seconde description (page 32) que *la cavité qui répondait à l'oreillette gauche communiquait avec celle qui répondait à l'oreillette droite par une ouverture ovalaire garnie d'une espèce de valvule.* Car je ne puis pas m'imaginer qu'il veuille mettre quelque différence entre trou ovale et ouverture ovalaire. 2° Il semble qu'il ait oublié aussi que son second tronc de l'aorte s'unit à la branche postérieure du premier (page 235). C'est donc un canal de communication. 3° Il n'a pas fait réflexion que la tortue vivant également dans l'air [1] comme dans l'eau, sans respirer que par des intervalles très longs, ces deux conduits ne lui sont pas moins nécessaires pour vivre en cet état, qu'ils le sont au fœtus pendant les neuf mois qu'il demeure dans le sein de sa mère, privé de la respiration.

Il y a donc bien de l'apparence que ces conduits qui se ferment dans le fœtus après la naissance, parce qu'il respire alors, doivent rester toujours ouverts dans la tortue, parce qu'elle passe la plus grande partie de tous les jours de sa vie sans respirer. Mais cette différence n'empêche nullement qu'ils n'aient dans la tortue les mêmes usages qu'ils ont dans le fœtus. La circulation se fait donc dans l'un et dans l'autre de la même manière. Ces conduits ne sont donc pas seulement nécessaires au fœtus humain et à ceux des animaux dont le cœur a du rapport à celui de l'homme; ils le doivent être aussi à tous les amphibies dont le cœur a du rapport à celui de la tortue et qui ne respirent comme elle que de temps en temps. M. du Verney se fatigue donc bien inutilement pour nous faire croire que le trou ovale et le canal de communication ne se trouvent pas dans ces animaux, puisque par les faits qu'il a lui-même observés, et que je viens de rapporter, je démontre qu'ils se rencontrent dans la tortue.

Si l'on me demande la raison pourquoi M. du Verney, étant autrefois persuadé que la circulation du sang se faisait dans les tortues de la même manière qu'elle se fait dans le fœtus, soutient à présent tout le contraire dans sa Critique, la voici : c'est parce que je lui ai fait voir qu'il est faux, dans l'opinion d'Harvey qu'il suit, que le sang circule dans le cœur de la tortue comme dans celui du fœtus. Je vais en tirer la preuve de ses propres observations.

M. du Verney a remarqué que dans la tortue le sang des veines du poumon passe du ventricule gauche dans le ventricule droit par le trou qui fait la communication de ces deux ventricules; ce qui est

---

1. J'ai vu vivre une tortue pendant trente-deux jours sans respirer, la gueule et les narines étant scellées (*Méry*).

vrai. Mais comme il soutient que dans le fœtus le sang de la veine
cave passe au contraire par le trou ovale dans la veine du poumon,
il est donc évident que le sang doit couler, selon M. du Verney, de
gauche à droite dans le cœur de la tortue, et de droite à gauche dans
celui du fœtus; ainsi il doit prendre en passant par le trou ovale du
cœur de la tortue une route contraire à celle qu'il suit en passant
par celui du cœur du fœtus. Le sang ne peut donc pas circuler dans
le cœur de l'un et de l'autre de la même manière, suivant ses propres
remarques. Je viens de démontrer cependant que dans tous les deux
le sang des veines du poumon tient la même route en passant par le
trou ovale, et que le canal de communication a le même usage. Le
second sentiment de M. du Verney n'est donc pas moins faux que le
premier. Que peut-on penser après cela de ses décisions?

Le troisième usage commun au trou ovale et au canal de communication, c'est de servir l'un et l'autre, dans le fœtus et dans la tortue,
à raccourcir à une grande partie du sang le chemin qu'il parcourt
dans l'homme. M. du Verney ne s'est point récrié dans sa Critique
contre cet usage, il n'en a pas même parlé. Peut-être a-t-il senti qu'il
est hors d'atteinte. Quoi qu'il en soit, en voici la démonstration.

Toute la masse du sang qui sort du ventricule droit du cœur du
fœtus humain se partage en passant dans le tronc de l'artère du
poumon en trois parties : l'une s'écoule par le canal de communication dans la branche inférieure de l'aorte, sans circuler par le
poumon ni par le ventricule gauche; les deux autres parties passent
dans les artères pulmonaires. Celles-ci, traversant le poumon, viennent se rendre par ses veines dans l'oreillette gauche du cœur, où
elles se séparent : l'une entre dans le ventricule gauche, l'autre
passe par le trou ovale et rentre dans le ventricule droit, sans circuler
par le ventricule gauche, ni dans tout le reste des parties du corps
du fœtus. Il est donc visible que le trou ovale et le canal de communication servent dans le fœtus humain à raccourcir à la plus grande
partie du sang le chemin qu'il parcourt dans l'homme adulte. Ce qui
est expliqué plus au long dans les Mémoires des mois de mars et
d'août de l'an 1693, et dans le *Nouveau système*, page 45. L'un et
l'autre conduit font le même effet dans la tortue; en voici la preuve :

Toute la masse du sang sortant du ventricule droit du cœur de la
tortue se partage aussi en trois parties : l'une entre dans l'artère pulmonaire et vient se rendre par les veines du poumon dans le ventricule
gauche; mais n'y trouvant point d'artère, elle est forcée de rentrer
par le trou ovale dans le ventricule droit. Celle-ci ne fait donc que
circuler par les poumons et ne passe point dans tout le reste des
parties du corps de la tortue. Des deux autres parties, l'une passe

dans l'aorte, et l'autre dans le canal de communication. Ces deux parties viennent se rendre par les veines caves dans le ventricule droit, sans circuler par les poumons ni par le ventricule gauche. Il est donc évident que le trou ovale et le canal de communication servent aussi à raccourcir dans la tortue le chemin que le sang parcourt dans l'homme.

Car dans celui-ci tout le sang qui passe du ventricule droit dans l'artère du poumon circule par le poumon et vient se rendre par ses veines dans le ventricule gauche, d'où il passe ensuite dans l'aorte, qui le distribue à toutes les parties du corps, qui le renvoient par la veine cave dans le ventricule droit, où il recommence sa circulation ; de là vient que le sang parcourt dans l'homme plus de chemin qu'il ne fait dans le fœtus et dans la tortue. Il paraît, par toute la Critique de M. du Verney, qu'il est persuadé que le nouveau système de la circulation du sang du fœtus humain n'est fondé que sur les usages semblables qu'ont, selon moi, dans le fœtus et dans la tortue, le trou ovale et le canal de communication.

Cette conformité d'usage, qui se présenta d'abord à mon esprit, est bien à la vérité le premier moyen qui m'a servi à l'établir : mais indépendamment de ce rapport, que M. du Verney combat seulement dans sa Critique, ce système nouveau est aujourd'hui fondé sur l'égalité de capacité qui se trouve dans l'homme entre l'oreillette droite et l'oreillette gauche, entre le ventricule droit et le ventricule gauche, entre l'artère pulmonaire et l'aorte ; comme aussi sur l'inégalité qui se rencontre dans le fœtus humain entre ces mêmes parties.

C'est ce qu'ont bien reconnu ceux qui, comme lui, se sont élevés contre ce nouveau système : de là vient qu'ils ont abandonné ce rapport, pour attaquer ce système par son véritable fondement. M. du Verney a fait tout le contraire, il a abandonné le fondement du système pour combattre le rapport, qui ne m'en a fourni que la première idée. Comme donc il semble qu'il ne se soit pas aperçu jusqu'ici de cette vérité, je vais recommencer à la lui montrer par cinq propositions auxquelles je le prie de répondre pour me désabuser de mon opinion, au cas que je me trompe. S'il ne le fait pas, son silence me servira d'approbation. S'il le fait et qu'il les détruise, j'avouerai moi-même que je me suis trompé.

Première proposition. — La capacité des artères et des veines augmente à proportion de la quantité du sang que reçoivent ces vaisseaux, et elle diminue de manière que quand le sang cesse d'y passer, elle se détruit entièrement. La nature nous fournit dans le fœtus humain des exemples constants de ces deux phénomènes. Depuis l'instant que le sang commence à couler dans ses vaisseaux, jusqu'au moment de sa naissance, la cavité du canal artériel qui se trouve entre l'artère pulmonaire et la branche inférieure de l'aorte, et celle du conduit veineux qui se rencontre dans le foie entre la veine porte et la veine cave du fœtus, s'agrandissent. Il en est de même de celle de la veine et des deux artères ombilicales; parce que la quantité du sang que reçoivent tous ces vaisseaux augmente toujours jusqu'au terme de l'accouchement. Mais après la sortie de l'enfant hors du sein de sa mère, la veine ombilicale et le canal veineux ne recevant plus de sang du placenta, celui qui passait par le conduit artériel entrant dans les artères pulmonaires de l'enfant, et les artères hypogastriques de l'enfant cessant d'en envoyer dans les artères ombilicales, le canal veineux, le conduit artériel, la veine et les deux artères ombilicales se rétrécissent en très peu de temps et dégénèrent enfin en ligaments. Il est donc visible que le sang moule lui-même, pour ainsi dire, les vaisseaux dans lesquels il coule, et en forme la capacité à proportion de ce qui y en passe avec plus ou moins de vitesse. Or comme on ne peut nier ces faits, qui sont connus de tous les anatomistes, on ne peut donc raisonnablement douter que le plus sûr moyen pour juger de la quantité du sang qui passe par des vaisseaux ne soit la mesure de leur capacité.

Seconde proposition. — De ce principe il s'ensuit que l'oreillette droite et le ventricule droit fournissant dans l'homme adulte par l'artère du poumon à l'oreillette gauche et au ventricule gauche tout le sang que celui-ci envoie dans l'aorte, il faut nécessairement que l'oreillette gauche du cœur soit aussi spacieuse que la droite, le ventricule gauche aussi grand que le droit, et la capacité de l'aorte aussi grande que celle de l'artère du poumon; et c'est ce qu'on trouve précisément dans l'homme.

Troisième proposition. — Comme donc dans le fœtus humain la capacité de l'oreillette droite, celle du ventricule droit et celle du tronc de l'artère du poumon sont aussi grandes par proportion de corps que sont ces mêmes cavités dans l'homme adulte, tout le sang de la veine cave doit passer, contre le sentiment d'Harvey et de tous ses sectateurs, des deux troncs de cette veine dans l'oreillette droite, entrer dans le ventricule droit, et s'écouler par le tronc de l'artère du poumon du fœtus humain, comme il fait par celui de l'homme adulte.

Quatrième proposition. — Mais comme dans le même fœtus humain la capacité de l'oreillette gauche est d'un tiers ou environ plus petite que celle de l'oreillette droite, la capacité du ventricule gauche de moitié plus petite que celle du ventricule droit, et la capacité de l'aorte aussi moitié plus petite que celle de l'artère du poumon, il est évident qu'il doit passer un tiers moins de sang par l'oreillette gauche que par l'oreillette droite, par le ventricule gauche et par le tronc de l'aorte moitié moins que par le ventricule droit et par l'artère du poumon. En voici la raison, tirée des conduits particuliers au fœtus humain.

Cinquième proposition. — Le tronc de l'artère pulmonaire dans le fœtus humain se divise en trois branches, qui sont à peu près d'égale capacité. L'une fait le canal de communication; celle-ci s'abouche avec la branche inférieure de l'aorte, les deux autres vont aux poumons.

Tout le sang de la veine cave passant de l'oreillette droite dans le ventricule droit, et de ce ventricule dans le tronc de l'artère du poumon, comme il est démontré par la troisième proposition, doit donc se partager en entrant dans les branches de cette artère en trois parties. Or, comme de ces trois parties celle qui s'écoule par le canal de communication dans la branche inférieure de l'aorte ne circule point par le poumon, l'oreillette gauche du cœur, dans laquelle cette partie de sang ne peut se rendre, doit donc être d'un tiers plus petite que l'oreillette droite.

Et comme des deux autres parties qui prennent la route des deux artères pulmonaires et viennent se rendre par les veines du poumon dans l'oreillette gauche, l'une passe dans le ventricule gauche, pendant que l'autre partie rentre par le trou ovale dans l'oreillette droite, de là vient que la capacité du ventricule gauche, de même que celle de l'aorte, est moitié plus petite que celle du ventricule droit et de l'artère du poumon; parce que l'un et l'autre ne sont pas seulement déchargés de cette partie du sang qui passe de l'oreillette gauche par le trou ovale dans l'oreillette droite, mais encore de celle qui s'écoule du tronc de l'artère pulmonaire par le canal de communication dans la branche inférieure de l'aorte. Il est donc démontré qu'une partie du sang des veines du poumon passe de l'oreillette gauche par le trou ovale dans l'oreillette droite du cœur du fœtus humain.

Car si au contraire il était vrai que la plus grande partie du sang de la veine cave passât, comme le prétend Harvey, par le trou ovale dans le ventricule gauche, il est certain que ce ventricule, recevant de plus tout le sang qui circule par le poumon, devrait avoir une capacité beaucoup plus grande que le droit pour le contenir.

Le ventricule droit est au contraire moitié plus grand que le ventricule gauche. L'opinion d'Harvey, que M. du Verney s'efforce de soutenir, est donc évidemment fausse; d'autant plus que dans le cœur de l'homme, par lequel il ne passe pas plus de sang d'un côté que de l'autre, la capacité de l'oreillette gauche est aussi grande que celle de la droite, le ventricule gauche aussi spacieux que le droit, et l'embouchure de l'aorte est égale à celle de l'artère pulmonaire.

Si M. du Verney ne veut pas se rendre à ces faits, qui servent de fondement au nouveau système, il a à prouver, pour soutenir l'ancien, que la capacité du ventricule gauche et celle de l'aorte doivent être dans le fœtus humain d'autant plus petites qu'il y passe plus de sang, et celles du ventricule droit et de l'artère pulmonaire d'autant plus grandes qu'il y en passe moins; c'est-à-dire, que le ventricule gauche doit contenir moitié plus de sang que le droit, quoique la capacité de celui-ci soit une fois plus grande que celle de l'autre : mais cette absurdité se détruit par la première proposition, par laquelle il est démontré que le sang étend la capacité des vaisseaux à proportion de la quantité qui y passe : de sorte qui si M. du Verney voulait bien se dépouiller de toute prévention et examiner avec un esprit d'équité ces cinq propositions établies sur des faits certainement vrais, je m'assure qu'il changerait de sentiment. Car qu'il ne pense pas que le public, sévère censeur des ouvrages des particuliers, croie que sans détruire mes cinq propositions, qui servent de fondement au nouveau système, mon opinion soit bien réfutée par ce qu'il dit en finissant sa Critique en termes vagues qu'il n'applique à aucun fait singulier [1] :

Personne en un mot ne pourra convenir de la solidité d'un système qu'il faut appuyer sans cesse sur des principes ou faux, ou dont on tire de fausses conséquences, parce que dans leur application on n'en compare point en même temps toutes les circonstances : comme il arrive lorsque, examinant les capacités des vaisseaux, on en tire des conclusions sans avoir égard ni aux forces, ni aux résistances, et lorsque, supposant faussement égalité de forces ou de résistances, on en tire des conclusions sans avoir égard à la capacité des vaisseaux. Mais tout ce détail appartient au Traité de la circulation du sang dans le fœtus, que je me propose de donner incessamment au public. Nous l'attendons depuis six ans.

M. du Verney a beau se flatter que personne ne suivra mon opinion; l'approbation que l'Académie Royale des Sciences a donnée au nouveau système est un préjugé de celle du public. Voici comme elle en parle dans son Histoire de 1701 (pages 36 et 37) :

« Les deux systèmes opposés de la circulation du sang dans le fœtus, rapportés dans l'Histoire de 1699 (pages 25 et 34), ne roulent que sur des conjectures; mais le moins qu'on puisse deviner c'est le mieux, et une

---

1. *Mémoires de l'Académie* de l'année 1699, pages 259 et 260.

question physique est d'autant plus sûrement décidée, que le témoignage des yeux a plus de part à la décision, et que le raisonnement y en a moins.

« Le trou ovale encore tout ouvert dans un homme de quarante ans, que M. Littre disséqua, paraît donner une de ces décisions sensibles. Puisque le sang s'était toujours conservé le passage du trou ovale, la circulation était la même dans l'homme qu'elle avait été dans le fœtus; et de plus comme il avait toujours passé ou de l'oreillette droite dans la gauche, ou de la gauche dans la droite, les marques et les traces de l'un ou de l'autre de ces mouvements contraires ne s'étaient pas effacées dans cet homme, ainsi qu'elles s'effacent dans tous les autres; ce qui fait la difficulté de la question. Il ne s'agissait donc que d'examiner avec ses yeux et de reconnaître sensiblement de quel côté le sang avait passé par le trou ovale.

« Tous les vaisseaux du corps augmentent, diminuent, ou cessent d'être vaisseaux, selon qu'il y passe beaucoup, ou peu, ou point du tout de liqueur. Dans les adultes, après que le trou ovale s'est fermé, les capacités des vaisseaux du côté droit et du côté gauche du cœur sont égales, parce qu'il y coule une égale quantité de sang. Mais le trou ovale étant ouvert dans un adulte, il en coule davantage de l'un ou de l'autre côté; et par conséquent le côté qui a les plus grands vaisseaux est, selon toutes les apparences possibles, celui qui reçoit plus de sang. Car on ne peut nullement dire d'un adulte ce qu'on dirait d'un fœtus, que quoiqu'il coule moins de sang dans les vaisseaux du côté droit, ils sont cependant plus dilatés, parce que le sang y coule plus lentement et regorge à cause de l'embarras des poumons.

« Or M. Littre ayant exactement mesuré tous les vaisseaux du cœur de cet homme de quarante ans, le système de M. Méry se trouva victorieux.

« L'oreillette droite du cœur était large de 3 pouces et 10 lignes, la gauche de 3 pouces et 2 lignes. L'embouchure du ventricule droit avait 2 pouces 1/2 de largeur, celle du ventricule gauche 1 pouce et 8 lignes. Les capacités des deux ventricules étaient proportionnées à celles de leurs embouchures. Le diamètre de l'artère du poumon était de 1 pouce et 10 lignes, celui de l'aorte de 1 pouce et 3 lignes. Par conséquent il coulait plus de sang du côté droit, et le sang passait par le trou ovale de l'oreillette gauche dans la droite.

« Il y avait plus. Du côté de l'oreillette droite le trou ovale n'avait que 3 lignes de diamètre, et il y en avait 9 du côté de l'oreillette gauche; ce qui faisait la figure d'un entonnoir, dont la plus grande ouverture est naturellement tournée du côté d'où vient la liqueur; et même à l'égard du trou ovale, cette figure est d'autant plus concluante que le sang doit toujours élargir son chemin du côté d'où il vient. »

Prétendre encore après cette décision de l'Académie d'être cru sur sa seule parole, sans donner aucune preuve particulière de ce qu'on n'avance qu'en général, c'est trop exiger du public. En attendant le

Traité de M. du Verney, qui contiendra le détail de toutes les fausses conséquences que j'ai tirées des faux principes sur lesquels j'ai fondé le nouveau système, je vais faire voir une seconde fois à ce fameux critique que j'ai eu égard à toutes les circonstances qu'il prétend que je n'ai point observées. Pour cet effet, je rapporterai seulement quelques-unes des objections qui m'ont été faites contre mon opinion, avec leurs réponses. Voici la première objection, qui renferme le faux raisonnement de M. du Verney.

Je veux bien accorder à M. Méry, dit un second critique du système nouveau [1], *que l'ouverture de l'aorte est de moitié plus petite que celle de l'artère pulmonaire dans le fœtus humain : mais comme la force mouvante du ventricule gauche appliquée à l'aorte est double, et peut-être triple de celle du ventricule droit appliquée à l'artère du poumon, il est évident que la vitesse que le ventricule gauche donne au sang qui passe dans l'aorte doit être double, et peut-être triple de celle que communique le ventricule droit au sang qui passe dans l'artère du poumon; d'où il s'ensuit que malgré l'inégalité de leurs diamètres, l'impulsion de la même quantité de sang doit se faire en même temps par ces deux artères; ce qui renverse incontestablement tout l'édifice du nouveau système du passage du sang des veines du poumon par le trou ovale dans l'oreillette droite du cœur du fœtus humain.*

La réponse à cette objection, que ce critique croit insurmontable, est aisée à trouver et facile à comprendre. La capacité du ventricule gauche du cœur est, dans le fœtus humain, moitié plus petite que celle du ventricule droit; celui-ci contient donc moitié plus de sang que l'autre : ces deux ventricules se vident dans un même temps. Le ventricule gauche emploie donc autant de temps à se vider du sang qu'il contient dans l'aorte, qu'en met le ventricule droit à se vider de celui qu'il renferme dans l'artère du poumon. Il passe donc dans un même moment, avec des vitesses égales, moitié plus de sang du ventricule droit dans l'artère pulmonaire, qu'il n'en passe du ventricule gauche dans l'aorte, malgré l'inégalité de forces de ces deux ventricules.

Ce qui se passe dans l'homme confirme encore cette vérité et fait mieux voir l'absurdité de l'objection de ce critique. Car s'il était vrai que la force mouvante du ventricule gauche du cœur fût telle qu'elle pût donner au sang qui passe dans l'aorte une vitesse double, et peut-être triple de celle que peut communiquer le ventricule droit au sang qu'il chasse dans l'artère du poumon, ce que ce second

_____

1. Pages 9 et 10 de la lettre de M. Sylvestre, 1698.

critique croit qu'on ne peut lui contester, il est visible, l'ouverture de ces deux artères étant égale dans l'homme, qu'il passerait dans un même espace de temps deux et peut-être trois fois plus de sang par l'aorte que par l'artère du poumon : ce qui est certainement impossible ; parce qu'au su de tous les anatomistes, le ventricule gauche ne peut pousser de sang dans l'aorte qu'autant que lui en fournit le ventricule droit par l'artère du poumon, puisque le ventricule gauche ne reçoit point de sang d'ailleurs.

Or comme la capacité de ces deux ventricules est égale, et que l'ouverture de l'artère du poumon est aussi égale à celle de l'aorte, il est évident que, ces deux ventricules se vidant en même temps, il doit passer du ventricule droit dans l'artère du poumon la même quantité de sang qui passe du ventricule gauche dans l'aorte avec même vitesse, dans un même espace de temps, malgré l'inégalité de force de ces deux ventricules ; ce qui est absolument nécessaire pour entretenir une circulation continue.

D'ailleurs si, comme le prétend ce critique (page 7), *le plus et le moins de force mouvante des muscles dépend de ce qu'ils ont plus ou moins de fibres charnues*, et si pour *l'impulsion* du sang *il est nécessaire que la force mouvante soit proportionnée au degré de résistance qu'il faut surmonter* (page 8), je vais lui faire voir qu'il détruit la circulation du sang, en appliquant au cœur ces deux propositions.

Car si l'on compare l'oreillette gauche avec le ventricule gauche, on verra que celui-ci a dix fois au moins plus de fibres charnues que l'autre. Or comme le plus et le moins de résistance des muscles dépendent aussi de ce qu'ils ont plus ou moins de ces fibres, il ne paraît pas vraisemblable que l'oreillette gauche puisse avec un degré de force mouvante surmonter dix degrés de résistance que lui oppose le ventricule gauche, et par conséquent il n'y a pas d'apparence que cette oreillette puisse faire entrer le sang dans ce ventricule, la circulation en est donc impossible.

Supposé néanmoins que, dans le temps que les fibres charnues des ventricules sont relâchées, les oreillettes puissent, quoique beaucoup plus faibles qu'eux, surmonter leur résistance et pousser, dans le moment qu'elles se contractent, le sang dans les ventricules ; quand ceux-ci viendront à se resserrer, s'il est vrai que la vitesse avec laquelle le sang coule dans les artères dépende seulement, comme le prétend ce critique, de la force mouvante appliquée immédiatement à leurs embouchures, le sang qui sort du ventricule droit ne pourra donc couler dans l'artère pulmonaire qu'avec un degré de vitesse, pendant qu'il s'écoulera avec trois dans l'aorte en sortant du ventricule gauche ; parce que celui-ci, au compte de notre critique, est trois fois plus fort que l'autre. Le ventricule droit ne pourra donc fournir par l'artère du poumon au ventricule gauche qu'un tiers du sang que ce ventricule pousse dans l'aorte (car l'ouverture de cette artère étant égale à celle de l'autre, il est évident qu'il doit passer, comme je viens de dire, en même temps deux fois plus de sang du ventricule gauche dans l'aorte qu'il n'en passe du ventricule droit dans l'artère pulmonaire); il faut donc que le ventricule gauche reçoive d'ailleurs les deux autres tiers du sang qu'il chasse dans l'aorte, ce qui est visiblement faux. En effet, il est certain que le ventricule droit fournit seul par l'artère du poumon au ventricule gauche tout le sang qui passe dans l'aorte. De plus, *l'oreillette droite étant*, selon ce critique (page 32), *composée de gros paquets de fibres au moins deux fois plus fortes que celles de l'oreillette gauche*, celle-ci doit être au moins deux fois plus faible que l'autre. Si donc la vitesse avec laquelle le sang coule dans les vaisseaux dépend absolument de la force mouvante qui leur est appliquée, comme il le prétend, l'oreillette droite doit pousser le sang dans le ventricule droit avec deux degrés de vitesse, au moins, pendant que l'oreillette gauche ne le poussera qu'avec un seul dans le ventricule gauche.

Or les oreillettes étant égales en capacité, et contenant par conséquent autant de sang l'une que l'autre dans l'homme adulte, les ventricules étant aussi égaux, il est évident que l'oreillette gauche doit employer au moins deux fois plus de temps pour remplir le ventricule droit, sans avoir égard à la différente résistance des ventricules.

Car si l'on y fait attention, on trouvera que le ventricule gauche étant trois fois plus fort que le droit, l'oreillette gauche emploiera quatre ou cinq fois plus de temps à remplir le ventricule gauche que n'en mettra l'oreillette droite à remplir le ventricule droit, parce que l'oreillette droite a au moins deux fois plus de force que la gauche, et trois fois moins de résistance à surmonter : les ventricules ne pourront donc s'emplir en même temps.

Ils ne pourront pas aussi se vider dans un même instant, puisque le ventricule droit étant trois fois plus faible que le gauche, il faut à celui-ci trois fois moins de temps qu'à l'autre pour se vider; parce que le ventricule gauche pousse le sang dans l'aorte avec trois degrés de vitesse, pendant que le droit ne le pousse qu'avec un seul dans l'artère du poumon. Voilà les conséquences qui suivent naturellement des trois propositions de notre critique, que l'expérience dément : lui-même ne peut pas nier que les deux ventricules du cœur ne s'emplissent en même temps, et qu'ils ne se vident dans un autre et même moment. Il en est de même des oreillettes; la vitesse avec laquelle le sang coule dans les vaisseaux ne dépend donc pas de la seule force mouvante qui leur est immédiatement appliquée.

Pour trouver le dénouement de toutes ces difficultés, il faut considérer, comme j'ai dit [1], les veines du poumon, l'oreillette gauche, le ventricule gauche, l'aorte, la veine cave, l'oreillette droite, le ventricule droit et l'artère du poumon, comme un seul canal plus large en certains endroits qu'en d'autres, mais tout plein d'air et de sang mêlés ensemble très exactement.

Sous cette idée présente à l'esprit, on concevra aisément : 1° Que l'impulsion de l'air qui entre des vésicules du poumon dans ce canal quand la poitrine se resserre, et l'impression que font toutes les parties de ce tuyau sur le sang qui y est renfermé, doivent se communiquer dans l'instant même qu'elles se contractent, à toute sa masse ;

2° Que pour pousser dans les ventricules du cœur, dans le temps de leur relâchement, autant de sang qu'ils en chassent dans les artères pendant leur rétrécissement, l'effort que font les oreillettes du cœur et les artères, qui pour cet effet se contractent en même temps, doit être égal à celui des ventricules et des veines qui se resserrent dans un autre et même moment ; qu'ainsi les oreillettes et les artères associées dans leur action et prises ensemble doivent avoir autant de force que les ventricules et les veines prises ensemble dans la leur ; d'où il s'ensuit que l'impulsion du sang doit toujours être égale dans toute la longueur de ce canal qui en est rempli.

Aussi paraît-il fort vraisemblable que c'est pour cet effet que l'auteur de la nature a fait, par une sagesse admirable, que les parties les plus faibles de ce tuyau, qui sont les veines, agissent en même temps que les plus fortes, qui sont les ventricules, et que les oreillettes et les artères, qui sont d'une moyenne force entre les ventricules et les veines, se contractassent aussi dans un autre et même moment.

C'est encore par la même raison qu'il a associé la plus faible oreillette avec la plus forte artère, savoir l'oreillette gauche avec l'aorte, et la plus forte oreillette avec la plus faible artère, savoir l'oreillette droite avec l'artère du poumon. Il paraît donc, par cette compensation de force de part et d'autre, que le sang doit toujours être également poussé dans toute la longueur de ce canal.

3° On connaîtra que, quoique les parties les plus fortes ou les plus épaisses de ce tuyau contribuent davantage que les plus minces ou les plus faibles à l'impulsion du sang, si néanmoins ces parties les plus fortes sont aussi les plus larges, le sang doit circuler chez elles avec moins de vitesse que dans les parties les plus faibles, si elles sont les plus étroites. Il est donc évident que la vitesse du sang, plus grande en certains vaisseaux qu'en d'autres, ne dépend pas de leur différente force ou épaisseur,

---

1. *Nouveau système*, pages 170, 171, 172.

mais de l'inégalité de leur capacité. Ce que j'ai expliqué en détail dans la réponse à la lettre de M. Silvestre (pages 164 à 169).

Quoique ce seul passage soit suffisant pour faire connaître que j'ai eu égard aux circonstances auxquelles M. du Verney prétend que je n'ai pas fait attention, je vais en ajouter un autre, par lequel, suivant les propres principes de mes critiques mêmes, j'ai fait voir que le mouvement du sang doit être aussi rapide dans l'artère du poumon que dans l'aorte. Le voici (page 182) :

« Le ventricule gauche a beaucoup plus de force, disent-ils, que le ventricule droit, parce que le sang, à ce qu'ils s'imaginent, a beaucoup plus d'obstacles à surmonter dans toutes les parties du corps qu'en traversant le poumon : je veux bien le leur accorder. Pour vaincre ces obstacles il faut donc, soutiennent-ils, que le sang circule dans l'aorte avec plus de rapidité que dans l'artère du poumon : c'est ce que je nie, et voici mon raisonnement.

« La force des ventricules étant, selon ces Messieurs, proportionnée à la résistance des parties, si le sang trouve moins d'obstacles à surmonter dans le poumon de l'homme que dans les autres parties de son corps, comme ils le prétendent, la vitesse du sang restera égale dans les artères, si leurs capacités sont égales [1].

« Or la capacité de l'artère du poumon est égale à la capacité de l'aorte : donc la vitesse du sang dans l'artère du poumon doit être égale à la vitesse que le sang a dans l'aorte, puisque la petite résistance du poumon est proportionnée à la faiblesse du ventricule droit, et la grande résistance des autres parties du corps proportionnée à la force du ventricule gauche ; d'où il s'ensuit qu'il ne peut passer dans un même espace de temps plus de sang par l'aorte que par l'artère du poumon.

« Cette vérité paraîtra très évidente aux moindres connaisseurs, pour peu qu'ils fassent réflexion que l'aorte ne reçoit point d'autre sang que celui que lui envoie l'artère du poumon. Il faut donc, pour entretenir une circulation continue, que dans l'adulte le ventricule droit pousse dans l'artère du poumon autant de sang que le ventricule gauche en chasse dans l'aorte avec la même vitesse et en même temps. Aussi sont-ils égaux et se vident-ils dans un même moment. »

Quiconque lira ces deux passages, et les cinq propositions sur lesquelles le nouveau système de la circulation du sang est établi, aura

---

1. Par la même raison, elle restera aussi égale en mettant la résistance dans le sang même contenu dans ces deux artères, qui sont de longueur fort différente, mais d'égal diamètre.

peine à croire qu'il ne se soit appuyé, comme dit M. du Verney, que *sur des principes ou faux, ou dont on ne tire que de fausses conséquences, parce que dans leur application on n'en compare point en même temps toutes les circonstances* [1]; car il est aisé d'y reconnaître que j'ai eu égard et aux forces mouvantes, et à la résistance des parties, et à la capacité des vaisseaux. M. du Verney n'a feint de ne le pas savoir que parce qu'il ne trouve pas en lui-même de réponse à des raisons si convaincantes. Il aurait donc mieux fait de se taire, que d'avancer des suppositions dont je prouve si évidemment la fausseté.

Au reste, cette première objection est fort spécieuse et part d'un homme qui me paraît plus géomètre qu'anatomiste. La seconde que je vais rapporter me semble d'autant plus étrange, qu'elle m'est faite par un anatomiste, mais qui assurément n'a point connu le rapport des vaisseaux du poumon. Aussi ne me serais-je pas arrêté à la réfuter une seconde fois, n'était que de grands hommes que j'honore véritablement à cause de leur rare mérite ont cru qu'elle faisait perdre à l'opinion que je soutiens toute sa vraisemblance. Voici quelle est cette objection.

L'aorte, dit ce troisième critique [2], *est beaucoup plus petite dans le fœtus humain que l'artère pulmonaire; mais dans le veau et l'agneau fœtus, l'aorte est au contraire beaucoup plus grosse que l'artère du poumon. Il faut donc qu'il passe une plus grande quantité de sang par l'aorte que par l'artère du poumon. Car on ne doit pas croire que les liqueurs aient des routes tout opposées dans le fœtus humain et dans ceux des animaux ruminants.*

Quoique j'aie fait voir à l'Académie le contraire des faits que ce critique dit avoir observés dans ces animaux, accordons-lui néanmoins que dans le veau et l'agneau fœtus l'aorte soit beaucoup plus grosse que l'artère du poumon, et que par cette raison il passe plus de sang par l'aorte que par l'artère pulmonaire : mais montrons-lui en même temps que puisque, de son aveu même, l'aorte est au contraire beaucoup plus petite que l'artère du poumon dans le fœtus humain, il faut qu'il passe nécessairement beaucoup moins de sang par l'aorte que par l'artère pulmonaire. En voici la démonstration.

Le ventricule gauche du cœur du fœtus humain a moitié moins de capacité que le ventricule droit : celui-ci contient donc moitié plus de sang que l'autre. Ces deux ventricules se vidant en même temps, il passe donc moitié moins de sang dans l'aorte que dans l'artère du

1. *Progrès de médecine*, 1698, pages 71, 75.
2. *Mémoires de l'Académie* de l'année 1699, page 259.

poumon. Il n'y a donc pas d'apparence que le sang tienne la même route dans le fœtus et dans le veau en passant par le trou ovale, s'il est vrai que dans le veau et l'agneau l'aorte soit beaucoup plus grosse que l'artère du poumon.

Pour éluder la force de ces deux conséquences, que ce critiqué a bien sentie, il s'est avisé de me faire cette réponse, aussi peu solide que son objection [1].

Que l'artère pulmonaire soit dans le fœtus humain *plus grosse que l'aorte, ce n'est pas à dire qu'il y passe plus de sang, cela conclut seulement que le sang y passe moins vite, parce que les poumons vers lesquels il est poussé ne sont pas aisés à pénétrer. Ainsi il regorge dans l'artère pulmonaire, qui d'ailleurs, étant composée de membranes moins fortes et moins épaisses, prête et s'étend avec assez de facilité.*

Si ce critique avait fait réflexion : 1° que les poumons du veau et de l'agneau ne sont pas plus aisés à pénétrer que ceux du fœtus humain; 2° s'il avait remarqué que, les membranes qui composent l'artère pulmonaire de ces animaux étant aussi et moins fortes et moins épaisses que celles de l'aorte, elles peuvent s'étendre dans le veau et l'agneau fœtus avec la même facilité qu'elles font dans le fœtus humain; 3° s'il avait su que le canal artériel sert à décharger au moins le tiers du sang de l'artère du poumon dans la branche inférieure de l'aorte du fœtus humain, comme dans ces animaux, dans l'artère pulmonaire desquels il ne prétend pas que se fasse le même reflux, il se serait bien donné de garde de rapporter la dilatation de l'artère pulmonaire du fœtus humain au regorgement du sang des poumons dans le tronc de cette artère, puisque le canal de communication ne doit pas moins empêcher dans celui-ci que dans les autres ce prétendu regorgement.

Supposé néanmoins qu'il se fasse dans le fœtus humain, il est visible que les poumons du veau et de l'agneau n'étant pas plus aisés à pénétrer que ceux du fœtus, l'embarras des poumons de ces animaux doit produire le même regorgement dans l'artère pulmonaire, et par conséquent la même dilatation, puisque les membranes qui composent l'artère pulmonaire peuvent s'étendre dans le veau et l'agneau avec la même facilité que dans le fœtus humain. Il y a donc bien de l'apparence qu'à la dilatation de l'aorte plus grande que celle de l'artère du poumon, que ce critique a fait voir dans ces animaux, l'art a plus de part que la nature, ou qu'il a pu prendre dans le veau et l'agneau fœtus le tronc de l'artère du poumon pour celui de l'aorte.

D'ailleurs il n'a pas pris garde que, le ventricule droit du cœur

---

1. *Histoire de l'Académie* de l'année 1699, page 19.

étant dans le fœtus humain moitié plus grand que le ventricule gauche, et l'oreillette droite ayant un tiers du moins plus de capacité que l'oreillette gauche, il est évident que si la dilatation de l'artère pulmonaire du fœtus humain est causée par le regorgement du sang des poumons, ce regorgement doit être aussi la cause de l'élargissement de ces parties; ce même sang doit donc refluer encore de cette artère dans le ventricule droit, de celui-ci dans l'oreillette droite, et passer ensuite par le trou ovale, pour ne pas donner à ces parties une dilatation énorme. Mais il est aisé de prouver que ce reflux est impossible. En voici la raison.

Dans le temps que l'artère du poumon se contracte ou se resserre, l'oreillette droite se rétrécit aussi, et pousse en se contractant le sang qu'elle contient dans le ventricule droit : le sang de l'artère pulmonaire ne peut donc pas regorger dans cette oreillette pendant qu'elle se resserre; il ne peut pas aussi y refluer quand elle se relâche, parce qu'alors le ventricule droit se contracte et chasse le sang qu'il a reçu de cette oreillette dans l'artère pulmonaire : le sang de cette artère ne peut donc pas en quelque temps que ce soit regorger dans l'oreillette droite pour passer par le trou ovale : le regorgement du sang ne peut donc pas être la cause de la dilatation de l'oreillette droite, ni de celle du ventricule droit. D'ailleurs il faudrait pour cela que ce même sang coulât en même temps par des mouvements contraires dans le même vaisseau vers des parties opposées malgré les valvules du cœur, ce qui est absolument impossible à la nature. En effet, celles qui sont placées à l'entrée et à la sortie du ventricule droit, et qui permettent au sang de la veine cave de s'écouler dans l'artère pulmonaire, ne peuvent pas souffrir qu'il reflue par cette même artère dans l'oreillette droite, pour passer par le trou ovale sans perdre leur usage, et détruire la circulation du sang par le poumon du fœtus humain.

Supposé néanmoins que malgré l'opposition de ces valvules, malgré la contraction du ventricule droit et de l'oreillette droite, ce regorgement se fasse, et que le sang qui reflue de l'artère pulmonaire dans leurs concavités passe par le trou ovale; je demande pourquoi la plus grande partie du sang de la veine cave passant aussi, selon le système d'Harvey, par ce trou dans l'oreillette gauche, qui reçoit de plus celui qui revient par les veines du poumon dans sa cavité; je demande, dis-je, pourquoi cette oreillette se trouve-t-elle cependant d'un tiers au moins plus petite que l'oreillette droite? Celle-ci, par les observations des critiques du nouveau système, est composée de fibres du moins deux fois plus grosses et plus fortes que celles de l'autre. L'oreillette gauche peut donc s'étendre beaucoup plus aisément que la droite. D'où vient donc, encore une fois, que l'oreillette gauche est néanmoins d'un tiers plus petite que la droite, et le ventricule gauche moitié plus petit que le droit? C'est ce qui est inexplicable dans l'ancien système, mais dont il est très facile de rendre raison par le nouveau. On n'a qu'à relire la troisième, la quatrième et la cinquième proposition que je viens de donner, on y trouvera les raisons de cette différence fort naturellement expliquées par les routes naturelles du sang.

Enfin, si le sang qui reflue des poumons et regorge dans l'artère pulmonaire ne peut rentrer dans le ventricule droit, ni dans l'oreillette droite, à cause de l'opposition des valvules et de la contraction de ces parties, il faut nécessairement, ce sang s'accumulant de jour à autre pendant neuf mois que le fœtus humain demeure renfermé dans le sein de sa mère, ou que l'artère pulmonaire se crève, ou qu'elle devienne à la fin d'une grosseur monstrueuse. Ni l'un ni l'autre n'arrive : tout le sang que les deux artères pulmonaires portent dans le poumon doit donc se décharger par ses veines dans l'oreillette gauche du cœur. En voici la démonstration.

Par la première des cinq propositions par lesquelles j'ai établi le nouveau système de la circulation du sang par le trou ovale dans le fœtus humain, j'ai prouvé que le sang étend la capacité des vaisseaux à mesure de ce qui en passe. Si donc tout le sang qui est porté par les deux artères pulmonaires aux poumons ne se décharge pas dans leurs veines, parce qu'ils ne sont pas aisés à pénétrer, et que de là vienne qu'une partie de ce sang soit forcée de regorger dans l'artère pulmonaire, il s'ensuit de là que les veines des poumons ne doivent point avoir dans le fœtus humain, avec les artères pulmonaires, la même proportion que gardent entre eux ces vaisseaux dans l'homme adulte.

Or il est visible, dans le fœtus, que les veines des poumons ont avec les artères pulmonaires la même proportion que gardent entre eux ces vaisseaux dans l'homme adulte : les veines des poumons du fœtus humain reçoivent donc indubitablement tout le sang qui passe dans les deux artères pulmonaires. Le sang circule donc dans les poumons du fœtus avec la même liberté qu'il a dans ceux de l'homme.

Le regorgement du sang des poumons dans l'artère pulmonaire, que donne pour cause de sa dilatation dans le fœtus humain ce troisième critique du nouveau système, n'est donc qu'une chimère et une fausse supposition. Le passage du sang des veines des poumons par le trou ovale dans le ventricule droit du cœur du fœtus humain est donc démontré.

A l'égard du fœtus de l'animal, s'il s'en trouve quelqu'un dans qui la capacité de l'oreillette gauche et du ventricule gauche soit plus grande que celle de l'oreillette droite et du ventricule droit, et dans qui l'ouverture de l'aorte soit naturellement plus grande que celle de l'artère pulmonaire, ce qu'on n'a point encore pu jusqu'ici faire voir, j'avoue qu'il faut de toute nécessité qu'une partie du sang de la veine cave passe au contraire par le trou ovale dans l'oreillette gauche, qu'elle entre dans le ventricule gauche, et qu'elle s'écoule par le tronc de l'aorte du fœtus de l'animal; ces deux routes différentes n'ayant rien de contraire à l'usage des valvules du cœur, ni aux lois de la circulation. L'une et l'autre peuvent également servir à raccourcir dans toutes sortes de fœtus le chemin que le sang parcourt dans les adultes; ce qui fait le principal usage du trou ovale, et celui du canal de communication.

Après avoir prouvé par tant de raisons que le regorgement du sang des poumons dans l'artère pulmonaire est une pure illusion, et démontré que le sang circule par les poumons du fœtus humain avec la même liberté que par ceux de l'homme adulte, il m'est aisé de faire voir que la raison que rend ce critique de la réduction de l'artère des poumons à l'égalité de l'aorte n'est qu'une chimère des plus mal imaginées.

Le fœtus étant né, dit-il [1], *et les poumons débarrassés par la respiration, le sang, qui commence à y couler aussi aisément que dans les autres parties du corps, ne regorge plus dans l'artère pulmonaire, et elle reprend par son ressort une capacité qui n'est qu'égale à celle de l'aorte.*

Comment ce critique pourra-t-il prouver cette supposition, lui qui tient que dans le veau fœtus la capacité de l'aorte n'est beaucoup plus grande que celle de l'artère des poumons, que parce qu'il passe beaucoup plus de sang par l'aorte que par l'artère pulmonaire de cet animal?

S'il a bien compris l'opinion d'Harvey qu'il défend, il doit savoir :

Premièrement, qu'avant la naissance du fœtus, la plus grande partie du sang de la veine cave passe, selon cet auteur, par le trou ovale dans la veine des poumons ou, pour mieux dire, dans l'oreillette gauche du cœur, et qu'elle s'écoule en passant par le ventricule gauche dans le tronc de l'aorte, pendant que la plus petite partie du sang de cette même veine cave entre de l'oreillette droite dans le ventricule droit, pour s'écouler dans le tronc de l'artère des poumons.

Secondement, il ne doit pas ignorer que de cette plus petite partie

1. *Histoire de l'Acad.* de l'an. 1699, page 29.

de sang qui entre dans le tronc de l'artère pulmonaire, le tiers au moins se décharge par le canal de communication dans la branche inférieure de l'aorte, puisque ce canal fait la plus grosse des trois branches dans lesquelles se divise le tronc de l'artère des poumons.

Troisièmement, il doit savoir que, le fœtus étant né, le trou ovale se bouche, et que le canal de communication dégénère en ligament.

Ces connaissances supposées dans notre critique, il doit convenir :

1° Que tout le sang de la veine cave, qui passait par le trou ovale dans le ventricule gauche doit entrer dans le ventricule droit et s'écouler dans l'artère pulmonaire. Ce trou étant fermé, le tronc de cette artère doit donc recevoir au moins une fois plus de sang après la naissance qu'auparavant, suivant le système d'Harvey.

2° Il ne peut pas nier que les deux branches de ce tronc, qui vont aux poumons, en reçoivent davantage, puisque, outre qu'elles donnent passage alors au sang de la veine cave qui passait par le trou ovale, elles le donnent encore à celui qui s'écoulait dans la branche inférieure de l'aorte, avant que le canal de communication fût détruit. La capacité de ces deux branches de l'artère pulmonaire doit donc dans l'enfant s'agrandir considérablement au lieu de diminuer, si l'opinion de cet auteur est vraie, puisqu'il est démontré, par la première des cinq propositions sur lesquelles le nouveau système est établi, que les vaisseaux se grossissent à proportion de la quantité du sang qui y passe. Ce critique reconnaît lui-même cette vérité, puisqu'il la fait servir de fondement à sa principale objection.

Comment ne s'est-il donc pas aperçu que c'est une chimère de dire que, *le fœtus étant né, l'artère pulmonaire reprend par son ressort une capacité qui n'est qu'égale à celle de l'aorte?* Chimère d'autant plus mal imaginée, qu'il faudrait pour cela que la capacité du tronc de l'artère des poumons diminuât de moitié en recevant moitié plus de sang, et même davantage, s'il est vrai que dans le fœtus la plus grande partie du sang de la veine cave passe par le trou ovale. Peut-on voir une plus grande absurdité?

Comme donc il est absolument impossible que le tronc de l'artère des poumons puisse diminuer de moitié de capacité en recevant moitié plus de sang, il est évident que c'est le tronc de l'aorte qui devient, le fœtus étant né, égal à l'artère pulmonaire, quoique le ressort de l'aorte soit environ moitié plus fort que celui de l'artère des poumons. Pour devenir égale à l'artère pulmonaire, la capacité de l'aorte doit augmenter de la moitié : il faut donc que le tronc de cette artère reçoive moitié plus de sang après la naissance qu'auparavant ; et c'est ce qui arrive en effet par le moyen que je vais expliquer.

Le trou ovale étant fermé, la partie du sang des veines des poumons qui passait de l'oreillette gauche par ce trou dans l'oreillette droite entre alors dans le ventricule gauche et s'écoule dans le tronc de l'aorte. Le canal de communication étant détruit, le sang que ce canal portait dans la branche inférieure de l'aorte circule en après par les poumons, se rend par leurs veines dans l'oreillette gauche, entre dans le ventricule gauche, et s'écoule aussi par le tronc de l'aorte : de là vient que la capacité de l'oreillette gauche augmente d'un tiers, et de moitié celles du ventricule gauche et du tronc de l'aorte. Ce qui montre évidemment que l'opinion d'Harvey est fausse.

Le nouveau système de la circulation d'une partie du sang des veines du poumon par le trou ovale dans le fœtus humain conserve donc encore, malgré les plus fortes raisons de ce critique, toute sa vraisemblance : ainsi les plus faibles ne méritent pas de réponse. Mais voici une troisième objection, par laquelle un quatrième Critique a cru le pouvoir détruire.

Si le sang que verse la veine cave dans l'oreillette droite du cœur du fœtus humain est capable de remplir entièrement sa capacité, aucune partie du sang des veines du poumon n'y peut entrer par le trou ovale; ce qui renverse, me dit ce critique, *votre système.*

J'avoue que cette objection m'a fait plus rêver que toutes les autres qui jusqu'ici m'ont été proposées, et que la première fois qu'elle me fut faite, je ne pus sur-le-champ y répondre. Ce n'a été qu'après y avoir quelque temps pensé que j'en ai à la fin trouvé la solution qui suit.

Pour découvrir la fausseté de cette impossibilité apparente du passage d'une partie du sang des veines du poumon par le trou ovale, je suppose que, dans la première circulation du sang qui se fait dans le fœtus humain, la veine cave décharge dans l'oreillette droite du cœur trois gros de sang, et je tombe d'accord avec ce critique que c'est tout ce qu'elle en peut contenir. Mais comme j'ai démontré que tout le sang de cette veine passe de cette oreillette dans le ventricule droit, et s'écoule dans le tronc de l'artère du poumon, il doit aussi convenir avec moi que, de ces trois gros de sang, l'un doit passer par le canal de communication dans la branche inférieure de l'aorte, et les deux autres dans les deux artères pulmonaires, en supposant ces trois canaux d'égale capacité.

Or comme, des deux gros de sang qui traversent le poumon et viennent se rendre par les veines pulmonaires dans l'oreillette gauche, le ventricule gauche n'en peut contenir qu'un gros et demi, parce qu'il est moitié plus petit que le droit, il est visible qu'il ne peut passer dans le tronc de l'aorte, quand le ventricule gauche se vide, que ce gros et demi de sang renfermé dans sa capacité. Il ne peut donc revenir, dans la seconde circulation par la veine cave dans l'oreillette droite, que deux gros et demi de sang des trois gros que cette oreillette a reçus dans la première circulation. Le demi-gros restant, que le ventricule gauche ne peut contenir, doit donc passer de l'oreillette gauche par le trou ovale dans l'oreillette droite, et peut y trouver place, puisqu'il fait partie des trois gros que cette oreillette a reçus dans la première circulation. La même chose, par la même raison, doit arriver dans toutes les autres circulations suivantes. Cette objection fut suivie d'une autre que je vais rapporter.

Si tout le sang, m'a répliqué ce critique depuis la solution à la première difficulté, *que verse la veine cave dans l'oreillette droite du cœur, passe par le ventricule droit et s'écoule dans l'artère pulmonaire, ne se peut-il pas faire aussi que tout le sang que déchargent les veines des poumons dans l'oreillette gauche traverse le ventricule gauche, et prenne la route du tronc de l'aorte?* Voici la réponse que je lui fis.

Puisque la démonstration que je vous ai donnée du contraire ne vous paraît pas assez convaincante, j'espère que la preuve que je vais y joindre pourra vous satisfaire.

Si tout le sang qu'apportent les veines du poumon dans l'oreillette gauche passait dans le ventricule gauche, et de ce ventricule dans le tronc de l'aorte, comme vous vous l'imaginez, la différence de capacité qui se trouve entre le ventricule droit et le ventricule gauche, entre l'artère pulmonaire et l'aorte, resterait toujours en même proportion pendant tout le temps que le fœtus humain est renfermé dans le sein de sa mère.

Or l'expérience fait voir que, pendant tout le séjour qu'il y fait, cette différence proportionnelle varie à mesure que le diamètre du trou ovale diminue : elle ne peut ainsi varier que parce que plus ce trou est ouvert, moins il entre du sang des veines du poumon dans le ventricule gauche, mais plus dans l'oreillette droite, et qu'à mesure que ce trou diminue, il en passe plus dans le ventricule gauche, mais moins dans l'oreillette droite. Il est donc évident que tout le sang des veines des poumons n'entre pas de l'oreillette gauche dans le ventricule gauche, et ne s'écoule point par conséquent par le tronc de l'aorte pendant les neuf mois que le fœtus humain est renfermé dans la matrice, puisque pendant tout ce temps-là le trou ovale est ouvert, mais inégalement.

Au reste, s'il prend envie à M. du Verney de me répondre, je le prie de rapporter mot pour mot mes véritables sentiments sans y rien changer, et de marquer en marge les endroits d'où il les aura

tirés, comme j'ai fait des siens, afin que le public puisse plus aisément juger dans lequel des deux systèmes opposés de la circulation
du sang par le trou ovale du cœur du fœtus humain se rencontre la
vérité.

III. — CRITIQUE DES DEUX DESCRIPTIONS QUE M. BUISSIÈRE,
ANATOMISTE DE LA SOCIÉTÉ ROYALE DE LONDRES, A FAITES DU
CŒUR DE LA TORTUE DE MER.

Si les solutions que je viens de donner aux plus grandes difficultés
qui m'ont été proposées contre le nouveau système de la circulation
du sang du fœtus par le trou ovale, ne paraissent pas à messieurs
Verheien et Buissière assez évidentes pour les convaincre de sa solidité, en vain ferais-je de nouveaux efforts pour les tirer de leurs
erreurs, dont leurs secondes lettres sont si remplies, qu'il semble
que c'est moins le zèle qu'ils ont pour découvrir la vérité qui les
fait écrire, que la passion de servir un ami qui mal à propos s'est
mis en tête de soutenir l'opinion d'Harvey, sur laquelle il n'a point
fait non plus qu'eux assez de réflexion.

Je ne m'arrêterai donc pas davantage à réfuter leurs mauvais raisonnements : mais puisque l'occasion se présente de faire voir que
la dernière description que M. du Verney nous a donnée du cœur de
la tortue terrestre de l'Amérique, n'est guère moins fausse que la
première, je me servirai de cette même occasion pour faire remarquer que les deux descriptions du cœur de la tortue de mer, que
M. Buissière a données il y a plus de quatre ans au public pour
détruire mon opinion, ne sont remplies que d'observations fausses
et supposées : ce que je vais faire connaître, premièrement, par de
courtes réflexions faites sur chaque période de sa pièce; secondement, par une description du cœur de la tortue de mer autorisée du
certificat de l'Académie Royale des Sciences, qui ôte tout prétexte
de douter de la vérité des faits qu'elle renferme.

PREMIÈRE DESCRIPTION DE M. BUISSIÈRE [1].

Le cœur de la tortue de mer est, dit M. Buissière, *aussi bien que
celui des autres, enfermé dans un péricarde fort large qui le sépare*

1. *Seconde lettre de M. Buissière* de l'année [1700. Depuis la page 37 jusqu'à la
page 50.

des viscères du bas-ventre; sa figure est demi-lenticulaire, assez semblable à un rein de chien ou de mouton, convexe par sa partie inférieure, la supérieure étant comme aplatie, de manière qu'il fait comme deux angles obtus, l'un à droite et l'autre à gauche. C'est sur ces angles que sont placées les oreillettes, lesquelles sont fort éminentes, de figure presque ronde, et d'une couleur plus rouge que le cœur même. Les matelots qui voyagent dans les Indes les prennent pour différents cœurs et soutiennent que cet animal en a trois; ce sont ces oreillettes que M. Méry a apparemment prises pour des ventricules; elles sont garnies de fibres musculeuses, de la même manière qu'on les remarque dans les autres animaux : ces oreillettes sont séparées l'une de l'autre, y ayant environ un demi-pouce de distance de l'une à l'autre.

Dans cette période, je remarque une fausse supposition et deux erreurs de fait. M. Buissière suppose faux, quand il dit que j'ai pris les oreillettes du cœur de la tortue de mer pour deux de ses ventricules. Il se trompe en donnant au cœur de cet animal une figure demi-lenticulaire : elle est conique. Cette méprise dans un fait qu'on découvre des yeux sans dissection est une preuve certaine qu'il ne l'a jamais vu. La figure qu'il lui donne ne se remarque que dans celui de la tortue de terre. Il tombe dans une erreur grossière en mettant un demi-pouce de distance entre les oreillettes; il est évident qu'elles sont unies l'une à l'autre, et que leurs cavités ne sont séparées au dedans que par une cloison qui n'a pas un quart de ligne d'épaisseur. Poursuivons notre examen.

De la base du cœur, précisément au milieu de l'espace qui est entre les deux oreillettes, sortent, dit M. Buissière, trois grosses artères : savoir, l'aorte descendante, l'aorte ascendante et l'artère pulmonaire. Ces trois artères, en sortant du cœur, sont tellement unies, qu'elles semblent ne faire qu'un seul tronc; mais on peut les séparer distinctement les unes des autres. Chacune de ces trois artères a son orifice distinctement ouvert dans la seule cavité du cœur, ou, pour parler comme M. Méry, dans le ventricule du milieu, les orifices des deux aortes n'étant séparés que par une membrane; mais celui de l'artère pulmonaire est distant des autres d'environ une demi-ligne : ces artères ont chacune leurs valvules semi-lunaires comme dans les autres animaux.

Ce passage renferme une erreur de fait, une fausse supposition, une équivoque et deux contradictions. Voici l'erreur : M. Buissière prétend qu'il n'y a qu'une seule cavité dans le cœur de la tortue de mer. S'il en avait ouvert un seul en sa vie, il y aurait remarqué trois cavités séparées par deux détroits, sans compter les oreillettes.

Il suppose donc faux, quand il veut que j'aie pris son unique cavité pour le ventricule du milieu, et les oreillettes pour le droit et le gauche. Il y a une équivoque dans ces paroles : *Ces trois artères ont chacune leurs valvules semi-lunaires comme dans les autres animaux*, parce qu'elles se peuvent entendre, ou de la disposition, ou du nombre de ces valvules. Si M. Buissière rapporte ces paroles à la situation de ces valvules, il a raison; mais s'il entend parler de leur nombre, il se trompe grossièrement. Car il est certain qu'il n'y a que deux valvules à l'embouchure de chacune des trois artères qui sortent du cœur dela tortue, au lieu que dans l'homme il y en a trois.

La première contradiction se trouve entre la description qu'il fait ici de ces artères, et les deux figures qu'il en donne. La description porte qu'il sort trois grosses artères du cœur et les figures n'en représentent qu'une seule marquée de la lettre C, qui indique : *tronc des trois artères*. En faisant ses figures, il ne s'est plus ressouvenu de sa description, qui renferme la seconde contradiction, que voici : *Ces trois artères en sortant du cœur sont tellement unies, qu'elles semblent ne faire qu'un seul tronc;* ce qui ne peut pas être, puisque, selon lui-même, *l'artère pulmonaire est distante des deux autres d'environ une demi-ligne.*

Ces trois artères, poursuit-il, sortant ainsi de la base du cœur, font environ un pouce de chemin unies ensemble, après quoi elles se séparent les unes des autres. L'aorte descendante, séparée des autres, fait environ deux lignes de chemin toute seule, après quoi elle se partage en deux branches, lesquelles, se recourbant l'une à droite et l'autre à gauche, descendent par les côtés du cœur sur la superficie des poumons, pour se réunir ensemble au-dessous de l'estomac, à l'endroit où les lobes du poumon se séparent. Ces deux branches ainsi réunies ne forment plus qu'un seul canal, lequel descendant aux parties inférieures leur donne à toutes des ramifications.

La description que fait M. Buissière de son aorte descendante est une preuve certaine qu'il ne l'a point suivie; car s'il l'avait examinée, il n'aurait pas manqué de découvrir : 1° que, dans les tortues de mer, comme dans celles de terre, des deux prétendues branches de son aorte descendante, la droite n'est qu'un rameau de son aorte ascendante, et que la gauche fait un tronc particulier; 2° il aurait remarqué que ce tronc produit, avant de s'unir à la branche postérieure de l'aorte ascendante, l'artère cœliaque et la mésentérique. Il est donc faux que du canal que forment les deux branches réunies de son aorte descendante, partent les artères qui distribuent le sang à toutes les parties inférieures.

Ce qu'il dit de son aorte ascendante n'est guère mieux imaginé.

L'aorte ascendante, séparée des autres, fait environ trois à quatre lignes de chemin avant de se diviser, après quoi elle produit quatre principales branches qui vont aux bras et à la tête.

Cette période renferme une erreur et une absurdité étonnante. L'erreur consiste en ce que M. Buissière divise son aorte ascendante en quatre principales branches; elle ne se divise qu'en deux, l'une monte et l'autre descend. Pour parler son langage, l'ascendante se partage d'abord en deux autres branches, qui se divisent ensuite chacune en deux rameaux, qui font les deux axillaires et les deux carotides. La branche descendante fait l'aorte postérieure, avec laquelle s'abouche le canal de communication, après avoir produit la cœliaque et la mésentérique.

L'absurdité est en ce qu'il dit que des quatre branches de son aorte ascendante, les unes se portent à la tête, et les autres aux bras. Il ne sait donc pas que les tortues de mer n'ont que des nageoires, au lieu que celles de terre ont des jambes. Après nous avoir donné une fausse description de ces deux aortes, il passe à l'artère des poumons et nous dit ce qui suit :

L'artère pulmonaire se divise d'abord en deux branches, qui vont directement l'une au lobe droit, et l'autre au lobe gauche du poumon, sans en donner à aucune autre partie.

Je n'ai rien à dire contre cette division, elle est vraie; mais il n'a pas connu d'où sort le tronc qui produit ces deux branches : car ayant cru qu'il n'y avait qu'une cavité dans le cœur de la tortue de mer, il s'est mis hors d'état de reconnaître que ses deux aortes partent du ventricule droit, qu'il ne sort aucune artère du ventricule gauche, et que l'artère pulmonaire tire son origine du ventricule du milieu. Le défaut de cette connaissance lui a fait faire ce mauvais raisonnement.

Il n'y a point d'autre artère qui sorte du cœur, et M. Méry s'est trompé lorsqu'il a cru que l'oreillette droite, ou, comme il l'appelle, le ventricule droit, donnait naissance à l'aorte et à son prétendu canal de communication; car, comme je l'ai déjà dit, les deux aortes descendante et ascendante ont leur origine dans le ventricule du milieu, par la base, entre les deux oreillettes, par deux orifices distincts, et il n'y a nul canal de communication que les deux branches de l'aorte descendante qui se communiquent l'une à l'autre dans le bas-ventre, et je défie M. Méry de faire voir qu'il y ait aucune autre artère qui sorte d'aucune partie du cœur des tortues de mer, autre que les trois dont je viens de parler.

Encore une fois M. Buissière suppose faux, quand il dit : 1° que j'ai pris les oreillettes du cœur pour deux de ses ventricules; 2° quand il prétend que j'ai cru que l'oreillette droite donnait naissance à l'aorte et à l'artère de communication ; 3° lorsqu'il veut que je me sois imaginé qu'il sortait plus de trois troncs d'artères du cœur de la tortue de mer. De ces fausses suppositions il tombe dans des erreurs si grossières, qu'il paraît qu'il n'a jamais vu les vaisseaux du cœur de cet animal.

Dans la tortue que j'ai disséquée, dit M. Buissière, *il y avait deux veines caves, la droite et la gauche : la droite, faite des veines du foie, qui est très gros dans cet animal, et des veines qui descendent des parties supérieures du côté droit, s'ouvre dans l'oreillette droite; la veine cave gauche était faite des veines des parties supérieures du côté gauche, et de toutes les veines des parties inférieures de cet animal, lesquelles étant jointes ensemble forment un tronc qui s'ouvre dans l'oreillette gauche.*

Il est vrai qu'il y a deux veines caves, l'une à droite et l'autre à gauche; mais il est faux que la gauche s'abouche avec l'oreillette gauche : elles se joignent ensemble et versent toutes deux leur sang dans l'oreillette droite, qui a à son embouchure avec les veines caves deux valvules, dont M. Buissière ne parle point dans toute sa description. Ce qu'il nous dit de la veine pulmonaire est encore faux. Voici ses paroles :

La veine pulmonaire s'unit à la veine cave du côté droit, et se décharge comme elle dans l'oreillette droite du sang qu'elle rapporte des poumons, qui sont d'une grandeur surprenante dans ces animaux.

Il y a dans cette période trois erreurs de fait : 1° les deux veines des poumons ne forment point de tronc en s'unissant l'une à l'autre; 2° elles ne se joignent pas à la veine cave ; 3° elles ne déchargent pas leur sang dans l'oreillette droite. L'une et l'autre s'ouvrent dans l'oreillette gauche par une seule embouchure. La description que M. Buissière fait de la structure intérieure du cœur de la tortue est aussi fausse que celle qu'il nous a donnée de ses vaisseaux.

Ayant ouvert le cœur par sa partie inférieure, de la manière qu'on ouvre le rein pour en faire voir le bassinet, on n'y vit, dit-il, qu'une seule cavité ou ventricule fort uni, au haut duquel, à droite et à gauche, il y a deux trous ou ouvertures de figure ovale, par lesquelles les oreillettes versent le sang dans la cavité du cœur, à la faveur d'une valvule assez semblable à celle qui se trouve au trou ovale du fœtus humain. Ces valvules sont unies à la circonférence inférieure de leur trou; mais elles sont libres du côté qui regarde vers la base du cœur, par où le sang coule des oreillettes dans le ventricule; ainsi elles empêchent que le sang ne passe du ventricule dans les oreillettes, parce que le sang, devant monter à la base pour sortir par les artères, les applique contre le trou ovale en les pressant de bas en haut.

Cette dernière observation de M. Buissière fait bien voir qu'il n'a point jusqu'ici examiné le cœur de la tortue de mer. S'il en avait disséqué une seule, et qu'il eût pris soin d'en ouvrir le cœur, il lui aurait été impossible de n'y pas apercevoir : 1o trois cavités très distinctes les unes des autres, mais qui se communiquent par deux ouvertures tout à fait différentes de celles qui donnent passage au sang des oreillettes dans les ventricules; 2o il aurait vu aussi qu'il n'y a rien de plus inégal que leur surface intérieure; 3o il aurait encore pu remarquer qu'il y a trois valvules à l'embouchure de l'oreillette gauche avec son ventricule, bien qu'il n'y en ait qu'une à celle de l'oreillette droite; 4o il aurait pu s'assurer, en comparant ces valvules avec les passages qu'elles occupent, qu'elles n'ont point assez d'étendue pour les fermer.

Ici finit la première description de M. Buissière, et commence la seconde, qu'il m'attribue, quoiqu'il en soit l'auteur.

SECONDE DESCRIPTION DE M. BUISSIÈRE.

1o M. Méry prétend que les tortues ont trois ventricules, bien qu'en effet il n'y en ait qu'un. Ce qu'il nomme les ventricules droit, et gauche ne sont que les oreillettes, qui reçoivent le sang que les veines portent au cœur, comme dans tous les autres animaux. Si l'on trouve bon que je suive mon adversaire, on me doit bien pardonner des répétitions ennuyeuses.

Je demeure d'accord que j'ai décrit trois ventricules; mais M. Buissière avance faux, quand il soutient que j'ai pris les oreillettes pour les ventricules droit et gauche. On n'a qu'à revoir (page 222) le Mémoire que j'ai rapporté dans l'examen des faits de M. du Verney pour s'assurer du contraire. Ce que m'impute ensuite M. Buissière n'est encore qu'une fausse supposition.

2o Je prétends, dit-il, que les oreillettes se communiquent, c'est-à-dire que le sang de l'une passe dans l'autre.

Je n'ai ni dit ni écrit en aucun endroit qu'il y eût entre les oreillettes une communication, ni que le sang passât de l'une dans l'autre. Cette illusion de M. Buissière ne vient que de ce qu'il s'est faussement imaginé qu'il n'y a qu'un seul ventricule dans le cœur de la tortue. De ce faux principe il a tiré cette fausse conséquence, que puisque je soutenais qu'il y avait trois ventricules dans le cœur

de cet animal, il fallait que j'eusse pris les oreillettes pour les ventricules droit et gauche, ce qui est certainement faux. Après avoir
faussement supposé que j'ai prétendu que les oreillettes se commu-
quent, il apporte cette expérience pour prouver qu'elles n'ont pas
de communication.

*J'ai seringué, dit-il, par le trou ovale de l'oreillette droite, sans
qu'il ait passé une goutte de liqueur dans la gauche : j'y seringuai
ensuite de la cire verte; la veine cave droite et la veine du poumon
en furent pleines; mais il ne parut pas qu'il en eût passé une seule
goutte dans l'autre oreillette, ni dans la veine cave gauche. De quelle
manière peuvent-elles donc se communiquer? Pour cela il faudrait
que le sang des oreillettes entrât premièrement dans la cavité ou
ventricule du cœur, et que de là il passât dans les oreillettes. Quelle
absurdité! L'impossibilité y est claire à cause des valvules, etc.*

L'expérience que rapporte ici M. Buissière est certainement
fausse. J'ai fait voir à l'Académie qu'en soufflant par l'une ou l'autre
veine cave de l'air dans l'oreillette droite, la gauche se gonfle aussitôt, et qu'en le poussant par l'une ou l'autre des veines du poumon
dans l'oreillette gauche, la droite s'enfle aussi en même temps, quoiqu'il n'y ait point entre elles de communication immédiate. Bien
plus, j'ai montré que, poussant l'air par quelqu'une des trois artères
dans le cœur de la tortue, il s'échappe, après avoir rempli les trois
ventricules et les deux oreillettes, par les veines pulmonaires et les
veines caves; l'eau fait la même chose.

Or, s'il était vrai que les valvules étant soulevées fermassent les
ouvertures des ventricules aux oreillettes, comme le prétend M. Buissière, l'air soufflé, ni l'eau seringuée par les artères dans les ventricules, ne devraient point passer dans les oreillettes; parce que ces
valvules peuvent par ce moyen se soulever bien plus aisément que
lorsque le sang circule dans les vaisseaux; car le sang des veines
fait alors effort pour les abaisser. L'air et l'eau poussés par les artères
soulèvent ces valvules et ne laissent pas de passer des ventricules
dans les oreillettes. Ces valvules ne peuvent donc étant soulevées
fermer leurs passages; aussi voit-on qu'elles ne les ferment pas dans
un cœur soufflé et desséché dans lequel ces valvules se trouvent
cependant soulevées autant qu'elles le puissent être : elles ne peuvent donc pas seules et par elles-mêmes empêcher le reflux du sang.

D'ailleurs, comme il n'y a pas de communication immédiate d'une
oreillette à l'autre, l'air soufflé par les veines ou par les artères ne
peut les enfler toutes deux en même temps sans entrer dans les
ventricules, et passer de ceux-ci dans les oreillettes : ce qu'on n'aura
pas de peine à comprendre qu'il puisse faire, si l'on fait réflexion que

toutes les cavités du cœur communiquent ensemble par des ouvertures qui ne peuvent être fermées par ses valvules.

3° *M. Méry fait sortir l'artère aorte et son prétendu canal de communication de l'oreillette droite, de l'endroit où la veine cave se décharge; mais cela est absolument faux, à moins qu'il n'ait disséqué des tortues d'un autre monde : car dans celles de ce pays-ci, je le défie de faire voir qu'aucune artère sorte d'une des oreillettes ou ventricules droit ou gauche, comme il lui plaît de l'appeler.*

Tout ce que suppose M. Buissière dans cette période est faux. Pour son honneur il devait citer l'endroit où il a pris ce qu'il avance. Cela lui est impossible. Son défi est donc autant ridicule, que la raison qu'il apporte pour soutenir ses fausses suppositions est mal imaginée. La voici :

4° *M. Méry n'ayant vu qu'un seul tronc d'artère sortant de la base du cœur, il a cru sans l'avoir examiné que ce n'était que l'artère pulmonaire; alors, pensant qu'il devait y avoir une artère aorte dans le corps de cet animal, il a trouvé à propos de la faire sortir de l'oreillette droite : mais s'il avait bien voulu examiner la chose, il aurait trouvé que ce qu'il croit n'être que l'artère pulmonaire, est fait de trois artères distinctes, et distinctement ouvertes dans la cavité qu'il appelle le ventricule du milieu.*

Qui saura que j'ai fait mention des deux oreillettes du cœur de la tortue, que j'ai décrit trois ventricules, et fait sortir l'aorte et le canal de communication du ventricule droit, et l'artère pulmonaire de celui du milieu, ne pourra s'empêcher de prendre M. Buissière du moins pour un visionnaire. Ce qu'il dit ensuite en est une preuve convaincante.

5° *M. Méry, entêté de son opinion, a cru que s'il pouvait faire croire que l'aorte sortît de l'oreillette droite, on serait obligé de lui passer que la valvule qui ferme le trou ovale de cette oreillette, permettant au sang d'y passer pour aller dans l'aorte, celle du trou ovale du fœtus humain, qui est disposée de même, doit aussi donner passage au sang de la veine pulmonaire dans la veine cave.*

J'ai placé le trou ovale de la tortue dans la cloison qui sépare le ventricule gauche du ventricule droit. M. Buissière veut que je l'aie mis dans la cloison des oreillettes, et que j'aie pris cependant l'ouverture de l'oreillette droite dans le ventricule droit pour ce trou : ce qui est faux. Pour faire croire qu'il ne se trompe pas dans ses conjectures, il en rapporte cette raison.

6° *Un esprit prévenu,* dit M. Buissière en parlant de moi, *ramène toutes choses à son point : si cela n'est pas naturel, du moins il est assez ordinaire. En voici une nouvelle preuve dans la description*

*de M. Méry. Son prétendu canal de communication qu'il dit être
dans les tortues est, à mon sens, une des plus fortes preuves que
je pourrais vous en donner : il le fait sortir du même endroit que
son aorte, c'est-à-dire de l'oreillette droite, et ensuite il le fait communiquer avec la même aorte dans le ventre. Quel rapport a, je vous
prie, ce canal imaginaire avec le canal artériel du fœtus, dont l'unique usage est de décharger le poumon d'une quantité de sang qui lui
serait à charge, en le transportant de l'artère pulmonaire dans l'aorte,
au lieu que son canal puise le sang dans le même endroit que cette
même aorte, avec laquelle il le fait communiquer, puise le sien ? Il n'y
a là aucune ressemblance. Si M. Méry faisait sortir son canal de l'artère pulmonaire et ensuite l'insérait dans l'aorte, l'illusion serait
moins grossière, et les ignorants y pourraient trouver quelque parallèle ; mais dans sa manière il est inutile : car supposé qu'il y eût un
tel canal dans les tortues, tout ce qu'on en pourrait dire serait que
l'aorte puiserait le sang par deux troncs différents qui se réunissent
dans la suite.*

Qu'un homme trop passionné est peu capable de faire de sérieuses
réflexions sur ce qu'il écrit ! M. Buissière a avancé que je n'ai vu
qu'un seul tronc d'artère sortir de la base du cœur, que j'ai pris pour
l'artère pulmonaire; et il dit ici que je fais partir mon aorte et mon
prétendu canal de communication du même endroit. Quelle contradiction ! Après cela, pour soutenir que ce canal, qui se joint à la
branche postérieure de l'aorte, ne sert pas dans la tortue à décharger
le poumon, comme fait dans le fœtus l'artère de communication, il
dit, pour le prouver, que dans la tortue ce canal puise le sang dans le
même endroit que l'aorte, au lieu que l'artère de communication du
fœtus le puise dans le tronc de l'artère du poumon; d'où il conclut
que mon prétendu canal de la tortue n'a pas dans cet animal le même
usage qu'a dans le fœtus l'artère de communication, qui est de
décharger le poumon.

Pour donner quelque vraisemblance à son argument, il aurait dû
faire voir que tout le sang qui sort du cœur circule par les poumons
de la tortue, comme il fait par ceux de l'homme adulte. Or cela est
faux par ses propres faits. Il n'y a, selon lui, qu'un seul ventricule
dans le cœur de la tortue, d'où partent ces trois troncs d'artères,
l'aorte ascendante, l'aorte descendante, et l'artère pulmonaire. Le
sang, sortant de cet unique ventricule, se partage donc en trois parties en entrant dans ces artères : il n'y a donc que la partie du sang
qui passe dans l'artère pulmonaire, qui puisse circuler par les poumons de cet animal, puisque des deux autres l'une est portée aux
parties antérieures par l'aorte ascendante, l'autre aux parties posté-

rieures par l'aorte descendante, et que toutes les deux reviennent sans circuler dans les poumons par les veines caves dans ce ventricule d'où elles sont parties, pour recommencer leur circulation comme auparavant. L'aorte descendante empêche donc que tout le sang qui sort du cœur ne circule par les poumons de la tortue, comme il fait par ceux de l'homme adulte. Cette artère sert donc à décharger les poumons de cet animal, comme fait le canal artériel ceux du fœtus humain. Ces deux conduits ont donc le même usage, bien que dans la tortue l'aorte descendante reçoive le sang du ventricule droit du cœur de cet animal, et que dans le fœtus le canal de communication le reçoive de l'artère du poumon. Il ne faut qu'un peu de jugement pour reconnaître, après cet éclaircissement, la justesse de ce parallèle, qui ne regarde que l'usage de ces deux artères, et non pas leur situation, dont j'ai marqué la différence. Enfin M. Buissière achève sa seconde description, qu'il m'attribue, par deux erreurs et une fausse supposition.

7° *Il faut, dit-il, que M. Méry ait pris une des branches de l'aorte descendante pour un canal de communication, parce qu'en effet cette artère s'étant partagée en deux branches, elles viennent se rejoindre dans le ventre pour ne faire plus qu'un seul tronc.*

M. Buissière suppose faux, quand il prétend que j'ai pris une des branches de l'aorte descendante pour un canal de communication. Il se méprend doublement, en soutenant que les deux artères qui portent le sang aux parties postérieures du corps de la tortue sont les branches de son aorte descendante [1], car : 1° celle du côté droit est une branche de son aorte ascendante ; 2° celle du côté gauche fait un tronc particulier, qui sort du ventricule droit, et va après avoir produit, comme j'ai déjà dit, l'artère cœliaque et la mésentérique, se réunir à la branche postérieure de l'aorte, et c'est par cette raison que j'ai appelé cette artère canal de communication, et non pas une des branches de l'aorte. M. Buissière, après avoir rempli de faux faits, qu'il a lui-même imaginés, la description qu'il m'attribue, s'écrie ainsi :

8° *Après cela, Monsieur, quelle foi doit-on ajouter aux faits de M. Méry, puisqu'il ne les établit que suivant que sa prévention et sa fantaisie le souhaitent ? Il s'est imaginé que, puisque dans le cœur du fœtus il y a un trou ovale et un canal de communication, il devait y avoir un pareil canal dans les tortues, puisqu'il y a deux trous ovales dans le cœur ; je m'étonne qu'il n'y en ait pas mis deux,*

---

1. Voyez la quatrième figure, qui représente l'aorte avec ses branches et le canal de communication séparés du cœur.

un pour chaque trou ovale : il le pouvait assurément, car l'artère aorte descendante a deux branches qui pourraient être chacune canal de communication dans son sens, puisqu'elles se communiquent l'une à l'autre.

Le Mémoire que j'ai joint à l'examen des faits de M. du Verney (p. 222) détruit si visiblement toutes les erreurs que m'impute M. Buissière, que, pour peu qu'il soit sensible à l'honneur, il doit se repentir de les avoir imaginées, plus encore d'avoir ajouté à toutes ses fausses suppositions cette insultante ironie par laquelle il finit sa pitoyable critique.

Lorsque je me représente, dit-il, *l'étrange prévention de M. Méry en faveur de l'usage qu'il prétend donner au trou ovale dans le fœtus, et les efforts qu'il fait pour le prouver par les choses mêmes qui lui sont le plus contraires, je ne puis m'empêcher de rappeler en ma mémoire la pensée d'un des beaux génies de la France, qui, pour prouver que tous les hommes sont frappés à quelque coin, comparait le cerveau à un grand royaume, divisé en plusieurs provinces, gouvernées chacune par l'esprit, sous les ordres du bon sens et de la raison qui en sont le roi et la reine. Dans ce royaume,* dit-il, *il y a toujours quelqu'une de ses provinces qui se révoltent contre leur roi. Pendant que le roi et la reine se promènent dans les provinces fidèles, tout y est tranquille, le bon sens et la raison y sont obéis; mais dès qu'ils veulent mettre seulement le pied dans la province rebelle, tous les sujets se révoltent, courent aux armes, et chassent la raison et le bon sens de leur territoire. Je crains fort que le trou ovale ne soit la province révoltée de M. Méry.*

Il est bien plus à craindre pour M. Buissière que le public, qui verra tous ses faits supposés et faux, détruits par d'autres faits tous vérifiés par trois commissaires nommés exprès par l'Académie royale des sciences pour les examiner, ne juge que la passion qui s'est émue dans son cœur en voulant combattre mon sentiment, n'ait tellement échauffé dans son cerveau ses esprits animaux, que son bon sens et sa raison en soient tombés dans un délire passager, pendant lequel il s'est imaginé lire dans mon ouvrage une description du cœur de la tortue de mer qu'aucun homme de sens froid ne peut y découvrir, et voir dans le cœur de cet animal des caractères qu'il n'y trouvera plus, quand ses esprits reprenant leur première tranquillité, il recouvrera le jugement.

Qu'il ne croie pas que cette juste réponse, que je ne lui fais qu'afin de l'engager à être plus modeste et plus sincère à l'avenir, soit l'effet du chagrin qu'aient pu me causer ses injures; je ne sens pour lui dans mon cœur qu'un mouvement de compassion, qui m'aurait fait garder sur sa dernière lettre, plus digne d'une piquante satire que d'une critique modérée, un silence éternel pour lui épargner la confusion et le mépris que doivent lui attirer toutes ses fausses suppositions reconnues, si la conjoncture où je me trouve aujourd'hui avec M. du Verney ne m'avait contraint de donner deux descriptions, l'une du cœur de la tortue de mer, l'autre de celui de la tortue de terre, pour mettre ma réputation à couvert de la critique de ce fameux anatomiste. Elles pourront toutes deux servir aussi à tirer le public de l'incertitude dans laquelle pourraient le jeter, et les rêveries de M. Buissière, et les variations de M. du Verney.

Mais si, tout autorisées qu'elles sont du certificat de l'Académie royale des sciences, elles ne sont pas capables de faire revenir M. Buissière de son égarement, 'et qu'il lui reste cependant quelque envie d'en sortir, qu'il consulte le docteur Shadwell, médecin et membre de la Société royale de Londres, son confrère et son ami; il pourra l'assurer qu'en me rendant sa ridicule lettre imprimée, je lui fis remarquer sur-le-champ qu'elle n'est remplie d'un bout à l'autre que d'observations chimériques, toutes différentes des faits que je lui démontrai dans les cœurs de deux tortues de mer, qu'il prit soin de bien examiner. Un tel témoin ne pouvant lui être suspect, il ne peut pas le récuser.

IV. — Description du cœur d'une tortue de mer [1].

Les parties vitales de cette tortue étaient renfermées avec les naturelles dans une même cavité. Les poumons en occupaient la partie supérieure tout entière. Ils étaient attachés au dos depuis le col jusqu'à la queue; le cœur était placé sur le devant, et les parties naturelles sur le derrière. Il n'y avait point de diaphragme qui les séparât les unes d'avec les autres.

Le cœur de cette tortue était néanmoins renfermé dans un péricarde, au fond duquel il était attaché par trois petits ligaments charnus. Ce péricarde était plein d'une liqueur claire et transparente comme l'eau la plus pure, dans laquelle baignait le cœur de cet animal. Sa figure était conique; il avait deux pouces de long sur un pouce six lignes de large ou environ. Au dedans il était partagé en trois ventricules, l'un était placé à droite, l'autre à gauche, et le troisième au milieu sous le ventricule droit.

---

1. Ce Mémoire, annoncé déjà en novembre 1685, a été recopié seulement dans les *Registres manuscrits* de 1703, 1er décembre, t. XXII, fo 269 verso.

Le ventricule gauche était séparé du droit par une cloison charnue, qui avait vers la base du cœur une ouverture ovale assez semblable à celle qui se trouve dans la cloison qui divise les oreillettes du cœur du fœtus humain. Cette cloison était d'ailleurs toute percée d'un grand nombre de petits trous par lesquels, de même que par l'ouverture ovale, ces deux ventricules communiquaient ensemble.

Il y avait sur cette ouverture ovale deux valvules abattues; mais comme en cet état elles ne la fermaient pas entièrement, elles ne pouvaient qu'en partie empêcher le sang de passer de l'un de ces ventricules dans l'autre par ce trou.

Le ventricule droit communiquait encore avec le moyen par une autre ouverture. Celle-ci avait cinq à six lignes de long sur trois à quatre de large au milieu de sa longueur. Dans ce passage de l'un à l'autre, il n'y avait aucune valvule, et comme ce second trou de communication avait quasi autant de longueur que le ventricule du milieu avait de profondeur, on peut ne considérer celui-ci que comme une continuation du ventricule droit, dont il n'était distingué que par un petit rétrécissement. Les fibres dont ces trois ventricules étaient construits au dedans, n'étant pas étroitement serrées les unes contre les autres, formaient dans leur capacité une espèce d'éponge charnue. Le ventricule gauche était égal à celui du milieu; mais le ventricule droit paraissait lui seul aussi grand que les deux autres pris ensemble.

Trois troncs d'artères sortaient de la base du cœur de cette tortue. Deux de ces artères avaient leurs embouchures dans le ventricule droit, et la troisième dans le ventricule du milieu. Ces trois vaisseaux n'avaient chacun que deux valvules sigmoïdes à leurs ouvertures.

Les deux troncs d'artères qui partaient du ventricule droit avaient leurs diamètres à peu près égaux; ils étaient l'un et l'autre composés de deux plans de fibres charnues très visibles couchés l'un sur l'autre. Les fibres du plan extérieur étaient disposées suivant la longueur de ces deux artères, celles du plan intérieur paraissaient circulaires.

Ces deux plans de fibres n'étaient pas sensibles dans le troisième tronc d'artère, qui tirait son origine du ventricule du milieu; mais la capacité de celui-ci était seule presque aussi grande que celle des deux autres prises ensemble; d'ailleurs ses membranes avaient moins d'épaisseur.

Des deux troncs d'artères qui sortaient du ventricule droit placés à côté l'un de l'autre, le droit s'avançant en devant se divisait aussitôt en deux grosses branches. La première tirant en ligne droite vers le col se partageait en deux autres, et celles-ci en deux rameaux chacune, deux desquels s'étendaient dans les nageoires de devant : ceux-ci faisaient les axillaires, les deux autres, placés entre les premiers, se portaient à la tête et formaient les carotides.

La seconde branche, se recourbant du côté droit, passait sous la branche droite de la trachée-artère; après quoi elle se glissait entre les poumons pour gagner le derrière du corps. En faisant ce chemin, elle donnait des rameaux aux reins, à la vessie, aux parties de la génération, et aux nageoires postérieures. Par cette distribution d'artères, il me fut aisé de juger que ce premier tronc était celui de l'aorte, quoiqu'il partît du ventricule droit. Sa capacité était un peu plus grande que celle de l'artère que je vais décrire.

Le tronc gauche formait de son côté la même courbure que faisait à droite la branche postérieure de l'aorte, et suivait la même route. Ce tronc n'envoyait aucun rameau dans les parties antérieures du corps de cette tortue. Il se divisait seulement au delà du foie en trois branches, dont la première tenait lieu de cœliaque, la seconde de mésentérique, la troisième, passant de gauche à droite, allait se réunir à la branche postérieure de l'aorte, comme fait le canal artériel de communication dans le fœtus humain. Et c'est par cette raison que j'ai donné à cette seconde artère le nom de canal de communication, afin de la distinguer du tronc de l'aorte.

Le troisième tronc, qui tirait son origine du ventricule du milieu, faisait le corps de l'artère pulmonaire. Ce tronc se partageait en deux branches considérables, qui formaient à droite et à gauche des courbures semblables à celles de la branche postérieure de l'aorte et du canal de communication. L'une et l'autre passaient sous les branches de l'âpre artère, pour se rendre l'une au poumon droit, et l'autre au gauche. Le circuit de ce troisième tronc était presque égal à celui de l'aorte et du canal de communication pris ensemble. Ces trois artères étaient jointes les unes aux autres par leurs membranes extérieures, depuis le cœur jusqu'à leur division en branches.

Toutes les racines des veines de chaque poumon, s'unissant ensemble, formaient à la sortie des poumons une veine de chaque côté, dont la capacité était moitié plus petite que celle des deux artères pulmonaires; ce qui mérite attention. Ces deux veines allaient se rendre à l'oreillette gauche, à l'embouchure de laquelle elles se joignaient ensemble par leur extrémité, sans former après leur union un canal qui eût seul la capacité de ces deux veines prises ensemble; ainsi elles ne formaient point de tronc, chacune d'elles versait immédiatement le sang qu'elle portait dans la capacité de cette oreillette.

Les veines qui rapportaient au cœur le sang de toutes les autres parties du corps faisaient la même chose; de sorte qu'il n'y avait point de tronc unique, à qui seul on peut veritablement imposer le nom de veine cave. Car quoique en apparence elles formassent toutes par leur union un canal courbe joint aux oreillettes par sa partie convexe, au foie par sa partie concave, et dont le milieu répondait à l'ouverture de l'oreillette droite; cependant ce canal dans cet endroit paraissait un peu plus étroit que dans ses parties latérales. Ces deux parties faisaient donc deux troncs distincts, puisque dans l'endroit de leur union ils ne formaient pas un conduit qui eût seul la capacité des deux joints ensemble. Le sang de l'un et de l'autre coulait immédiatement dans l'oreillette droite. Les veines axillaires qui s'ouvraient dans ces deux troncs étaient remplies de fibres charnues, qui formaient par leur entrelacement une espèce de tresse d'une structure admirable, dont on voyait quelques rudiments dans le confluent des deux veines caves.

L'oreillette droite avait à son embouchure deux valvules, qui formaient entre elles une ouverture ovale longue de sept à huit lignes, et large dans son milieu de trois à quatre. Cette ouverture faisait la communication des veines, dont je viens de parler, avec cette oreillette. Ces deux valvules sont d'autant plus dignes de remarque, qu'il n'y en avait aucune à l'embouchure de l'oreillette gauche avec les veines pulmonaires.

Des deux oreillettes du cœur, la droite était la plus grande, sa capacité paraissait double de celle de l'oreillette gauche, ce qui est à observer, aussi bien que la différence qui se trouve entre la capacité des veines et des artères pulmonaires, pour déterminer à peu près la quantité du sang qui passe par ces vaisseaux, et sa vitesse différente.

Ces deux oreillettes étaient remplies de fibres charnues qui, étant liées les unes aux autres en divers sens, formaient une espèce de réseau, et même de petites cellules assez profondes. Par le dehors ces oreillettes étaient jointes ensemble; mais au dedans elles étaient séparées par une cloison qui n'avait pas une demi-ligne d'épaisseur. Cette cloison était en partie charnue et en partie membraneuse.

Sa partie membraneuse, faite en forme de demi-lune, tombant perpendiculairement sur la base du cœur, la partageait, en s'unissant à elle, en deux; de sorte qu'elle divisait l'embouchure du ventricule droit d'avec celle du ventricule gauche.

A la partie membraneuse de cette cloison étaient attachées et suspendues deux valvules faites en forme de croissant. Ces valvules étant abaissées, l'une dans le ventricule droit et l'autre dans le gauche, fermaient en partie, comme j'ai déjà fait remarquer, le trou ovale, qui faisait la communication de ces deux ventricules. En cet état, ces valvules formaient entre elles une cavité : étant enlevées, elles décrivaient un plan parallèle à la base du cœur; mais en cette situation elles ne pouvaient boucher qu'environ la moitié des ouvertures des oreillettes aux ventricules, parce qu'elles étaient faites, comme je viens de dire, en forme de croissant.

De ces deux valvules, celle qui occupait l'entrée du ventricule droit n'avait point de compagne : mais celle qui était placée à l'embouchure du ventricule gauche était accompagnée de deux autres beaucoup plus petites qu'elle; celles-ci n'avaient pas la liberté de se soulever qu'avait l'autre, parce qu'elles étaient attachées à des colonnes charnues, qui les liaient intérieurement à la paroi du ventricule gauche.

Si l'on compare cette description avec l'extrait que M. du Verney a mis à la tête de sa Critique, on reconnaîtra aisément que mon but n'a point été de donner dans cet extrait une description du cœur de la tortue, comme se l'est imaginé cet anatomiste; mais seulement de faire voir que le sang des veines du poumon peut tenir dans le cœur du fœtus humain la même route qu'il prend dans celui de cet animal en passant par le trou ovale.

Quiconque d'ailleurs la confrontera avec l'extravagante description que m'attribue M. Buissière, jugera sans peine qu'il en est lui-même l'auteur. On peut donc lui appliquer avec justice ces paroles du sage : *Os stulti confusioni proximum est.*

V. — DESCRIPTION DU CŒUR D'UNE GRANDE TORTUE TERRESTRE DE L'AMÉRIQUE, AVEC DES RÉFLEXIONS SUR CELLE DE M. DU VERNEY.

Dans le temps que je croyais avoir fini avec M. du Verney, je reçus une tortue terrestre de l'Amérique de même espèce, et presque aussi grande que celle dont il nous a donné ses remarques dans les Mémoires de l'Académie (page 227, etc., 1699).

Cette occasion, toute propre à éclaircir les doutes que j'avais proposés à cette savante compagnie sur les dernières observations de cet ingénieux anatomiste, m'engagea à reprendre le scalpel pour chercher dans cet animal même si les parties du cœur qu'il dit y avoir trouvées, et que j'ai conjecturé n'y pas être, s'y rencontrent effectivement, ou si elles ne sont qu'imaginaires.

Le certificat que m'a donné l'Académie sur le rapport de trois commissaires qu'elle nomma pour examiner les parties que j'ai découvertes au cœur de cette tortue, faisant foi de leur existence, la description que je vais en faire pourra servir au lecteur à discerner ce qu'il y a de vrai d'avec ce qu'il y a de faux dans celle de M. du Verney. Et comme le même certificat porte encore que les figures que j'ai fait faire de ces parties sont conformes au naturel, elles pourront aussi lui servir à démêler ce qu'il y a de réel d'avec ce qu'il y a d'imaginaire dans les dernières peintures que nous en a données ce fameux anatomiste.

Pour rendre cette recherche plus facile, je garderai le même ordre qu'a suivi M. du Verney dans sa dernière description, et ferai en passant de courtes réflexions sur les observations qu'elle renferme ; ce qui servira à faire remarquer plus aisément toutes les erreurs qui s'y rencontrent.

La figure du cœur A de la tortue terrestre de l'Amérique [1], que la première figure représente renversé en avant, et les oreillettes et les veines dans leur situation naturelle, ressemble à un rein un peu aplati en dessus et en dessous, de sorte qu'il est beaucoup plus large que long. Sa base est, comme il est marqué dans la seconde figure, un peu concave, et est naturellement tournée du côté de la tête de cet animal.

Les parties vitales et les naturelles de cette tortue sont renfermées dans une même cavité, parce qu'il n'y a point de diaphragme qui les sépare. M. du Verney n'a donc pas, ce me semble, raison de dire, la tortue marchant toujours sur ses quatre pieds, que *le cœur* de cet animal *est situé au haut de la poitrine au-dessus du foie* [2]. Il est naturellement placé sur le devant de cette cavité, qui contient ensemble toutes ces parties ; ce qui n'empêche pas que le cœur ne soit seul et en particulier renfermé dans un péricarde.

J'ai observé dans la tortue terrestre de l'Amérique sept veines proche le cœur, représentées dans la première figure ; savoir, les deux caves B, B, les deux axillaires C, C, la coronaire du cœur D, et deux autres veines E, E, à qui je donne le nom d'hépatiques, parce qu'elles tirent seulement leur origine du foie. Les quatre premières sont fort considérables, les trois autres le sont beaucoup moins.

Les deux veines caves sortent toutes deux des parties postérieures du corps de la tortue, dont elles rapportent le sang au cœur. Passant par le foie de cet animal, l'une à droite et l'autre à gauche, elles reçoivent un grand nombre de racines de veines de ce viscère.

Ces deux vaisseaux ne forment point de tronc particulier dans l'endroit de leur concours. Là, au contraire, ils paraissaient avoir un peu moins de capacité qu'avant leur union, quoique dans cet endroit viennent se rendre la veine coronaire du cœur et l'hépatique gauche. L'axillaire et l'hépatique droites s'ouvrent dans la veine cave droite

1. Toutes les lettres insérées dans la description qui suit se rapportent à la planche III.

2. *Mémoires de l'Académie* de 1699, page 288.

à un pouce de distance de l'oreillette droite : mais l'axillaire gauche ne se joint que de côté à la veine cave gauche, tout proche l'entrée de cette oreillette. Ce sont les deux axillaires, auxquelles se joignent les jugulaires, qui rapportent au cœur le sang de toutes les parties antérieures : toutes ces veines paraissent simplement membraneuses, leur surface intérieure est aussi lisse et polie que l'extérieure. De la structure connue de ces veines, je tire deux conséquences contre la description que M. du Verney en a faite (p. 229).

La première est qu'il n'a pas pu voir *autour du cœur de ces animaux une espèce de réservoir d'une figure oblongue et assez semblable à celle d'une outre enflée, formé par le concours de plusieurs veines* (page 229, fig. 2, 4, 5, 6, 7, 10, 13). La seconde conséquence est qu'il est faux que ce prétendu réservoir soit *tapissé par dedans de fibres charnues qui se croisent, et s'entrelacent à peu près comme celles qui se voient au-dedans des oreillettes du cœur de l'homme.* Il n'est pas vrai non plus que *la veine cave soit tapissée de même de la longueur d'environ un pouce, et les embouchures des autres vaisseaux.*

La première figure qui représente les sept veines que je viens de décrire, étant attestée conforme au naturel par messieurs les commissaires nommés par l'Académie pour les confronter ensemble, est une preuve décisive : 1° que le grand réservoir que M. du Verney dit être formé de l'assemblage de ces veines n'existe point dans la tortue terrestre de l'Amérique ; 2° que la tapisserie de fibres charnues peinte dans ma neuvième figure [1], n'existant que dans les veines axillaires de la tortue de mer, il est évident que la remarque qu'en a faite cet adroit anatomiste dans sa dernière description est certainement tirée des observations que j'ai faites sur ces veines dans cet animal en 1685.

Les deux veines pulmonaires *F, F* que représente la huitième figure ne forment point, non plus que les deux caves, un tronc particulier en se joignant ensemble : au contraire, le lieu de leur union paraît plus rétréci qu'aucun autre endroit. Il est donc faux :

1° Qu'*elles viennent toutes deux former un second réservoir beaucoup plus petit que le premier*, comme le fait voir M. du Verney dans sa quatrième et huitième figure [2].

Et parce que la surface intérieure de ces deux veines n'est pas moins lisse que l'est celle des veines caves, il est encore faux :

2° Que *le bassin* de son *petit réservoir* soit *aussi garni par dedans de fibres charnues.* Les deux réservoirs que nous représente cet habile anatomiste dans huit figures qu'il en a fait faire, et la tapis-

---

1. Voyez l'article 12 du rapport de messieurs les commissaires.
2. *Mémoires de l'Académie*, page 230, 1699.

serie de fibres charnues qu'il leur donne, sont donc enfin purement imaginaires. Voilà donc les doutes que j'ai proposés à l'Académie dans l'examen de ces deux réservoirs certainement résolus.

Les deux oreillettes G, G du cœur de la tortue terrestre de l'Amérique ne représentent par leur dehors, dans la première et la seconde figure, qu'un seul sac aveugle couché transversalement sur la base du cœur; mais ce sac est au dedans divisé par une cloison I, figures troisième et cinquième, en deux cavités de grandeur différente. Cette cloison est charnue dans sa partie supérieure, charnue dans sa partie inférieure.

La capacité de l'oreillette gauche H, H, représentée dans la troisième figure, est de moitié plus petite que celle de l'oreillette droite KK, comme il paraît dans la cinquième figure. Dans l'une et dans l'autre on remarque un très grand nombre de fibres charnues.

Dans l'angle que forme l'oreillette gauche avec la cloison I qui la sépare de la droite, on voit une ouverture L, figure troisième, par laquelle les deux veines pulmonaires déchargent leur sang dans la capacité de l'oreillette gauche. Cette ouverture étant plus étroite au dedans qu'au dehors, c'est une des raisons qui empêchent que le sang de ces deux veines ne retourne d'où il vient.

Mais parce que l'embouchure des deux veines caves ne se trouve pas placée de même dans l'angle que forme la même cloison avec l'oreillette droite que cet angle pourrait rétrécir, la nature a donné à cette oreillette deux valvules M, M, figure cinquième, qui, ne laissant entre elles qu'une assez petite fente, produisent le même effet, c'est-à-dire qu'elles s'opposent au retour du sang de l'oreillette droite dans les veines caves.

M. du Verney place ces deux valvules à l'embouchure de son grand réservoir; mais puisqu'il n'existe pas, il est visible qu'elles appartiennent à l'oreillette droite, dont elles occupent l'entrée.

J'ai remarqué, dans le cœur de la tortue terrestre de l'Amérique que j'ai disséquée, quatre ventricules qui communiquent les uns avec les autres par trois détroits qui en font la séparation. Pour faire une juste description des uns et des autres, je me réglerai sur le cours du sang qui les traverse.

Le premier ventricule P, figure troisième, que j'appelle ventricule gauche, tant à cause de sa situation que parce qu'il reçoit le sang de l'oreillette gauche, communique avec le second Q, figure cinquième, par le premier détroit R, à qui je donne le nom de trou ovale, parce qu'il ressemble assez à celui du fœtus humain placé dans la cloison qui sépare les oreillettes de son cœur l'une d'avec l'autre, et qu'il a le même usage.

L'embouchure du ventricule gauche, est garnie de trois valvules sigmoïdes N, N, N. Celle du ventricule droit n'en a qu'une O. Ces valvules font dans la tortue l'office des valvules triglochines du cœur de l'homme. M. du Verney nous dit cependant, dans sa dernière description, qu'il n'y a qu'une valvule à l'entrée du ventricule gauche; il s'est donc mépris de deux.

Le second ventricule Q, figure cinquième, que je nomme ventricule droit, parce qu'il est situé à droite, et qu'il reçoit le sang de l'oreillette droite, communique avec le troisième S, figure sixième, par le second détroit T. On voit au-dessus de ce passage, dans le ventricule droit, une valvule charnue V, faite en forme de croissant. Cette valvule ne peut fermer qu'une petite partie de ce détroit : elle a été jusqu'ici inconnue à M. du Verney. La valvule O, abattue sur le trou ovale, et qui permet en cet état au sang de l'oreillette droite d'entrer dans le ventricule droit, n'a pas échappé à son exactitude : mais malgré elle, de ces cinq valvules, trois ne sont point venues à la connaissance de cet attentif anatomiste.

Le troisième ventricule S, figure sixième, communique avec le quatrième X, figure septième, par le troisième détroit Y.

Ces quatre ventricules communiquant ensemble, et le gauche et le droit n'ayant point d'artères pour remporter le sang qu'ils reçoivent des oreillettes, il est aisé de voir qu'il faut nécessairement que le sang des veines pulmonaires passe du ventricule gauche dans le ventricule droit, et que s'y mêlant avec le sang des veines caves, ils entrent ensemble dans le troisième et quatrième, pour prendre la route des artères qui partent de ces deux ventricules. Je ne dirai rien de plus de sa circulation, le reste est facile à comprendre.

J'ajouterai seulement que ces quatre ventricules communiquant ensemble et ne faisant que l'office d'un seul, ils ne doivent être comptés que pour un seul ventricule, comme je l'ai fait remarquer dans les Mémoires de l'Académie en parlant des trois ventricules du cœur de la tortue de mer. On aura recours à ces Mémoires, si l'on veut en apprendre plus en détail les raisons [1].

A entendre parler M. du Verney, il n'y a que trois cavités dans le cœur de la tortue terrestre de l'Amérique : mais si on s'en rapporte au cœur même de cet animal, on y en trouvera quatre sans compter les oreillettes. Cet *éclairé anatomiste* ne s'est donc pas moins mépris sur le nombre des ventricules que sur celui de leurs valvules, à l'égard desquelles j'ai une réflexion à faire avant de passer aux artères.

---

1. *Mémoires de l'Académie* de 1693, pag. 139. A défaut des *Mémoires*, voyez l'extrait qui est dans l'examen des faits de M. du Verney (p. 222).

Des trois valvules *N, N, N* qui sont placées à l'entrée du ventricule gauche *P*, figure troisième, celle du milieu et la valvule *O* située à l'entrée du ventricule droit *Q*, figure cinquième, ne peuvent, en s'abaissant de côté et d'autre sur le trou ovale *R*, le fermer qu'en partie, et en se relevant ne boucher aussi qu'en partie les passages des oreillettes à ces deux ventricules dans la tortue de terre comme dans la tortue de mer.

M. du Verney prétend cependant que ces deux valvules ferment entièrement, quand elles sont soulevées, les embouchures des oreillettes avec les ventricules, et que quand elles s'abaissent, elles ne s'opposent nullement au passage du sang du ventricule gauche par le trou ovale dans le ventricule droit; mais ni l'un ni l'autre ne s'accorde avec l'expérience. C'est ce que j'ai prouvé dans l'examen des faits de ce judicieux anatomiste. Ces deux valvules sont attachées à la partie membraneuse de la cloison des oreillettes, qui, tombant sur la base du cœur, sépare l'embouchure du ventricule gauche d'avec celle du ventricule droit.

De la base du cœur *A*, figure seconde, sortent trois troncs d'artères, savoir l'aorte 1, le canal de communication 2, et l'artère pulmonaire 3. L'aorte et le canal de communication tirent leur origine du troisième ventricule *S*, figure sixième. L'artère pulmonaire 3 prend naissance du quatrième ventricule *X*, figure septième. Ces trois artères n'ont chacune que deux valvules sigmoïdes à leurs embouchures, sur lesquelles on n'a point mis de lettres, parce qu'elles sont très reconnaissables.

M. du Verney convient avec moi [1] qu'*il sort trois artères considérables de la base du cœur*. Mais quant à l'origine de ces trois artères, ses observations sont fort différentes des miennes, en ce qu'il dit que *deux de ces artères s'ouvrent dans la première cavité du cœur*, qui par ses propres remarques fait le ventricule droit, puisqu'elle *reçoit le sang de l'oreillette droite*.

Or je trouve qu'il ne part aucune artère de cette cavité, et que les deux artères qui, selon lui, composent l'aorte, mais dont une fait, selon moi, le canal de communication, loin de *s'ouvrir dans la première cavité du cœur*, comme il prétend (p. 234), sortent du troisième ventricule, et que *la troisième artère, qui est celle du poumon, sort immédiatement* du quatrième ventricule, et non pas *de la troisième cavité du cœur*, comme il le soutient. Cette méprise ne vient que de ce qu'il n'a pas aperçu dans la tortue terrestre de l'Amérique les quatre ventricules que j'ai démontrés à l'Académie

1. *Mémoires de l'Académie*, p. 233, 1699.

dans le cœur de cet animal. Venons maintenant à la division de nos trois artères.

Le tronc de l'aorte, seconde et quatrième figure, à un pouce de distance du cœur ou environ, se partage en deux branches considérables : l'une se tourne en arrière, et l'autre se porte en avant. La branche postérieure 4, se courbant de gauche à droite, croise la branche antérieure 5, après quoi elle continue son chemin du côté de la queue, et donne des rameaux à toutes les parties postérieures du corps de la tortue.

La branche antérieure 5, s'avançant du côté de la tête, se divise en deux rameaux, qui se subdivisent chacun en deux autres, qui sont les artères axillaires 8, 8 et les carotides 9, 9, qui se jettent dans toutes les parties antérieures.

M. du Verney fait sortir le tronc de l'aorte, avec toutes ses branches que je viens de décrire, de l'artère pulmonaire. Voici la description qu'il en a donnée dans les Mémoires de l'Académie (p. 234, 1699) :

La troisième artère, qui est celle du poumon, sort immédiatement de la troisième cavité du cœur. C'est cette même troisième artère qui fait le premier tronc de l'aorte. Vers l'endroit où elle commence son contour, elle jette une branche considérable, qui d'abord se partage à droite et à gauche en deux autres, dont la plus grosse fait l'axillaire, et la plus petite la carotide; et parce qu'elle fournit du sang à toutes les parties supérieures, je l'appelle l'aorte ascendante. Elle descend ensuite au côté droit du cœur, couchée sur le poumon; je parle, dit-il, *par rapport à l'animal marchant, comme j'ai toujours fait jusqu'ici, et comme je ferai dans toutes les descriptions suivantes.*

Par la figure quatrième, qui représente seulement l'aorte, ses principales branches, et le canal de communication ponctué dans son commencement, il est aisé de voir que cette division de l'aorte n'est pas juste, et qu'elle renferme une équivoque qu'il n'est pas aisé de démêler; car il devait nous dire, pour ne nous point embarrasser, si c'est cette branche qu'il vient de décrire, ou le tronc de l'aorte sortant de l'artère pulmonaire, qui *descend ensuite au côté droit du cœur couchée sur le poumon.* Or ce n'est ni l'une ni l'autre. En effet, il est évident que le tronc de l'aorte 1 se partage d'abord à un pouce de distance du cœur en deux grosses branches 4 et 5, d'où sortent tous ses rameaux. Ce n'est donc ni le tronc de l'aorte, ni cette branche décrite par M. du Verney, mais la branche 4 qui descend, pour me servir des termes impropres de M. du Verney, *par rapport à l'animal marchant.*

Je dis impropres, parce que dans cette situation ces deux branches, ni ne montent, ni ne descendent; mais l'une fait son chemin en avant, et l'autre en arrière, par des lignes parallèles à celle que décrit le corps de l'animal marchant. Cet anatomiste si réglé s'éloigne donc de sa règle, et ne l'a nullement suivie en décrivant les parties de la tortue, puisqu'il est évident qu'elle ne marche pas le corps élevé sur ses pattes de derrière, comme fait l'homme sur ses pieds : posture qu'il faudrait que cet animal gardât en marchant, si M. du Verney avait suivi la règle.

Le second tronc d'artère 2, 2, 2, 2, figure quatrième, que j'appelle canal de communication, parce qu'il décharge une partie du sang qu'il reçoit du cœur dans la branche postérieure 4 de l'aorte, se recourbant aussi en arrière, mais du côté gauche, croise d'abord cette branche, et après avoir produit l'artère cœliaque 6 et la mésentérique 7, il s'unit à elle et s'ouvre dans sa capacité.

L'artère des poumons 3, figure première, qui fait le troisième tronc représenté ouvert dans la figure septième, se divise en deux branches considérables qui se croisent dès leur naissance; de sorte que la droite passe dans le poumon gauche, et la branche gauche dans le poumon droit.

Les troncs de ces trois artères sont d'inégale capacité. Celle du canal de communication 2 est un peu plus petite que celle de l'aorte 1, figure sixième; mais celle de l'artère pulmonaire 3, figure septième, est à elle seule presque aussi grande que celle de l'aorte et du canal de communication prises ensemble dans la tortue terrestre de l'Amérique; il en est de même dans la tortue de mer.

Dans la tortue de terre, les artères pulmonaires ont une capacité égale à celle des veines des poumons. Dans la tortue de mer, les veines pulmonaires ont beaucoup moins de capacité que les artères des poumons. Je tâcherai quelque jour de rendre raison de ces différences, et de celles qui arrivent au mouvement du sang en passant par ces vaisseaux.

M. du Verney nous a parlé si différemment de la capacité des artères du cœur de la tortue terrestre de l'Amérique, qu'il est impossible d'en connaître le rapport par tout ce qu'il nous en a dit.

Au reste, quelque grande que soit la différence qu'on peut remarquer entre mes observations et celles de ce fameux anatomiste, ses figures et les miennes, elle paraîtra petite à quiconque prendra la peine de la comparer avec celle qui se trouve entre ses anciennes et ses nouvelles découvertes. Cette dernière différence est si énorme, qu'on s'imagine, en faisant une sérieuse attention sur tous les faits qu'il dit avoir remarqués dans le cœur de ses deux tortues terrestres de l'Amérique, ne rien voir que de faux ou de monstrueux dans ses observations. La même chose paraît dans toutes les figures qu'il en a jusqu'ici données dans les Mémoires de l'Académie : elles n'ont nul rapport au naturel que j'ai fait voir à cette illustre Compagnie.

Pour se disculper, il a beau nous dire aujourd'hui que j'ai été plus fidèlement que lui servi par M. de Chastillon, dessinateur des ouvrages de l'Académie. Car voici la juste réponse que peut lui faire cet homme d'un mérite si distingué dans sa profession pour se mettre à couvert de ce reproche : J'ai fait vos figures, monsieur du Verney, conformes à votre description; celles de M. Méry conformes au naturel; de là viennent leurs différences. Je vous ai servi tous deux comme vous l'avez désiré; ainsi votre plainte est tout à fait injuste.

Aussi ai-je ouï dire qu'il travaille à faire réformer ses figures, et qu'il se prépare à nous donner une cinquième description des parties du cœur de la tortue pour nous instruire mieux qu'il n'a fait jusqu'ici de la vérité.

Cela étant, il y a lieu de croire que pour peu qu'il fasse de réflexion sur le rapport des messieurs les commissaires nommés par l'Académie, pour vérifier les faits que j'ai découverts dans les cœurs des tortues de terre et de mer, il se déterminera à abandonner toutes les erreurs dont ses descriptions sont remplies.

D'ailleurs si ce laborieux anatomiste veut bien quitter pour quelques instants les insectes auxquels il s'applique avec une assiduité infatigable, et prendre un moment de repos pour lire en se délassant le jugement qu'a prononcé cette savante Compagnie en faveur du nouveau système de la circulation du sang du fœtus par le trou ovale; qui peut douter, la connaissance de la vérité étant l'uniqne fin qu'il se propose dans toutes ses recherches, qu'il ne se résolve à la fin à abandonner l'ancien, qu'il n'a apparemment soutenu jusqu'à présent que pour me donner lieu de prouver plus évidemment la fausseté de l'opinion d'Harvey sur le passage du sang par ce trou?

VI. — NUTRITION DU FŒTUS

CONJECTURE SUR L'USAGE DE LA VEINE
ET DES ARTÈRES OMBILICALES [1].

Tous les anatomistes modernes savent que l'usage de la veine ombilicale est de porter le sang de la mère au fœtus pour le nourrir, et pas un d'eux n'ignore que la nature n'ait formé les deux artères ombilicales pour reporter du fœtus à la mère le surplus du sang dont l'enfant n'a pas besoin pour sa nourriture; mais aucun d'entre eux, que je sache, ne s'est avisé jusqu'ici de chercher la raison pourquoi la mère envoie au fœtus par la veine ombilicale plus de sang en une heure qu'elle ne peut en consommer en plusieurs jours, ni pourquoi l'enfant renvoie à sa mère par les artères ombilicales le surplus du sang dont il n'a pas besoin.

Pour trouver la raison de ces deux phénomènes, il faut faire réflexion : 1° que le cœur du fœtus a besoin, comme celui de la mère, d'une certaine quantité d'air pour entretenir le mouvement circulaire du sang ; 2° supposer que l'air que reçoit le fœtus ne peut transpirer par les pores de sa peau ni s'échapper de ses poumons pour prendre le chemin de la trachée-artère, afin de sortir par le nez et la bouche comme chez l'homme adulte.

I. — Si l'on considère la quantité d'air dont le cœur du fœtus a besoin pour faire circuler son sang, bien qu'on ne puisse précisément la déterminer, on reconnaîtra cependant sans beaucoup de difficulté que si le canal de la veine ombilicale avait eu moins de capacité qu'il a, il n'aurait pas été suffisant pour porter avec le sang au cœur du fœtus toute la quantité d'air qu'il lui faut pour mettre son sang en mouvement; d'où il paraît assez vraisemblable que la veine ombilicale ne porte au fœtus beaucoup plus de sang qu'il n'en a besoin pour sa nourriture, qu'afin de faire passer dans son cœur la quantité d'air qui lui est nécessaire pour entretenir tout le sang du fœtus en mouvement.

En effet, si le cœur du fœtus avait pu par ses propres forces, sous l'impulsion de l'air, faire circuler son sang, le fœtus n'aurait dû recevoir de sang qu'autant qu'il lui en aurait fallu pour se nourrir;

1. R. Mss., t. XVIII, fo 324, 30 mai 1699 (inédit).

pour cela un canal beaucoup plus petit que celui de la veine ombilicale aurait suffi, et les deux artères ombilicales auraient été absolument inutiles en consumant ce qu'il aurait reçu de sang par la veine ombilicale. Il y a donc lieu de croire que la veine ombilicale ne porte dans le fœtus une si grande abondance de sang qu'afin de fournir en même temps à son cœur la quantité d'air dont il a besoin pour entretenir dans toutes les parties du corps du fœtus le mouvement circulaire du sang.

II. — Pour ce qui regarde la transpiration, le fœtus ne pouvant consumer tout le sang qu'il reçoit de sa mère par la veine ombilicale, et l'air dont ce sang est mêlé ne pouvant transpirer par les pores de la peau du fœtus ni s'échapper par le canal de la trachée-artère, parce que les eaux dans lesquelles le fœtus est submergé ôtent à ses poumons et à sa poitrine la liberté de se mouvoir nécessaire pour le chasser par le nez et la bouche, il n'est pas difficile de comprendre que s'il n'y avait pas eu de canaux pour reporter l'air ou le sang du fœtus à la mère, il serait passé dans tous les vaisseaux de l'enfant en très peu de temps une si grande quantité d'air et de sang, que la force des esprits animaux que le cerveau du fœtus fournit à son cœur pour son mouvement, étant surmontée par leur trop grande abondance, n'aurait plus suffi pour la contraction du cœur et des artères, sans laquelle le mouvement circulaire du sang du fœtus ne peut aussi subsister. La nature a donc vraisemblablement formé les deux artères ombilicales pour reporter du fœtus à la mère à peu près la même quantité d'air et de sang qu'il en reçoit par la veine ombilicale, de crainte que le fœtus ne soit suffoqué par l'abondance du sang et afin que la force des esprits animaux, nécessaire pour la contraction du cœur et des artères, sans laquelle le sang ne pourrait être chassé dans les parties, ne puisse être surmontée par le ressort de l'air.

Le retour de l'air et du sang du fœtus à la mère a dû se faire encore : celui de l'air, pour faire remonter le sang des artères ombilicales du fœtus, par les veines de la matrice de la mère, dans le tronc inférieur de la veine cave, et de là dans son cœur ; celui du sang, afin de mettre la mère en état d'en fournir continuellement au fœtus, car sans ce retour de l'air et du sang du fœtus à la mère, l'air qu'elle respire et les aliments qu'elle prend ordinairement pour soutenir sa vie et celle du fœtus n'auraient pas été suffisants pour l'entretenir.

Problème d'anatomie : Savoir si pendant la grossesse il y a entre la femme et son fœtus une circulation de sang réciproque [1].

Les sentiments des anatomistes sont à présent fort partagés sur cette question. Les uns prétendent que le sang de la femme ne passe point dans le fœtus, ni celui du fœtus dans la femme. Ceux-ci soutiennent que l'enfant ne reçoit de sa mère, pour sa nourriture, que du chyle qui lui est fourni par les glandes de la matrice.

Les autres, au contraire, persuadés qu'il y a un mouvement circulaire de sang réciproque entre l'un et l'autre, croient que l'enfant ne se nourrit que du sang de sa mère, que lui envoient les artères de la matrice par la veine ombilicale. Ceux-là nient absolument qu'il y ait des glandes dans cette partie.

Avant d'examiner si la matrice de la femme a ou n'a pas de glandes, et si l'enfant ne se nourrit que du chyle ou du sang de sa mère, il est nécessaire de bien s'assurer auparavant s'il est vrai ou non qu'il y ait entre l'un et l'autre une réciproque circulation de sang ; parce que cette connaissance acquise nous servira à reconnaître plus aisément lequel de ces deux aliments la femme fournit au fœtus pendant tout le temps qu'il est renfermé dans son sein. Je vais donc commencer par examiner si le sang circule ou non dans l'un et dans l'autre réciproquement.

I. — Pour faire cette recherche, je me servirai d'un événement funeste, mais heureusement arrivé pour résoudre certainement ce premier problème.

Une femme âgée d'environ trente-cinq à quarante ans, retenue par force à l'Hôpital général, fut amenée il y a quelque temps à l'Hôtel-Dieu pour y accoucher, étant fort près de son terme, et jouissant d'une parfaite santé. Cette pauvre femme, qui craignait qu'après ses couches on ne vînt la reprendre pour la renfermer comme auparavant, entreprit de se sauver de la salle des accouchées, qui est fort élevée.

Pour exécuter plus secrètement son dessein, elle attacha pendant la nuit à une fenêtre de cette salle, qui donne sur la rue de la Bou-

---

1. R. Mss., t. XXVII, f° 137, 5 mai 1708. — *Mémoires*, 1708, p. 186.

cherie, une corde qu'elle avait nouée d'espace en espace pour en descendre plus facilement. Mais comme elle avait mal pris ses mesures, la corde se trouva de beaucoup trop courte, de sorte qu'étant au bout elle fut contrainte de se laisser choir sur le pavé. En tombant elle se brisa une cuisse, se rompit l'autre, et l'os rompu, sortant hors des chairs, fit à celle-ci une plaie très considérable. En ce triste état elle fut ramenée à l'Hôtel-Dieu, où elle expira une demi-heure après. Sitôt qu'elle fut morte, un compagnon chirurgien de cette sainte maison lui ouvrit d'abord le ventre, qu'il trouva rempli de sept à huit pintes de sang. Après l'avoir fait écouler, il ouvrit ensuite la matrice dans la vue de sauver son enfant; mais il s'aperçut aussitôt qu'il était déjà mort, et que tous les vaisseaux du cadavre de cette femme étaient entièrement épuisés de sang. Il remarqua aussi en même temps que le corps du placenta, de même que ses membranes, était encore uni à toute la surface intérieure de la matrice; ce qui avait empêché le sang de cette femme et celui de son fœtus de se répandre dans sa capacité, comme il arrive lorsque le placenta se sépare du fond de la matrice.

L'union de ces deux parties, et une si prodigieuse quantité de sang épanché dans le ventre de cette pauvre femme, me firent faire sur-le-champ cette réflexion : La mère et l'enfant meurent en même temps par les grandes pertes de sang qui leur arrivent, quand ces parties se désunissent. Je n'ai donc, pour découvrir si le sang circule de l'un dans l'autre réciproquement, qu'à voir si les vaisseaux de cet enfant sont vides de sang, comme ceux de sa mère; car, s'ils s'en trouvent pleins, il est certain que le sang du fœtus ne passe pas dans les vaisseaux de la femme; que si au contraire je les rencontre vides, il est évident qu'il y a une circulation réciproque de sang de l'un dans l'autre.

Cette idée excita fortement ma curiosité, et pour la satisfaire j'examinai aussitôt le petit cadavre de l'enfant.

Dans cette recherche, je ne découvris sur tout son corps nulle blessure, ni aucune altération; et passant du dehors au dedans, toutes les parties intérieures me parurent aussi saines que les extérieures. Enfin, poussant mon examen plus loin, je trouvai les veines et les artères de ce fœtus presque, pour ne pas dire entièrement, vides de sang.

Or, comme il ne s'en était point épanché ni dans son ventre, ni dans sa poitrine, ni ailleurs, il est visible que les vaisseaux de sa mère s'étant ouverts par la chute qu'elle fit, tout le sang de cet enfant s'était écoulé avec celui de sa mère dans la capacité du ventre de cette femme.

Et parce que le sang de cet enfant n'a pu prendre d'autre route que celle des artères ombilicales et des veines de la matrice, pour se rendre dans le ventre de sa mère, il faut nécessairement qu'il y ait eu pendant leur vie entre l'un et l'autre une circulation de sang réciproque. Il ne s'agit donc plus maintenant que d'expliquer la manière dont elle s'est accomplie pendant tout le temps de la grossesse de cette femme. Les faits que je vais rapporter nous conduiront sûrement à cette explication.

J'ai fait voir à l'Académie royale des sciences, le 23 février 1706 [1], que la matrice d'une femme morte quatre heures après son accouchement n'avait point de glandes, que sa surface intérieure était sans membrane, que le placenta qui y était joint n'en avait point dans sa surface extérieure, que les vaisseaux qui se terminaient à ces deux superficies y étaient manifestement ouverts et que la substance de ces deux parties était charnue et toute spongieuse, et par conséquent facile à s'abreuver du sang que leurs vaisseaux répandaient de l'une dans l'autre réciproquement.

Ces faits vérifiés dans plus de cinquante autres femmes à qui j'ai fait l'opération césarienne après leur mort, et étant certain que le sang de l'enfant, dont je viens de parler, n'ayant pu s'écouler dans le ventre de sa mère qu'en prenant, comme j'ai dit, la route des veines de la matrice ouvertes dans sa surface intérieure pour le recevoir, il est aisé de reconnaître que celui de ses artères ouvertes aussi dans la même superficie a dû, pendant tout le séjour que cet enfant a fait dans le sein de sa mère, être versé dans les racines de la veine ombilicale pareillement ouvertes dans la surface extérieure du placenta, pour lui donner passage par le canal de cette veine dans le corps de l'enfant, afin de remplir ses vaisseaux qui se vidaient continuellement dans ceux de sa mère. Les quatre observations qui vont suivre cette explication prouvent encore évidemment ce mouvement circulaire du sang.

1° On sait qu'après l'accouchement, le placenta et ses membranes étant séparés du fond de la matrice, le sang qui sort des artères de cette partie de la femme, ne pouvant rentrer dans ses veines, se répand dans sa capacité, d'où il s'écoule ensuite au dehors par son

---

1. M. Méry a fait les observations suivantes sur la matrice d'une femme morte quatre heures après être accouchée : 1° que le corps de cette matrice était musculeux ; 2° qu'elle avait huit lignes d'épaisseur ; 3° que sa surface intérieure n'était point revêtue de membrane ; 4° qu'elle n'avait point de glandes ; 5° que les embouchures des vaisseaux sanguins étaient visiblement ouvertes.

La troisième observation est fort remarquable. (R. Mss., t. XXV, f° 59, 23 février 1706 ; *Hist.*, 1706, p. 22, § II.)

canal. Il ne peut pas rentrer dans ses veines, parce que leurs ouvertures étant dans sa superficie intérieure, elles ne peuvent pas s'aboucher avec celles des artères qui s'y terminent. Quand donc le placenta est uni à la matrice, le sang qui sort de ses artères doit rentrer dans les racines des veines du placenta, pendant que celui qui s'écoule des artères ombilicales prend le chemin des veines de la matrice.

2° L'on sait encore que si pendant la grossesse le placenta abandonne le fond de cette partie avant que la femme entre en travail, la mère et l'enfant·périssent, leurs vaisseaux épuisés de sang, pour peu de temps que continue son écoulement. Cet épuisement ne pourrait pas se· faire si les surfaces par lesquelles la matrice et le placenta s'unissent étaient recouvertes de membranes, et s'il était vrai que le sang des artères de la matrice ouverte dans sa surface intérieure passât pendant la grossesse dans ses veines, et que celui qui est porté par les branches des artères ombilicales à la superficie extérieure du placenta rentrât dans les racines de la veine ombilicale.

Cependant la mère et l'enfant meurent, leurs vaisseaux épuisés de sang par la séparation du placenta, quoique la femme n'entre point en travail. Il est donc évident que les branches des artères de la matrice, qui se terminent à sa surface intérieure, ne s'abouchent point avec les racines de ses veines qui en tirent leur origine. Donc, pendant que celui-ci demeure uni au fond de la matrice, les artères de celle-là doivent répandre leur sang dans la substance spongieuse du placenta, et les artères ombilicales décharger le leur dans la substance poreuse de la matrice, pour être ensuite repris par leurs veines. Il est donc certainement vrai qu'il y a entre la femme et son fœtus une réciproque circulation de sang. Aussi est-ce pour cet effet que les surfaces par lesquelles ces deux parties sont jointes ensemble n'ont point de membranes, et que leur substance est toute spongieuse : de là vient qu'en pressant l'une et l'autre après leur séparation, le sang sort par leurs surfaces qui ne sont point recouvertes de membranes, et ne peut point s'échapper par celles qui en sont revêtues.

3° Mais lorsqu'au contraire le placenta étant encore uni à la matrice, une femme vient à mourir dans les efforts du travail, et que son fœtus périt en même temps par la compression du cordon ombilical, alors les vaisseaux de la mère et de l'enfant se trouvent également remplis de sang. Le cordon du fœtus était libre dans la matrice de la femme dont je viens de rapporter la tragique histoire, et l'un et l'autre étant morts, on a trouvé leurs veines et leurs artères toutes vides, parce que les vaisseaux de la mère s'étant rompus dans la chute qu'elle fit, tout le sang des vaisseaux de son enfant s'était écoulé avec le sien dans la capacité du ventre de cette pauvre femme. Ces deux événements joints ensemble prouvent donc évidemment qu'il y a entre la femme et son fœtus un mouvement circulaire de sang réciproque.

4º Enfin, si le sang des artères ombilicales ne passe point dans les veines de la matrice, ni celui des artères de cette partie dans les veines du placenta, la respiration de la mère doit être absolument inutile pour entretenir la circulation du sang dans le corps de l'enfant. Cela étant, il faut nécessairement que le fœtus de la femme ait en lui-même tout ce qui est nécessaire pour faire circuler son sang dans tous ses vaisseaux; il peut donc vivre après la mort de la femme autant de temps dans la matrice sans recevoir de nourriture, qu'il pourrait faire étant hors de sa capacité sans prendre d'aliments. Cependant il arrive tout le contraire; l'enfant périt sitôt que sa mère cesse de respirer ou que le cordon ombilical du fœtus souffre une trop forte compression pendant la vie de la femme. Il faut donc nécessairement convenir encore une fois qu'il y a entre lui et elle une circulation réciproque d'air et de sang, et que l'enfant n'a point en lui-même, tant qu'il est renfermé dans le sein de sa mère, le premier principe qui donne le mouvement à son sang. La respiration de la femme est donc la première cause de la circulation du sang du fœtus, puisqu'il périt sitôt qu'elle cesse de respirer; d'où je conclus que l'opinion contraire a toutes les apparences de la fausseté.

Enfin, s'il est vrai que la nature agit toujours uniformément dans les mêmes opérations, comme il y a lieu de le croire, il doit donc y avoir aussi dans tous les animaux vivipares entre eux et leurs fœtus le même mouvement circulaire de sang.

II. — Je vais maintenant examiner si, comme le prétendent les sectateurs de cette fausse opinion, le fœtus ne se nourrit que du chyle que lui fournissent les glandes de la matrice, ou si au contraire il ne se nourrit que du sang qui passe des branches des artères de cette partie dans les racines des veines du placenta.

Pour résoudre ce second problème, il n'y aurait quasi qu'à voir la liqueur qui s'écoule de la matrice d'une femme après son accouchement. En effet, si tout le sang qui est porté à cette partie par les artères rentre dans ses veines, de sorte qu'aucune portion de ce sang ne passe pendant la grossesse par la veine ombilicale dans le corps du fœtus, et qu'il soit bien vrai qu'il ne reçoive absolument que du chyle des glandes de la matrice; n'est-il pas évident qu'après l'extraction du placenta il ne doit sortir de la cavité de la matrice que du chyle, et point du tout de sang? Il ne s'en écoule au contraire que du sang, et point de chyle. Il est donc certain que l'opinion de ceux qui tiennent qu'il ne passe que du chyle et point de sang du corps de la femme dans celui du fœtus est visiblement fausse.

Car si elle était vraie, les glandes de la matrice devant fournir immédiatement avant la séparation du placenta la même quantité de chyle au fœtus, que les glandes des mamelles donnent de lait à l'enfant après l'accouchement de la femme, ces glandes de la matrice ne devraient-elles pas paraître, après la sortie du placenta, aussi gonflées de chyle que le sont de lait celles des mamelles de la femme? Cependant la différence est du tout au rien, et par conséquent infinie. Les glandes des mamelles sont toutes prodigieusement gonflées de lait; au contraire celles de la matrice ne sont nullement abreuvées de chyle, et ne sont pas même sensibles; aussi ai-je fait voir que cette partie n'a point de glandes. Le fœtus ne peut donc pas être nourri du chyle qu'elles lui fournissent; il est donc vrai qu'il ne se nourrit que du sang de la femme, qui, à la sortie des branches des artères qui aboutissent à la surface intérieure de la matrice, se répand dans la substance spongieuse du placenta, où il est repris par les racines de la veine ombilicale, qui le conduit dans la veine porte, d'où il s'écoule par le canal veineux de communication dans la veine cave inférieure, qui le décharge dans le cœur du fœtus.

D'ailleurs, en supposant que la matrice de la femme ait des glandes, et que l'enfant ne reçoive de cette partie que du chyle, tout l'appareil du placenta et de ses vaisseaux ne paraîtra-t-il pas inutile, pour ne pas dire ridicule, à tout homme qui y fera une sérieuse réflexion; puisqu'un vaisseau particulier sortant de ces glandes, et d'une capacité beaucoup plus petite que celle de la veine ombilicale, aurait pu suffire pour conduire dans le corps de l'enfant tout le chyle qu'elles seraient capables de lui fournir?

En effet, l'anatomie ne nous montre-t-elle pas que le seul canal thoracique de l'homme, quoique d'une capacité beaucoup moindre que celle de la veine ombilicale, suffit bien pour porter dans la veine sous-clavière tout le chyle qui passe des intestins dans les veines lactées. Cependant la quantité de celui-ci est certainement de beaucoup plus grande que celle de l'autre. Il est donc évident que tout cet appareil du placenta et des vaisseaux ombilicaux serait, si l'enfant ne reçoit point de sang de sa mère, inutile au transport d'une si petite quantité de chyle, puisqu'elle pourrait même passer par un tuyau plus étroit que le canal thoracique.

Pour finir ce discours, je dirai donc que, puisqu'on ne découvre point de vaisseau particulier pour lui porter ce prétendu chyle, ni de glandes à la matrice qui puissent le lui fournir, l'opinion de ceux qui soutiennent que l'enfant ne reçoit que du chyle de sa mère pendant tout le temps qu'il est renfermé dans son sein, paraît fausse.

Au contraire, le concours de toutes ces circonstances, les surfaces par lesquelles la matrice et le placenta s'unissent sans membranes, les vaisseaux qui se terminent à l'une et à l'autre tous ouverts, et le sang qui sort seul par le canal de la matrice après l'accouchement de la femme, nous donnent une démonstration sensible que l'enfant n'est nourri pendant la grossesse que du sang de sa mère; d'où je puis inférer, fort vraisemblablement, que le fœtus de tous les animaux vivipares n'en reçoit pas d'autre nourriture, s'il est vrai que la nature agisse toujours uniformément dans toutes leurs espèces qui ont avec la femme une conformité essentielle.

REMARQUES SUR UN FŒTUS MONSTRUEUX [1].

(Vices de conformation portant sur la face. — Conséquences relatives à la nutrition du fœtus.)

J'ai reçu depuis peu de M. Bertholomée Seyfar, médecin danois, le dessin d'un fœtus à terme, avec la description de ses parties principales, qu'il a envoyée à l'Académie royale des sciences, de la part de Sa Majesté danoise. Tout le corps de ce fœtus, à l'exception de la tête, n'avait rien d'extraordinaire. Sa tête même, quoique informe, paraissait plutôt monstrueuse par le défaut des parties qui lui manquaient, et par la situation bizarre de celles qu'on y remarquait, que par aucun rapport qu'elle eût avec celle de quelque animal. Voici l'extrait des particularités les plus remarquables que cet habile anatomiste a observées dans ce fœtus.

1° Sa tête était plus petite qu'à l'ordinaire, et sa face presque toute recouverte de poils. Au milieu du front elle avait une petite protubérance charnue longue d'environ un pouce, et grosse à peu près comme une plume de cygne, dont le centre était creux; sa cavité n'avait environ qu'un demi-pouce de profondeur et pouvait admettre à peine une soie de porc. En la comprimant, on en fit sortir quelques gouttes de liqueur; ce qui donne lieu de croire qu'elle pouvait avoir quelque petites glandes qui se dégorgeaient dans sa cavité. Cette protubérance était retroussée en haut, au lieu de pendre en bas.

1. R. Mss., 6 février 1709, t. XXVIII, fo 27, verso. — *Mémoires*, 1709, p. 16.

2° Directement au-dessous de cette masse charnue, était placé un œil de figure triangulaire, revêtu de ses paupières, garnies de leurs cils; mais les sourcils manquaient à la supérieure. Ce fœtus n'avait que ce seul œil, dont on distinguait parfaitement bien la conjonctive, la cornée transparente et la prunelle. Par la dissection que l'on en fit, on remarqua qu'il avait tous ses muscles; cependant, quoique sa conformation ait paru parfaite, il est à croire néanmoins que cet enfant n'aurait jamais pu voir, supposé qu'il eût vécu, parce que son œil n'avait point de nerf optique; ainsi il ne devait point s'y trouver de rétine; mais c'est ce qu'on n'a point recherché, car dans la description qu'on nous a envoyée on n'y fait aucune mention ni de ses membranes intérieures ni de ses humeurs.

3° Ce fœtus n'avait ni bouche, ni nez; de là vient, dit-on, qu'il ne pouvait pas respirer, ce qui lui a causé la mort peu de temps après être sorti du sein de sa mère. Cette conséquence me paraîtrait incertaine, parce qu'on a remarqué deux trous au-dessous des oreilles, pénétrant, à ce qu'on prétend, jusqu'à l'œsophage et à la trachée-artère, par lesquels on a introduit de l'air avec un chalumeau; mais parce que le poumon qu'on a plongé dans l'eau est tombé au fond, et qu'il aurait dû nager sur sa surface, si l'air soufflé après la mort avait pu entrer par l'un ou l'autre de ces deux trous dans la trachée-artère, il y a bien de l'apparence, les vésicules du poumon ne s'étant point gonflées, que ces deux trous pénétraient dans l'œsophage; mais il ne pouvait pas respirer. Mais ces deux trous répondant dans l'œsophage, on ne peut pas dire absolument que cet enfant n'a pu, n'ayant point de bouche, recevoir d'aliments par l'œsophage; car, supposé qu'il fût vrai que le fœtus renfermé dans la matrice prît quelque nourriture par la bouche, ces deux trous pouvaient en faire l'office, puisqu'ils communiquaient dans l'œsophage. Cependant, avec cet avantage, ce fœtus n'aurait pas pu goûter, quand bien même il aurait eu une langue, dont on ne parle point dans la description, parce que les aliments auraient passé, sans toucher la langue, de l'œsophage dans l'estomac.

4° Les oreilles occupaient la place du menton, mais comme elles n'avaient point de conduit extérieur, elles n'auraient servi de rien; d'ailleurs les nerfs auditifs ne pénétrant point l'apophyse pierreuse, où se trouve le labyrinthe qui fait la partie principale de l'organe de l'ouïe, ç'aurait encore été une autre cause de surdité, quand même cette partie de l'oreille interne eût eu une structure parfaite; c'est ce qu'on n'a point examiné.

5° Comme j'ai déjà dit que ce fœtus n'avait point de nez, je ne dois pas oublier d'ajouter qu'il n'avait point de nerfs olfactifs, et que l'os

ethmoïde était sans trous. Tous ces défauts font donc voir clairement qu'il aurait été privé de l'odorat.

Voilà les principales remarques extraordinaires que j'ai extraites
de la description de M. Seyfar, avec les réflexions que j'y ai faites.
Je passe maintenant à trois questions qu'il me propose dans la lettre
qu'il m'a fait l'honneur de m'écrire en particulier.

1° Savoir si le fœtus renfermé dans la matrice se nourrit par la
bouche.

2° Quelle sorte de liqueur il reçoit de sa mère par l'ombilic.

3° Si le méconium est l'excrément de la première coction.

Pour répondre à la première question, je dis : 1° qu'il n'y a pas
d'apparence que le fœtus renfermé dans la matrice reçoive aucune
sorte d'aliment par la bouche pendant la grossesse, parce que la nature n'a pas coutume de prendre en même temps deux voies différentes pour arriver à une même fin.

2° L'humeur glaireuse qui se trouve dans l'œsophage, l'estomac
et les intestins grêles et qui a fait juger à quelques auteurs que le
fœtus se nourrit par la bouche, ne le prouve nullement; car les
glandes qui se dégorgent continuellement dans la bouche, dans
l'œsophage, dans le ventricule et dans les intestins, sont des sources
plus que suffisantes pour la fournir.

3° Enfin ce qui semble décider cette question, c'est qu'on a vu des
fœtus à terme fort gras et bien nourris dont la bouche et les narines
étaient tout à fait fermées, sans avoir aucun autre conduit extraordinaire qui communiquât dans le pharynx ou dans l'œsophage, par
lequel l'aliment pût être porté dans l'estomac, et d'autres qui
n'avaient point de tête. Or, s'il était vrai que le fœtus eût nécessairement besoin de prendre quelque aliment par la bouche pour se
nourrir, comme le prétendent les auteurs, il est évident que tous ces
fœtus n'auraient jamais pu venir à leur dernière perfection. Ils y
sont cependant arrivés. Il est donc clair que le fœtus reçoit seulement par l'ombilic l'aliment dont il se nourrit dans le sein de sa
mère.

D'ailleurs, on sait certainement que les eaux dans lesquelles il est
plongé ne sont autre chose que ses propres veines. Il n'y a donc
pas lieu de croire qu'il puisse tirer de cet excrément quelque nourriture. Mais cela étant, on me demande si le fœtus ne reçoit que du
sang ou du chyle par l'ombilic. On trouvera la réponse à cette seconde question dans le problème que je proposai à l'Académie le
5 mai de l'année dernière; il a été imprimé dans ses Mémoires.

Il ne me reste donc plus qu'à satisfaire à la troisième question de M. Seyfar; savoir : si le méconium est l'excrément de la première coction. Voici sur cela quelle est ma pensée.

Je viens de prouver que le fœtus ne se nourrit point par la bouche; le méconium ne peut donc pas être l'excrément de la première digestion; il faut donc nécessairement que ce soit une matière formée du mélange des liqueurs différentes des glandes qui se vident dans le canal qui s'étend depuis la bouche jusqu'à l'anus, et par conséquent l'un des excréments de la seconde coction, c'est-à-dire de la masse du sang qu'il reçoit de sa mère par l'ombilic. Comme on peut faire aisément l'application de ces conséquences aux fœtus des animaux, il serait aussi inutile qu'ennuyeux de m'étendre davantage sur cette matière, pour prouver qu'ils se nourrissent dans la matrice comme fait le fœtus humain, c'est-à-dire par le cordon ombilical.

ANASTOMOSES ENTRE LES EXTRÉMITÉS DES ARTÈRES ET DES VEINES.

M. Méry découvre que les veines hypogastriques sont percées de trous à leurs extrémités [1]. — MM. Ruysch, Duverney et Littre ont observé que les extrémités des veines hypogastriques sont percées de trous assez sensibles. Il est clair que le sang qui doit passer des artères dans les petits filets des extrémités des veines y passera plus facilement en vertu de cette mécanique. M. Méry la découvrit il y a plus de vingt-sept ans dans les veines de la rate du veau [2], et parce que le besoin de faire rentrer le sang dans les veines est le même pour tout le corps, et que la difficulté est toujours assez grande, quoique inégale en différents endroits, il soupçonne que toutes les racines des veines pourraient bien être ainsi percées, mais qu'elles le seraient presque partout d'une manière insensible.

1. *Hist. de l'Acad.*, 1700, p. 32.
2. Plus loin (p. 331), Méry dit au contraire que si on vide la rate d'un veau de son suc épaissi, si on la souffle, on la sèche et on l'ouvre ensuite, on voit que les artères n'ont nulle communication avec les veines. Il y a donc entre ces deux passages, écrits à onze années de distance, une contradiction absolue. L.-H. PETIT.

PROBLÈMES DE PHYSIQUE

I. — *Savoir si la génération du fœtus dépend ou non de sa nourriture.*

II. — *S'il y a ou non, entre lui et la femme, une réciproque circulation.*

III. — *Si le fœtus se nourrit d'un prétendu lait de la matrice, ou du sang de sa mère.*

IV. — *Si, devenu fort, il suce ou non ce lait supposé.*

V. — *Si sa vie dépend ou non de celle de sa mère.*

VI. — *Savoir si l'enfant sort de la matrice parce qu'il est privé d'aliment ou parce qu'il en est chassé par la contraction de cette partie* [1].

RÉFLEXIONS PHYSIQUES ET CRITIQUES SUR LA FORMATION, LA NOURRITURE ET LA CIRCULATION DU SANG DU FŒTUS HUMAIN.

J'ai démontré dans un des Mémoires de l'Académie royale des sciences du 5 mai 1708 : 1° qu'il y a entre la femme et son fœtus une réciproque circulation de sang ; 2° que l'enfant ne se nourrit pendant tout le temps de la grossesse que du sang de sa mère, qui passe des extrémités des branches des artères de la matrice dans les racines des veines du placenta, quoique ces vaisseaux ne soient point unis ensemble.

M. Falconet, docteur de la Faculté, médecin du roi et de Mgr le chancelier, a entrepris dans une thèse dont il fut président, et qu'il fit soutenir aux Écoles de médecine le 12 février 1711 par M. Jussieu, bachelier et professeur de botanique au Jardin royal, a entrepris, dis-je, de détruire ces deux propositions ; et pour y parvenir il soutient :

1° Que le fœtus ne s'engendre que du moment qu'il commence à se nourrir : d'où il tire cette conséquence, que sa génération ne dépend pas moins de sa nourriture que son accroissement et sa perfection. Voici les propres termes par lesquels commence le premier corollaire de cette thèse dont il est l'auteur :

1. A Paris, chez JEAN BOUDOT, imprimeur ordinaire du Roy et de l'Académie Royale des sciences, rue Saint-Jacques, au Soleil d'or, MDCCXI. (Plaquette in-4°, 32 pp.)

Generari dicitur animans, ex quo nutriri incipit : ut in nutricatione posita sint haud minus animantis initia quam incrementum atque perfectio. (1ᵉʳ COROL.)

2° Il prétend que le fœtus humain ne se nourrit que d'un suc laiteux que lui fournit la matrice, dont une partie passe dans les racines de la veine ombilicale pour servir d'aliment au fœtus au commencement et au milieu de la grossesse, pendant que l'autre partie de ce même suc laiteux s'insinue par des pores insensibles dans les membranes du placenta, et se décharge dans la cavité de l'amnios, où elle demeure en réserve jusqu'à ce que le fœtus soit en état de la sucer, parce que vers la fin de la grossesse il est privé de la partie de ce lait utérin qui passait auparavant dans la veine ombilicale. Il en est privé, dit-il, tant par la compression que son corps fait aux vaisseaux de la matrice qui l'empêche de s'écouler, que par le dessèchement des veines du placenta qui leur arrive avant l'accouchement. C'est là le sens le plus naturel qu'on puisse donner à la pensée de l'auteur, qui me paraît très confuse dans son expression propre, comme on va le voir.

Is est nimirum liquor, quem stillantem ex uteri fundo membranæ fœtus cœcis quasi poris initio combibunt; placenta deinde radiculis in cellulas actis manifeste trahit; ut pars ejus per venam umbilicalem sanguini committatur, pars altera in amnii cavitatem supportetur, unde sugat fœtus ubi sugendo erit. Talem liquorem genuinum esse fœtus alimentum negaverit is solus qui rationi simul et sensibus nuntium remiserit. (2° COROL.)

Maternus sanguis fœtus exclusus vasa uteri sub finem graviditatis ita distendit, ut inde vascula, quibus succus lacteus commeat a matre ad fœtum, comprimantur; sicque fœtui alimentum subripiatur, placentæ radiculæ contabescant, etc. (5ᵉ COROL.)

Donc, s'il est vrai qu'il ne puisse sortir aucune liqueur des vaisseaux de la matrice, et que les veines du placenta se dessèchent sur la fin de la grossesse, il n'y a pas d'apparence que dans son commencement le lait utérin passe dans l'amnios pour servir dès lors à nourrir le fœtus, puisque ce n'est que sur la fin qu'il est en état de le sucer. Il ne paraît donc pas vraisemblable que ce suc laiteux passe d'abord dans les membranes du fœtus, et ne soit attiré qu'après par le placenta; raisonnement d'autant plus embrouillé, que ce docteur nous dit après qu'une partie de ce suc passe en même temps dans la veine ombilicale, et l'autre dans la cavité de l'amnios, et que le fœtus ne suce celle-ci que lorsqu'il est en état de sucer, puissance qu'il ne peut avoir que vers la fin de la grossesse. Que de contradictions!

3° Enfin il soutient qu'il ne passe point de sang de la matrice dans le placenta, ni du placenta dans la matrice; qu'ainsi le sang ne peut pas circuler des vaisseaux de la femme dans ceux du fœtus, ni des vaisseaux de celui-ci dans ceux de l'autre; d'où il conclut que la vie de l'enfant ne dépend pas de celle de la mère. Voici comment il s'explique :

Viæ nullæ apparent, quibus sanguis ille in fœtum ab utero commeat. Nimirum ex parte fœtus, ne minima quidem hiant vasa in placentæ superficie, modo illæsam tractes, quibus, vel si valide comprimas, sanguinis guttam possis elicere : ex parte vero uteri, vasa quibus menstrua erumpunt, numquam magis impervia sunt, quam graviditatis tempore; quippe quæ fœtus utero affixus mole sua ad uteri fundum replicata admoveat sicque occludat. (3e Corol.)*

Ergo : *Fœtus totum in toto, animal in animali, partibus matris annumerandus minime est : mortuæ matri sæpe enim superstes, communi vita nequaquam ei conjungi fidem facit; sua cuique est vita, quippe suus cuique sanguis ab ingenita cruoris gutta, unde et in molis sanguinis origo.* (5e Corol.)

Je vais examiner sans prévention les trois propositions de M. Falconet l'une après l'autre; mais, afin de mettre le lecteur judicieux en état de démêler la vérité d'avec l'erreur, je dois lui expliquer ce que l'on entend par le terme de génération.

Génération, proprement prise, n'est autre chose que l'assemblage qui se fait dans la matrice de la femme des principes matériels du futur embryon, organisés d'abord par l'esprit séminal qui les rend propres à recevoir l'aliment dont ensuite il se nourrit et s'accroît jusqu'à ce qu'il ait acquis sa juste grandeur.

Cela étant, il est visible que le petit embryon ne peut recevoir aucune nourriture, s'il n'est formé auparavant; c'est non seulement le sentiment des anciens philosophes, qui tenaient qu'il s'engendrait du mélange des semences de l'homme et de la femme confondus dans la matrice avant que de se nourrir; c'est aussi celui de tous les modernes, dont les uns croient qu'il est tout à fait dans l'œuf de la femme, et les autres dans la semence de l'homme, mais qu'il ne commence à se nourrir que dans la matrice.

En effet, la réception et la distribution de l'aliment ne demandent-elles pas des conduits tout faits, afin qu'il puisse être reçu et distribué à toutes les parties qui composent le petit embryon? Oui, sans doute. Il est donc certain que sa formation ne peut pas dépendre de sa nourriture, mais seulement son accroissement et sa perfection.

Pour soutenir que la génération du fœtus ne dépend pas moins de sa nourriture que son accroissement et sa perfection, il faut croire que la bouche a été ouverte d'abord par le passage de l'aliment dans son estomac, l'anus par la sortie du méconium, la trachée-artère par l'entrée de l'air dans ses poumons, et tous ses vaisseaux par les liqueurs : mais cette idée paraîtra aux philosophes attentifs d'autant plus extraordinaire, qu'ils savent tous : 1° que la bouche doit être ouverte avant qu'aucun aliment puisse être porté dans l'estomac; 2° que le méconium trouve l'anus percé pour sa sortie, qui n'arrive qu'après l'accouchement de la femme; 3° que la trachée-artère, qui sert à porter l'air dans les poumons de l'enfant après sa naissance, est formée neuf mois avant qu'il soit en état de respirer; 4° que tous ses vaisseaux doivent être aussi percés avant de recevoir aucune liqueur.

Tous ces faits sont incontestables. Donc la conception du fœtus ne peut pas dépendre de son aliment, mais seulement de l'esprit qui réside dans la matière séminale, qui moule d'abord cette matière afin de la rendre propre à recevoir ensuite l'aliment dont le fœtus se nourrit et s'accroît jusqu'à ce qu'il ait acquis sa dernière perfection : de même qu'un chêne tout formé en petit dans le gland par l'esprit végétatif qui y réside, ne commence à se nourrir et à s'accroître que du moment que le suc de la terre, dans laquelle il n'est jeté que long-temps après être sorti de son calice, vient à le pénétrer et s'insinue dans toutes ses parties pour servir et à sa nourriture et à son accroissement. Il en est de même de toutes les autres graines ou semences, qui conservent en elles-mêmes des années entières leur principe de vie assoupi, sans se nourrir ni s'accroître. Quand une fois cet esprit est absolument anéanti dans une graine, elle ne peut plus rien produire, quoiqu'elle soit mise en terre.

Or, comme on ne peut pas dire que le suc nourricier que le gland reçoit de la terre puisse être la cause de la génération du petit chêne, puisqu'il est déjà tout formé dans le gland avant de recevoir aucun suc de la terre; par la même raison on ne doit pas dire que le sang de la matrice ni le lait utérin, supposé par M. Falconet, soit celle de la génération du fœtus humain, puisqu'il est déjà tout fait dans la semence de l'homme ou dans l'œuf de la femme, suivant l'opinion des modernes, sans confondre sa conception avec sa nutrition qu'on a toujours jusqu'ici distinguées, en faisant dépendre la première de l'esprit animal, et la seconde du sang de la femme, qui se change en la propre substance des parties du petit embryon, qui est tout formé avant de s'en nourrir. En effet, ne reçoit-il pas d'abord son être de la semence indépendamment de l'aliment? Ne le conserve-t-il pas ensuite par le moyen de la nourriture indépendamment de la semence? Il y a donc une différence essentielle entre sa formation et sa nutrition.

Enfin je vais encore prouver que la génération du fœtus ne peut pas dépendre de sa nourriture, en me servant même d'une objection que ce docteur fait aux partisans de l'union des artères avec les veines, au nombre desquels il semble me donner la première place. En cela il se trompe grossièrement; j'ai toujours suivi l'opinion contraire, sans jamais l'avoir abandonnée : ce qui paraît évidemment par un passage du Mémoire même qui fait le sujet de sa thèse et le sujet de son insultante critique. Le voici :

« Pendant que le placenta demeure uni au fond de la matrice, les « artères de la matrice répandent leur sang dans la substance spon- « gieuse du placenta, et les artères ombilicales déchargent le leur « dans la substance poreuse de la matrice, pour être ensuite repris « par leurs veines [1]. » Si M. Falconet avait lu ce passage sans préven- tion, aurait-il pu me faire passer pour partisan de l'union des artères avec les veines? Il n'y a point d'apparence. Laissons-le en penser ce qu'il lui plaira : le public en sera le juge. Voyons son objection.

(3e COROL.) — *Commentitia itaque est arteriarum et venarum matris conglutinatio cum venis et arteriis fœtus : concesso etiam illam fieri posse, nulla certe est, dum conceptus omni nexu solutus utero compre- henditur; quod primis graviditatis temporibus fit in omnibus ani- malibus, in quibusdam ad extrema usque : tunc sane in uteri cavum prius effundi sanguinem necesse foret, quam vasorum placentæ ostia subiret; quod quidem fateri reformident, vel ipsi hujus sententiæ patroni.* — Ce qui veut dire en français : l'union des artères et des veines de la mère avec les artères et les veines du fœtus est imagi- naire : supposé même qu'elle se pût faire, il n'y en a certainement point lorsque l'embryon conçu est renfermé simplement dans la ma- trice sans aucune attache, ce qui arrive dans tous les animaux dans les premiers temps de la grossesse, dans quelques-uns jusqu'à la fin ; car dans ce cas il serait nécessaire que le sang se répandit dans la capacité de la matrice, avant que d'entrer dans les bouches des vais- seaux du placenta : ce que les partisans mêmes de ce sentiment craindraient d'avouer.

Voici ma réponse à cette objection.

S'il est vrai que le petit embryon humain n'ait aucune union à la matrice, ni par le placenta, ni par ses membranes, dans les pre- miers temps de la grossesse, comme le prétend M. Falconet, et que par cette raison le sang de la mère ne puisse servir à sa nourriture, parce qu'en ce cas il doit se répandre dans la matrice, et ne peut passer dans les petites bouches du placenta ; ce docteur doit donc

---

1. *Mém. de l'Acad.*, 1708, p. 191.

avouer que par la même raison son lait utérin ne peut aussi dans le même cas y entrer. Il doit donc s'écouler de la matrice pendant que le fœtus n'y est point attaché, comme fait le sang quand le placenta s'en détache entièrement ou en partie, par quelque accident, avant le travail de la femme. Ce prétendu suc laiteux ne peut donc pas servir à la génération du fœtus, si dans les premiers temps de la grossesse il n'a nulle attache à la matrice. C'est ce que vient d'affirmer M. Falconet; cependant c'est ce qu'il nie, en nous disant que les vaisseaux par où s'écoulent les menstrues ne sont jamais plus fermés que dans le temps de la grossesse, parce que le fœtus attaché au fond de la matrice les bouche exactement par son volume. Quelle absence d'esprit; car cela étant il doit en être de même des conduits laiteux de la matrice; d'où il suit évidemment que la génération du fœtus ne peut en nulle manière dépendre de sa nourriture, pas même son accroissement et sa perfection; parce que, dans ces deux circonstances, qui se détruisent l'une l'autre et sont également fausses, il ne peut recevoir aucun aliment. Cette absurdité étonnante est une suite visible de ces deux propositions contradictoires :

1° *Primis graviditatis temporibus conceptus omni nexu solutus utero comprehenditur.* 2° *Vasa quibus menstrua erumpunt nunquam magis impervia sunt quam graviditatis tempore; quippe quæ fœtus utero affixus mole sua ad uteri fundum replicata admoveat sicque occludat.* (3ᵉ COROL.)

Après ce petit éclaircissement, M. Falconet doit reconnaître que la formation du fœtus ne peut dépendre que de l'esprit animal qui réside dans la semence; que, par conséquent, la première proposition de sa thèse, que la génération du fœtus ne dépend pas moins de sa nourriture que son accroissement et sa perfection, est certainement fausse et contradictoire à son objection, et que l'une et l'autre sont insoutenables, puisqu'il est démontré que la génération du fœtus dépend uniquement de l'esprit séminal, et qu'il est constant que le petit embryon est, dès le moment de sa conception, attaché à la matrice par le moyen du placenta et de ses membranes, qui se forment en même temps que lui : ainsi il y a lieu de croire qu'il doit en être de même de tous les animaux vivipares dans tous les temps de la grossesse, malgré le sentiment contraire de M. Falconet. Ce qu'on n'aura pas de peine à comprendre, si l'on fait attention que la semence étant une humeur gluante, elle peut s'attacher aisément à la surface interne de la matrice, qui est toute spongieuse et dépouillée de membrane, du moment qu'elle est entrée dans sa capacité, dont les parois se touchent immédiatement. Ce qui me le fait croire, c'est que j'ai observé plusieurs fois dans la matrice du fœtus féminin de la femme une liqueur aussi visqueuse que la semence, d'une consistance et d'une couleur semblables, qu'on a peine à séparer de sa surface. De plus, j'ai vu un embryon moins gros qu'un pois attaché par le placenta et ses membranes au fond de la matrice.

Examinons maintenant si, lorsque le fœtus reçoit encore son aliment par le cordon ombilical, il peut aussi prendre en même temps ce même aliment par la bouche, sitôt qu'il est en état de sucer dans la matrice, comme le prétend l'auteur de la thèse.

Pour décider cette question, il faut savoir auparavant : 1° si le sucement dépend ou non de la respiration; 2°. si les eaux dans lesquelles le fœtus est plongé contiennent ou non des parties alimentaires, dont il puisse se nourrir par la bouche.

Pour s'assurer du premier fait, il n'y a qu'à serrer le nez d'un enfant pendant qu'il suce le lait des mamelles de sa mère; l'on verra aussitôt qu'il ne peut plus sucer, s'il n'ouvre la bouche pour respirer; il est donc évident que le sucement dépend de sa respiration; donc, puisque le fœtus ne respire point dans la matrice, il est constant qu'il ne peut pas y sucer; il ne peut donc pas prendre de nourriture par la bouche, pendant qu'il est renfermé dans le sein de sa mère : aussi la nature n'a-t-elle pas coutume de prendre des voies différentes pour arriver en même temps à un même but, pendant le séjour que le fœtus fait dans la matrice. C'est donc une chimère de croire qu'il s'épanche par des conduits invisibles un suc laiteux de la matrice dans l'amnios, pour être pris par la bouche du fœtus, sitôt qu'il est en état de sucer : chimère d'autant plus inconcevable, que ce docteur nous assure que, sur la fin de la grossesse, tous les vaisseaux de la matrice sont comprimés par le corps de l'enfant, ce qui les prive de son aliment et fait que les veines du placenta se dessèchent : *Maternus sanguis fœtu exclusus vasa uteri sub finem graviditatis ita distendit ut vascula, quibus succus lacteus commeat a matre ad fœtum, comprimantur; sicque fœtui alimentum subripiatur, placentæ radiculæ contabescant.* (5ᵉ COROL.)

Fausses imaginations : il est visible que les veines du placenta sont bien plus ouvertes, plus dilatées, et contiennent beaucoup plus de sang sur la fin, qu'au commencement et au milieu de la grossesse; ce qui ne peut être que parce que sur la fin il passe plus de sang des artères de la matrice dans les veines du placenta : donc le fœtus ne peut pas être privé de son aliment sur la fin de la grossesse. Voici une expérience sensible, qui prouve l'un et l'autre, et la circulation réciproque de sang entre la femme et le fœtus :

Si après la sortie de l'enfant on coupe le cordon ombilical sans le lier, et qu'on laisse le placenta attaché au fond de la matrice, le sang de la mère s'écoule par la veine ombilicale, et celui de l'enfant se perd par les deux artères ombilicales, ce qui démontre sensiblement qu'il y a entre l'un et l'autre une réciproque circulation jusqu'au moment de l'accouchement. L'enfant ne peut donc pas être privé de sa nourriture sur la fin de la grossesse, comme le prétend M. Falconet.

D'ailleurs, il n'y a point d'anatomiste qui ne sache que, le cordon de l'enfant étant lié, les vaisseaux ombilicaux dégénèrent en ligaments, parce que le sang ne peut plus alors passer des uns dans les autres; donc, si les veines du placenta se desséchaient sur la fin de la grossesse, par la même raison, ses artères devraient aussi se dessécher; il est visible au contraire que les artères ombilicales portent jusqu'au moment de la sortie de l'enfant du sang dans le placenta. Ce docteur nie que ce sang repasse dans les veines de la matrice, il doit donc convenir qu'il rentre dans les racines de la veine ombilicale, puisqu'on les trouve toujours pleines de sang. Il n'est donc pas vrai que les veines du placenta se dessèchent sur la fin de la grossesse, comme il croit. Cela est si évidemment faux, qu'il rend tous ses autres faits incroyables et donne lieu de penser que M. Falconet n'a jamais vu un placenta.

Bien plus, si son lait utérin existait, et qu'il fût vrai qu'il ne pût sortir des conduits de la matrice sur la fin de la grossesse, parce qu'ils sont alors comprimés par le corps de l'enfant, il est constant que le fœtus devrait périr dans la matrice, ces vaisseaux étant bouchés, tout aussi promptement que quand le cordon ombilical est comprimé par la tête de l'enfant dans le vagin. Cependant il sort vivant de sa prison; donc, les suppositions de ce docteur ne sont nullement vraisemblables.

Enfin, ce qui démontre la fausseté de son opinion, c'est qu'on a vu un grand nombre de fœtus, dont les uns avaient la bouche et le nez fermés, et d'autres sans tête; ce qui n'a pas empêché que ces fœtus ne soient venus au monde, aussi bien nourris et aussi grands que les autres, qui n'ont pas eu ces mêmes défauts. Or, comme ces fœtus monstrueux n'ont pu recevoir de nourriture que par le cordon ombilical, il est clair que le fœtus ne suce point dans la matrice en quelque temps que ce soit de la grossesse; autrement ces enfants monstrueux n'auraient jamais pu arriver à leur juste grandeur, comme ils y sont parvenus, ne pouvant pas sucer.

A l'égard du second fait: savoir si les eaux dans lesquelles le fœtus est plongé sont ou ne sont pas alimentaires, il n'y a qu'à les exposer sur le feu. Si elles sont nourrissantes, elles se coaguleront comme fait la lymphe; elles s'évaporent, au contraire, et déposent un sel urineux : elles ne sont donc pas plus l'aliment du fœtus que le pourrait être l'urine. Ce n'est donc pas un suc laiteux ; aussi ne découvre-t-on dans la matrice de la femme ni glandes, ni vaisseaux particuliers pour l'excrétion de ce suc prétendu ; il n'y en a pas même dans les membranes du placenta ; les eaux que renferme l'amnios ne peuvent donc venir que de la vessie du fœtus.

On en sera persuadé si l'on fait attention que la quantité d'urine que nous rendons chaque jour par le canal de l'urèthre surpasse de beaucoup celle des excréments que nous rejetons par l'anus. Or, la capacité de la vessie du fœtus humain étant cinquante fois, ou environ, plus petite que celle des gros intestins, où est contenu le méconium, il est visiblement impossible que la vessie puisse contenir toute l'urine que les reins filtrent pendant neuf mois que le fœtus passe dans la matrice ; ainsi il faut nécessairement que la vessie se décharge de l'urine dans la cavité de l'amnios. Aussi voit-on, quand le conduit de l'urèthre n'est pas percé, que l'ouraque devient un canal, qui s'ouvre dans l'ombilic pour l'écoulement de l'urine. C'est un fait que j'ai remarqué dans plusieurs fœtus, fait qui n'arriverait jamais si la vessie était capable de contenir toute l'urine que les reins filtrent pendant neuf mois.

Quand l'urèthre et l'ouraque sont fermés, l'urine doit transsuder par les pores de la peau, comme fait la sueur ; de là vient que plus on sue, moins on urine. Enfin, les eaux dans lesquelles nage le fœtus ne sont point de couleur de lait ; elles sont aussi limpides que l'urine, et ne ressemblent point aux vidanges de la femme, que l'on prend pour le lait de la matrice. Il est donc constant, par toutes ces raisons, que les eaux renfermées dans l'amnios ne sont point laiteuses, comme le prétend l'auteur de la thèse que je réfute : donc, sa première proposition est fausse dans toutes ses circonstances.

Passons à la seconde, et voyons s'il prouve mieux que le fœtus ne se nourrit point du sang de la mère, parce qu'à ce qu'il croit, il n'est pas propre à sa nourriture, mais du lait de la matrice, qu'il dit posséder toutes les qualités nécessaires pour nourrir les parties toutes délicates du petit embryon : *In sanguine materno quæras frustra quæcumque in lacte uterino obvia se dant*, dit ce docteur. (3ᵉ Corol.) En vain chercherait-on, dans le sang de la mère, les qualités qui se trouvent dans le lait de la matrice.

Comme la vue n'est pas assez pénétrante pour apercevoir les petits atomes qui composent ces deux liquides, et que les yeux les plus fins, armés d'un microscope capable de porter les plus petits objets à la plus considérable grandeur, ne sauraient découvrir le rapport qu'ils ont aux parties du petit embryon pour le nourrir,

servons-nous, sans nous amuser à disputer sur leurs qualités différentes qu'on ne peut connaître, d'une expérience sensible, pour
apprendre laquelle de ces deux liqueurs, du lait de la matrice ou du
sang de la mère, est la plus propre à nourrir le fœtus.

Après la naissance, l'enfant ne suce que le lait des mamelles de sa
mère; ce lait se change en chyle dans son estomac; ensuite ce chyle
parvenu qu'il est dans la veine sous-clavière gauche, s'y mêlant avec
le sang, se convertit en sa nature. Enfin, le sang est distribué par les
artères à toutes ses parties pour leur servir de nourriture; d'où l'on
doit inférer que le sang de la mère est beaucoup plus propre à nourrir
le fœtus que le prétendu lait de la matrice, puisque le sang est,
dans l'un et dans l'autre, l'aliment immédiat des parties, et n'a pas à
subir les changements que devrait souffrir ce lait utérin avant de
les nourrir.

La différence qui se trouve entre le méconium du fœtus et les gros
excréments de l'enfant est encore une preuve de cette vérité, car si
le fœtus n'était nourri que du lait de la matrice, comme le prétend
M. Falconet, il est certain qu'il ne devrait point arriver de changement à ces gros excréments, quand il vient à sucer le lait des mamelles de sa mère; cependant il s'en fait un si considérable, qu'ils
n'ont ni la consistance, ni la couleur, ni l'odeur du méconium. Ce
changement marque donc que la nourriture que le fœtus reçoit dans
la matrice est fort différente de celle qu'il prend quand il en est
dehors, et donne sujet de croire que le méconium n'est qu'un mélange des divers excréments qui se séparent de la masse du sang
et se déchargent dans la cavité des gros intestins, mais que la grosse
matière que l'enfant rejette par l'anus, après sa naissance, est certainement l'excrément du lait, qu'il suce alors des mamelles de sa
mère; donc le fœtus ne se nourrit que du sang, qui passe des artères
de la matrice dans la veine ombilicale, et non pas d'un suc laiteux,
la matrice étant incapable d'en fournir, ce qui est démontré par les
observations rapportées dans l'Histoire de l'Académie que je vais
répéter.

En détachant le placenta du fond de la matrice, je fis.voir à cette
illustre compagnie [1] : 1° que les surfaces par lesquelles ces deux
parties sont jointes ensemble sont dépouillées |de membranes;
2° que leurs vaisseaux sont ouverts dans ces deux superficies;
3° que le corps de la matrice est un muscle creux; 4° qu'il n'a point
de glandes; — d'où pourrait donc venir le suc laiteux, que M. Falconet
prétend que la matrice fournit au fœtus pour sa nourriture? Il ne

1. Voir l'*Histoire* de l'année 1706 et 1708.

s'en écoula pas certainement une seule goutte dans cette séparation, en pressant la matrice et le placenta. Il s'en serait écoulé si, comme l'assure ce docteur, *lacteo succo turget uterus a conceptu.* Il est donc évident par ces observations qu'il ne peut y avoir que le sang des artères de la matrice qui puisse passer dans les veines du placenta ; aussi est-ce pour cet effet qu'il est dépouillé de membrane du côté qu'il est attaché au fond de la matrice, qui n'en a point aussi ; d'où je conclus que le fœtus ne peut être nourri que du sang de la mère, qui lui est porté par la veine ombilicale, dont les racines tirent leur origine du placenta. M. Falconet passe sous silence tous ces faits que j'ai fait voir à l'Académie sur la matrice de la femme et le placenta de l'enfant, parce qu'ils ne sont pas moins contraires à la vérité que les ténèbres à la lumière, à ce qu'il s'imagine. *Mitto autem,* dit-il, *cætera quibus fidem allatæ observationi munire conantur ; et uterum et placentam, qua se spectant, membrana carere ; idcoque vasorum utrimque hiantium facilem conglutinationem esse ; nullas esse glandulas in utero quibus humor lacteus secernatur ; aliaque id genus quæ veritati tam repugnant quam tenebræ luci.* (4ᵉ COROL.) — Je ne parle point, dit ce docteur, des autres choses par lesquelles on s'efforce de faire croire l'observation que l'on a rapportée ; savoir, que la matrice et le placenta n'ont point de membrane par l'endroit qu'ils se touchent ; partant, que l'union des vaisseaux qui s'ouvrent, de part et d'autre, est très aisée, qu'il n'y a point de glandes dans la matrice par lesquelles le suc laiteux puisse se séparer, et d'autres choses de cette nature, qui sont autant contraires à la vérité que les ténèbres à la lumière. Il nie donc aussi que la matrice soit musculeuse.

Je ne comprends pas comment M. Falconet, docteur de la Faculté et médecin du roy et de Mgr le chancelier, a osé soutenir publiquement que la matrice et le placenta sont revêtus de membranes du côté qu'ils se touchent, pouvant être contredit par tout autant de témoins qu'il y a de chirurgiens-accoucheurs, de sages-femmes et de gardes d'accouchées dans Paris, qui tous savent que les surfaces par lesquelles ces deux parties s'unissent sont certainement dépouillées de membrane.

Je ne suis point, grâce à Dieu, capable d'en imposer à personne ; mais, supposé que j'eusse été assez téméraire pour l'entreprendre, l'Académie est trop éclairée pour se laisser éblouir. Ce n'est qu'après avoir examiné avec beaucoup d'attention les faits que je lui fis voir sur la matrice d'une femme et le placenta d'un enfant, qu'elle les jugea dignes de la curiosité du public. Ce fut par cette raison qu'elle les fît imprimer dans son *Histoire* de 1706, sans même aucun mémoire particulier de ma part ; preuve qu'elle les a regardés attentivement. On ne peut donc me soupçonner de mauvaise foi. M. Falconet, ne voulant pas m'en croire, devait du moins avoir quelque égard au témoignage de l'Académie, pour ne pas risquer la réputation qu'il s'est acquise dans le monde; car il n'y a nulle apparence que le public préfère le jugement d'un particulier à celui d'une compagnie si savante, et son *mitto uterum et placentam qua se spectant membrana carere : nullas esse glandulas in utero quibus humor lacteus secernatur, quæ veritati tam repugnant quam tenebræ luci*, ne fait que trop connaître qu'il n'a jamais examiné ni le placenta d'un enfant, ni la matrice d'une femme morte après son accouchement.

Ce docteur pourra peut-être m'objecter, pour soutenir que la matrice est un corps glanduleux, que médecins, accoucheurs, sages-femmes, gardes d'accouchées, tous conviennent avec lui que la liqueur blanche qui s'écoule de la matrice quelques jours après l'accouchement est un véritable lait.

Il est vrai que c'est le sentiment du plus grand nombre, et c'est ce qui me surprend; mais ce n'est pas celui de M. Mauriceau, qui passe sans contredit pour le plus habile homme, sur le fait des accouchements, qui ait jamais paru dans Paris; on n'a qu'à lire son Traité des maladies des femmes grosses et accouchées, pour en être convaincu [1].

Cet auteur si célèbre est persuadé, par de solides raisons, que le prétendu lait utérin que M. Falconet attribue à la matrice n'est que du pus, dont la suppression cause souvent de très fâcheux accidents. En effet, on remarque que cette liqueur est dans la plupart des femmes accouchées d'une odeur très puante, qualité fort opposée à celle du lait que donnent alors leurs mamelles, mais fort approchante, pour ne pas dire la même que celle qui exhale des flueurs blanches corrompues, auxquelles elles sont assez ordinairement sujettes dans le temps même qu'elles ne sont ni enceintes ni nourrices; les filles aussi n'en sont pas exemptes. Or, comme on ne peut pas prendre, sans erreur, pour un véritable lait, les flueurs blanches des filles, quoiqu'elles en aient la couleur, on ne doit pas croire aussi que le lait des femmes et leurs vidanges soient de même nature.

Ce qui m'a appris que ces deux liqueurs sont effectivement fort différentes l'une de l'autre, c'est une observation que j'ai faite sur une pauvre femme accouchée à l'Hôtel-Dieu, à qui il arriva, après une saignée, un dépôt fort considérable d'humeurs sur le bras droit. La suppuration affreuse qui le suivit m'obligea d'emporter une grande partie de la peau. Le pus qui sortit de l'abcès était aussi fluide, aussi blanc, et avait la même odeur que ses vidanges.

---

1. Des vidanges qui s'écoulent de la matrice pendant les couches, chap. ix.

Or, comme il n'y a pas d'apparence que la même humeur blanche, que donnèrent, tous les jours suivants, les chairs découvertes du bras de cette pauvre femme, fût du lait, je suis persuadé que la liqueur blanche qui sort de la matrice, au milieu et sur la fin des couches des femmes, est aussi un véritable pus, qui se forme de la même manière que celui qui survient aux plaies récentes; ce qui est facile à démontrer par cette comparaison, qui a paru fort naturelle à M. Mauriceau aussi bien qu'à moi.

Lorsque par un coup de sabre on emporte une partie de la peau du corps d'un homme, les pores des chairs découvertes et leurs vaisseaux ouverts ne donnent d'abord que du sang; de même, quand le placenta se détache du fond de la matrice, les pores de la chair et les vaisseaux de la partie blessée venant à se resserrer, il n'en découle plus qu'une certaine liqueur qui se convertit en pus. La même chose arrive aussi à la matrice quelques jours après l'accouchement, donc cette matière qui en sort ne peut être que du pus et non pas du lait, comme le prétend l'auteur de la thèse; autrement il faudrait que le corps de la matrice fût glanduleux comme celui des mamelles de la femme; mais c'est ce qu'il n'a pas osé avancer. Cependant les vaisseaux laiteux qu'il donne à la matrice ne peuvent pas exister sans des glandes; car pour peu qu'on ait de teinture d'anatomie, on sait qu'il n'y a point de parties dans le corps humain, propre à filtrer quelque liqueur, qui n'ait ses glandes, d'où partent les petits conduits qui servent à son écoulement.

Or, cet appareil de glandes et de vaisseaux excrétoires, par lesquels devrait se faire l'écoulement de suc laiteux de la matrice, lui manque certainement : le tout est donc imaginaire.

Au contraire, il est visible que le corps de la matrice est tout charnu, et que la surface interne est certainement dépouillée de membrane; si, comme le croit M. Falconet, elle en était revêtue, la matière séminale ne pourrait s'y attacher. La conception finie, le petit embryon serait privé d'aliment, le sang ni le lait utérin ne pouvant passer à travers; bien plus, l'écoulement des menstrues et des vidanges de la femme ne pourrait point se faire. Ces humeurs cependant s'écoulent du fond de la matrice au dehors par son canal et ne s'épanchent jamais dans la capacité du ventre, parce que la surface extérieure de la matrice est revêtue de membrane, qu'elles ne peuvent pénétrer : preuve évidente que sa surface interne en est dépouillée, ce qui facilite leur sortie.

Ce concours de tant de circonstances, qui font voir que la liqueur blanche qui sort de la matrice après l'accouchement est un véritable pus, démontre la fausseté de la seconde proposition de la thèse de

M. Falconet, qui prétend que le fœtus ne se nourrit point du sang de sa mère, mais d'un suc laiteux que lui fournit la matrice dans le commencement et au milieu de la grossesse; car sur la fin ce docteur nous apprend que le fœtus est privé de son aliment, parce que : *Maternus sanguis fœtu exclusus vasa uteri sub finem graviditatis ita distendit, ut inde vascula, quibus succus lacteus commeat à matre ad fœtum, comprimantur; sicque fœtui alimentum subripiatur, placentæ radiculæ contabescant.* (5ᵉ Corol.)

Pour détruire mon sentiment de la circulation réciproque du sang entre la femme et l'enfant, et de la nourriture du fœtus par le sang de sa mère, M. Falconet ne s'est pas contenté de nier les faits que j'ai fait voir à l'Académie sur la matrice et le placenta [1]; il a rejeté encore l'observation que j'ai faite sur le cadavre d'une femme grosse qui se tua en se laissant tomber d'un lieu fort élevé, dont les vaisseaux et ceux de son enfant se trouvèrent vides, le sang de l'un et de l'autre s'étant écoulé dans le ventre de la mère. Il rejette cette observation pour deux raisons.

La première, parce qu'elle se trouve contraire à une expérience qu'il dit avoir faite sur une chienne qu'on a saignée jusqu'à extinction de vie, et dans la matrice de laquelle on a trouvé ses petits chiens vivants, avec leurs vaisseaux pleins de sang, quoique ceux de la chienne fussent vides et qu'on ne lui eût ouvert la matrice qu'une demi-heure après sa mort; une seule observation, qui peut-être ne se rencontrera jamais, ne pouvant pas, dit-il, contre-balancer une expérience qu'on peut toujours répéter quand on voudra.

Si j'étais assuré que M. Falconet eût fait lui-même une expérience que je n'ai pas encore eu jusqu'ici occasion de faire, je serais en quelque façon obligé de le croire sur sa parole, parce qu'il est homme d'honneur; mais un de ses amis m'a dit qu'il s'en est rapporté à quelques écoliers qu'il avait priés de faire cette expérience, qu'ils n'ont pas répétée. Or comme j'ai observé moi-même tout le contraire dans les petits d'une hase qui avaient perdu tout leur sang par les blessures de leur mère, et qu'il ne paraît point dans la thèse de ce docteur qu'on se soit avisé d'examiner si la quantité de sang contenue dans les vaisseaux des petits chiens n'était pas moindre après la saignée de la chienne qu'auparavant, ce qu'on devait faire, en donnant la mort à une autre chienne sans la saigner; je puis dire que cette expérience est fort incertaine, pour ne pas dire absolument fausse, parce qu'elle se trouve certainement contraire à toutes les remarques que je vais rapporter.

1. Voir l'*Histoire de l'Acad.*, 1708, p. 36, et *Mém.*, p. 187.

Il est rare, à la vérité, de trouver des femmes grosses qui se tuent en se précipitant, et de rencontrer leur sang et celui de leurs enfants tout épanché dans la capacité du ventre de leurs mères; mais, hélas! il n'est que trop commun de voir les artères et les veines des uns et des autres vides, quand les mères meurent par une perte de sang, qui s'écoule au dehors par le vagin : d'ailleurs j'ai observé que les vaisseaux des enfants qui ne meurent dans la matrice de leur mère que parce que leur cordon ombilical est comprimé, sont pleins de sang à crever; au contraire, j'ai toujours trouvé les vaisseaux de ceux qui périssent avant le travail de la femme, presque vides : preuve évidente que le sang du fœtus mourant rentre à la sortie des artères ombilicales dans les veines de la matrice.

J'ai vu encore trois femmes grosses, dont le corps de la matrice se déchira et s'entr'ouvrit pendant leur travail, avant que son orifice interne fût suffisamment dilaté pour la sortie de leurs enfants, qui moururent en même temps qu'elles, tout leur sang s'étant épanché dans le ventre de ces infortunées mères, comme fit celui du fœtus de la femme qui se précipita.

Enfin, je puis assurer que de plus de soixante femmes à qui j'ai fait l'opération césarienne immédiatement après la mort, à peine ai-je trouvé un ou deux enfants vivants dans la matrice; triste événement qu'on ne voit que trop souvent arriver à l'Hôtel-Dieu; donc, malgré l'expérience que fit faire M. Falconet sur la chienne, il n'en peut rien conclure contre tant de remarques.

En effet, serait-il bien reçu à dire : 1° que les femmes ne doivent point avoir ni cet écoulement de sang qui leur arrive tous les mois, quand elles sont bien réglées, ni de vidanges après leurs couches, parce que les chiennes n'en ont pas; 2° que l'ouraque doit faire canal dans le fœtus de la femme, parce qu'il le fait dans celui de la vache; 3° que le fœtus humain doit être enveloppé de trois membranes, parce que le veau en a trois; 4° qu'il se soit trouvé dans les membranes du fœtus de la femme des eaux séparées, parce qu'elles le sont dans celles du fœtus de la vache? Je le crois trop habile homme pour tirer des conséquences si absurdes. Il y a longtemps que les fins connaisseurs savent que l'anatomie comparée, dont M. Falconet fait tout le fort de sa thèse, est le grand chemin de l'erreur. Je vais donc suivre mon sujet sans m'en servir.

La seconde raison qu'apporte ce docteur pour rejeter l'observation que j'ai faite sur le fœtus de cette femme qui se précipita, est ridicule. « Cet enfant, dit-il, ou n'avait point, par un vice de conformation, de sang dans ses vaisseaux avant la mort de sa mère, ou bien son sang s'était écoulé par quelque vaisseau qui s'était rompu et dont je n'ai pu reconnaître la trace, n'étant pas assez attentif à ce qui pouvait être contraire à mon préjugé. » Il faut être bien préoccupé pour ne pas sentir le faible de ce raisonnement, auquel je ne vais répondre qu'afin d'aider ce docteur à sortir de ses erreurs, dont le public n'a rien à craindre : elles sont trop grossières et trop évidentes.

Pour l'en tirer, je puis l'assurer, avec vérité, que cet enfant, dont tout le sang s'écoula dans le ventre de sa mère, n'avait aucun vice de conformation dans tout son corps, ni aucune blessure par où son sang eût pu se perdre; de plus un défaut de figure ne passera jamais, dans l'esprit d'un homme attentif et expérimenté, pour une cause capable de vider le sang des vaisseaux d'un enfant, car autrement tous les monstres périraient avant terme dans la matrice, ce qui est faux.

Quant à ce que dit M. Falconet, que mon préjugé m'a empêché de remarquer la trace par où le sang de cet enfant s'est écoulé, je puis certifier qu'il ne s'en trouva pas une seule goutte épanchée entre la surface du placenta et celle de la matrice, ni même dans la cavité de l'amnios, ce qui aurait été facile de reconnaître pour peu qu'il s'y en fût répandu; mais pour cela, il aurait fallu que cet enfant eût été blessé, et il ne l'était pas; ces sortes de raisons sont donc plus propres à établir la vérité du fait que nie ce docteur, qu'à le détruire; elles sont même si absurdes, qu'on pourrait croire que j'en imposerais à M. Falconet, si je ne rapportais le quatrième corollaire de la thèse où elles sont contenues.

4ᵉ COROL. — *Rationibus validissimis, si quid judicii nostri est, sententia de sanguine materno oppugnata fuit; illas tamen experimento anatomico cumulabimus, eoque inter alia bene multa ut facillimo ita liquidissimo; ne qua veritatis lucem refugientibus latebra supersit. Canis gravida in procinctu partûs vasis sanguiferis sectis sanguine exhauritur, ut vix semuncia, idque in corde vel proximè cor sit reliqua; tum aperitur uterus, qui exsanguis omnino est, placentæ catulorum eximuntur, quod levi tractu facias, et apertis membranis catuli reperiuntur sanguine pleni imo vivi, etiam si dimidiam horam à matris morte membranas aperias. Valeant igitur quæcunque temere observata huic experimento repugnaverint : si quis fœtus exsanguis occurrerit in muliere quæ ex alto lapsa sanguinem omnem profuderit, vel exsanguem putandum est fœtum vitio conformationis jam antea fuisse, vel vase aliquo placentæ rupto sanguinem profluxisse, cujus vestigia observatorem fefellerint, parum ut fere fit, ad ea attentum quæ præjudicatæ opinioni adversantur. Quicquid id est, observatio temere instituta, quam casus obtulit, nec iterum forsan*

offeret, non habet ictum quo minimum labefactet, experimenti autori-
tatem, quod pluries repetitum eadem ratione semper succedit, quod-
que, si incredulis lubet, sexcenties iterum repeti potest.

Jamais auteur n'a écrit avec tant de suffisance et si peu de probabilité. Les invectives sont de mauvaises preuves. Le bonnet de docteur
ne fait pas l'anatomiste. Ce n'est pas à cette marque qu'on le reconnaît, mais à la solidité de ses faits : ceux de M. Falconet sont tous
invalides.

Nous voici enfin arrivés à sa troisième proposition, qui fait la
conclusion de sa thèse et met le comble à ses erreurs. Je l'ai déjà
rapportée en latin dans le commencement de ce discours, qu'on peut
relire : je vais à présent la donner en français pour la satisfaction de
ceux qui ne pourraient pas entendre cette langue.

Il ne paraît, dit ce docteur, aucun conduit par où le sang de la
matrice puisse passer dans le fœtus; du côté du fœtus, il n'y a pas le
moindre vaisseau ouvert à la surface du placenta, si on ne le déchire
pas, d'où l'on puisse exprimer une seule goutte de sang, quoiqu'on
le presse fortement. Du côté de la matrice, les vaisseaux par où sort
le sang menstruel ne sont jamais fermés si exactement que dans le
temps de la grossesse, parce que le fœtus attaché à la matrice les fait
replier et approcher de son fond par sa grosseur, et les ferme. Ainsi
le fœtus, qui est un tout dans un tout, un animal dans un animal,
ne doit point être mis au nombre des parties de la mère; car lui
survivant souvent, c'est une preuve qu'il ne lui est point uni par une
vie commune. Chacun a sa vie particulière, parce que chacun a son
sang particulier de cette goutte de sang qui se produit au moment
de sa génération, et qui est la source et l'origine de la masse du sang.

Réponse. — Quand le placenta se détache du fond de la matrice,
il n'arrive aucun déchirement ni à l'un ni à l'autre; cependant l'on
voit sortir le sang de la matrice en abondance, et l'on trouve toujours la superficie extérieure du placenta couverte de sang, surtout
quand on n'a pas soin de lier promptement le cordon : preuve évidente que les vaisseaux de la matrice de la femme et ceux du placenta de l'enfant sont ouverts et que les surfaces de ces parties qui
se touchent, sont dépouillées de membranes; si elles en étaient revêtues, comme se l'imagine M. Falconet, le sang ne pourrait sortir ni
de la matrice ni du placenta.

Au reste, tout le raisonnement de ce docteur ne tend qu'à prouver
que le fœtus humain n'est point uni à la mère d'une vie qui leur soit
commune, parce qu'à ce qu'il croit, le sang ne circule point de l'un
dans l'autre réciproquement. Comme j'ai traité cette matière à fond
dans les *Mémoires de l'Académie* de 1693 et 1708, j'y renvoie le lecteur

curieux d'apprendre ce que j'en ai dit, me contentant de rapporter ici deux preuves convaincantes de la fausseté de cette proposition.

Voici la première : La circulation du sang de la mère et de l'enfant, renfermé dans la matrice, dépend tellement de l'impulsion de l'air que respire la femme, que quand elle ne peut plus respirer, elle et son enfant meurent en même temps ; leur vie dépend donc d'une même cause. Ce fait est constant.

La seconde preuve n'est pas moins évidente. Pour peu de temps que le cordon ombilical soit comprimé dans le passage de la matrice par la tête de l'enfant, il périt toujours tout aussi promptement que si on l'étranglait après être venu vivant au monde. C'est un fait incontestable, qui ne peut arriver à l'enfant que parce que l'impulsion de l'air, qu'il recevait avec le sang de la mère, est interceptée par la compression du cordon, qui empêche l'un et l'autre de passer par la veine ombilicale dans le corps de l'enfant. Or M. Falconet ne peut nullement dire que, dans cette circonstance, l'enfant meurt faute d'aliment, puisqu'il pourrait vivre sans en recevoir, le cordon étant comprimé, autant de temps dans le sein de sa mère, alors bien vivante et en bonne santé, qu'il pourrait vivre hors de la matrice sans prendre de nourriture. Il périt néanmoins, sitôt que le cordon ombilical est fortement pressé dans le vagin, sa tête étant encore dans la matrice. Il y a donc, entre la femme et son fœtus, une circulation réciproque d'air et de sang. Donc, l'enfant est uni à sa mère d'une vie qui leur est commune, puisque sa mère lui fournit, et l'air dont il a besoin pour entretenir chez lui la circulation, et le sang pour servir de nourriture à ses parties ; et qu'il faut nécessairement que l'air et le sang qu'a reçus le fœtus retournent dans le corps de la femme avec la même vitesse qu'ils ont passé du corps de la mère dans le corps de l'enfant ; car autrement le fœtus serait suffoqué en très peu de temps par la trop grande abondance de ces deux liquides. De là vient qu'on sent les artères ombilicales de l'enfant battre aussi vite dans le cordon précipité avant qu'il soit comprimé, que celles des bras de sa mère.

Or, la circulation réciproque du sang entre la femme et son fœtus étant si clairement démontrée, il n'y a nulle apparence qu'elle ne se fasse pas de même dans tous les animaux qui ont avec eux un juste rapport. Donc, encore une fois, l'expérience qu'a fait faire M. Falconet sur une chienne et ses petits chiens, pour prouver qu'il n'y a point de circulation entre la femme et son fœtus, est fausse et a été certainement très mal exécutée.

Après des épreuves si convaincantes, qu'on ne peut rejeter sans une prévention invincible à la raison et à l'expérience, il m'est facile

de faire voir encore un coup, au lecteur attentif, que s'il n'y a point
de circulation réciproque entre la mère et l'enfant, tout l'appareil du
placenta et des vaisseaux ombilicaux aurait été inutile; car si la nature n'avait eu dessein que de fournir au fœtus un suc laiteux pour
sa nourriture, comme le prétend ce docteur, elle se serait sans
doute servie, pour la charrier, de vaisseaux semblables à ceux qu'elle
emploie pour conduire le chyle des intestins de la femme dans la
veine sous-clavière.

Comme donc elle fait passer le chyle de la cavité des intestins de
la femme dans les veines lactées qui le conduisent dans son réservoir, d'où elle fait partir le canal thoracique qui le porte dans la
veine sous-clavière qui le décharge dans le cœur, elle aurait dû aussi
réunir tous les petits conduits laiteux de la matrice en un seul canal
dans le cordon ombilical pour porter ce lait utérin, supposé par
M. Falconet, dans le cœur du fœtus; ainsi tout l'appareil du placenta
et des vaisseaux ombilicaux n'eût point été nécessaire, puisque sans
eux le sang aurait pu circuler, comme il fait dans le corps de l'enfant. La nature en a usé autrement; la veine ombilicale ne sert donc
qu'à porter l'air et le sang de la matrice dans le cœur du fœtus, et les
artères ombilicales à reporter cet air et ce sang du corps de l'enfant
dans celui de la mère, afin d'entretenir entre l'un et l'autre une réciproque circulation, sans laquelle je viens de démontrer que le fœtus
ne peut vivre dans la matrice; d'où je conclus que sa vie dépend de
celle de sa mère, que le même sang qui nourrit la mère nourrit l'enfant, pendant qu'il séjourne dans la matrice, quoiqu'ils soient deux
corps distincts, qui se séparent dans l'accouchement.

Cependant c'est ce que nie M. Falconet, et pour prouver le contraire, il ajoute aux raisons qu'il a alléguées, celles que je vais rapporter :

5° COROL. — *Verum si sanguine eodem uterque animaretur, jam
vitæ communitatæ in unum coalescerent duo, ut simul interitura ita
nullo tempore à se invicem forte divellenda: quo enim vasorum sanguiferorum conglutinatio magis inveterasceret, eo ægriùs divelle-
retur : sic nunquam graviditati partus succederet, quippe qui non
solum à præsenti vasorun sanguiferorum conglutinatione semper
impediretur, sed etiam unde cieretur, causam non haberet; nam in
eo ipso prima partus ratio posita est, quod maternus sanguis fœtu
exclusus vasa uteri sub finem graviditatis ita distendit, ut inde vascula, quibus succus lacteus commeat à matre ad fœtum, comprimantur, sicque fœtui alimentum subripiatur, placentæ radiculæ contabescant.* — Ce qui veut dire : mais si l'un et l'autre étaient animés
du même sang, ces deux corps s'uniraient pour n'en faire plus qu'un

en une unité de vie, et comme ils devraient mourir ensemble, peut-être qu'ils ne devraient jamais être séparés l'un de l'autre ; car plus l'union des vaisseaux sanguins serait ancienne et s'augmenterait, plus leur séparation deviendrait difficile ; ainsi l'accouchement ne succéderait jamais à la grossesse, parce qu'il serait empêché, non seulement par l'union des vaisseaux, mais aussi parce qu'il ne se trouverait point de cause qui l'excitât ; car la première raison de l'accouchement se tire de ce que le sang de la mère, repoussé par le fœtus, enfle tellement les vaisseaux de la matrice sur la fin de la grossesse, que les petits conduits par où le suc laiteux passe de la mère au fœtus sont comprimés, ce qui fait que le fœtus est privé de son aliment, et que les veines du placenta se dessèchent.

Je vais prouver que toutes les raisons de ce docteur sont aussi opposées à la vérité que les ténèbres à la lumière.

Pour l'en convaincre, je dis : 1° que les vaisseaux de la matrice ne sont point unis à ceux du placenta ; le placenta même n'est pas attaché à la matrice essentiellement, leur jonction n'est qu'accidentelle et ne vient que de ce que leurs superficies, qui se touchent immédiatement, étant inégales, leurs petites éminences s'engagent dans leurs petits creux, d'où elles sont obligées de sortir quand la matrice se resserre, et non pas de l'union de leurs vaisseaux ; je n'ai jamais prétendu qu'ils s'anastomosent les uns avec les autres. Cependant M. Falconet m'accuse de l'avoir cru, et soutient que les vaisseaux de la matrice devraient être unis à ceux du placenta, s'il était vrai qu'il y eût une réciproque circulation de sang entre la femme et son fœtus ; mais il se trompe, car il n'est nullement nécessaire que les petites branches des artères de la matrice s'anastomosent avec les petites veines du placenta, ni les artères ombilicales avec les veines de la matrice pour une circulation réciproque ; parce que, si cela était ainsi, le sang ne pourrait pas se répandre dans la substance de ces parties, ce qui empêcherait la matrice et le placenta de s'augmenter en tout sens, comme ils font depuis le commencement de la grossesse jusqu'à la fin, le sang ne faisant que passer d'un vaisseau dans l'autre immédiatement. Si M. Falconet ne veut pas m'en croire, qu'il se donne lui-même la peine de vider la rate d'un veau de son suc épaissi, de la souffler, de la sécher et de l'ouvrir ensuite, il verra que ses artères n'ont nulle communication avec ses veines. Et pour peu qu'il veuille écouter la vérité, il pourra se convaincre par cette observation qu'il n'est pas nécessaire que les branches des artères de la matrice s'anastomosent avec les racines des veines du placenta, ni les artères ombilicales avec les veines de la matrice, afin que la circulation du sang puisse se faire du corps de la mère dans celui de l'enfant, et de celui-ci dans l'autre. Car si les artères étaient unies avec les veines, les parties ne pourraient se nourrir.

2° Je dis que, quand bien même les vaisseaux de la matrice seraient naturellement unis avec ceux du placenta, comme il prétend qu'ils doivent être, s'il y avait une circulation réciproque entre la mère et l'enfant, il se trouverait toujours cette cause, qui pourrait exciter l'accouchement; car la contraction de la matrice venant à surpasser la résistance de leurs vaisseaux joints ensemble, il faudrait nécessairement qu'alors leur union se rompît. M. Falconet n'a donc pas raison de croire que, s'ils étaient joints ensemble, il ne se trouverait point de cause qui pût les désunir et exciter l'accouchement.

3° La cause qu'il nous donne de la sortie de l'enfant est ridicule et purement imaginaire. Le sang de la mère repoussé, dit-il, par le corps du fœtus, enfle tellement les vaisseaux de la matrice sur la fin de la grossesse, que les conduits par où le suc laiteux passe de la mère à l'enfant, sont comprimés de telle sorte que, ne recevant plus d'aliment, il est obligé de sortir de la matrice.

Si M. Falconet avait quelque connaissance des accouchements, il saurait que l'enfant ne travaille point à sa sortie; autrement, étant mort, il ne pourrait jamais sortir. Il sort cependant; il est donc certain que la matrice seule le chasse hors de sa capacité par la contraction de ses fibres; elle est donc musculeuse; car il n'y a que les muscles susceptibles de raccourcissement, quand ils sont pénétrés par les esprits animaux.

4° D'ailleurs, si l'accouchement de la femme dépendait des efforts que pourrait faire l'enfant, le mouvement de son corps devrait toujours précéder la douleur du travail de sa mère. Or, la douleur de la mère arrive sans le mouvement de l'enfant et celui-ci sans l'autre. Il est donc constant que la matrice seule, pressant l'enfant, le pousse hors de sa cavité par sa contraction. Aussi voit-on les eaux retenues dans les membranes du placenta s'avancer peu à peu dans le canal de la matrice, et paraître enfin à son orifice externe par le moyen de ces contractions réitérées, et rentrer dans sa concavité, quand la matrice se relâche. Je ne parle que de ce que j'ai toujours observé depuis trente-cinq ans et plus que je pratique les accouchements, bien différent en cela de ceux qui prétendent connaître la nature sans avoir jamais vu ni matrice, ni placenta, ni femme en travail d'enfant. S'ils avaient vu, ils raisonneraient autrement.

5° Enfin, les faits que suppose M. Falconet ne sont pas véritables, car il est constant que le sang de la matrice ne peut point être plus repoussé par le corps du fœtus sur la fin de la grossesse que dans son commencement et dans son milieu, parce qu'en tout temps la matrice embrasse le fœtus de toutes parts très exactement; ce docteur, sans y penser, en convient lui-même, en nous disant : *Vasa quibus menstrua erumpunt nunquam magis impervia sunt, quam graviditatis tempore, quippe quæ fœtus utero affixus mole sua ad uteri fundum replicata admoveat sicque occludat;* de plus, la capacité de la matrice, celle de ses vaisseaux et leurs ouvertures s'agrandissent à mesure que le fœtus croît, et que les eaux dans lesquelles il est plongé s'augmentent; d'où il suit que les petits conduits par lesquels ce docteur prétend que son suc laiteux passe de la matrice dans le placenta ne peuvent point aussi être plus comprimés dans un temps que dans l'autre. Si donc son lait utérin existait, il coulerait dans tous les temps de la grossesse de la matrice dans le placenta; ainsi le fœtus ne pourrait être privé de son aliment, si les eaux de l'amnios étaient nourrissantes, ni les veines du placenta se dessécher sur la fin de la grossesse.

Aussi est-il évident que ces veines ne sont jamais plus pleines de sang que dans le moment qui précède celui de l'accouchement. On n'a qu'à voir un placenta une seule fois, pour être convaincu par ses propres yeux de cette vérité, dont M. Falconet ne veut pas convenir; mais, malgré son sentiment, je soutiens que ni le sang de la mère repoussé par l'enfant, ni la compression de ses prétendus vaisseaux laiteux, ni le défaut d'aliment ne peuvent être, en nulle manière, les causes de l'accouchement de la femme. Cette pensée est d'autant plus absurde que, quand on tire un enfant par l'opération césarienne, on ne remarque à la matrice ni glandes, ni vaisseaux excrétoires par où ce suc laiteux puisse s'écouler; cependant, s'ils existaient en effet, les glandes de la matrice devraient paraître en cette occasion aussi remplies de ce prétendu suc, que celles des mamelles de la femme le sont de lait quelques jours après l'accouchement; puisque ce docteur nous dit que, pendant la grossesse, *uterus mammæ instar succo illo turgidus deprehenditur :* ce qui est faux. D'ailleurs, si le sang ne passait point du corps de la mère dans celui de l'enfant, il ne devrait point sortir de sang de la matrice après l'accouchement, parce que : *vasa uteri quibus menstrua erumpunt, nunquam magis impervia sunt, quam graviditatis tempore,* dit ce docteur. Il n'en sort cependant que du sang, et point de lait. Donc, les conduits laiteux et les glandes de la matrice sont supposés *gratis;* mais l'abondance du sang qui sort de sa capacité est une preuve évidente que ses vaisseaux sanguins sont plus ouverts pendant la grossesse que dans tout autre temps de la vie de la femme, parce qu'alors ils fournissent continuellement du sang au fœtus, en proportion qu'il s'accroît.

Pour découvrir la véritable cause de l'accouchement, qui est certainement inconnue à M. Falconet, il n'y a qu'à remarquer que la matrice est, comme j'ai dit, un muscle creux, et non pas une glande, comme il s'imagine, mais qui n'agit bien sensiblement que dans le temps du travail de la femme. Or, comme tous les muscles ne se contractent que par l'influence des esprits animaux, il ne faut pas chercher d'autres causes de l'accouchement que ces mêmes esprits, qui, s'écoulant alors dans les fibres charnues de la matrice, plus abondamment que dans les autres temps de la grossesse, font qu'elle se resserre fortement et pousse l'enfant hors de sa cavité.

Mais il est plus difficile de découvrir la cause qui détermine ces esprits à se porter à la matrice plutôt sur la fin de la grossesse que dans un autre temps. Entre plusieurs qu'on pourrait bien s'imaginer, voici celle qui me paraît la plus vraisemblable : toutes les parties du corps de la matrice, étant beaucoup plus tendues sur la fin qu'au commencement et au milieu de la grossesse, la fatiguent et l'incommodent, autant que le fardeau trop pesant du fœtus, du placenta et des eaux qu'elle renferme, ce qui irrite les esprits animaux; de là vient qu'ils coulent alors à la matrice avec plus d'abondance qu'auparavant, et excitent par leur mouvement réitéré les douleurs successives que la femme souffre pendant son travail. Ces douleurs s'augmentent à mesure que la matrice trouve plus de résistance à vaincre en poussant l'enfant dans le vagin. L'effort qu'elle fait pour s'en délivrer est quelquefois si violent, que les os pubis se séparent, ce que j'ai vu dans deux femmes mortes après leur accouchement. La matrice est donc musculeuse. Cependant c'est ce que nie ce docteur. Mais a-t-il raison? C'est au public à décider.

Pour finir cet examen, que je n'ai entrepris qu'afin de mettre le lecteur en état de démêler la vérité d'avec l'erreur, je dois avouer qu'en faisant une sérieuse réflexion sur les trois propositions dont je viens de faire la critique, elles m'ont paru si peu judicieuses, remplies de tant de faux faits et de tant de contradictions, que je ne pouvais m'imaginer que M. Falconet, qui passe dans le monde pour un médecin très expérimenté et d'une profonde érudition, fût l'auteur de la thèse où elles sont contenues, quoique l'on me l'eût dit; mais comme lui-même l'a fait annoncer par le *Mercure galant* au public, de crainte, apparemment, qu'il n'en attribuât l'honneur à M. Jussieu, il ne m'est plus permis de rester dans ma prévention, forcé que je suis d'en sortir par la propre déclaration de ce docteur, étant d'ailleurs bien informé que M. Jussieu n'y a aucune part.

Lettre de M. Aubert à M. Méry, à propos du mémoire précédent.

J'ai appris que M. Falconet, docteur de la faculté, nie que le sang passe du corps de la femme dans le corps du fœtus, et retourne de celui-ci dans l'autre; qu'au contraire vous, Monsieur, vous soutenez qu'il y a entre la mère et l'enfant une réciproque circulation.

On ne peut douter qu'une question physique ne soit d'autant plus sûrement décidée, que le témoignage des yeux a plus de part à la décision, et que le raisonnement y en a moins. Voici un de ces faits sensibles, par lequel on peut certainement reconnaître de quel côté est la vérité.

Il y a quelque temps que je fus appelé pour voir une personne qui avait caché sa grossesse à toute sa famille par raison que je ne puis vous détailler. Le terme venu qu'elle devait accoucher, elle fut surprise la nuit et entra en travail sans autre secours que son frère, qui accourut aux cris que les douleurs lui faisaient pousser. Étonné de voir un enfant qui parut dans le moment, il prit, tout embarrassé qu'il était, un fil dont il lia le cordon proche l'ombilic, le coupa au-dessus de sa ligature, et se retira ensuite, ne sachant pas qu'il y eût autre chose à faire. Peu de temps après, cette infortunée fille se sentant affaiblir considérablement, s'écria qu'elle se mourait, ce qui obligea son frère de me venir chercher pour la secourir, sans me dire ce dont il s'agissait.

Je me transportai promptement sur le lieu, où je trouvai sa sœur qui baignait dans son sang. En l'examinant, je sentis le placenta attaché au fond de la matrice, le cordon pendant hors de la vulve sans ligature, par lequel il s'était déjà écoulé deux ou trois pintes de sang. Je nouai le cordon, la perte cessa dans le moment, et je la délivrai.

Ce fait que je vous rapporte, et dont M. Girard, chirurgien accoucheur, fut témoin, est une preuve incontestable que le sang de la femme passe dans le fœtus par la veine ombilicale; car on ne peut nullement dire que les artères ombilicales puissent porter le sang de l'enfant dans le placenta quand le cordon est coupé, ni que le placenta ait pu fournir tout le sang que cette personne perdit, puisqu'à peine en pourrait-on exprimer une palette, étant séparé du fond de la matrice. L'opinion de M. Falconet est donc insoutenable, et la vôtre démontrée par cette observation que je ne vous envoie que pour vous marquer que je suis, etc.

AUBERT,
Prévôt de la compagnie des maîtres
chirurgiens de Paris.

Le 23 août 1711.

QUESTION PROBLÉMATIQUE, SAVOIR SI LA SURFACE DU PLACENTA QUI EST UNIE AU FOND DE LA MATRICE EST REVÊTUE OU NON D'UNE MEMBRANE [1].

Par le terme de membrane, j'entends une partie du corps de l'animal dont les fibres forment un tissu si serré, que l'air en masse ni le sang ne peuvent passer par ses pores. Tels sont l'estomac, les intestins, les artères, les veines, la vessie, la peau, etc.

La raison principale qui a engagé M. Falconet, médecin du roi et docteur de la Faculté de médecine de Paris, à nier la circulation réciproque du sang entre la femme et son fœtus, n'est certainement qu'une méprise. Il a cru que le placenta, du côté qu'il est attaché au fond de la matrice, est revêtu d'une membrane dont les fibres sont si pressées, qu'il est impossible que la moindre goutte de sang puisse passer à travers, pas même quand on le comprime fortement, sans le déchirer. Voici ses propres paroles, tirées du 3e et du 4e corollaire de sa thèse, soutenue aux Écoles de médecine le 12 février 1711 :

« *Nimirum ex parte fœtus, ne nimina quidem hiant vasa in placentæ superficie, modo illæsam tractes, quibus, si valide comprimas, sanguinis guttam possis elicere : mitto uterum et placentam, qua se spectant membranæ carere, etc., veritati tam repugnant quam tenebræ luci.* » — Il m'est aisé de faire voir le contraire.

Je conviens avec M. Falconet que toute membrane s'oppose au passage du sang. En effet, je n'en connais aucune dans le corps humain qu'il puisse traverser. L'air même, en masse, qui ne fait point corps avec les liqueurs, ne peut passer par ses pores; en voici une preuve sensible. Une vessie remplie d'air, dont on a bien fermé le col par une forte ligature, afin d'empêcher qu'il ne s'en échappe par l'urèthre, ne crèverait jamais dans la machine pneumatique, si l'air pouvait s'échapper par les pores de sa membrane. Or elle y crève toujours avec bruit, après quelques coups de pompe. Donc il est évident que l'air en masse ne peut passer par les pores d'une membrane.

Autres preuves, prises du sujet même dont il s'agit, qui confirment cette vérité.

M. Rouhault a fait voir il y a quelque temps à l'Académie : 1° que le cordon du fœtus est un corps spongieux abreuvé de liqueur, dans lequel rampent les deux artères et la veine ombilicales, ce qui

---

1. R. Mss., t. XXXIII, 1714, f° 219, 30 juin. (*Inédit.*) Résumé succinct dans l'*Hist.*, p. 12.

jusqu'ici n'a point été remarqué par aucun auteur, que je sache; 2° soufflant par les vaisseaux ombilicaux dans le placenta, il en fait sortir l'air et le sang par sa superficie, qui est attachée au fond de la matrice pendant la grossesse,* et n'a pu les chasser par sa surface qui regarde l'enfant; 3° il a soufflé la partie spongieuse du cordon et ses vaisseaux, l'air les a enflés considérablement, et n'a pu s'en échapper, le cordon étant lié par ses extrémités. D'où je tire deux conséquences : la première, que la partie spongieuse du cordon, ses vaisseaux et la surface du placenta qui regarde l'enfant, sont revêtus de membranes, puisque ni l'air en masse ni le sang ne peuvent passer à travers; la seconde, que la superficie qui est attachée au fond de la matrice en est dépouillée, puisque l'un et l'autre la traversent très librement.

Or M. Falconet tombe d'accord que la femme, hors du temps de la grossesse, est sujette à une perte de sang périodique et à des vidanges considérables après ses couches. Il n'a donc pas eu raison de soutenir que la matrice est revêtue intérieurement d'une membrane; puisque le sang passe par sa surface interne, d'autant moins que, pour prouver que le sang de la mère ne peut entrer dans l'enfant, il donne pour raison que la superficie du placenta est recouverte d'une membrane dont les fibres sont si serrées qu'il est impossible d'en faire sortir une seule goutte de sang, pas même quand on le comprime fortement, ce qui est encore visiblement contraire à l'expérience; car M. Rouhault, soufflant par les vaisseaux ombilicaux dans le placenta, en a fait sortir, en présence de la Compagnie, l'air et le sang par sa surface, sans le presser aucunement. Donc les superficies de la matrice et du placenta, du côté qu'elles se touchent, ne peuvent pas être recouvertes de membranes, puisque l'air et le sang passent à travers sans aucune difficulté, et qu'au contraire ils ne peuvent traverser leurs autres surfaces parce qu'elles en sont revêtues; d'où il est facile de juger que la prétendue membrane que MM. Vieussens et Winslow ont remarquée sur la superficie extérieure du placenta ne peut être qu'un tissu réticulaire formé de ses propres fibres, plus serrées à la vérité dans sa surface qu'au-dessous, où il paraît sensiblement vésiculaire en le soufflant, puisqu'il laisse échapper l'air et le sang, qui certainement ne peuvent passer à travers une membrane. Aussi trouve-t-on presque toujours, en tirant hors de la matrice le placenta, sa superficie, qui était jointe à la matrice, toute couverte de sang qui s'est échappé de ses cellules et de ses vaisseaux par regorgement, pendant qu'il y est resté attaché, parce que la ligature qu'on a faite au cordon l'a empêché de s'écouler par la veine ombilicale. Donc, encore une fois, la surface extérieure du placenta ne peut pas être revêtue d'une membrane; autrement le sang ne pourrait passer du corps de la mère dans celui de l'enfant, ni repasser de celui-ci dans l'autre.

Le placenta ne peut pas même être recouvert du côté qu'il est attaché à la matrice d'un réseau membraneux distinct de ses propres fibres; car, s'il en était différent, on pourrait l'en séparer sans dissection, aussi aisément qu'on détache par le moyen de l'ébullition le corps réticulaire de la langue et de la peau des membranes entre lesquelles il est placé, et auquel il est simplement collé. Or la prétendue membrane que MM. Vieussens et Winslow ont fait voir sur le placenta est inséparable de ses fibres; donc, que ce n'en peut être qu'un tissu plus serré que ce qu'il a de ses fibres renfermées entre ses deux superficies, et non pas un corps réticulaire qui en soit différent.

On est surpris que ces Académiciens se soient contentés d'annoncer à la Compagnie leurs découvertes sans en tirer cette conséquence de M. Falconet. Le sang ne peut, dit ce docteur, traverser la membrane qui couvre le placenta. Donc, qu'il ne peut y avoir de circulation réciproque entre la femme et son fœtus.

Quel que puisse être leur sentiment, on peut dire que s'ils croient que le sang circule de l'un dans l'autre réciproquement, ils doivent avouer qu'ils se sont mépris en prenant la surface réticulaire du placenta pour une membrane, puisque l'air et le sang passent à travers ses pores et ne peuvent traverser ceux d'une membrane; et s'ils nient cette circulation, il faut qu'ils fassent voir que toutes les observations par lesquelles je l'ai démontrée dans les problèmes que j'ai donnés au public en 1711, ne sont que des illusions. On croit ces messieurs trop prudents pour oser le tenter, car comment pourraient-ils prouver, l'enfant étant entièrement séparé de sa mère après la coupe du cordon, que du seul placenta encore attaché au fond de la matrice, puissent s'écouler près de trois pintes de sang par la veine ombilicale, comme il est rapporté dans la lettre de M. Aubert, chirurgien, qui se trouve à la fin des problèmes proposés? Ne sait-on pas que, le cordon étant coupé, les artères ombilicales ne peuvent plus porter le sang de l'enfant dans le placenta, dont la masse entière ne pèse guère plus d'une livre? Ainsi, il est visiblement impossible qu'il ait pu fournir de son propre fonds près de six livres de sang. Il est donc certain que cette quantité qui s'en écoula par la veine ombilicale (le cordon étant coupé sans être lié) fut versée dans le placenta par les artères de la matrice de la mère, qui en pensa mourir.

La saignée que M. Falconet a fait faire à une chienne jusqu'à épuiser tous ses vaisseaux de sang, ni la rencontre qu'il dit avoir faite de ses petits chiens pleins de sang et encore vivants dans la matrice, une demi-heure après la mort de la chienne, ne prouvent nullement que leur sang ne passe pas de leur corps dans celui de leur mère. Il devait attendre que ces petits chiens eussent perdu la vie dans la matrice, avant d'ouvrir le ventre de leur mère, pour voir si, après leur mort, leurs artères et leurs veines seraient restées pleines de sang; ce qu'il n'a pas fait. Ceux qui ont pris la précaution de les laisser mourir dans la matrice m'ont dit avoir trouvé leurs vaisseaux entièrement vides; j'ai trouvé la même chose dans les petits d'une hase, preuve certaine que l'expérience de ce docteur a été très mal concertée. C'est donc en vain qu'il s'en sert comme d'un argument convaincant pour détruire la circulation réciproque du sang entre la femme et son fœtus; car, quand bien même son expérience serait vraie, ce mouvement circulaire du sang de l'un dans l'autre est trop clairement démontré par l'observation de M. Aubert, pour souffrir le moindre échec de la part du raisonnement de M. Falconet, que je vais rapporter en propres termes, de crainte de l'affaiblir par une traduction française.

4ᵉ COROL. — *Rationibus validissimis, si quid judicii nostri est, sententia de sanguine materno oppugnata fuit, illas tamen experimento anatomico cumulabimus, eoque inter alia bene multa ut facillimo ita liquidissimo; nequa veritatis lucem refugientibus latebra supersit. Canis gravida in procinctu partus vasis sanguiferis sectis sanguine exauritur, ut via semuncia, idque in corde vel proxime cor sit reliqua; tum aperitur uterus, qui exanguis omnino est, placenta catulorum eximuntur, quod levi tractu facias, et apertis membranis catuli reperiuntur sanguine pleni imo vivi, etiam si dimidiam horam a matris morte membranas aperias. Valeant igitur quæcumque temere observata huic experimenta repugnaverint.*

Pour répondre juste et en peu de mots à de si solides preuves, il n'y a qu'à rétorquer contre M. Falconet ses dernières paroles : *Valeant igitur quæcumque temere observata huic experimento Domini Aubert repugnaverint.* En effet son observation est si commune, qu'il n'y a point de chirurgiens accoucheurs ni de matrones qui, pour prévenir la perte du sang de la femme, ne fassent une ligature au cordon du côté du placenta, quand ils en séparent l'enfant; elle est si certaine, qu'elle est capable de convaincre les plus incrédules, pour peu qu'ils aiment la vérité et ne cherchent pas à l'éluder par de trompeuses expériences. Elle est si décisive qu'on a lieu d'être surpris de ce que dans le *Journal des savants* du lundi 18 janvier 1712, où l'on donne au public un extrait de la thèse de M. Falconet et de mes problèmes, on n'y ait fait nulle mention de cette remarque de

M. Aubert, ce qui peut faire penser qu'on a voulu épargner ce docteur aux dépens de la vérité.

Quoi qu'il en soit, je conclus de ce que ni l'air en masse ni le sang ne peuvent traverser une membrane, que le placenta n'en peut être revêtu du côté qu'il est joint à la matrice; puisque, soufflant par les vaisseaux ombilicaux, l'air et le sang s'échappent par les pores de sa surface extérieure, et ne peuvent passer par ceux de sa superficie interne, parce qu'elle est recouverte du chorion et de l'amnios, que tous les anatomistes reconnaissent pour membrane.

OBSERVATIONS FAITES SUR UN FŒTUS HUMAIN MONSTRUEUX.

(Monstruosités diverses. Conséquences relatives à la circulation et à la nutrition du fœtus [1].)

Les remarques étonnantes qu'on a faites sur un fœtus humain, qui n'avait ni tête, ni cœur, ni poumons, et à qui manquaient aussi l'estomac, tous les intestins grêles, le foie, la vésicule du fiel et le pancréas, ces remarques, dis-je, sont si extraordinaires, qu'on aurait peine à croire qu'elles fussent vraies, si elles avaient été faites par un seul particulier en secret; mais la chose s'est passée en public chez Mlle Langlois, maîtresse sage-femme de l'Hôtel-Dieu de Paris, en ma présence et en celle de M. Thibault, reçu en survivance pour occuper ma place, de MM. Le Suire et Regnaut, gagnant maîtrise, et de plusieurs compagnons et externes, chirurgiens de cette grande maison. M. Bouquet le cadet a disséqué cet enfant. M. de Châtillon, dessinateur de l'Académie, que j'avais mandé, y était présent et en a tracé le dessin sur-le-champ. Ainsi il n'est pas possible de refuser sa croyance à ce que nous rapportons des parties principales qui manquaient à ce petit monstre humain, sur lequel je vais donner mes réflexions à la célèbre assemblée qui me fait l'honneur de m'écouter.

Marie Guerlin, femme âgée de trente ans, crue hydropique, grosse cependant de six mois, accoucha le 10 du mois de septembre dernier de deux petites filles : l'une sortie vivante et l'autre morte du sein de la mère, avec une prodigieuse quantité d'eaux qui s'écoulèrent de la matrice, ce qui la guérit aussitôt de sa prétendue hydropisie.

Il est à remarquer qu'il ne manquait rien à la perfection du corps de celle qui jouissait de la vie, qui ne dura qu'environ une heure;

1. *R. Mss.*, t. XXXIX, f° 9, 13 janvier 1720. — *Mém.*, 1720, p. 8.

mais la morte avait un tronc de corps fort informe, dont la partie supérieure était terminée par la première vertèbre du dos. Ce tronc arrondi au-dessus n'avait ni tête, ni col, ni omoplate, ni clavicules, ni bras. Au-dessous du nombril, il était très parfait; il manquait seulement le petit doigt à chaque pied.

Sur la peau de son ventre, un peu plus haut que le milieu, paraissaient deux petits creux moins profonds d'une demi-ligne et d'une ligne de diamètre, mais distants l'un de l'autre de trois pouces, l'un plus élevé que l'autre de quelques lignes.

Ce petit corps était si fort bouffi par une sérosité glaireuse, que les téguments communs qui couvraient le haut du tronc avaient environ deux pouces d'épaisseur, ce qui faisait bien voir que leur tissu est vésiculaire; ce que l'on découvre aussi sans peine quand, après avoir fait une petite ouverture au pied d'un animal égorgé, on introduit avec un soufflet de l'air dans ses téguments. Cet air s'insinue même dans la membrane adipeuse des reins, qu'il gonfle si prodigieusement qu'il en rend les cellules très sensibles; ce qu'il ne pourrait faire si elles n'avaient communication les unes avec les autres, ou si la surface de cette membrane pouvait le laisser échapper.

Pour ces deux petites filles, il n'y avait qu'un placenta dont les membranes ne formaient qu'une poche qui les renfermait ensemble, ce qui est très rare. De cet unique placenta il ne sortait qu'un cordon, mais qui dans le milieu de sa longueur se partageait en deux, qui allaient séparément se terminer à leur nombril, ce que nous n'avions point encore vu jusqu'ici.

Ce ne sont là que les observations que nous avons faites sur l'extérieur du corps de cette petite fille; nous allons maintenant vous rapporter, Messieurs, les défauts et les parties que nous avions remarqués au dedans de ce petit monstre humain.

Ayant ouvert son ventre, nous n'y trouvâmes ni ventricule, ni intestins grêles, ni épiploon, ni foie, ni vésicule du fiel, ni pancréas, ni rate, ni reins; mais nous y découvrîmes les trois boyaux, et la matrice avec tous ses accompagnements. Le cœcum occupait la partie supérieure de cette capacité. Il avait deux appendices vermiculaires et n'avait point d'entrée. Sa capacité était continue à celle du côlon. Celui-ci, après avoir fait un petit nombre de circonvolutions, formait le rectum qui se terminait à l'anus. Ces trois intestins avaient leur mésentère, des veines qui tiraient leur origine de la veine ombilicale; leurs artères sortaient d'un tronc principal.

Ces parties, étant disséquées, nous donnèrent lieu de découvrir d'abord deux canaux que nous suivîmes jusqu'à la vessie, où ils s'inséraient, ce qui nous engagea à les poursuivre du côté des côtes, ne doutant pas qu'ils ne sortissent des reins, qui ne nous paraissaient pas encore. Nous ne les découvrîmes qu'après avoir emporté des chairs informes dont ils étaient enveloppés, et qui formaient une espèce de diaphragme du côté du ventre. Nous les trouvâmes enfin cachés avec les capsules atrabilaires sous les côtes. Il n'y avait que neuf côtes de chaque côté, qui étaient articulées avec les vertèbres du dos. Par devant elles n'avaient nulle sorte de liaison ensemble, parce que le sternum manquait à ce fœtus. Cependant le cartilage xyphoïde qui le termine ordinairement s'y rencontra : quelle bizarrerie !

Nous ne pouvons pas dire que les arcs que décrivaient ces côtes formassent une véritable poitrine, parce que nous n'avons trouvé entre elles ni poumons, ni cœur, ni thymus, ni œsophage. Leur intervalle était entièrement rempli par les capsules atrabilaires, les reins, et ces chairs dont nous venons de parler. Nous n'avons rien remarqué de particulier aux parties de la génération, non plus qu'aux jambes, qui mérite votre attention; mais nous devons vous rapporter qu'il y avait sur le devant du corps des vertèbres du dos deux autres canaux différents de ceux que nous venons de décrire. L'un était placé à gauche : celui-ci faisait l'office de l'aorte inférieure. L'autre était situé à droite : celui-là faisait la charge de la veine cave d'en bas. Au rapport que nous venons de vous faire des défauts et des parties que nous avons remarqués dans ce petit monstre, nous allons joindre quelques réflexions que voici.

Première réflexion. — Puisque les poumons et le cœur manquaient à cette petite fille, il est certain que la vie dont elle a joui dans la matrice, pendant les six mois de séjour qu'elle y a fait, n'a pu avoir pour principes que la respiration et le mouvement circulaire du sang de sa mère, sans lesquels sa vie se serait sans doute éteinte immédiatement après sa conception. Aussi voit-on qu'elle ne peut pas même subsister dans un enfant à terme, sitôt que son cordon ombilical vient à être fortement comprimé par sa tête dans le passage pendant l'accouchement. Ainsi tant que le fœtus est uni par le moyen du placenta à la matrice de sa mère, il doit être considéré comme un fruit attaché à un arbre dont il reçoit la vie et la nourriture.

Pour cet effet, tâchons donc d'expliquer par quels vaisseaux le mouvement circulaire du sang a pu se faire pendant la grossesse entre la mère et cet enfant monstrueux réciproquement; mais auparavant il est nécessaire de prendre une juste idée des termes de racine, de tronc et de branche, dont on se sert en parlant des vaisseaux sanguins, ce que l'on confond souvent et ce qui rend un discours d'anatomie fort obscur.

On appelle racines les petits conduits qui reçoivent le sang des parties et le portent dans un vaisseau commum qu'on nomme le tronc. Les branches sont les tuyaux qui en partent et déchargent le sang dans la substance de ces mêmes parties, qui servent de milieu entre les racines et les branches. S'il y avait entre elles anastomose, comme quelques-uns le prétendent, les parties ne pourraient se nourrir ni s'accroître, parce qu'elles ne pourraient pas être abreuvées d'un sang qui passerait immédiatement des branches des artères dans les racines des veines. On ne peut donc accorder leur union de bouche à bouche avec la nourriture des parties.

Cela présupposé, il est aisé de comprendre que le sang répandu par les branches du tronc de l'aorte inférieure de la mère dans la substance de sa matrice, s'est écoulé dans celle du placenta de cette petite fille, d'où il a passé dans les racines de la veine ombilicale, qui, par les branches de son tronc, l'a versé dans les racines de la veine cave, dont le tronc l'a déchargé dans celui de l'aorte de ce fœtus monstrueux, d'où partaient les deux branches ombilicales qui l'ont reporté dans le placenta, où les racines des veines de la matrice l'ont repris pour le rendre au cœur de la mère.

Le passage immédiat du sang du tronc de la veine cave dans celui de l'aorte de ce petit monstre, privé du cœur et des poumons, n'a rien de surprenant ni d'extraordinaire, puisque, dans un fœtus parfait, tout le sang de la veine cave entrant dans le ventricule droit du cœur passe dans le tronc de l'artère pulmonaire. Il en est de même de l'homme adulte.

Or, de ce que la tête et le cœur manquaient à cette petite fille, j'en tire cette conséquence : Donc chez elle la contraction de l'aorte n'a pu dépendre que de l'influence de l'esprit animal qui s'écoulait par les nerfs de l'épine du dos dans les fibres musculeuses de cette artère, et la relaxation de leur ressort : ce qui donne lieu de penser que le cœur même n'a pas d'autre cause de ses mouvements alternatifs que ces deux principes dans un adulte.

En voici une preuve bien évidente dans l'iris. Quand l'esprit animal coule dans les fibres musculeuses de cette membrane, elles rétrécissent l'ouverture de la prunelle, parce qu'alors en s'approchant de son centre elles s'allongent; elles l'élargissent quand elles viennent à se raccourcir, parce qu'alors leur ressort l'emporte sur l'esprit animal, qui cesse d'y couler aussi abondamment qu'auparavant.

Que ce soient là les seuls principes du mouvement alternatif d'un muscle, le gonflement et la relaxation de la verge en sont une preuve si convaincante qu'il faudrait manquer de jugement pour en douter.

Deuxième réflexion. — Cette petite fille monstrueuse, n'ayant point de tête, était, par conséquent, dans une impuissance naturelle de sucer : elle n'a donc reçu de nourriture que par le cordon ombilical, ce qui renverse incontestablement l'opinion des auteurs qui prétendent que l'enfant suce avec la bouche l'aliment dont il se nourrit dans la matrice. Apparemment qu'ils n'ont point fait attention que s'il suçait, il serait sans doute suffoqué dans les eaux où il est plongé comme l'est un homme qui se noie faute de respiration ; et puisqu'on ne rencontre que du sang dans la veine ombilicale, il est constant encore que le fœtus ne se nourrit pas de lait dans le sein de sa mère. Aussi est-il certain que les eaux qui l'environnent immédiatement dans la matrice ne sont nullement teintes de lait. Elles le seraient pour peu qu'il s'y en mêlât, une palette de sang rougit bien un seau d'eau, pourquoi autant de lait n'en blanchirait-il pas la même quantité? il ne le fait pas. Donc l'hypothèse de ceux qui tiennent qu'il ne passe que du lait de la matrice dans le placenta, est fausse : ce qui le prouve encore évidemment, c'est qu'il ne se trouve point de glandes dans cette partie de la femme pour fournir de lait au fœtus humain, et que les eaux de l'amnios ne laissent qu'un sel urineux après leur évaporation.

Troisième réflexion. — Enfin de ce que, dans cette petite fille, les gros boyaux se sont trouvés entièrement vides de méconium, j'en tire cette conclusion : donc, il paraît d'autant plus vrai que du mélange du suc des glandes intestinales, de la bile et de la liqueur pancréatique qui s'y déchargent, se forme cette matière épaisse et noirâtre qu'il est constant que l'on trouve toujours dans tous les fœtus humains où le ventricule, les intestins grêles, le foie, la vésicule du fiel et le pancréas se rencontrent. Or, toutes ces parties manquaient à ce petit monstre. Donc, le méconium ne peut être produit que du mélange de ces trois liqueurs.

Finissons cette courte narration par cette question curieuse. D'où vient qu'un fœtus parfait et à terme ne peut se décharger de cette matière grossière et gluante qu'après qu'il est sorti de la matrice? en voici la raison : c'est parce que, pendant qu'il y est renfermé, la puissance du ressort du sphincter du rectum, qui ferme cet intestin, ne peut être surmontée par l'effort de l'esprit animal qui ne peut couler volontairemnt dans les fibres de ce muscle qui ouvre l'anus, que lorsque l'enfant est sorti du sein de sa mère. C'est par la même raison qu'il n'y peut respirer : ce qui fait bien voir que l'air est le premier mobile qui donne et entretient la vie du fœtus humain, et que la capacité des gros intestins est suffisamment grande pour contenir tout ce qui s'y décharge d'excréments pendant les neuf mois que le fœtus humain demeure renfermé dans la matrice.

VII. — RESPIRATION ET TRANSPIRATION.

QUESTION PHYSIQUE : S'IL EST VRAI QUE L'AIR ENTRE DANS LES VAIS-
SEAUX SANGUINS PAR LE MOYEN DE LA RESPIRATION, S'ÉCHAPPE
AVEC LES VAPEURS ET LES SUEURS, PAR LES PORES INSENSIBLES DE
LA PEAU [1].

Tous les anatomistes conviennent aujourd'hui de la circulation du
sang; que les valvules du cœur, celles des artères, et des veines
qui sont toutes disposées en même sens en déterminent le cours, et
que le pouls et la respiration sont les deux principales causes de son
mouvement circulaire : mais quoique tous tombent d'accord que la
respiration sert à l'entretenir, ils ont cependant des pensées fort différentes sur la manière dont ils prétendent que l'air que nous respirons y peut contribuer; car les uns se persuadent que l'air qui entre
dans les poumons pendant que la poitrine se dilate, enfle seulement
leurs vésicules, et qu'il comprime par ce gonflement leurs artères et
leurs veines sans pénétrer dans la cavité de ces vaisseaux et sans
se mêler avec le sang. Ainsi, selon leur sentiment, l'air ne servirait
au mouvement circulaire du sang que par les pressions alternatives
et réitérées qu'ils s'imaginent qu'il ferait sur la masse du sang, qui
roule dans les vaisseaux du poumon; mais l'opinion de ces anatomistes ne paraît pas vraisemblable; car cette compression se faisant
sur les extrémités des petites artères pulmonaires, par lesquelles le
sang doit sortir, il est évident qu'elle serait plus capable de s'opposer à sa sortie qu'à la procurer : cette même compression se faisant aussi sur les extrémités des petites veines du poumon, il est
encore visible qu'elle s'opposerait au passage du sang dans ces
veines, au lieu de lui en faciliter l'entrée : d'ailleurs, il est certain
que dans le fœtus humain les vaisseaux des poumons ne peuvent
être pressés par le gonflement de leurs vésicules, puisque l'air n'y
entre pas; le sang circule cependant aussi librement par le poumon
du fœtus que par celui de l'homme adulte : puisque la même proportion qui se trouve entre les artères et les veines pulmonaires de
celui-ci, se rencontre entre les mêmes vaisseaux dans l'autre : or,

1. R. *Mss.*, 13 nov. 1700, p. 356. — Il y a quelques additions au commencement,
dans les *Mémoires*, 1700, p. 217.

comme il passe, de l'aveu même de tous les anatomistes modernes, beaucoup moins de sang par le poumon du fœtus que par celui d'un enfant nouveau-né, il y a toute apparence que dans celui-ci le gonflement des vésicules du poumon doit dilater ses vaisseaux au lieu de les comprimer; aussi est-il visible que le canal de communication qui se trouve dans le fœtus entre l'artère pulmonaire et l'aòrte, ne se détruit que parce qu'après la naissance du fœtus, les vaisseaux du poumon étant dilatés par le gonflement que cause l'air qui entre dans ses vésicules qui environnent ses vaisseaux, le sang qui passait auparavant par le canal de communication a alors plus de facilité à couler horizontalement à droite et à gauche dans les deux branches dilatées de l'artère du poumon, qu'à monter du tronc de cette artère dans l'aorte par le canal de communication; route que le sang de ce canal n'aurait jamais pu prendre si le gonflement des vésicules du poumon était capable de comprimer ses vaisseaux.

D'autres anatomistes, au contraire, assurent que l'air que nous respirons s'insinue des vésicules du poumon dans ses vaisseaux pour pousser le sang et pour aider ainsi sa circulation en se mêlant avec lui par des respirations répétées; mais entre ceux qui admettent ce mélange de l'air avec le sang, je ne sache personne qui se soit avisé de rechercher si l'air qui entre des vésicules du poumon par ses veines dans le ventricule gauche du cœur, après avoir été distribué par les artères dans toutes les parties, s'échappe par les pores de la peau avec les vapeurs qui sortent par ses conduits, ou si l'air, rentrant des parties dans les veines, retourne par leurs canaux au cœur et repasse, après avoir achevé sa circulation, des artères du poumon dans ses vésicules pour prendre la route de la trachée-artère et sortir par le nez et par la bouche dans le temps de l'expiration toutes les fois que la poitrine se resserre. C'est ce que je vais examiner.

Comme il peut passer pour constant, après les expériences et les observations de plusieurs savants auteurs, qu'il s'exhale en un jour plus de matière ou d'excréments par les pores insensibles de la peau, qu'il n'en sort en plusieurs par le nez, la bouche, l'anus et la vessie, il semble d'abord qu'il n'y ait pas lieu de douter que l'air, qui entre par le moyen de la respiration dans les vaisseaux sanguins, ne puisse ou ne doive sortir par les pores de la peau avec la même facilité que les vapeurs et les sueurs s'échappent par ces conduits : cependant plusieurs observations semblent prouver le contraire. J'en rapporterai seulement trois des plus considérables, et qui font le plus à mon sujet.

Si l'on remplit d'eau l'estomac, le cœur, ou quelque gros tuyau d'artère ou de veine, l'eau se filtre à travers‚les interstices des fibres charnues du cœur, passe par les pores des membranes de l'estomac, et s'échappe des artères et des veines; mais si l'on y renferme de l'air, il ne pourra s'en échapper, pourvu que l'on prenne la précaution de lier exactement les vaisseaux du cœur, les deux orifices de l'estomac, et tous les petits rameaux d'une artère ou d'une veine considérable, en sorte que l'air ne puisse sortir par aucun des endroits qu'on aura liés. La seconde observation est qu'après la mort les humeurs de l'œil se dissipent à travers ses membranes; au contraire, si l'on vide, par le nerf optique, le globe de l'œil des humeurs qu'il renferme, ce qui est facile à faire, et qu'ensuite on le remplisse d'air, le nerf optique étant lié, l'air restera dans le globe de l'œil et ne pourra se dissiper, comme font les humeurs de l'œil, par les pores de ses membranes : il paraît donc assez vraisemblable, par ces deux observations, que l'air que nous respirons ne doit pas s'échapper par les conduits ou pores insensibles de la peau, comme font les vapeurs et les sueurs. C'est ce que semble prouver visiblement une troisième observation que voici.

Les animaux qu'on renferme dans la machine pneumatique s'y gonflent d'autant plus qu'on la vide plus exactement de l'air grossier qu'elle contient, après quoi ils restent gonflés, ce qui ne devrait point arriver si l'air pouvait sortir par les pores de leur peau; car s'il s'échappait par ces conduits insensibles, ces animaux devraient se désenfler immédiatement après la sortie, et alors les parties retombant sur elles-mêmes par leur propre pesanteur, ou se resserrant par leur ressort naturel, comme il leur arrive lorsque la peau se crève dans cette machine, leur corps devrait y reprendre un volume plus petit qu'il n'avait avant que ces animaux y fussent exposés. Or, comme ils s'enflent toujours tant que la résistance de leur peau peut contre-balancer le ressort de l'air intérieur répandu dans toutes les parties de leur corps, en gardant avec lui un juste équilibre, il est fort probable que l'air que nous respirons, et qui passe des vésicules du poumon par ses veines dans le cœur pour pousser le sang, en se mêlant avec lui dans tous les vaisseaux, ne s'en sépare pas pour s'échapper avec les vapeurs et les sueurs par les pores insensibles de la peau.

Pour détruire ce sentiment, l'on pourra peut-être m'objecter que la plupart des poissons qu'on expose dans la machine pneumatique rendent beaucoup d'air de dessous leurs écailles, ce qui paraît manifestement lorsque les poissons vivants nagent dans l'eau pendant qu'ils sont dans le vide : mais si l'on examine bien cette expérience qu'a fait voir M. Homberg dans l'Académie, on reconnaîtra qu'elle ne fait que confirmer ce que je viens de dire; car si cet air qu'on voit s'échapper de dessous les écailles sortait du corps même du poisson par les vaisseaux excrétoires de la peau, le poisson qui s'enfle dans le vide devrait s'y désenfler après la sortie de l'air; mais au contraire, il reste enflé nonobstant cette grande quantité de bulles d'air qu'on voit sortir de dessous ses écailles; il y a donc lieu de croire que c'est plutôt l'air logé sous les écailles qui produit ces bulles en se dilatant, que l'air qui est renfermé dans le corps même du poisson. Une preuve de ceci est que le poisson qui, dans le vide, a rendu une fois l'air qui était caché sous les écailles, n'en rend plus par ces endroits lorsqu'on le renferme une seconde fois dans le vide, comme l'a fait voir M. Homberg; cependant son corps se renfle de nouveau à chaque fois qu'on le remet dans le vide. Si on oppose à cette expérience que la vipère se désenfle dans le vide, qu'ainsi l'air doit sortir de son corps par les pores de la peau, j'avouerai que l'air sort du corps de la vipère : mais je nie que ce soit par les pores de la peau. En voici la raison. Le poumon de la vipère forme un sac aveugle, long d'un pied, et d'un pouce de diamètre ou environ; il est donc évident qu'il doit contenir beaucoup plus d'air qu'il n'y en peut avoir de répandu dans tout le reste des parties de son corps. Cela étant, je dis que toutes les fois que dans le vide l'air du poumon viendra à surmonter par son ressort l'effort des muscles du larynx qui le tiennent renfermé dans le poumon, il doit ouvrir le larynx que ces muscles tenaient fermé; d'où il suit que la vipère doit se désenfler, parce que l'air du poumon s'échappe alors par l'ouverture de la trachée artère : mais après sa sortie, les muscles du larynx ne se trouvant plus forcés par la distillation de l'air, ils doivent refermer l'ouverture du larynx jusqu'à ce que ce qui reste d'air grossier dans le poumon, venant à se dilater de nouveau, surmonte une seconde fois l'effort de ses muscles ; c'est aussi ce qui arrive sensiblement par les éructations qu'on voit faire à l'animal; et de plus, il n'y a que le ventre de la vipère qui se désenfle, pendant que tout le reste de son corps demeure gonflé; ainsi il n'y a pas d'apparence que l'air s'échappe par les pores de la peau, quoique la vipère se désenfle dans le vide. Ces expériences, loin de servir de preuve pour la sortie de l'air par les vaisseaux excrétoires de la peau, fournissent donc, au contraire, une conjecture fort vraisemblable, pour prouver que l'air que nous respirons ne peut pas sortir par ces conduits imperceptibles. C'est ce qui paraîtra encore plus évident en expliquant pourquoi l'air n'a pas dû sortir par les pores de la peau.

Quoique l'air que nous respirons ne transpire pas avec les vapeurs et les sueurs par les vaisseaux excrétoires de la peau, on ne doit pas cependant conclure de là qu'il ne sorte point des vaisseaux sanguins dans lesquels il s'insinue : car comme chaque respiration y fait continuellement entrer de nouvel air, il est aisé de comprendre que si la même quantité d'air qui entre dans ces vaisseaux n'en ressortait pas par quelque endroit, il s'en amasserait en peu de temps une si grande abondance dans le cœur et dans les artères, que la force des esprits animaux, venant à être surmontée par le ressort de l'air, ne serait plus suffisante pour la contraction de ces parties, sans laquelle cependant le sang ne peut passer dans les veines; de sorte que l'air qui donne le premier branle au sang en entrant des vésicules du poumon par ses veines dans le cœur, ferait enfin cesser la circulation du sang s'il était retenu dans les vaisseaux; il faut donc, à mesure qu'il y entre, qu'il en ressorte par quelque endroit. Mais si l'air qui commence à se mêler dans les veines du poumon avec le sang pour le pousser dans le ventricule gauche du cœur, et de là par les artères dans tout le corps de l'homme, abandonnait le sang en passant avec lui dans les parties et s'échappait avec les vapeurs et les sueurs par les pores de la peau, il paraît que le sang, n'étant plus poussé par l'air au delà des parties, ne pourrait entrer dans les veines, ou que, s'il y passait, il y resterait en repos ou manquerait de mouvement, puisque les veines sont non seulement incapables d'elles-mêmes d'une contraction assez forte pour le forcer à retourner au cœur, mais qu'elles contiennent même moitié plus de sang ou environ que les artères; il faut donc, puisque le sang circule dans les veines, que l'air y entre pour le pousser.

Or, comme il est évident qu'il ne faut pas moins de force pour repousser le sang des parties par les veines dans le cœur, qu'il en faut pour le pousser du cœur par les artères dans les parties, l'impulsion de l'air, qui est l'une des causes principales du mouvement circulaire du sang, doit donc être aussi forte dans les veines que dans les artères, puisque les veines doivent rendre au cœur presque autant de sang que le cœur en donne par les artères aux parties, ce qui est absolument nécessaire pour entretenir dans tous les vaisseaux une circulation continue. Cela étant, il est visible que l'air doit parcourir avec le sang tous les vaisseaux, et qu'il doit, après cela, abandonner le sang, d'où il s'ensuit que la circulation de l'air doit finir où elle a commencé. L'air commence son tour dans le poumon, il doit donc le finir dans le poumon. Aussi voit-on que l'air qu'on souffle par la trachée-artère dans le poumon passe de ses vésicules par ses veines dans le ventricule gauche du cœur; et que l'air qu'on souffle dans le ventricule droit repasse par les rameaux de l'artère du poumon dans les mêmes vésicules, d'où il s'échappe au dehors par l'âpre artère; ainsi le poumon, qui sert à l'entrée de l'air, sert aussi à sa sortie. Par toutes ces raisons, il paraît fort vraisemblable que les pores de la peau n'ont été formés d'une manière propre à retenir au dedans du corps les particules de l'air que nous respirons, qu'afin de le renfermer dans les vaisseaux pour servir, par son impulsion et par son mélange, au mouvement circulaire du sang; ce qu'il n'aurait pu faire s'il s'était échappé par les conduits insensibles de la peau, avec les vapeurs et les sueurs.

QUESTION PHYSIQUE : SAVOIR SI DE CE QU'ON PEUT TIRER DE L'AIR DE LA SUEUR DANS LE VIDE, IL S'ENSUIT QUE L'AIR QUE NOUS RESPIRONS S'ÉCHAPPE AVEC ELLE PAR LES PORES DE LA PEAU [1].

Dans l'Assemblée publique de l'Académie royale des Sciences du 13 novembre 1700, je proposai cette autre question : S'il est vrai que l'air qui entre dans les vaisseaux sanguins par le moyen de la respiration s'échappe avec les vapeurs et les sueurs par les conduits insensibles de la peau.

Pour faire connaître qu'il ne peut pas sortir par ses pores, je rapportai d'abord deux expériences. Voici la première.

Si l'on remplit le cœur ou les troncs de ses vaisseaux, l'estomac, les intestins ou la vessie d'eau, elle s'écoule à travers les fibres de ces parties; mais si l'on y renferme de l'air, il ne peut point en sortir.

La seconde, c'est qu'après la mort les humeurs de l'œil se dissipent. Au contraire, si on vide par le nerf optique le globe de l'œil des humeurs qui y sont contenues, et qu'après cela on le remplisse d'air, le nerf optique étant lié, l'air ne peut point passer, comme font les humeurs, à travers ses membranes.

De ces deux expériences je tirai cette conséquence, que puisque l'air soufflé dans toutes ces parties ne pouvait point en sortir, il n'y avait pas d'apparence que l'air que respirent les animaux pût s'échapper par les pores de la peau avec les vapeurs, ni avec les sueurs.

Pour confirmer cette hypothèse, M. Homberg fit voir en même temps que le corps des animaux qu'on renferme dans la machine pneumatique s'y gonfle d'autant plus qu'on la vide plus exactement de l'air grossier qu'elle renferme, après quoi le corps de ces animaux y reste tout gonflé; ce qui ne devrait point arriver si l'air contenu dans ces parties pouvait sortir par les petits conduits insensibles de la peau. Car s'il pouvait les pénétrer, il est certain que ces

1. *Mémoires*, 1707, p. 153-168.

animaux devraient, après la sortie de l'air, se désenfler dans cette machine, puisqu'il est visible qu'ils s'y dégonflent quand leur peau vient à crever, et qu'alors leur corps y reprend même un volume plus petit qu'il n'avait dans son état naturel.

Pour prouver ensuite que l'air que respirent les animaux ne doit pas sortir par les pores de la peau, je fis observer que si l'air qui commence dans les veines du poumon à se mêler avec le sang pour le pousser dans le ventricule gauche du cœur, et de là, par les artères, dans tout leur corps, abandonnait le sang en passant avec lui dans toutes ses parties et s'échappait avec les vapeurs et les sueurs par les pores de la peau ; il était impossible que le sang, n'étant plus poussé par l'air au delà des parties, pût entrer dans les veines, ou que, s'il y passait, il resterait en repos dans ces vaisseaux, parce que les veines sont incapables d'elles-mêmes d'une contraction assez forte pour le contraindre à retourner au cœur, et qu'elles ont une capacité assez grande pour contenir toute la masse du sang renfermée dans tous les vaisseaux sanguins.

Enfin je fis remarquer que puisque le sang répandu par les artères dans toutes les parties s'écoulait par les veines dans le cœur, il fallait nécessairement que l'air rentrât aussi avec le sang dans la veine cave pour le pousser dans le ventricule droit ; d'où je tirai cette autre conséquence, que les pores de la peau n'avaient été formés d'une manière propre à retenir au dedans du corps l'air que les animaux respirent, qu'afin de le renfermer dans les vaisseaux, pour servir et par son impulsion et par son mélange au mouvement circulaire du sang, auquel l'air n'aurait pu contribuer s'il s'était échappé par les pores insensibles de la peau avec les vapeurs et les sueurs.

Quelque évidentes que soient les expériences et les raisons qui servent de fondement à cette nouvelle hypothèse, cependant un physicien a jugé *qu'elles n'ont rien de convaincant, et qu'il est aisé de les refuser :* mais je vais lui faire connaître que ses réflexions, qu'il m'a fait communiquer, l'établissent sans qu'il s'en soit aperçu, au lieu de la détruire. Voici la première de ces réflexions.

Tandis que l'air est en masse, dit ce philosophe, *et dans une certaine quantité, il ne peut passer par les pores de la peau ; mais il le peut lorsqu'il est divisé en une infinité de parties d'un volume extrêmement petit, comme il l'est lorsqu'il est mêlé avec toutes les humeurs qui composent la masse du sang.*

Pour démontrer cette proposition, il se sert de cette seconde réflexion. *Si l'on ramassait,* dit-il, *de la sueur dans un petit vase, et qu'on la mît dans la machine pneumatique, dès que l'on pomperait on verrait sortir l'air de cette liqueur, comme on voit qu'il en sort de l'eau et qu'il arriverait la même chose si l'on faisait cette expérience de toute autre purgation du sang; parce que l'air est confondu avec toutes les autres humeurs qui sont mêlées avec lui.*

Troisième réflexion. *Par là*, dit-il, *il sera aisé d'expliquer comment il sort autant d'air du corps par les pores de la peau et par les autres conduits de toute autre purgation du sang, qu'il en entre dans les poumons par la respiration. Je confirme*, dit-il, *cette division et cette facilité de l'air à sortir par les pores, et par les autres conduits, par cette autre réflexion.*

Cet air ainsi mêlé dans le sang doit passer dans la circulation par les artères capillaires avec le sang artériel pour entrer dans les veines capillaires, et revenir au cœur et au poumon, et puis s'exhaler par l'âpre artère. Que s'il passe bien par ces artères et par ces veines capillaires, et par des anastomoses, qui viennent plus insensibles que ne sont les pores; pourquoi ne passera-t-il pas par les pores mêmes?

Donc si l'air que respirent les animaux doit, après avoir servi à la circulation du sang, s'exhaler par l'âpre artère, il est visiblement impossible à ce philosophe d'expliquer comment il peut sortir *autant d'air du corps par les pores de la peau, et par les autres conduits de toute autre purgation du sang, qu'il en entre dans les poumons par la respiration*, comme il le prétend. Voilà un extrait fidèle des plus fortes raisons qu'apporte ce philosophe afin de détruire mon hypothèse. Je vais examiner à présent si, comme *il lui paraît*, ces *réflexions sapent les deux fondements de mon système.*

Pour répondre aux objections par lesquelles ce physicien prétend prouver que l'air que respirent les animaux, étant mêlé dans les différentes humeurs dont la masse du sang est composée, doit passer par tous les conduits excrétoires que ces mêmes humeurs traversent en se séparant du sang pur, je vais examiner si les particules de l'air qui entrent dans les vaisseaux sanguins par le moyen de la respiration, sont de telle sorte enveloppées de celles du sang et des autres humeurs dans ces vaisseaux, qu'elles ne fassent plus avec le sang et ces humeurs qu'une même masse, ou si les atomes de l'air et les parties de toutes ces humeurs ne font que se mouvoir les unes entre les autres sans se confondre.

Pour découvrir l'un et l'autre, je me servirai seulement de cette expérience. Que l'on fasse fondre dans une certaine quantité d'eau autant de sel qu'elle en peut porter, on verra qu'après cela elle n'en peut dissoudre davantage. Ce sel fondu passe à la vérité par tous les conduits que l'eau peut traverser; mais il ne peut y passer quand il n'est pas dissous, bien qu'il soit réduit en poussière infiniment subtile.

Si l'on cherche les causes de ces deux effets si différents, je ne crois pas qu'on en puisse trouver d'autres que le rapport qui se rencontre entre la figure des particules de l'eau et celle des conduits du corps qui donnent passage à l'eau qui tient le sel en dissolution, et la disproportion qui se trouve entre ces mêmes conduits et le sel réduit en poussière.

De là il est aisé de juger que ce qui fait que le sel fondu dans l'eau peut passer par des conduits qu'il ne saurait traverser quand il est réduit en poussière très subtile, ne peut être que parce que, par la dissolution, les parties du sel s'insinuent dans les parties de l'eau, et se revêtissent, pour ainsi dire, de leur figure ; de là vient que le sel fondu doit passer par tous les conduits que l'eau peut traverser, ce qu'il ne peut faire quand il n'est réduit qu'en poussière, parce que les parties du sel conservant en cet état leur propre figure, elles ne se trouvent pas alors, comme quand elles sont revêtues de celles de l'eau, avoir de rapport aux conduits que l'eau peut pénétrer. J'applique maintenant cette expérience et ce raisonnement à mon sujet.

Toutes les liqueurs que boivent les animaux sont remplies, de même que tous les aliments solides qu'ils mangent, d'autant d'air qu'ils sont capables d'en contenir dans les pores de leurs plus petites parties. Cela étant, la masse du sang qui est produite des unes et des autres n'en peut porter davantage. Donc l'air poussé par le poumon, comme par un soufflet dans les vaisseaux sanguins, ne peut non plus se revêtir de la figure du sang, ou se confondre avec lui, qu'il peut faire avec l'eau quand il est poussé par le canon d'une seringue.

Or, comme l'air qui est seringué dans l'eau reste en masse entre les parties de l'eau, je veux dire sans se confondre ou se revêtir de la figure des parties de l'eau, parce que celles-ci sont remplies d'autant d'air qu'elles en peuvent porter ; par la même raison, l'air que les animaux respirent, et qui se mêle en entrant dans les vaisseaux avec le sang, ne peut aussi se confondre avec lui, parce que les parties du sang sont rassasiées de l'air des liqueurs qui le composent. Donc l'air que soufflent les poumons dans les vaisseaux doit rester en masse entre les molécules du sang, et ne peut se revêtir de leur figure.

Or, comme en cet état les atomes de cet air conservent leur figure propre, qui n'a pas de rapport à celle des pores de la peau, de là vient qu'il ne peut pas sortir par ces petits conduits avec la sueur, ni passer par ceux des autres parties qui donnent issue aux autres excréments de la masse du sang, parce qu'il n'est pas aussi confondu avec eux. Nous voilà donc d'accord, puisque ce philosophe convient avec moi que l'air en masse ne peut les pénétrer.

MÉRY.   23

Il est donc évident que l'air qui pourrait sortir de la sueur, comme de l'eau étant exposée dans un vase dans la machine pneumatique, ne serait certainement point l'air que les animaux respirent, comme le prétend ce physicien, mais celui qui est confondu avec les liqueurs qu'ils boivent et les aliments qu'ils mangent, et auquel ce philosophe n'a fait nulle attention. De cette inadvertance viennent toutes ses erreurs.

Je puis donc, des expériences et des raisons que je viens de rapporter, tirer cette conséquence générale, que l'air confondu avec toutes les humeurs renfermées, soit dans les vaisseaux, soit répandues dans toutes les parties du corps des animaux, ne passe par les conduits qui servent à leur filtration, que parce qu'il est revêtu en cet état de la figure des mêmes humeurs, et qu'au contraire l'air que respirent les animaux ne peut point y passer, que parce qu'il n'est pas de même confondu avec elles, et que ses parties conservent leur propre figure en circulant avec le sang dans les vaisseaux.

Ce philosophe n'a donc pas raison, de ce qu'on peut tirer de la sueur, comme on fait de l'eau étant exposée dans un vase dans la machine du vide, de conclure que l'air que respirent les animaux s'exhale avec les vapeurs et les sueurs par les pores insensibles de la peau; d'autant moins que lui-même tombe d'accord avec moi qu'il est vrai que l'air réduit en masse dans le corps des animaux gonflés dans la machine pneumatique ne peut sortir par ses petits conduits : mais les deux raisons qu'il en donne sont fausses. Je vais les rapporter pour en faire connaître la fausseté.

La première, *c'est que*, dit-il, *dans la dilatation subite qui arrive au corps des animaux dans la machine pneumatique, les humeurs bouchent elles-mêmes la plupart des pores de la peau, et empêchent l'air d'en sortir.*

La seconde raison, *c'est que cet air qui n'est plus comprimé, comme auparavant, prend alors un plus grand volume, et il ne peut plus sortir, et il faut alors le considérer comme de l'air en masse qui ne peut pas se faire de passage par des issues si étroites.*

Pour apercevoir la fausseté de ces deux raisons, il n'y a qu'à faire réflexion que plus le corps des animaux se gonfle dans la machine du vide, plus les pores de la peau doivent s'élargir, et que plus on pompe l'air grossier contenu dans cette machine, plus les humeurs et le sang renfermés dans les parties s'y raréfient, et deviennent par conséquent plus subtiles.

Les humeurs peuvent donc beaucoup moins boucher les pores des parties propres à leur évasion, quand ces parties sont tendues, que lorsqu'elles sont relâchées, et l'air devrait sortir d'autant plus aisément par leurs petits conduits excrétoires, qu'ils sont plus ouverts et l'air plus raréfié.

Cependant l'air que respirent les animaux, ni même celui qui est confondu avec les humeurs, mais qui s'en débarrasse et se dépouille, pour ainsi dire, de leur figure dans le vide, ne peuvent, quoique extrêmement raréfiés, ni sortir par les pores de la peau, ni par tous les petits conduits excrétoires des autres parties, puisque les animaux ne se dégonflent pas dans le vide. Les deux raisons que rend ce physicien de ce que l'air en masse ne peut sortir du corps des animaux enflés dans la machine pneumatique, sont donc évidemment fausses.

Néanmoins persuadé qu'il est qu'elles sont vraies, il se flatte en ces termes : *Que ce qu'il avance ici est manifestement prouvé par l'expérience de l'eau mise dans la machine pneumatique. Cette eau contient, dit-il, beaucoup d'air divisé en une infinité de parties, qui passent avec elle où l'air en masse ne saurait passer. Après quelques coups de pompe, on voit cet air se dilater et sortir en grosses bulles, qui ne pouvaient avec ce volume passer où passe l'eau. Il en est de même de l'air mêlé dans les humeurs de l'animal qui s'enfle dans le récipient; c'est pourquoi il ne s'exhale point alors par les pores de l'animal, et le tient toujours enflé. Il me paraît que ces réflexions sapent les deux fondements du système de M. Méry.*

Si ce philosophe voulait bien faire une sérieuse attention sur la manière doht se forment les petites bouteilles de l'air confondu avec l'eau, et sur ce qui arrive à ces petites bouteilles immédiatement après leur formation, je m'assure qu'il jugerait autrement qu'il n'a fait de mon système.

En attendant qu'il y pense, je lui dirai que trois choses concourent à la formation des petites bouteilles qui paraissent dans l'eau exposée dans la machine du vide.

La première, est la diminution du poids de l'air grossier qui presse l'eau renfermée dans cette machine;

La seconde, la dilatation de l'air confondu avec l'eau qui suit de cette diminution de poids;

La troisième, les particules de l'eau qui environnent les parties de cet air qui se raréfie.

Tandis qu'on ne met point la pompe en mouvement, l'air grossier renfermé dans cette machine presse l'eau, et empêche ainsi l'air de se dilater. En pompant, l'air grossier presse moins l'eau et donne occasion à l'air confondu avec l'eau de se dilater, et alors ces petites bouteilles qui se forment de l'eau et de l'air commencent à paraître; mais elles se crèvent sitôt qu'elles sont formées, parce qu'elles n'ont pas assez de force pour retenir l'air qu'elles renferment, et s'opposer à sa plus grande dilatation.

Quand ces petites bouteilles se crèvent, l'air qu'elles renfermaient s'échappe par le conduit de la machine, par lequel elles ne pourraient peut-être passer elles-mêmes, si elles subsistaient en forme de bouteille.

Comme il y a bien de l'apparence que ce qui se fait dans l'eau arrive à toutes les humeurs qui arrosent le corps des animaux exposés dans la machine du vide, je tombe d'accord avec ce physicien que tandis que l'air restera enfermé dans les petites bouteilles que formeront ces liqueurs, il ne pourra plus passer par les pores des parties qu'il traversait aisément avant la dilatation : mais comme ces petites bouteilles ne sont pas plus tôt formées qu'elles se crèvent, il doit aussi convenir avec moi qu'après leur ruine, l'air, devenu plus subtil par la raréfaction dans le vide, doit non seulement passer par les pores qu'il pénétrait auparavant, mais qu'il peut alors en traverser de beaucoup plus petits que ceux qui lui donnent ordinairement passage, puisque ce philosophe, pour prouver la sortie de l'air par les pores de la peau, apporte pour raison qu'il passe bien par des conduits plus étroits.

Donc si l'air condensé que respirent les animaux pouvait hors du vide s'exhaler par les pores de la peau avec les vapeurs et les sueurs, comme le prétend ce physicien, à plus forte raison pourrait-il, raréfié qu'il est dans cette machine, sortir par ces petits conduits, si ses atomes avaient quelque rapport à leur ouverture, et ce avec d'autant plus de facilité que ses parties sont plus divisées alors, et les pores de la peau plus ouverts par la tension.

Or comme les animaux restent toujours enflés dans la machine pneumatique après en avoir pompé l'air grossier, il est donc visible que l'air qui entre dans les vaisseaux sanguins par le moyen de la respiration, et qui se répand par les artères dans toutes les parties, ne peut point, à quelque degré de subtilité qu'il puisse parvenir, sortir par les pores de la peau avec la sueur, ni par les conduits qui servent à la décharge des autres excréments de la masse du sang, qu'il traverserait sans difficulté, si la figure de ses atomes avait quelque rapport avec celle des vaisseaux excrétoires des parties qui séparent ces excréments.

Je ne sais si après cet éclaircissement ce philosophe trouvera encore que mes raisons n'ont rien de convaincant, et si les siennes sapent, comme il se l'imagine, les fondements du système que j'ai proposé.

Pour finir la critique qu'il en a faite, il dit *qu'on pourrait me demander par quels principes bien établis je pourrais prouver que l'air*

ainsi divisé et mêlé avec le sang, étant retourné au cœur et au pou-
mon, se réunirait pour s'exhaler par l'âpre artère, et serait déter-
miné à se séparer du sang : n'y avait-il pas même quelques difficultés
à expliquer cette sortie de l'air prise de la construction des rameaux
de l'âpre artère qui répondent aux vaisseaux pulmonaires? C'est ce
que je n'ai pas, ajoute-t-il, *le loisir d'examiner.*

S'il ne le sait pas, d'où vient donc que, pour confirmer la facilité
de l'air à sortir par les pores de la peau, il se sert de cette réflexion
pour la prouver?

Cet air ainsi mêlé dans le sang doit passer, dit ce physicien, *dans*
la circulation par les artères capillaires, pour entrer dans les veines
capillaires, et revenir au cœur et au poumon, et puis s'exhaler par
l'âpre artère. Que s'il passe bien par ces artères et par ces veines ca-
pillaires et par des anastomoses qui deviennent plus insensibles que
ne sont les pores, il faut sous-entendre ceux de la peau, *pourquoi ne*
passera-t-il pas par ces pores mêmes?

Je pourrais demander à mon tour à ce philosophe s'il n'y a point
entre ces deux passages quelque contradiction dont il ne se soit pas
aperçu. En attendant qu'il y pense plus sérieusement qu'il n'a fait,
je vais satisfaire sa curiosité sur ce qu'il n'a pas le loisir d'examiner
lui-même.

Pour répondre à sa demande, et le tirer du doute où il paraît être
sur la sortie de l'air par la trachée-artère, quand une fois il est passé
des vésicules du poumon par ses veines dans le cœur, je lui dirai
que, l'air qui est soufflé par le poumon dans les vaisseaux sanguins
ne pouvant se confondre avec le sang, ni faire une même masse
avec lui, parce qu'il ne peut pénétrer ses parties, il faut nécessairement, ne pouvant point sortir par les pores de la peau, ni par
aucun des conduits qui donnent passage aux excréments de la masse
du sang, il faut, dis-je, qu'il s'échappe nécessairement par la trachée-artère.

Car si l'air que respirent les animaux, et qui est une des principales causes du mouvement circulaire du sang, par l'impulsion qu'il
lui donne en passant des vésicules du poumon dans les veines pulmonaires, abandonnait le sang à la sortie des branches de l'aorte, et
qu'il s'échappât autant d'air par les pores de la peau, et par les autres
conduits qui donnent passage aux excréments de la masse du sang,
qu'il en entre dans les vaisseaux sanguins par la trachée-artère,
comme le prétend ce physicien, il est certain que le sang resterait
sans mouvement dans les veines.

Le sang circule dans ces vaisseaux, et ils déchargent dans le cœur
à peu près la même quantité de sang que le cœur verse dans les

artères. Il faut donc que l'air rentre dans les veines pour pousser le
sang dans le cœur, et qu'il abandonne le sang dans les artères pulmonaires et rentre dans les vésicules du poumon, afin de sortir hors
du corps par la trachée artère, puisqu'enfin il ne peut passer par les
pores de la peau, ni par tous les autres conduits qui servent à la séparation des excréments de la masse du sang. Je vais maintenant
expliquer à ce philosophe de quelle manière l'air abandonne le sang
dans les artères pulmonaires.

L'air que soufflent les poumons par les veines pulmonaires dans
le cœur, ne pouvant se confondre avec le sang, fait de continuels
efforts par la vertu élastique qui lui est propre, pour se débarrasser
d'avec lui, et sortir des vaisseaux dans lesquels ils circulent ensemble.
Mais parce qu'en passant des extrémités des branches de l'aorte
dans les parties, il ne trouve pas les pores de la peau qui donnent
issue aux vapeurs et à la sueur, ni les conduits des parties qui servent à la sortie des autres excréments de la masse du sang propres
à lui donner passage, il est forcé de rentrer avec le sang par les racines de la veine cave dans ses deux troncs, par lesquels ils s'écoulent ensemble dans le ventricule droit du cœur, qui les chasse
dans l'artère pulmonaire, où l'air trouvant des pores propres à le
recevoir, il lui est aussi aisé d'abandonner le sang en sortant par
ces pores, qu'il lui est facile de sortir de l'eau quand il y a été poussé
par le canon d'une seringue.

L'air sortant des branches de l'artère pulmonaire rentre dans les
vésicules du poumon, d'où il passe ensuite dans les rameaux de la
trachée-artère, et s'échappe enfin au dehors par ce canal.

Que l'air que respirent les animaux prenne le chemin des veines
pulmonaires pour s'insinuer dans les vaisseaux sanguins, qu'il en
sorte par les branches de l'artère du poumon pendant que l'air confondu avec la masse du sang rentre des extrémités des branches de
cette artère dans celles des veines pulmonaires, les expériences que
je vais rapporter en sont des preuves évidentes.

Que l'on souffle de l'air en masse, je veux dire tel que le respirent
les animaux, par la trachée-artère dans le poumon, il passe de ses
cellules par les veines dans le cœur, et n'y peut entrer par ses artères. Or, comme il sort autant d'air de la poitrine pendant l'expiration
qu'il y en entre pendant l'inspiration, il est donc visible que l'air
qui entre dans les vaisseaux sanguins par les racines des veines du
poumon, en sort par les branches de l'artère pulmonaire en finissant
sa circulation. Il ne peut donc pas s'échapper par aucun des conduits qui donnent passage aux excréments de la masse du sang.

Il n'en est pas de même de l'air confondu avec les liqueurs; car si l'on seringue de l'eau et du lait mêlés ensemble par le tronc de la veine cave dans le ventricule droit du cœur, cet air revêtu de la figure de ces deux liqueurs passe avec elles des extrémités des branches de l'artère pulmonaire dans les racines des veines du poumon, sans entrer dans ses cellules. Donc l'air confondu avec le sang doit tenir le même chemin, pendant que l'air en masse, se débarrassant d'avec lui, rentre par les branches de l'artère pulmonaire dans les cellules du poumon. L'air confondu avec le sang ne peut donc sortir du corps qu'en passant, revêtu de la figure des humeurs, par les parties qui donnent issue aux excréments de la masse du sang.

Ces expériences font bien voir, autant que j'en puis juger, que l'air confondu avec les différentes humeurs qui composent la masse du sang, ne passe avec elles par tous les conduits des parties qui servent à leur séparation, que parce que cet air est revêtu, comme j'ai dit, de la figure de ces humeurs, et qu'au contraire l'air qui est en masse ne peut y passer, parce que la figure de ses petits atomes n'a pas de rapport à celle de ces conduits; ce qui paraît d'autant plus vraisemblable que rien n'empêche de concevoir les atomes de l'air en masse de même grosseur et de même figure que ceux de l'air confondu dans toutes les liqueurs. Donc, puisque l'un passe par où l'autre ne peut passer, il faut nécessairement que l'air confondu avec les humeurs qui entrent en la composition du sang soit revêtu de leur figure; car sans cela il est visible que l'air en masse pourrait passer par tous les conduits que l'air confondu dans ces différentes humeurs peut traverser.

Si ce philosophe avait bien pris garde à cette différence, sans doute il ne m'aurait pas objecté *que si l'air que nous respirons, étant mêlé avec le sang, passe bien par des artères et par des veines capillaires, et par des anastomoses qui deviennent plus insensibles que ne sont les pores*, il faut sous-entendre ceux-là de la peau qu'il ne spécifie pas; *pourquoi*, dit-il, *ne passera-t-il pas par les pores mêmes?*

Par les objections de ce physicien et les solutions que j'y ai données, il est, ce me semble, aisé de voir qu'il ne s'est mépris que parce qu'il n'a pas cru qu'il y eût d'autre air dans le sang et dans les autres humeurs, que celui qui entre dans les vaisseaux sanguins par le moyen de la respiration, et pour n'avoir fait d'attention qu'à la différente grandeur des pores des parties de l'animal, et à la différente grosseur des molécules des liquides qui passent à travers, sans avoir aucun égard à la figure des uns et des autres, sans laquelle il me paraît cependant qu'il est impossible de rendre raison des différents phénomènes que je viens d'expliquer.

Après avoir lu ce Mémoire à l'Académie, M. Homberg rapporta deux faits qui confirment que l'air de la respiration passe des cellules des poumons dans les vaisseaux, et se mêle immédiatement avec la masse du sang. « Le premier, *dit-il*, est que dans les léthargies le bat-« tement lent du pouls est considérablement augmenté lorsqu'on « expose de l'esprit du sel ammoniac ou une autre liqueur fort spiri-« tueuse au nez du malade, ce qui n'arrive que parce que des par-« celles de ces liqueurs sont portées par le moyen de la respiration « dans les poumons, où elles se mêlent avec la masse du sang, et y « augmentent la quantité des esprits animaux, qui ne sont autre « chose que la partie la plus volatile et la plus spiritueuse de la masse « du sang. Or ces matières spiritueuses n'auraient pas pu atteindre « la masse du sang dans les poumons, si l'air de la respiration qui « en est le véhicule ne les y avait portées; donc l'air de la respiration « touche immédiatement la masse du sang dans les poumons et s'y « mêle. L'on pourrait objecter ici qu'il n'est pas nécessaire que ces « parcelles spiritueuses se mêlent avec la masse du sang pour pro-« duire des pulsations plus fréquentes des artères; qu'il suffit pour « cela que ces parcelles spiritueuses, en passant par le nez dans la· « respiration, picotent les membranes nerveuses qui revêtissent les « osselets du nez, pour réveiller toute la masse des esprits animaux, « et pour la mettre en un mouvement plus vif, ce qui peut augmenter « tout seul les pulsations du cœur et des artères; et que par consé-« quent l'air de la respiration ne les ayant pas portées dans la masse « du sang, l'on ne peut pas tirer de ce fait la preuve de son mélange « avec la masse du sang dans les poumons.

« Le fait suivant servira de réponse à cette objection. Lorsqu'on se « trouve dans un endroit où l'on a répandu de l'huile de térében-« thine, et qu'on l'a sentie pendant un peu de temps, on observe que « l'urine de ces personnes a une odeur de violette, tout de même « que si elles avaient avalé de la térébenthine. Cette odeur de vio-« lette ne provient que des parcelles spiritueuses de la térébenthine « qui sortent de leur corps avec l'urine : l'urine, comme tout le « monde sait, est une partie de la sérosité du sang. Ces parcelles « spiritueuses nageaient donc avec le sang dans sa sérosité; elles « n'ont pu s'y mêler que dans la respiration par le moyen de l'air « qui leur a servi de véhicule. Il est donc incontestablement vrai « que l'air de la respiration s'est aussi bien mêlé avec la masse du « sang que les parcelles spiritueuses de la térébenthine, et qu'ils « ont suivi ensemble le cours de la circulation. »

L'expérience que je vais rapporter rend cette vérité sensible. Le ventre d'un chien étant ouvert, si on pique la veine cave au-dessus des artères émulgentes avec la pointe d'une lancette, on voit qu'à mesure qu'elle se vide de sang, elle se remplit d'air qui, s'écoulant de ses racines dans son tronc, va se rendre dans le ventricule droit du cœur. Cet air forme dans son passage entre les gouttes du sang qui y entrent avec lui, des bulles d'autant plus grosses qu'il reste moins de sang dans le canal de la veine cave; ce qui continue pendant tout le temps que le chien respire, et cesse sitôt que la respiration vient à lui manquer.

Or la veine cave ne pouvant recevoir d'air que par les vaisseaux mêmes qui lui fournissent le sang, il est donc évident que l'air que respirent les animaux passe des vésicules du poumon par ses veines dans le ventricule gauche du cœur, et qu'il s'écoule avec le sang par l'aorte dans la veine cave, qui le reporte dans le ventricule droit.

VIII. — ANATOMIE ET PHYSIOLOGIE DES ANIMAUX

OBSERVATIONS SUR LA PEAU DE LA GRENOUILLE [1].

Ayant fait une incision au ventre d'une grosse grenouille depuis l'os pubis jusqu'au milieu du sternum, M. Méry a trouvé que sa peau n'était point unie aux muscles du ventre dans toutes leurs parties intérieures ni à ceux du devant de la poitrine. De sorte qu'entre la peau et les muscles du devant il y avait une cavité de figure ovalaire. Elle était attachée par des membranes très déliées et transparentes dans les plis des aines, aux parties latérales des muscles du ventre et à la partie moyenne du sternum où elle formait trois petites cellules en dedans.

Après avoir coupé cette peau aux côtés du ventre, il remarqua qu'elle n'était point aussi liée aux muscles de cette partie que par quelques petites fibres qui sortaient des muscles, et lui paraissaient être de petits nerfs de la grosseur d'un cheveu. Cette peau dans ces endroits formait de côté et d'autre un sac qui s'étendait depuis le pli supérieur de la cuisse jusqu'à l'oreille.

Il coupa ensuite la peau du dos depuis l'anus jusqu'au museau, passant, par l'incision qu'il fit, entre les yeux et les narines, et il remarqua qu'elle n'était point encore unie aux chairs dans tout le derrière du corps de cette grenouille que par quelques petits filets dont la plupart semblaient sortir de l'épine du dos; les uns étaient blancs et les autres d'un rouge brun, ce qui le fit conjecturer que ce pouvait être des veines, des artères et des nerfs joints ensemble; ainsi toute la peau du corps était partagée en quatre sacs séparés les uns des autres par des membranes très déliées qui étaient unies d'un côté à la peau et de l'autre aux muscles du corps. Des sacs, l'un était placé au devant, l'autre au derrière, le troisième et le quatrième aux côtés du corps.

La peau de la cuisse n'était point attachée à ces muscles, mais seulement dans les plis de ces jointures, tant par en haut que

1. R. Mss., t. XI, 1683-1686, fol. 61 verso, 24 avril 1684. (*Inédit.*)

par le bas. Elle formait deux poches séparées l'une de l'autre par des membranes semblables à celles qui partageaient les sacs du corps. La poche du devant de la cuisse était beaucoup plus grande que celle du derrière.

La peau de la jambe n'était point unie à ses muscles, mais seulement autour de ses jointures, et formait entre elle et les muscles dans toute son étendue de la jambe un seul sac.

La peau du pied faisait deux poches, l'une en dessus et l'autre en dessous; elles étaient séparées l'une de l'autre par des membranes très déliées qui étaient unies à la peau et aux côtés du pied. La poche de dessus s'étendait sans intermission jusqu'au bout des doigts, qui y étaient enfermés comme dans les doigts d'un gant; la poche de dessous du pied faisait à peu près la même chose, avec cette différence que la partie de la peau dans laquelle chaque doigt était contenu était séparée en trois petites cellules; la peau étant attachée dans chaque jointure des phalanges des doigts, elle formait dans ces endroits au dehors une petite éminence qui se trouve placée au-dessous de chaque jointure.

Ayant fait une incision de la partie moyenne du sternum jusqu'à l'extrémité de la mâchoire inférieure, il trouva que la peau formait en ces endroits deux cavités, l'une à la partie supérieure du sternum, qui descendait dans le bras, l'autre sous la mâchoire, qui répondait aux sacs qui étaient aux côtés du ventre. Ces deux cavités étaient séparées l'une de l'autre par une membrane fort déliée et très transparente.

A la partie supérieure du sternum, il découvrit un trou qui le conduisit dans une troisième cavité qui était faite des muscles du dessous de la mâchoire. La peau du bras produisait des sacs à peu près semblables à ceux du pied.

OBSERVATIONS SUR LA LANGUE DE LA GRENOUILLE [1].

La langue de cette grenouille lui parut être en dessus d'une chair particulière qui était fort blanche. Elle était attachée par sa base à la symphyse des deux os de la mâchoire que dans l'homme on nomme le menton. En dessous, elle était couverte de fibres manifestement charnues qui d'un côté étaient attachées à un cartilage fourchu en manière de croissant ou demi-cercle, qui était placé au-devant de l'entrée du larynx. La pointe de la langue, qui était fourchue par deux petites avances, descendait dans le fond du pharynx.

1. *R. Mss.*, t. XI, fol. 63 verso.

Sur la langue du veau [1].

M. Méry a fait voir que dans la peau de la langue d'un veau il s'élève des pointes de la surface intérieure de l'épiderme, qui s'enchâssent dans les trous de la membrane réticulaire de la même manière que les pointes qui sortent de la surface intérieure de la peau y entrent.

Il a fait voir encore la peau intérieure des joues, qui est différente de la peau de la langue, car elle paraît composée d'un épiderme d'une vraie peau formant des cornets d'une figure pyramidale, ceux de la peau étant reçus dans les cornets de l'épiderme et composés d'une membrane glanduleuse, plusieurs glandes formant un petit amas qui se termine à un mamelon qui est reçu dans les cornets de la peau. Ce qui peut faire croire que toutes ces petites pyramides sont percées par le bout, pour donner passage à la liqueur filtrée dans les glandes.

Sur la respiration des oiseaux [2].

On examina dans l'Académie la manière dont se fait la respiration et quels sont les muscles qui y servent. M. Méry fit un Mémoire des observations qu'on avait faites à ce sujet dans les assemblées.

Après avoir examiné les muscles que l'on peut croire servir à la respiration des oiseaux, on examina dans une oie vivante les mouvements d'inspiration et d'expiration et l'on observa que dans l'inspiration la poitrine se dilatait, le sternum s'éloignant des vertèbres, et les côtes s'éloignant les unes des autres en s'élevant.

Pour rendre ce mouvement plus sensible, on ferma pendant un peu de temps le bec et les narines de cet oiseau, et ensuite les ayant ouverts, on vit manifestement que le ventre se comprima beaucoup en dedans, que le sternum s'éleva plus qu'auparavant, et que les côtes s'éloignèrent davantage les unes des autres en s'élevant. On observa au contraire dans l'inspiration que le sternum se rapprochait des vertèbres, que les côtes se rapprochaient les unes des autres et que le ventre s'élevait.

Ces observations furent faites avant l'ouverture du ventre et de la poitrine, que l'on découvrit ensuite pour voir les quatre poches renfermées dans la poitrine et dans le ventre de cet oiseau. Alors on vit que dans le temps que le sternum s'abaissait et que les côtes se rapprochaient les unes des autres, les poches du ventre s'emplissaient

---

1. *R. Mss.*, t. XIV, f. 108, 7 mai 1695.
2. *R. Mss.*, t. XII, f. 140, 1688. — *Hist.*, t. II, p. 63, édit. de 1733.

d'air, et les deux diaphragmes, dont la partie charnue est attachée aux vertèbres, s'éloignaient des côtes; que dans l'inspiration ils s'en rapprochaient et les poches se remplissaient.

Après cela on ouvrit davantage la poitrine le long du sternum pour voir les poches supérieures, et on découvrit entièrement les côtes pour voir le mouvement de leurs muscles.

Alors on remarqua que les poches supérieures s'emplissaient d'air et se désemplissaient en même temps que les inférieures et que dans l'élévation du sternum on voyait que les côtes s'éloignaient les unes des autres et dans son abaissement elles se rapprochaient.

D'un autre côté, MM. de la Hire et du Verney firent aussi les mêmes observations, pour connaître dans quel temps l'animal respire : on boucha une de ses narines et ayant présenté à l'autre une plume de duvet, on remarqua que, lorsque le sternum s'élevait, les barbes de la plume entraient fort avant dans la narine; au contraire, elles en sortaient quand le sternum s'abaissait, ce qui fait voir que l'animal respire quand l'inspiration se fait.

On plongea ensuite la tête de l'animal dans l'eau, et l'on remarqua que pendant l'espace de deux ou trois minutes qu'elle y demeura, le ventre, le sternum et les poches supérieures restèrent dans le même état. Si on la plongeait dans l'instant que le ventre était enflé, il demeurait toujours fort tendu; mais si on la plonge dans le temps que le ventre est entièrement aplati, il se renfle à demi dans le moment et conserve cet état tant que la tête de l'animal est sous l'eau. L'animal jette alors quelques petites bulles d'air par les narines, mais cela n'est pas considérable.

SUR L'APPAREIL RESPIRATOIRE DU PÉLICAN [1]

Observations faites sur la peau d'un pélican au mois de février 1686 et confirmées sur un autre au mois de mars 1692.

En touchant le corps du pélican, je remarquai que sous toute la peau il y avait une très grande quantité d'air contenu qui fuyait sous les doigts en pressant le corps de cet animal.

Cette remarque me fit naître la pensée d'examiner la structure de la peau dans laquelle je soupçonnai que cet air était renfermé, et voici la manière dont je m'y pris. Ayant fait sous le ventre une ouverture jusqu'aux muscles, je séparai toutes les membranes qui les couvraient, réservant seulement leurs propres enveloppes. Je commençai

---

1. *R. Mss.*, t. XIII, f. 182, 8 mars 1692, 31 décembre 1693. — *Hist.*, 1666-1699, vol. II, p. 144, et vol. X, p. 433.

ensuite l'examen des membranes que j'avais séparées du corps par
celle qui en couvrait tous les muscles; je la trouvai spongieuse et
pleine d'air qui, remplissant ces cellules, augmentait son épaisseur.
Cette membrane d'ailleurs n'avait rien de remarquable dans sa structure [1]. Plusieurs artères, veines et nerfs rampaient sur la surface
interne pour se rendre à la peau et aux petits muscles des plumes.

Ayant séparé cette membrane, j'en trouvai une autre beaucoup
plus déliée et plus transparente, à laquelle toutes les petites plumes
étaient attachées par leurs racines. Ayant coupé cette membrane, je
vis que toutes les petites plumes du corps formaient par leur disposition des figures hexagones fort régulières. Considérant ensuite que
six de ces petites plumes en renfermaient une septième dans le
centre de la figure hexagone qu'elles composaient, je remarquai que
de cette septième plume partaient des fibres musculeuses et charnues qui allaient s'insérer aux six autres plumes qui l'environnaient et
que ces six plumes donnaient naissance à d'autres fibres aussi musculeuses qui venaient s'attacher à cette septième plume placée au centre
de la figure. Les fibres qui partant de chacune de ces six plumes
allaient se rendre à celles du centre, et celles qui de celles-ci allaient
s'attacher aux six autres, s'entre-croisaient au milieu de leur chemin,
passant les unes entre les autres, et étaient liées ensemble par des
membranes très déliées et percées de trous fort apparents. Ces
membranes et ces fibres laissant entre elles des espaces vides con-
tribuaient à former tous les côtés des cellules qui étaient entre la
membrane dans qui les petites plumes du corps avaient leur racine,
dans la peau. La distance qu'il y avait de cette membrane à la peau
n'était pas égale dans toutes les parties du corps; sur l'épaule, où se
trouve un bouquet de plumes moins longues que les grosses plumes
des ailes, il y avait deux pouces de distance de l'une à l'autre, au col
une ligne, et deux ou environ au reste du corps.

Cette distance était partagée presque partout en deux plans de
cellules par une membrane très déliée attachée aux fibres musculeuses des petites plumes, de sorte que dans une seule figure hexagone on pouvait compter douze cellules qui toutes communiquaient
les unes dans les autres par leurs trous formés dans les membranes
qui liaient les fibres musculeuses des plumes et faisaient les différents côtés des cellules.

Entre les petites plumes qui ont des barbes, j'ai remarqué un duvet
qui a sa racine dans la peau même et plusieurs filets de fibres très

---

1. Ces cellules ne formaient aucune figure régulière, ce qui rendait cette membrane assez semblable à celle des bœufs et des moutons qu'on a soufflés. (*Hist.*,
t. X, p. 433.)

déliés unis à la peau, qui, la traversant en tous sens, venaient s'attacher à la racine de ce duvet.

On ne peut pas douter que les fibres musculeuses qui ont leurs
origines et leurs insertions aux petites plumes du corps ne servent
à les tirer vers différents côtés, et que lorsqu'elles agissent les unes
après les autres, elles ne puissent leur donner un mouvement circulaire. Il y a bien de l'apparence aussi que les petites fibres qui sont
attachées à la racine du duvet servent à le remuer.

Je ne m'avisai point dans le premier pélican de rechercher d'où
pouvait venir l'air qui remplissait les cellules de la peau. Ce n'est
que sur le second que j'ai disséqué depuis quelques jours que j'en ai
fait la recherche. Comme j'avais remarqué dans la poitrine du premier plusieurs poches membraneuses pleines de l'air qu'elles rece-
vaient des poumons par des trous de communication de ceux-ci chez
elles, je m'imaginai, en disséquant le second, que l'air qui remplissait
les cellules de la peau pouvait aussi y être porté par la trachée
artère.

Pour m'en assurer, je pris un chalumeau, et soufflant de l'air dans
les poumons, j'en remplis toutes les cellules de la peau et donnai
ainsi au corps de cet animal beaucoup plus de volume qu'il n'en avait
auparavant. Cette expérience me fut une preuve manifeste de ce que
je m'étais simplement imaginé auparavant, mais insuffisante pour
m'instruire du chemin que l'air tenait pour entrer des poumons dans
les cellules de la peau.

Pour le découvrir, je levai le muscle pectoral, ce qui me donna
lieu de remarquer sous l'aisselle, entre l'apophyse latérale antérieure
du sternum et la première côte qui n'est point articulée avec lui,
un petit espace fermé par une membrane vésiculaire, par laquelle je
crus que l'air pouvait passer.

En effet, ayant appliqué à cette membrane des petites plumes, et
soufflant ensuite par la trachée-artère, je les vis se mouvoir par le
moyen de l'air qui sortait de la poitrine, et ayant ensuite appliqué
mon chalumeau à cette membrane, je remplis d'air les poches vési-
culaires de la poitrine et du ventre, ce qui me fit connaître que par
cet endroit l'air pouvait passer des poumons dans les cellules de la
peau. Il se peut faire aussi qu'il y entre encore par d'autres endroits
que je n'ai pas encore découverts.

[Le rédacteur de l'*Histoire de l'Académie* ajouta au Mémoire de
Méry les réflexions suivantes :]

La structure de la peau étant ainsi connue, il est aisé de comprendre que l'air qui entre par la trachée-artère dans les poumons

et dans les poches de la poitrine, passe de ces poches par la membrane vésiculaire, qui se trouve sous l'aisselle, dans la membrane spongieuse, qui couvre les muscles, et que de là il entre dans les cellules de la peau par les trous de la membrane où la racine des plumes se termine; et qu'enfin les trous des membranes qui forment les différents côtés de ces cellules, permettent à l'air de passer des unes dans les autres.

Il paraît d'abord assez difficile de déterminer si c'est dans le temps de l'inspiration ou de l'expiration que les vésicules de la peau se remplissent et qu'elles se gonflent. Mais dès qu'on fait réflexion que la peau n'a point de muscles et que la poitrine seule en a qui la puissent dilater, on voit aussitôt que la peau n'est d'aucune action pour faire entrer l'air, et que la poitrine seule est la cause de ce qu'il entre dans le temps de l'inspiration. Or elle n'en peut être la cause que parce qu'en se dilatant par l'action de ses muscles, elle force autant d'air à entrer par la trachée-artère qu'il y en a dont elle doit occuper la place : et, de plus, il est visible qu'elle se donne autant de capacité qu'elle occupe d'espace en se dilatant. Donc, autant qu'il entre d'air pendant l'inspiration, autant se trouve-t-il de capacité dans la poitrine pour le recevoir; et par conséquent, quelque action qu'on suppose dans les muscles de la poitrine, il n'y entrera jamais d'air qu'autant qu'elle en peut contenir. Ce ne sera donc pas dans le temps de l'inspiration qu'il en passera dans les vésicules de la peau, mais plutôt dans le temps de l'expiration; car alors la poitrine se resserrant, et par là forçant l'air d'en sortir, il s'échappe de tous côtés par où il peut; et comme il trouve des issues du côté de la trachée-artère et des poches du ventre, il arrive qu'une partie s'échappe alors par la trachée-artère; une autre se loge dans les poches du ventre; et enfin la troisième, qui vraisemblablement est la plus grande, s'insinue de toutes parts dans les vésicules de la peau, les enfle, et par là gonfle la peau tout entière au défaut des muscles qui le puissent faire.

Tout ceci se confirme par ce que M. Méry a observé dans une oie déplumée. Lorsque la poitrine se dilatait, qui est le temps de l'inspiration, il voyait les poches du ventre se désenfler, au lieu que, quand la poitrine se resserrait, ces poches se gonflaient, et le ventre se grossissait; ce qui prouve invinciblement que c'était dans le temps de l'expiration que le gonflement des poches du ventre se faisait : l'application de ceci est aisée à faire à tout ce qui vient d'être dit.

Il est visible que, par cette introduction de l'air dans les vésicules de la peau, le pélican peut de beaucoup augmenter son volume sans presque rien ajouter à sa pesanteur : c'est ce qui le doit rendre fort léger par rapport à l'air; c'est-à-dire qu'alors il sera soutenu par une bien plus grande quantité d'air, et qu'ainsi il y pourra demeurer et même s'y élever avec beaucoup plus de facilité qu'il ne ferait sans cela. Ajoutez qu'il a des ailes très spacieuses qui répondent encore à un fort grand vòlume d'air; il n'est donc pas étrange qu'il s'élève aussi haut que Gesner le rapporte. Il dit en avoir vu un s'élever si haut en l'air, qu'il ne paraissait pas plus gros qu'une hirondelle, quoique cet oiseau soit plus gros qu'un cygne.

VÉSICULES OSSEUSES DANS LA TRACHÉE [1].

M. Méry a fait voir dans un oiseau nommé Alcan, et qui est une espèce de canard, deux vésicules osseuses dans le bas de la trachée artère, qui ne se sont point trouvées dans un autre animal de la même espèce.

SUR LE CŒUR DES OISEAUX.

1º M. Méry a fait voir le cœur de l'oiseau royal : à la base du cœur en dedans, il y avait un trou rond qui faisait la communication du ventricule droit au gauche, et à son embouchure il y avait une valvule de la figure des sigmoïdes. — On vérifiera encore cette remarque dans d'autres sujets [2].

2º MM. du Verney et Méry ont vérifié les observations qu'ils ont faites sur le cœur et la vésicule du fiel dans les oiseaux. Ils ont vérifié les valvules sigmoïdes qui sont à l'entrée de la veine cave dans l'oreillette du cœur et à l'entrée de l'artère du poumon, qui sont dans les oiseaux et ne se trouvent point dans les autres animaux [3].

SUR L'ŒIL DES OISEAUX.

1º Le 22 février 1687, M. Méry a présenté à l'Académie des têtes de l'aigle, du casoar, du corbeau, et a montré que dans l'œil de tous ces oiseaux il y a un cercle osseux autour de la cornée, qui est la partie antérieure de la sclérotique [4].

---

1. *Reg. Mss.*, t. XII, fº 79 verso, 7 avril 1688, et *Hist.*, t. II, p. 47.
2. *Reg. Mss.*, 14 février 1685, t. XI, fº 120, et *Hist.*, t. I, p. 430.
3. *Reg. Mss.*, 22 février 1687, t. XII, fº 62.
4. *Reg. Mss.*, t. XII, fº 32, et *Hist.*, t. II, p. 24.

2° Le 12 avril 1687, M. Méry a fait voir dans l'œil d'une autruche que la sclérotique est composée de deux membranes par derrière : l'externe est opaque, et l'interne est transparente et n'est point continue avec la cornée.

Il a encore fait voir deux petits muscles pour retirer la paupière interne du côté du grand angle : l'un prend son origine au fond de l'orbite, et de l'autre la sclérotique. Il a encore remarqué qu'entre la sclérotique et la cornée il y a un cercle osseux dans les oiseaux, composé de plusieurs écailles couchées les unes sur les autres, comme des écailles de poisson; que pour lever la paupière supérieure dans les oiseaux, il y a trois muscles, dont deux viennent du bord de l'orbite, l'un au-dessus du grand angle, l'autre au-dessus du petit, le troisième, de la sclérotique opaque [1].

3° Le 23 août 1687, il a fait voir dans un œil d'une cresselle un muscle particulier pour la paupière interne [2].

4° Le 18 février 1696, M. Méry a fait voir deux muscles particuliers pour retirer la paupière interne des oiseaux dans le grand angle de l'œil. L'un de ces deux muscles tire son origine de la partie postérieure du globe de l'œil et vient s'insérer à la paupière interne au bas du grand angle de l'œil; l'autre tire son origine de la partie postérieure de l'orbite, monte par-dessus le globe et vient s'insérer à la paupière interne au-dessus du grand angle [3].

SUR L'APPAREIL DIGESTIF DES OISEAUX.

1° Le 27 novembre 1686, MM. Duverney et Méry ont fait des expériences sur la matière qui s'est trouvée dans le *gésier d'un pigeon*. Le gésier ayant trempé dans l'eau tiède, cette liqueur a rougi le tournesol, ce qui fait voir que le suc qui fait la digestion est acide [4].

2° Le 21 janvier 1688, MM. Duverney et Méry ont examiné les parties intérieures de l'autruche; ils ont trouvé qu'il y avait *deux canaux biliaires* dont l'un s'insère dans le ventricule au-dessus du pylore, l'autre à un pied au-dessous [5].

---

1. *Reg. Mss.*, t. XII, f° 58 verso, et *Hist.*, t. II, p. 118.
2. *Reg. Mss.*, *ibid.*, f° 52 verso.
3. *Reg. Mss.*, t. XIV, f° 272, 18 février 1696, et *Hist.*, t. II, p. 279.
4. *Reg. Mss.*, vol. XII, f° 20 verso, et *Hist.*, t. II, p. 8.
5. *Reg. Mss.*, vol. XII. f° 69, et *Hist.*, t. II, p. 47.

3° Le 7 mai 1692, M. Méry a fait voir l'*estomac du casoar* et *du pélican;* il a remarqué que dans les oiseaux les glandes sont dans l'œsophage au-dessus du diaphragme; dans d'autres elles sont dans l'estomac, et dans d'autres elles sont dans une poche au-dessus de l'estomac [1].

4° Le 7 mars 1696, M. Méry a fait voir dans l'*œsophage de l'autruche* deux plans de fibres charnues longitudinales : l'un interne et l'autre externe; entre les deux un plan de fibres circulaires charnues, et, sur la surface intérieure de la membrane intérieure, un réseau semblable à celui qui se rencontre dans l'estomac des animaux qui ruminent [2].

5° Le 7 avril 1696, M. Méry a fait voir l'*œsophage d'une cigogne.* Le bas de l'œsophage est teint d'une couleur jaune et le pylore fort noir, ce qui fait voir que cette couleur jaune ne vient pas de la bile. Le canal cholédoque s'insère fort loin du pylore, aussi bien que dans le perroquet, et comme dans l'autruche le cholédoque s'insère près du pylore, à un ou deux pouces près, il n'y a pas d'apparence que la bile soit poussée en haut dans l'estomac [3].

DIVERSES PARTICULARITÉS SUR LA TORTUE.

Le 5 décembre 1685, Méry a présenté un lobe ou sac des poumons de la tortue rempli de vésicules et qui ressemble à un rayon de miel. Ce sac était partagé en deux parties par le milieu par une cloison membraneuse. Ces deux parties communiquaient ensemble à la base par le moyen des vésicules.

Il a aussi fait voir les mâchoires de la tortue, enchâssées dans une corne. Il y avait trois rangs de pointes dans chaque mâchoire, qui entraient dans la corne avec un artifice merveilleux [4].

Le 18 février 1688, Méry a apporté une petite tortue de terre; on y a trouvé une pierre dans une poche proche de la vessie; cette pierre pèse 1 once 6 gros moins 20 grains. Il a fait voir toutes les parties du bas-ventre [5].

---

1. *Reg. Mss.*, vol. XIII, f° 79.
2. *Reg. Mss.*, t. XIV, f° 282.
3. *Reg. Mss.*, t. XV, f° 21.
4. *Reg. Mss.*, t. XI, f° 151 verso, et *Hist.*, t. I, p. 430.
5. *Reg. Mss.*, t. XII, f° 72.

SUR LA COULEUR DU SANG [1].

Le sang qui sort des veines est différent en couleur de celui qui sort des artères : celui-ci est d'un rouge vermeil; l'autre d'un rouge obscurci.

C'est sur cette observation que l'on fonde cette opinion, que la couleur vermeille du sang des artères est produite par les parties subtiles de l'air qui, pénétrant les poumons par le moyen de la respiration, se mêlent avec le sang des artères, qu'au contraire la couleur obscure du sang des veines vient de la perte qu'il fait de ces particules aériennes lorsqu'il passe des artères dans les veines.

Cette opinion est encore appuyée d'une expérience fort sensible : lorsqu'on tire du sang des veines dans un vase étroit et profond, sa couleur devient d'un rouge obscur, parce qu'ayant trop d'épaisseur et peu de superficie, l'air ne peut le pénétrer; si au contraire on le reçoit dans un vase large et plat, sa couleur devient d'un rouge vermeil, parce qu'alors l'air le pénètre plus aisément.

M. Méry fait deux objections contre cette hypothèse. La première est qu'il suit de cette opinion que le sang contenu dans les artères du fœtus ne peut être de couleur rouge vermeille.

Pour mettre cette objection dans tout son jour, il faut remarquer :

1º Que le sang qui coule de la mère au fœtus passe avec une couleur vermeille des artères de la matrice dans le placenta, où il perd sa couleur éclatante; alors il rentre du placenta avec une couleur obscure dans les rameaux de la veine ombilicale, par le tronc de laquelle il est conduit dans le foie et déchargé dans la veine porte, d'où, par un canal qui est particulier au fœtus, il coule dans un des rameaux de la veine cave, dont le tronc le conduit ensuite dans le ventricule droit du cœur, sans qu'il survienne jusque-là de changement à sa couleur;

2º Que ce sang de la veine ombilicale, parvenu au ventricule droit du cœur avec une couleur d'un rouge obscur, reprend en passant dans les artères ce rouge éclatant qu'il avait perdu en traversant le placenta et qu'il avait auparavant dans les artères de la matrice.

Or, comme le fœtus enfermé dans le sein de sa mère ne peut recevoir d'air que par la veine ombilicale, il suit que dans l'opinion que M. Méry attaque, le sang des artères de la matrice de la mère qui passe à l'enfant ayant perdu en traversant le placenta les particules

---

1. *Reg. Mss.*, t. XIV, fº 19 verso, 30 juin 1694, et *Hist.*, t. II, p. 209.

d'air qui le rendaient vermeil, il ne peut plus le devenir dans les artères du fœtus, puisque selon cette opinion cet air abandonne le sang dans le placenta et ne passe pas avec lui dans la veine ombilicale pour se mêler au sang des artères.

Cependant l'expérience y est contraire; car le sang de la veine ombilicale reprend dans les artères du fœtus sa couleur vermeille.

3° La troisième objection de M. Méry est que le sang d'une tortue qui a pu vivre sept jours sans respirer n'a pu reprendre dans ses artères sa couleur rouge vermeille qu'il avait perdue en rentrant des parties dans les veines, dès la première circulation qui s'en était faite après avoir ouvert la poitrine et le ventre de cet animal, qui vécut pendant sept jours en cet état, puisqu'il est certain qu'il n'est pas entré dans tout ce temps de nouvel air dans les poumons.

Cependant il parut sensiblement à M. Méry que le sang reprenait dans les artères de cette tortue sa couleur vermeille et qu'il la perdait dans les veines à chaque circulation.

Il y a donc lieu de douter que la couleur éclatante du sang lui soit communiquée dans les artères par les parties subtiles de l'air et que sa couleur obscure dans les veines soit causée par la dissipation qui se fait de cet air lorsque le sang passe dans les parties de l'animal.

DIVERSES PARTICULARITÉS SUR LE SINGE.

1° Le 19 juillet 1684, Méry a lu la description des parties intérieures d'un singe qu'il a disséqué, et a apporté les parties comme elles sont situées. Il a fait voir entre autres choses une petite apparence sous la langue, en forme de petite langue. Il a fait voir dans la queue un muscle composé de plusieurs ventres et de plusieurs queues (*Reg. Mss.*, t. XI, f° 78).

2° Le 31 janvier 1685, il a fait voir les muscles de la face du singe (*Reg. Mss.*, t. XI, f° 119).

3° Le 7 février, il a apporté un singe disséqué et un enfant disséqué pour faire voir le rapport et les différences qu'il y a de l'un à l'autre (*ibid.*, f° 119 verso).

4° Le 12 février 1689, il a fait voir la queue d'un singe; on y a trouvé 280 muscles (*ibid.*, t. XII, f° 112).

Singe hermaphrodite [1].

Le 28 janvier 1685, M. Méry a fait la dissection d'un singe hermaphrodite, de l'espèce où l'animal est proprement femelle; le seul allongement du clitoris paraît lui donner les parties du mâle.

Dans celui que M. Méry fit voir, cet allongement avait une conformation particulière, en ce qu'il était creusé par dessous en forme de gouttière.

Canaux galactophores.

Le 16 novembre 1686, M. Méry a apporté une civette femelle qu'il a disséquée avec M. du Verney; ils ont observé entre autres choses des petits canaux par lesquels le lait est porté dans les mamelles, et qui, apparemment, prennent leur naissance de petites glandes qui sont imperceptibles [2].

Greffe d'un ergot de coq [3].

Le 4 septembre 1688, M. Méry a fait voir la tête d'un coq auquel on avait ôté la crête et substitué deux ergots.

L'un de ces deux ergots a pris nourriture et s'est contourné en rond. Il ne tenait point à l'os.

Structure des bosses du chameau [4].

Le 21 janvier 1688, M. Méry a fait voir la structure des ventricules d'un chameau; M. du Verney et lui ont fait leur rapport de ce qu'ils ont trouvé dans les bosses, dont l'une est plus haute que l'autre; il y a comme un amas de suif. La première n'est qu'une apophyse de quelques vertèbres.

---

1. *Reg. Mss.*, t. XI, f⁰ 118, et *Hist.*, t. I, p. 430.
2. *Reg. Mss.*, vol. XII, f⁰ 19, et *Hist.*, vol. II, p. 8.
3. *Reg. Mss.*, t. XII, f⁰ 99 verso, et *Hist.*, t. II, p. 48.
4. *Reg. Mss.*, t. XII, f⁰ 69, et *Hist.*, t. II, p. 47.

MORSURE DE LA VIPÈRE.

Le 17 juillet 1692, Méry lut des observations sur toutes les parties de la tête de la vipère, des os et des muscles et le réservoir du suc jaune.

Le 9 août, il lut la description de tous les muscles qui servent au mouvement progressif de la vipère, et le 30 août, des observations sur les œufs de la couleuvre [1].

Le 25 janvier 1696, on a fait mordre des lapins et des petits chiens par des vipères pour faire des expériences qu'on avait proposées d'une huile qu'on prétend empêcher que les animaux n'en meurent point. De deux lapereaux qui ont été mordus, il en est mort un qui avait été le plus maltraité. Le chien mordu à la lèvre est mort presque aussitôt après [2].

Le 1er février 1696, M. Méry a observé dans un lapin qui mourut le samedi, ayant été mordu le mercredi : il a trouvé la partie mordue dans la cuisse livide, et depuis cette partie jusqu'au bout du pied, ayant enlevé la peau, il a trouvé la membrane commune des muscles couverte d'une lymphe épaisse, ce qui ne s'est pas trouvé dans les jambes de devant [3].

SUR LE LOUP-CERVIER.

Le 4 décembre 1686, M. Méry a fait voir l'anatomie d'un loup-cervier et a fait passer de la liqueur qu'il a poussée dans les intestins dans les rameaux de la veine-porte. Il a fait voir tous les muscles, ligaments et poulies qui contribuent au mouvement de la patte de devant [4].

Le 31 mars 1696, M. Méry a apporté une partie d'un loup-cervier qu'il a disséqué et a fait voir les muscles qui lui sont propres, par lesquels l'omoplate est tirée vers divers côtés, les muscles du bras, de l'avant-bras, de la pronation et supination de la patte et des mouvements du poignet [5].

1. *Reg. Mss.*, t. XIII, fo 106, 109 et 114.
2. *Reg. Mss.*, t. XIV, fo 238, 25 janvier 1696.
3. *Reg. Mss.*, t. XIV, fo 258, 1er février 1696.
4. *Reg. Mss.*, t. XII, fo 21 verso.
5. *Reg. Mss.*, t. XV, fo 13.

OBSERVATIONS SUR LA GAZELLE MALE [1].

La gazelle est un animal ruminant. La figure de tout son corps est semblable à celle d'une chèvre; son poil est de différentes couleurs en différentes parties : sur le dos, aux côtés du corps et au col, il est d'un gris roux clair; sous le ventre, sous le menton, au derrière des jambes de devant, et au devant de celles de derrière, il est blanc; au corps, le gris et le blanc sont séparés par une bande de poils roux obscur.

Ses yeux sont gros, bien fendus, et semblables à ceux d'une chèvre; au-dessous du grand angle il y a de part et d'autre une petite fosse dont la peau est dégarnie de poils et percée de plusieurs petits trous qui donnent passage à une matière épaisse et noire que filtre une glande conglomérée située sur la peau.

Ses cornes sont placées au-dessus des deux orbites; elles ont un pied de long et sont recourbées en arrière jusqu'à leur pointe qui se réfléchit en devant; elle est lisse et polie, de la longueur d'un pouce et un peu plus; le reste des cornes jusqu'à leur racine est gauderonné; leur couleur est d'un gris fort obscur; à leur naissance, elles sont éloignées l'une de l'autre d'environ un pouce, de trois dans leur extrémité, et de quatre à cinq pouces dans leur milieu; elles ne sont pas exactement rondes, leur côté externe est presque plat, l'interne au contraire est rond.

Les oreilles de la gazelle sont aussi longues que celles d'un lièvre et très mobiles: la peau qui les recouvre au dehors est garnie d'un poil gris blanc très court; celle du dedans a cinq bandes de poil un peu plus long, qui se joignent à l'extrémité de l'oreille; de ces cinq bandes, deux occupent les bords de l'oreille, les trois autres le milieu. Entre ces bandes, la peau est dégarnie de poil, ou du moins celui qui se rencontre dans leurs intervalles est si court et en si petite quantité qu'il paraît n'y en point avoir.

Les jambes de la gazelle sont fort longues et fort menues; chaque jambe a quatre doigts, deux grands et deux petits. Les ongles qui sont aux extrémités des deux grands doigts sont fort affilés et se terminent en pointe; ils sont de couleur noire et liés l'un à l'autre par la peau qui s'unit à leur racine.

Il y a au-dessus de la peau qui les lie une cavité fort profonde, de figure triangulaire, dont l'ouverture est au devant du pied. La peau

---

1. *R. Mss.*, 14 août 1697, vol. XVI, fol. 223 (*inédit*).

qui revêt cette cavité, qui est placée entre la première et la deuxième phalange des deux grands doigts, n'a point de poils; les deux petits doigts sont situés au derrière de la première phalange des deux grands, à l'endroit où cette phalange s'articule avec l'os du métacarpe de la jambe de devant, et avec celui du métatarse de celle de derrière; les ongles des deux petits doigts sont mousses et plats et couvrent toutes leurs phalanges, de sorte qu'elles ne paraissent point au dehors.

La peau qui recouvre la partie supérieure antérieure de l'os du métacarpe est garnie d'une touffe de poils plus longs que ceux du reste de la jambe; ces poils sont frisés et contournés des côtés vers le milieu de la jambe. Dans ce même endroit, le dedans de la peau est parsemé de petites glandes d'où ces poils tirent leur nourriture; cette touffe de poils ne se rencontre point dans les jambes de derrière.

La queue est longue de six pouces ou environ; le poil de son extrémité est plus long que celui du reste du corps; sa couleur est d'un gris fort brun.

Dans chaque aine la peau forme une cavité profonde d'un pouce et d'autant de diamètre, dégarnie de poils.

J'ai trouvé dans cette cavité une crasse de consistance semblable à celle de la cire qui sortait des glandes dont la surface interne de la peau est parsemée dans cet endroit. Entre ces deux cavités sont placés les testicules qui sont pendants sous le ventre, enveloppés du scrotum; leur figure et leur grosseur approchent de celle d'un petit œuf de poule.

L'ouverture du prépuce est placée au milieu du ventre, de sorte qu'elle est autant éloignée des os pubis que du cartilage xyphoïde.

Tous les faits que je viens de rapporter se remarquent à la gazelle sans ou avec un peu de dissection.

ŒSOPHAGE, VENTRICULE ET INTESTINS DE LA GAZELLE [1].

De l'œsophage. — L'œsophage de la gazelle, qui est un animal ruminant semblable à une chèvre, a trois plans de fibres charnues qui se croisant les uns les autres décrivent des lignes spirales. Les auteurs n'en reconnaissent que deux et prétendent que l'un de ces plans sert à faire descendre les aliments dans la panse, et l'autre à les faire monter de la panse dans la gueule; mais il est à croire que si toutes les fibres de l'œsophage agissent en même temps, comme cela peut être, elles ne peuvent servir à ces deux actions qu'en se

1. R. *Mss.*, 24 avril 1697, t. XVI, f. 100 verso.

contractant alternativement par leurs extrémités opposées, comme
font les intestins dans le flux et reflux des matières contenues dans
leur cavité ; on peut même s'imaginer que, dans la rumination,
toutes les fibres de l'œsophage sont sans action, et qu'il n'y a que celles
du ventricule qui agissent dans cette occasion ; qui paraît d'autant
plus vraisemblable que si les fibres de l'œsophage se contractaient
de bas en haut dans le temps de la rumination, elles s'opposeraient
au passage des aliments de la panse dans l'œsophage. Ces fibres
charnues sont revêtues au dehors et par dedans de membranes.

La tête de l'œsophage, que l'on appelle le pharynx, a trois muscles
particuliers. Le premier, qui tire son origine de part et d'autre de la
partie latérale externe du cartilage thyroïde et des branches inférieures de l'os hyoïde, embrasse par ses fibres tranverses l'œsophage
par derrière, où elles s'unissent ensemble. Ainsi ce muscle sert
à resserrer l'œsophage quand il se contracte ; dans l'homme, il se
nomme œsophagien. Le second et le troisième prennent naissance
de l'extrémité des branches latérales de l'os hyoïde et viennent
tranversalement s'insérer aux côtés de l'œsophage qu'ils dilatent
quand ils se raccourcissent. On a donné à ces deux muscles le nom
de stylo-pharyngiens.

Du ventricule. — Le ventricule de la gazelle se divise en quatre
parties, à qui les auteurs ont donné différents noms par rapport à
leur différente structure. La première partie, qu'ils appellent la
Panse, a beaucoup plus d'étendue que les trois autres jointes ensemble ; sa capacité est partagée en deux grandes poches par un
rétrécissement qui se remarque dans son milieu, et qui est formé
par les fibres charnues de la panse, qui dans cet endroit font un plan
plus épais que partout ailleurs. La surface interne de la panse est
presque toute garnie de petits mamelons, de grandeur et de figure
différentes ; la plupart sont longs, mais un peu aplatis, et plus étroits à
leur base que dans leur milieu. Dans le lieu de son rétrécissement,
cette surface est simplement grenue comme de la peau de chagrin ;
un petit endroit de son fond est fort poli et environné de plis en forme
de rayons. Tous ces mamelons s'élèvent de la membrane interne de
la panse et sont recouverts d'un épiderme formé en cornets qui les
renferme ; ce qui donne lieu de croire qu'ils sont de même nature
que ceux de la peau ; d'où l'on peut inférer qu'ils sont susceptibles
des mêmes sentiments.

La seconde partie, que l'on appelle le *Raiseau* ou *bonnet,* continue
à la panse, n'en est séparée par aucun rétrécissement, mais seulement distinguée par la structure, en ce qu'elle forme, par le moyen de
petits cordons peu élevés, des compartiments à peu près semblables

à ceux d'un rayon de mouche à miel, mais moins réguliers que ces petites cellules, en ce qu'elles ont toutes six côtés et que des compartiments de ce raiseau les uns en ont plus et les autres moins. La surface interne est toute garnie de petites pointes très menues et qui sont d'égale longueur. La capacité de ce second ventricule est beaucoup plus petite que celle de la panse, dont elle occupe la partie supérieure. L'ouverture de l'extrémité inférieure de l'œsophage est située entre la panse et le raiseau; ces deux parties, dans l'endroit où elles sont jointes, font deux replis qui font entre eux une espèce de gouttière large d'un pouce et longue de deux ou environ, par laquelle les aliments de la panse et du raiseau sont conduits dans la troisième partie de l'estomac de la gazelle.

M. Perrault avance, dans la description qu'il a faite de l'estomac de cinq gazelles, que les deux membranes qui se rencontrent dans la la panse et dans le bonnet sont posées l'une sur l'autre, bien qu'elles soient d'une structure différente, ce qui ne s'est pas trouvé dans celle dont je donne ici les observations.

La troisième partie de l'estomac de la gazelle, que l'on appelle le *Milet*, est beaucoup plus petite que le raiseau, avec lequel elle communique par une ouverture d'un pouce de diamètre, située à une des extrémités de la gouttière dont je viens de parler, et dont l'œsophage occupe l'autre bout; ainsi l'entrée de l'œsophage dans la panse n'est éloignée de celle du troisième ventricule que d'un pouce. La valvule faite en forme de sac, que M. Perrault dit avoir remarquée à l'embouchure du milet, ne s'est point aussi trouvée dans la gazelle que j'ai disséquée, et il n'y a pas d'apparence qu'il ait pris la gouttière dont j'ai parlé pour cette valvule, car elle n'a point la figure de sac. Il ne semble pas même qu'elle puisse empêcher les aliments renfermés dans le milet de retourner dans le raiseau et la panse, comme il prétend. Le milet est garni en dedans de feuillets disposés selon la longueur de ce troisième ventricule. Ces feuillets, de même que leurs intervalles, sont hérissés de petits mamelons pyramidaux fort pointus par leur extrémité et plus semblables aux ongles de la langue du lion, par leur nature et par leur figure, qu'aux mamelons de la panse, qui sont mollasses et mousses par le bout. C'est apparemment pour cette raison que quelques auteurs donnent à ce troisième ventricule le nom d'*hérisson*.

Cette partie, se rétrécissant sur sa fin, communique avec la quatrième, qu'on appelle la *caillette*, par une ouverture d'un pouce de diamètre environnée d'un cercle membraneux, mais disposé de telle sorte qu'il pourrait plutôt empêcher les aliments de passer du milet dans la caillette que de retourner de celui-ci dans l'autre.

La capacité de la caillette, qui est plus grande que celle du milet, peut être divisée en deux à cause de la structure, qui est différente. La partie la plus vaste, qui communique avec le milet, a des feuillets disposés aussi selon sa longueur, mais fort différents de ceux du milet en ce qu'ils sont fort lisses et polis, et que ceux du milet sont, comme j'ai dit, hérissés de pointes; sa partie la plus étroite, qui a communication avec l'intestin, n'a point de feuillets, mais est garnie de glandes qui fournissent apparemment la matière que l'on appelle *présure*, dont on se sert pour faire cailler le lait; sa membrane interne est recouverte, comme celle de la panse, du raiseau et du milet, d'un épiderme que les auteurs appellent le *velouté*.

Toutes les quatre parties de l'estomac de la gazelle étant distinguées les unes des autres par une structure particulière, il me semble plus à propos de le diviser avec tous les auteurs en quatre ventricules que de le partager seulement en deux, comme a fait M. Perrault, en confondant la panse avec le raiseau et le milet avec la caillette.

L'estomac de la gazelle est revêtu en dedans d'une membrane entre laquelle et celle du dedans il se trouve un plan charnu divisé en trois ordres de fibres posés les uns sur les autres et qui se croisent; de sorte que, si l'on ne prend le plan charnu que pour une seule membrane, il ne s'en trouvera que quatre à l'estomac, et six si on le divise en trois par rapport aux différentes directions des fibres charnues dont il est composé.

Le pylore, qui termine la caillette, est fait en forme de valvule circulaire rentrant en dedans.

Les intestins grêles font des circonvolutions semblables à celles des mêmes boyaux de l'homme; ils n'ont que trois ou quatre lignes de diamètre. Le petit appendice qui se rencontre au commencement du côlon dans l'homme ne se trouve point dans la gazelle, dont le côlon forme un cul-de-sac long d'environ six pouces depuis l'insertion de l'iléon jusqu'à l'extrémité du cul-de-sac. Le côlon a environ un pouce six lignes de diamètre dans son commencement, mais diminuant peu à peu il forme du milieu de sa longueur de longs replis appliqués à côté les uns des autres, qui n'ont qu'environ cinq lignes de diamètre; puis, reprenant sa première étendue, il forme le rectum, dont la capacité a autant de largeur que le cul-de-sac du côlon.

L'anus a trois muscles, un sphincter et deux releveurs; ceux-ci tirent leur origine des vertèbres de la queue et s'insèrent aux côtés de l'anus; un paquet de fibres charnues se détache des fibres droites du rectum et celles-ci vont s'attacher aux vertèbres de la queue. Il n'y a point de glandes dans tous les intestins.

PARTIES DE LA GÉNÉRATION DE LA GAZELLE MALE [1].

Il y avait dans cet animal quatre artères spermatiques qui toutes
tiraient leur origine de l'aorte, mais d'endroits éloignés les uns des
autres, deux naissant de l'aorte un peu au-dessous des artères émulgentes, et les deux autres de la même artère proche les iliaques ; les
deux veines spermatiques avaient leur insertion dans la veine cave
proche les veines iliaques, la droite étant un peu plus élevée que la
gauche. Il en était de même des deux artères spermatiques supérieures ; mais les deux inférieures étaient placées l'une vis-à-vis de
l'autre. Ces vaisseaux approchant des aines entraient dans deux
gaines membraneuses formées de côté et d'autre par le péritoine ;
leurs embouchures répondaient dans le vide du ventre. Ces deux
gaines approchant des testicules s'élargissaient peu à peu et formaient une large capacité qui, se rétrécissant dans son extrémité,
représentait un mamelon dans le fond duquel était attachée la tête
de l'épididyme. Le testicule était enveloppé de la partie la plus large
de la gaine ; l'épididyme et le canal déférent y étaient attachés de
même que l'artère et la veine spermatiques par deux membranes
longues et fort étroites, le canal déférent occupant le bord d'une de
ces membranes et la veine et l'artère spermatiques celui de l'autre.

La structure du testicule et de l'épididyme était semblable à celle
de l'homme ; les circonvolutions de l'épididyme, de la veine et de
l'artère spermatiques étaient fort visibles proche le testicule.

Les vaisseaux déférents sortant de leur gaine se glissaient sur le
péritoine pour se rendre dans le commencement du col de la vessie,
partie supérieure. Dans le même endroit s'ouvrait l'extrémité des
vésicules séminales.

Il n'y avait de prostate ni de *veru montanum ;* mais à la place de
celui-ci je remarquai deux petites membranes circulaires percées
dans leur milieu pour donner passage dans l'urèthre à la semence ;
ces petites membranes étant placées à la sortie des vésicules séminales et des vaisseaux déférents, qui n'avaient les unes avec les
autres aucune communication que sous ces membranes, il y a lieu
de croire qu'elles pouvaient faire l'office de valvules ou d'un double
sphincter. Ainsi quoique les canaux déférents ne s'ouvrissent pas
dans les vésicules, il est aisé cependant de s'imaginer que la semence
qui coule continuellement dans les canaux déférents, arrivée qu'elle
est au col de la vessie, doit refluer dans les vésicules, le double

1. *R. Mss.*, t. XVI, fol. 136, 22 mai 1697.

sphincter placé à leurs extrémités venant à se resserrer; car si cela n'était pas, il semble que la semence devrait incessamment s'écouler par l'urèthre, ce qui ne se fait pas.

Les deux gaines du péritoine avaient chacune un muscle considérable, qui naissant de l'os des îles venait transversalement s'insérer à la surface extérieure de chaque gaine, mais d'un seul côté, entre les muscles érecteurs et les accélérateurs.

Il y avait de chaque côté une glande de la grosseur d'une fève d'haricot; chaque glande était revêtue des fibres développées d'un petit muscle qui tirait son origine de la partie inférieure interne de l'os pubis. Les deux glandes avaient chacune un petit canal excrétoire qui s'ouvrait dans le fond d'un petit cul-de-sac placé à la naissance de l'urèthre; son embouchure s'ouvrait dans le canal de l'urèthre et était tournée du côté du gland. La membrane du cul-de-sac traversait l'urèthre, de sorte qu'elle partageait en deux son canal dans toute la longueur du cul-de-sac, qui était d'environ six lignes.

L'embouchure des deux uretères était fort visible au dedans de la vessie; le corps de la vessie avait environ trois pouces de diamètre et son col trois à quatre lignes et deux pouces et demi de long. Il était revêtu par dehors, dans presque toute sa longueur, d'un sphincter fort épais, n'y ayant que la partie voisine du corps de la vessie qui en fût dépouillée. Ce muscle dans l'homme et dans la femme ne paraît pas, et dans les animaux où il se rencontre il est difficile d'en déterminer l'usage; car s'il y a de l'apparence qu'il empêche l'urine de sortir du corps de la vessie, il semble aussi qu'il doive s'opposer en même temps à la sortie de la semence qui se décharge dans la partie du cou de la vessie que ce muscle ne recouvre pas, et s'il faut qu'il se relâche pour permettre à la semence de s'écouler dans l'urèthre, il est difficile de comprendre comment il peut dans ce temps-là empêcher l'urine de sortir du corps de la vessie.

La verge en tout avait environ un pied de long étant étendue; mais cette longueur ne paraissait pas, parce que la verge était courbée en 8 sous la peau du ventre qui la cachait; son canal était beaucoup plus étroit que le col de la vessie. Le gland était moins gros que le corps de la verge. Il avait un peu plus d'un pouce de long et diminuait de grosseur depuis sa base jusqu'à son extrémité, qui cependant était mousse. L'urèthre s'avançait au delà du gland de la longueur de 2 à 3 lignes, et formait un petit bec par l'extrémité duquel sortait l'urine. Le prépuce excédait la longueur du gland d'environ deux pouces, et avait, étant soufflé, 4 à 5 lignes de diamètre. Dans son extrémité, sa membrane interne était parsemée de grains glanduleux éloignés les uns des autres. Cette membrane était revêtue des fibres et des deux muscles qui étaient attachés dans les aines à la peau du ventre. Ces muscles allant de derrière en devant s'insérer au prépuce, il paraît que leur usage est de découvrir le gland dans le temps de la tension de la verge. Pour le recouvrir, il y avait deux autres muscles qui, tirant leur origine des aponévroses des muscles du ventre proche le cartilage xyphoïde, venaient s'attacher à l'extrémité de la peau du prépuce pour la tirer en devant.

Les muscles érecteurs et accélérateurs de la verge n'avaient rien de particulier. Outre ces muscles, elle avait quatre autres muscles de longueur très différente; les deux plus courts tiraient leur origine de la partie externe inférieure des os pubis, et s'attachaient à la verge dans l'endroit où s'unissent les corps caverneux. Entre ces deux petits muscles et quatre ligaments qui attachaient la verge aux os pubis passaient les nerfs, les artères et les veines des corps caverneux, de l'urèthre et du gland; les deux autres muscles, qui tiraient leur origine des vertèbres de la queue, embrassaient le rectum par les côtés et en dessus, et aussi en dessous par des fibres traversantes qui allaient de l'un à l'autre. Ces deux muscles, s'avançant ensuite vers les corps caverneux, les accompagnaient jusqu'au gland. C'est apparemment par la contraction de ces deux muscles que la verge rentre dans le prépuce et qu'elle se recourbe en forme de 8 sous la peau du ventre.

Observations sur quelques muscles de la gazelle [1].

Des muscles de la tête. — Pour fléchir la tête de la gazelle, il y a quatre muscles de longueur et de grosseur différentes; les deux plus gros, qui sont aussi les plus courts, tirent leur origine des vertèbres du cou et viennent s'insérer à la base du crâne; les plus menus et plus longs, qu'on appelle sterno-mastoïdiens, prennent comme dans l'homme leur naissance de la partie antérieure du premier os du sternum. Chacun de ces muscles se divise en deux parties de différente grosseur; la plus menue se termine en un grêle tendon qui se confond avec celui du premier fléchisseur de la tête. La plus grosse, étant parvenue sous l'angle de la mâchoire inférieure, produit deux tendons, dont l'un est encore plus gros que l'autre. Le plus menu s'attache à la partie moyenne de la base de la mâchoire inférieure et sert à l'ouvrir avec le digastrique; le plus gros se confond avec le tendon du masséter et sert à fléchir la tête, de sorte que dans la gazelle ces deux muscles ont une triple insertion et un double usage,

---

1. *R. Mss.*, vol. XVII, fol. 192, 7 mai 1698.

au lieu que dans l'homme ils ne servent qu'à une même fin et ne s'attachent qu'en un seul endroit. Mais ils y ont une double origine.

Du sterno-hyoïdien et du bronchique. — Outre les deux muscles que je viens de décrire, il naît encore du premier os du sternum de la gazelle deux autres muscles, qui, après avoir parcouru environ les deux tiers de la longueur de la trachée-artère, produisent chacun un tendon long de trois lignes; chaque tendon donne naissance à deux muscles, dont l'un va s'attacher à la base de l'os hyoïde, et l'autre à la partie inférieure du cartilage thyroïde; le premier tient lieu du sterno-hyoïdien et le second du bronchique de l'homme.

Des muscles de l'os hyoïde. — Tous les autres muscles du larynx de la gazelle sont assez semblables à ceux de l'homme, mais il n'en est pas tout à fait de même de ceux de l'os hyoïde, car les coracoïdiens ne sortent pas comme dans l'homme de la crête supérieure de l'omoplate, ils prennent naissance des apophyses transverses des vertèbres du cou, et les deux styloïdiens sortent des extrémités des branches supérieures de l'os hyoïde et viennent s'attacher à la base. A la vérité, le mylo-hyoïdien et le géni-hyoïdien sont semblables à ceux de l'homme, mais ils sont recouverts en dessous d'un muscle qui ne s'y rencontre pas. Ce muscle est attaché de côté et d'autre en deux endroits différents, savoir par devant à la lèvre interne de la mâchoire, et par derrière au tendon qni se trouve entre les deux ventres du digastrique. Quoique ce muscle ne s'insère point à l'os hyoïde, il peut cependant servir à le tirer en devant, ce qu'il fait en comprimant en dedans le géni-hyoïdien et le mylo-hyoïden, les côtés de ce muscle étant plus relevés que son milieu, qui est placé sous la mâchoire inférieure. De plus, l'os hyoïde dans la gazelle a quatre muscles, deux de chaque côté, qui ne se rencontrent pas dans l'homme.

Pour découvrir quel peut être l'usage de ces muscles, il faut remarquer que l'os hyoïde a deux branches de chaque côté, dont une par rapport à leur situation est supérieure, et l'autre inférieure. La branche supérieure est composée de trois pièces abouties l'une à l'autre : de ces trois pièces, l'une est articulée avec le corps de l'os hyoïde, l'autre avec l'os pêtreux; la troisième, qui tient le milieu entre celles-ci, est articulée avec elles par les deux bouts. La branche inférieure, qui est faite d'une seule pièce, est articulée d'une part avec le corps de l'os hyoïde, et de l'autre elle est attachée par un ligament à l'apophyse latérale supérieure du cartilage thyroïde. Entre ces deux branches de l'os hyoïde, il y a un espace large d'environ un pouce et demi. Or ces deux muscles particuliers à l'os hyoïde de la gazelle servent à rendre, quand ils se contractent, l'espace qui se trouve entre ses branches plus étroit en les approchant l'une de l'autre. Car il est visible que le premier, qui tire son origine de la branche supérieure, venant s'attacher à la branche inférieure, doit approcher celle-ci de l'autre quand il se raccourcit; et comme la branche inférieure de l'os hyoïde est attachée au cartilage thyroïde par un ligament, ce muscle peut encore servir en tirant cette branche à entraîner le larynx vers les parties supérieures. Le second muscle tire son origine de la partie latérale de l'os occipital et de l'os pétreux, et vient s'attacher à l'angle inférieur que forme la pièce de la branche supérieure de l'os hyoïde qui est articulée avec l'os pétreux. Or, comme les fibres de ce muscle vont obliquement de derrière en devant du lieu de leur origine à celui de leur insertion, elles approchent en s'accourcissant la branche supérieure de l'os hyoïde de sa branche inférieure.

Des muscles de l'épiglotte. — L'épiglotte, qui dans l'homme n'a point de muscles, en a deux dans la gazelle, qui prennent naissance de la pièce du milieu des branches supérieures de l'os hyoïde; ces deux muscles s'abaissent ensemble au milieu de leur chemin et viennent s'attacher à la partie antérieure de l'épiglotte qu'ils relèvent quand, par le passage des aliments, elle a été abaissée sur l'embouchure du larynx qu'on appelle la glotte.

Des muscles du pharynx. — Pour les mouvements du pharynx, je ne trouve dans la gazelle que le muscle œsophagien et les deux stylopharyngiens; ceux-ci tiennent leur origine de l'extrémité des branches supérieures de l'os hyoïde et sont au reste semblables à ceux de l'homme et ont les mêmes usages.

Des muscles de la luette. — Quoique la membrane qui tapisse le fond du palais de la gazelle ne forme point cette pointe que dans l'homme on nomme la luette, elle ne laisse pas que d'avoir les mêmes muscles. L'usage qu'on leur donne est de servir à hausser et à abaisser la luette; cependant, quand je considère le point de leur origine et celui de leur insertion, il me paraît qu'ils peuvent tous servir à dilater l'embouchure du pharynx, soit qu'ils tirent la luette du côté du palais, ou qu'ils l'en éloignent, puisqu'ils vont tous s'insérer de haut en bas à la luette.

Des muscles de la langue. — Le même nombre de muscles qui servent aux mouvements de la langue de l'homme, se rencontre dans la gazelle. Ce que j'y remarque de particulier est que les stylo-glosses tirent leur origine des branches supérieures de l'os hyoïde. L'apophyse styloïde ne se rencontre pas dans cet animal.

Je ne rapporte dans ces observations que ce qu'il y a de différent de l'homme, sans entrer dans la description des muscles qui sont communs entre lui et la gazelle.

DESCRIPTION D'UN ANIMAL SEMBLABLE A UN RAT D'INDE [1].

L'animal dont je donne ici quelques observations m'a été envoyé par M. Couplet pour un rat d'Inde; mais je ne saurais croire que c'en soit un.

Le rat d'Inde n'a que deux dents incisives en devant à chaque mâchoire, et n'a point de dents canines. Cet animal a dans chaque mâchoire, par devant, six petites dents incisives placées entre deux canines. Le rat d'Inde a dans chaque mâchoire quatre dents molaires de chaque côté, qui font en tout seize molaires. Ces dents ont leurs bases plates, comme ciselées, et marquées de petites fentes ou enfoncements dont les creux paraissaient de couleur noire. Cet animal a de l'un et de l'autre côté de chaque mâchoire six dents molaires qui font en tout vingt-quatre; toutes ses dents se terminent en pointe et ressemblent de même que les autres à celles des chiens; aussi sont-elles disposées de même façon. On ne peut pas cependant placer cet animal entre les chiens, parce que la peau de sa langue est hérissée de petits ongles comme celles du lion, du chat, du loup-cervier, etc.; ces ongles ne se rencontrent pas dans celles des chiens.

Le rat d'Inde a la queue très courte; celle de cet animal est aussi longue, par proportion de corps, que celle du lion. Le rat d'Inde a à la vérité, comme cet animal, cinq doigts à chaque patte de devant, mais il n'en a que trois à chaque patte de derrière, au lieu que cet animal en a cinq. Des caractères si différents ne sauraient se rencontrer dans des animaux de même espèce.

Ce qui a pu donner lieu à la méprise de ceux qui ont imposé le nom de rat d'Inde à cet animal, est que la figure extérieure de l'un et de l'autre est fort semblable, le poil de leur peau pareil et de même couleur.

Cet animal avait environ deux pieds de long depuis le museau jusqu'à la queue, qui en avait encore presque autant. Les jambes de derrière avaient à peu neuf à dix pouces de longueur, depuis la cavité de l'os ischium jusqu'à l'extrémité des ongles; celles de devant avaient environ deux pouces de moins; la tête n'avait, entre les deux oreilles, que deux pouces de large et allait toujours en se rétrécissant jusqu'au museau; elle était longue de quatre à cinq pouces. Le museau était recouvert d'une peau grenue; ces grains étaient aplatis

1. R. Mss., t. XX, f. 168, 4 mai 1701 (inédit).

et paraissaient avoir une cavité dans leur centre. La lèvre supérieure était garnie de longs poils noirs et durs, qu'on appelle barbe ; quoiqu'ils y fussent clairsemés, il y en avait cependant un plus grand nombre que dans la lèvre inférieure, ils étaient aussi beaucoup plus longs. Les yeux étaient petits et avaient leur paupière supérieure garnie de cils ; l'inférieure n'en avait point. Les oreilles étaient fort courtes, et ressemblaient assez par leur figure à celles du singe ; elles étaient en dehors toutes couvertes d'un poil fort court, mais en dedans il n'y avait que quelques places qui n'en avaient pas ; chacune avait dans sa cavité deux petits appendices de peau bordés d'un poil fort fin. Le dessous de la peau des pattes de devant, depuis le poignet, et celle des pattes de derrière, depuis le ballon jusqu'aux ongles, était sans poil, mais par-dessus elle en était toute couverte. Chaque patte avait cinq doigts ; dans toutes, le doigt qui tient la place du pouce était le plus petit et le plus court des doigts ; ces deux caractères se rencontrent dans les pattes du singe.

Toute la peau de cet animal, à l'exception du dessous des pattes, était couverte de deux sortes de poils, l'un fort fin approchant de la laine, et l'autre fort rude approchant des soies du cochon ; le premier était roussâtre, et cette couleur régnait seule dans toute la longueur de ce poil ; le second, plus long que l'autre, était blanc et noir ; ces deux couleurs étaient alternativement placées sur la longueur de ce poil. Ces deux sortes de poil fin et rude n'étaient pas partout d'égale longueur ; à la tête, au cou et aux pieds il était plus court qu'ailleurs ; le plus long était celui de la queue, celui du corps tenait le milieu entre les deux autres.

Le ventre étant ouvert, je remarquai aux intestins que les quatre amas de glandes étaient fort éloignés les uns des autres : le dernier, qui était placé sous l'extrémité de l'iléon, avait environ quatre pouces de long, sur demi-pouce de large ; les trois autres avaient une figure ronde, de six lignes de diamètre ou environ. Dans le passage de l'iléon au côlon il n'y avait point de valvule, ni aucun repli dans le côlon. A l'extrémité de celui-ci, il y avait un petit appendice fait en cul-de-sac ; il avait deux pouces de long sur quatre lignes de large ; son fond était rempli de petites glandes.

Le foie était divisé en six lobes de différentes grandeurs ; trois occupaient le côté droit. Le plus grand de ceux-ci était percé par la vésicule du fiel, de sorte qu'elle paraissait par devant et par derrière ce lobe ; les trois autres étaient placés au côté gauche.

La rate ressemblait à celle des chiens et était attachée au fond de l'estomac.

Le pancréas étant formé de la réunion de deux parties : l'une s'étendait depuis la rate, placée dans l'hypochondre gauche, jusqu'au commencement du duodénum, qui était situé dans l'hypochondre droit; l'autre partie était unie au duodénum et avait six pouces de long ou environ.

Les reins ressemblaient par leur figure à ceux des chiens; leur membrane propre, qui enveloppait immédiatement leur substance, ne lui était point unie, mais seulement aux vaisseaux, à la naissance de l'uretère.

Depuis le fond de la vessie, qui ressemblait à une petite poire, jusqu'à l'extrémité du gland, il y avait six pouces de long; le corps de la vessie était profond de deux, son col était long de deux, etc. L'urèthre en avait autant. Dans le gland il y avait un os, long d'environ un pouce, qui représentait par sa figure celle de la partie supérieure du bec d'un pigeon; il était creusé en dessous en forme de gouttière. La peau qui couvrait le gland avait une fente en dessous, longue de deux lignes; cette fente ne paraissait que lorsqu'on écartait ses côtés de part et d'autre; en les abandonnant, elle se refermait si exactement, qu'elle devenait imperceptible. Le prépuce n'avait point les muscles qui, dans plusieurs brutes que j'ai disséquées, servent à couvrir et découvrir le gland.

L'artère et la veine spermatiques n'avaient rien de particulier. Ils étaient renfermés avec le vaisseau déférent dans deux gaines membraneuses qui, se dilatant sur leur fin, formaient deux poches qui enveloppaient les testicules. Sur ces gaines, qui communiquaient dans le vide du ventre, étaient appliqués les muscles crémasters.

Les vaisseaux déférents s'ouvraient dans le commencement du col de la vessie, et ne paraissaient point avoir de communication avec un amas de glandes entre lesquelles ils passaient pour aller se rendre au *veru montanum*. Cet amas m'a paru composé de six glandes, liées les unes aux autres par leurs membranes propres; chaque glande était composée d'un très grand nombre de grains : ces glandes avaient des ouvertures distinctes dans le col de la vessie, au côté du *veru montanum*.

A deux pouces et demi de distance de ces premières glandes, il y en avait deux autres d'une grosseur considérable; elles étaient placées derrière les muscles érecteurs de la verge; chacune avait un petit canal excrétoire long d'environ deux pouces. Ces deux conduits perçaient l'urèthre proche le gland. Ces grosses glandes étaient recouvertes par un muscle commun et chacune était enveloppée d'un muscle propre fort épais; ces deux muscles propres étaient unis par derrière au muscle commun; par devant, ils se terminaient en deux petits tendons qui s'inséraient à l'urèthre proche le gland. Il y a grande apparence que ces deux muscles servent à exprimer dans l'urèthre l'humeur grossière et gluante que filtrent ces glandes.

Avant de décrire le muscle commun de ces glandes, j'ai à parler de celles de l'anus, qu'il enveloppe aussi. Dans cet animal, l'anus se trouve placé dans le centre d'un petit bassin de figure ronde, et profond de deux à trois lignes, d'un pouce et demi de diamètre et revêtu d'une peau fort blanche et sans poil. L'anus est environné d'une couronne de glandes qui ont chacune leur ouverture distincte dans la marge de l'anus; toute la peau dont ce petit bassin est revêtue, est aussi garnie d'un très grand nombre de glandes, qui, de même que les autres, percent toute la peau du bassin d'un trou particulier. L'humeur que filtrent ces glandes est huileuse et de couleur d'ambre jaune.

Outre toutes les glandes dont je viens de parler, il y avait encore de chaque côté du rectum un petit sac dont la membrane avait sur sa surface extérieure plusieurs amas de glandes, qui déchargeaient dans la cavité de ces sacs une humeur semblable à celle des sacs de l'anus; cette humeur sortait de ces sacs par deux petits canaux excrétoires qui perçaient la peau du bassin à une ligne de distance de l'anus dont ils occupaient les côtés. Ces deux sacs, et toutes les glandes de l'anus, étaient recouverts du muscle commun aux deux grosses glandes de la verge. Ce muscle prenait son origine des deux érecteurs; ces fibres se développant embrassaient d'abord par les côtés les deux grosses glandes de la verge, et montant de cette partie à l'anus, ils couvraient les deux sacs placés aux côtés du rectum, toutes les glandes de l'anus, et celles de son petit bassin, autour duquel les fibres charnues de ce muscle formaient un sphincter. L'usage de ce muscle est d'exprimer la liqueur de toutes les glandes qu'il couvre et auxquelles il est uni. Comme ce muscle est joint aux muscles érecteurs et uni à l'urèthre, on peut croire qu'il tient lieu des accélérateurs, puisqu'il ne s'en trouve point d'autre à la verge de cet animal et qu'il en occupe la place.

OBSERVATIONS FAITES SUR UNE TAUPE MALE [1].

L'œsophage de ce petit animal se terminait dans le milieu de la partie concave de l'estomac. Il était revêtu de fibres musculeuses qui se croisaient les unes les autres en forme de réseau à petites mailles quadrilatères; il avait deux pouces de long sur deux à trois lignes de large.

Le ventricule ressemblait parfaitement à une cornue. Le bas de l'œsophage et le commencement de l'intestin y étaient joints. Il avait, étant soufflé, environ trois pouces de long sur un pouce de large, depuis son fond jusqu'à l'embouchure de l'œsophage; de là, il allait en se rétrécissant jusqu'au pylore, qui n'avait que deux à trois lignes de diamètre. Sur la surface interne, paraissaient plusieurs pétites bandes blanches, la plupart étendues selon sa longueur, et qui, vues avec le microscope, paraissaient remplies de grains extrêmement petits, ce qui donne lieu de croire que ces bandes étaient formées par des amas de glandes que les yeux ne découvraient qu'à peine avec le secours de cet instrument.

Il y avait dans l'estomac trois petits vers collés à sa surface interne; ils avaient plus d'un pouce de long et une demi-ligne de grosseur.

On ne peut pas dire (ce me semble) que dans la taupe il y ait plusieurs intestins; dans celle que j'ai disséquée je n'ai remarqué qu'un seul canal, faisant à la vérité plusieurs circonvolutions, mais dont la capacité était presque égale dans toute la continuité, qui ne paraissait point interrompue, comme elle semble l'être dans les animaux qui ont un cœcum et un côlon dans qui l'extrémité de l'iléon se termine.

Immédiatement au-dessous du pylore, on voyait dans la cavité de cet intestin un amas de petites glandes, qui y formaient une espèce de couronne haute de trois lignes. J'ai remarqué de plus dans la longueur de l'intestin de cette taupe, qui pouvait être de deux pieds ou environ, plusieurs autres amas de glandes fort éloignés les uns des autres, et chacun n'occupant guère que le tiers de la circonférence de sa capacité.

Enfin j'ai observé, entre les deux corps caverneux de la verge, une glande qui avait son ouverture en dessous dans la marge de l'anus.

La membrane interne de l'intestin de cette taupe formait dans son commencement un tissu en forme de réseau, dans son milieu un autre tissu semblable à cette sorte de tapisserie qu'on appelle point de Hongrie, dans la fin un troisième tissu qui paraissait tout grenu

1. R. Mss., 9 août 1701, t. XX, f. 290 (inédit).

commè de la peau de chagrin, ce qui peut faire croire que l'extrémité de la membrane interne de cet intestin était glanduleuse. Dans ce même endroit, ces fibres charnues étaient beaucoup plus sensibles que partout ailleurs. L'anus était environné d'un muscle sphincter fort épais.

Dans tous les animaux que j'ai disséqués, j'ai toujours vu le rectum passer par la cavité que forment l'os innominé avec l'os sacrum; mais dans la taupe il ne tient pas ce chemin; car pour sortir au dehors il se glisse sous les os pubis et passe par un trou fait en forme d'un triangle aigu que font les deux corps caverneux avec le pubis. Le col de la vessie et l'urèthre prennent aussi le même chemin.

Je dirai en passant que, soufflant par l'anus dans l'intestin de cet animal, j'ai rempli d'air la vésicule du fiel, preuve qu'il n'y avait point de valvule dans le canal cholédoque, pour empêcher le retour de la bile.

Le foie était divisé en sept lobes unis cependant les uns aux autres dans son centre; ces lobes occupaient toute la région épigastrique en remplissant l'un et l'autre hypochondre.

Le pancréas était fort large. La rate, les reins, les capsules atrabilaires, les uretères et la vessie n'avaient rien de particulier.

Quant aux parties de la génération, les veines et les artères spermatiques n'avaient aussi rien de singulier; mais les testicules étaient placés dans le ventre aux côtés de la vessie. Leur figure était ronde; ils avaient trois à quatre lignes de diamètre; leurs épididymes sortant du côté interne de leur substance rampaient au-dessus d'eux; ils leur étaient attachés par une membrane fort déliée, et formaient à leur côté interne deux petits tubercules qui, la peau étant séparée, paraissaient dans les aines enveloppés des muscles obliques et transverses du ventre, à qui ils étaient unis. La situation et la figure de ces deux petits corps me les firent prendre d'abord pour les testicules; ce ne fut qu'après l'ouverture du ventre que je m'aperçus de ma méprise.

De ces deux tubercules au col de la vessie, les canaux déférents qui en partaient avaient un pouce de longueur. Ces deux conduits s'ouvraient dans la partie la plus étroite du col de la vessie, qui formait au delà de leur insertion une cavité capable de contenir un gros grain de froment. Le diamètre de cette cavité était six fois plus grand que celui de l'urèthre. Le col de la vessie ainsi dilaté était revêtu de fibres charnues qui formaient en dehors, entre les deux muscles érecteurs de la verge, une éminence pareille à celle que font dans l'homme les accélérateurs; aussi il est à croire que ces fibres tiennent lieu de ces muscles dans la taupe.

Au-dessus du col de la vessie, et dans le même endroit où se terminaient les vaisseaux déférents, était placée une glande de la grosseur d'un petit pois, avec laquelle ces vaisseaux n'avaient point, autant qu'il m'a paru, de communication ; de sorte qu'il est difficile de décider si cette glande doit passer dans la taupe pour les vésicules séminales, ou pour le corps des prostates ; quoi qu'il en soit, il est certain que sa liqueur se déchargeait dans le col de la vessie.

Outre cette glande, il y en avait deux autres situées aux côtés internes du milieu des cuisses, faites en forme de petites poires allongées. De la partie la plus étroite de ces glandes partait un petit canal excrétoire long d'un pouce, qui déchargeait leur liqueur dans le commencement de l'urèthre en dessous.

La verge étant étendue avait, depuis le col de la vessie jusqu'au bout du prépuce, trois à quatre pouces de longueur et environ une petite ligne de large ; toute cette longueur cependant était renfermée sous la peau dans moins d'un demi-pouce ; aussi fait-elle plusieurs replis pour s'y loger ; son prépuce formait sous le pubis un mamelon pyramidal, saillant au-dessus de la surface de la peau du ventre, de la hauteur de deux à trois lignes ; sa cavité avait deux ou trois pouces de profondeur. Le gland, qui imitait la figure du prépuce, avait quatre à cinq lignes de long, sur un tiers de ligne de grosseur.

DESCRIPTION DE LA CUISSE ET DU PIED DE L'AIGLE.

M. Méry a fait voir une dissection fort exacte de la cuisse et du pied d'un aigle, et en a donné pour les registres une description où il peint d'après nature un grand nombre de muscles diversement entrelacés les uns dans les autres ; leurs grandeurs, leurs insertions, leurs mouvements. On y voit dans sa source mécanique la force extraordinaire de la serre de l'aigle. Mais après tout cet ouvrage n'aurait peut-être pas intéressé la curiosité de la plupart des gens à proportion de ce qu'il a coûté à son auteur [1].

§ 4. — On peut dire la même chose de la dissection d'un pélican mort à Versailles, faite aussi par M. Méry. Il fit voir les différents muscles qui servent aux mouvements du cou de cet oiseau. Ce cou est fort long et divisé par vertèbres. Les muscles et les membranes des ailes furent aussi observés avec soin.

---

1. *Hist. Acad. des sc.*, 1699, p. 50, § 3. Les *Registres manuscrits* disent que cette description « a été confrontée avec le sujet même, et avec des dessins fort exacts que le sieur Chastillon, dessinateur de l'Académie, en a faits ». (*R. Mss.*, f. 448 verso et 470.) — Nous avons retrouvé dans les archives de l'Académie les dessins coloriés de ce mémoire, qui sont très bien faits, mais non la description.

Pour donner une explication des mouvements de la langue du pivert, plus juste que celle qui paraît dans les ouvrages de MM. Borelli et Perrault, je vais décrire, plus exactement qu'ils n'ont fait, toutes les parties d'où dépendent ses mouvements.

De quelque étendue que paraisse la langue de cet oiseau, il est néanmoins constant que sa longueur propre n'est que de trois à quatre lignes, car celle du corps et des branches de l'os hyoïde, que ces auteurs lui ont attribuée, ne lui appartient pas, en bonne anatomie.

La langue du pivert est faite d'un petit os fort court, revêtu d'un cornet de substance d'écaille; sa figure est pyramidale : il est articulé par sa base avec l'extrémité antérieure de l'os hyoïde.

L'os hyoïde est figuré comme un stylet; il a environ deux pouces de longueur et une demi-ligne de grosseur; il est articulé par son extrémité postérieure avec deux branches osseuses plus menues que son corps. Chaque branche est composée de deux filets d'os d'inégale longueur, joints ensemble et aboutis l'un à l'autre. Le filet de devant n'a qu'un pouce et demi de long; celui de derrière, inconnu à M. Borelli, en a cinq ou environ, étant uni à un petit cartilage qui le termine; de sorte que chaque branche est trois fois plus longue que le corps de l'os hyoïde et celui de la langue joints ensemble. Ces branches, qui appartiennent à l'os hyoïde, sont courbées en forme d'arc, dont le milieu occupe les côtés du cou; leurs extrémités antérieures passent sous le bec et se terminent au corps de l'os hyoïde; leurs extrémités postérieures passent par-dessus la tête et entrent dans le nez du côté droit; mais il est à remarquer qu'elles n'y sont point articulées; ce qui contribue beaucoup à la sortie de la langue, comme je le ferai voir dans la suite.

L'os hyoïde et le filet antérieur de ses branches sont renfermés dans une gaine formée de la membrane qui tapisse le dedans du bec inférieur. L'extrémité de cette gaine s'unit à l'embouchure du cornet écailleux de la langue. Cette gaine s'allonge quand la langue sort hors du bec, et s'accourcit quand elle y rentre.

Le cornet écailleux qui revêt le petit os de la langue est convexe en dessus, plat en dessous, et cave en dedans; il est armé de chaque côté de six petites pointes très fines, transparentes et inflexibles; leur extrémité est un peu tournée vers le gosier. Il y a bien de l'apparence que ce cornet armé de ces petites pointes est l'instrument

---

1. Ce travail, inséré *in extenso* dans les Registres de 1697 (t. XVII, f. 17 à 23, 20 novembre 1697), n'a été publié dans les *Mémoires* que le 13 mars 1709, p. 85, après avoir été lu de nouveau devant l'Académie (*Reg. Mss.*, t. XXVIII, f° 91).

dont le pivert se sert pour enlever sa proie, ce qu'il fait avec d'autant plus de facilité que cet instrument est toujours empâté d'une matière gluante, qui est versée dans l'extrémité du bec inférieur par deux canaux excrétoires, qui partent de deux glandes pyramidales situées aux côtés internes de cette partie.

Pour se servir de cet instrument, la nature a donné au pivert plusieurs muscles, dont les uns appartiennent aux branches de l'os hyoïde : ceux-ci tirent la langue hors du bec; d'autres appartiennent à la gaine qui renferme le corps de l'os hyoïde avec les filets antérieurs de ses branches; ceux-là retirent la langue dans le bec. Enfin la langue a ses muscles propres qui la tirent en haut, en bas, et de l'un et de l'autre côté.

Chaque branche de l'os hyoïde n'a qu'un muscle qui seul est aussi long que la langue, l'os hyoïde et une de ses branches joints ensemble; ces deux muscles tirent leur origine de la partie antérieure latérale interne du bec inférieur; s'avançant de devant en arrière, ils enveloppent les filets postérieurs des branches de l'os hyoïde, et, passant au-dessus de la tête, ils viennent enfin s'insérer à leurs extrémités, d'où partent deux ligaments à ressort qui, s'unissant ensemble, en forment un troisième, qui les attache à la membrane du nez. Ces ligaments sont fort courts, mais ils s'allongent sans peine pour peu qu'ils soient tirés. Or, comme la résistance de ces ligaments peut être surmontée facilement par la contraction de ces muscles, il est aisé de concevoir que, quand ils se raccourcissent, ils tirent les extrémités postérieures des branches de l'os hyoïde hors du nez, et, les entraînant du côté de leur origine, ils chassent le corps de l'os hyoïde, les filets antérieurs de ses branches, et la langue hors du bec; ce qu'ils n'auraient pu faire, bien que les branches de l'os hyoïde soient fort flexibles, si ses branches avaient été fixement attachées ou articulées avec les os du nez; car, quoique les arcs qu'elles décrivent puissent s'étendre, elles n'auraient pu s'allonger assez pour pousser de quatre pouces la langue hors du bec; ce qu'elles font avec d'autant plus de facilité qu'elles ont leur mouvement libre dans ses muscles, où elles sont renfermées comme dans un canal, et ne sont point d'ailleurs articulées avec les os du nez.

Pour retirer la langue dans le bec, la nature a donné à la gaine qui renferme l'os hyoïde et les filets antérieurs de ses branches, deux muscles pour l'y ramener, et parce qu'il faut que leur allongement et leur raccourcissement soient égaux à ceux de leurs antagonistes, puisque la langue parcourt le même chemin en rentrant dans le bec, qu'elle fait pour en sortir, la nature a pris soin, pour placer ces muscles dans le petit espace qui est entre le dessous du

larynx et le bout du bec, de faire faire à l'un et à l'autre deux circonvolutions en sens contraire autour de la partie supérieure de la
trachée-artère d'où ces deux muscles tirent leur origine; après quoi
ils se croisent derrière le larynx, et viennent enfin tapisser le dedans
de la gaine à laquelle ils s'unissent; or, comme son extrémité est
jointe à l'embouchure du cornet écailleux de la langue, il arrive que,
quand ces deux muscles se contractent, ils tirent et font rentrer
cette gaine en elle-même, et, ramenant ainsi la langue dans le bec,
ils repoussent les extrémités postérieures des branches de l'os hyoïde
dans le nez. Les trois ligaments à ressort dont j'ai parlé servent
aussi à les y ramener; car, après avoir été allongés par les muscles
qui tirent la langue hors du bec, ils se raccourcissent sitôt que ces
muscles se relâchent, et entraînent dans le nez les branches de l'os
hyoïde auxquelles ils sont attachés.

Il y a au-dessus du crâne une rainure qui forme avec la peau un
canal qui renferme la partie postérieure des branches de l'os hyoïde
avec leurs muscles, dans lequel ces parties ont leur mouvement
libre. Ce canal empêche les branches de l'os hyoïde de s'écarter de
côté ni d'autre quand elles sont tirées en avant, et fait qu'elles reprennent facilement leur place, quand elles sont retirées en arrière.

Pour peu qu'on fasse de réflexion sur la longueur qu'ont la langue,
l'os hyoïde et ses branches joints ensemble, et sur l'origine et sur l'insertion déterminée des muscles qui font sortir et rentrer dans le bec
la langue du pivert, il sera aisé de juger que M. Borelli s'est mépris;
car si l'on considère que la langue de cet oiseau, l'os hyoïde et ses
branches joints ensemble, ont huit pouces de longueur, et que de cette
longueur il en sort environ quatre pouces hors du bec quand elle est
tirée, on concevra aisément que, la langue parcourant le même chemin en rentrant qu'elle fait en sortant, les muscles qui la tirent et
retirent, doivent avoir des allongements et des raccourcissements de
chacun quatre pouces, et que par conséquent ils doivent avoir en
longueur plus de quatre pouces, ne pouvant pas s'accourcir de la
longueur entière.

Ainsi, des quatre premiers muscles que M. Borelli donne à la
langue pour ses mouvements, deux prenant leur origine de l'extrémité du bec inférieur et les deux du devant du crâne, et tous les quatre
allant s'insérer au milieu de cette longueur de huit pouces, il est visible que ces muscles ne pourraient avoir jamais un tel effet, puisqu'ils ne seraient au plus chacun que de quatre pouces.

M. Borelli ne serait pas entré dans ce sentiment, si on lui avait fait
remarquer que les deux muscles qui naissent du bec parcourent
toute l'étendue du corps et des branches de l'os hyoïde. Sa méprise

vient donc d'avoir partagé chacun de ces muscles en deux, et de n'avoir connu que les filets antérieurs des branches de l'os hyoïde au bout desquels il place l'insertion des quatre premiers muscles de la langue qu'il a décrits. A l'égard de ceux qui tournent autour de la trachée-artère, il en a reconnu le véritable usage.

Pour ce qui regarde M. Perrault, il s'est mépris beaucoup plus que M. Borelli. Car, premièrement, il ne fait nulle mention des muscles qui environnent la trachée-artère; c'est néanmoins par leur action seule que la langue est ramenée dans le bec. Secondement, il fait naître du larynx les quatre premiers muscles de M. Borelli et en envoie deux aux extrémités postérieures des branches de l'os hyoïde, et les deux autres à leurs extrémités antérieures pour tirer et retirer la langue, et, par là, il tombe dans le même inconvénient que M. Borelli; mais sa méprise est plus grande, en ce qu'il ne part aucun muscle du larynx qui aille s'attacher aux branches de l'os hyoïde.

Enfin toute la recherche que ces messieurs ont faite pour expliquer les mouvements de la langue du pivert se termine aux muscles qui la font sortir hors du bec et à ceux qui l'y font rentrer. Il ne paraît point que leurs anatomistes se soient mis en peine de pénétrer plus avant dans sa structure : de là vient que ces messieurs ne nous ont rien dit des quatre muscles propres à la langue de cet oiseau, par lesquels elle est portée en haut, en bas, et d'un côté et d'autre, soit qu'elle soit placée au dedans ou au dehors du bec.

Ces muscles tirent tous leur origine de la partie antérieure des branches de l'os hyoïde, deux de l'une et deux de l'autre, et se terminent chacun en un long et grêle tendon; ces quatre tendons embrassent le corps de l'os hyoïde et viennent s'insérer à la base du petit os de la langue.

Quand tous ces muscles agissent ensemble, ils tiennent la langue droite; quand les muscles de dessus se raccourcissent en même temps, ils tirent la langue en haut; quand ceux du dessous sont en action, ils la tirent en bas. Mais lorsque deux muscles placés d'un même côté agissent ensemble, ils la tirent de ce côté-là.

Or comme, de tous les muscles qui servent aux différents mouvements de la langue du pivert, il n'y a que ces quatre derniers qui y aient leur insertion, il est visible que les muscles qui la tirent et retirent ne lui appartiennent pas proprement, mais à la gaine et aux branches de l'os hyoïde, où ces muscles vont s'insérer comme je l'ai fait voir; d'où il s'ensuit que les mouvements que fait la langue en sortant du bec et en y rentrant appartiennent aussi à ces parties, et non pas à la langue, puisque dans ces deux mouvements elle peut demeurer immobile.

Cejourd'hui, 21 mai, un chirurgien de l'Hôtel-Dieu m'a apporté les deux reins d'un chien, l'un dans son état naturel et l'autre à qui il n'a resté presque que la membrane, toute la substance glanduleuse ayant été consumée par un ver long d'environ une aune, et de trois lignes de diamètre, qui s'est trouvé dans la membrane de ce rein.

M. Méry a fait voir à la compagnie le rein du chien [1] et donné la description suivante.

Le ver dont je donne ici la description était long de deux pieds et demi ; son corps avait quatre lignes ou environ de diamètre, et était percé de trois trous ; le premier, qui était placé au bout de la tête, qui faisait la plus grosse extrémité de son corps, avait environ une demi-ligne de diamètre ; le second, situé au bout de la queue, n'avait qu'un tiers de ligne ; le troisième était éloigné de celui-ci d'environ deux pouces et avait une ouverture égale.

La peau était tissue de deux plans de fibres charnues, posées l'un sur l'autre : celui de dessus, qui était externe, était composé de fibres qui décrivaient des lignes courbes, lesquelles, se confondant les unes avec les autres par leurs extrémités, formaient des cercles entiers. Les fibres du plan de dessous ou interne décrivaient des lignes droites parallèles les unes aux autres.

La structure des fibres de la peau étant connue, il est aisé d'expliquer les mouvements que l'on remarque au corps des vers, car quand les fibres droites de la peau se contractent, alors tirant la queue vers la tête, leur corps doit se raccourcir et se gonfler ; quand après cela les fibres circulaires se resserrent, il doit en se rétrécissant s'allonger et s'avancer en avant, de sorte que le corps du ver fait autant de chemin quand les fibres droites se raccourcissent que quand les circulaires se resserrent.

Sa couleur était d'un rouge sanguin qui a disparu en le trempant dans l'eau, ce qui donne lieu de croire que cette couleur était imprimée à la peau par la chair du rein du chien dans lequel le ver était enveloppé, ce qui m'a paru d'autant plus vraisemblable que sa surface

---

1. R. Mss., t. XVII, f. 217 verso, 21 mai 1698. *Description du ver qui se trouvait dans le rein de ce chien*, f° 248, 25 juin 1698 (*inédit*). — *Hist.*, t. II, p. 338.

interne était toute parsemée de glandes qui, lui étant unies, fournissaient à la peau un tapis de couleur parfaitement blanche.

Ces glandes étaient de figure ronde; elles avaient un peu plus d'une
demi-ligne de diamètre, et étaient si étroitement appliquées les unes
contre les autres qu'elles se touchaient. Elles étaient cependant
traversées entre elles par de très petites fibres blanches, qui s'unissant les unes aux autres, formaient des mailles de différentes figures,
dans chacune desquelles plusieurs de ces glandes étaient ensemble
renfermées. Quoique l'on puisse conjecturer que ce sont ces glandes
qui, étant unies au dedans de la peau, fournissent l'humeur qui la
rend si glissante au dehors, j'assurerai cependant que, quelque soin
que j'aie pris pour découvrir leurs petits trous excrétoires, je n'ai
pu les remarquer, pas même avec le microscope.

Ayant ouvert le corps de ce ver, j'ai remarqué que la peau formait
au dedans d'elle-même un creux dans toute sa longueur, qui renfermait deux canaux; l'un et l'autre avaient leur commencement au
trou de la tête, qu'on peut nommer la bouche de ce ver; mais l'un
d'eux finissait au trou du bout de la queue, et l'autre à celui qui en
était éloigné de deux pouces et qui faisait l'anus. Celui-ci formait le
long canal des intestins et avait cela de particulier que dans toute
son étendue il n'était attaché à aucune partie, mais seulement à la
peau par devers les deux extrémités. J'observai aussi que bien que
ce canal, qui décrivait des lignes droites par ses deux bouts, formât
dans son milieu plusieurs circonvolutions, elles n'étaient point cependant liées les unes aux autres par aucune membrane qui tînt lieu
de mésentère. J'ai appelé ce premier canal simplement intestinal,
parce que dans toute sa longueur je n'ai remarqué aucune différence
particulière pour lui donner différents noms, et si son milieu m'a
paru avoir plus de diamètre que ses extrémités, j'ai jugé que ce pouvait être parce que celles-ci étaient vides de matière, et que le milieu
était rempli d'excréments qui en augmentaient le volume.

Le second canal, que je nomme le poumon, parce qu'il prenait
naissance au trou de la tête, était de couleur de gris brun et avait
deux à trois lignes de large. Mais en le soufflant il s'arrondissait, ce
qui diminuait de beaucoup sa largeur; dans toute son étendue régnait une infinité de plis et replis qui ne s'effaçaient point étant
soufflés. Ce canal était attaché de part et d'autre suivant sa longueur
à la peau par de petites fibres blanches; chacune de ces fibres, après
avoir tiré son origine de la peau, formait un petit nœud, d'où partaient quatre ou cinq autres petites fibres qui allaient transversalement s'insérer à ces côtés. Ces petits liens avaient en tout deux
lignes de long; ils étaient écartés les uns des autres d'une ligne ou

environ, et partageaient en deux parties égales le creux, ou grand sac de la peau; mais je remarquai qu'une de ces parties était subdivisée en trois, savoir par les fibres que je viens de décrire, et par deux membranes très déliées qui attachaient encore le poumon à la peau. Ces membranes, qui n'avaient qu'une ligne de large, étaient de longueur égale à la peau et formaient entre elles et le poumon un long canal si exactement fermé, que l'air que j'ai soufflé ne passa point dans le reste du creux de la peau. Des deux autres parties, l'une était vide, et l'autre remplie du canal intestinal. J'observai aussi que ces petites membranes dont je viens de parler, ayant beaucoup moins d'étendue que le poumon, et étant attachées à ces côtés, formaient par cette raison tous les replis qu'on découvrait sur toute sa longueur; en effet, ils disparaissaient en rompant les petites membranes.

Le poumon approchant de la queue se terminait à un petit corps blanc rond, replié, long d'environ deux pouces, et d'une ligne de diamètre. Il était composé d'un amas d'une infinité de grains glanduleux, qui par leur réunion formaient en dedans un canal qui d'un bout communiquait dans la cavité du poumon et se terminait de l'autre au trou du bout de la queue. Ce canal était aussi attaché de part et d'autre aux côtés de la surface interne de la peau par de très petites fibres différentes de celles du poumon, en ce qu'elles ne faisaient chacune qu'un petit filet également délié dans toute sa longueur, qui était de trois lignes; les espaces que formaient ces fibres entre elles étaient fermés par des membranes entièrement minces; au contraire, les intervalles des fibres du poumon étaient ouverts. Les fibres de ces petits corps jointes ensemble par ces membranes partageaient en deux cavités égales l'extrémité du sac de la peau; l'une y avait communication et l'autre s'ouvrait dans le petit canal que le poumon et ses membranes formaient avec la peau. Il est difficile de connaître avec quelle partie ce corps peut avoir rapport.

REMARQUES FAITES SUR LA MOULE DES ÉTANGS [1].

La grandeur de Dieu éclate dans tous ses ouvrages. Les anatomistes qui s'appliquent à l'étude la nature, découvrent tous les jours dans les plus vils animaux des parties dont la structure ne leur donne pas moins d'admiration que celle qui fait dans l'homme le sujet de leur étonnement.

Leur conformation, quoique différente, leur montre également la puissance et la sagesse du Créateur. Les observations que j'ai faites sur la moule des étangs nous fournissent des preuves évidentes de cette vérité. Je vais les rapporter à la Compagnie. Heureux si je puis satisfaire sa curiosité par mes remarques, et trop content de mon travail si mes réflexions lui sont agréables.

La moule est un poisson hermaphrodite, c'est-à-dire mâle et femelle tout ensemble, mais d'une espèce singulière, en ce qu'elle multiplie sans aucun accouplement. Paradoxe inouï, que j'espère démontrer dans la suite de ce discours, que je dois commencer par la formation et la nutrition de ses coquilles; parce que de toutes les parties de ce poisson qui tombent sous les yeux, ce sont les premières qui se présentent.

Chaque coquille ressemble assez bien à un petit bassin de figure ovale, mais plus large et plus arrondi devant que par derrière, qui se termine en une pointe mousse. Il est revêtu en dedans d'une membrane qui lui est si adhérente et si mince, qu'on ne peut l'apercevoir qu'en rompant les coquilles, ou lorsque, venant à se dessécher, elle se déchire et abandonne d'elle-même la surface interne du bassin.

Les deux coquilles de la moule paraissent formées de plusieurs couches appliquées les unes sur les autres, et qui, en débordant l'une au delà de l'autre, font sur leur surface extérieure des bandes assez distinctes; ce qui d'abord pourrait donner lieu de croire que ces couches ne sont pas produites en même temps, je veux dire toutes ensemble, mais successivement et l'une après l'autre.

Cependant si l'on fait attention qu'il ne paraît pas moins de bandes sur les plus petites coquilles que sur les plus grandes, on aura sujet de douter de cette opinion, d'autant plus que, s'il était vrai que les différentes couches des coquilles de la moule se formassent l'une

1. R. Mss., 12 novembre 1710, t. XXIX, f. 390. — Mémoires, 1710, p. 408.

après l'autre, il faudrait nécessairement que huit muscles, qui sont attachés à leur surface interne, s'en détachassent en s'éloignant toujours par degrés du lieu de leur première attache, toutes les fois qu'il se formerait une nouvelle couche : phénomène qui n'a point paru dans aucune des moules que j'ai jusqu'ici disséquées en toute saison.

Or, comme d'ailleurs un tel déplacement n'a point d'exemple dans les animaux de qui les muscles sont attachés aux os, ni même dans ceux qui n'en ont point, comme les cancres marins, les homards, les crabes, les écrevisses, etc., dont le corps n'est revêtu que de croûtes ou coques qui leur tiennent lieu d'os, où tous leurs muscles ont leur origine et leur insertion, — n'y a-t-il pas beaucoup plus d'apparence que toutes les couches des coquilles de la moule ne se forment en même temps, comme les coques de ces poissons, que l'une après l'autre? Aussi voit-on que les bandes qui paraissent sur leur surface extérieure, s'élargissent à mesure que le corps de la moule augmente; ce qui ne pourrait se faire si les couches de ces coquilles se formaient successivement.

Cela étant ainsi, il est évident que les coquilles de ce poisson doivent se nourrir de la même manière que font les autres parties de son corps, je veux dire que l'aliment qui sert à leur accroissement pénètre leur substance; car s'il ne faisait que s'appliquer à leur surface intérieure, il est certain que les bandes qui paraissent en dehors ne pourraient s'agrandir. Elles s'augmentent en tous sens sans se fendre; donc elles se nourrissent *per intus susceptionem alimenti, non vero per juxta appositionem materiæ.*

De leur mouvement. — Les coquilles de la moule s'entr'ouvrent par le moyen d'un puissant ressort. Elles se ferment par la contraction de deux forts muscles. Leur ressort est situé sur le dos de ce poisson. Il a environ un pouce et demi de long sur deux lignes de large dans une moule de huit à neuf pouces de grandeur. Ce ressort est convexe par dehors, et concave en dedans. Ses bords sont enchâssés dans l'épaisseur des coquilles creusées en gouttière pour les recevoir. Il est formé de deux sortes de matière; l'une est écailleuse et de couleur grise. Celle-ci enveloppe l'autre, qui est blanche et semblable à du talc. On découvre dans celle-là plusieurs plans inclinés les uns sur les autres, mais on ne peut les voir qu'en rompant le ressort des coquilles.

Leurs muscles sont transversalement attachés à la paroi interne de chaque coquille, l'un en devant et l'autre sur le derrière. Celui-ci est plus gros que l'autre. Ces muscles sont faits de l'assemblage de plusieurs paquets de fibres charnues, croisés par d'autres petites fibres ligamenteuses et élastiques. Ce sont là les moyens par lesquels les coquilles s'ouvrent et se ferment. Il s'agit maintenant d'expliquer leur mouvement, ce qu'on ne peut bien faire sans résoudre auparavant une question qui fait aujourd'hui beaucoup de bruit en physique et en médecine.

On demande si le raccourcissement ou la contraction des muscles dépend d'une vertu élastique ou de l'influence des esprits animaux. Les observations que j'ai faites sur la moule même, serviront à découvrir certainement par lequel de ces deux principes les muscles se raccourcissent.

Après la mort, la vertu élastique subsiste dans les parties, jusqu'à ce que la pourriture se soit emparée de leur substance, et l'on sait que l'effet propre de leur ressort est de les établir dans leur état naturel, quand il n'est plus forcé. Or les esprits animaux étant éteints dans la moule, les muscles de ses coquilles rentrent dans leur état naturel par leur vertu élastique, qui les relâche et les allonge. Donc leur raccourcissement doit dépendre de l'influence des esprits animaux. Aussi voit-on qu'il ne se contracte que pendant la vie. Cela prouvé, il est très aisé d'expliquer l'approche et l'éloignement des coquilles.

Quand les esprits animaux coulent dans leurs muscles, ils les gonflent et les raccourcissent, et alors les coquilles se ferment; mais sitôt que ces esprits ne s'y portent plus, les petites fibres ligamenteuses élastiques qui traversent les fibres charnues de ces muscles les resserrent et les allongent, en même temps que le ressort des coquilles venant à se débander, parce qu'il n'est plus forcé par les esprits animaux, les coquilles s'entr'ouvrent. Mais il reste encore à savoir si, quand elles sont ouvertes, leur ressort est entièrement débandé, et si, lorsqu'elles sont fermées, leurs muscles sont tout à fait raccourcis. Voici les moyens de résoudre ces deux propositions.

Qu'on détache ces muscles d'une seule coquille d'une moule récemment morte, on verra qu'elles s'ouvrent une fois plus qu'elles ne faisaient pendant sa vie. Donc leur ressort n'est pas entièrement débandé quand leurs muscles sont attachés à l'une et à l'autre, et qu'elles ne sont qu'entr'ouvertes.

Et si, sans séparer leurs muscles, on casse une des coquilles d'une moule vivante, ses parties rompues s'approchent de plus près de celle qui reste entière, et leurs muscles se raccourcissent une fois plus qu'auparavant, d'où il suit que la résistance des coquilles entières appliquées l'une contre l'autre empêche que leurs muscles ne se contractent entièrement. Donc la résistance des coquilles ainsi appliquées l'emporte sur la force des esprits animaux, et il est évident

que leurs muscles ne sont pas tout à fait raccourcis lorsque les
coquilles sont fermées; leurs muscles, quoique alors relâchés, font
cependant équilibre avec leur ressort : ainsi l'équilibre qu'ils gardent entre eux quand les coquilles s'ouvrent ne se rompt, lorsqu'elles
se ferment, que par l'influence des esprits animaux qui coulent alors
dans leurs muscles. D'où je conclus que la force des esprits l'emporte sur la puissance des fibres élastiques des muscles et du ressort des coquilles joints ensemble; car autrement elles ne pourraient
jamais se fermer.

De la progression de la moule. — Ce poisson nage dans l'eau et
paraît quelquefois sur sa surface, mais très rarement. Plus souvent
il rampe dans la vase, sur laquelle il reste presque toujours en repos :
mais soit qu'il nage, soit qu'il rampe, on ne voit que son ventre
sortir hors de ses coquilles, et s'avancer de deux pouces ou environ
au delà de leurs bords. Tâchons de découvrir les machines dont la
moule se sert dans sa marche, qui ne peut dépendre que des muscles
de son ventre, puisqu'il n'y a que cette seule partie de son corps qui
agisse dans cette circonstance.

Le ventre de ce poisson représente assez bien la figure de la
carène d'un vaisseau. Sa partie la plus large est tournée du côté de
la tête, la plus étroite du côté de l'anus; la plus aiguë regarde le
tranchant des coquilles et est fort propre à fendre l'eau et la vase;
enfin sa partie la plus épaisse, et qui est arrondie, occupe toute la
partie supérieure du ventre, ce qui ne fait pas néanmoins que le dos
de la moule soit tourné en dessous quand elle nage, parce que ses
poumons, qui sont remplis d'air, sont percés au-dessus de son ventre,
ce qui rend la partie la plus grosse de son corps la plus légère, surtout quand l'air qui les remplit vient à se dilater, lorsque les fibres
des poumons qui le comprimaient par leur contraction se relâchent
et lui permettent de s'étendre par son élasticité.

Je remarque au ventre de la moule cinq muscles, quatre que je
nomme obliques, et le cinquième transverse, à cause de la disposition
de leurs fibres. Le premier et le second tirent leur origine de la
partie antérieure supérieure des coquilles, le troisième et le quatrième de leur partie postérieure supérieure. Les fibres de ces quatre
muscles en descendant s'écartent les unes des autres, et forment en
se développant les parois du ventre. Celles de devant vont s'insérer
au derrière, et celles de derrière en devant. Elles se croisent les unes
les autres en faisant leur chemin.

Ce que je prends pour le cinquième muscle consiste dans un très
grand nombre de fibres charnues, toutes séparées les unes des

autres. Leur longueur varie suivant la différente épaisseur du ventre. Toutes ces fibres sont attachées transversalement à la surface interne de ses parois par leurs extrémités ; de sorte qu'elles passent entre les circonvolutions de l'intestin et à travers le foie, qui n'a point d'autre membrane pour le couvrir que l'expansion des quatre muscles obliques.

La figure du ventre étant donnée et la disposition de ses muscles reconnue, il n'est pas difficile d'expliquer le mouvement de progression de la moule. Quand ses coquilles s'entr'ouvrent, les quatre muscles obliques se relâchent, et les fibres du muscle transverse se contractent. Celles-ci ne peuvent se raccourcir sans approcher les parois du ventre l'une contre l'autre, ce qui fait qu'il devient plus plat qu'auparavant ; ainsi, acquérant plus d'étendue, et tombant en bas par sa propre pesanteur (les muscles obliques étant relâchés), il sort aisément hors des coquilles ; après quoi les fibres de ces mêmes muscles entrant en contraction les unes après les autres, mais faiblement, la moule fait son chemin. Si les muscles obliques antérieurs se raccourcissent de part et d'autre alternativement, elle s'avance en avant. Quand ceux-ci se relâchent et que les muscles postérieurs se contractent de même, elle recule en arrière, ce qui lui suffit pour ramper sur la vase ; mais pour nager, il faut outre cela que l'air renfermé dans ses poumons se dilate, et rende par ce moyen son corps plus léger qu'un pareil volume d'eau. Au contraire, il doit se condenser, afin que le corps de ce poisson, devenant plus pesant que l'eau, retombe au fond. Quand enfin les fibres du muscle transverse se relâchent, et qu'en même temps celles des quatre muscles obliques se contractent toutes ensemble fortement, elles retirent le ventre dans les coquilles fort promptement.

De quelle manière la moule reçoit sa nourriture. — La bouche de ce poisson est si étroitement attachée à la partie postérieure du muscle du devant des coquilles, qu'il est absolument impossible qu'elle puisse en sortir pour chercher l'aliment qui lui convient ; aussi il faut qu'il y ait dans l'eau des parties nourricières, afin que quand les coquilles s'ouvrent, sa bouche puisse les recevoir, puisqu'elle ne peut se déplacer ; mais parce que les coquilles restent presque toujours fermées, il n'y a pas d'apparence que la moule pût vivre commodément en cet état, si la nature ne lui avait donné quelques lieux particuliers pour tenir en réserve l'eau qu'elle reçoit quand ses coquilles s'ouvrent, et pour empêcher qu'elle ne s'écoule lorsqu'elles se ferment. C'est à quoi elle a sagement pourvu en plaçant de chaque côté du ventre de ce poisson un grand réservoir, et proche le bord de chaque coquille, un canal pour le séjour de l'eau. Ces quatre cavités communiquent ensemble entre le dos du corps de la moule et celui de ses coquilles.

Le réservoir est formé du milieu de la surface interne de la coquille et d'une membrane spongieuse, qui d'une part est unie au corps de ce poisson, et de l'autre à un muscle circulaire. Le canal est composé du contour de la coquille et de ce même muscle, et voici comment.

La partie charnue de ce muscle, qui n'a environ que cinq à six lignes de large, est adhérente par l'un de ses côtés à la coquille, à sept ou huit lignes de distance de son bord. Le reste, qui en est détaché, finit en une membrane très déliée, qui s'unit à une espèce de peau fort mince jointe au tranchant de la coquille, de sorte qu'il reste entre elle et ce muscle un vide qui fait le canal.

Ce muscle circulaire se joint avec son congénère au-dessus de la tête de la moule par devant, et par derrière au-dessus du rectum. Entre leurs extrémités, il y a un petit ligament qui leur est attaché et à la membrane du péricarde en dessus. Enfin on découvre au-dessus du rectum un conduit qui communique d'un bout dans l'anus, et de l'autre avec ces quatre réservoirs. C'est par ce conduit que l'eau passe dans leurs concavités, de la manière que je vais l'expliquer en peu de paroles.

Quand les coquilles s'entr'ouvrent, les deux muscles circulaires qui leur sont attachés sont forcés de s'éloigner l'un de l'autre; et parce que l'anus leur est uni, c'est aussi une nécessité que son entrée se dilate en même temps. Alors l'eau entre dans l'anus, d'où elle passe dans le canal qui la décharge dans les réservoirs par une fente placée entre les deux muscles circulaires, tout proche de leur union postérieure.

Quand après cela les coquilles se ferment, alors l'eau, pressée dans les canaux par le gonflement des muscles circulaires et par ceux du ventre dans les réservoirs, sort par le même conduit par lequel elle est entrée, et se répand peu à peu entre les parties de la génération et le ventre, sans pouvoir de là s'écouler au dehors, tant parce que les coquilles s'appliquent l'une contre l'autre exactement, que parce que l'eau qui remplit les canaux soulève les deux muscles circulaires dont ils sont formés, ce qui fait que ces muscles se pressent si fort l'un contre l'autre que l'eau ne peut s'échapper, quand bien même l'application des coquilles ne serait pas parfaite.

La manière dont les muscles circulaires se contractent pour chasser l'eau hors des canaux est fort particulière; car, étant attachés aux coquilles par leur partie charnue, il est évident qu'ils ne peuvent pas se raccourcir quand ils se gonflent ; il faut donc que leur largeur diminue quand ils se resserrent, ce qui arrive de cette façon :

Toute leur surface qui regarde les coquilles est traversée par une infinité de fibres fort courtes qui s'insèrent à leur aponévrose. Or, celle-ci étant unie à la peau qui borde le tranchant des coquilles, il est visible que ces petites fibres ne peuvent se raccourcir sans diminuer la largeur de ces muscles, et par conséquent la capacité des canaux qu'elles aplatissent ; ainsi l'eau qu'ils contiennent est obligée d'en sortir plus ou moins promptement, par rapport à la vitesse avec laquelle ces petites fibres se raccourcissent.

C'est ce que confirme l'expérience ; car quand on pique ces muscles, les esprits animaux y coulant alors plus abondamment qu'à l'ordinaire, leurs fibres transverses se contractent si violemment, qu'elles rompent l'attache qu'a leur aponévrose avec la peau qui borde le tranchant des coquilles, ce qui fait que l'eau renfermée dans les canaux circulaires s'échappe au dehors par cette ouverture extraordinaire.

Après avoir trouvé par quel moyen l'eau que contiennent ces quatre réservoirs s'écoule entre les parties de la génération et le ventre, il nous reste à chercher la voie par laquelle elle passe dans le corps de la moule. Pour la découvrir, il nous faut examiner une glande considérable, que je prends pour la tête de ce poisson, quoique je n'y aie jamais remarqué ni langue, ni nez, ni yeux, ni oreilles. Quatre raisons m'engagent à lui donner le nom de tête. La première, parce qu'elle est la partie la plus élevée de son corps. La seconde, parce qu'étant composée de deux substances différentes en couleur et formant dans son centre plusieurs sinuosités, il y a bien de l'apparence qu'elle lui tient lieu de cerveau. La troisième, parce que l'entrée de l'intestin se rencontre dans le creux de cette glande. La quatrième, parce qu'elle a une bouche garnie de deux lèvres charnues.

Ces deux lèvres sont fort étroites à l'entrée de la bouche, qui est placée entre le ventre et le muscle antérieur des coquilles ; mais en s'éloignant de cet endroit, elles s'élargissent. Elles sont plates et longues d'un pouce ou environ, arrondies par leurs extrémités, et traversées dans toute leur longueur par des petites fibres saillantes sur leur superficie intérieure. Ces fibres laissent entre elles de petits sinus, de sorte qu'elles représentent assez bien les sillons d'une terre labourée.

Ces deux lèvres forment entre elles, de chaque côté de la bouche, une espèce de gouttière qui peut se changer en canal, parce que les petites fibres qui les traversent peuvent, en se raccourcissant, appliquer leurs bords l'un contre l'autre. Enfin je trouve dans le fond de cette glande l'embouchure d'un autre canal, dont une bouche va se terminer dans le cœur, et les autres dans les parties du corps de la moule.

Ces faits étant ainsi décrits, il est aisé de comprendre que l'eau répandue entre les parties de la génération et le ventre de ce poisson doit s'écouler dans les deux gouttières des lèvres, qui s'écartent l'une de l'autre pour la recevoir, et se rapprochent pour la pousser dans la bouche de la moule, où apparemment les parties nourricières se séparent de l'eau et passent dans l'intestin, pendant que l'eau entre dans l'autre canal; ce qui semble d'autant plus probable qu'on ne trouve que l'eau dans le cœur, et dans le commencement de l'intestin qu'une matière solide et aussi transparente que du cristal, et sur la fin une autre substance semblable par sa consistance et sa couleur au méconium du fœtus renfermé dans le sein de sa mère; d'où l'on peut conjecturer que la première matière peut être celle de sa nourriture, et la seconde l'excrément le plus grossier qui en résulte. Mais quelque vraisemblable que paraisse ce raisonnement, on verra dans la suite de ce discours qu'on peut former contre cette hypothèse une difficulté insurmontable.

Parcourons maintenant la route de l'intestin, que vous trouverez sans doute, messieurs, aussi surprenante qu'elle m'a paru extraordinaire. L'intestin commence dans le fond de la bouche de la moule, passe par le cerveau, et fait toutes ses circonvolutions dans le foie. A la sortie de ce viscère, il décrit une ligne droite, entre dans le cœur qu'il traverse, et vient finir dans l'anus, dont le bord est garni de petites pointes pyramidales, et le dedans de petits mamelons glanduleux. On y voit aussi de côté et d'autre une glande semblable aux amygdales, d'où sort une matière fort visqueuse.

Ce que je prends pour le foie n'est autre chose qu'un amas de petits globules formés de l'assemblage de plusieurs grains glanduleux, qui remplissent de telle sorte toute la capacité du ventre, qu'ils ne laissent aucun vide entre ses parois, ni entre les circonvolutions de l'intestin, auquel ils sont intimement unis. Cette glande est abreuvée d'une liqueur jaune, qui s'écoule par plusieurs ouvertures dans l'intestin. Comme je craindrais d'ennuyer la compagnie par une description plus détaillée de ces parties, je passe à celles de la génération.

Je ne remarque dans la moule que quatre parties qui puissent servir à la génération de ce petit animal : deux que j'appelle ovaires, parce qu'elles contiennent les œufs de ce poisson; deux que je nomme vésicules séminales, parce qu'elles renferment la semence, qui est blanche et laiteuse.

La conformation des unes et des autres paraît semblable tant en dedans qu'en dehors. Il faut cependant qu'il y ait quelque chose de particulier dans les ovaires qui ne soit pas dans les vésicules séminales, puisque leurs usages sont différents : mais quelque chose que ce soit, la vue ne peut point en découvrir la différence.

Ces quatre parties représentent assez bien, par leur figure extérieure, un croissant fort ouvert, convexe par en bas, concave par en haut, et aplati par les côtés. Elles ont chacune un pouce de large ou environ dans leur milieu, qui va toujours en diminuant jusqu'à leurs extrémités, qui sont attachées par devant à la tête, et par derrière elles sont suspendues à l'anus. Ce qu'il y a entre l'un et l'autre bout est joint à la partie supérieure du ventre : le reste de leur corps est libre et placé entre les réservoirs d'eau et le ventre.

Leur superficie est tissue de deux plans de fibres : les unes sont perpendiculaires; celles-ci traversent toute leur largeur, et sont éloignées les unes des autres d'environ une ligne. L'espace qu'elles laissent entre elles est coupé par d'autres fibres, plus pressées et plus courtes : celles-là ne vont que d'une des fibres droites à l'autre en serpentant. Il y a entre toutes ces fibres de petits creux, qui forment une espèce de réseau admirable.

A l'égard de leur structure intérieure, elle a encore quelque chose de plus merveilleux, car chaque ovaire et chaque vésicule sont partagés en plusieurs petits tuyaux, tous fermés par le bas, et ouverts dans leur partie supérieure. Ces tuyaux sont séparés les uns des autres par des cloisons attachées transversalement aux parois de ces parties. Ils sont disposés à côté les uns des autres, comme ceux du sifflet d'un chaudronnier. Au-dessus de tous ces petits tuyaux, qui contiennent les uns des œufs, et les autres la semence, règne un canal dans lequel ils ont tous leurs embouchures.

Ce canal est fermé par son extrémité qui regarde la tête, et ouvert par l'autre dans l'anus. Chaque ovaire et chaque vésicule a le sien particulier. Ceux des vésicules ont, de plus que ceux des ovaires, une fente dans leur partie moyenne supérieure, et s'unissent en un seul sur la fin. C'est par ces quatre canaux que les œufs et la semence de la moule se rendent dans l'anus, où ces deux principes s'unissent ensemble en sortant; ce qui suffit pour la génération. Ce poisson peut donc multiplier sans aucun accouplement, et c'est sans doute par cette raison qu'il n'a ni verge ni matrice. C'est donc un androgyne d'une espèce singulière. Le paradoxe que j'ai avancé d'abord est donc démontré.

Au reste, il est à remarquer que les ovaires de la moule ne se vident de leurs œufs qu'au printemps, et ne s'en remplissent qu'en automne; de là vient qu'on les trouve toujours vides en été, et

pleins d'œufs en hiver. Il n'en est pas de même des vésicules séminales; on les rencontre en toute saison plus vides que pleines; ce
qui me fait croire que la semence, qui est liquide, s'en écoule en
tout temps, et c'est apparemment par cette raison qu'elles ont cette
ouverture particulière dont je viens de parler.

On découvre au-dessus des canaux des vésicules séminales deux
petits corps blancs qui parcourent toute leur étendue. Ils sont
abreuvés d'une liqueur semblable à la semence, ce qui donne sujet
de penser que ces petits corps sont peut-être les sources d'où elle
découle dans les vésicules séminales. Si cela est ainsi, elles ne peuvent pas être les filtres de la semence, mais les réservoirs seulement.
Il n'en est pas de même de l'origine des œufs; ils prennent naissance dans les ovaires mêmes; d'où il est à inférer que leur structure essentielle, qui ne tombe pas sous les yeux, doit être différente
de celle des vésicules séminales, quoique la conformation apparente
des uns et des autres soit semblable.

Du cœur de la moule. — Quelque admirable que soit la structure
des ovaires et des vésicules séminales, celle du cœur est encore plus
surprenante. A la vérité, sa figure, qui est conique, n'est pas extraordinaire; mais sa situation est tout à fait différente de celle du cœur
des autres animaux; car, outre qu'il est placé immédiatement sous le
dos des coquilles et au-dessus des poumons, sa base est tournée du
côté de l'anus, et sa pointe regarde la tête de la moule. D'ailleurs,
il n'a qu'un seul ventricule, et a cependant deux oreillettes qui
paraissent, étant remplies d'air, de figure cylindrique, avec lesquelles
il communique par deux trous placés à ses côtés, qui répondent dans
l'une et dans l'autre. Enfin, j'ai vu l'eau qu'il renferme fluer de son
ventricule dans ses oreillettes, et se refluer de celles-ci dans l'autre
alternativement : mais je n'ai pu y découvrir ni valvule, ni veine, ni
artère. Recherchons donc la source qui fournit l'eau au cœur, et aux
parties celle qui les humecte.

Il sort, comme j'ai déjà dit, du fond de la bouche de ce poisson un
canal, qui, passant par-dessus sa tête, se divise en plusieurs branches, dont une va se terminer à la pointe du cœur; ainsi, il est évident que c'est de la bouche, par cette branche, que le cœur reçoit
une portion de l'eau qui est distribuée aux autres parties du corps
par les autres branches de ce canal. Sur quoi il y a cette réflexion à
faire.

Le cœur de la moule n'ayant ni veine ni artère, il ne peut y avoir
dans ce poisson qu'un flux d'eau, de la bouche par les branches de
ce canal dans le cœur, comme dans toutes les autres parties de son

corps, sans circulation et sans reflux, étant impossible que l'eau puisse couler en même temps dans ce canal par des mouvements contraires vers des parties opposées; aussi ne voit-on pas qu'il se dilate, comme font les artères, quand le cœur se resserre; ce qui devrait arriver si c'était le cœur qui poussât l'eau dans ce canal; d'où il suit que l'eau qui entre dans le cœur par une des branches de ce canal n'en ressort point. Elle ne peut donc couler que de son ventricule dans ses oreillettes, et recouler de celles-ci dans l'autre successivement, comme je l'ai remarqué.

On ne peut pas donner à ce vaisseau le nom de veine, parce qu'au lieu de servir à reporter l'eau des parties dans le cœur, il sert, au contraire, à la leur distribuer par ses branches; de sorte qu'on peut dire qu'il fait à leur égard la fonction d'artère sans pouvoir néanmoins en porter le nom; parce qu'outre qu'il n'a pas de mouvement, il sert à conduire l'eau de la bouche dans le cœur, usage tout contraire à celui de l'artère. On ne peut donc pas lui donner le nom ni de l'un ni de l'autre de ces vaisseaux.

Je ne vous parle point, messieurs, du passage extraordinaire que le cœur de la moule donne à l'intestin. En décrivant sa route, je vous l'ai fait remarquer. J'ajouterai seulement à ce que je viens de vous dire, que le cœur de ce poisson est renfermé, avec ses oreillettes, dans un péricarde que j'ai toujours trouvé rempli de beaucoup d'eau, sans avoir jamais pu en découvrir la source : ainsi je ne saurais vous donner qu'une conjecture sur son origine.

Comme le péricarde n'a point de vaisseau particulier, j'ai pensé que l'eau qu'il contient pouvait se filtrer à travers la substance du cœur; ce que je n'ai pas eu de peine à m'imaginer, l'expérience m'ayant fait voir plusieurs fois que l'eau se crible bien à travers la chair du cœur de l'homme, qui est beaucoup plus épais que celui de la moule.

Mais sur l'eau que reçoivent le cœur et les autres parties du corps de ce poisson, il se présente une autre difficulté bien plus considérable, à laquelle je ne trouve point de solution qui me satisfasse. La bouche de la moule est si fixement attachée au derrière du muscle antérieur des coquilles, qu'il est visiblement impossible qu'elle puisse en sortir pour chercher sa nourriture; de sorte qu'il faut nécessairement qu'il y ait dans l'eau, comme j'ai déjà dit, des parties alimentaires qui entrent avec elle dans la bouche de ce poisson. Mais comme l'embouchure de l'intestin et celle du canal qui porte l'eau au cœur et aux parties sont placées dans son fond, il est certain que ces parties nourricières, que contient l'eau, peuvent passer avec elle dans l'un et dans l'autre également. On demande donc par lequel de ces deux conduits l'aliment de la moule peut être distribué aux parties de son corps pour nourrir.

Cette question est fort embarrassante; car si l'on prétend que l'aliment doit entrer d'abord dans l'intestin pour y recevoir la première préparation qui le rend propre à la nourriture des parties, et s'écouler ensuite dans le cœur, pour être enfin distribué par une artère aux parties, comme dans les autres animaux, dont le chyle passe par la veine cave dans le cœur, avant que d'être porté par l'aorte aux parties; je répondrai que cela ne peut se faire ainsi dans la moule, parce que son cœur n'a point de veine pour conduire l'aliment de l'intestin dans l'oreillette droite du cœur, ni d'artère pour le distribuer aux parties. Donc, ce poisson doit recevoir sa nourriture de l'intestin et du canal de la bouche également, puisque les parties nourricières qui sont mêlées avec l'eau peuvent entrer du fond de la bouche dans le canal et dans l'intestin en même temps.

Il y a même bien de l'apparence que l'eau qui passe de la bouche dans le canal contribue plus à la nourriture des parties que la matière qui se rencontre dans l'intestin, parce qu'on ne découvre point de voie qui puisse porter cette matière de l'intestin aux parties ; au lieu que du canal de la bouche partent plusieurs petits conduits, par lesquels l'eau qu'il reçoit peut leur être facilement distribuée.

Afin de ne rien omettre de ce qui regarde le cœur de la moule, je vous dirai, messieurs, que j'ai remarqué, tant à son ventricule qu'à ses oreillettes, les mêmes mouvements alternatifs de diastole et de systole que j'ai observés au cœur de la tortue, mais avec cette différence considérable, que le ventricule du cœur de la tortue reçoit le sang des oreillettes, au lieu que les oreillettes du cœur de la moule reçoivent l'eau de son ventricule; ce qui est un effet naturel de la structure du cœur de ce poisson, dont les oreillettes n'ont point de veines pour leur porter l'eau. Celles de la tortue en ont qui leur portent le sang.

Des poumons et de la respiration de la moule. — La conformation de ses poumons n'est pas moins extraordinaire que celle de son cœur, et la voie par laquelle elle respire est diamétralement opposée à celles des autres poissons. Dans la carpe et le brochet, l'air entre par le nez ou la bouche; au contraire, dans la moule, il passe par l'anus dans les poumons, ce que je démontrerai après en avoir fait la description.

Les poumons de la moule sont situés entre le péricarde et les parties de la génération, l'un à droite et l'autre à gauche; ils ont environ trois pouces de long et cinq à six lignes de large dans les plus grands de ces poissons. Leur figure est cylindrique. Leur membrane propre est tissue de fibres circulaires, qui les partagent en plusieurs cellules qui ont communication les unes avec les autres. Ils sont abreuvés d'une humeur noire dont ils empruntent la couleur. Entre eux règne un canal de même figure et longueur, mais d'un petit diamètre et sans aucune teinture. Les deux poumons et ce canal sont séparément renfermés dans une membrane, de sorte que chacun a la sienne particulière.

On découvre au-devant du canal deux petites ouvertures, qui sont la communication de ce conduit avec les cellules antérieures des poumons. Pour les trouver, il faut couper la membrane qui l'enveloppe. Sur le derrière de ce même canal, on en remarque une troisième, placée entre les deux tendons des muscles postérieurs du ventre. Cette ouverture répond dans leurs cellules postérieures, dans lesquelles viennent se rendre deux petits conduits qui ont leurs embouchures dans l'anus. Or, comme la moule n'a point de canal qui, de sa bouche, aille aux poumons, il est évident que ce poisson ne peut respirer que par l'anus.

Finissons ce mémoire en expliquant sa respiration.

Quand les fibres circulaires des poumons se relâchent, l'air qu'ils comprimaient en eux-mêmes se dilate, et la moule s'élève sur la surface de l'eau. Alors l'air extérieur pressé au dehors par les coquilles, qui s'écartent en même temps, entre dans l'anus, où, trouvant moins de résistance qu'ailleurs, il s'insinue par les deux conduits dont je viens de parler, dans les cellules postérieures des poumons, qu'il remplit d'abord. De là il passe ensuite dans le canal qui est placé entre eux, et va remplir leurs cellules antérieures et celles du milieu.

Quand, après cela, les coquilles se referment, alors les fibres circulaires des poumons, venant à se rétrécir, leur capacité diminue, l'air y est comprimé, le corps en devient plus pesant, et la moule retombe au fond de l'eau; et comme elle y reste presque toujours plongée, elle ne peut jouir de la respiration que dans quelques moments fort éloignés les uns des autres; car quoique ses poumons puissent rejeter en tout temps dans l'eau l'air qu'ils ont reçu, ils ne peuvent en reprendre de nouveau que quand ce poisson s'élève sur la superficie de l'eau. Or, comme cela ne lui arrive que fort rarement, il n'y a pas d'apparence que la respiration puisse servir à entretenir dans la moule le flux d'eau dont j'ai parlé, comme elle sert, dans les autres animaux, à continuer la circulation du sang, dont elle est une des principales causes. Ce flux d'eau dépend donc, dans la moule, de l'action seule des lèvres, qui par leur mouvement la font couler de la bouche de ce poisson dans l'embouchure du canal que j'ai décrit et nullement des autres parties, puisque toutes reçoivent l'eau de ce canal et n'ont point de vaisseau pour leur décharge.

J'aurais pu, messieurs, m'étendre plus que je n'ai fait sur la structure des parties dont j'ai eu l'honneur de vous entretenir; mais, outre qu'une description trop détaillée en devient plus obscure, le temps d'une demi-heure que le sage modérateur de cette Royale Académie donne à chaque particulier pour rapporter dans ses assemblées publiques leurs observations, ne m'a pas permis d'entrer dans des minuties aussi peu curieuses qu'elles sont peu nécessaires pour expliquer leurs fonctions.

SUR LA FORMATION DES COQUILLES [1].

Cette matière a déjà été traitée en 1709 [2] d'après M. de Réaumur, qui établissait ce nouveau système, que les coquilles des limaçons, et, par conséquent, celles de quantité d'autres espèces pareilles, sont formées comme les pierres par une simple apposition de parties qu'on appelle *juxtaposition*, et non comme toutes les parties des animaux par *intussusception*, c'est-à-dire par des sucs nourriciers qui soient portés dans des canaux à la partie qu'ils augmentent, et qui circulent au dedans d'elle.

En 1710, ce système fut attaqué par M. Méry [3], à l'égard des coquilles des moules, et il proposa deux difficultés auxquelles M. de Réaumur répond présentement.

La coquille d'un grand limaçon a plus de tours de spirale que celle d'un petit, et cela s'accorde parfaitement avec le système de M. de Réaumur, mais les coquilles des moules semblent ne s'y accorder plus. Elles sont visiblement composées de plusieurs couches, qui, en débordant l'une au delà de l'autre, font sur leur surface extérieure des bandes assez distinctes, et les coquilles des petites moules n'ont pas un moindre nombre de ces bandes que celles des plus grandes moules. Les coquilles des moules croissent donc à la manière des membres des animaux, qui ont toujours, quelque petits qu'ils soient, le même nombre de parties différentes que quand ils sont parvenus à leur plus grand accroissement.

De plus, dans la coquille d'un petit limaçon, les premiers tours de spirale ne sont pas plus petits que dans celle d'un grand, ce qui montre bien, comme le veut M. de Réaumur, qu'étant une fois formés ils ne croissent plus. Mais dans la coquille d'une petite moule, les bandes dont nous venons parler sont plus petites que dans celles d'une grande,

---

1. *Histoire*, 1716, p. 224. Abrégé d'un mémoire de Réaumur en réponse à celui du Méry.
2. *Hist.*, 1709, p. 37.
3. *Hist.*, 1710, p. 33.

et, par conséquent, elles croissent avec l'animal et de la même manière que lui. Voilà la première difficulté de M. Méry, composée de deux parties.

M. de Réaumur renverse la première partie en paraissant d'abord la fortifier. Il y a même quelquefois, dit-il, plus de bandes sur la coquille d'une petite moule que sur celle d'une grande. Cela ne se peut attribuer ni à l'instussusception, ni à la juxtaposition, il y a quelque autre cause ; c'est que ce qui fait distinguer les bandes, savoir, l'excédent dont une couche déborde sur l'autre, est assez mince pour pouvoir être usé par le frottement des coquilles soit contre des cailloux, soit simplement contre l'eau, et cet excédent étant effacé, deux bandes n'en font plus qu'une ; or, il est manifeste que cet effet du frottement a plus de lieu à l'égard des moules plus âgées ou plus grandes. Cela satisfait en même temps à la seconde partie de la difficulté. Il est vrai qu'il faut aussi que celles d'entre les bandes qui ont dû être formées les premières soient aussi petites dans de grandes coquilles que dans de petites, supposé que le frottement n'ait pas eu d'effet, et il est nécessaire pour M. de Réaumur qu'assez souvent cela se trouve ainsi. Quant aux bandes formées les dernières, et qui ne sont par conséquent que sur les grandes coquilles, il n'y a nul inconvénient qu'elles soient plus grandes que les autres, car il saute aux yeux que ce n'est pas à dire nécessairement qu'ayant été d'abord petites elles se soient étendues, mais qu'il suffit que quand l'animal en a été là, il ait crû plus vite. C'est la même chose, à cet égard, pour les moules et les limaçons.

La seconde difficulté de M. Mery est la plus forte. La moule a huit muscles attachés à la surface intérieure de ses deux coquilles, c'est-à-dire quatre attaches, dont chacune va aux deux coquilles. Si les coquilles ne croissent pas de la même manière que les muscles, il faudrait donc que ceux-ci, attachés d'abord en certains endroits dans la moule naissante, changeassent continuellement d'attache jusqu'à la dernière croissance de l'animal, et se promenassent toujours depuis leur première place jusqu'à la dernière, ce qui ne paraît point possible, et n'a point d'exemple dans les animaux connus.

M. de Réaumur donne d'abord un exemple un peu différent, à la vérité, mais qui contient l'essentiel de la chose, et a l'avantage d'être encore plus difficile. Les crabes, les homards, les écrevisses sont couverts de croûtes ou coques dures, qui sont leurs os placés en dehors. Ils ont des muscles ou ligaments qui les y attachent en dedans ; cependant ils se dépouillent tous les ans de ces coques et en prennent de nouvelles, et, en quelque temps que ce soit, ils sont toujours attachés et jamais flottants dans leurs enveloppes osseuses. Ces muscles ou ligaments se transportent donc de l'ancienne enveloppe à la nouvelle, et le mécanisme par lequel cela s'expliquera ne sera pas difficile à appliquer aux moules.

M. de Réaumur prend pour démontré que la coquille des limaçons de jardin ne croît que par juxtaposition. Or, ces limaçons sont attachés à leur coquille par un muscle, qui, lorsqu'ils sont extrêmement jeunes, ne peut être qu'extrêmement proche du centre de leur spirale. Cependant il se trouve toujours entre le 2e et le 3e tour de cette spirale, quand ces animaux ont pris toute leur croissance. Il a donc changé de place, de quelque manière qu'il en ait changé, et il n'y a pas plus de difficulté pour les 4 ou 8 muscles des moules.

Pour prendre quelque idée de la mécanique de ce déplacement ou transport du muscle dans le limaçon, parce que le fait y est plus simple, on peut concevoir que la coquille étant fort petite, et ce muscle attaché fort près du centre de la spirale, si ensuite la coquille vient à croître par juxtaposition, et, par conséquent, à s'ouvrir ou à s'élargir, celui de tous les filets du muscle qui est le plus proche de l'ouverture de la coquille, et qui a crû par intussusception, ou s'est allongé et élargi, est obligé de se caler contre la partie de la coquille nouvellement formée, car ce n'est que de ce côté-là qu'il peut prendre une nouvelle extension tant en long qu'en large. Par cette raison, les filets suivants, et le dernier plus que tous les autres, c'est-à-dire le plus proche du centre de la spirale, ne peuvent pas prendre une nouvelle extension ; ils ne la prennent donc pas, ou cessent de croître, et se dessèchent peu à peu, de sorte qu'il n'y a que les filets les plus proches de l'ouverture de la coquille qui croissent, et, en croissant, ils suivent la coquille croissante. S'ils pouvaient croître toujours, ils suivraient la coquille tant qu'elle croîtrait, et iraient enfin s'attacher fort près de son ouverture ; mais ils ne croissent que jusqu'à un certain point, après lequel la coquille croît encore, car ces deux accroissements d'une nature différente ne sont point dépendants l'un de l'autre, et par là, le muscle s'arrête entre le 2e et le 3e tour de spirale. Si cette explication a encore des difficultés, du moins a-t-on lieu de croire que les physiciens n'en seront ni surpris ni plus disposés à rejeter le système de M. de Réaumur ; ils ne sont que trop accoutumés à ne pouvoir suivre jusqu'au bout les merveilles de la nature, et à trouver dans les choses les mieux prouvées et les mieux éclaircies des restes d'obscurité [1].

1. En 1718, cette question a été reprise par Méry, dans un mémoire dont la lecture a occupé deux séances de l'Académie, les 23 et 25 juin (*Reg. Mss.*, f°s 171 et 173). Ce mémoire n'a pas été retrouvé.

ANATOMIE PATHOLOGIQUE, VICES DE CONFORMATION

OBSERVATION FAITE DANS L'HÔTEL ROYAL DES INVALIDES, SUR LE CORPS D'UN SOLDAT MORT A L'AGE DE SOIXANTE-DOUZE ANS [1].

(*Inversion des viscères.*)

Le 24 décembre 1688, je fus appelé à l'Hôtel Royal des Invalides, pour voir un soldat mort à l'âge de soixante-douze ans, dans qui je remarquai un déplacement général de toutes les parties contenues dans la poitrine et dans le ventre, celles qui, dans l'ordre commun de la nature, occupent le côté droit étant situées au côté gauche, et celles du côté gauche étant au droit.

Le cœur était transversalement dans la poitrine. Sa base, tournée du côté gauche, occupait justement le milieu, tout son corps et sa pointe s'avançant dans le côté droit. De ses deux ventricules, le droit était à gauche, et le gauche à droite, ce qui était cause que ses oreillettes et ses vaisseaux avaient aussi une situation différente de l'ordinaire, car la plus grande des oreillettes et la veine cave étaient placées à la gauche du cœur. Ainsi cette veine, descendant le long des vertèbres, perçait à gauche le diaphragme, occupant aussi le même côté dans le bas-ventre jusqu'à l'os sacrum. La veine azygos, sortant du trou supérieur de la cave, occupait le côté droit des vertèbres du dos. La plus petite des oreillettes et l'aorte étaient placées à la droite du cœur ; en sorte que l'aorte produisait sa courbure de ce côté-là contre l'ordinaire, et, après avoir passé entre les deux têtes du diaphragme, elle descendait jusqu'à l'os sacrum, tenant le côté droit des vertèbres des lombes, et ayant toujours la veine cave à sa gauche.

L'artère du poumon, à la sortie du ventricule droit du cœur, placée au côté gauche, comme j'ai dit, se glissait obliquement à droite, au

---

1. *R. Mss.*, vol. XVII, f° 119 verso, 29 décembre 1688, et *Mém.*, 1666-1699, vol. X, p. 731.

lieu qu'elle se porte ordinairement à gauche, ce qui peut faire croire que les poumons avaient aussi changé de situation. En effet, le droit n'était divisé qu'en deux lobes, et le gauche en trois, ce qui est contre leurs divisions ordinaires.

L'œsophage, entrant dans la poitrine, passait de gauche à droite au-devant de l'aorte, et, continuant sa route, il perçait le diaphragme de ce côté-là, en sorte que l'orifice supérieur du ventricule se rencontrant dans le même endroit, son fond se trouvait placé dans l'hypochondre droit, et le pylore dans le gauche, où commençait le duodénum, qui, se plongeant dans le mésentère, en ressortait au côté droit, contre l'ordinaire, et là se trouvait le commencement du jejunum. La fin de l'iléon, le cœcum et le commencement du colon étaient placés dans la région iliaque gauche, d'où le côlon, commençant à monter vers l'hypochondre du même côté, passait sous l'estomac pour se rendre dans l'hypochondre droit, puis descendait par les régions lombaire et iliaque droites dans la cavité hypogastrique. Cette route est entièrement contraire à celle qu'il tient ordinairement, de même que celle de tous les autres intestins, à la réserve du rectum.

Le foie était placé au côté gauche du ventre, son grand lobe occupant entièrement l'hypochondre de ce côté-là. Sa scissure se trouvait vis-à-vis le cartilage xyphoïde, et son petit lobe déclinait vers l'hypochondre droit. Ainsi, les vaisseaux cholédoques et la veine porte parcouraient leur chemin de gauche à droite.

La rate était placée dans l'hypochondre droit, et le pancréas se portait transversalement de droite à gauche au duodénum.

Je puis dire aussi que les reins et les testicules avaient changé de situation, le rein droit étant plus bas que le gauche, et la veine spermatique droite sortant de la veine émulgente droite, et la gauche du tronc de la cave. On peut croire aussi la même chose des capsules atrabilaires, puisque la gauche recevait la veine du tronc de la cave, placé au côté gauche des vertèbres des lombes, et que la veine de la capsule atrabilaire droite sortait de l'émulgente droite.

De cette observation on peut conclure, que non seulement les viscères renfermés dans la poitrine et dans le ventre étaient changés de situation, mais aussi les artères et les veines [1].

1. Le 10 décembre 1707, Méry a encore présenté à l'Académie « les viscères de la poitrine et du ventre d'un homme de plus de cinquante ans, tous transposés de droite à gauche et de gauche à droite. » (*R. Mss.*, t. XXVI, f. 428.) — Il a promis d'en donner un mémoire, ajoutent les procès-verbaux, mais nous n'en avons trouvé aucune trace.

Kystes dermoides de l'ovaire.

En 1695, Méry a observé trois cas de ce genre, dont il a présenté les pièces à l'Académie :

Le premier, chez une femme adulte, contenait une certaine quantité de pus, puisqu'il dit qu'il y avait un abcès, et un os de la mâchoire supérieure avec plusieurs dents si parfaites qu'elles semblèrent à l'auteur avoir plus de dix ans [1].

Le second, chez la fille de cette femme, âgée seulement de deux ans, contenait comme des œufs d'une grosseur considérable; le plus gros avait bien 5 ou 6 lignes de diamètre; Méry les considérait comme des hydatides changées en abcès, quoiqu'il n'y eût pas de pus, et approchant fort des *meliceris* (*Ibid.*, f° 83, 6 avril).

(Ces deux cas sont très curieux comme exemples d'une prédisposition héréditaire à une affection assez rare d'ailleurs.)

Le troisième fut trouvé à l'autopsie de la duchesse d'Usez; la matrice était fort grosse, et un des ovaires renfermait un os de la nature des dents, des cheveux, et plusieurs hydatides (*Ibid.*, f° 90, 17 avril).

Syndactylie congénitale [2].

Le 23 juillet 1702, une femme accoucha d'un enfant mort à terme. Il avait tous les doigts des pieds et des mains liés ensemble par la peau, de sorte qu'ils paraissaient comme enfermés dans quatre mitaines, telles que celles que portent aujourd'hui les femmes; il n'y avait que leurs bouts, revêtus des ongles, qui paraissaient.

Le nez était écrasé, ouvert en devant de deux narines profondes d'un pouce; mais elles étaient fermées en arrière du palais.

La trachée-artère était parfaitement bien conformée; on remarquait même dans le larynx tous ses cartilages; l'épiglotte le recouvrait, mais la glotte était entièrement fermée.

Le côlon était vide de méconium et n'avait qu'environ deux lignes de diamètre. Le rectum avait un pouce et demi de diamètre et était rempli de méconium.

---

1. *R. Mss.*, t. XIV, f. 75, 19 mars 1695.
2. *R. Mss.*, 26 juillet 1702, t. XXI, f. 298.

OBSERVATION DE DEUX FŒTUS ENFERMÉS DANS UNE MÊME ENVELOPPE [1].

Bien que les deux enfants dont M. Méry donne ici la figure n'aient rien de monstrueux, néanmoins la manière dont ils étaient enveloppés est très rare, et, par conséquent, fort remarquable.

Lorsqu'une femme conçoit deux jumeaux, chacun d'eux a ordinairement un placenta à part, d'où il tire sa nourriture. Il arrive assez souvent que les deux placentas sont joints ensemble; et quelquefois il n'y a même qu'un seul placenta qui sert aux deux enfants. Mais soit qu'il y ait deux placentas séparés, ou qu'ils soient joints ensemble, ou enfin qu'il n'y en ait qu'un seul pour les deux enfants, chaque enfant a une membrane particulière dont il est enveloppé séparément. M. Méry l'a ainsi observé pendant près de douze ans qu'il a accouché ou vu accoucher un très grand nombre de femmes dans l'Hôtel-Dieu de Paris, et M. Mauriceau en a fait une maxime générale dans le livre qu'il a écrit sur les accouchements. *Il faut observer*, dit-il, *que quand il y a plusieurs enfants, ils ne sont jamais dans une même enveloppe, à moins qu'ils n'aient leurs corps joints et adhérents l'un à l'autre :* ce qui est très vrai, moralement parlant.

Cependant il n'y a pas longtemps qu'à Paris une femme grosse de trois mois et demi accoucha de deux enfants qui, bien qu'ils eussent leurs corps séparés, étaient attachés par leurs cordons à un seul placenta, et enfermés dans une même enveloppe. M. Méry fit voir à l'assemblée de l'Académie Royale des sciences ces deux enfants, dont l'on donne ici la figure, et il fit remarquer la sagesse de la nature dans la précaution qu'elle prend ordinairement d'enfermer chaque enfant dans une membrane en particulier. Car étant ainsi séparés, leurs cordons ne peuvent s'entrelacer l'un dans l'autre : au lieu que quand deux enfants sont enfermés dans une membrane commune, ils peuvent aisément entrelacer leurs cordons en se remuant, et par conséquent s'étouffer, comme il était effectivement arrivé aux enfants ici représentés, dont les cordons s'étaient embarrassés l'un dans l'autre et avaient formé un nœud qui, ayant empêché le sang de circuler du placenta dans leurs vaisseaux, leur avait causé la mort.

1. 11 mai 1693. — *Mém.*, 1666-1699, vol. X, p. 324. — Avec une planche.

Observation sur deux petits chats femelles monstrueux [1].

M. Méry fit voir à la Compagnie deux petites chattes qui s'étaient unies dans le ventre de leur mère. Elles étaient jointes depuis la tête jusqu'au nombril, et ne faisaient, dans toute cette étendue, qu'un seul corps; mais, dans tout le reste, c'en étaient deux bien distincts et bien séparés. Nous n'entrerons point dans un détail plus particulier de la structure de ce monstre; il est aisé de concevoir, en général, que deux œufs, ou si l'on n'admet pas les œufs, deux petits fœtus dans leur première formation, se trouvant d'égale force, et d'ailleurs se rencontrant de trop près dans la matrice, peuvent s'attacher et se coller l'un à l'autre; après quoi les liqueurs qui doivent les nourrir et les fortifier leur étant devenues communes, elles abandonnent entièrement dans l'un ou dans l'autre certaines routes, où elles couleraient trop difficilement, ce qui fait absolument périr certaines parties dans l'un des fœtus, et les rend uniques pour les deux, tandis que ces mêmes liqueurs, coulant dans les autres parties des deux fœtus avec une égale facilité, les entretiennent toujours doubles. Ce n'est que le hasard de la rencontre des fœtus et de certaines directions de vaisseaux plus ou moins favorables au cours des liqueurs, qui les détermine à quitter de certains chemins et à en suivre toujours d'autres; et comme ce hasard est susceptible d'une infinité de combinaisons différentes, c'est une chose infinie que les monstres qui le sont par quelques parties doubles.

Les deux chattes de M. Méry n'avaient qu'un œsophage et qu'une trachée, mais ces deux canaux s'étaient joints de manière qu'ils n'en faisaient plus qu'un, et ce canal unique n'avait communication qu'avec l'estomac, et nullement avec les poumons, et par conséquent n'était qu'un simple œsophage. Le monstre ne pouvait donc prendre d'air; cependant il avait vécu environ une heure après être sorti du ventre de la mère.

---

1. Dans les *Registres manuscrits* (t. XXI, f° 295, 26 juillet 1702), cette présentation est attribuée à Littre; nous l'avons trouvée au nom de Méry dans l'*Histoire* imprimée de 1702, p. 28. — Peut-être y a-t-il eu, dans le manuscrit, une erreur du copiste qui a été corrigée pour l'impression.

OBSERVATIONS SUR DEUX FŒTUS HUMAINS MONSTRUEUX.

OBS. I. — (*Jumeaux à placenta unique. Persistance de l'ouraque.
Ouverture du colon à l'ombilic*) [1].

Le 18 août 1699, je fus appelé à l'Hôtel-Dieu pour voir deux fœtus
jumeaux mâles dont une femme était accouchée ce jour-là. Il n'y
avait, pour ces deux enfants, qu'un placenta; mais ils avaient des
enveloppes et chacun leur cordon séparé; ces deux cordons n'avaient
qu'environ six pouces de longueur; ils s'étaient rompus proche
l'ombilic dans l'accouchement de cette femme.

L'ombilic, dans l'un et dans l'autre de ces enfants, formait en dehors
une espèce de bourrelet de trois à quatre lignes d'élévation au-dessus
de la surface de leur ventre. Dans tous les deux, l'ombilic était
ouvert d'un trou de 7 à 8 lignes de diamètre. Par l'ouverture de ce
trou était sortie une grande portion des intestins qui, pris pour une
partie du cordon rompu, avaient été liés proche le ventre. La sage-
femme ne pouvant pas discerner les intestins dans le cordon, l'accouchée ayant les parties naturelles.couvertes dans le temps de l'accouchement, cette ligature avança peut-être la mort de ces enfants, qui
étaient sortis vivants du sein de leur mère.

Chez l'un et l'autre, l'intestin côlon finissait dans le rebord de l'ombilic. Il y était uni, et il le perçait d'un trou qui avait une ligne et
demie d'ouverture, et servait d'anus à ces enfants.

A la place de l'anus ordinaire, il y avait un petit tubercule de la
figure d'un grain de froment; dans tous les deux, le fond de la vessie
était ouvert d'un trou qui avait deux ou trois lignes de diamètre et
dont l'embouchure se terminait, de même que celle du côlon, dans le
rebord de l'ombilic, de sorte que les urines passaient immédiatement
du fond de la vessie dans les membranes du placenta. Cependant
l'urèthre et le gland étaient percés dans ces deux enfants, mais dans
l'un le prépuce était fermé et ouvert dans l'autre [2].

_____

1. *R. Mss.*, 11 août 1700, t. XIX, f. 318, et *Hist.*, p. 41, § XVI.
2. L'observation II a été placée ailleurs (p. 193) parce qu'elle a été rédigée au
point de vue des lésions de cœur et pour servir à la démonstration des idées de
Méry sur la circulation du sang.

DESCRIPTION DE DEUX EXOMPHALES MONSTRUEUSES [1]

OBS. I. — (*Réflexions sur les causes de l'exomphale et ses conséquences sur la circulation des matières dans l'intestin.*)

Le samedi 14ᵉ jour de décembre 1715, une pauvre femme, nommée
Marie Boyanval, accoucha à l'Hôtel-Dieu de Paris d'une petite fille
qui sortit vivante et à terme du sein de sa mère, entre onze heures
et midi, et mourut à deux heures après minuit. Voici ce que j'observai à cet enfant avant et après sa mort,

Pendant sa vie, qui ne dura que quatorze heures, je remarquai que
le cordon, auquel on avait fait une ligature éloignée de 3 à 4 pouces
du ventre, se terminait extérieurement au fond d'un sac ou poche
membraneuse, blanche et opaque comme le cordon même. Sa capacité pouvait avoir 9 à 10 pouces de diamètre, remplie qu'elle était de
parties placées hors du ventre. Son embouchure dans l'ombilic
n'avait qu'un pouce trois lignes.

En tâtant avec mes doigts cette énorme exomphale, je reconnus
bien que ce sac membraneux renfermait plusieurs parties de différentes espèces, mais ce ne fut qu'après la mort de cet enfant que je
pus les découvrir. Pour cet effet, je déchirai la membrane qui les
enveloppait; alors je vis que le foie tout entier, la vésicule du fiel, la
rate, l'estomac et tous les intestins étaient renfermés dans cette
poche. Les gros boyaux y faisaient leur route de gauche à droite,
contre leur ordinaire. La rate était jointe immédiatement au fond du
ventricule, mais du côté droit il n'y avait point d'épiploon. Les reins,
les capsules atrabilaires, la matrice et la vessie étaient renfermés
dans le ventre, et y occupaient leur place ordinaire.

Surpris de voir le foie, la rate, l'estomac et les intestins hors du
ventre, je m'imaginai d'abord que toutes ces parties en étaient sorties par l'ombilic, forcé par quelque accident, et que le sac qui les
contenait n'était autre chose que le péritoine, qui s'était dilaté à
mesure que leur volume s'était augmenté. Mais je ne restai pas longtemps dans ce sentiment: car, faisant ensuite réflexion qu'il n'arrive
jamais d'exomphale après la naissance de l'homme que la peau du

---

1. *R. Mss.*, 27 et 30 mai 1716, t. XXXV, f. 173 et 175. — *Mem.* 1716, p. 136.
Deux planches sont jointes à ce mémoire.

ventre ne lui serve de couverture et ne se dilate sans s'ouvrir, comme fait le péritoine uni à l'ombilic, je commençai à douter que le péritoine pût former, par sa dilatation, l'enveloppe des parties déplacées de ce fœtus, parce que la peau de l'ombilic n'y avait aucune part : d'ailleurs l'ouverture de l'ombilic, de 15 lignes de diamètre, sans fraction du péritoine, qui est beaucoup plus mince que la peau, me parut impossible; ce qui m'ébranla encore davantage. Mais ce qui me fit abandonner entièrement mon premier préjugé, ce fut qu'en examinant de plus près cette poche, j'aperçus aussitôt qu'elle était composée de deux membranes aussi distinctes et séparables l'une de l'autre que le chorion l'est de l'amnios; d'où je jugeai certainement qu'elle ne pouvait pas être formée de la dilatation du péritoine, parce qu'il est constant qu'il n'est que simple, mais du développement des membranes du placenta, qui, en s'unissant, composent le corps du cordon. Aussi les vaisseaux ombilicaux rampaient-ils de la longueur de 4 à 5 pouces dans l'épaisseur de cette poche; après quoi, arrivés au bord de l'ombilic, qui n'avait pu se resserrer parce que le mésentère, auquel les intestins étaient attachés, le tenait toujours dilaté, chacun allait se rendre à son lieu ordinaire, savoir : la veine ombilicale à la veine porte, mais sans s'attacher intérieurement au péritoine après l'avoir percé. Elle s'y trouve toujours jointe, par le moyen d'un petit ligament plat, dans un fœtus dont l'ombilic est fermé. Les deux artères ombilicales tiraient leur origine des iliaques : l'ouraque se rendait au fond de la vessie.

Après avoir découvert l'origine du sac qui renfermait les parties placées hors du ventre de cette petite fille, tâchons d'apprendre si son exomphale monstrueuse a pu être causée par quelque accident, ou si c'est par un vice de conformation qu'elle est arrivée.

Pour résoudre ce problème, il n'y a qu'à faire réflexion sur les faits que je vais rapporter, et à tirer les conséquences qui en suivent naturellement.

Premier fait. — L'ouverture de l'ombilic de cet enfant n'avait que 15 lignes de diamètre; le foie seul en avait au moins 7 pouces. Il n'y a donc nulle apparence que le foie ait pu sortir du ventre par l'ouverture de l'ombilic. Il faut donc qu'il se soit formé et accru hors de sa capacité.

Second fait. — Marie Boyanval, interrogée par Mme Langlois, maîtresse sage-femme de l'Hôtel-Dieu, lui a répondu qu'il ne lui était arrivé aucun accident pendant tout le cours de sa grossesse, mais qu'elle avait vu seulement tirer les entrailles du ventre d'un bœuf, ce qui lui avait frappé vivement l'imagination. On ne peut donc pas rapporter cette exomphale extraordinaire à aucune cause extérieure qui ait pu faire sur le ventre de cette femme ni sur celui de son enfant, une impression assez forte pour forcer le foie, la rate, le ventricule et les intestins à sortir de la cavité de l'abdomen par l'ombilic de cette petite fille.

Troisième fait. — Enfin, personne n'ignore que le fœtus humain ne respire point pendant tout le temps qu'il séjourne dans la matrice; et l'on sait qu'après sa sortie le mouvement naturel de son ventre dépend absolument de celui de la poitrine. Ainsi, sa poitrine ne pouvant se mouvoir tant qu'il est renfermé dans le sein de sa mère parce qu'il ne peut respirer, il est clair que son ventre ne peut alors entrer en mouvement. Or, avant la naissance de cette petite fille, ses entrailles étaient placées hors du ventre. Donc ses muscles n'ont jamais pu forcer, par leur mouvement, ces parties à sortir de sa capacité. Donc l'exomphale prodigieuse avec laquelle cet enfant est venu au monde ne pouvant être rapportée ni à aucune cause extérieure ni au mouvement des muscles de son ventre, ne peut être que l'effet d'un vice de conformation; ce qui nous donne donc la solution du problème proposé.

Essayons maintenant de tirer de ces observations quelque lumière qui puisse nous aider à reconnaître si le mouvement naturel et continu qu'on remarque, pendant le sommeil comme pendant la veille, au ventre d'un enfant après sa naissance, peut contribuer à la digestion des aliments, à la distribution du chyle dans les veines lactées, et à l'expulsion des matières fécales, ou si ces effets, surtout le second et le troisième, n'ont pour cause que la seule contraction naturelle et successive des fibres charnues de l'estomac et des intestins; car pour le premier, on ne doute point que le levain de l'estomac n'ait beaucoup de part à la digestion des aliments, pour ne pas dire qu'il en est l'unique cause.

Pour pouvoir trouver la solution de ce second problème, il faut savoir : 1° Que dans le ventricule et les intestins grêles de la petite fille dont je viens de parler, il y avait une matière claire et fluide; qu'au contraire, la cavité de ses gros boyaux était remplie de méconium, matière beaucoup plus épaisse que la première, qu'elle a rendue à plusieurs reprises, pendant les quatorze heures de temps qu'elle a vécu; 2° il faut remarquer que l'estomac et les intestins, tant grêles que gros, étaient placés hors du ventre de cet enfant; ainsi les muscles que j'ai fait voir tout disséqués à l'Académie, n'ont jamais pu, quoique forts et bien formés, faire aucune impression

sur ces parties, ni avant, ni après l'accouchement. Donc l'écoulement des liqueurs du ventricule dans les boyaux, et peut-être de
ceux-ci dans les veines lactées, ni l'expulsion du méconium par
l'anus, n'ont pu avoir pour cause que la seule contraction des fibres
charnues du canal qui les renfermait; d'où l'on peut tirer cette conséquence fort vraisemblable, que dans l'homme, dont le ventre
s'élève et s'abaisse involontairement, sans que ses muscles entrent
en contraction, l'écoulement des aliments digérés de l'estomac dans
les intestins, la distribution du chyle de ceux-ci dans les veines
lactées, et la sortie des matières fécales, surtout quand elles sont
liquides, peuvent bien aussi ne dépendre que du même principe.

Il n'en est pas tout à fait ainsi lorsque ces matières s'épaississent
et deviennent par conséquent moins glissantes; car après leur endur-
cissement, le mouvement péristaltique des intestins devenant insuf-
fisant pour les chasser, la volonté détermine alors les esprits
animaux à fluer dans les muscles du ventre pour les mettre en
contraction; après quoi ces muscles, unissant leur force à celle des
intestins, chassent dehors ces excréments trop épaissis, qui par
cette raison ont peine à glisser. Mais parce que leur contraction
n'arrive d'ordinaire que dans le temps qu'on fait effort pour aller à
la selle, il est évident qu'elle ne peut contribuer ni à la digestion des
aliments, ni à la distribution du chyle dans les veines lactées, qui se
font continuellement, mais seulement à l'expulsion momentanée des
gros excréments; car il est à remarquer que dans l'instant qu'on va
à la selle, quoique la poitrine se dilate et que les poumons poussent par leur gonflement le diaphragme en bas, le ventre cependant
se resserre par le moyen de la contraction volontaire de ses muscles,
au lieu qu'il se soulève involontairement sitôt qu'elle cesse, ce qui
nous donne une solution complète du second problème proposé.

OBS. II. — (*Exomphale avec vices de conformation des organes
génitaux, de la vessie et de l'anus.*)

Première remarque. — Renée Second, pauvre femme, grosse de
six à sept mois, accoucha à l'Hôtel-Dieu le 30 janvier 1716 d'un
enfant mort qui n'était ni garçon ni fille, car il ne paraissait sur son
corps aucune marque de sexe, et il n'y avait au dedans aucune des
parties nécessaires à la génération; il n'avait pas même d'anus.

Seconde remarque. — Cet enfant est sorti du sein de sa mère avec
une exomphale semblable à celle dont je viens de faire la description : égale sortie des viscères du ventre, même poche membra-

neuse, produite aussi par la dilatation des membranes du cordon dans laquelle le foie, la rate, l'estomac et tous les intestins étaient renfermés. Je passe légèrement sur ce rapport, pour faire plus d'attention aux faits particuliers que j'ai découverts dans cet enfant.

Troisième remarque. — Un pouce plus haut que le pubis, on voyait sur la surface de cette poche membraneuse qui enveloppait les parties que je viens d'énoncer, un ourlet qui décrivait un ovale large d'un pouce, et long de seize à dix-sept lignes. Dans cet ovale peu enfoncé, et de couleur plus obscure que le reste de ce sac, je découvris, en tâtonnant avec la sonde, cinq ouvertures que mes yeux n'auraient pu voir qu'avec peine sans le secours de cet instrument, parce que sa membrane était fort chiffonnée.

La première ouverture donnait dans un petit mamelon de couleur de chair, et répondait à un trou situé un pouce plus bas que l'ourlet de cet ovale au côté gauche de la peau qui distinguait les fesses par une ligne peu profonde. Ayant fait une incision de l'une à l'autre, je découvris un canal long d'un pouce ; il n'avait qu'une demi-ligne de diamètre tout au plus ; je trouvai ce petit conduit rempli d'une crasse blanche, et la peau dont il était formé, parsemée d'une infinité de très petites glandes d'où apparemment cette matière était sortie.

La seconde ouverture, directement opposée à la première, était placée à la partie supérieure de cet ovale ; elle servait de sortie au boyau qui s'y terminait, de sorte que, si cet enfant avait vécu, il aurait rendu les matières fécales par cet endroit involontairement ; l'extrémité de cet intestin manquait de sphincter et de releveurs, muscles absolument nécessaires pour retenir ces excréments ; ainsi le nom d'anus ne peut convenir à cette ouverture ; d'ailleurs, il n'y avait depuis l'estomac jusqu'à elle qu'un seul canal, d'égale capacité dans toute sa longueur, sans cul-de-sac ni appendice vermiculaire ; ce qui donne lieu de croire que tous les gros boyaux manquaient à ce fœtus, dans lequel il ne s'est point trouvé de méconium. La raison qu'on en peut apporter, c'est que ni la bile ni le suc pancréatique, qui vraisemblablement entrent en sa composition, ne pouvaient pas se décharger dans cet intestin, parce que le pancréas, la vésicule du fiel et les vaisseaux cholédoques, manquaient à cet enfant.

La troisième ouverture, placée au côté droit de cet ovale, conduisait à deux cavités de figure et de profondeur différente. La moins profonde, mais la plus vaste, avait neuf à dix lignes de diamètre, mesurée en tous sens. La seconde représentait un intestin borgne long d'environ deux pouces, et de trois à quatre lignes de diamètre d'un bout à l'autre. Ces deux cavités n'avaient d'ailleurs rien de particulier qui pût donner lieu à quelque conjecture sur leur usage.

La quatrième ouverture, située au côté gauche de cet ovale, servait de sortie à une vessie longue de deux pouces, polie en dehors, mais aussi rugueuse en dedans que la cavité de la matrice et du vagin d'une fille naissante Le fond ou, pour mieux dire, l'extrémité de cette vessie se terminait en pointe. Son entrée était fort étroite, et son milieu n'avait tout au plus que deux à trois lignes de diamètre.

La cinquième ouverture répondait à une autre vessie fort différente, en ce qu'elle formait une cavité ronde de sept à huit lignes de diamètre, et que sa surface interne était très polie.

Quatrième remarque. — La structure de ces deux vessies si dissemblables me fit prendre d'abord la première pour la matrice; mais ce qui détruisit en moi ce préjugé, c'est que je remarquai que les uretères venaient se terminer à l'une et à l'autre, avec cette circonstance que l'uretère qui partait du rein droit aboutissait au milieu de l'étendue de la vessie qui occupait le côté gauche de l'ovale, et celle du côté gauche dans le fond de la vessie, qui en occupait le côté droit; de sorte que ces canaux, avant que de se rendre à ces vessies, se croisaient au milieu de leur chemin, de façon que les reins étaient placés avec une partie des uretères dans le ventre et l'autre au dehors avec ces vessies.

Cinquième et dernière *remarque*. — Il y avait entre les os du pubis de ce second fœtus un pouce de distance; cependant son ventre était garni de tous ses muscles de même que celui du premier, dont les os du pubis étaient joints ensemble.

Peu de temps après que ceux-ci eurent paru, M. Petit en fit voir un troisième à l'Académie [1], qui avait une exomphale à peu près semblable à celles que je viens de décrire; mais ce fœtus n'avait point (nous dit-il) de muscles au ventre, et la poche membraneuse qui recouvrait ses viscères était formée de la dilatation du péritoine, à ce qu'il nous assura; mais, sur cette circonstance, qu'il me permette de lui faire cette objection.

Vous savez, monsieur, que le péritoine sert à tapisser toute la surface postérieure des muscles transverses du ventre, ce qui fait du moins les trois quarts de son étendue. Cela étant ainsi, il est certain que quand ses muscles lui manquent en effet, il ne doit avoir qu'une très petite portion du péritoine placée dans la partie posté-

---

1. *Mém. de l'Acad. des sc.*, même année, p. 89.

rieure du ventre. Donc la membrane qui enveloppait le foie, la rate, l'estomac et tous les intestins de votre fœtus, situés hors de son ventre, n'a pu être produite de la dilatation du péritoine, mais de l'épanouissement des membranes du cordon, qui se terminent toujours au bord de l'ombilic, qu'il soit ouvert ou fermé. Vous en conviendrez avec moi, monsieur, si vous vous donnez la peine de joindre à cette preuve celles que j'ai rapportées dans ma première description. Elles sont si claires qu'on ne peut tenir contre leur évidence, quand on ne cherche que la vérité.

ENTÉRITE CAUSÉE PAR DES LAVEMENTS DE QUINQUINA

M. Méry a rapporté qu'il avait trouvé dans un enfant les gros intestins enflammés et près d'être gangrénés, quoique les intestins grêles fussent fort sains. On lui avait donné plusieurs lavements de quinquina, ce qui avait causé, selon M. Méry, cette inflammation; il était mort d'une grosse fièvre [1].

ASCITE LAITEUSE [2]

M. Méry a fait voir une liqueur extraordinaire qui lui avait été envoyée par M. Vernage. C'est une liqueur laiteuse et jaunâtre qu'on a tirée par la ponction du ventre d'une fille hydropique. Elle moussait en tombant comme du lait de vache qu'on trait. Elle a le goût du lait un peu salé. Au contraire des eaux des hydropiques, qui s'épaississent sur le feu en consistance de gelée, cette liqueur s'est évaporée et a laissé au fond du poêlon trois ou quatre cuillerées d'un lait grumelé. Ce lait, tiré du ventre de la malade, conserve sa chaleur pendant six heures, quoique mis dans un lieu frais.

Quand il a été apporté à l'assemblée, on a voulu voir ce qu'il ferait avec l'esprit de vitriol, et avec l'esprit de sel. Il n'a rien fait; on a jugé que ce devait être un chyle extravasé et répandu dans le ventre, mêlé avec une liqueur urineuse.

22 juillet 1699, fol. 434. — M. Geoffroy a lu des expériences qu'il a faites avec M. de Littre sur la matière blanche et laiteuse tirée de cette fille hydropique, dont il a déjà été parlé. Mais comme la matière qu'ils ont travaillée était assez vieille, on a résolu de recommencer les expériences, si l'on en pouvait avoir de récente.

1. *Reg. Mss.*, t. XIV, 18 novembre 1693, et *Hist.*, t. II, p. 180.
2. *R. Mss.*, t. XVIII, f. 400, verso. 4 juillet 1699.

29 juillet, fol. 442. — Comme on avait fait une troisième ponction à la fille hydropique, et que M. Vernage, son médecin, avait envoyé de cette liqueur récente à MM. Bourdelin, Lemery et Geoffroy, ils en avaient fait séparément toutes les expériences qu'ils purent imaginer et en firent leur rapport à la Compagnie.

Elle est toujours, à la vue, assez semblable à du lait, mais moins épaisse, d'une odeur faible et fade, différente de celle du lait, d'un goût salé; elle s'élève en bouillant sur le feu comme du lait. Elle est plus légère, car l'aréomètre s'y enfonce de 12 degrés, au lieu qu'il n'enfonce point du tout dans le lait,

Il résulte des expériences, que les acides ni les alcalis jetés sur cette liqueur n'y produisent aucune effervescence sensible, mais seulement des séparations et des caillés plus ou moins épais; que le sel de tartre la caille plus fortement qu'aucun acide, ce qui est tout différent du lait et du chyle ordinaire, où le sel de tartre dissout les parties caséeuses, et les rend rouges; que le caillé de cette liqueur nage sur le sérum, au lieu que dans le lait le caillé se précipite au fond.

M. Vernage étant venu lui-même à l'assemblée, comme il en avait été prié, il a dit que cette fille, qui a dix-neuf ans, et qui n'a point encore été réglée, étant jardinière de son métier, avait fait, il y a environ deux ans, sept ou huit efforts consécutifs et violents pour lever un gros fardeau; que depuis ce temps-là son mal avait commencé, que peut-être s'était-elle rompu dans cet effort quelques vaisseaux lactés premiers, ou secondaires.

La pensée que l'on avait eue que cette liqueur était, du moins en partie, du chyle échappé de ses vaisseaux, ayant été confirmée par le fait que rapportait M. Vernage, M. Dodard a été d'avis que l'on nourrît cette fille d'aliments fort succulents et de peu de masse, et qu'on lui en donnât peu et souvent, afin qu'il ne coulât dans les vaisseaux lactés qu'un très petit filet de chyle qui pût ne pas s'échapper par la rupture, et que les vaisseaux rompus eussent le loisir de se refermer peu à peu. M. du Verney a été de même avis, et M. Vernage a paru déterminé à le suivre.

1er août 1699, fol. 444. — M. Geoffroy a encore fait part d'observations nouvelles qu'il a faites très exactement sur la liqueur de l'hydropique. Il en conclut que cette liqueur contient beaucoup de phlegme et d'huile, une quantité assez considérable de sel volatif, peu de sel fixe, et encore moins de terre, que ce n'est pas du chyle seul, mais encore de la lymphe qui remplit les vaisseaux lactés, quand le chyle n'y coule plus, et que cette lymphe s'est chargée de beaucoup de parties salines urineuses par le séjour qu'elle a subi dans le bas-ventre, dont toutes les parties en sont imprégnées.

8 août 1699, fol. 450. — M. Vernage est venu encore à l'assemblée et y a fait apporter 15 pintes de la liqueur laiteuse que la fille hydropique venait de rendre, ayant été piquée ce même jour pour la 4e fois. Il n'y avait que 13 jours qu'elle l'avait été. C'est une grande quantité de liqueur par rapport au temps, et les intervalles des autres ponctions ont toujours

à peu près le même rapport à la quantité de la liqueur. Comme d'ailleurs la quantité des déjections est assez proportionnée à celle des aliments, c'est une nouvelle assurance que cette liqueur n'est pas uniquement du chyle; il est vrai qu'au rapport de M. Vernage, cette fille est extrêmement maigrie, mais enfin il ne serait pas concevable qu'outre la transpiration et le chyle qui doit passer dans son sang, puisqu'elle rend des excréments en assez grande quantité, elle fît encore plus de deux pintes de chyle par jour. M. Morin a dit que cette liqueur était encore un peu de chyle mêlé à la matière ordinaire des hydropisies, et qu'il croyait la maladie absolument incurable. Quelqu'un a soupçonné un abcès, mais il ne paraît pas que cette matière ait aucune qualité d'une matière purulente. On recommencera les expériences sur cette liqueur dont on a une grande quantité.

29 août 1699, fol. 481. — M. Méry a lu une lettre de M. Vernage qui lui mande que la fille hydropique a été piquée pour la 6ᵉ fois, l'ayant été 9 jours auparavant, qu'on en a tiré la même quantité de liqueur laiteuse, que tout ce qu'il y a de nouveau, c'est que ses mamelles qui étaient entièrement plates commencent à s'enfler, comme il arrive vers le 4ᵉ ou 5ᵉ mois de la grossesse.

3 février 1700 — M. Méry a donné les réflexions suivantes sur l'hydropisie de cette fille à qui depuis huit mois ou environ on a percé plus de 20 fois le ventre et a qui on a toujours tiré une liqueur laiteuse.

RÉFLEXIONS SUR UNE HYDROPISIE LAITEUSE [1].

Quoique je ne puisse pas déterminer précisément quelle est la source d'où coule cette liqueur, qui s'épanche dans le ventre de cette fille, je peux cependant assurer avec assez de vraisemblance, qu'elle ne peut sortir que du réservoir du chyle ou des veines lactées, ou se filtrer à travers les membranes de l'estomac et celles des intestins; cette dernière voie me paraît plus naturelle que les autres :

1° Parce que l'eau que l'on injecte dans la cavité de ces parties s'écoule à travers leurs membranes avec autant de facilité qu'elle fait à travers le papier gris; cette liqueur peut donc de même se filtrer;

2° Parce que, sortant immédiatement du ventricule ou des intestins, elle a moins de parties à traverser que quand elle s'échappe du réservoir du chyle ou des veines lactées.

3° Parce que, si cette liqueur ne pouvait point prendre la route du ventricule ou celle des boyaux, mais qu'elle s'échappât du réservoir

---

1. *Reg. Mss.*, t. XIX, fᵒ 39, verso. (*Inédit.*)

du chyle, ou des veines lactées, par la rupture de ces vaisseaux, sans pouvoir s'écouler ensuite à travers la membrane du péritoine, ou celle du mésentère, entre lesquelles ces vaisseaux sont renfermés, elle aurait dû, avant de s'épancher dans les vides du ventre, produire pour ainsi dire un abcès entre le réservoir du chyle et le péritoine, ou dans le mésentère, qui se serait fait connaître par une tumeur qui n'aurait occupé qu'une partie particulière du ventre, et dont le gonflement aurait dû précéder l'ouverture de l'abcès. Or, cette tumeur n'ayant point paru avant l'hydropisie générale du ventre, il s'ensuit qu'il y a bien plus d'apparence que cette liqueur se filtre à travers les membranes de l'estomac ou des boyaux, qu'il ne paraît vraisemblable qu'elle sorte des veines lactées, ou du réservoir du chyle;

4° Parce que cette filtration peut encore se faire avec la même facilité par les parties que se fait l'écoulement du chyle laiteux, par la substance de la matrice et par les chairs découvertes des femmes nouvellement accouchées; ce que j'ai vu plusieurs fois arriver étant chirurgien à l'Hôtel-Dieu de Paris;

5° Mais ce qui doit convaincre davantage que l'écoulement de cette liqueur laiteuse peut se faire aisément à travers les membranes du ventricule et celles des intestins de cette fille, est que l'on voit assez souvent les eaux épanchées dans le ventre des autres hydropiques reprendre, en employant les purgatifs et les diurétiques, la voie des gros excréments et la route des urines; ce qui ne se peut faire absolument sans cette filtration. Si cette liqueur laiteuse ne se coagule pas entièrement, comme fait le lait ordinaire quand on y joint quelque acide, et est plus salée que lui, cela ne peut venir apparemment que de ce que le sel et la sérosité, qui font la matière des urines, se mêlent en trop grande quantité avec cette liqueur; ce qui paraît d'autant plus vraisemblable que cette fille rend peu d'urine par le conduit de la vessie, c'est-à-dire par l'urèthre. Il n'est donc pas surprenant que cette liqueur laiteuse soit plus salée que le lait commun et qu'elle ne se coagule pas comme lui entièrement; puisque les urines, qui en sont la plus grande partie, ne sont pas capables de coagulation.

Il est bien plus difficile de découvrir la raison pourquoi les liqueurs qu'on tire du ventre des autres hydropiques ne donnent point par la désunion de leurs principes les mêmes parties que fournit celle qui sort du ventre de cette fille, et pourquoi de ces liqueurs les unes se coagulent après une certaine évaporation qu'on en fait en les exposant sur le feu et que d'autres ne se figent point en tout, en se servant du même moyen.

Pour répondre à ces trois questions, je dis qu'on ne peut attribuer, ce me semble, ces phénomènes si différents qu'à l'une où à l'autre de ces deux causes générales, savoir : aux différents levains qui font fermenter les aliments dans l'estomac, le chyle dans les intestins et les humeurs dans les vaisseaux, et aux différents filtres des parties, ou à toutes ces deux causes ensemble.

Si l'on remplit l'estomac et les intestins d'eau et qu'on lie les deux extrémités de leur canal pour empêcher qu'elle ne s'échappe par ses deux bouts, on la verra se filtrer à travers leurs membranes; mais si au lieu d'eau on souffle de l'air dans ces parties, leurs ouvertures étant liées, l'air ne pourra pas s'échapper, comme fait l'eau à travers leurs pores : par cette expérience que j'ai faite plusieurs fois, et qui m'a toujours réussi, on peut rendre aisément raison pourquoi des liqueurs qu'on tire des autres hydropiques, les unes se coagulent après une légère ébullition et que d'autres demeurent fluides quoiqu'on les ait de même exposées sur le feu; car si les pores des membranes des ventricules et des boyaux sont assez relâchés pour donner indifféremment passage à la sérosité qui fait la matière des urines, et au chyle qui fait celle du lait, il est évident que l'une et l'autre doivent s'échapper dans le vide du ventre; mais si les pores de ces mêmes parties sont trop serrés pour permettre au chyle de sortir, il est visible aussi que pendant que celui-ci prendra la route des veines lactées, l'autre traversant les membranes de l'estomac et des intestins, doit seule se rendre dans la capacité du ventre; et parce que les parties du chyle ont beaucoup de dispositions à se lier les unes aux autres et que sa fluidité n'est entretenue que par la sérosité qui est mêlée avec lui, il doit arriver qu'après l'évaporation des parties de la sérosité, celles du chyle doivent s'unir ensemble et se coaguler; mais s'il n'y a que la seule sérosité qui se soit filtrée, il n'est pas étrange qu'après la dissipation d'une portion de cette liqueur par l'action du feu, l'autre reste encore aussi fluide qu'auparavant, puisque toutes ses parties n'ont nulle disposition par leur figure à s'allier les unes avec les autres.

A l'occasion des filtrations que M. Méry prétend qui se font au travers des viscères, on s'est souvenu de l'expérience de M. de la Hire sur la vessie qui laisse passer l'eau de dehors en dedans et non de dedans en dehors. M. Morin a dit qu'il a fait l'expérience d'un ventricule qu'il avait rempli d'eau, au travers duquel l'eau a passé. M. de Littre en a dit autant d'un morceau d'intestin; ils en ont tous deux promis des mémoires.

On leur a objecté que ces expériences faites sur des viscères d'animaux morts, dont les fibres peuvent être relâchées, et les pores élargis, pouvaient ne pas tirer à conséquence pour les animaux vivants. M. du Verney a promis d'examiner le fait sur des animaux vivants et de le faire voir à la Compagnie.

Sur ce que M. Méry disait que l'air ne passait point au travers de certains viscères qui laissent passer l'eau, M. Homberg en a rendu une raison très vraisemblable : c'est que l'eau se fait un passage en détruisant et en rongeant de petits filaments de membranes, ce que l'air ne peut pas faire. Et pour preuve de cela, il ajoute qu'ayant rempli d'air une vessie et l'ayant chargée d'une pierre, l'air renfermé ne sortit point, mais que, l'ayant plongée dans l'eau, ainsi chargée, l'air en sortit.

Sur les glandes du foie [1].

(Cirrhose. Ascite. Ponction. Mort.)

Le 24 juillet 1706, j'ai fait voir à l'Académie un morceau du foie d'un homme dans lequel les glandes paraissaient très distinctes et revêtues de leurs membranes propres, par le moyen desquelles elles étaient jointes les unes aux autres.

Toutes ces glandes étaient de figure et de grosseur différente. Quoiqu'elles fussent beaucoup plus grosses qu'à l'ordinaire, cependant le foie entier était plus petit qu'on ne le trouve ordinairement dans un âge parfait.

Cet homme est mort hydropique et avait la jaunisse; on lui avait fait la ponction trois jours avant sa mort et on avait vidé son ventre; néanmoins sa capacité se trouvait remplie d'eaux roussâtres et tous les intestins presque gangrenés.

La vésicule du fiel était vide et ses membranes plus blanches que jaunes.

Hypertrophie de la rate.

Le 22 février 1702, Méry a présenté une rate humaine très sensiblement glanduleuse. Chaque glande avait environ 1 ligne 1/2 de diamètre, et elles égalaient ou surpassaient celles de la rate d'un bœuf, qui sont toujours assez grosses [2].

1. R. Mss., 28 juillet 1706, t. XXV, f° 304 verso. — Hist., 1706, p. 27.
2. Reg. Mss., t. XXI, f° 83 verso.

ANENCÉPHALE.

Le 18 juin 1704, Méry a apporté un enfant venu à terme, qui n'avait que la base du crâne et point de cerveau. Il lui a ouvert dans l'assemblée le canal de l'épine et il y a trouvé un filet de moelle plus petit qu'il n'aurait dû être naturellement. L'enfant était d'ailleurs bien formé et bien nourri [1].

Le 23 février 1707, Méry a présenté un fœtus qui n'avait ni cerveau, ni cervelet, ni moelle épinière, et d'ailleurs était bien conformé et bien nourri [2].

Présentation d'un autre fœtus analogue le 10 décembre 1710 [3].

Le premier jour du mois d'août 1712, une femme accoucha à l'Hôtel-Dieu à 4 heures du matin d'un garçon vivant qui n'avait ni cerveau ni moelle d'épine. Il est mort la nuit suivante, à une heure après minuit. Ainsi il a vécu 21 heures, pendant lesquelles il n'a avalé qu'un peu de vin avec du sucre pour toute nourriture. La dure et la pie-mère faisaient canal dans les vertèbres [4].

ADHÉRENCE DE LA DURE-MÈRE AU CRANE.

Sur ce que quelqu'un avait dit dans l'assemblée précédente que la dure-mère avait un mouvement par lequel elle s'élevait et s'abaissait, M. Méry ayant nié la possibilité du fait, parce que cette membrane est exactement collée à toute la surface intérieure du crâne, et M. Du Verney ayant soutenu au contraire qu'elle ne l'était qu'en quelques endroits, comme aux sutures, M. Méry a apporté aujourd'hui le crâne d'un homme de quarante à cinquante ans, tout fraîchement mort, dans lequel on a vu la dure-mère exactement adhérente en toute son étendue [5].

INCLUSION D'UN ŒUF DE POULE DANS UN AUTRE.

Le 24 avril 1706, M. Méry a fait voir un œuf de poule cuit, dont le blanc renfermait un autre petit œuf revêtu de sa coquille et de sa membrane intérieure et rempli de matière blanche sans jaune. Comme ce petit œuf avait été donné cuit à M. Méry, il n'a pu remarquer s'il avait un germe [6].

1. *Reg. Mss.*, t. XXIII, fº 173.
2. *Reg. Mss.*, t. XXVI, fº 72.
3. *Reg. Mss.*, t. XXIX, fº 423.
4. *Reg. Mss.*, 9 août 1712, t. XXXI, fº 307 verso. — *Hist.*, p. 37.
5. *Reg. Mss.*, t. XXIV. fº 24 verso, 17 janvier 1705. — *Hist.*, p. 50.
6. *Reg. Mss.*, t. XXV, fº 154. — *Hist.*, p. 23.

CHIRURGIE

Remède contre l'hémorrhagie [1].

On a demandé quel remède était le meilleur pour l'hémorrhagie. M. Perrault a dit qu'il en avait guéri autrefois M. Palax après l'avoir fait saigner trois fois; M. Bourdelin a dit qu'il en avait guéri plusieurs avec de la raclure du crâne humain, une demi-drachme au plus avec de l'eau appropriée.

M. Méry a dit qu'il avait éprouvé plusieurs fois que le vitriol vert avec de la poudre de plâtre mêlés ensemble et poussés dans le nez, arrêtait le sang. Il faut une partie de vitriol avec trois parties de plâtre.

Sur le pansement des plaies [2].

Comme on a parlé de la guérison des plaies, M. Méry a dit qu'il en a fait plusieurs expériences pour montrer qu'elles se guérissent en mêlant avec six parties d'eau une partie d'eau-de-vie, en trempant une compresse dans cette eau, l'appliquant sur la plaie et la renouvelant deux fois par jour. Il a guéri par ce moyen une plaie sur l'os coronal avec une fluxion sur les yeux en quatre jours de temps.

1. *R. Mss.*, 3 juillet 1688, t. XII, 1686-1689, f° 93.
2. *R. Mss.*, 16 mars 1695, t. XIV, f° 75.

Sur le pansement des plaies.

A l'occasion d'un nouveau livre de chirurgie, MM. Dodart et Méry
ont dit que le moins qu'on puisse panser les plaies c'est le mieux,
parce que l'action de l'air leur est très contraire; que de plus c'est
une erreur de les nettoyer avec tant de soin, parce qu'on en ôte
une espèce d'enduit sous lequel la nature travaille à refaire et à
rejoindre les chairs [1].

Sur l'origine du pus.

On a agité si le sang extravasé se changeait toujours en pus. MM. Du
Verney et Méry ont soutenu que non; que, dans des anévrysmes et
en d'autres occasions où le sang sortait de ses vaisseaux à bouche
ouverte, et se plaçait entre des muscles, il y passait quelquefois
jusqu'à des 10 ans sans se corrompre; que les abcès ne se formaient
ordinairement qu'en des endroits où il y avait de la graisse et que le
pus devait être une corruption du sang causée par la fermentation de
quelque autre matière qui s'y mêle [2].

Plaie contuse chez un vénérien.

M. Méry a fait son rapport d'un soldat qui est mort aux Invalides
d'une blessure causée par un coup de pied de cheval. La plaie n'était
pas plus grande qu'une lentille et néanmoins elle s'est tellement
augmentée en peu de temps, accompagnée de plusieurs abcès d'une
puanteur horrible, qu'il s'est fait un transport au cerveau et que cet
homme est mort. Il avait été attaqué depuis peu d'une maladie vénérienne [3].

Cancer de la mamelle. — Fracture spontanée du fémur.

Le 3 décembre 1695, M. Méry a dit avoir fait une incision à la
cuisse d'une femme et avoir trouvé l'os de cette cuisse rompu de

1. R. Mss., t. XVI, 15 mai 1697, f. 126 verso.
2. R. Mss., 16 juin 1703, f° 206 verso.
3. R. Mss., 10 janvier 1685, t. XI, f° 115.

carie seulement, ce qu'il croit venir d'un cancer que cette femme a à la mamelle du même côté [1].

CARIES MULTIPLES.

(Cartilages du larynx, fémur, tibia, etc.)

Un soldat de l'hôtel royal des Invalides, après avoir demeuré huit années dans un lit, le corps courbé de côté et les cuisses et les jambes fléchies, avec un ulcère au larynx qui fut jugé scrofuleux et par lequel l'air sortait, mourut le 25 de juin.

Par l'examen que M. Méry fit de son cadavre, il remarqua que le cricoïde et le thyroïde avaient été cariés et consumés par la matière de cet ulcère. Il trouva dans la poitrine du côté droit le poumon adhérent à la plèvre. Dans le bas-ventre, il remarqua que les reins avaient souffert une grande inflammation; toutes les autres parties lui parurent dans un état fort naturel, ce qui le fit soupçonner que l'ulcère du larynx pouvait être vérolique.

Le fémur du côté gauche par sa partie inférieure était uni au tibia et à la rotule. Tous les os dans leur union étaient cariés, de sorte qu'il n'y avait rien de sain dans la jointure du genou. Le même os de la cuisse, par sa partie supérieure, était aussi uni dans la cavité de l'os ischion; les os étaient cariés comme ceux du genou et remplis d'une matière qui avait la consistance et la couleur de miel.

La chair de tous les muscles était presque entièrement consumée. Les jumeaux et le soléaire de la jambe droite étaient quasi pourris; la matière qui s'y trouva était aussi de couleur de miel, mais plus obscure que celle qui avait corrompu le fémur gauche.

La partie principale du tibia de la jambe droite était séparée par en haut de son épiphyse, qui était jointe au condyle externe du fémur. Les os dans toute la jointure étaient cariés et corrompus. La partie principale du même fémur par sa partie supérieure était entièrement pourrie et séparée des deux trochanters et de sa tête, qui était unie dans la cavité de l'ischion, comme dans le côté gauche. Ces os, qui étaient entièrement cariés, contenaient une matière semblable à celle qui avait corrompu ceux du côté gauche. La moelle des uns et des autres était beaucoup moins solide qu'elle n'est ordinairement [2].

1. R. *Mss.*, t. XIV, f. 218, 3 décembre 1695.
2. R. *Mss.*, t. XI, 1683-1686, f° 92, 25 juin 1684. (*Inédit.*)

Plaie pénétrante de poitrine [1].

(Empyème. — Fistule thoracique. Canule à demeure. — Adhérences pleurales multiples. Péricardite.)

Il y a huit ans qu'un soldat reçut un coup d'épée au côté gauche de la poitrine, quatre doigts au-dessous de l'aisselle. La plaie pénétrait au dedans et dégénéra en fistule dans laquelle il porta toujours une canule d'argent pour donner une issue plus facile à la matière.

Un mois avant sa mort, il lui survint un abcès du même côté de la fistule, mais au-devant de la poitrine. Cet abcès était à la hauteur et éloigné du cartilage xyphoïde de 3 pouces. Après y avoir appliqué les suppuratifs, Méry en fit l'ouverture, quoiqu'il y remarquât peu de matière coulante. En effet il ne sortit de l'abcès que très peu de pus liquide, mais dans le fond il se trouva beaucoup plus d'une matière épaisse et recuite, qu'il tira avec les doigts.

La tumeur étant ouverte, il coula de l'abcès et de la fistule une quantité considérable de pus qui le plus souvent était fort fétide, et de couleur grise, et quelquefois assez blanc et d'une odeur peu désagréable. Cet écoulement continua pendant trois semaines, dans l'espace desquelles le malade tomba deux fois en syncope; sur la fin de la troisième, il lui survint une convulsion avec laquelle il mourut.

Avant l'ouverture qu'il fit du cadavre, Méry remarqua que la poitrine du côté de la fistule était fort abaissée depuis la première jusqu'à la cinquième côte, et depuis celle-ci jusqu'à la seconde des fausses elle était fort élevée.

Ayant levé les muscles de la poitrine, il observa que la fistule, qui était plus haute que l'abcès, était néanmoins située entre les mêmes côtes, savoir entre la cinquième et la sixième des vraies, comptant de haut en bas, la fistule entre la partie osseuse et l'abcès entre les cartilages. Après avoir enlevé le sternum, il vit la surface extérieure du péricarde en devant ulcérée et couverte du pus de l'abcès qu'il avait ouvert; ayant fait ensuite une incision au péricarde, il remarqua qu'il était attaché à la partie moyenne antérieure du cœur par une espèce de glu; cette attache avait bien l'étendue d'un écu blanc.

Cette membrane était aussi liée à la pointe du cœur par quantité de fibres qui étaient jointes les unes aux autres. Ces sortes d'attaches lui parurent être causées par l'inflammation du péricarde arrivée en conséquence de l'abcès.

1. *R. Mss.*, t. **XI**, 1683-1686, fº 64, 13 mai 1684. (*Inédit.*)

Le péricarde en devant avait d'épaisseur un demi-pouce; sa substance était peu éloignée de celle du cartilage.

Le poumon était adhérent à la plèvre et au diaphragme du côté gauche. Il était si flétri que son volume était diminué de plus des deux tiers; sa substance ne lui parut point au dedans purulente ni ulcérée; la fistule que le malade avait depuis huit années et l'abcès qu'il lui avait ouvert un mois avant sa mort pénétrant dans sa poitrine, lui avaient fait cependant juger le contraire.

Un fait si extraordinaire lui fit conjecturer que le coup qui avait donné occasion à la fistule n'avait point pénétré dans le poumon, et il reconnut en même temps que l'abcès qu'il avait ouvert s'était formé entre le péricarde et la plèvre et que la matière, par son long séjour, avait élevé les côtes en cet endroit et pourri les muscles intercostaux en se frayant un chemin au dehors de la poitrine.

Il ne remarqua point de pus ni autre matière épanchée au dedans du côté que la fistule et l'abcès étaient situés; mais dans le côté opposé il se trouva environ trois demi-setiers de sérosité de couleur d'ambre. La plèvre du même côté était enduite d'une glaire plus épaisse que le blanc d'œuf et d'une nature fort approchante de celle des polypes qu'on trouve assez souvent dans les cœurs et dans les veines.

Le poumon droit était assez sain quoiqu'un peu flétri; il était uni à la plèvre par des membranes qui ne lui parurent point naturelles.

SUR UN EMPHYSÈME EXTRAORDINAIRE PAR FRACTURE DE CÔTES [1].

(*Fracture de deux côtes sans plaie extérieure; emphysème généralisé; pneumo-thorax et pneumo-abdomen. — Mort. — Rupture de la plèvre pariétale et de la plèvre viscérale sans hémorrhagie pulmonaire.*)

Un pauvre homme, âgé de soixante ans, fut, sur les trois heures après midi du lundi sixième décembre 1711, renversé par un carrosse, dont les roues lui passèrent sur la poitrine et lui rompirent la quatrième et la cinquième côte vraie du côté gauche, dans leur partie moyenne. La nécessité dont il était pressé l'obligea de venir, immédiatement après sa chute, chercher du secours à l'Hôtel-Dieu, où il fut reçu aussitôt.

1. *R. Mss.*, t. XXXII, f°s 129 et 193, 15 avril et 7 juin 1713. *Mémoires*, 17 juin 1713, p. 116.

En l'examinant, on remarqua d'abord la fracture des côtes. Peu de temps après, il parut au même endroit une tumeur assez considérable, causée par un air renfermé dans le tissu vésiculaire de la membrane qui se trouve placée sous la peau. Le compagnon chirurgien, dans le rang duquel ce pauvre blessé fut couché, ne trouva pas à propos d'appliquer de remèdes sur cet emphysème, parce qu'il ne vit au dehors ni plaie ni contusion. Il n'osa pas même se servir du bandage qu'on fait ordinairement à la poitrine pour la fracture des côtes, de crainte de nuire à la respiration, qui était déjà fort embarrassée. Il se contenta de le saigner seulement. La saignée fut répétée les jours suivants, par l'ordre du médecin de la salle ; mais elle n'empêcha pas que la difficulté de respirer et l'emphysème n'augmentassent toujours jusqu'au jeudi au soir, qui fut le quatrième jour de sa blessure et le dernier de sa vie.

Le lendemain matin, j'examinai son cadavre dans la salle des morts, et je trouvai que l'emphysème occupait tout l'extérieur du corps, à la réserve de la plante des pieds et de la paume des mains; de sorte que la face, le col, la poitrine et le ventre, les bras et les jambes étaient remplis d'air, qui fuyait sous mes doigts, pour peu que je pressasse la peau au-dessous de laquelle cet air était renfermé.

Ayant fait une incision à la peau et aux autres téguments qui couvraient l'endroit des côtes rompues, je remarquai aux muscles intercostaux une ouverture, mais presque imperceptible, sans aucune ecchymose. Enfin, ayant ouvert la poitrine, j'aperçus une petite portion de la membrane qui enveloppe le poumon, déchirée. D'une part elle était unie au poumon, et de l'autre elle était attachée à une partie des côtes rompues.

Il ne s'était cependant écoulé aucune goutte de sang du poumon dans la capacité de la poitrine, ce qui me parut un fait fort singulier.

Après cela il est aisé de découvrir la route qu'a prise l'air, pour former cet affreux emphysème. En effet, il est visible que du total de l'air qui entrait par la trachée-artère dans le poumon, pendant la dilatation de la poitrine, une partie a dû, dans le temps de son rétrécissement, en ressortir par ce même canal, et l'autre s'échapper des cellules du poumon, par l'ouverture de sa propre membrane déchirée, sortir de la poitrine par la petite plaie des muscles intercostaux, et s'insinuer dans le tissu de la membrane vésiculaire, parce que sa résistance s'est trouvée plus faible que l'effort de l'air qui la pénétrait; car il n'y a nulle apparence qu'il s'y soit insinué pendant la dilatation de la poitrine, parce que, en se dilatant, elle ne peut forcer qu'autant d'air à entrer dans le poumon, qu'il s'en trouve aux environs dont elle prend la place, et qu'alors elle se donne au dedans d'elle-même autant de capacité qu'elle occupe d'espace au dehors. Ainsi l'air n'a pas pu s'insinuer dans la membrane vésiculaire pendant la dilatation de la poitrine. Ce n'est donc que pendant son rétrécissement qu'il a pu pénétrer cette membrane ; et parce qu'il y est entré sans causer de douleur au blessé, et que même il n'en sentait point, en quelque endroit du corps qu'on pressât la peau sous laquelle on sentait fuir l'air, on ne peut pas douter que toutes les cellules de la membrane vésiculaire n'aient une communication naturelle entre elles, de même que celles de la membrane cellulaire du pélican, dont l'admirable structure forme dans cet oiseau une espèce particulière de poumon que j'ai décrit dans les *Mémoires de l'Académie* de l'année 1693 (p. 177). Autrement ce pauvre malade aurait souffert des douleurs atroces dans tout son corps, si le tissu de la membrane vésiculaire cachée sous la peau avait été brisé par une insinuation violente de l'air.

On ne peut pas dire aussi que ce tissu ait été rompu par des coups redoublés, comme on suppose celui des animaux que l'on souffle, et qu'on croit ne s'enfler que parce que, en les frappant, on ne peut éviter de briser ce tissu, puisque cet homme n'avait reçu aucun coup après sa blessure. D'ailleurs, on ne voit point l'air s'insinuer dans une membrane solide. Il ne peut pas même s'échapper par ses pores, lorsqu'on l'y renferme. Il faut donc que les cellules de la membrane vésiculaire communiquent entre elles, et soient affaissées les unes sur les autres avant de se remplir d'air, comme sont celles du poumon du fœtus, que l'air ne gonfle qu'après la naissance de l'enfant, qui ne commence qu'alors à respirer, mais sans douleur, parce que les vésicules du poumon sont toutes ouvertes et naturellement disposées à le recevoir. Si elles étaient fermées, l'air ne pourrait y entrer.

Après avoir expliqué la manière dont cet affreux emphysème s'est formé, il me reste à examiner si, en faisant une incision à la peau, vis-à-vis la petite plaie des muscles intercostaux, ouverts par la fracture des côtes, j'aurais pu conserver la vie à ce pauvre blessé.

Si l'on suppose que l'échappée de l'air des cellules du poumon par sa membrane propre déchirée par la fracture des côtes ait été la cause de sa mort, parce que la quantité d'air qui se perdait par cet endroit était absolument nécessaire pour entretenir la circulation du sang, sans laquelle on ne peut vivre, ce que je ne crois pas, je suis persuadé que l'incision que j'aurais pu faire à la peau n'aurait pas empêché ce blessé de mourir ; car quoiqu'elle eût pu s'opposer au progrès de cet emphysème, et même donner lieu à sa guérison, il est certain qu'elle n'aurait pu empêcher l'air de sortir du poumon, par l'ouverture de sa membrane déchirée. Donc l'incision de la peau lui aurait été inutile ; il serait toujours mort.

Cette même incision ne lui aurait pas été moins infructueuse, si l'on suppose que le gonflement de la membrane vésiculaire qui couvre la poitrine, a été, comme il y a bien de l'apparence, un obstacle à sa dilatation, et la cause de la mort de ce blessé. Car, pour éviter cette pression extérieure produite par l'enflure des cellules de cette membrane, il aurait fallu fermer l'ouverture des muscles intercostaux, et alors l'air intérieur qui s'échappait continuellement par la déchirure de la membrane du poumon, étant retenu dans la poitrine, aurait, en comprimant le poumon, empêché peu à peu l'air extérieur de remplir ses vésicules, ce qui aurait causé la même difficulté de respirer, et enfin la mort. Donc, dans ces deux suppositions, l'incision de la peau n'aurait pas seulement été inutile à ce blessé, mais préjudiciable, puisqu'elle aurait rendu sa plaie plus compliquée qu'elle n'était auparavant, et lui aurait abrégé la vie.

Enfin l'opération de l'empyème, dont les signes sont fort incertains, comme je vais le faire voir dans l'observation suivante, ne lui était point nécessaire; parce que, comme j'ai déjà dit, il n'y avait aucune goutte de sang épanchée dans la poitrine de ce pauvre malade.

(Coup d'épée à la partie supérieure du bras. — Emphysème thoracique et dyspnée considérable qui fait croire à une plaie pénétrante de la poitrine avec épanchement de sang dans sa cavité.)

Il y a six mois environ qu'un jeune garçon âgé de dix-huit à dix-neuf ans reçut, sur les deux ou trois heures après minuit, un coup d'épée à la partie supérieure antérieure du bras droit. Il fut tout aussitôt conduit à l'Hôtel-Dieu et couché dans la salle des blessés. Je l'examinai sur les six heures du matin. Voici l'état où je le trouvai.

Il avait déjà une fièvre très ardente, une difficulté à respirer, et une douleur de poitrine du même côté de la plaie, si violente, que je crus d'abord que la capacité de la poitrine était remplie de sang, et qu'il expirerait en peu d'heures, si je ne lui faisais pas sur-le-champ l'opération de l'empyème. Cependant sa plaie n'avait au dehors tout au plus que trois lignes de long sur une demi-ligne de large. Elle me parut même aussi réunie qu'une incision de veine saignée depuis peu, ce qui fit que je ne trouvai pas à propos de sonder sa profondeur, étant résolu de faire l'opération; mais, jetant ensuite les yeux sur la poitrine, j'aperçus sous le mamelon droit une tumeur de sept à huit pouces de diamètre, et de plus d'un pouce d'épaisseur, résistante au toucher : d'où je conjecturai que la plaie du bras pouvait pénétrer le grand muscle pectoral plutôt que la poitrine ; conjecture fondée sur ce que cette tumeur était sans lividité, sans fluctuation et sans emphysème, signes certains que ni le sang ni l'air n'en pouvaient être la cause; d'où je jugeai que le tendon du muscle pectoral ayant été piqué, la douleur avait déjà attiré une fluxion de sérosité sur toute sa partie charnue qui couvre le devant de la poitrine : ce qui me fit différer l'opération, que la douleur de côté, la fièvre et la difficulté de respirer, semblaient demander absolument.

Je me contentai d'appliquer sur la plaie et sur la tumeur une compresse un peu épaisse, trempée d'esprit-de-vin et d'eau, mêlés ensemble en égale quantité. Je fis aussitôt saigner ce pauvre blessé. La saignée lui fut répétée le soir et le lendemain matin, que je trouvai tous ses accidents fort diminués.

Cette diminution si considérable me fit changer de vue par rapport à l'opération. Je fis rappliquer la compresse toujours mouillée de la même liqueur sur la plaie et sur la tumeur. Au bout de huit jours, le blessé se trouva parfaitement guéri.

Ce rapport fidèle fait voir combien les signes d'un épanchement de sang dans la poitrine sont équivoques et trompeurs, le jugement difficile, et l'opération de l'empyème hasardeuse; car, supposé que la poitrine eût été remplie de sang, comme je l'avais cru d'abord, j'aurais bien pu tirer par son ouverture celui qui aurait été renfermé dans sa capacité, mais il m'aurait été impossible d'empêcher le sang des vaisseaux du poumon de sortir de leurs conduits, qui n'auraient pas encore eu le temps de se refermer. Donc, dans cette circonstance, le risque était égal en faisant ou ne faisant pas l'opération.

CONTUSION DU GRAND TROCHANTER. — ÉPANCHEMENT SANGUIN [1].

(Suites éloignées de la contusion.)

Il y a quelques jours, qu'examinant un malade de l'Hôtel-Dieu, je lui trouvai sur la surface du grand trochanter du fémur droit un abcès de trois pouces de diamètre environ, mais peu élevé, dans lequel flottait de tous côtés un corps étrange assez dur. M'informant de ce qui pouvait lui être arrivé, il me répondit qu'il y avait trois semaines qu'il était tombé sur cette partie. Cependant la couleur de la peau n'était nullement altérée ; d'ordinaire elle devient, après de pareilles chutes, livide d'abord et ensuite jaune.

L'abcès étant ouvert, il en sortit une palette et demie de sang très fluide, mais d'un rouge fort obscur, qui, s'étant écoulé, me laissa à découvert un polype attaché par un pédicule long d'un pouce, et

1. *R. Mss.*, 28 août 1709, t. XXVIII, f. 344. — *Hist.*, 1709, p. 28.

gros à peu près comme un tuyau de plume à écrire, au tendon du muscle qu'on nomme grand fessier. Ce pédicule ne se détacha du lieu de son origine qu'avec violence. Le polype qu'il soutenait était long de deux pouces et large d'un, et avait cinq à six lignes d'épaisseur; de son corps s'élevaient plusieurs tubérosités dont quelques-unes étaient suspendues par de petits ligaments et toutes de grosseur différente et de figure irrégulière; sa superficie, de même que son centre, était teinte d'une couleur rouge qui pâlit en le laissant tremper dans l'eau.

Je n'ai point remarqué jusqu'ici que les polypes qui se forment dans le cœur et qui jettent souvent des branches dans ses vaisseaux fussent attachés par des racines à sa substance, ce qui me fait conjecturer que celui de ce malade s'est formé d'une manière différente de ceux du cœur. Ceux-ci sont produits vraisemblablement de la lymphe, qui dans ses ventricules se sépare des autres parties de la masse du sang. Au contraire, celui de ce malade semble avoir eu pour matière de sa formation et de son accroissement le suc nourricier même du tendon du muscle, auquel il était fortement attaché par son pédicule.

Son attache au tendon du grand fessier donne lieu de croire qu'il ne s'est accru que peu à peu du suc qui exsudait de cette partie, n'y ayant pas d'apparence que ce tendon ait pu fournir dans l'instant de la chute du blessé assez de matière pour faire dans un instant un polype d'une grosseur aussi considérable; au lieu que les polypes qui s'engendrent dans le cœur peuvent se former en très peu de temps et peut-être dans l'espace du temps qu'un mort met à se refroidir.

Ce qui donne lieu à cette conjecture, c'est ce qui arrive souvent au sang qu'on tire dans une palette où l'on voit la lymphe se séparer, se coaguler et se placer en un moment au-dessus de la partie sanguine qui se précipite en même temps au fond de ce petit vaisseau, car la croûte blanche qui se fait au-dessus ne diffère en rien, à a vue, de la matière des polypes du cœur.

Observations sur les hernies [1].

Observation I. — (*Hernie scrotale étranglée; taxis inefficace; nouvelle tentative; réduction partielle; reproduction de la hernie; gangrène de l'intestin. Mort.*)

Le 16 août 1701, un jeune garçon, âgé de dix-huit à vingt ans, vint à l'Hôtel-Dieu, affligé d'une descente qu'il avait dans le scrotum du côté droit. Je l'examinai sur les quatre heures du soir, et j'appris de lui-même qu'il y avait quatre ou cinq jours qu'il vomissait les matières fécales.

La tumeur que sa descente formait, n'était pas fort grosse ni même fort dure. On avait fait en ville plusieurs tentatives, qui toutes furent inutiles, pour réduire dans le ventre les parties qui étaient renfermées dans les bourses. J'essayai comme les autres à les y faire rentrer. Je crus d'abord en pouvoir venir à bout; parce qu'à la première compression que je fis sur la tumeur, j'entendis un bruit et sentis un mouvement de matière qui me firent juger qu'elle remontait par l'intestin dans le ventre : en effet, quelques moments après, la tumeur disparut presque entièrement; il resta seulement dans l'aine une espèce de cordon, qui en se prolongeant jusque dans le fond du scrotum diminuait insensiblement de grosseur. Après avoir apporté tous mes soins pour soulager le malade, il me dit qu'il se trouvait mieux. Je lui fis donner un lavement, et lui fis appliquer un cataplasme émollient et résolutif.

Le lendemain 17, on me dit que le malade était mort à une heure après minuit; qu'il avait rejeté par la bouche le lavement qu'on lui avait donné, et que, quelques moments après, la tumeur avait reparu dans les bourses aussi grosse qu'auparavant la réduction des parties. Le même jour, sur les 7 heures du matin, je fis l'ouverture du cadavre.

Les parties du ventre étant à découvert, je remarquai : 1° Que les intestins grêles étaient enflammés, et beaucoup plus dilatés au-dessus qu'au-dessous de l'étranglement de l'intestin.

2° Je trouvai proche les anneaux des muscles un cœcum long de deux à trois pouces, et d'un pouce environ de diamètre; il ressemblait par sa figure extérieure au pis d'une vache que l'on trait; sa cavité communiquait avec celle de l'iléon, ses membranes étaient beaucoup plus épaisses que celles de cet intestin, ses vaisseaux plus gonflés, et sa couleur était d'un rouge fort brun; ces trois derniers caractères sont des preuves

1. *Reg. Mss.*, t. XX, f° 422, 20 et 23 septembre 1701. — *Mém.*, 20 décembre 1701, p. 273.

évidentes que cet intestin aveugle avait souffert un étranglement dans les anneaux des muscles, et vraisemblablement il était rentré dans le ventre dans le temps que je comprimais la tumeur, qui disparut dans ce même moment.

3º Je trouvai dans la bourse un repli de l'iléon, qui, étant déployé, avait bien quatre à cinq pouces de long; il était vide de matières, ses membranes étaient beaucoup plus épaisses qu'ailleurs, et sa couleur était d'un rouge très foncé, signes manifestes de la mortification.

4º J'observai que l'épiploon accompagnait dans la bourse ce repli de l'iléon; que d'une part cette membrane lui était adhérente, et de l'autre au cul-de-sac du péritoine, qui renfermait ces deux parties, et que le péritoine était uni au dartos, qui fait la seconde membrane commune des bourses. L'adhérence de ces parties les unes aux autres a été le seul obstacle qui se soit opposé à leur réduction, ce qui paraît d'autant plus vraisemblable, que le cul-de-sac de l'iléon dont je viens de parler et qui était gangréné, n'a pu rentrer dans le ventricule, que parce qu'il ne s'était point uni de même à l'épiploon ni au péritoine.

Sur ces faits observés, il y a deux réflexions à faire. La première est de savoir si le cul-de-sac, qui avait son ouverture dans la cavité de l'iléon, est un vice de conformation, ou un effet des fréquentes rechutes de cet intestin dans les anneaux des muscles du ventre. La seconde est d'expliquer comment le lavement qu'on donna au malade huit heures avant sa mort ait pu sortir par la bouche.

Quant à la première réflexion, on peut bien supposer que le cul-de-sac de l'iléon est un vice de la première formation des parties; mais comme la capacité de cet intestin au-dessus et au-dessous du cul-de-sac qui communiquait avec lui, était beaucoup plus étroite qu'ailleurs, on peut bien s'imaginer aussi que l'iléon s'étant présenté un grand nombre de fois à l'embouchure des anneaux des muscles du ventre, il n'y a eu qu'une portion de la circonférence qui s'y soit engagée, ce qui l'a rétrécie; et il y a lieu de croire que les matières qui y ont coulé, ayant fait effort sur cette partie, ont pu l'allonger peu à peu de deux à trois pouces, ce qui paraît fort conforme à la vérité; puisqu'on ne peut nier que le cul-de-sac du péritoine, qui se rencontre dans toutes les descentes qui arrivent sous la rupture de cette membrane, ne soit formé par la pesanteur de l'épiploon et des intestins, qui, pressés par les muscles du ventre, la poussent insensiblement par les anneaux de ces muscles dans le scrotum; d'où il est aisé de comprendre que le cul-de-sac de l'iléon a pu aussi être formé de la manière que je viens de l'expliquer.

Quant à la seconde réflexion, il s'agit de rendre raison comment le malade, n'ayant vomi pendant cinq jours les matières fécales, que parce que l'iléon étant trop resserré dans les anneaux des muscles du ventre, elles n'ont pu passer dans le côlon ; il a cependant rejeté par la bouche le lavement qui lui fut donné huit heures avant de mourir.

Pour rendre raison d'un fait si surprenant, il faut remarquer deux choses : la première, que tous les gros intestins étaient dans leur état naturel, et qu'au contraire tous les grêles étaient enflammés, à l'exception de l'extrémité de l'iléon ; la seconde, que lorsque le malade reçut le lavement, les matières qui remplissaient la partie de cet intestin adhérente au cul-de-sac du péritoine, avaient été repoussées du scrotum dans le ventre, et que le cul-de-sac que formait l'iléon y était aussi rentré, de sorte que la partie de cet intestin adhérente au péritoine se trouva dans ce moment beaucoup plus large qu'auparavant dans les anneaux des muscles.

Ces deux choses présentes à l'esprit, il est aisé de comprendre que les intestins grêles étant enflammés, et partant hors d'état de pouvoir résister à l'effort des gros boyaux, qui étaient dans une parfaite disposition, ceux-ci ont pu, en commençant à se contracter du côté de l'anus, chasser avec d'autant plus de facilité dans l'estomac le lavement qu'avait pris le malade, que la partie de l'iléon adhérente dans le scrotum, étant vide alors et très peu resserrée, la résistance des anneaux des muscles du ventre se trouva moindre que celle du sphincter de l'anus.

Observation II. — (*Hernie du cœcum dans le scrotum : perforation de l'intestin. Kélotomie ; réduction de l'intestin après dissection des adhérences. Mort.*)

Le 20 août 1701, il arriva à l'Hôtel-Dieu un malade âgé environ de soixante-dix ans. Il avait dans l'aine droite une tumeur de la grosseur d'un œuf d'oie ; la peau qui la couvrait était livide et noire dans son milieu, et d'un rouge pâle dans sa circonférence, marques évidentes d'une gangrène passant à une entière mortification. Cette tumeur était si mollasse, qu'on ressentait au dedans une fluctuation de matière pareille à celle qu'on remarque dans un abcès prêt à crever la peau.

Le chirurgien qui le premier visita ce malade, prit sa tumeur pour un bubon vénérien. Comme il n'est point permis de traiter aucune espèce de maladie vénérienne à l'Hôtel-Dieu, et que cependant le malade paraissait mourant, on m'envoya chercher pour savoir ce qu'on en pourrait faire. J'examinai la tumeur, et trouvai une fluctuation dans toutes ses parties, ce qui me fit croire d'abord que c'était un abcès ordinaire, et non pas un poulain ; celui-ci ne venant qu'à peine à maturité, et conservant toujours beaucoup de dureté, particulièrement dans sa circonférence, malgré la suppuration ; mais ayant ensuite appris du malade, que je fis coucher : 1° qu'il était sujet à une descente d'intestin du côté même qu'était la tumeur ; 2° qu'il avait reçu dans l'aine un coup fort violent ; 3° que depuis quatre jours il avait vomi les matières fécales : je changeai de sentiment et il me vint en pensée que l'intestin, tout plein de matière, s'était, dans le temps que le malade reçut le coup, crevé comme une vessie de carpe trop pressée ; que la matière qui en était sortie étant liquide causait l'inondation que je ressentis dans la tumeur, et que la gangrène qui paraissait à la superficie, était plutôt l'effet de la contusion des parties qui avaient été frappées, que de la corruption de la matière qui y était renfermée.

La maladie étant un peu mieux reconnue, M. Petit, qui, comme moi, fut appelé pour voir le malade, fut d'avis d'en venir à l'opération pour le soulager : mon sentiment était, au contraire, qu'on le laissât mourir pour lui épargner la douleur de ce secours, que je jugeais inutile ; la gangrène, l'intestin crevé, l'enflure du ventre, une faible respiration, la langueur du pouls, et les extrémités froides, ne laissant aucune espérance de guérison. Son sentiment prévalut cependant, et je fis l'opération.

Je coupai seulement les téguments avec le tranchant d'un bistouri ; ils ne furent pas plus tôt ouverts qu'il s'écoula de la tumeur une matière fluide, noirâtre et fétide, qui laissa après sa sortie un grand vide dans lequel je vis le testicule sain et tout à découvert.

Ce fait me parut nouveau, parce que j'avais observé jusque-là que, malgré la chute des intestins dans le scrotum, les testicules se trouvent enveloppés de leurs membranes propres. On pourra peut-être m'objecter que ses membranes étant naturellement unies aux membranes communes des bourses, j'ai pu couper en même temps les unes et les autres ; mais voici, ce me semble, une preuve du contraire. Dans les descentes ordinaires, l'intestin n'entre point dans les membranes propres du testicule, il se glisse le plus souvent entre elles et celles du scrotum, l'intestin s'est trouvé renfermé dans la même cavité où était le testicule ; je n'ai donc pu couper ses membranes propres, en coupant les membranes communes des bourses.

Ma surprise fut bien plus grande, quand je vis un intestin aveugle affaissé dans cette tumeur ouverte, mais sain au lieu d'être gangrené comme je me l'étais imaginé ; il était percé d'un trou, mais si petit, qu'à peine aurait-il pu admettre une épingle ; il était séparé, depuis l'aine jusque dans le fond de la tumeur, des membranes du scrotum, mais il était si étroitement uni aux anneaux des muscles du ventre, que, désespérant de vaincre son adhérence sans le déchirer, je proposai à M. Petit de le laisser à sa place, et de nous contenter de dilater les anneaux, ce qu'il n'approuva pas ; je séparai donc ce prétendu intestin de ces parties des muscles, et le repoussai dans le ventre. En l'y faisant rentrer, je m'aperçus que dans la capacité du ventre il était encore adhérent au péritoine ; mais, ne jugeant pas que cette union pût être un obstacle à l'écoulement des matières vers l'anus, je me contentai de panser le malade avec une tente faite de charpie fine, des bourdonnets, des plumasseaux et des compresses trempées dans l'eau-de-vie, pour résister à la corruption des membranes des bourses, et j'appliquai sur le ventre un refrenant fait avec l'huile rosat, le jaune et le blanc d'œuf.

Le 21, je pansai le malade de la même façon; le 22 et le 23, je me servis d'un digestif fait avec la térébenthine, le jaune d'œuf, la mère, l'aloye, et l'esprit-de-vin, et j'appliquai sur la plaie, au lieu d'emplâtre, une compresse trempée dans l'eau-de-vie, afin de ranimer la chaleur naturelle, qui parut toujours s'éteindre de plus en plus, quoique la gangrène n'eût fait aucun progrès depuis le jour de l'opération.

Pendant ces quatre jours le malade alla à la selle, et le vomissement cessa; mais les autres accidents subsistèrent; il lui survint même le troisième jour un délire avec un hoquet, qui continuèrent jusqu'à la fin du quatrième que le malade mourut.

Après sa mort, je fis l'ouverture de son cadavre. Le ventre étant ouvert, j'aperçus d'abord les marques d'une grande inflammation aux intestins grêles, celle d'une mortification entière dans la partie de l'iléon qui s'était engagée dans les anneaux des muscles, et ensuite une rupture des deux tiers de la circonférence de cet intestin pourri, qui ne se trouva nullement adhérente à aucune partie.

Ces faits, si différents de ceux qui me parurent dans le temps de l'opération, m'engagèrent à examiner une seconde fois la partie que M. Petit et moi avions, comme tous les assistants, prise pour l'intestin, et d'où même sortait encore une matière semblable à celle qui s'écoula de la tumeur que j'avais ouverte quatre jours auparavant.

Après l'avoir bien considérée tant du côté de l'aine où j'avais d'abord fait l'incision, que du côté du ventre du cadavre que je venais d'ouvrir, je reconnus enfin que je m'étais trompé, et que la partie que j'avais prise pour l'intestin aveugle, n'était que le péritoine prolongé en forme de cul-de-sac dans le scrotum, ce qui arrive dans toutes les hernies complètes, lorsqu'elles se font sans la rupture de cette membrane.

Après un rapport si ingénu d'un fait si connu, on s'étonnera peut-être de ma méprise : mais si l'on fait attention que, dans les descentes ordinaires, le péritoine prolongé se trouve toujours uni aux membranes du scrotum d'un côté, et de l'autre à celles du testicule; qu'au contraire dans celle-ci il était entièrement séparé des unes et des autres, et que même la matière fécale sortait du cul-de-sac de cette membrane percée, ce qu'on ne voit point arriver dans les autres hernies; on doit avouer que ma méprise est bien digne d'excuse, et que les plus expérimentés chirurgiens auraient peut-être pu, comme moi, y être trompés. Loin donc de me critiquer, on doit s'appliquer : 1° à rechercher des signes certains par lesquels on puisse discerner en pareille rencontre le cul-de-sac du péritoine d'avec l'intestin; 2° à découvrir qu'elle a été la cause qui a pu séparer le cul-de-sac du péritoine d'avec les membranes des bourses, et mettre le testicule à découvert dans la tumeur qui fut ouverte.

Ce que j'observai d'abord, après avoir ouvert le scrotum, me fournit deux moyens ou signes pour distinguer le cul-de-sac du péritoine d'avec l'intestin. Le premier est l'adhérence naturelle du péritoine aux anneaux des muscles du ventre, avec lesquels l'intestin ne peut s'unir que par une matière étrangère, qui le colle, pour ainsi dire, à ces parties ; de là vient qu'il est facile de rompre cette union sans quasi blesser l'intestin, au lieu qu'il est impossible de séparer le péritoine d'avec les anneaux des muscles sans déchirer cette membrane, parce qu'elle leur est naturellement unie. Le second moyen, plus sûr encore que le premier, est la couleur différente de ces deux parties. Dans tout étranglement d'intestin, sa couleur devient noire; celle du péritoine reste ordinairement la même, parce que les vaisseaux de celui-ci, étant en petit nombre et fort déliés, ne peuvent être assez pressés pour s'opposer à la circulation du sang; ceux de l'intestin, étant au contraire fort gros et en grand nombre, sont beaucoup plus sujets à être comprimés; de là vient que le sang y est facilement arrêté, ce qui donne toujours à l'intestin une couleur noire, quoique souvent il ne soit point corrompu.

Pour découvrir la cause de la séparation du cul-de-sac du péritoine d'avec les membranes des bourses, il faut se souvenir que le malade reçut un coup fort violent sur sa tumeur, dans le temps que l'intestin revêtu du cul-de-sac de cette membrane était plein de matière, ce qui les fit crever l'un et l'autre; cela supposé, il est aisé d'expliquer la séparation du cul-de-sac du péritoine d'avec les membranes des bourses. L'adhérence de ces parties étant peu forte, et la matière de l'intestin sortant continuellement par le petit trou du cul-de-sac du péritoine, elle n'a pu se placer ailleurs qu'entre cette membrane et le scrotum ; elle a donc séparé peu à peu ces parties l'une d'avec l'autre, parce que l'effort qu'elle a fait entre elles s'est trouvé plus puissant que leur résistance. C'est ce qu'on voit tous les jours arriver dans la formation des abcès, dont la matière divise souvent tous les muscles d'une partie qui, avant la fluxion de l'humeur, étaient joints ensemble par leurs membranes.

Il n'est pas si facile de rendre raison de la découverte du testicule. Ce que j'ai pu m'imaginer de plus vraisemblable sur ce fait, est que les membranes propres à cette partie étant naturellement unies au scrotum, celui-ci n'a pas pu tomber en gangrène sans leur mortification, ce qui a donné occasion à la matière qui est sortie de l'intestin de rompre facilement les membranes du testicule, et si cette partie et le cul-de-sac du péritoine ne se sont pas corrompus, ce ne peut être que parce que l'impression du coup que reçut le malade ne fut pas assez forte pour faire sur ces parties cachées la même contusion qu'elle fit sur les téguments extérieurs, et que d'ailleurs la circulation du sang ne fut point interceptée dans leurs vaisseaux, comme elle le fut dans ceux de l'intestin resserré dans les anneaux des muscles; ce qui causa à celui-ci une entière mortification, à laquelle il n'y a pas d'apparence que le coup ait eu part, puisque le cul-de-sac du péritoine qui renfermait l'intestin s'est trouvé parfaitement sain après la mort du malade.

OBSERVATION III. — *Entéro-épiplocèle scrotale étranglée. Mort. Adhérences de l'épiploon aux vaisseaux spermatiques et au testicule.*

Le 28 du même mois d'août, on me fit voir sur les quatre heures du soir un autre malade qui avait dans le côté droit du scrotum une tumeur de la grosseur d'une boule de mail. Cette tumeur était suspendue par un cordon long de deux à trois pouces, et d'un pouce ou environ de diamètre, de sorte qu'à considérer seulement la figure de cette tumeur, on aurait pu soupçonner qu'elle n'aurait été qu'un gonflement du testicule et des vaisseaux spermatiques, occasionné par la retenue de la matière d'une gonorrhée violente arrêtée à contre-temps. Mais comme le malade m'assura du contraire, et qu'il était sujet à une descente d'intestin qui lui causait, depuis dix ou douze jours, un vomissement de matière glaireuse, je ne doutai plus de l'étranglement de l'intestin dans les anneaux des muscles du ventre. Quoiqu'il allât à la selle, sur-le-champ je lui fis appliquer des fomentations émollientes sur la partie malade; l'application en fut répétée plusieurs fois jusqu'au lendemain matin que je revis le malade. Je le trouvai plus faible que le jour précédent, mais moins tourmenté de douleur, ce qui m'obligea à continuer les mêmes fomentations, résolu de faire l'opération l'après-midi, au cas que je ne pus réduire les parties dans le ventre. A une heure, j'allai revoir le malade, que je trouvai presque sans pouls, le nez rétréci, le brillant des yeux terni et la voix presque éteinte. Ces signes me firent juger que la mort était proche, et qu'il n'était plus temps d'en faire l'opération, ni même de tenter la seule réduction des parties : en effet, le malade mourut sur les deux heures après midi. A cinq heures du soir, je fis l'ouverture de son corps.

Les parties du ventre étant à découvert, je vis l'épiploon étendu en forme de pyramide sur les intestins enflammés. Sa base était attachée à l'estomac et à la partie supérieure du côlon ; sa pointe passait par les anneaux des muscles dans le scrotum. Sans pousser plus avant l'examen de ces parties, j'ouvris ensuite le scrotum. Ses membranes étant coupées, j'aperçus aussitôt l'épiploon qui formait la plus grande partie de la tumeur : il n'était point adhérent à ces membranes ni aux anneaux des muscles, mais il embrassait exactement les vaisseaux spermatiques, et était si étroitement uni au testicule qu'il enveloppait, que je ne pus les séparer sans le rompre. L'épiploon étant détaché des vaisseaux spermatiques et du testicule, j'aperçus l'intestin qui à peine passait au delà des anneaux des muscles dans lesquels il était si resserré, que le sang retenu dans les veines trop pressées lui avait donné une teinture fort noire.

L'union de l'épiploon aux vaisseaux séminaires et au testicule est un fait qu'il est difficile d'expliquer : car comme dans les hernies qui arrivent par la pesanteur des intestins, par celle de l'épiploon, et par le relâchement du mésentère et du péritoine, celui-ci forme ordinairement un cul-de-sac dans lequel sont contenues les parties qui passent au delà des anneaux des muscles du ventre : il n'est pas aisé de comprendre comment l'épiploon a pu s'unir aux vaisseaux spermatiques et au testicule renfermé dans ses membranes propres ; car, quand on supposerait que le péritoine se serait rompu par quelque effort, et que, par l'ouverture de cette membrane, l'épiploon aurait pu descendre dans les bourses, on ne saurait expliquer par la rupture du péritoine celle des membranes propres du testicule, sans laquelle il paraît cependant qu'il est quasi impossible de concevoir l'union de l'épiploon au testicule. Or, comme ses membranes se sont trouvées saines et entières, on ne peut, ce me semble, rendre raison de cette union si extraordinaire qu'en supposant, dans le sujet dont il s'agit ici, une gaine naturelle au péritoine, semblable à celle qui se rencontre dans les mâles de plusieurs espèces d'animaux que j'ai disséqués. Cette gaine, naturellement creuse, communique dans la capacité du ventre ; elle s'étend depuis les îles jusque dans le fond du scrotum, et renferme les vaisseaux spermatiques avec le testicule, qui sont attachés à sa surface intérieure par une membrane très déliée, large d'environ deux lignes et de la longueur de la gaine même.

Cela supposé dans le sujet en question, il est aisé de s'imaginer que l'épiploon, descendu dans cette gaine, a pu s'unir facilement aux vaisseaux séminaires et au testicule, par le long séjour qu'il a fait dans sa cavité ; ce qui paraît d'autant plus vraisemblable, que l'épiploon s'est trouvé parfaitement sain, et que la tumeur qu'il formait autour du testicule n'a jamais pu rentrer dans le ventre.

OBSERVATION IV. — *Hernie crurale volumineuse étranglée. Gangrène et résection de 4 à 5 pieds d'intestin. Guérison avec anus contre nature.*

Le 17 octobre 1701, une fille âgée de vingt-sept à vingt-huit ans fut reçue à l'Hôtel-Dieu, pour une hernie formant une tumeur qui s'étendait depuis l'aine gauche jusqu'au milieu de la cuisse. Son diamètre était d'environ sept à huit pouces; elle était dure dans sa partie supérieure, mollasse dans l'inférieure; la malade vomissait les aliments qu'elle prenait, et allait cependant assez librement à la selle.

On tenta en vain la réduction des parties que renfermait cette tumeur, ce qui fit penser à en venir à l'opération, mais je n'en fus pas d'avis pour deux raisons; la première, parce que la descente étant fort ancienne, j'avais lieu de croire que les parties qui étaient sorties hors de la capacité du ventre devaient être adhérentes dans la tumeur; la seconde, parce que la malade allant, comme je viens de dire, assez librement à la selle, je ne jugeai pas l'opération d'une nécessité absolue. Ne voulant pas néanmoins m'en arrêter à mon seul sentiment, j'appelai, le 18, MM. Debourges, Morin, Hémerais et Afforti, médecins de l'Hôtel-Dieu, pour voir la malade, et prendre leur avis sur ce qu'il y avait à lui faire. Les sentiments furent partagés, les uns jugeant que l'opération était nécessaire pour mettre fin au vomissement, les autres ne trouvant pas à propos de la faire, parce qu'il leur paraissait comme impossible de vaincre l'adhérence de l'intestin, sans faire périr la malade. Le sentiment de ces derniers fut suivi; mais sur ce qu'un d'entre eux crut qu'il y avait de l'eau dans la tumeur outre les parties, je l'examinai avec plus d'attention que je n'avais fait auparavant, et sur le rapport que je leur fis que je sentais effectivement dans le bas de la tumeur une liqueur flottante, ils furent d'avis de l'ouvrir. Par la ponction que je fis avec le troiscar, j'en tirai environ une pinte de sérosité teinte de sang, et fort fétide, ce qui me fit juger que les parties qu'elle renfermait étaient gangrenées.

Deux jours après, je réitérai la ponction, parce que la tumeur s'était remplie; la liqueur qui en sortit cette seconde fois était beaucoup plus puante que la première, plus trouble, et avait moins de teinture de sang, d'où je tirai ce pronostic que la gangrène de l'intestin était dégénérée en une entière mortification. Nonobstant le déplorable état où se trouvait alors la malade, son pouls se soutenait, son ventre était sans douleur, et elle rendait les matières fécales par l'anus; mais elle vomissait la plus grande partie des aliments qu'elle prenait.

La sanie cadavéreuse que je tirai la seconde fois que je piquai la tumeur de cette fille, a continué de couler pendant trois jours par les deux ouvertures que j'y fis, sans aucun mélange d'excréments. Ces jours écoulés, la gangrène commença à attaquer les téguments de la tumeur, qui tombèrent peu à peu dans une entière mortification, et alors la matière qui sortit par les deux ouvertures que j'y avais faites, parut mêlée d'excréments, signes évidents que l'intestin pourri s'était enfin crevé. La gangrène ne fit pas dans les téguments un fort grand progrès; elle se borna et ne décrivit qu'un cercle de trois à quatre pouces de diamètre, que je coupai sitôt que la nature parut d'elle-même en faire la séparation.

Cette partie corrompue des téguments étant enlevée, j'aperçus plusieurs circonvolutions d'intestins grêles tout pourris; ils n'étaient point adhérents dans les enveloppes que leur fournissaient les téguments; mais deux circonvolutions de l'intestin côlon qui y étaient aussi renfermées, y étaient naturellement unies par un côté de leur surface extérieure. Tout ce qui était passé de cet intestin dans la tumeur n'était nullement altéré, ce qui parut d'abord par sa couleur rouge et vermeille, qui s'est toujours conservée la même dans toute la suite de la maladie.

Après avoir séparé ce qui était corrompu des téguments, je coupai le même jour les circonvolutions pourries des intestins grêles; j'en tirai encore le lendemain avec mes doigts la longueur d'environ un pied, de sorte que la malade a bien perdu au moins quatre à cinq pieds de ses intestins.

Quoique depuis il n'y avait plus eu de communication des intestins grêles avec les gros, il est cependant sorti de temps en temps quelques excréments par l'anus, qui vraisemblablement ont été retenus dans le côlon depuis l'opération, où ils ont séjourné pendant sept semaines, puisque le 11 décembre la malade en a encore rendu. Il se peut faire aussi que ces excréments viennent de la décharge des glandes, et qu'ils s'amassent dans le côlon de cette fille, comme ils font dans celui du fœtus renfermé dans le sein de la mère.

Quoique les aliments mal digérés et les excréments mal conditionnés se soient, après l'opération, écoulés librement par l'ouverture de l'intestin grêle qui s'est uni dans l'aine, cependant le vomissement de la malade a encore continué depuis pendant plusieurs jours, mais sans sentir nulle douleur dans le ventre.

Son estomac ne se rétablissant que peu à peu, il n'a retenu d'abord que les aliments que la malade souhaitait avec envie de manger, et rejetait ceux pour lesquels elle avait de l'aversion, quoique meilleurs que les autres; aussi l'a-t-on vue vomir du poulet qu'elle avait mangé, et digérer du hareng.

Son estomac devenu plus fort dans la suite, elle ne vomit plus rien aujourd'hui de tout ce qu'elle prend; il lui arrive seulement, quand elle mange des fruits crus, des poireaux ou des navets cuits, de les rendre par l'intestin ouvert, à peu près tels qu'elle les a avalés.

Ce qu'il y a de fort remarquable dans cette fille, qui a perdu quatre ou cinq pieds d'intestins grêles, c'est que, lorsqu'elle ne charge point trop son estomac, et qu'elle ne prend que des aliments d'une facile digestion, elle rend des excréments d'une consistance aussi solide qu'ils avaient coutume d'avoir quand ils passaient par l'intestin côlon et sortaient par l'anus; autrement, il lui arrive un flux de ventre.

Enfin elle reprend de jour en jour son embonpoint, ce qui marque que ce n'est que les derniers quatre ou cinq pieds de l'iléon qu'elle a perdus, de sorte que la plus grande partie des intestins grêles étant restés dans le ventre, tout ce qu'elle prend de liquide trouve le temps et assez de conduits pour passer avec le chyle dans son réservoir.

Aujourd'hui, 17 décembre, il reste encore à cette fille au-dessous de l'aine une tumeur plus grosse qu'un œuf de poule d'Inde. Cette tumeur a une ouverture de trois à quatre lignes de large et plus d'un demi-pouce de long. Comme la cicatrice qui la borde est fort enfoncée, il n'y a pas d'apparence que cette ouverture diminue davantage, et comme ce sont les gros intestins qui forment la plus grande partie du volume de cette tumeur, et qu'ils y sont naturellement unis aux téguments, il y a lieu de croire qu'elle conservera toujours sa même grosseur; ainsi il est vrai de dire que la maladie de cette pauvre fille ne peut recevoir une guérison plus parfaite.

Voici maintenant toute la conduite que j'ai tenue depuis deux mois que j'ai pris soin de panser cette malade.

Pendant les premiers jours, j'ai appliqué sur sa tumeur des fomentations et des cataplasmes émollients, dans l'espérance de pouvoir, en relâchant les anneaux des muscles, réduire dans le ventre les parties qui en étaient sorties et formaient cette tumeur, à quoi je n'ai pu réussir. Quand après je me suis aperçu que la couleur des téguments pâlissait, et qu'ils retenaient l'impression des doigts, je me suis servi de cataplasmes résolutifs et fortifiants pour réveiller la chaleur naturelle. Sitôt que la gangrène a paru, j'ai appliqué l'onguent de styrax pour m'opposer à son progrès, et l'ai continué jusqu'à la séparation de l'eschare. Depuis la dernière ponction jusqu'à cette séparation, j'ai seringué dans la tumeur de l'eau vulnéraire dont je me suis servi depuis, tant pour résister à la pourriture, que pour modifier l'ulcère. Pour cet effet, j'ai mis dans sa cavité des plumasseaux imbibés de cette liqueur, que j'ai couverts ensuite d'un emplâtre de *minio*, et d'une compresse trempée dans le vin rouge; ce que j'ai continué de faire jusqu'au point de guérison où se trouve aujourd'hui cette pauvre fille, qui peu de temps après fut conduite à l'Hôpital général, d'où elle est ensuite sortie pour se mettre en service. Là, étant obligée de se courber pour frotter un plancher, il lui est arrivé, le ventre étant resserré par cette posture gênante, que l'intestin iléon, uni aux anneaux des muscles, a été peu à peu poussé dans la tumeur restante, qu'il a dilaté son ouverture d'un pouce et demi, et qu'il est enfin sorti au dehors de la longueur d'un demi-pied, en se renversant comme fait le rectum quand il tombe dans l'anus. La fluxion, l'inflammation et la gangrène superficielle, qui sont survenues à cet intestin pendant les grandes chaleurs du mois d'août, ont obligé cette pauvre fille à rentrer à l'Hôtel-Dieu, pour y recevoir le secours dont elle a besoin.

OBSERVATION V. — *Hernie scrotale volumineuse. Sac formé par le péritoine et les aponévroses des muscles obliques et transverses.*

Cette observation servira non seulement à confirmer ce que j'ai avancé dans la première, qui est que dans les hernies qui arrivent par la pesanteur de l'épiploon ou celle des intestins, et par le relâchement du mésentère auquel ils sont attachés, le péritoine forme toujours, en se prolongeant dans les bourses, une poche ou cul-de-sac, qui se trouve uni aux membranes communes et propres des testicules : mais encore à prouver que les aponévroses des muscles obliques et transverse du ventre peuvent faire la même chose.

Dans les premières années que je passai à l'Hôtel-Dieu pour y apprendre la chirurgie, il y mourut un vieillard qui avait une descente monstrueusement grosse. Cette maladie ne fut pas néanmoins la cause de sa mort, puisqu'il ne lui arriva aucun des accidents qui l'accompagnent lorsque les intestins souffrent un étranglement dans les anneaux des muscles du ventre.

L'envie de m'instruire, jointe à la curiosité de voir ce qui pouvait être renfermé dans une tumeur si prodigieuse, me porta à faire l'ouverture du cadavre de ce pauvre homme. D'abord je coupai les téguments communs du corps, le péritoine et les muscles du ventre. Sa capacité étant ouverte, je fus extrêmement surpris de n'y trouver qu'environ un demi-pied d'intestins grêles; tous étaient passés, à la réserve de cette petite portion, dans le côté gauche du scrotum. Le cœcum, naturellement placé dans l'ile droite, y était même descendu avec le commencement du côlon. Ces intestins par leur chute avaient tellement tiré à eux l'estomac, qu'au lieu de former, comme à son ordinaire, une ligne courbe au travers de la partie supérieure du ventre, il en décrivait une droite tombant perpendiculairement du diaphragme dans la partie inférieure du ventre.

Pour découvrir les intestins renfermés dans les bourses, je coupai ensuite le scrotum, sous lequel parut une membrane que je pris pour la poche du péritoine; mais après l'avoir coupée, une seconde se présentant, je m'arrêtai pour examiner quelles pouvaient être ces deux membranes. Pour mieux reconnaître ce que je souhaitais savoir, je les désunis l'une d'avec l'autre jusqu'à la partie charnue des muscles du ventre, où, étant parvenu, je vis que la première était une continuité de l'aponévrose du muscle oblique externe, et, la seconde, une suite de celle de l'oblique interne. Après cela je fis une incision à cette seconde membrane. Une troisième parut aussitôt; je séparai encore celle-ci d'avec l'autre, et, procédant comme j'avais déjà fait, je remarquai que cette troisième n'était autre chose que l'aponévrose prolongée du muscle transverse. Cette troisième membrane étant coupée, il s'en présenta enfin une quatrième, formée par l'extension du péritoine, dans la poche duquel étaient immédiatement renfermés tous les intestins grêles.

Par ces observations que je fis avec beaucoup de soin, et dans un temps où je connaissais déjà assez les parties du corps humain pour ne m'y pas méprendre, il est évident que les aponévroses des muscles obliques et transverses du ventre peuvent fournir, de même que fait le péritoine, des enveloppes aux intestins quand les hernies arrivent par le seul relâchement des membranes.

[On connaît peu en général la date exacte de cette observation de Méry, dans laquelle il décrivit le premier la présence d'un prolongement du péritoine dans la constitution du sac herniaire. Elle est de 1678, ainsi que le prouve la version suivante de ce fait, rapportée par Nicolas de Blégny, avec quelques détails intéressants qui ne se trouvent pas dans la relation originale. ☞

Voici une observation qui a été faite par M. Méry, chirurgien de l'Hôtel-Dieu et très habile anatomiste, au sujet d'une hernie complète arrivée dans un homme de soixante-cinq ans, et qui, en quinze jours de temps, avait formé dans le scrotum, au côté gauche, une tumeur plus grosse que la tête du sujet.

Cet homme se présenta à l'Hôtel-Dieu dans cet état au mois de juillet dernier et mourut seize ou dix-sept jours après y être entré. M. Méry en fit l'ouverture, et, voulant connaître l'état du mal, il ouvrit d'abord le scrotum, le dartos, et une membrane qu'il crut être l'allongement du péritoine, et qui, comme un sac, enveloppait la tumeur; mais s'étant mis en devoir d'introduire un de ses doigts dans la capacité du ventre par l'intérieur de cette membrane, et étant parvenu jusqu'à l'anneau du muscle oblique externe, il reconnut que cette membrane n'était autre chose que l'aponévrose de ce muscle qui s'était allongée; puis ayant encore incisé une autre membrane qui était au-dessous, il remarqua qu'elle prenait pareillement son origine du muscle oblique interne; enfin l'incision de celui-ci lui en fit apercevoir une troisième, qui était encore une production du muscle transversal, et qu'il fut obligé d'inciser avant que de découvrir le péritoine.

La disposition extraordinaire de ces parties surprit extrêmement M. Méry, mais elle lui causa beaucoup moins d'admiration que celle en laquelle il trouva les intestins et les autres parties du bas-ventre; car la tumeur était formée du cæcum tout entier, d'une partie du côlon, et de presque tous les menus boyaux, recouverts de l'épiploon et nageant dans quelque peu d'eau. Le diaphragme était fort abaissé; la partie supérieure du foie occupait le milieu de la région épigastrique, et son inférieure descendait jusqu'au-dessous de la région ombilicale. Le ventricule était placé jusqu'au milieu de la capacité du ventre, et le pylore entraîné et allongé par les intestins se portait si bas qu'il ne restait à peine dans cette capacité que la longueur du duodénum, de façon toutefois que le reste avait descendu dans le scrotum sans rompre la membrane externe du péritoine, qui n'avait souffert qu'une simple dilatation.

Les conséquences qu'on peut tirer de toutes ces remarques ne sont pas peu considérables; car en premier lieu elles nous font connaître que, dans l'opération du bubonocèle, il faut beaucoup d'application et d'exactitude, quand on veut éviter les fautes dans lesquelles plusieurs chirurgiens sont tombés, pour n'avoir pas reconnu la conformation extraordinaire des parties; — en second lieu, que dans les hernies grandes et complètes le péritoine n'est pas toujours rompu, comme les anciens nous l'assurent; — et en troisième lieu, que les attaches des principales parties du bas-ventre se peuvent allonger d'une manière propre à en permettre l'abaissement, et qu'ainsi la descente du ventricule se fait peut-être bien plus souvent qu'elle n'est connue. (*Les nouvelles découvertes sur toutes les parties de la médecine*, recueillies en l'année 1679, par N. D. B. Paris, 1679, p. 33. Trad. latine dans *Zodiacus medico-gallicus*, par Nicolas de Blégny, t. Ier, p. 43, Genève, 1680.)]

Observations sur la hernie de la vessie [1].

Il est si ordinaire de voir les intestins passer par les anneaux des muscles du ventre et descendre dans le scrotum, qu'il n'y a point de chirurgien, pour peu expérimenté qu'il soit, qui n'en ait connaissance. Mais il est si rare de voir des hernies de vessie, que je ne connais aucun auteur qui en ait fait mention. Je vais en rapporter trois que j'ai observées. Voici la première :

Obs. I. — *Hernie de la vessie dans le côté droit du scrotum.*

Il y a quatre ans ou environ, que je fus appelé dans une maison religieuse pour voir le général de sa congrégation ; il avait beaucoup de peine à uriner. Ce fut pour cette difficulté qu'il souhaita d'avoir mon avis, espérant de recevoir par mon moyen quelque secours. Après avoir entendu le rapport qu'il me fit de son incommodité, je lui représentai qu'il était nécessaire que j'examinasse ses parties naturelles, sans quoi je ne pouvais pas reconnaître sa maladie. Il y consentit volontiers.

En les examinant, je remarquai dans le côté droit du scrotum une tumeur fort considérable par son volume, dans laquelle je sentis une fluctuation manifeste au toucher ; de là je jugeai d'abord que la liqueur qui la formait était renfermée dans les membranes propres du testicule droit, ce qui fait la vraie hydrocèle. Mon opinion me paraissait d'autant plus certaine, que les membranes communes des bourses étaient minces et sans transparence, au lieu qu'elles deviennent fort épaisses et luisantes quand leur tissu est abreuvé de sérosité, ce qui fait une œdématie particulière qu'on appelle fausse hydrocèle. Mais ce saint religieux me tira aussitôt de mon erreur ; car en comprimant devant moi la tumeur avec les deux mains, il en fit sortir l'urine par le canal de la verge, et l'enflure disparut entièrement, ce qui me fit aussitôt changer de sentiment. Je lui avouai ma surprise, en l'assurant qu'il avait certainement une descente de vessie, que son fond avait passé par les anneaux des deux muscles obliques et du muscle transverse du ventre, et que l'urine dont il se remplissait produisait la tumeur dont il était affligé. Enfin, je lui représentai qu'il n'y avait point de remède à son incommodité, parce que la vessie devait être adhérente à la surface intérieure du scrotum, comme se trouve ordinairement le péritoine prolongé jusqu'aux bourses, dans les descentes ordinaires, soit de l'épiploon, soit des intestins ; qu'ainsi, il était absolument impossible de réduire la vessie dans sa place naturelle. Je lui conseillai de porter seulement un suspensoir.

En sortant du monastère, je dis au frère infirmier qui m'accompagnait,

---

1. *Reg. Mss.*, t. XXXII, f° 193, 7 juin 1713. — *Mémoires*, 17 juin 1713, p. 109.

que, depuis que je pratiquais la chirurgie, je n'avais rien vu de si monstrueux. Je le priai de me faire le plaisir de me permettre d'examiner cette descente de vessie, après la mort de ce religieux, qui avait plus de quatre-vingts ans. Ce frère est apothicaire et chirurgien de la maison; et comme il n'avait pas moins de curiosité que moi de connaître un fait si extraordinaire, il n'eut pas de peine à m'accorder la grâce que je lui demandais, quoiqu'il ne soit point permis de faire l'ouverture du cadavre d'aucun moine, moins encore de celui d'un général. Cependant il me promit de me faire avertir de sa mort, sitôt qu'il serait décédé, ce qu'il fit peu de temps après,

Étant arrivé au monastère, nous allâmes seuls dans une des chambres de l'infirmerie où le corps du défunt était en dépôt, et là j'ouvris le ventre et les bourses. Nous remarquâmes que la vessie était effectivement adhérente dans le scrotum de même qu'ailleurs, comme je l'avais jugé auparavant. Sa figure représentait celle d'une gourde, qui est une espèce de courge dont les pauvres voyageurs se servent pour mettre et conserver leur boisson. Le fond de la vessie, qui en faisait la partie la plus évasée, occupait le côté droit du scrotum; son milieu en faisait la partie la plus étroite, parce qu'il était resserré dans les anneaux des muscles du ventre; sa fin avait plus de capacité, mais moins que son fond; elle était placée dans la partie antérieure de la région hypogastrique, comme à l'ordinaire; son fond était recouvert du dartos, son milieu des muscles du ventre, le reste du péritoine, de sorte qu'elle était jointe à toutes ces parties, qui l'environnaient.

Nous examinâmes ensuite les viscères renfermés dans la capacité du ventre, nous les trouvâmes tous dans leur état naturel, excepté qu'un des intestins était tombé dans le côté gauche du scrotum.

Nous finîmes cet examen par la vésicule du fiel, qui renfermait une pierre composée de plusieurs couches posées les unes sur les autres. La figure de cette pierre était ronde; elle avait sept à huit lignes de diamètre en tous sens. Elle ne pesait cependant qu'un gros et six grains; sa couleur et sa consistance étaient si semblables à du charbon de terre, qu'on l'aurait prise pour un morceau de ce minéral, et s'y tromper, en ignorant le lieu où elle s'était formée.

OBSERVATION II. — *Hernie de la vessie dans le cul-de-sac recto-utérin pendant la grossesse et croissant jusqu'au périnée.*

La seconde descente de vessie que j'ai vue dans l'Hôtel-Dieu, à une pauvre femme grosse de cinq à six mois, n'était pas moins extraordinaire que celle que je viens de rapporter. Cette femme urinait avec beaucoup de peine. En l'examinant, je lui trouvai une tumeur d'un volume plus gros que celui d'un œuf de poule. Cette tumeur était située entre l'anus et la partie inférieure de l'orifice externe de la matrice. En la tâtant, j'aperçus quelques gouttes d'urine sortir par l'urèthre; d'où je conjecturai que cette tumeur pouvait être causée par l'urine qui séjournait dans le fond de la vessie déplacée. Pour mieux m'en assurer, je comprimai peu à peu la tumeur, et elle disparut entièrement, toute l'urine qu'elle contenait s'étant écoulée par le canal de la vessie. Cet événement changea mon soupçon en une entière certitude.

Voilà le fait tel que je le remarquai. Je vais examiner maintenant quelle était la cause de la grande difficulté et de la douleur que souffrait cette pauvre femme, depuis sa grossesse, en urinant. Si on fait réflexion que quand elle pissait, sa tumeur ne disparaissait point, il sera aisé de juger que cette difficulté et cette douleur ne pouvaient être causées que par l'augmentation du volume de la matrice, qui, pressant le milieu du corps de la vessie entre le vagin et le rectum, empêchait l'urine de sortir du fond de la vessie descendue entre ces parties, ce qui rendait les efforts que faisaient les fibres de la vessie, pour chasser l'urine de la tumeur, laborieux et inutiles.

Depuis peu j'ai vu à une personne de qualité une descente de vessie, semblable à la première dont j'ai parlé.

Observation III. — *Hernie de la vessie dans le scrotum. Stagnation de l'urine causée par un bandage à entérocèle.*

Cet homme de considération portait un bandage d'acier, suivant en cela l'avis de ceux qu'il avait consultés et qui avaient pris son incommodité pour une entérocèle, ou chute d'intestin dans les bourses. Je lui conseillai de quitter son bandage, parce qu'en comprimant le milieu du corps de la vessie contre les os pubis, il empêchait la partie de l'urine contenue dans son fond, de remonter du scrotum dans le reste de la cavité de la vessie, pour prendre la route du canal de la verge. Il me crut, et se trouva beaucoup mieux qu'auparavant.

Une preuve convaincante que la tumeur du scrotum était produite par un amas d'urine, et non par l'intestin, comme on se l'était imaginé, c'est que toutes les fois que cet homme ôtait son bandage pour faire rentrer sa prétendue descente d'intestin, en comprimant les bourses, il urinait en abondance, après quoi il se trouvait toujours fort soulagé. Mais quoiqu'il rappliquât ensuite son bandage, il n'empêchait pas cependant que l'urine ne recoulât goutte à goutte dans le scrotum, et ne reformât la tumeur comme auparavant. Ce qui ne serait pas arrivé si la chute de l'intestin en avait été la cause, parce que le bandage bien appliqué, comme il était, l'aurait certainement empêché de descendre dans les bourses.

Quelque difficile qu'il soit de juger si une hernie de vessie peut se faire par son relâchement, comme se fait ordinairement la descente des intestins, ou si c'est un effet de la première conformation, je vais néanmoins hasarder sur cela mon sentiment, que j'abandonne à la critique des experts en chirurgie.

La vessie ne peut s'étendre qu'en se remplissant d'urine. Quand l'écoulement de cette liqueur est supprimé, sa capacité s'augmente jusqu'à pouvoir contenir deux à trois pintes d'urine, ce que j'ai vu. M. Thibault, mon confrère, m'a assuré en avoir tiré, en une seule fois, jusqu'à quatre pintes et demie bien mesurées. Or il est visiblement impossible qu'avec un si prodigieux volume, la vessie puisse passer par les anneaux des muscles du ventre, qui sont si étroits qu'ils ne sont capables naturellement que de donner passage aux vaisseaux spermatiques dans l'homme, et aux ligaments de la matrice dans la femme. D'ailleurs ces anneaux sont fermés par le péritoine. Il est donc certain que la vessie, étant pleine, ne peut les traverser. Ainsi il y a bien de l'apparence que la hernie de vessie vient plutôt d'un vice de conformation que de son relâchement.

Elle est absolument incurable, parce que le fond de la vessie étant uni aux membranes des bourses dans lesquelles il est renfermé, il ne peut être réduit dans sa situation ordinaire. Donc lorsque la vessie est dans sa place naturelle, elle ne peut aussi en sortir pour descendre dans le scrotum, parce que son fond est suspendu par l'ouraque à l'ombilic, ses côtés attachés aux artères ombilicales, la partie antérieure de son corps jointe aux aponévroses des muscles du ventre, et sa partie postérieure unie au péritoine.

Cependant MM. Littre et Rouhault, anatomistes de l'Académie, m'ont objecté, pour éluder ces raisons, que la vessie en s'étendant devient flottante dans la capacité du ventre, comme le sont naturellement les intestins; qu'ainsi elle peut alors descendre, aussi bien qu'eux, dans les bourses, et être réduite. Si cela pouvait se faire, comme ils se l'imaginent, la vessie devrait forcer la partie du péritoine qui couvre les anneaux des muscles, de sorte qu'on la trouverait toujours séparée du cul-de-sac que formerait le péritoine en descendant dans les bourses, de même que sont les intestins, qui ne s'y unissent jamais, s'ils ne s'enflamment ou se corrompent. Je puis répondre de ce fait, après plusieurs opérations que j'ai faites pour les réduire dans le ventre. J'ai même remarqué dans un homme qui avait porté, pendant plusieurs années de sa vie, presque tous ses intestins dans le scrotum, qu'ils ne s'y étaient point attachés.

Or, la vessie du religieux, que j'ai disséquée, n'a point forcé la partie du péritoine qui couvre les anneaux des muscles du ventre; sa substance n'était nullement altérée : les fibres charnues de son fond, dépouillées du péritoine, étaient unies au dartos, de sorte qu'elle était irréductible. Donc la supposition de ces Messieurs, qui n'est qu'imaginaire, ne saurait détruire les preuves que je donne, que la hernie de vessie vient d'un vice de conformation, et non pas de son relâchement, comme ils le croient. Enfin pour leur démontrer que la vessie ne peut abandonner sa situation, je leur ai fait voir dans un petit cadavre humain, en présence de Messieurs les Académiciens, que tout son corps est adhérent à toutes les parties qui l'environnent, ce qu'ils m'avaient nié positivement, pour mieux appuyer leur opinion. Au reste, si la hernie de vessie se faisait par relâchement, et qu'elle flottât dans le ventre, comme ils prétendent, elle pourrait arriver aussi souvent que la descente des intestins. Tous les auteurs qui ont fait des Traités d'opérations en auraient parlé. Je n'en sais aucun qui en ait fait mention.

PONCTION DE LA VESSIE

(Rétention d'urine. Ponction sus-pubienne. Canule à demeure. Guérison [1]*.)*

L'expérience m'ayant fait connaître il y a longtemps l'extrême danger que courent ceux qui sont attaqués de suppression d'urine, lorsque pour les soulager on se trouve obligé, faute de les pouvoir sonder, de faire une ouverture au périnée pour entrer dans la vessie, je me suis toujours imaginé qu'il serait beaucoup plus sûr de faire au-dessus des os pubis une ponction au corps de cette partie pour en tirer l'urine. L'occasion de faire cette épreuve se présenta le mois d'août dernier.

Un pauvre homme, âgé de soixante ans ou environ, ne pouvant point uriner depuis vingt-huit heures, vint à l'Hôtel-Dieu pour y chercher le secours dont il avait besoin. On tenta plusieurs fois de le sonder; on n'en put venir à bout. Je le fis baigner; il prit des émulsions faites avec les semences froides, le sirop de limon et l'eau de pariétaire. Tous ces remèdes lui ayant été inutiles, je pris enfin la résolution de faire, au-dessus des os pubis, à côté de la partie externe inférieure du muscle droit du ventre, une ponction au corps de la vessie avec un troiscar portant avec lui sa canule.

Il en sortit au moins trois chopines d'urine, qui parut d'abord mêlée de pus et de glaires. Je ne laissai la canule dans la vessie que jusqu'au lendemain, parce que, étant d'acier, je craignis que les parties piquées n'en souffrissent. Ce jour-là se passa sans urine, ce qui m'engagea sur le soir de répéter la ponction par le même endroit, en prenant la précaution de porter dans la vessie mon troiscar garni de sa canule d'argent, dont je crus que les parties pourraient se mieux accommoder. Je laissai pendant deux jours cette canule dans la vessie, à la fin desquels l'urine

1. *Mém. de l'Acad. des sciences,* 1701, p. 290.

commença à couler peu à peu par la verge, ce qui me porta à retirer la
canule. Le premier jour qui suivit le moment de la ponction que je fis
au malade, je laissai la canule ouverte pour donner lieu à l'urine de
s'écouler librement, et par ce moyen occasion à la vessie de se rétablir.
Le second et le troisième jour je fermai la canule, me contentant
de l'ouvrir pendant ces deux jours de huit en huit heures, afin de
remettre les fibres charnues de la vessie en état de se contracter pour
chasser l'urine par l'urètre, ou par la canule au cas que le col de la
vessie ne pût céder à l'effort des fibres de son corps. Le malade passa la
nuit du trois au quatre fort tranquillement, et le lendemain matin il jeta
par la verge, à ce qu'il me dit, deux pintes d'urine.

Le dix, il fut parfaitement guéri de sa ponction, sur laquelle je n'appliquai dans le commencement qu'une compresse trempée dans le vin rouge,
et sur la fin un emplâtre de *minio*. Quoique j'aie fait la ponction à côté de
la partie inférieure du muscle droit pour entrer dans la vessie, et éviter
l'artère et la veine épigastriques, qui rampent sur la surface interne de
ce muscle, je crois cependant qu'elle se peut faire, sans courir aucun
risque, immédiatement au-dessus de la symphyse des os pubis, entre les
deux muscles pyramidaux. Ce que j'a éprouvé depuis avec un heureux
succès.

Méry est revenu sur ce sujet de la ponction de la vessie en 1719.
Voici la mention qu'en donnent les *Registres manuscrits* (t. XXXIX,
f⁰ 45, 18 février) : « M. Méry a commencé à lire un écrit sur la ponction de la vessie ; mais comme il attaquait quelques personnes de
la Compagnie en termes trop forts, on a jugé qu'il le ferait voir par
MM. Geoffroy et de Jussieu avant que d'en continuer la lecture. »
Ce mémoire n'a pas été retrouvé.

OBSERVATIONS DIVERSES.

*Rétrécissement de l'urèthre. Rétention d'urine. Cystite. Abcès de la
prostate. Altération du rein. Mort* [1].

Le 13 juin 1684, un officier de l'hôtel royal des Invalides, après avoir
été longtemps travaillé d'une fièvre continue, jointe à un cours de ventre
considérable, fut surpris, ces deux accidents cessant, d'une difficulté
d'uriner. Pour le soulager, M. Méry essaya de le sonder, ce qu'il ne put
faire, en étant empêché par un obstacle qui se rencontra dans le canal
de la verge, à un pouce du gland. Comme ses forces étaient fort abattues, il n'osa tenter le bain et moins encore l'opération ; mais afin
d'adoucir un peu sa douleur, il lui appliqua sur la région de la vessie des
fomentations émollientes qui le soulagèrent et firent qu'une partie de

---

1. *Reg. Mss.*, t. XI (1683-1686), f⁰ 79, 26 juillet 1684. (*Inédit.*) *Hist.*, vol. I, p. 402.

l'urine s'écoula pendant 4 jours involontairement, au bout desquels le malade mourut.

Pour savoir si la difficulté d'uriner qu'il avait eue était la cause principale de sa mort, il fit l'ouverture de son cadavre. Le ventre étant ouvert, il découvrit d'abord un uretère, et après l'avoir percé il y introduisit un chalumeau par lequel il poussa une assez grande quantité d'air dans la vessie pour faire voir que l'urine qu'elle contenait n'avait pu être la cause de la mort, puisque la vessie n'en était pas extraordinairement remplie. Il la chercha dans les reins. Après avoir dépouillé le gauche de la membrane commune, il trouva au-dessous de celle qui la suivait immédiatement deux petites vésicules, l'une pleine d'une sérosité fort claire et transparente, et l'autre remplie d'une liqueur roussâtre; les ayant ouvertes, il remarqua que leur cavité avait deux lignes de profondeur dans la substance du rein.

Les membranes, dans l'endroit où se tiennent les veines et les artères émulgentes, étaient un peu altérées; le parenchyme de ce rein était d'ailleurs bien conditionné, et il ne trouva rien au-dedans qui ne fût dans son état naturel.

Dans la superficie du rein droit, il se trouva deux vésicules remplies d'une liqueur semblable à celle du gauche. Elles étaient à peu près de la même grandeur; le rein était au reste fort sain; les deux uretères étaient aussi bien conditionnés.

Après avoir examiné les reins et les uretères, il descendit à la verge, et cherchant quel pouvait être l'obstacle qui l'avait empêché, le malade vivant, de passer une des plus petites sondes dans la vessie, il trouva dans le commencement de l'urèthre une cicatrice qui avait été apparemment précédée d'un ulcère, ce qui lui fit juger que ce qu'on appelle communément carnosité n'est le plus souvent qu'un rétrécissement de l'urèthre causé par des ulcères guéris. Le canal de l'urèthre, proche le col de la vessie, se trouva fort éloigné de son état naturel, sa couleur était beaucoup plus noirâtre qu'elle n'est ordinairement et la substance spongieuse qui est entre les deux membranes qui le composent était de beaucoup augmentée par une quantité de sang qui y avait été retenue, et l'on voyait dans le canal et dans le col de la vessie les marques d'une inflammation éteinte. Le col de la vessie était ulcéré, ce qu'il remarqua être arrivé par deux abcès considérables qui s'étaient formés dans les prostates, dont la matière, après avoir consumé presque toute la substance glanduleuse de ces parties, avait rongé enfin les petits trous par où coule la liqueur qu'elles contiennent dans leur état naturel, et s'était ainsi frayé une voie fort large dans l'urèthre.

Les canaux qui déchargent la semence dans le col de la vessie, et les vésicules séminales, se trouvèrent dans une parfaite disposition, quoique les prostates fussent presque pourries, ce qui lui fit croire que peut-être le virus vérolique, qui cause la chaude-pisse, avait corrompu les prostates plus promptement que les vésicules séminales, et établi dans les glandes son siège principal.

MÉRY.   30

Il trouva dans la vessie plusieurs petites cellules qu'il prit d'abord pour des abcès ouverts ; mais ayant examiné de près leur superficie, il remarqua qu'elle n'était nullement ulcérée, ce qui lui fit changer de sentiment, et attribuer ces petites cellules à un vice de conformation. Au côté gauche de la vessie, proche de l'embouchure de l'uretère, il trouva une poche membraneuse qui avait au delà du volume d'un œuf de poule ; cette poche communiquait dans la vessie par un trou rond qui avait deux lignes de diamètre ; elle était pleine d'une urine purulente, ce qui lui fit croire que c'était quelque vieil aposthume qui s'était fait une ouverture dans la vessie, dont la capacité était remplie d'une urine aussi purulente, qui avait enflammé ses membranes et causé avec les abcès des prostates la mort du malade.

Abcès pelvien ouvert dans la vessie. Néphrite du rein gauche, muni de deux uretères. Péritonite. Mort [1].

Un soldat âgé d'environ soixante-dix ans, après avoir été longtemps travaillé d'un ténesme et de temps en temps d'une suppression d'urine qui obligea M. Méry de le sonder plusieurs fois, mourut à l'Hôtel royal des Invalides le 18 juin. Pour savoir la cause de sa mort, il fit l'ouverture de son cadavre.

Le ventre étant ouvert, il remarqua que l'épiploon et les intestins étaient fort altérés et presque gangrenés par l'inflammation qu'ils avaient soufferte. Le foie, dans sa partie convexe, était d'un rouge pâle, et dans sa partie concave d'un rouge fort obscur.

La rate au contraire était d'un rouge fort relevé, ce qui ne lui est point ordinaire ; la membrane qui la couvre se sépara facilement de sa substance, qui était extrêmement friable et mollasse, ce qu'il prit pour une marque de la pourriture de cette partie. La vésicule du fiel était extraordinairement remplie de bile.

Le rein gauche était une fois plus gros que le droit ; ses membranes abandonnèrent aisément sa substance, qui était corrompue. Il rencontra sur sa partie convexe une poche membraneuse qui en dessous était jointe si intimement à sa substance, que la voulant séparer il resta une partie de ce rein attachée à cette poche ; elle était un peu plus grosse qu'un œuf de poule et remplie d'une sérosité de couleur d'ambre, au milieu de laquelle on voyait nager quelques filaments qui tenaient de la nature d'un pus glaireux.

Ce rein avait deux uretères, l'un placé plus haut que l'autre ; ils s'ouvraient dans la vessie par deux endroits différents, mais peu éloignés. Les petits mamelons qui sont au dedans filtraient en les pressant une liqueur fort trouble et laiteuse quant à sa consistance et sa couleur, ce que M. Méry prit pour un effet de la corruption de ce rein qui com-

---

1. *R. Mss.*, t. XI (1683-1686), fol. 90 verso. Observation du 18 juin 1684, donnée à l'Académie par M. Méry le 23 août de la même année. (*Inédit.*)

mençait à tomber en pourriture. Cette liqueur se mêlant avec la sérosité rendait les urines purulentes, ce qu'il observa plusieurs fois en sondant le malade.

Il trouva dans le ventre environ une chopine d'une sérosité jaunâtre, ce qui est ordinaire à ceux qui meurent par l'inflammation des intestins. Il rencontra dans la partie hypogastrique, au côté gauche de la vessie, un abcès fort grand qui contenait d'étendue ce qu'il y a depuis la partie supérieure de l'os sacrum jusqu'au bord de l'anus. Il renfermait près d'une pinte de pus fort épais et glaireux. Ce pus avait pourri les vésicules séminales et les prostates, et en corrompant toutes les parties qu'il touchait, il s'était fait une ouverture dans le col de la vessie, par laquelle il s'écoulait. Après avoir ainsi examiné le désordre qui était dans les parties du bas-ventre, il jugea que le long séjour qu'avait fait la matière d'un apostème si considérable en était le principe, et que par sa grandeur il avait pu causer, par la compression qu'il faisait au col de la vessie, la suppression d'urine qu'avait soufferte le malade et le ténesme avec lequel il mourut.

Migration d'un calcul vésical dans le scrotum [1].

Le 9 mars 1697, M. Méry a apporté une lettre écrite à la Compagnie par MM. Ailliot et Cadot, l'un docteur en médecine, et l'autre chirurgien de Saint-Jean-d'Angély, sur une pierre de la grosseur d'un petit œuf de poule, jetée par un homme, et que ces messieurs ont envoyée à la Compagnie. — (Cette lettre a été égarée.)

Le 13 mars, Méry a lu le mémoire qu'il a fait pour répondre à MM. Aillaud (sic) et Cadot (fol. 53).

Comme il arrive assez souvent qu'une pierre qui a commencé à se former dans le rein, tombe par l'uretère dans la vessie, il n'est pas rare aussi qu'après s'y être accrue pendant un long temps, elle soit chassée par la contraction des fibres du corps de la vessie dans son col, et poussée peu à peu par le moyen de l'urine dans l'urèthre, qui se rompt quand la pierre fait en s'augmentant une trop grande dilatation à son canal.

De la plaie qui se fait à l'urèthre suit un ulcère, dont le pus, minant peu à peu la partie charnue des deux muscles accélérateurs qui couvrent le commencement de son canal, fait enfin une ouverture à la peau, qui permet à l'urine de s'écouler.

Cela étant assez ordinaire, il y a lieu de croire que la pierre, que MM. Ailliot et Cadot disent avoir trouvée dans le scrotum de Pierre

---

1. *Reg. Mss.*, t. XVI, fol. 45, 9 mars 1697. (*Inédit.*)

de Launay dit *là brande*, ne s'y est point formée, comme ils s'imaginent, mais qu'elle a passé en crevant l'urèthre dans le périnée.

Cette conjecture est fondée sur les circonstances mêmes dont ils font mention. Voici quelles elles sont :

1° Ledit de Launay, à l'âge de dix à onze ans, a eu, à ce que rapportent ces Messieurs, une difficulté d'uriner, qui cessa après avoir pris du suc de pariétaire mêlé avec le vin blanc, et qui ne l'a pas repris jusqu'à l'âge de quarante ans. Si cette difficulté d'uriner avait été causée par la pression qu'une pierre renfermée dans le scrotum aurait pu faire, comme ils pensent, sur le canal de l'urèthre, le remède était incapable de la guérir; c'est cependant ce qu'il a fait, donc la cause qui produisait cette difficulté était dans les voies de l'urine.

2° A l'âge de quarante ans, selon ces messieurs, ledit de Launay s'est aperçu avoir une pierre au sphincter de la vessie, qui lui a bouché souvent le conduit de l'urine, et cette pierre s'étant rompue, il a jeté du sang par la verge. Il fallait donc qu'elle fût alors dans son canal; car si elle avait occupé le scrotum, le sang qui se serait échappé des vaisseaux n'aurait pu sortir par l'urèthre, mais aurait fait une ecchymose dans les bourses, et cette pierre n'aurait pu s'opposer à l'écoulement de l'urine, étant placée hors de l'urèthre.

3° Ledit de Launay perd à présent son urine par le scrotum. Il est donc visible que la pierre a passé nécessairement de la vessie dans l'urèthre, qu'elle n'aurait jamais pu percer si elle s'était formée dans les bourses : ainsi il y a toute apparence qu'elle a occupé le périnée plutôt que le scrotum.

Par toutes ces circonstances, il est aisé de juger que la génération de la pierre dudit de Launay, et les accidents qu'elle a produits, n'ont rien de fort extraordinaire; car de ce qu'il a ordinairement uriné avec peu de douleur et de difficulté, on ne doit pas inférer que la pierre n'ait pas occupé le canal de la vessie; parce qu'il y a bien plus d'apparence que la pierre n'étant pas assez unie pour s'appliquer exactement à toute la surface intérieure de l'urèthre, l'urine a toujours trouvé un passage assez libre entre les inégalités de la pierre pour sortir de la vessie.

Hydronéphrose et dilatation des uretères.

J'ai ouvert, au mois de mai de l'année 1698, les cadavres de deux jeunes enfants âgés d'environ treize à quatorze ans, dont le premier était mort environ six semaines après avoir reçu un coup à la tête, mais sans plaie, l'autre deux jours après l'opération qui lui fut faite de la pierre.

Dans la substance du cerveau du premier, j'ai trouvé un grumeau de sang coagulé de la grosseur à peu près d'un œuf de poule, cependant il ne s'était fait aucun épanchement de sang ni sous le crâne ni entre les membranes du cerveau ni dans ses ventricules; cet enfant, quelques jours avant sa mort, perdit l'ouïe et la vue.

Il avait le rein gauche fort gros, le bassinet et l'uretère de ce côté-là un peu plus dilatés qu'ils ne sont ordinairement. Le rein droit était fort petit et ses lobes paraissaient aussi distincts que dans le fœtus, les canaux qui entourent les mamelons et le bassinet étaient élargis beaucoup au delà de ce qu'ils le sont dans l'état naturel.

Dans le second enfant, qui fut taillé, je trouvai une dilatation de tous ces canaux beaucoup plus grande, et les uretères descendant à la vessie en serpentant.

Dans les reins et les uretères de l'un et de l'autre, je n'ai point trouvé de pierre, de sorte que cette dilatation a été plutôt l'effet d'une retenue d'urine qui descend avec trop de lenteur dans la vessie, que du séjour d'une pierre [1].

M. Méry a fait voir à la Compagnie le rein de l'enfant qui avait le bassinet si dilaté.

Kyste du périnée [2].

M. Méry a fait voir un kyste que l'on avait coupé à un homme dans le périnée en lui faisant l'opération de la pierre. Ce kyste contenait un grand nombre de cellules qui avaient chacune une pierre de différente grosseur. Il s'était formé apparemment dans le pannicule graisseux du périnée.

Sur la manière de tailler de frère Jacques.

Le 11 juin 1698, M. Méry montra à la Compagnie quelques vessies humaines qu'il avait apportées pour mieux faire voir en quoi consiste la nouvelle opération de frère Jacques et quels en sont les inconvé-nients [3]. Il donnera un ample mémoire sur ce sujet [4].

1. *R. Mss.*, t. XVII, fol. 217, 21 mai 1698. (*Inédit.*)
2. *Reg. Mss.*, 2 mai 1706, t. XXV, fol. 186.
3. *R. Mss.*, 11 juin 1698, fol. 241 verso.
4. Ce mémoire est le suivant.

OBSERVATIONS

SUR LA

MANIÈRE DE TAILLER

DANS LES DEUX SEXES POUR L'EXTRACTION DE LA PIERRE, PRATIQUÉE PAR FRÈRE JACQUES [1]

A messire GUY CRESCENT FAGON, *conseiller du roi en tous ses conseils et premier médecin de Sa Majesté.*

Monsieur,

L'honneur que Monsieur le premier président m'a fait de me commettre pour observer la manière d'opérer de Frère Jacques, dans l'extraction de la pierre, et le conseil que m'ont donné des personnes dont je me fais une loi de suivre les sentiments, m'ont fait mettre la main à la plume pour donner ce petit mémoire au public. Quoique les maîtres de l'art souhaitassent peut-être qu'il fût d'une meilleure main, je crois n'avoir rien à craindre de leur part : ce n'est donc pas contre eux que je dois chercher un appui; mais le nombre de ceux qui, sans avoir les connaissances nécessaires, se donnent l'autorité de juger de tout, étant de beaucoup le plus grand, et la plus grande partie de ceux-là étant ordinairement favorable à tout ce qui a l'air de nouveauté, principalement lorsqu'il est soutenu de quelques succès, quoiqu'en petit nombre; j'ai cru ne pouvoir rendre un plus grand service au public qu'en mettant à la tête de mon mémoire le nom illustre d'une personne sur le sentiment de laquelle ils n'auront jamais la peine de régler les leurs. L'assurance où est généralement tout le monde que vous êtes trop éclairé pour vous laisser tromper dans ces matières, et que jamais personne ne fut plus opposé que vous à souffrir que l'on impose au public, fera qu'en voyant votre nom, ils suivront avec confiance des sentiments

1. Par JEAN MÉRY, chirurgien de la feue Reine, et Anatomiste de l'Académie royale des Sciences. A Paris, *chez* JEAN BOUDOT, *libraire ordinaire de l'Académie royale et des sciences, rue St-Jacques, au Soleil d'Or.* M D C C.

que vous approuverez, et seront par ce moyen hors du danger où se sont précipités plusieurs malades, qui, persuadés par les acclamations de gens toujours prêts à admirer ce qu'ils ne connaissent point, pourvu qu'il leur paraisse nouveau, ont misérablement péri par les fautes trop fréquentes et comme inévitables dans la manière d'opérer de frère Jacques. C'est donc dans le dessein de tirer ceux qui sont affligés de la pierre dans la vessie de l'incertitude où ils pourraient être, savoir s'ils ne doivent point préférer cet opérateur à tant de très habiles lithotomistes qui sont présentement dans Paris; — c'est dans ce dessein, dis-je, que je prends la liberté de le faire paraître sous votre nom. Mais c'est aussi parce que je m'y sens indispensablement obligé par reconnaissance, etc.

Sur une nouvelle manière de tailler de la pierre [1].

M. Méry a composé ce Traité à l'occasion de la méthode particulière dont se sert pour cette opération un frère du tiers ordre de Saint-François, nommé frère Jacques Beaulieu, Franc-Comtois, qui vint à Paris en 1697. Ce nouvel opérateur apporta de sa province une grande réputation, et d'abord l'augmenta ici. On crut que l'art de tailler allait entièrement changer de face et devenir beaucoup plus sûr et plus facile. Cependant on ne s'en fia pas entièrement à ce premier bruit. M. Méry fut chargé par M. le premier président d'examiner de près cette opération. Il vit frère Jacques tirer une pierre de la vessie d'un cadavre où elle avait été mise exprès. Il fut content de cette nouvelle méthode et en fit à M. le premier président un rapport où il la préférait à l'ancienne sous de certaines conditions cependant, que l'expérience seule pouvait garantir.

L'expérience fut fort défavorable à frère Jacques et funeste à la plus grande partie des malades qu'il tailla, et ce fut précisément par les endroits que M. Méry avait soupçonnés. Il changea donc de sentiment avec d'autant plus de liberté et de bienséance, qu'il avait assez paru que sa disposition naturelle avait été de recevoir volontiers des leçons d'un nouveau venu.

Cette matière fut souvent traitée dans l'Académie; on y apporta souvent l'histoire des ravages que frère Jacques avait faits par une méthode toujours téméraire et presque toujours mortelle. L'Académie avait jugé assez tôt de la témérité, et le public ne s'est rendu que trop tard aux mauvais succès.

1. Note sur l'ouvrage de Méry, insérée dans l'Hist. de l'Acad. des sciences, 1699, p. 30.

De l'extraction de la pierre et en particulier de la méthode de Raoux et de frère Jacques.

Il n'y a point de temps ni de pays dans lesquels il ne se trouve un nombre considérable de malades qui sont affligés de la pierre. Et il est de l'intérêt du public qu'il y ait toujours des opérateurs instruits et expérimentés dans l'opération de la taille. Et parce que dans cette partie de la chirurgie, non plus que dans les autres, tous ne suivent pas la même méthode; et que dans ces différentes méthodes, les unes peuvent être préférables aux autres, il est de ce même intérêt du public que l'on sache quelle est celle dans laquelle il y a moins d'accidents à craindre, et après laquelle on voit un plus grand nombre de malades recouvrer leur santé.

On sait que du temps d'Hippocrate, qui vivait il y a plus de deux mille ans, on pratiquait l'opération de la taille pour tirer la pierre de la vessie. On trouve aussi dans le même Hippocrate que l'on pratiquait encore une autre opération de la taille, par laquelle on tirait la pierre du rein. Mais, soit qu'Hippocrate n'ait point décrit ces opérations; soit que, les ayant décrites, elles ne soient pas venues jusqu'à nous, non plus que plusieurs autres de ses ouvrages, nous n'avons aucune connaissance de la méthode dont on se servait de son temps dans l'une et dans l'autre de ces opérations; si ce n'est qu'on veuille dire que ce qui est dans celle touchant l'opération de la pierre dans la vessie, peut être tiré de quelque ouvrage d'Hippocrate, ainsi que presque tout le reste du livre que nous avons de cet excellent auteur latin. Et quoiqu'apparemment il y ait toujours eu des lithotomistes, c'est-à-dire des chirurgiens qui ont pratiqué cette opération, il est pourtant sans doute que, vers le commencement du siècle précédent, il n'y en avait aucun en France qui osât entreprendre ni l'opération de la pierre dans la vessie, ni celle de la pierre dans le rein, puisque dans ce temps-là la Faculté de médecine de Paris eut recours à l'autorité du Parlement, et en obtint une permission de faire une épreuve de cette opération sur un criminel qui avait été condamné à mort, et qui se rencontra avoir la pierre dans la vessie. Cette épreuve réussit, et le criminel malade, étant guéri, se trouva en même temps délivré, et de la mort à laquelle il avait été condamné, et d'une maladie qui fait tous les jours préférer à ceux qui en sont attaqués, le risque qui accompagne cette opération, à une vie que les douleurs, causées par la pierre, rendent toujours fort malheureuse. Il ne faut souhaiter de mal à personne; mais s'il arrivait que parmi les criminels qui sont condamnés à la mort, il s'en trouvât qui eussent dans les reins des pierres trop grosses pour passer par les uretères, il serait à souhaiter que la Faculté de médecine s'adressât encore au même Parlement pour obtenir la même grâce.

La connaissance que nous avons que cette opération a été pratiquée du temps d'Hippocrate, jointe aux exemples, qui ne sont pas fort rares, d'abcès des reins qui se sont fait ouverture dans la région des lombes, doit empêcher que cette proposition paraisse téméraire. Et on peut d'ailleurs assurer que la nécessité de remettre cette opération en pratique est tout au moins aussi grande qu'a été celle d'y remettre la précédente; puisqu'il y a tout au moins autant de malades qui meurent de la pierre dans les reins, que de la pierre dans la vessie. M. le premier président de Lamoignon, M. de Colbert, premier ministre, et une infinité d'autres, sont morts ayant des pierres dans les reins, et je m'assure qu'il n'y a point de médecin un peu employé entre les mains de qui il ne soit tombé plusieurs de tels malades.

Depuis cette épreuve de l'extraction de la pierre de la vessie, qui fut faite au commencement du siècle précédent, et qui fut suivie d'un heureux succès, Paris n'a point été sans avoir de très habiles opérateurs, et même plusieurs en même temps, dont la réputation était telle qu'ils étaient appelés dans toutes les parties de l'Europe. Et leur opération ayant passé de main en main jusqu'à nous, il y a apparence que leur méthode était la même que celle que pratiquent présentement à Paris les lithotomistes de l'Hôtel-Dieu et de l'hôpital de la Charité. Il y a néanmoins apparence qu'elle ne s'est pas perfectionnée tout d'un coup, et que l'on ne l'a conduite que par degrés à l'état dans lequel elle est présentement.

Pendant que les choses sont demeurées ainsi, il n'y a point eu à choisir : l'on a constamment suivi cette méthode, sans se mettre en peine s'il n'y en avait point de meilleure; jusqu'à ce qu'enfin un nouvel opérateur a paru premièrement à Bordeaux en 1663, où il a fait beaucoup de bruit, et ensuite à Paris en 1664, où il a été moins écouté. Ce qu'il a fait à Bordeaux a été décrit par M. de Mingelouzeaux, médecin juré de la ville de Bordeaux, et ce qu'il a fait à Paris l'a aussi été par M. Drelincourt, médecin ordinaire du roi.

Voici des extraits abrégés de l'un et de l'autre :

*Extrait en abrégé tiré des remarques de M. Simon de Mingelou-
zeaux, médecin juré de la ville de Bordeaux, sur la chirurgie de
Chauliac, imprimée à Bordeaux en 1663,* tome II, pages 739 et
suivantes.

L'an 1663, le 24 juillet, un nommé Raoux, qui se disait natif d'auprès de Castres en Languedoc, se présenta à Bordeaux pour pratiquer
l'opération de la pierre dans la vessie, au petit appareil. Il la pra-
tiqua d'abord assez bien sur des enfants de huit, neuf à dix ans.
Mais lorsqu'il voulut se servir de ce même petit appareil pour les
personnes plus âgées, le succès n'en fut pas semblable, quoiqu'il se
vantât d'avoir une manière toute particulière de tailler. Et voici
comme il s'y prenait.

Il faisait situer le malade, comme on fait pour le petit appareil, sur
les genoux d'un valet fort et vigoureux ; puis il introduisait le doigt
indice avec celui du milieu dans le fondement, et poussant le col de
la vessie avec le pouce vers la cuisse gauche, il faisait de la main
droite son incision avec son bistouri, au périnée, dans l'endroit ordinaire, un peu à gauche, et ouvrait le col avec les téguments qui se
trouvaient lors dessus, et en même temps poussant la pierre avec
ses doigts qui étaient dans le fondement, et la dégageant avec l'indice de la main droite, il la faisait sortir dehors. Ensuite, cessant de
tenir le col de la vessie en sujétion du côté gauche, ce col reprenait
de lui-même sa place naturelle, et il se trouvait que la plaie du col
de la vessie ne répondait plus à la plaie des téguments, mais en était
couverte : et le malade ne rendait point son urine par la plaie, qui
se refermait très facilement.

L'assurance avec laquelle parlait cet opérateur, jointe à quelques
heureux succès qu'il eut d'abord sur des enfants, lui acquit la confiance de tout le monde, et fit qu'il trouva plusieurs malades qui se
livrèrent à lui, entre lesquels il y en eut plusieurs qu'il trompa et
qu'il ne tailla point véritablement, mais à qui il fit seulement l'ouverture des téguments, sans profonder dans la vessie.

Il y eut dans Bordeaux quatre-vingt-deux personnes qui passèrent entre ses mains, en comptant, et ceux à qui il fit véritablement
l'opération, et ceux à qui il fit semblant de la faire. Et entre ces
quatre-vingt-deux personnes, il y en avait de tous âges et des deux
sexes. Mais ceux qu'il avait fait semblant de tailler, continuant de
sentir des douleurs et de se plaindre comme auparavant, et lui
s'apercevant que tout le monde commençait à murmurer, il prit le
parti de quitter Bordeaux, et l'exécuta le 12 novembre suivant, après

avoir tiré plus de douze mille livres. L'année suivante, il alla à Paris, où, étant observé de près, son jeu fut bientôt découvert, et il fut contraint de se retirer.

Extrait d'un petit livre de Charles Drelincourt, médecin ordinaire du Roi, intitulé la Légende du Gascon, *à Leyde, en 1674.*

Sur la fin de juin dernier (1664) il parut à Paris, avec éclat, un certain opérateur de Cauvissan, gros bourg dans le bas Languedoc, où il se vantait d'avoir fait de grands exploits. Il se disait habile à abattre la cataracte, à traiter de la hergne, et à tirer la pierre.

Il se trouva aux conférences de M. Bourdelot, où il étala en présence de M. le prince de Condé, qui y était venu ce jour-là, des découvertes qu'il prétendait avoir faites depuis quatre ans dans l'extraction de la pierre par le petit appareil aux hommes avancés en âge, aussi bien qu'aux enfants. Il dit que cette méthode était bien plus prompte, bien plus sûre et bien moins douloureuse que celle du grand appareil, qu'il avait pratiquée, disait-il, pendant vingt ans. Il fit la description de son opération à toute l'assemblée et plusieurs l'admirèrent. Il dit qu'il avait taillé à Bordeaux plus de quatre-vingts personnes. Le nombre de chirurgiens experts, qui pratiquaient à Paris cette opération en perfection, ne lui permit pas de trouver un si grand nombre de malades qui le crussent sur ses promesses : il n'y en tailla que neuf, entre lesquels un laquais et une demoiselle se trouvèrent bien taillés, et dans l'opération qui leur fut faite, on vit leur urine sortir par la plaie. Dans les autres, l'opération a été ou mal faite, ou faite sans nécessité. Voici comme il s'y prenait.

Il ne faisait point de remèdes aux malades pour les préparer, si ce n'est que le jour qui précédait l'opération, il faisait donner un lavement et raser le périnée. Le lendemain, ayant fait asseoir le malade sur le croupion au bord d'une chaise ou d'un lit, il trempait dans l'huile le doigt indice et celui du milieu de la main gauche, puis les introduisait dans le fondement, et faisant comprimer le bas-ventre par quelqu'un des assistants, il amenait avec ses mêmes deux doigts la pierre jusqu'au sphincter de la vessie, où il la tenait assujettie, en recourbant fortement ses doigts vers les parois du rectum contiguës à la vessie. Il détournait le col de la vessie et la pierre même vers le petit trochanter gauche, tandis que, de sa main droite, il tirait la peau du périnée vers le côté droit, où il la tenait de son pouce. Cela fait, il incisait de son bistouri, en profondant du haut en bas en la partie gauche du périnée, jusqu'à ce qu'il rencontrât la pierre : il faisait comprimer de nouveau l'abdomen et comprimait le rectum, et la

pierre se présentant dans l'ouverture qu'il venait de faire, il la tirait
avec le doigt indice, puis retirant ses doigts du fondement, le col de
la vessie reprenait de lui-même sa situation naturelle; la peau du
périnée, tirée à droite, reprenait aussi la sienne; en sorte qu'elle
couvrait la plaie de la vessie : et l'urine, disait-il, trouvant par ce
moyen l'ouverture de l'incision fermée, était contrainte de sortir par
l'urèthre, ainsi qu'elle faisait avant l'opération.

Cet homme est artiste quant à la main, mais il est ignorant dans
l'anatomie et dans toutes les autres parties de la chirurgie. Il taille
bien les femmes et les enfants : s'il réussit aussi dans quelques
hommes adultes, ce sont des hommes maigres et qui n'ont que de
petites pierres. En quoi il mérite la louange d'avoir porté plus loin
que les autres l'usage du petit appareil. Il y eut des malades qu'il
a refusé de tailler, et de ceux à qui il a fait l'incision, il s'en est
trouvé à qui il a dit qu'ils étaient guéris, quoiqu'après leur mort
on ait trouvé la pierre dans leur vessie. Ce fut principalement Hiérôme Collot qui fit connaître la tromperie de cet opérateur, lorsque,
lui voyant tailler un vieillard, il s'aperçut qu'il supposait une pierre,
il s'écria au même temps et soutint que le malade n'était point taillé.
Feu M. le prince et feu M. Félix, premier chirurgien, étaient présents
à cette opération prétendue. Les douleurs reprirent au malade :
Hiérôme Collot le tailla et lui tira plusieurs pierres. Raoux bien conseillé s'enfuit, et, le 24 août 1664, il remonta par eau à Auxerre
pour se rendre, disait-il, à Nîmes, où il avait sa famille.

Voilà donc en abrégé l'histoire du nommé Raoux, opérateur
pour la pierre dans la vessie : et nous n'avons point de connaissance
qu'il ait eu de sectateurs, si ce n'est qu'on veuille reconnaître pour
tel un frère du tiers ordre de Saint-François, nommé frère Jacques
Beaulieu, qui est venu à Paris en 1697. Il nous a dit qu'il était natif
de Beaufort, comté de Bourgogne, bailliage de Longsaunier, et que
sa demeure ordinaire était à la Charité de Besançon, qui est une
maison où l'on retire de vieilles gens et des enfants. Il nous a dit
qu'il avait fait à Besançon beaucoup d'opérations de la pierre, et
qu'il en avait fait un très grand nombre dans d'autres villes, et dans
la campagne, et qu'elles avaient presque toutes eu des succès fort
heureux; quoique les lettres que l'on a reçues de plusieurs endroits
nous fassent douter que cela soit bien exactement vrai.

Tout le monde convient néanmoins qu'il a une fermeté inébranlable dans ses opérations; quelque difficiles qu'elles soient, on ne
l'a jamais vu s'étonner de rien. Il a la main assurée, et il serait difficile de trouver un plus hardi opérateur. Il paraît honnête homme
et avoir de la piété. Il serait peut-être à souhaiter qu'il eût un peu

plus de connaissance des parties qu'il coupe dans son opération. Mais afin que l'on puisse porter de lui un jugement plus exact, et voir en quoi son opération convient avec celle de Raoux, et en quoi elle en diffère, je vais faire le récit de ce qui a passé entre mes mains, touchant les opérations qu'il a faites à Paris.

CHAPITRE PREMIER.

Observation I. — Le sept décembre 1697, je reçus un ordre de la part de monseigneur le premier président, de me rendre à l'Hôtel-Dieu, pour être présent à une épreuve, c'est-à-dire à l'extraction d'une pierre que l'on avait mise dans la vessie d'un cadavre d'homme. Cette extraction devait être faite par frère Jacques. Pour tirer cette pierre, voici comme il s'y prit :

Ayant introduit dans la vessie une sonde solide, exactement ronde, sans rainure, et d'une figure différente de celle des sondes dont se servent ceux qui taillent suivant l'ancienne manière, il prit un bistouri semblable à ceux dont on se sert ordinairement, mais plus long, avec lequel il fit une incision au côté gauche et interne de la tubérosité de l'ischium, et, coupant obliquement de bas en haut, en profondant, il trancha tout ce qui se trouva de parties depuis la tubérosité de l'ischium jusqu'à la sonde, qu'il ne retira point. Son incision étant faite, il poussa son doigt par la plaie dans la vessie, pour reconnaître la pierre, et après avoir remarqué sa situation, il introduisit dans la vessie un instrument dont on voit ici la figure, pour dilater la plaie et rendre par ce moyen la sortie de la pierre plus facile. Sur ce dilatatoire, qu'il appelle son conducteur, il poussa une tenette dans la vessie, et retira aussitôt ce conducteur, et après avoir cherché et chargé la pierre, il retira sa sonde de l'urèthre, et ensuite sa tenette avec la pierre de la vessie, par la plaie : ce qu'il fit avec beaucoup de facilité, quoique la pierre fût à peu près de la grosseur d'un œuf de poule.

Cette opération étant faite, je disséquai, en présence de messieurs les médecins et chirurgiens de l'Hôtel-Dieu, les parties qui avaient été coupées. Par la dissection que j'en fis, et en les comparant avec les mêmes parties opposées que je disséquai aussi, nous remarquâmes que frère Jacques avait coupé d'abord des graisses, environ un pouce et demi d'épaisseur, qu'il avait ensuite conduit son scalpel entre le muscle érecteur et l'accélérateur gauche, sans les blesser; et qu'il avait enfin coupé le col de la vessie dans toute sa longueur par le côté, et environ demi-pouce du corps même de la vessie.

Deux jours après cette expérience, j'allai chez monseigneur le premier président lui rendre compte de ce que nous avions observé, et lui dire mon sentiment sur l'opération de frère Jacques.

Voici le rapport que j'eus l'honneur de lui en faire.

CHAPITRE II.

Rapport de l'opération de frère Jacques à Monseigneur le premier président.

Monseigneur, la manière d'opérer de frère Jacques me paraît beaucoup plus avantageuse, pour l'extraction de la pierre, que celle qui se pratique ordinairement, parce que, l'incision étant faite dans le col et le corps de la vessie, et la pierre tirée par la partie la plus large de l'angle que forment les os pubis, elle peut sortir avec facilité et sans aucun effort. Mais dans l'opération ordinaire, comme on ne fait d'incision qu'à l'urèthre, que l'on tire la pierre par le col de la vessie qu'on n'a pas coupé, et par la partie la plus étroite de l'angle que décrivent les os pubis par leur union, il est visible que par ces endroits, qui sont fort étroits, on ne peut tirer la pierre qu'avec de grands efforts et une extrême difficulté, pour peu qu'elle soit grosse; d'où il est aisé de tirer cette conséquence, que l'opération de frère Jacques, pour tirer la pierre hors de la vessie, ne doit pas être suivie d'accidents aussi fâcheux que ceux qui suivent de l'opération ordinaire : 1° parce que, par la manière particulière d'opérer, il ne coupe aucun des muscles de la verge. Mais dans la commune on sépare entièrement les deux muscles accélérateurs l'un de l'autre, par l'incision que l'on fait dans l'endroit de leur union, qui est le lieu de leur origine. De là vient que ces muscles perdent souvent leur action.

2° En faisant son opération, il coupe à la vérité le corps des prostates, le col entier de la vessie par le côté, et un peu de son corps; mais ces parties n'étant arrosées que par de petits vaisseaux, l'hémorrhagie n'est pas tant à craindre que dans l'opération ordinaire, où l'on coupe toujours la partie spongieuse la plus épaisse du canal de l'urèthre, dans laquelle les deux artères de la verge déchargent une grande quantité de sang.

3° Son opération ne peut pas être suivie ni de l'ecchymose, ni de la fluxion, ni de la suppuration qui se font fort souvent dans les membranes des bourses, à l'occasion de l'opération ordinaire, parce que l'endroit par où il entre dans la vessie n'a pas de communication avec le scrotum, comme en a le périnée que coupent d'abord tous les autres lithotomistes.

4° Faisant une longue incision au col et au corps de la vessie, par laquelle il tire la pierre sans peine, il évite la contusion et le déchirement de ces parties, qui arrivent presque toujours au col de la vessie, aux prostates qui lui sont jointes et à l'urèthre, dans l'opération commune, pour peu que la pierre soit grosse et sa surface raboteuse.

De là vient que les parties qu'il divise, n'étant que coupées, peuvent plus facilement se réunir après son opération : d'où il suit qu'il doit y arriver moins de fistules qu'après l'opération ordinaire, parce que dans celle-ci les parties souffrant presque toujours une forte contusion, il leur arrive une perte considérable de leur substance, par la suppuration qui s'en fait, ce qui empêche leur réunion et produit la fistule. Mais il me paraît, Monseigneur, que frère Jacques pourrait entrer, comme il fait, dans la vessie, en faisant son incision deux pouces plus haut que l'endroit qu'il coupe d'abord, ce qui rendrait la plaie beaucoup moins profonde, et par conséquent la guérison plus facile; supposé qu'une plaie du col et du corps de la vessie ne soit pas mortelle le plus ordinairement, comme on l'a cru jusqu'ici, et que le sphincter de la vessie puisse se réunir aussi exactement qu'il était. Pour cela il en faut venir à l'expérience.

A l'égard des instruments dont il se sert, je ne vois pas qu'ils aient d'avantage sur les nôtres. Au contraire, il me semble que la sonde qu'il introduit dans la vessie est moins propre pour y entrer, parce que le talon qu'elle a rejette le bas du canal de l'urèthre trop en dehors. Elle est aussi moins sûre pour faire l'incision que les sondes ordinaires, parce que, n'étant point crénelée, elle ne peut pas si sûrement servir à conduire la pointe de son bistouri, qui peut toujours vaciller sur sa sonde qui est exactement ronde, quelque sûreté de main que puisse avoir frère Jacques.

Pour ce qui est du conducteur dont il se sert pour entrer dans la vessie, son incision étant faite, il n'est nullement propre pour conduire sa tenette dans sa capacité, et ne peut pas être d'aucune utilité pour dilater l'incision qu'il fait au col et au corps de la vessie, puisqu'elle est plus longue que la largeur de cet instrument, et que d'ailleurs la tenette avec laquelle il tire la pierre peut elle-même servir à dilater la plaie, mais seulement autant qu'il est nécessaire : avantage que n'ont point tous les autres dilatatoires, qui l'élargissent souvent plus ou moins qu'il ne faut, ce qui en rend l'usage ou nuisible ou inutile.

CHAPITRE III.

Observation II. — Le 14ᵉ jour du même mois de décembre, je me rendis à l'Hôtel-Dieu par un second ordre de monseigneur le premier président, pour y voir opérer frère Jacques pour la seconde fois. Il y tailla le cadavre d'un jeune enfant âgé de douze à quatorze ans, et celui d'une femme, dans la vessie desquels on avait mis des pierres. L'extraction étant faite, j'examinai les parties qu'il avait coupées en présence de messieurs les médecins et chirurgiens de l'Hôtel-Dieu. Par la dissection que j'en fis, je remarquai qu'il avait coupé dans le petit garçon le muscle accélérateur, qu'il avait évité dans l'homme, et je trouvai l'urèthre dans sa naissance, le col et le corps de la vessie proche de la partie postérieure des os pubis, si considérablement déchirés, que son fond était presque séparé de ces parties ruinées.

Quoiqu'on puisse rapporter un si grand désordre plutôt à la délicatesse des parties qu'aux efforts que fit frère Jacques pour entrer dans la capacité de la vessie avec son doigt, qui est fort gros, et la sonde dont la longueur excédait la profondeur de la vessie, il est cependant aisé de juger que si un pareil accident arrivait à un corps vivant, il lui causerait infailliblement une mort fort prompte.

Frère Jacques, pour faire son opération sur le cadavre de cet enfant, s'y prit de la même manière que je lui avais vu pratiquer sept jours auparavant sur celui de l'homme. Mais à l'égard de la femme qu'il tailla après, il changea de côté; au lieu de prendre le côté gauche, comme il avait fait dans le cadavre de l'homme et dans celui de l'enfant, il fit son incision du côté droit, proche de la tubérosité de l'ischium, ayant introduit auparavant dans la vessie de la femme la même sonde qu'il poussa dans celle de l'homme. L'incision qu'il fit avait en dehors environ un pouce et demi de long, et, tirant des lignes droites mais transversales, elle répondait par sa partie inférieure à l'anus, par la supérieure à l'orifice externe de la matrice, et par la moyenne au raphé. Quant au dedans, voici le progrès qu'elle faisait. Après avoir traversé un pouce et demi de graisse, elle passait entre le releveur de l'anus et l'accélérateur du clitoris : elle coupait ce dernier muscle dans son origine, et le vagin d'abord dans sa partie postérieure, et en le traversant elle l'ouvrait ensuite dans sa partie postérieure, et coupait enfin le corps de la vessie, suivant sa longueur, depuis la naissance de l'urèthre jusqu'à l'insertion des uretères sans les blesser, ni toucher à l'urèthre. Les plaies du vagin et celle de la vessie avaient bien chacune un pouce de long.

CHAPITRE IV.

Réflexions sur la méthode que suit frère Jacques dans la taille
des femmes.

A juger de l'opération que frère Jacques fait aux femmes par la
structure des parties, et par l'incision qu'il fait au vagin et au corps
de la vessie, je ne saurais croire que l'extraction de la pierre puisse
se faire dans la femme avec la même facilité et le même avantage
qu'elle peut avoir dans l'homme, en suivant dans l'un et dans l'autre
la même méthode qu'il a pratiquée dans tous les deux : je veux dire
en commençant son incision au côté interne de l'os ischium. Car si
l'on fait réflexion que, dans la femme, l'urèthre n'a de longueur au
delà des os pubis qu'environ six lignes, et que son canal, qui n'a
qu'une ligne et demie de diamètre, est couché de son long sur le
milieu de la partie antérieure du vagin, qui a environ deux pouces
de large, on concevra aisément que, quelque soin que prenne frère
Jacques pour détourner le vagin, et de quelque moyen dont il se
serve pour ne le pas blesser, il est très difficile qu'il puisse l'éviter,
et même impossible d'entrer dans la vessie par l'urèthre en faisant
le chemin qu'il a tenu, parce que l'urèthre étant très court au delà
des os pubis et uni au vagin, on ne peut les éloigner l'un de l'autre.
Or, ne pouvant tirer la pierre sans couper le corps de la vessie, en
suivant la méthode particulière de frère Jacques, je ne saurais m'imaginer qu'elle soit moins dangereuse que la commune, par laquelle on
tire la pierre par l'urèthre de la femme. Car si, en suivant celle-ci,
on cause d'ordinaire une incontinence d'urine, il me paraît, en suivant celle de frère Jacques, qu'il est difficile d'éviter la fistule de la
vessie dans le vagin; ce qui n'est pas une moindre incommodité,
puisque dans l'une et dans l'autre l'urine s'écoule toujours involontairement. Mais si cependant l'expérience fait voir que mes conjectures sont fausses, et que les plaies du vagin et du corps de la vessie
se guérissent aisément (ce qu'on a lieu de croire, s'il est vrai que
frère Jacques ait taillé, avec un heureux succès, un grand nombre
de filles et de femmes, comme on l'a assuré), j'ose dire que la méthode dont il se sert doit être beaucoup moins sûre et plus douloureuse que le moyen que je vais proposer pour les tailler.

Voici quel il est : Qu'on introduise dans la vessie de la femme une
sonde crénelée semblable à celle que l'on pousse dans la vessie de

l'homme : qu'avec la partie convexe de sa courbure on abaisse, à l'entrée de l'orifice externe de la matrice, la partie du vagin sur laquelle porte l'extrémité du corps de la vessie et le commencement de l'urèthre qui lui est joint, et qu'on fasse une incision à la partie du vagin qui se présente sur la rainure de la sonde : on entrera dans la vessie sans aucune difficulté, et on évitera de blesser l'urèthre, pour peu avant qu'on coupe dans le vagin. Par ce moyen on aura dans la femme, pour tirer la pierre hors de la vessie, le même avantage que frère Jacques a dans l'homme, puisque, faisant passer la pierre par le vagin, on la tirera par la partie la plus large de l'angle que forment les os pubis par leur union. Ce moyen, qu'on peut aussi employer dans les filles, est donc plus sûr et moins douloureux que celui dont il se sert; car, par celui-là, quoiqu'on perce le vagin, on n'y fait néanmoins qu'une plaie qui n'a tout au plus que deux lignes de profondeur : au lieu que, par la façon d'opérer de frère Jacques, il fait inutilement plusieurs plaies, qui jointes ensemble ont du moins trois pouces; car, étant impossible de ne pas percer le vagin de part en part, par sa manière d'opérer, il est visible que la plaie qu'il fait, du moignon de la fesse dans le vagin, est absolument inutile.

D'ailleurs le moyen que je propose me paraît encore plus avantageux que la méthode de tirer la pierre par l'urèthre, puisque, ne touchant point à son canal, ni au sphincter de la vessie, on doit éviter l'incontinence d'urine qui suit presque toujours l'opération ordinaire, par laquelle on détruit le plus souvent les fibres musculeuses du sphincter.

Si frère Jacques, qui, à ce que l'on dit, doit revenir au printemps de l'année prochaine 1698 à Paris, y taille quelques femmes ou filles, je tâcherai d'apprendre, du succès de ses opérations, si le moyen que je viens de proposer peut réussir.

CHAPITRE V.

Observation III. — Frère Jacques étant de retour à Paris au commencement d'avril 1698, je lui vis tailler le huitième jour de ce mois Mme Le Lorrain, demeurant au bureau des maîtres apothicaires au cloître Sainte-Opportune. Ayant introduit sa sonde dans la vessie, il appliqua sa courbure sur le côté droit de l'os pubis, et commença son incicion deux pouces plus haut que dans le cadavre de la femme qu'il avait taillé à l'Hôtel-Dieu le 14 décembre de l'année précédente. Il perça à cette dame le vagin de part en part, comme il avait fait au cadavre de cette femme, ce que je reconnus par le sang qui sortit en abondance par l'orifice externe de la matrice.

Le même jour que frère Jacques tailla la dame Le Lorrain, je taillai, de l'ordre de monseigneur le premier président, les cadavres d'une femme et d'une fille dans la salle des morts de l'Hôtel-Dieu. Je suivis dans l'une et dans l'autre la méthode de frère Jacques, et je perçai dans ces deux cadavres le vagin, quelque soin que j'eusse pris pour l'éviter.

Quelques jours après, je mis en pratique le moyen que j'ai proposé dans le chapitre précédent, et il m'a réussi comme je l'ai imaginé. Mais il faut attendre que l'expérience nous ait appris si à la dame Le Lorrain, à qui il a percé le vagin de part en part pour entrer dans la vessie, il ne restera point de fistule. J'ai aussi taillé, depuis, plusieurs cadavres d'hommes et de jeunes garçons à la manière de frère Jacques, je veux dire suivant son grand appareil, et j'ai trouvé plus de difficulté à entrer dans la vessie et à charger la pierre, qu'on n'en rencontre d'ordinaire dans la méthode commune; parce qu'entrant, comme il fait, dans la vessie par une ligne oblique, sa tenette ne peut être portée qu'à peine dans le milieu de sa capacité. De là vient qu'en l'ouvrant on pousse du dehors des bassins de la tenette la pierre à côté. Le seul avantage que j'y ai remarqué, est qu'on y a plus de facilité à tirer la pierre, quand une fois on l'a chargée dans la tenette. Mais si elle échappe, il est plus difficile de rentrer dans la vessie par le chemin que fait frère Jacques, que par celui que tiennent les autres lithotomistes.

Observation IV. — Le 10 avril 1698, je vis tailler, par frère Jacques, dans la salle des opérations de l'Hôtel-Dieu, un garçon âgé de seize à dix-sept ans. Il lui tira quatre ou cinq pierres assez grosses ; il perdit beaucoup de sang. Trois jours après, il lui survint une fort grande hémorrhagie; son sang sortit en même temps par la plaie, par la verge et par l'anus, ce qui fit connaître que l'intestin avait été percé. En effet, on lui a tiré depuis, en différents temps, deux vers par la plaie, et on a vu les plumasseaux qui avaient été appliqués, salis des excréments. Ce garçon est mort vers la fin du mois de septembre suivant, ayant une fistule. Il n'a point été ouvert.

Observation V. — Depuis ce temps-là, je lui vis tailler en ville deux hommes et un jeune garçon : le premier, demeurant près de Saint-Germain le Vieux, mourut d'hémorrhagie deux ou trois jours après son opération. Je n'ai rien appris du succès du second, demeurant rue Saint-Avoye. Quant au jeune garçon, M. Thomas, chirurgien privilégié, m'a dit qu'il lui est survenu depuis son opération une tumeur dans l'aine, qui n'est point une hernie, et qu'il perd involontairement son urine, quoique la plaie soit bien cicatrisée.

Observation VI. — Enfin j'ai su qu'il avait encore taillé trois autres personnes dans Paris, entre lesquelles il y eut un petit garçon demeurant à la Grenouillère. A l'égard de celui-ci, un médecin qui fut présent à l'opération m'a dit que frère Jacques l'avait taillé au p·tit appareil; qu'il avait poussé à plusieurs reprises, dans la vessie, tantôt sa tenette et tantôt sa curette, ce qui l'avait beaucoup fatigué; que deux jours après cet enfant était mort avec des convulsions, et qu'on avait trouvé la vessie déchirée comme par un peigne de fer.

. Pour ce qui regarde les deux autres, je n'en ai rien appris.

Ces huit opérations, jointes à celle que frère Jacques avait faite l'année précédente à Fontainebleau, et aux témoignages avantageux qu'avaient rendus de lui, à la cour, quelques médecins de province, lui donnèrent une si grande réputation, qu'on prit le dessein de le faire tailler à l'Hôtel-Dieu et à la Charité, sur les assurances que l'on donnait que tous les malades guérissaient sans incontinence d'urine et sans fistule. Mais monseigneur le premier président, dont la charité est égale à la justice, pour ne pas exposer mal à propos la vie des pauvres de l'Hôtel-Dieu, convoqua pour cet effet une assemblée générale de tous les administrateurs de l'Hôtel-Dieu, qui fut tenue à l'archevêché le 26 avril, et y manda messieurs les médecins et maîtres chirurgiens de l'Hôtel-Dieu, monsieur Bessières et moi, qui tous avions vu par son ordre opérer frère Jacques, et voulut, dans une affaire de cette importance, s'en rapporter entièrement à nos sentiments.

L'on me fit parler le premier et voici ce que je dis.

Chapitre VI.

Rapport de la méthode de tailler de frère Jacques et sur celle des autres lithotomistes.

Quelque chemin que l'on prenne pour entrer dans la vessie, il se trouve dans tous des dangers qu'il est presque impossible d'éviter. Lorsque pour tirer la pierre hors de la vessie on fait incision au périnée, on coupe les deux muscles accélérateurs, on trouve l'urèthre, et l'on pousse par le col dans le corps de la vessie une tenette dont on charge la pierre, que l'on tire avec cet instrument par la plaie de l'urèthre. Or, comme le diamètre du canal intérieur du col de la vessie est beaucoup plus petit que le volume que forment ensemble la tenette et la pierre, de là vient qu'on ne peut la tirer qu'avec de violents efforts; ce qui cause au col et au corps de la vessie une contusion et un déchirement considérables, suivis quelquefois de la mort, ou d'une incontinence d'urine, ou d'une fistule, par laquelle ceux qui réchappent de l'opération perdent involontairement leur urine. Par la même raison, il arrive aussi assez souvent aux femmes une incontinence d'urine lorsque l'on tire la pierre par l'urèthre, comme on a coutume de faire.

Quand, au contraire, pour tirer la pierre hors de la vessie de l'homme ou de la femme, on commence l'incision, comme fait frère Jacques, par le moignon de la fesse, et que continuant entre le rectum et l'os pubis, l'on va couper le col et le corps de la vessie pour entrer dans sa capacité, il est évident que par cette méthode on tire la pierre avec plus de facilité; et les parties, n'étant ni contuses ni déchirées, peuvent plus aisément se réunir; d'où suit que cette opération doit être en apparence moins que l'autre suivie de fistule. Mais il est fort à craindre que le sphincter étant coupé, il ne reste une incontinence d'urine. De plus, si l'on fait réflexion qu'en parcourant le chemin que tient frère Jacques pour passer de la fesse dans la vessie, on court risque de percer le rectum à l'homme et le vagin à la femme, et de couper dans l'un et dans l'autre les rameaux des artères et des veines hypogastriques avec les vaisseaux de la verge et du clitoris, il sera aisé de juger que ces accidents étant d'une plus grande conséquence que ceux qui arrivent à la taille ordinaire, la méthode qu'il pratique doit être aussi plus dangereuse. Or, tous ces accidents lui étant arrivés, tant dans les expériences que je lui ai vu faire sur les morts, que dans les opérations qu'il a faites sur les vivants, et dont j'ai été témoin, et m'étant aussi arrivés dans les expériences de son opération que j'ai faites sur les morts à l'Hôtel-Dieu, de l'ordre de monseigneur le premier président, quelque précaution que j'aie prise pour les éviter, je suis persuadé que sa méthode ne peut être aussi avantageuse aux malades que celle que l'on suit ordinairement. C'est ce que nous montre déjà l'événement des opérations qu'il a faites sur les vivants; car, de huit qu'il a taillés, deux sont morts trois jours après, un autre a l'intestin ouvert, et la dame Le Lorrain a le vagin percé de part en part. Des quatre autres, je n'en sais point le succès.

A l'égard du petit appareil que pratique frère Jacques, il me paraît, quoique je ne l'aie pas vu jusqu'ici opérer de cette façon, que l'usage n'en peut être que funeste, parce que, ne pouvant éviter d'ouvrir le corps de la vessie et de le déchirer quand la pierre est murale ou épineuse, on cause pour l'ordinaire la mort au malade. Aussi est-ce par cette manière d'opérer qu'a péri l'enfant qu'il a taillé à la Grenouillère. A cette observation j'ajoute celle-ci, qui est que ne pouvant éviter de couper le dessous du corps de la vessie en taillant au petit appareil, il court risque d'ouvrir les vésicules séminales qui sont placées en cet endroit, et d'entrer dans la capacité du ventre, en coupant le péritoine qui couvre le dessous du corps de la vessie. Enfin ce dernier accident m'étant arrivé en taillant un homme mort, comme frère Jacques fait le vivant, me rend la méthode qu'il pratique dans l'homme encore plus suspecte que tous les accidents que j'ai rapportés, celui-ci pouvant avoir des suites plus funestes.

D'entre ces messieurs qui parlèrent après moi, un de messieurs les médecins porta témoignage que les faits que j'avais avancés étaient réels. Il ajouta même que la méthode de frère Jacques ayant autrefois été pratiquée, il y avait bien sujet de craindre qu'elle n'eût été abandonnée que parce que le succès n'en avait pas été avantageux aux malades. Frappé néanmoins aussi bien que les autres des assurances qu'on avait données de l'heureux événement d'un grand nombre d'opérations que frère Jacques avait faites en diverses provinces du royaume, il témoigna comme eux que le peu de mauvais succès que frère Jacques avait eu à Paris dans ces huit opérations que j'ai rapportées, n'était pas suffisant pour faire rejeter sa méthode : de sorte qu'ils dirent à monseigneur le premier président et à tous messieurs les administrateurs, qu'ils croyaient à propos d'en venir à de nouvelles expériences, et il fut résolu qu'il taillerait à l'Hôtel-Dieu.

CHAPITRE VII.

Du petit appareil de frère Jacques.

Pendant le reste du mois d'avril, mai entier et le commencement de juin que frère Jacques demeura à Paris, il tailla à l'Hôtel-Dieu quarante-deux malades de la pierre, et dix-huit à la Charité. Je ne me suis point trouvé aux opérations qu'il a faites à la Charité. J'ai assisté à la plus grande partie de celles qu'il a faites à l'Hôtel-Dieu, ce qui m'a donné occasion de le voir opérer sur les enfants au petit appareil, dont jusqu'ici je n'ai pu rapporter la méthode, pour ne l'avoir pas vu mettre en pratique. Voici la manière dont il s'y prend dans l'un et dans l'autre sexe.

Il introduit le doigt indice et celui du milieu de la main gauche par l'anus dans l'intestin rectum, puis, comprimant par derrière la vessie avec ses deux doigts, et par devant de la main droite appliquée sur le bas-ventre, il pousse dans les garçons la pierre au périnée, et dans les filles entre le vagin et l'os pubis. L'ayant arrêtée dans ces parties avec les deux doigts de la main gauche qu'il tient toujours appliqués au derrière de la pierre, il prend son bistouri de la main droite, et coupe tout ce qui se rencontre de parties depuis la tubérosité de l'ischium, où commence son incision, jusqu'à la pierre : de sorte que, par le trajet qu'il fait, il n'y a pas de différence entre son petit et son grand appareil, puisqu'il coupe dans l'une et dans l'autre les mêmes parties, mais seulement par rapport aux instruments et à la manière dont il tire la pierre. Car, au lieu qu'il fait dans le grand appareil son incision sur une sonde, et se sert de tenette pour tirer la pierre, dans le petit il fait son incision sur la pierre même, et se sert d'une curette large d'un pouce pour la tirer; ce qu'il fait de cette façon : il dilate d'abord le fond de la plaie avec son conducteur qu'il pousse dans la vessie; ensuite il introduit avec effort sa curette entre la pierre et la surface supérieure de la vessie, et gagnant le derrière de la pierre en élevant le manche de sa curette, qu'il tient de la main droite, pendant que ses deux doigts de la main gauche sont encore appliqués contre la pierre, il se sert de sa curette comme d'un levier, pour chasser la pierre hors de la capacité de la vessie. En considérant le mouvement qu'il donne à sa curette, il est aisé de voir qu'il doit faire à la vessie une violence extrême, par l'écart que font la curette et la pierre dans les parties qu'il a divisées avec son bistouri : c'est cette violence aussi qui a fait périr la plus grande partie de ceux qu'il a taillés au petit appareil.

Quoiqu'il semble que l'opération du petit appareil, non plus que celle du grand, ne dût convenir qu'à ceux dont la pierre occupe le corps de la vessie, néanmoins frère Jacques observa la même méthode dans un jeune garçon qui avait au périnée une fistule et une pierre qui formait dans cette partie une bosse énorme. La pierre de cet enfant qu'il tailla à l'Hôtel-Dieu, le 4 mai, était entièrement hors du corps et du col même de la vessie, et occupait seulement l'entrée de l'urèthre, de sorte que, pour la tirer aisément et guérir la fistule, frère Jacques en bonne pratique n'avait qu'à faire une incision profonde de deux lignes, et à passer le tranchant de son bistouri par le milieu de la fistule : cependant il commença son ouverture par le moignon de la fesse éloignée de la pierre de trois à quatre pouces, traversa toute cette étendue avec son bistouri et se servit ensuite de sa curette qu'il poussa entre la peau, la graisse et les chairs au derrière de la pierre, pour s'en rendre maître. De cette façon il ne la put tirer qu'avec de grands efforts, qui firent beaucoup et inutilement souffrir le malade. Cette faute me fit penser que frère Jacques n'opère pas en homme fort éclairé.

Chapitre VIII.

Des observations faites sur les cadavres de ceux qui sont morts après avoir été taillés par frère Jacques.

Pour n'être pas obligé de répéter à chaque observation les noms de ceux qui ont assisté, de l'ordre de monseigneur le premier président, aux ouvertures que j'ai faites des cadavres de ceux qui sont morts, après avoir été taillés par frère Jacques, j'avertis une fois pour toutes que de celles que j'ai faites à l'Hôtel-Dieu, ont été témoins messieurs de Bourges, Lombard, Morin, Afforti, Enguehard et Emmerez, docteurs de la Faculté de Paris et aussi médecins de l'Hôtel-Dieu, messieurs Bessière, Saviard, Colignon, de Jouy, maîtres chirurgiens, et même frère Jacques; et de celles que j'ai faites à la Charité ont été témoins messieurs Boudin, Doyen de la Faculté de médecine et médecin ordinaire de madame la duchesse de Bourgogne, de la Carlière, Burette, Cressé, le Rat, Chemineau et Jacqmier, docteurs de la Faculté de Paris, messieurs Bessière, Tursan, Passerat, Maréchal, Tolet et le Roux, maîtres chirurgiens, et frère Jacques.

Obs. VII. — Le 9 mai, j'ai fait l'ouverture du cadavre d'un homme que frère Jacques avait taillé cinq jours auparavant à l'Hôtel-Dieu; sa vessie, les bourses et la verge étaient gangrenées, et le releveur de l'anus du côté gauche coupé suivant la direction de ses fibres. J'ai trouvé dans le corps de la vessie un fragment de pierre, de la grosseur d'un pouce, qui n'avait pu sortir avec les urines depuis l'opération, et un autre fragment beaucoup plus petit que le premier, dans l'épaisseur des membranes du corps de la vessie. Il est probable que la gangrène des parties ci-dessus énoncées a été causée par la violence de l'opération.

Obs. VIII. — Le dixième jour du mois, j'ai fait l'ouverture du cadavre d'un enfant âgé de treize à quatorze ans, taillé par frère Jacques le quatrième. Ses intestins étaient de toutes parts enflammés et gangrenés en quelques endroits. La capacité du ventre était remplie d'une sérosité purulente, dont la partie la plus épaisse les collait les uns aux autres, à la vessie, au péritoine et au mésentère. La vessie était gangrenée et percée dans son fond, de sorte qu'il y avait communication de sa capacité dans celle du ventre. Comme le trou du fond de la vessie était rond, il y a toute apparence qu'il a été fait par la sonde. Il y avait de plus une ouverture au col de la vessie, du côté du rectum, profonde d'environ deux pouces, et large d'un, et dans le col de la vessie il y avait un fragment de pierre. Tous ces accidents sont les suites d'une opération fort laborieuse.

OBS. IX. — Le 18 mai, j'ai ouvert à l'Hôtel-Dieu le cadavre d'un jeune garçon, âgé de douze à quatorze ans, qui y avait été taillé au petit appareil, par frère Jacques, deux jours auparavant. Dans celui-ci, il avait commencé son incision un pouce et demi plus haut que dans les sujets précédents; les intestins contenus dans la région hypogastrique étaient enflammés et collés à la vessie par une pituite purulente, dont la capacité du ventre était remplie. Le col de la vessie était séparé du canal de l'urèthre, et tout son corps prêt à tomber en gangrène. Entre le péritoine et la vessie, qui était plus épaisse qu'à l'ordinaire et fort dure, il y avait beaucoup de sang et d'urine épanchée; le rectum était livide et contus.

OBS. X. — Le 24 mai, le R. P. prieur de la Charité, et M. Maréchal, maître chirurgien de cet hôpital, me mandèrent pour être témoin de l'ouverture qui s'y devait faire des cadavres de cinq malades de la pierre, dont quatre avaient été taillés il n'y avait que deux jours par frère Jacques, le cinquième était de la première taille qu'il y avait faite quelque temps auparavant : celui-ci avait tout le bas-ventre si corrompu que nous ne pûmes examiner la cause d'où procédait un si grand désordre : dans les quatre autres, nous trouvâmes la vessie divisée d'avec l'urèthre, et séparée des os pubis : de sorte que les nerfs, les artères et les veines de la verge ayant été par cette séparation rompus ou coupés, il s'était fait un épanchement considérable de sang entre le péritoine et les parties renfermées dans la région hypogastrique, dont la plupart étaient fort contuses. De plus, dans un de ces cadavres, les intestins étaient partout enflammés et gangrenés en quelques endroits, et la capacité du ventre remplie de pus. Dans deux autres, elle était pleine d'une sérosité fort teinte de sang. De ces cinq sujets, on nous assura que quatre avaient été taillés au petit appareil. M. le Roux ouvrit le premier et ensuite j'ouvris les quatre autres.

Frère Jacques assista, avec les témoins que j'ai nommés, à l'ouverture qui en fut faite.

Dans cette occasion, le R. P. prieur de la Charité dit à frère Jacques qu'il était indigne d'un honnête homme d'accuser, comme il faisait en ville, ses religieux, ou les chirurgiens de la Charité, d'avoir fait périr ses malades par des instruments qu'ils leur auraient poussés dans la vessie depuis son opération.

OBS. XI. — Le 28 mai, je fis à l'Hôtel-Dieu, en présence de la plupart des témoins que j'ai nommés, et de frère Jacques, l'ouverture des cadavres de six jeunes enfants, qu'il avait taillés quelques jours auparavant, les uns au petit et les autres au grand appareil. Nous trouvâmes dans tous ces six sujets la vessie séparée des os pubis et de l'urèthre qui se continue dans la verge, les vaisseaux de la verge rompus ou coupés, le rectum et toutes ses parties contenues dans la capacité hypogastrique fort contuses, parce que tous avaient souffert l'introduction du doigt de frère Jacques dans l'anus, bien qu'il ne les eût pas tous taillés au petit appareil, mais quelques-uns au grand appareil. D'ailleurs, la vessie, dans un de ces sujets, avait été percée de part en part, de derrière en devant, et, dans un autre, de gauche à droite, proche son col avec le bistouri. Ces désordres, qu'on ne peut attribuer ni à l'intempérie de la saison, ni à la mauvaise disposition du corps, ne peuvent avoir pour cause que l'opération, laquelle a été suivie de l'épanchement du sang, qui, avec la contusion des parties, a produit dans les uns l'inflammation et la gangrène, et dans les autres des abcès considérables, dont la matière s'écoulait par la plaie.

OBS. XII. — Le 2 juin, je fis, dans la Charité, en présence de la plupart de ces messieurs que j'ai nommés, l'ouverture du cadavre d'un jeune enfant âgé de treize à quatorze ans, qui y avait été taillé au petit appareil par frère Jacques, le 22 mai; nous lui trouvâmes la vessie séparée des os pubis et de la verge, et par conséquent les vaisseaux de la verge rompus : nous lui trouvâmes les artères hémorrhoïdales coupées ; d'où il était arrivé à cet enfant, par deux fois différentes, une hémorrhagie, qui apparemment à autant contribué à sa mort que la division des parties et la mortification de la plaie. Frère Jacques, poussant la pointe de son bistouri vers la vessie, s'était fait trois routes différentes, chacune formant un cul-de-sac particulier; l'un occupait le bas du scrotum, l'autre était placé entre la vessie et le rectum, et le troisième entre le péritoine et la partie extérieure de la vessie.

OBS. XIII. — Le 6 juin, j'ai fait à l'Hôtel-Dieu l'ouverture du cadavre d'un jeune enfant taillé au petit appareil par frère Jacques : il avait la cavité de l'épiploon et la capacité du ventre pleines d'une sérosité dont le sédiment était une matière purulente qui collait les intestins à la vessie : ces parties étaient gangrenées dans l'endroit de leur union. Le rectum était fort livide, environné de même que la vessie d'un ulcère pourrissant, dont la sanie s'écoulait par la plaie de l'opération. Pour tirer la pierre de cet enfant, frère Jacques a passé son bistouri de la tubérosité de l'ischion entre le rectum et le péritoine, et est entré par le corps de la vessie dans sa cavité, sans toucher ni à son col ni à l'urèthre; de sorte que la plaie qu'il a faite à cet enfant avait environ 5 pouces de profondeur, qu'il n'a pu traverser sans couper un grand nombre de vaisseaux et faire entre ces parties une dilacération considérable.

Obs. XIV. — Le 10 juin, il est mort à l'Hôtel-Dieu un jeune enfant taillé par frère Jacques le 15 mai. Il n'a point été ouvert, parce qu'il fut attaqué de la petite vérole quelques jours avant sa mort, qui arriva trente-quatre jours après son opération : on remarqua seulement qu'avant de mourir il perdait encore ses urines par la plaie, qui était fort ouverte.

Obs. XV. — Le 16 mai, frère Jacques tailla à l'Hôtel-Dieu deux filles, l'une au grand et l'autre au petit appareil : la plus jeune, âgée de quatre ans, en est sortie le 17 juin, guérie de la plaie extérieure, mais perdant involontairement son urine; l'on n'a point examiné par quelle voie elle se perdait. L'autre, âgée de quatorze ans, en est sortie le 25 du même mois, aussi guérie de sa plaie extérieurement, mais ne pouvant, non plus que la première, retenir son urine. Quelques moments avant sa sortie, je fus mandé à l'Hôtel-Dieu pour examiner par quelle voie elle la perdait, et nous remarquâmes, messieurs de Bourges, Emmerez, de Jouy, l'externe chirurgien des tailles et moi, qu'elle sortait en partie par l'urèthre et en partie par le vagin : après quoi M. de Jouy seringua l'eau d'orge par l'urèthre dans la vessie, qui sortit en jaillissant par l'orifice externe de la matrice. Ainsi nous reconnûmes que, bien que la plaie du moignon de la fesse dans le vagin fût fermée, l'autre plaie de ce canal dans la vessie était restée ouverte.

Obs. XVI. — Le 5 juillet, j'ai fait à l'Hôtel-Dieu l'ouverture du cadavre d'un jeune garçon taillé par frère Jacques le 25 mai; sa plaie était encore tout ouverte et fort livide. Il y avait entre le rectum, l'os sacrum et le péritoine, un ulcère pourrissant, dont la matière s'écoulait par la plaie. Le col de la vessie était séparé de la verge, et les vaisseaux de la verge coupés; l'intestin rectum était percé et gangrené. Ce dernier accident marque que cet enfant a été taillé au petit appareil; la cavité hypogastrique était remplie de sérosité et de pus.

Obs. XVII. — On a remarqué qu'à trois des malades que frère Jacques a taillés à l'Hôtel-Dieu, il est sorti des vers, à l'un par la plaie, et aux deux autres par l'urèthre, d'où suit évidemment qu'il leur a percé le rectum, et qu'il y a eu communication de cet intestin dans la plaie du premier, et dans les deux autres, avec la vessie. On a observé que plusieurs de ses taillés sont morts avec des convulsions, et que tous ont perdu beaucoup plus de sang dans son opération que n'en perdent ceux qui sont taillés suivant la méthode ordinaire.

J'avais conjecturé le contraire dans le premier rapport que j'ai fait de son opération à monseigneur le premier président, par l'ordre duquel j'ai fait ces observations, parce qu'il me parut d'abord que cela ne devait pas arriver en tenant toujours le même chemin qu'il prit dans le cadavre sur lequel je lui vis faire sa première épreuve, et duquel je disséquai ensuite les parties qu'il avait coupées.

Obs. XVIII. — Le 14 juillet, je fus mandé à l'abbaye de Saint-Germain des Prés avec M. Jacqmier, docteur à la Faculté de médecine de Paris, M. Tursan, lieutenant des messieurs les chirurgiens de Saint-Côme, messieurs Colot, Tolet, Colignon et de Jouy, maîtres chirurgiens et lithotomistes, pour examiner la plaie d'un R. P. bénédictin, taillé par frère Jacques. Nous trouvâmes sa plaie en assez bon état, quoique la pourriture y eût été, mais aussi ouverte que le premier jour : quoiqu'il y en eût déjà cinquante qu'il avait été taillé. Nous vîmes sortir de l'urine, des glaires, du pus et un sédiment pierreux; le tout par la plaie. Nous lui ordonnâmes une douce injection pour nettoyer la vessie, et le lait d'ânesse pour le remettre de sa maigreur et de son accablement qui ne lui permettaient point encore de se lever. Ce malade est mort le 21 septembre, quatre mois après avoir été taillé.

Obs. XIX. — Le 21, je fus appelé à l'abbaye pour examiner la cause de la mort de ce religieux; j'y fis l'ouverture de son cadavre en présence des deux frères apothicaires du monastère, de messieurs Jacqmier et Tursan. Nous lui trouvâmes une fistule, dont l'entrée était fort étroite; mais elle avait en dedans un pouce de large et environ 5 pouces de long; elle s'étendait depuis le moignon de la fesse jusqu'au col de la vessie, d'où elle se continuait entre son corps et l'intestin rectum. Dans le fond de cette fistule venait se rendre le pus d'un abcès qui était entre l'os sacrum et le rectum. Toutes les parties renfermées dans la cavité hypogastrique étaient fort noires. Comme il n'y a pas lieu de douter que la fistule n'ait eu, pour cause première, l'incision que frère Jacques fit pour tirer la pierre, il y a bien de l'apparence que devant ou après avoir ouvert l'urèthre joignant le col de la vessie, il a abandonné sa route; puisque le fond de la fistule s'est trouvé entre le corps de la vessie et le rectum, et comme il n'a pu faire incision de la profondeur de 5 pouces, sans couper beaucoup de vaisseaux et qu'il fit aux parties une violence extrême pour tirer la pierre, on a aussi raison de croire que ces deux causes ont donné occasion à la fluxion qui a produit l'abcès, dont la matière, en se pourrissant, a causé la lividité des parties.

Il est aisé à présent de voir en quoi diffèrent la méthode de Raoux et celle de frère Jacques, et en quoi elles conviennent. Elles sont telles que l'on ne peut point absolument dire qu'elles soient la même, ni que frère Jacques ne sache que ce qu'il aura pu apprendre de Raoux, s'il l'a connu. Raoux ne taillait qu'au petit appareil, tant les enfants que les personnes plus avancées en âge; et frère Jacques taille au petit et au grand appareil. Ils ont naturellement l'un et l'autre une bonne main et beaucoup de hardiesse, et un esprit qui ne s'étonne de rien. Outre la taille, l'un et l'autre se mêlent de traiter des hergnes.

On pourrait peut-être soupçonner que frère Jacques a connu Raoux, qu'il tient de lui une partie de ce qu'il sait, touchant le petit appareil, et en général il se pourrait faire que cette manière d'opérer aurait commencé par quelque opérateur qui se serait formé une méthode, sur ce qu'il aurait lu de la taille dans Celse, tel que pourrait être *Marianus sanctus Barolinatus*, chap. XVIII. Au reste, il serait à souhaiter que frère Jacques n'eût pas tant de rapport avec Raoux dans le peu de connaissance que l'on remarque dans l'un et dans l'autre, de l'anatomie et dans les autres parties de la chirurgie.

Chapitre IX.

Conciliation des différents rapports que j'ai faits de l'opération de frère Jacques.

Comme ceux qui sont prévenus en faveur de l'opération de frère Jacques pourraient me reprocher de m'être trompé, ou douter de ma bonne foi, ou m'accuser de me contredire en comparant la première de toutes mes observations avec les autres; parce qu'après avoir témoigné dans celle-là beaucoup de penchant pour préférer l'opération de frère Jacques à l'ancienne, il paraît dans mes observations suivantes que celle de frère Jacques, loin d'être accompagnée des avantages que je supposais dans mon premier rapport, est au contraire suivie d'un plus grand nombre d'accidents que l'opération que pratiquent les autres lithotomistes, ainsi que j'ai soutenu dans le second rapport que j'en fis ensuite à l'assemblée générale de messieurs les administrateurs de l'Hôtel-Dieu : je vais, pour me mettre à couvert de leur critique, les détromper eux-mêmes, et faire connaître au public qu'il n'y a, dans la conduite que j'ai tenue dans toutes mes observations, ni erreur, ni envie, ni inconstance.

Pour montrer cette vérité, je dirai : 1° qu'ayant été obligé de dire à monseigneur le premier président mon sentiment sur la première et la seule opération que j'avais vu faire alors à frère Jacques dans l'Hôtel-Dieu, sur un cadavre d'homme, de la vessie duquel il tira la pierre avec facilité, sans couper les muscles de la verge, ni ouvrir aucun vaisseau considérable; je lui représentai que son opération pouvait avoir des avantages plus considérables que n'en a celle qui se pratique ordinairement ; supposé que la plaie de la vessie ne fût pas mortelle, et que son sphincter, qu'il coupait, pût se réunir et prendre ensuite la même force qu'il avait auparavant; ce que j'ai pu avancer sans blesser la vérité, puisque, ne lui ayant encore vu faire alors que cette opération, je ne pouvais pas deviner que dans les vivants il percerait, comme il a fait depuis, aux uns l'intestin rectum, qu'aux autres il séparerait l'urèthre et la verge d'avec le col de la vessie; qu'à ceux-ci il percerait son corps, tantôt avec la sonde et tantôt avec son bistouri, et qu'à ceux-là il couperait les vaisseaux hypogastriques avec les veines, les artères et les nerfs qui portent le sang et les esprits dans les corps caverneux de la verge et la partie spongieuse de l'urèthre, et à d'autres les muscles de la verge avec le releveur gauche de l'anus : ce qu'il aurait vraisemblablement évité s'il avait tenu dans tous ses malades le même chemin, qu'il avait suivi dans le cadavre de l'homme, sur lequel je lui vis faire sa première opération.

2° N'ayant point vu, avant ma première remarque, tailler à frère Jacques ni femmes, ni filles, ni mortes, ni vivantes, je ne pouvais pas prévoir qu'il leur percerait de part en part le vagin pour se rendre dans le corps de la vessie. Enfin, sans l'avoir vu tailler au petit appareil, et avant l'ouverture que j'ai faite des cadavres d'un grand nombre d'enfants qui sont morts par cette façon d'opérer, je n'ai pu savoir que la compression qu'il fait au corps de la vessie et à l'intestin rectum, pût faire à ces parties les contusions, qui, avec la séparation du col de la vessie d'avec la verge, ont été cause de leur mort; quoique, par la connaissance que j'ai de la situation de la pierre et de la structure des parties de la vessie qui la renferment, j'eusse prévu, comme il paraît par mon second rapport, que son petit appareil leur devait être funeste.

Il me semble donc que je ne me suis pas trompé; et la différence qui se trouve entre le premier jugement que j'ai porté de son opération, sur la première épreuve que fit frère Jacques à l'Hôtel-Dieu sur un cadavre d'homme, et celui que j'en ai rendu sur un petit nombre de tailles qu'il fit ensuite dans Paris sur des vivants, avant qu'on lui confiât les malades de la pierre, qui pour lors étaient à l'Hôtel-Dieu et à la Charité, est une preuve évidente que j'ai toujours suivi et embrassé la vérité dans toutes mes remarques, et que je n'ai parlé différemment dans ces deux rapports que parce que les choses que j'avais vues étaient différentes.

CHAPITRE X.

Savoir si l'opération de frère Jacques est à préférer à celle des autres lithotomistes.

1° Comme la sonde des lithotomistes ordinaires a une rainure sur sa partie convexe, qui reçoit d'abord la pointe de leur bistouri, il est visible qu'il ne peut s'échapper d'aucun côté. Ils ne coupent donc précisément que ce qu'ils veulent. Mais, au contraire, celle de frère Jacques étant exactement ronde, il est évident, quoiqu'il ait une fermeté de main peu commune, qu'il ne peut si sûrement qu'eux conduire sur la courbure de sa sonde la pointe de son bistouri. De là vient qu'il s'échappe tantôt d'un côté et tantôt de l'autre : de sorte que, quand sa pointe passe au-devant des os pubis, elle entre dans le bas du scrotum, ouvre ses vaisseaux et donne ainsi occasion au sang de s'épancher entre ses membranes blessées. Ce sang extravasé y cause des abcès et produit souvent en se pourrissant l'inflammation et la gangrène dans les bourses et dans toutes les parties voisines. Ces accidents accompagnent aussi l'opération des autres lithotomistes. Mais comme il leur est aisé de conduire la pointe de leur bistouri où ils veulent, par la rainure de leur sonde, il leur est plus facile de les éviter en faisant leur incision un peu plus bas qu'ils ne font, et suivant la direction des fibres de l'accélérateur gauche.

2° Quand au contraire frère Jacques passe la pointe de son bistouri au derrière des os pubis, il sépare aux uns l'urèthre d'avec le col de la vessie, aux autres il coupe seulement son col, et à d'autres il perce son corps de part en part, tantôt de derrière en devant, et tantôt de gauche à droite, ce qui a donné occasion aux abcès et à la gangrène qui sont survenus aux parties renfermées dans l'hypogastre. Mais comme les autres lithotomistes ne passent jamais la pointe de leur bistouri au delà des os pubis, ces accidents ne peuvent être craints comme des suites de leur opération; et s'il arrivait que quelqu'un d'eux perçât dans son opération le fond de la vessie, ce ne serait point avec la pointe de son bistouri, ce ne pourrait être qu'avec ses conducteurs, en les poussant trop avant dans sa capacité et trop directement, ou avec l'extrémité d'une sonde trop longue, et pour lors il n'arriverait que ce qui est aussi arrivé à frère Jacques. Ces accidents sont très rares, et sont moins des suites de l'opération, qu'un défaut d'attention de l'opérateur à ce qu'il fait. On peut éviter le premier en poussant de bas en haut les conducteurs dans le fond de la vessie, et le second en se servant d'une sonde plus courte que celle de frère Jacques.

3° Par le chemin qu'il prend, il lui est quelquefois arrivé de percer avec son bistouri l'intestin à l'homme et toujours le vagin à la femme. Mais, par la route que prennent les autres lithotomistes, il leur est impossible d'ouvrir dans les femmes ni le vagin, ni le rectum.

4° Enfin, par le chemin que tient frère Jacques, il coupe souvent les artères, les veines et les nerfs qui vont au rectum, à la verge et à la matrice : ce qui a causé des hémorrhagies et des convulsions mortelles à quelques-uns de ses malades. Par celui que prennent les autres lithotomistes, ils ne coupent que la peau du périnée et, séparant les muscles accélérateurs l'un d'avec l'autre, ils n'ouvrent que l'urèthre; et comme ces parties reçoivent des vaisseaux bien moins considérables que les autres, l'hémorrhagie qui survient à leurs malades ne peut être dangereuse : il ne leur arrive point de convulsions. Mais, comme dans leur opération ils n'ouvrent que l'urèthre et qu'ils font passer la pierre par le col de la vessie, s'il n'a point été dilaté auparavant par le séjour de la pierre, ce que j'ai vu souvent, ils ont beaucoup de difficulté à la tirer, et les efforts qu'ils font causent quelquefois une si grande contusion aux parties, que l'inflammation s'allume dans tout le bas-ventre; mais la même difficulté et les mêmes accidents sont aussi arrivés aux malades de frère Jacques, lorsqu'il ne leur a ouvert que l'urèthre.

Par la comparaison que je viens de faire, il est visible que son opération est accompagnée d'un plus grand nombre et de plus funestes accidents que celle des autres lithotomistes.

Il me semble donc qu'il est de la prudence de préférer l'ancienne méthode de tailler, à celle de frère Jacques.

Mais pour convaincre pleinement tout le monde que la préférence doit être donnée à l'ancienne méthode, je vais rapporter les différents succès qui ont suivi l'une et l'autre de ces opérations, dans les tailles qui ont été faites ce printemps dernier à l'Hôtel-Dieu et à la Charité.

De soixante malades que frère Jacques a taillés tant à l'Hôtel-Dieu qu'à la Charité, il en est mort vingt-cinq. De vingt-deux qui y ont été taillés par les autres opérateurs, il n'en est mort que trois, dix-neuf sont échappés de leur opération; et la plupart de ceux-ci sont guéris, et l'autre partie en voie de l'être bientôt. Mais de trente-sept qui sont échappés de celle de frère Jacques, il n'est sorti de l'Hôtel-Dieu et de la Charité que treize de ses malades parfaitement guéris : encore a-t-on reçu nouvelle depuis qu'à quelques-uns leur plaie s'était rouverte. Vingt-quatre y sont restés; les uns avec une incontinence d'urine, les autres avec une fistule, et tous dans une exténuation dont jusqu'ici ils ne sont pas revenus, suivant le rapport que le Révérend père infirmier de la Charité et la Révérende mère d'office des taillés m'en ont fait le trentième juillet, auquel jour j'ai fini mes observations.

A leur rapport j'ajouterai mes réflexions :

1° Frère Jacques ayant coupé souvent aux hommes et aux garçons les nerfs et les artères qui portent le sang et les esprits dans les corps caverneux, pour le gonflement et l'érection de la verge, ce que j'ai remarqué dans la plupart des cadavres que j'ai ouverts; il y a toute apparence, s'il en échappe quelques-uns à qui tous ces vaisseaux ayant été coupés, qu'ils resteront inhabiles à la génération : parce que ces artères et ces nerfs ayant été coupés, ils ne pourront plus fournir le sang et les esprits nécessaires à l'érection.

2° Les malades qu'il taille peuvent encore devenir impuissants, au cas qu'ils échappent de son opération, quand il leur sépare l'urèthre d'avec le col de la vessie : parce que la semence peut trouver plus de facilité à s'écouler par la fistule qui doit en tel cas leur arriver, qu'à prendre le canal de l'urèthre, dans lequel il faudrait qu'elle montât par une ligne courbe, au lieu qu'elle n'a qu'à descendre par une ligne droite du col de la vessie dans la fistule.

3° Mais le comble du malheur auquel sont exposés ses malades, est quand, avec la division de ces parties, il leur ouvre l'intestin : parce que par la seule sortie de la double fistule qui leur reste, peuvent s'échapper tout ensemble la semence, l'urine et les gros excréments; c'est ce qui est arrivé à un homme que frère Jacques tailla au mois de mai à Crépy-en-Valois, suivant la lettre qui en a été écrite à M. Tuillier, docteur de la Faculté de médecine de Paris.

4° Les filles et les femmes ne sont pas à couvert de ces accidents, lorsqu'elles ont été taillées suivant sa méthode, puisque, perçant à toutes le vagin, pour entrer dans la vessie, il leur reste une fistule qui peut les mettre hors d'état de concevoir; n'y ayant pas d'apparence que la semence, pour entrer dans la matrice, puisse traverser son canal continuellement inondé d'urine que lui fournit la vessie par la fistule qui communique de sa capacité dans celle du vagin.

5° Enfin, s'il ajoute l'ouverture du rectum à celle de ce canal, les gros excréments pourront sortir en même temps par la fistule de la fesse, par l'anus et par le vagin, et l'urine par l'urèthre, par la fistule, par l'orifice externe de la matrice et par l'anus : ce qui n'est pas difficile à comprendre, si l'on fait réffexion que, par le moyen de la double fistule qui peut leur rester, il y aura communication de la fesse dans le rectum et dans le vagin, et de celui-ci dans la vessie.

A l'égard des malades que taillent les autres lithotomistes, ces accidents ne peuvent pas leur arriver :

1° Parce que ne leur ouvrant que l'urèthre en dessous, ils ne leur sauraient jamais couper les nerfs et les artères de la verge; ces vaisseaux étant au-dessus, et la pointe de leur bistouri retenue dans la rainure de leur sonde. 2° Parce que, par cette dernière raison, ils ne peuvent pas non plus leur séparer le col de la vessie d'avec l'urèthre. 3° Parce qu'ils ne leur ouvrent point le rectum. Enfin les filles et les femmes qu'ils taillent sont absolument à couvert de tous ces accidents, puisqu'ils leur tirent à toutes la pierre par l'urèthre.

Il est donc visible, par la comparaison des succès qu'ont eus et que peuvent avoir l'une et l'autre opération, que celle de frère Jacques est beaucoup moins avantageuse aux malades que celle des autres lithotomistes. La prudence demande donc, encore une fois, que l'on préfère leur opération à la sienne.

CHAPITRE XI.

Que la séparation du col de la vessie d'avec l'urèthre est un effet de l'opération de frère Jacques.

Quoique j'aie montré évidemment que l'opération de frère Jacques est bien moins avantageuse aux malades de la pierre que celle des autres lithotomistes, je n'ose néanmoins me flatter que les preuves que j'en ai données, quelque évidentes qu'elles soient, puissent suffire pour empêcher que le public ne soit trompé, parce qu'on a fait courir un bruit dans le monde qu'on a laissé mourir les malades de frère Jacques faute de soin, ou qu'on les a fait périr par des instruments avec lesquels on leur a séparé le col de la vessie d'avec l'urèthre, après son opération : ce qui pourrait faire douter si, sans ces mauvaises pratiques, les succès n'eussent point été plus heureux.

Pour détruire cette noire calomnie, reprochée devant un grand nombre d'honnêtes gens, par le Révérend père prieur de la Charité, à frère Jacques, le même jour qu'on y fit, en sa présence, l'ouverture de cinq sujets qu'il avait taillés, et dont quatre sur six moururent vingt-quatre heures après son opération, je vais faire voir :

1° Que de la manière dont il l'a fait, soit au petit ou au grand appareil, il lui est très difficile d'éviter ce désordre. En voici la raison, qui me paraît évidente.

La partie de l'urèthre qui est jointe au col de la vessie, étant située dans l'angle que les os forment par leur union, frère Jacques ne peut, appliquant, comme il fait, le plat de son bistouri sur le côté interne de la tubérosité de l'ischium et de l'os pubis, se rendre à l'urèthre que par une ligne oblique. Il ne peut donc le couper qu'obliquement; de là vient qu'il coupe, taillant au grand appareil, environ la moitié du diamètre de son canal; il lui ôte donc la moitié de sa force : d'où il suit que la résistance de l'urèthre devenant alors moindre que l'effort que fait frère Jacques en faisant passer la pierre par le col de la vessie qu'il n'a point coupé, le reste de l'urèthre se déchire et se rompt avec d'autant plus de facilité, que tirant comme il fait, la pierre du haut en bas par la plaie du moignon de la fesse, il éloigne davantage le col de la vessie de son canal, ce qui en fait la séparation.

L'effort qu'il fait avec son doigt ou avec sa tenette pour entrer dans la vessie, peut aussi la causer. Il fait pis encore, lorsqu'il taille au petit appareil ; car comme il ne s'y sert pas de sonde pour conduire la pointe de son bistouri, il coupe entièrement l'urèthre, quand il l'atteint entre la partie interne des os pubis et le col de la vessie ; ce qui a fait périr un grand nombre d'enfants qu'il a taillés de cette façon.

Cette séparation du col de la vessie d'avec l'urèthre ne saurait arriver par l'opération des autres lithotomistes ; parce que se servant, dans les enfants comme dans les hommes, d'une sonde rainée pour conduire la pointe de leur bistouri, ils ne peuvent ouvrir le canal de la vessie que selon sa longueur : ils ne lui ôtent donc rien de sa force : de sorte qu'il est en état de soutenir l'effort qu'ils font, avec d'autant plus de résistance qu'ils appuient davantage le col de la vessie contre l'urèthre, en conduisant la pierre de derrière par devant. Il est donc visible que la séparation de ces parties est un effet ordinaire de l'opération de frère Jacques : et par conséquent c'est une calomnie bien grossière d'attribuer ce désordre aux religieux et aux chirurgiens de la Charité, sous prétexte de quelque différend que quelqu'un d'entre eux a eu avec lui.

2° Cette séparation s'est trouvée dans presque tous les cadavres que j'ai ouverts à l'Hôtel-Dieu, où il n'y a eu que des chirurgiens agréables à frère Jacques, qui aient pris soin de ses malades : aussi ne les a-t-il point soupçonnés de les avoir fait périr.

3° Une grande partie des malades à qui il a séparé le col de la vessie d'avec l'urèthre étant morts un ou deux jours après l'opération, il n'y a nulle apparence que le défaut de soin les ait fait périr.

4° Mais ce qui montre encore davantage la fausseté de cette injuste accusation, est que dans les trois cadavres sur lesquels il fit ses premières épreuves, et que j'ouvris immédiatement après en présence de messieurs les médecins et chirurgiens de l'Hôtel-Dieu, nous remarquâmes qu'au premier, il avait coupé de long le col et le corps de la vessie; qu'au second il avait séparé presque entièrement son col d'avec l'urèthre, et qu'au troisième, qui fut celui d'une femme, il avait percé le vagin de part en part, et était entré dans le corps de la vessie sans toucher à l'urèthre : preuve convaincante qu'il n'est nullement assuré des parties qu'il coupe dans son opération.

5° Enfin, nul des malades que frère Jacques a taillés et qu'il visitait tous les jours, ne s'est plaint ni à lui ni à d'autres, qu'on eût pris soin d'eux, ni qu'on leur eût poussé quelque instrument dans la vessie.

Il est donc évident que les religieux et les chirurgiens de la Charité ne sont nullement coupables du crime dont il les a accusés. Aussi cette injuste plainte qu'il répandit dans le monde, afin qu'on ne lui imputât pas la mort de vingt-cinq personnes qui ont péri dans ces deux hôpitaux après son opération, n'étant appuyée d'aucune raison apparente, n'empêcha pas que, la vérité ayant été reconnue de ceux qu'un amour sincère du bien public avait engagés à lui donner leur protection, ils ne la lui ôtassent par ce même motif du bien public. Ce qui fut cause qu'il ne tailla plus ni à l'Hôtel-Dieu ni à la Charité.

CHAPITRE XII.

*Que l'incontinence d'urine et la fistule sont des suites presque iné-
vitables de la méthode de frère Jacques, et beaucoup moins de
celles des autres lithotomistes.*

Comme l'opération des lithotomistes ordinaires est suivie, quoique plus rarement que celle de frère Jacques, d'incontinence d'urine et de fistule, et que par cette raison on pourrait croire que la mauvaise disposition des sujets qu'il a taillés, aurait eu plus de part que sa méthode d'opérer, aux malheureux succès qu'il a eus; je vais faire voir que ces deux accidents sont ordinairement des effets presque inséparables de sa méthode, mais indépendants de celle que suivent les autres lithotomistes. Je veux dire, pour m'expliquer plus nettement, que la fistule et l'incontinence d'urine qui arrivent aux malades de frère Jacques sont causées par sa manière de faire l'incision avec son bistouri, ce que ne peut faire celle des autres lithotomistes.

Cette proposition paraîtra peut-être douteuse à ceux qui n'ont pas assez examiné cette matière; j'espère cependant la démontrer. En voici les preuves.

Des malades que frère Jacques a taillés et qui sont guéris après son opération, peu sont guéris parfaitement. A plusieurs il est resté une incontinence d'urine, à quelques-uns une fistule. Or comme dans les ouvertures que j'ai faites des cadavres de ceux qu'il a taillés morts ou vivants, j'ai remarqué qu'il a coupé aux uns l'urèthre seul, à d'autres le col seul de la vessie, et à quelques-uns son col et son corps tous ensemble, et à quelques autres son corps seul sans toucher à son col ni à l'urèthre; je conçois, par la situation et l'usage de ces parties, que les malades à qui il n'ouvre que l'urèthre sans le séparer du col de la vessie, peuvent guérir parfaitement; parce que le sphincter n'ayant point été coupé, peut, quoiqu'il ait été violemment étendu dans l'extraction de la pierre, se rétablir peu à peu dans son état naturel. Mais comme frère Jacques ne saurait faire l'incision au col et au corps de la vessie, sans couper le sphincter, il est évident que les parties coupées de ce muscle ne pouvant se réunir aussi étroitement qu'elles étaient avant l'opération, il doit rester aux malades, à qui ce muscle est coupé, une incontinence d'urine, quoiqu'ils puissent guérir parfaitement de leur plaie : cet accident est donc une suite fort à craindre de son opération. Quant à ceux à qui il ne coupe que le corps de la vessie sans toucher à son col ni à l'urèthre, je dis qu'il doit leur arriver une fistule : en voici la raison.

L'usage du sphincter est de fermer la vessie et d'empêcher que l'urine ne s'écoule continuellement pendant que l'homme ne fait point d'effort pour pisser. Le sphincter, sans autre secours que sa compression ordinaire, empêche l'urine de sortir, et lorsque l'homme veut pisser, l'urine ne commence à sortir que parce que, les muscles de l'abdomen venant à presser la vessie, et le ressort des fibres de la vessie se joignant à la compression que font les muscles de l'abdomen, l'urine fait effort et pousse vers le col de la vessie d'une force qui passe la résistance du sphincter, et pour lors l'urine commence à sortir. Mais si dans ce même temps que les muscles de l'abdomen sont déterminés par la volonté de l'homme à presser le corps de la vessie, il se trouve qu'il y ait au corps de la vessie quelque ouverture, telle qu'est celle qui y serait faite par le bistouri ou par quelque

autre instrument, l'urine qui est pressée trouvant moins de résistance du côté de la plaie que du côté de l'urèthre, dont le passage
est fermé par le sphincter, s'échappe par la plaie ; ce qui continuant
toujours de même, la fistule doit succéder à l'opération de frère Jacques, toutes les fois que le corps de la vessie est ouvert. Il est donc
évident que l'incontinence d'urine et la fistule qui arrivent aux taillés
de frère Jacques, ont pour cause l'incision qu'il fait au col et au corps
de la vessie. Il peut cependant arriver, comme je l'ai vu à la fille
dans la vessie de laquelle le sieur de Jouy, maître chirurgien de l'Hôtel-
Dieu, seringua de l'eau d'orge, que l'urine s'écoule également par
l'urèthre et par la fistule, lorsque les fibres du fond de la vessie se
resserrent. En voici la raison.

Quand le trou de la fistule devient si étroit qu'il ne permet qu'à
une très petite quantité d'urine de s'échapper, alors il s'en amasse
dans la capacité de la vessie plus qu'il n'en peut sortir par la fistule.
De sorte que, quand les fibres de son corps viennent à se contracter,
toute l'urine qui en est pressée ne pouvant sortir assez promptement
par le trou de la fistule, la partie de l'urine, qui fait effort du côté de
la vessie, dilate le sphincter et s'échappe par l'urèthre. De là il est
aisé de concevoir qu'il doit sortir par ce canal plus ou moins d'urine,
selon que le trou de la fistule est plus ou moins ouvert. C'est par
cette raison que pendant les premiers jours de l'opération l'urine ne
peut s'écouler que par l'urèthre ; parce qu'alors la plaie du fond de
la vessie étant encore tout ouverte, l'urine qui s'échappe aisément
par cette plaie, ne peut faire d'effort dans le sphincter.

Maintenant qu'il est démontré, ce me semble, que l'incontinence
d'urine dont la plupart des malades de frère Jacques sont incommo-
dés, vient de ce qu'il leur coupe le sphincter, et que la fistule dont
ils sont affligés, vient de ce qu'il leur ouvre le corps de la vessie ; il
est prouvé en même temps que les autres lithotomistes n'ouvrant
que l'urèthre seul dans l'endroit des muscles accélérateurs qui le
couvrent, il est prouvé, dis-je, que l'incision qu'ils y font ne peut
causer à leurs malades ni incontinence d'urine ni fistule.

Ils doivent donc en guérir plus que frère Jacques. C'est ce qui se
voit aussi par l'événement. Je ne prétends pas nier cependant qu'il
n'arrive quelquefois à leurs malades une incontinence d'urine, qui
tantôt précède leur opération et tantôt la suit. Mais je dis que la première vient de ce que la pierre étant poussée peu à peu par la contraction des fibres de la vessie dans son col, elle dilate si fort le
sphincter, qu'il perd à la fin sa contraction ; la seconde vient du déchirement que fait la pierre au sphincter en passant avec effort par
le col de la vessie.

A l'égard de la fistule, il me paraît qu'elle est causée par la déperdition de substance qui arrive au col de la vessie et à l'urèthre, par la
suppuration qui s'en fait après le déchirement et la contusion que ces
parties ont soufferts dans l'extraction de la pierre. Il est donc visible
que l'incontinence d'urine et la fistule, qui succèdent à l'opération
des lithotomistes ordinaires, n'ont pas pour cause l'incision qu'ils
font à l'urèthre, mais le désordre que fait la pierre en passant par le
col de la vessie, dont ils ne sont pas responsables, puisqu'il n'est pas
en leur pouvoir de l'éviter.

Mais comme il serait aisé à frère Jacques, en faisant son incision
autrement qu'il ne fait, d'exempter ses malades de fistule et d'incontinence d'urine, je dis qu'après l'avis qui lui a été donné de prendre
d'autres mesures, il serait responsable devant Dieu, et de ces accidents et de la mort qui leur arrivent, s'il ne se corrigeait.

CHAPITRE XIII.

Que l'incontinence d'urine et la fistule qui suivent l'opération
de frère Jacques sont incurables.

Je sais bien que l'incontinence d'urine qui précède la taille de
frère Jacques, de même que celle des autres lithotomistes, peut se
guérir; parce qu'étant causée par le séjour que fait la pierre dans le
col de la vessie, on ne l'en a pas plus tôt tirée que le sphincter, qui
en a été dilaté, se resserre peu à peu après l'opération, et se rétablit
à la fin dans son état naturel, pour peu qu'il soit vrai que les fibres
ne soient pas entièrement détruites. Mais je soutiens qu'étant coupé
dans l'opération de frère Jacques, l'incontinence d'urine qui la suit
est incurable, parce que les parties divisées de ce muscle ne peuvent
se réunir aussi exactement qu'elles étaient auparavant. C'est ce qui
paraît dans le malade qu'il tailla l'an passé à Fontainebleau, qui, bien
qu'il soit guéri de sa plaie, ne peut néanmoins retenir encore aujour-
d'hui son urine, suivant la lettre que M. Harlot, premier médecin de
Madame, m'a écrite sur ce sujet.

On ne peut pas aussi guérir la fistule qui suit l'opération de frère
Jacques, parce qu'il est impossible de porter dans son canal, long
de quatre pouces ou environ, un caustique pour en détruire la cal-
losité.

Je sais bien encore que quand l'incontinence d'urine qui suit l'opération des autres lithotomistes est causée par la déperdition de substance du col de la vessie, elle est incurable; parce que cette déperdition de substance ne pouvant se faire sans la ruine du sphincter, ce muscle ne peut plus se rétablir, d'où suit l'impossibilité de retenir les urines. Enfin quand la fistule qui suit leur opération a son siège dans le col de la vessie, elle est aussi incurable par la même raison.

Mais quand la fistule n'est que dans l'urèthre et que l'urine ne s'écoule que dans le moment de l'excrétion, cet écoulement peut être guéri très facilement. Il en est de même de la fistule, parce que celle-ci étant très peu profonde, il est facile d'y appliquer le caustique, et qu'étant dans la partie la plus charnue de l'urèthre, les chairs après la chute de l'eschare peuvent se réunir sans difficulté, d'où suit la guérison de l'écoulement de l'urine par la fistule.

CHAPITRE XIV.

Savoir si l'opération de frère Jacques et celle des autres lithotomistes peuvent se rectifier.

Comme les plus grands désordres qui se sont trouvés dans les cadavres de ceux que frère Jacques a taillés par le grand appareil, et dont j'ai fait l'ouverture après son opération, de l'ordre de monseigneur le premier président, ne sont survenus que parce que sa sonde étant solide et ronde, il n'a pu, avec toute la fermeté de sa main, conduire si sûrement la pointe de son bistouri sur sa convexité, qu'il ne l'ait souvent abandonnée; on pourrait s'imaginer d'abord qu'il n'y aurait pour rectifier son opération et éviter ces funestes accidents marqués dans mes observations, qu'à faire à sa sonde une rainure et à la raccourcir, pour ne pas percer, comme il a fait, le fond de la vessie. Mais si l'on considère d'une part que frère Jacques n'a plus de facilité à tirer la pierre que les autres lithotomistes, que quand il coupe dans l'homme le col et le corps de la vessie tout ensemble, ce qui fait le plus surprenant de son opération, qu'on a le plus admiré, et qui a été la seule raison qui a engagé à le faire tailler à l'Hôtel-Dieu et à la Charité; et que de l'autre, on fasse réflexion que l'incision de ces parties est néanmoins la cause évidente de l'incontinence de l'urine et de la fistule qui affligent la plus grande partie de ceux qui sont échappés de son opération; on verra qu'il ne suffit pas, pour la rectifier, de prendre une sonde rainée pour mieux conduire la pointe de son bistouri ; mais qu'il faut encore s'abstenir nécessairement de couper le col ou le corps de la vessie, pour ne pas causer au malade une incontinence d'urine ou une fistule. D'ailleurs, si l'on fait attention que frère Jacques ne perce le rectum que parce qu'il commence trop bas son incision, et que l'ouverture des vaisseaux qui a donné occasion aux hémorrhagies, aux abcès et aux convulsions qui ont fait périr une partie de ses malades, vient de ce qu'il profonde trop avant ; on conviendra aisément qu'il est beaucoup plus sûr de commencer l'incision dans l'urèthre, et de la finir à l'entrée du col de la vessie, qui se trouve souvent dilaté par la pierre qui a été poussée dans sa cavité par la contraction des fibres du col de la vessie. Ce qui me fait croire que la plus grande difficulté qu'ont les plus habiles lithotomistes à tirer la pierre, vient moins souvent de la part du col de la vessie que de la part de l'urèthre, parce que ne coupant l'urèthre, comme ils font, qu'au-devant des os du pubis, et le col de la vessie étant placé derrière ces os, il reste ordinairement sous l'angle qu'ils forment par leur union, un pouce ou environ du canal de l'urèthre qui n'a point été coupé, à traverser. Or, ce canal étant plus étroit que le col de la vessie, il y a donc plus d'apparence que la difficulté qu'ont tous les lithotomistes à tirer la pierre, vient moins de la part du col de la vessie que de celle de l'urèthre.

Pour rectifier leur opération et celle de frère Jacques, et éviter les accidents qui les accompagnent ou les suivent, je crois qu'il serait à propos, le malade étant situé commodément et lié à l'ordinaire, d'introduire d'abord de la main droite une sonde rainée, de la prendre ensuite de la main gauche, et de conduire l'extrémité qu'on tient vers l'aine droite, afin d'appliquer sa courbure contre le côté interne de l'os pubis gauche, de sorte que la rainure de la sonde se présente un peu de côté ; puis prenant de la main droite un bistouri courbe, fixe dans son manche, long de trois à quatre pouces, large de trois lignes ou environ, tranchant par sa convexité et portant à son extrémité un stylet long d'un pouce et fort pointu par le bout, il faut entrer droit dans la partie de sa rainure placée dans l'angle que les os pubis décrivent par leur union, conduire le stylet du bistouri jusque dans le col de la vessie, et appuyant ferme le bout de ce stylet dans la rainure de la sonde, baisser la main pour faire son incision en descendant du col de la vessie par le côté interne de l'os pubis, jusqu'à la tubérosité de l'ischium. L'incision étant faite, on introduira dans la vessie les conducteurs, ou le gorgeret et la tenette à la manière ordinaire.

En suivant cette méthode, il me paraît qu'on aura la même facilité qui se trouve dans l'opération de frère Jacques, à tirer la pierre, sans courir le risque des fâcheux accidents qui l'accompagnent.

On évitera même la plupart de ceux qui arrivent à l'opération des autres lithotomistes, parce qu'on coupera l'urèthre jusqu'au col de la vessie sans toucher aux muscles de la verge, et qu'on n'entamera point le scrotum, dont l'ouverture est presque toujours suivie de fluxion, d'inflammation et de gangrène. L'opération étant faite, il faudra faire coucher le malade sur le côté droit, parce que par ce moyen l'urine, ayant moins de pente du côté de l'incision, prendra plus aisément la route du canal de l'urèthre : ce qui fera que les parties divisées pourront se réunir avec plus de facilité. Il ne faut pas oublier de lui lier, comme l'on a coutume de faire, les cuisses proche des genoux.

A l'égard de l'opération que fait frère Jacques aux femmes et aux filles, comme il est constant par l'expérience qu'il reste aux unes et aux autres une fistule du fond de la vessie dans le vagin, par laquelle l'urine s'écoule involontairement, soit qu'il les taille au grand ou au petit appareil, il est visible que ni la manière de frère Jacques, ni le moyen de les tailler que j'ai proposé dans le quatrième chapitre pour rectifier chez elles son opération, ne doivent point être mis en pratique. On ne peut donc les soulager qu'en leur tirant la pierre par l'urèthre, comme font tous les autres lithotomistes : et s'il reste à quelques-unes une incontinence d'urine, elle ne les met pas du moins hors d'état de concevoir, ce que peut faire la fistule, par laquelle le vagin est inondé d'urine après l'opération de frère Jacques.

Pour ce qui regarde le petit appareil qu'il pratique sur les jeunes garçons, comme il n'est pas différent du grand par rapport aux parties qu'il coupe, l'expérience a fait voir encore qu'il a été funeste à la plus grande partie des enfants qu'il y a taillés. Pour le mieux faire, il n'y a pas d'autre voie à suivre que de le faire à la manière des autres opérateurs qui le pratiquent. Mais le plus sûr sera toujours de tailler et les hommes et les enfants au grand appareil, en prenant les mesures que je viens de proposer; à moins que la pierre n'ait passé dans l'urèthre et ne fasse bosse au périnée. Car en ce cas-là seul on doit tailler les hommes et les jeunes garçons au petit appareil, c'est-à-dire faire incision sur la pierre, la tenant sujette par derrière avec un ou deux doigts de la main gauche introduits dans l'anus.

Après ces avis donnés à frère Jacques, je crois qu'il est obligé, en conscience, d'abandonner son opération, de tailler les femmes et les filles comme font les autres lithotomistes, et de prendre toutes les mesures dont je viens de parler pour tailler les hommes et les jeunes garçons, pour ne pas être responsable devant Dieu et devant les hommes de la mort et des accidents que cause à ses malades sa mauvaise méthode de les tailler, soit au grand ou au petit appareil.

En finissant ce petit discours, j'ose assurer, autant que le fond de mon cœur peut m'être connu, que ni le désir de me rendre considérable ni l'envie n'y ont aucune part, et que le même motif qui me porta à témoigner de la répugnance à ce que l'on permît à frère Jacques de tailler à l'Hôtel-Dieu, m'a aussi engagé à mettre la main à la plume pour faire connaître les désordres de son opération. Ce que j'ai cru nécessaire pour empêcher, autant qu'il est en moi, que le public n'en souffre. J'ai donc fait ce que j'ai dû. Je supplie maintenant le Seigneur qu'il inspire à ceux qui ont son autorité en main la volonté d'arrêter le cours des funestes accidents que cause cette dangereuse méthode de tailler.

Depuis mon écrit fait, j'ai reçu de M. Noël, fameux chirurgien à Orléans, l'histoire des opérations que frère Jacques y a faites, et je crois qu'elle contribuera à faire encore mieux connaître ce que l'on doit penser de lui ; c'est ce qui fait que je la joins au petit discours que je donne.

Lettre de M. Noël.

Monsieur,

Mon fils m'apprend que depuis quelques jours vous êtes préposé de Monsieur le premier président pour l'examen de la nouvelle manière d'opérer de frère Jacques dans l'extraction de la pierre. Cette commission ne pouvait être donnée à une personne plus capable d'instruire le public des bons ou mauvais succès de cette importante opération. Comme ce nouvel opérateur en a fait ici quelques-unes, je prends la liberté de vous écrire les observations que j'en ai faites. Je suis ravi que cette occasion procure à mon fils l'honneur de la connaissance d'une personne de votre mérite et capacité. Au surplus, je souhaiterais pouvoir vous éclaircir par une relation mieux écrite. Mais j'espère que la vérité des faits que je vous marquerai suppléera au défaut d'un discours plus étudié.

La manière d'opérer de frère Jacques ne diffère de celle qui est en usage que dans le lieu où il fait son incision, laquelle s'était toujours faite jusqu'ici dans la région du périnée, tandis que ce nouvel opérateur la fait dans le pli de la fesse, d'où il va obliquement, et autant qu'il le peut, tâche d'aller couper la vessie dans son cou : mais comme le plus ou le moins d'épaisseur des chairs des sujets apporte à cette opération un changement considérable, on ne doit pas être surpris si son incision ne se trouve pas toujours dans le même endroit de la vessie ; d'autant plus qu'il ne paraît pas qu'il ait une règle certaine, puisqu'aux uns l'incision est plus haute, aux autres plus basse, à quelques-uns plus postérieure, et à d'autres plus antérieure ; ainsi cette nouvelle opération ne réussit jamais mieux que lorsque l'incision se rencontre par hasard ou par la dextérité de l'opérateur dans le col de la vessie, qui est l'endroit où elle s'est toujours pratiquée. On a lieu de s'assurer de ces circonstances et de les observer exactement par l'ouverture des cadavres de ceux qui sont morts après l'opération.

Frère Jacques a fait ici huit opérations de la taille, savoir : cinq à l'Hôtel-Dieu et trois en ville.

La première se fit sur un nommé Jacques Doublet, meunier, paroisse de Saint-Laurent, âgé de cinquante-cinq ans ou environ, d'une bonne et vigoureuse constitution. Les médecins et chirurgiens qui y ont assisté m'ont assuré qu'elle avait été faite avec beaucoup de dextérité ; et c'est celle dont on attendait le plus heureux succès ; la pierre était presque de la grosseur et figure d'un œuf : il est survenu au malade deux considérables hémorrhagies le cinq ou six et le dixième jour de l'opération. Il a ressenti depuis ce temps-là d'extrêmes douleurs dans la région du périnée, de l'anus et du scrotum, causées par un abcès qui s'est fait en ces parties et qui s'est fait enfin issue naturellement, joint aux bons remèdes convenables en pareil cas ; l'ouverture s'est faite à la base du scrotum, d'où il sortit beaucoup de matière sanieuse et purulente, et depuis jusqu'à présent il a toujours rendu ses urines par cette ouverture aussi bien que par la plaie, mais en moindre quantité. J'ai depuis quelques jours assisté à ses pansements, et j'ai examiné l'une et l'autre plaie, dans lesquelles je vois toutes les dispositions à rester fistuleuses : le malade est dans une extrême maigreur et hors d'état à présent de rien tenter pour sa guérison.

Le lendemain, le 9 juillet, il fit l'opération au sieur François Adneau, procureur au châtelet d'Orléans, âgé de soixante ans ou environ ; l'opération fut longue et très fâcheuse, la pierre lui échappa plusieurs fois et même se rompit : elle était d'une figure ovale, de la grosseur d'un œuf de pigeon ; lorsqu'elle fut tirée, on remarqua qu'il y avait une portion de la membrane interne de la vessie qui y était attachée. Ceux qui l'aperçurent n'en voulurent rien témoigner pour lors, tant dans la crainte d'effrayer les parents du malade que pour ne pas chagriner l'opérateur. Cette circonstance paraît d'autant plus vraie que, dans la suite des pansements de la plaie, il en est sorti une portion de membrane dans laquelle il se trouva plusieurs graviers enveloppés. Son incision a été faite, contre son ordinaire, à l'extrémité du scrotum, plus proche du périnée, tirant obliquement vers le pli de la fesse, et, faute de scalpel, l'opérateur se servit d'un rasoir. Depuis l'opération, le malade a eu un hoquet et un flux de ventre avec une grande tension dans tout l'abdomen, la verge, le scrotum et l'anus très contus et d'une lividité approchant de la gangrène, qui s'y serait faite infailliblement sans les bons remèdes et les grands soins du chirurgien ordinaire. La plaie a toujours été sale et pourrie depuis le temps, quoique l'on se soit servi des plus puissants détersifs. Elle était semblable au bec d'une lamproie en figure et en couleur, et le malade se plaignait d'une ardeur incroyable dans le scrotum et à l'extrémité de la verge, par laquelle il urinait quelquefois, mais avec d'extrêmes douleurs et toujours par la plaie, qui était dans un si pitoyable état que l'on n'attendait à tout moment que la mort du malade. Il est mort en effet ces derniers jours-ci : et l'on a été surpris comment il a pu résister si longtemps à la violence de l'opération et aux grands accidents qui l'ont accompagnée et suivie. Il n'a pas été ouvert après sa mort.

Le même jour, il fit trois opérations à l'Hôtel-Dieu. La première se fit sur un nommé Jean Besson, vigneron de la paroisse de Saint-Paterne, âgé de soixante-six ans, auquel il tira deux pierres ovales d'égale grosseur et figure, comme deux œufs aplatis, lissés et polis. On m'a assuré que cette opération avait été faite avec beaucoup de dextérité et de promptitude. L'incision s'est trouvée plus basse qu'aucune autre, c'est-à-dire plus éloignée du scrotum. Il s'est trouvé parfaitement guéri dans l'espace de cinq à six semaines. Il urine volontairement, et dans le cours des pansements, il n'a uriné par la plaie que l'espace de dix-huit ou vingt jours.

La seconde opération a été faite sur un petit garçon de l'âge de dix à onze ans, nommé Ravion, de la ville de Beaugency. Sa plaie, depuis le temps, n'est pas encore guérie. Ce qu'il y a de particulier dans ce malade, c'est qu'il urine par la plaie, mais beaucoup plus par la verge et à sa volonté. J'ai vu la plaie il y a quelques jours, qui me paraît assez bien disposée ; mais le peu d'urine qui y passe lui fera un grand obstacle à sa guérison.

La troisième a été faite sur un petit garçon de l'âge de dix à onze ans, aussi natif de la ville de Beaugency. Il mourut le quatre ou cinquième jour de l'opération, avec fièvre et vomissement. On m'a assuré que cette opération avait été fâcheuse et violente. Dans l'ouverture du cadavre, qui se fit en présence de MM. Duchené père et fils, l'Arriéré et Godefroy, médecins de cette ville, et de M. du Houvre, docteur en médecine de la Faculté de Montpellier ; les Saint-Nicolas, mon père, le chirurgien ordinaire de l'Hôtel-Dieu, et Jean Rabault, chirurgien juré à Orléans, en firent l'anatomie, où j'assistai. On remarqua que l'incision avait été faite à côté du col de la vessie, intéressant une portion du sphincter et un peu du corps de la vessie, dont la figure était triangulaire, oblique et transverse, l'incision ayant été faite à plusieurs reprises, ce qui avait été observé dans l'opération, à laquelle il avait obligé de remettre une seconde fois son lithotome.

Le jour suivant au matin, il fit la quatrième opération à l'Hôtel-Dieu sur une petite fille âgée de dix à douze ans, de la paroisse Saint-Marceau, d'un bon et louable tempérament. Elle mourut aussi le quatrième jour de l'opération, à laquelle j'étais présent et plusieurs autres chirurgiens. Elle fut exécutée de cette manière : Frère Jacques la situa sur les genoux d'un serviteur chirurgien, deux autres lui tenant les cuisses. L'opérateur fit une violente compression en la région hypogastrique, les doigts à demi fléchis, comme pour approcher le fond de la vessie sur son col. Il introduisit une sonde d'argent dans la vessie, qu'il retira après en avoir extrait l'urine qui pouvait y être contenue. Il mit ensuite deux doigts dans le rectum, pour s'assujettir la pierre, et fit son incision à son ordinaire, plus haute néanmoins que les précédentes, alla chercher la pierre avec son lithotome, et ouvrit la vessie. Pour lors il fit plusieurs mouvements dans la fesse, tant avec sa tenette qu'avec sa cuillère, pressant derechef la région hypogastrique pour attirer la pierre ; mais tout cela inutilement ; si bien qu'il fut obligé de remettre encore ses doigts dans le fondement et reporter une seconde fois le bistouri dans la plaie, pour faire une nouvelle incision ou pour croître la première. Après quoi, la tenant plus sujette, il l'arracha enfin en deux ou trois coups de tenette. Elle était ronde, lisse et polie, de la grosseur d'un œuf de pigeon, si on avait abattu le susdit œuf ce qui le rend oblong. La malade fut aussitôt travaillée de douleurs de ventre, de fièvre et vomissement jusqu'à la mort. L'ouverture du cadavre se fit en présence des médecins ci-dessus nommés et des chirurgiens susdits. Nous vîmes tous que l'incision avait été faite dans la partie moyenne et membraneuse de la vessie, que la plaie était transversale tendante à l'oblique ; car on y remarquait trois angles : ce qui était causé par ses incisions réitérées, qui ne se trouvèrent pas semblables en situation. La vessie et toutes les parties voisines étaient pleines de pus : il s'y était fait abcès en plusieurs endroits. Les parties inférieures du bas-ventre, comme les muscles pyramidaux et l'extrémité des muscles droits, étaient très contuses et livides, tendantes à gangrène, quoique la peau ne fût ni noire, ni tuméfiée.

Le même jour, 10 juillet, le fils de M. Raymond, avocat en cette ville, âgé de quinze à seize ans, d'une bonne constitution, souffrit aussi l'opération où j'assistai ; elle se fit au petit appareil avec beaucoup de facilité. Il en tira deux pierres d'égale grosseur, ovales et un peu aplaties, de la grosseur des plus grosses noix couvertes de leur écorce. Il n'a commencé à uriner par la verge que le trente-cinquième jour de l'opération avec volonté. Mais la plus grande partie de l'urine sort toujours par la plaie. Je l'ai vue il y a quelques jours, et, selon toute apparence, elle doit rester fistuleuse.

Environ quatre ou cinq jours après, frère Jacques fit la troisième opération à l'Hôtel-Dieu sur un nommé Nicolas Adam, du quartier de la

Tourneure, paroisse Saint-Pierre-le-Puellier, garçon charretier de l'âge de vingt-deux ans ou environ, d'un bon et vigoureux tempérament : l'opération fut pénible, ne trouvant pas avec son lithotome ni la sonde, ni la pierre, comme il avait souhaité ; ce qui traîna un peu l'opération en longueur. Il tira enfin une pierre de la figure et grosseur d'un œuf. Il mourut le quatrième jour de l'opération, après laquelle survint une grosse fièvre et vomissement ; mon frère, qui l'a ouvert, m'a assuré qu'il avait trouvé le sphincter entièrement coupé transversalement.

Frère Jacques a encore fait ici plusieurs opérations pour la descente, lesquelles lui ont assez bien réussi. Tout ce qu'on peut y trouver à redire, c'est qu'il la fait souvent sans nécessité, puisque, par le moyen du bandage, ils auraient pu être guéris ou soulagés, particulièrement dans les enfants, au lieu que frère Jacques, sans qu'il y ait adhérence, la fait toujours par la castration, ce qui est contraire au sentiment de la plus grande partie de nos auteurs, qui ont toujours réprouvé l'extraction des testicules hors la nécessité absolue. Voici la liste de ceux qui sont venus à ma connaissance.

Jean Pasquier, fils d'un tonnelier, paroisse Saint-Euvert, de l'âge de douze ans, pour une hernie complète avec hydrocèle.

Le nommé Pierre Avoine, de l'âge de vingt ans, garçon boucher, paroisse de Recouvrance, pour une entérocèle dextre.

Louis Du Veau, de l'âge de dix ans, fils d'un balletier, paroisse Saint-Donatien, pour une descente au côté dextre.

Une petite fille de vingt-huit mois, nommée Bourgine, fille d'un faiseur de bas au métier, paroisse Saint-Victor, pour un bubonocèle.

Le nommé Colbert, de l'âge de seize ans, paroisse Saint-Germain, faiseur de bas au métier, pour une entérocèle.

Pierre Forment, de l'âge de neuf ans, paroisse de Bonne-Nouvelle, pour une descente au côté gauche.

Clément Prévost, marinier, paroisse Saint-Donatien, âgé de cinquante-cinq ans ou environ, pour une entérocèle.

Michel Loiseau, natif de Semoy, garçon cordonnier, de l'âge de vingt-cinq ans, pour une hernie entéro-épiplocèle avec adhérence : c'est le seul auquel cette opération pouvait être nécessaire absolument. Il est en voie de guérison.

Michel Buffon, marinier, paroisse de Recouvrance, de l'âge de trente-cinq à quarante ans, pour une entérocèle, côté dextre.

Le nommé Péan, âgé de soixante-douze ans, a souffert cette opération, pour une double hernie entéro-épiplocèle, qui est guérie. Il lui est survenu, comme à beaucoup d'autres, des abcès au scrotum.

Un nommé Rabié, petit garçon de huit à neuf ans, pour une hernie complète, en est mort, et quelques autres, mais peu, étant presque tous guéris.

Comme il en a fait plusieurs en cette ville, il serait difficile d'en savoir le nombre.

Il faisait cette opération à la plupart des enfants que les mères lui portaient. J'ai été témoin de plusieurs qu'il a faites sur des personnes qui m'étaient inconnues.

Vous pouvez vous assurer, Monsieur, sur la vérité de cette relation, que j'ai écrite avec d'autant plus de plaisir qu'elle me procure l'avantage de vous assurer de mes très humbles respects, et à mon fils celui de pouvoir profiter quelquefois des avis et des lumières d'une personne si consommée dans la profession qu'il a résolu d'embrasser. Je suis, Monsieur, avec beaucoup de respect,

Votre très humble et très obéissant serviteur.

J.-B. NOEL.

La relation de M. Noël donne lieu de penser que, comme dans les provinces on appelle du nom de taille l'opération que l'on fait pour tirer la pierre hors de la vessie, et celle que l'on fait pour réduire l'intestin au dedans du ventre, cette équivoque a fait toute la réputation de frère Jacques; les malades qu'il taille de la descente de l'intestin réchappent presque tous de cette opération : cependant, il n'est point à approuver, parce qu'il n'est point du tout nécessaire d'ôter, comme il fait, les testicules : ce qui lui devrait être défendu.

Extrait de la Gazette d'Amsterdam du 7 août 1698.

Le gazetier de Hollande parle ainsi de frère Jacques.

Frère Jacques, opérateur de la pierre du roi très chrétien, est arrivé le 28 juillet à Aix-la-Chapelle, pour y tailler un homme d'une pierre. Il fait savoir par celle-ci, que si quelqu'un est incommodé de la pierre, gravelle, ou de quelque sorte de descente que ce puisse être, qu'il entreprendra de les guérir, ne leur demandant rien, seulement par charité et bonne amitié, les riches aussi bien que les pauvres. Il offre aux chirurgiens de leur montrer à tailler la pierre et les autres opérations pour rien, et à tous les médecins de leur montrer le remède contre la gravelle. Il loge chez M. Blondel Junier, médecin, et on trouvera qu'il fait ses opérations d'une nouvelle manière qu'il a inventée. Elle n'est point dangereuse pour la vie, et sans crainte d'aucune fistule. De quoi il a guéri à Paris et à Versailles, en présence des médecins et chirurgiens du roi de France, et des médecins et chirurgiens de Paris, ayant de tous leur approbation.

Presque tout ce que dit ce gazetier touchant les opérations de
frère Jacques à Paris étant ou faux ou accompagné de circonstances
fausses, je crains qu'en lui voulant faire honneur, il ne lui fasse tort ;
et que frère Jacques, ne voulant pas passer pour un homme qui se
vante d'avoir eu des honneurs qu'on ne lui a pas faits, ne soit obligé
de dédire le gazetier de ce qu'il avance de lui.

APPENDICE.

M. Méry [1] a lu une lettre signée frère Jacques Beaullieux, opérateur, et datée de Nancy le 28 janvier 1700, par laquelle il lui mande
qu'il était convenu avec les premiers médecins et chirurgiens de la
cour et de l'Hôtel-Dieu que son opération ni sa sonde ne valaient rien,
qu'il remercie de lui en avoir fait connaître charitablement les défauts par son écrit imprimé, sans quoi il serait toujours demeuré
orgueilleux et imparfait ; que cependant M. Méry s'est trop pressé
d'écrire contre lui, puisqu'il avait promis de corriger ses défauts et
qu'effectivement il les a corrigés, ainsi qu'il le fera voir à Paris dans
un voyage qu'il fera exprès ; qu'il a fait dans les Pays-Bas et en Lor-
raine un grand nombre d'opérations selon sa méthode corrigée, qui
ont très bien réussi, et que présentement il est hors de danger d'in-
téresser la vessie ni le rectum.

Érection du clitoris pendant la taille [2].

M. Méry a dit qu'en faisant l'opération de la taille à une fille de
douze ans, la douleur a causé une tension à son clitoris, qui a paru
long d'un pouce. Il n'est pas rare que, dans les hommes, cette même
opération cause une tension à la verge.

1. *Reg. Mss.*, 17 février 1700, t. XIX, fol. 60 verso.
2. *Reg. Mss.*, 7 sept. 1712, t. XXXI, fol. 365, p. 230.

HÉMORRHAGIE SUPPLÉMENTAIRE DES RÈGLES, SURVENANT PAR LE MAMELON.

M. Méry a parlé d'une fille de province sur laquelle il a été consulté, qui, depuis trois ou quatre mois, rend tous les mois du sang par un mamelon.

Cette fille rend tous les mois du sang par les porosités glanduleuses du sein gauche, suivant la remarque de M. Guyot, chirurgien de Pontigny. L'hémorrhagie a succédé à la suppression des règles, qui ont été rendues par la voie ordinaire quelque temps auparavant; elle a eu un crachement de sang réglé tous les mois pendant l'espace de quelques années, et depuis six ans ce flux a pris sa route par le mamelon et lui dure trois ou quatre jours par mois [1].

RÉTENTION DES RÈGLES PAR OCCLUSION DE L'HYMEN.

M. Méry a parlé d'une fille âgée de vingt et un ans qu'il venait de voir et de guérir: elle n'avait jamais eu ses ordinaires et souffrait de grandes douleurs dans la région hypogastrique. Elle avait l'orifice interne de la matrice bouché par une membrane qui faisait au dehors une tumeur grosse comme un œuf. M. Méry a fait couper cette membrane, et aussitôt il est venu deux pintes de sang semblable à de la lie de vin. C'était le sang des règles amassé depuis longtemps [2].

OBSERVATIONS SUR UNE ÉTROITURE EXTRAORDINAIRE DU VAGIN [3].

Une femme d'un louable tempérament et d'une structure élégante, mariée à l'âge de seize ans, après six ans de mariage me consulta sur une tension douloureuse à la région de la matrice, ordinaire dans les temps de ses règles, et sur la difficulté de leur écoulement. Je reconnus la tension par l'attouchement de la région actuellement affligée, et ayant examiné ses parties naturelles, j'aperçus que tous ces symptômes venaient de ce que l'orifice extérieur était naturellement si étroit, qu'à peine pouvait-il admettre un tuyau de plume d'oie.

---

1. *Reg. Mss.*, 21 avril 1717, t. XXXVI, fol. 93 verso.
2. *Reg. Mss.*, 1706, 20 janvier, t. XXV, fol. 23.
3. *Reg. Mss.*, 7 mai 1712, t. XXXI, f° 168 verso. (*Inédit.*)

Je ne remarquai aucune membrane non naturelle qui fermât ce passage, et je doutai avec raison qu'il ne fût pareillement étroit, parce que son mari, jeune, fort et vigoureux, n'aurait point manqué de forcer le passage si l'obstacle ne s'était rencontré qu'à l'orifice extérieur.

Pour mieux m'en éclaircir, j'introduisis dans le vagin un stylet d'une médiocre grosseur; je le fis entrer de quatre à cinq travers de doigt; mais, en le poussant, je sentais en l'endroit du bouton de la résistance de toutes parts, qui augmentait même de plus en plus à mesure que j'approchais de la matrice, ce qui me fit juger que ce vagin était encore plus étroit du côté de la matrice que vers l'orifice extérieur. En effet, si ce vagin avait été également ouvert dans toute sa longueur, comme il l'était à l'orifice extérieur, les règles auraient pu couler assez librement pour ne point causer à la matrice cette tension douloureuse que cette femme y ressentait.

Non moins fatiguée des incommodités fréquentes que cette étroiture du vagin lui causait, qu'ennuyée de ce que son mari ne pouvait la connaître, cette femme me pria instamment de lui dilater ces parties par incision ou autrement, espérant recevoir le même soulagement qu'une de ses parentes, à qui elle m'avait vu fendre une membrane non naturelle qui fermait l'orifice extérieur de la matrice, si forte qu'elle avait résisté à tous les efforts de son mari pendant six mois de mariage. Mais lui ayant fait connaître que son indisposition, étant différente de celle de sa parente, quoiqu'elle fût affligée des mêmes symptômes, on ne pouvait lui faire la même opération sans péril, ni la dilater avec aucun instrument, elle se résolut à prendre patience.

Cinq ans après, le mari de cette femme vint me trouver pour me dire qu'il la croyait grosse, et me prier d'aller la voir. Je lui demandai si, depuis que je l'avais visitée, il la connaissait mieux qu'auparavant : il me dit que non. Après cette réponse, je me transportai chez lui, j'examinai cette femme ; je la reconnus effectivement grosse de trois à quatre mois, et l'orifice extérieur de la matrice ne me parut pas plus dilaté que lorsque je la vis pour la première fois.

Cette femme et son mari, inquiets de l'événement de cette grossesse, me demandèrent ce que j'en pensais. Pour ne les point effrayer, je leur dis que j'espérais que tout irait bien, et que puisque la nature avait trouvé des moyens de la faire concevoir, elle en trouverait aussi pour la faire délivrer de l'enfant qu'elle portait. Je pensais cependant autrement ; mais la suite me fit connaître que je me trompais.

En effet, continuant de la voir de temps en temps, je reconnus vers le cinquième mois de sa grossesse que l'orifice extérieur, abreuvé d'un peu de mucosités, était dilaté à y introduire le bout du petit doigt; vers le sixième mois, il l'était encore davantage; dans le septième, il l'était assez pour laisser passer le doigt indice, et les mucosités étaient plus abondantes; je la touchai pour connaître la disposition du vagin; je le trouvai dans l'espace de deux travers de doigt de la même étendue que l'orifice extérieur, et plus loin il me parut plus dilaté. Ce fut alors que j'assurai certainement cette femme et son mari qu'elle accoucherait plus heureusement que je ne l'avais pensé. Dans le huitième, l'orifice extérieur était encore beaucoup plus dilaté, et, vers le commencement du neuvième, cet orifice et tout le vagin, fort abreuvés de mucosités, avaient presque autant d'étendue que dans les autres femmes d'un même temps de la grossesse. Enfin, vers les derniers jours du même mois, cette femme commença à ressentir quelques légères douleurs fort éloignées les unes des autres, qui se fortifièrent le jour suivant et devinrent si fréquentes, que, sur la fin du même jour, elle accoucha d'un fils, qu'elle nourrit actuellement.

La grossesse de cette femme ne me surprit point, parce que j'avais déjà vu une femme qui était devenue grosse, quoique l'orifice extérieur fût fermé d'une forte membrane percée seulement d'un petit trou dans son milieu, que l'on fut obligé de fendre dans le temps de ses couches, et que, d'ailleurs, nous avons quelques observations de filles qui ont conçu sans avoir été déflorées. Mais je ne pouvais m'imaginer que cette femme pût accoucher par les voies ordinaires, et cela par manque de réflexion sur les opérations ordinaires de la nature.

Car si j'avais considéré que la matrice, qui est si petite dans les femmes qui n'ont point conçu, qu'à peine, pour l'ordinaire, son corps a-t-il trois pouces de longueur et un peu moins de largeur en son fond, et qu'elle ne peut contenir au plus qu'une grosse fève dans sa cavité, étant même beaucoup plus petite dans les jeunes filles qui n'ont point encore été réglées, s'étend cependant si prodigieusement après la conception, que, dans les derniers mois de la grossesse, elle remplit la plus grande partie du bas-ventre, j'aurais aisément connu que la différence qui se trouve entre cette excessive extension de la matrice dans la grossesse et sa petitesse avant la conception, est beaucoup plus grande, proportion gardée, et serait même plus surprenante, si elle n'était pas si ordinaire que celle qui s'est rencontrée entre ce vagin naturellement si étroit avant la conception et son extension dans le temps des couches.

Si j'avais aussi considéré que cette prodigieuse extension de la matrice n'est pas seulement une suite de l'accroissement du fœtus,

des membranes qui l'enveloppent, du placenta, ni des eaux renfermées dans ces membranes, parce que ces sortes d'extensions sont
toujours très douloureuses, comme on l'expérimente en celle de la
vessie lorsqu'elle se remplit trop d'urine, en celle même de la matrice lorsqu'elle s'étend par le sang qui coule dans sa cavité, et qui
y reste faute d'issue quand son orifice extérieur se trouve fermé
d'une forte membrane, et en d'autres rencontres; mais qu'elle est
principalement causée par le sang qui abonde continuellement à
cette partie, qui avant la conception coule périodiquement tous les
mois, et qui, étant retenu pour la nourriture de la chose conçue,
sans y être entièrement employé dans les premiers mois de la grossesse, et étant même augmenté de plus en plus par celui que le
cœur y pousse sans cesse, est obligé, pour se faire des voies libres,
de dilater et d'étendre tous les petits vaisseaux qui le contiennent et
tous les pores ou toutes les petites cellules de chacune des fibres qui
composent la matrice, qui ne peuvent s'étendre en toutes dimensions
ni se relâcher, sans étendre en même temps et relâcher la partie
principale qu'elles composent. Si j'avais enfin considéré que le vagin
qui est une suite de la matrice, d'une substance semblable, arrosé
également des artères et des veines qui lui viennent des hypogastriques, dont les principaux rameaux s'abouchent avec d'autres semblables de la matrice, s'humecte et se relâche insensiblement dans la
grossesse par la même cause qui fait relâcher et étendre la matrice,
en sorte que, dans le dernier mois, ce vagin peut fournir un chemin
libre pour la sortie de l'enfant; — si j'avais, dis-je, considéré toutes
ces choses, j'aurais bien jugé que ce vagin naturellement si étroit
pouvait, dans la suite de la grossesse, s'étendre par la même cause,
et se dilater assez pour donner passage à l'enfant dans le temps limité
pour sa sortie.

En effet, comme ce vagin avait la longueur et apparemment l'épaisseur qu'il devait avoir, et que son seul vice ne consistait que dans
son étroitesse extraordinaire, on peut bien concevoir que les vaisseaux de la matrice, en s'étendant et se gonflant par le sang qui y
affluait en abondance dans le temps de la grossesse de cette femme,
ceux de ce vagin, quelque petits qu'ils pussent être, devaient pareillement s'étendre et se gonfler à cause des communications ou
anastomoses que ces vaisseaux ont les uns avec les autres; le sang y
coulant donc alors plus impétueusement et plus abondamment,
toutes les fibres qui composent ce vagin devaient aussi recevoir plus
de nourriture, s'humecter, se relâcher, s'étendre en toutes dimensions, et par conséquent étendre tout le volume de ce vagin.

Ces mucosités qui commencèrent à paraître vers le cinquième

mois de la grossesse, et lorsque ce vagin commença à se dilater, marquent assez que ce vagin recevait alors plus de sang qu'il ne lui en fallait pour sa nourriture, car, quoique ces sortes d'humeurs qui renferment beaucoup de parties nourricières passent communément pour un excrément du sang, il est toujours certain qu'elles n'abondent dans les parties disposées à les laisser écouler, que parce que le sang y abonde; ainsi ces mucosités devaient augmenter de plus en plus, à mesure que les artères du vagin se dilataient et lui fournissaient une plus grande abondance de sang.

Dans toutes les femmes qui n'ont pas conçu, l'orifice interne de la matrice est éminent et avance dans le vagin dont il est entouré; la matrice, après la conception, ne peut s'étendre, sans que son orifice interne qui se trouve alors fermé ne s'étende et ne s'émince à proportion de l'extension de la matrice, et cet orifice ne peut pareillement s'étendre sans que le vagin ne se dilate; ainsi la dilatation du vagin étant une suite de celle de la matrice, il doit toujours commencer à se dilater du côté de la matrice, et c'est ce que l'on remarque aussi toutes les fois que l'on est obligé de toucher les femmes grosses; il est donc fort naturel que ce vagin naturellement si étroit ait commencé à se dilater du côté de la matrice, comme je l'ai observé dans le septième mois de la grossesse de cette femme; car quoique ce vagin fort étroit vers l'orifice extérieur parût l'être encore davantage en approchant de la matrice, il est cependant très probable que, tout près de la matrice, il devait être épanoui en manière de pavillon d'une trompette pour pouvoir embrasser l'orifice intérieur; autrement il y aurait eu un vice de conformation en cet orifice; ce que l'on ne peut penser, puisque cette femme était réglée, qu'elle a conçu, et qu'elle est accouchée.

Cette observation demanderait encore quelques réflexions sur la manière dont cette femme a pu concevoir sans pouvoir admettre son mari; mais comme d'autres ont déjà agité cette matière en d'autres occasions et que d'ailleurs cela me conduirait trop loin, j'en demeurerai là, me contentant d'avoir donné mes conjectures sur les principaux faits de cette observation.

Observations sur le squelette d'une jeune femme

âgée de seize ans, morte à l'Hôtel-Dieu de Paris le 22 février 1706 [1].
(Rachitisme. — Ostéomalacie.)

Première observation. — Le squelette de cette femme n'a que trois pieds de haut ou environ. Son peu de hauteur a pour cause la courbure de l'épine et celle des os des cuisses et des jambes. Celle-ci est telle que la plante des pieds posant à terre, les fémurs se trouvent nécessairement fléchis en devant; de sorte que ces deux os ne contribuent en rien, ou très peu, à sa hauteur. De là vient aussi que ce squelette, étant debout sur ses jambes, paraît comme s'il était assis, ce qui donne lieu de croire que cette femme gardait pendant sa vie une semblable posture en marchant.

Cette conjecture paraît d'autant plus vraisemblable que les os des cuisses et des jambes étant étendus, la plante des pieds de ce squelette, au lieu de poser à terre, comme elle devrait faire, si ces os n'étaient point courbés, se trouve au contraire tournée en arrière comme quand on est à genoux; ainsi il n'y a que l'extrémité de la dernière phalange des orteils de ce squelette qui puisse toucher la terre, situation dans laquelle il était absolument impossible que cette femme pût marcher. Sur cela voyez la seconde figure.

Seconde observation. — Les os des cuisses de ce squelette étant étendus, et ceux des jambes fléchis, il n'y a que la rotule avec la partie supérieure du tibia qui posent à terre, parce que le demi-cercle que décrivent dans leur partie moyenne le tibia et le péroné, fait que ce squelette étant appuyé sur ses genoux, la partie inférieure de ses jambes se trouve dans cette situation tournée en haut; de là vient que la plante des pieds regarde le ciel, au lieu d'être située en arrière, comme elle se trouve dans les personnes à genoux, dont la conformation des os des jambes n'a rien de vicié.

De ces deux observations on peut tirer ces deux conséquences : 1° la plante des pieds de ce squelette se trouvant tournée en dessus quand

---

1. *Reg. Mss.*, 3 mars et 20 novembre 1706, t. XXXV, fol. 62 et 352. — *Mémoires*, 1706, p. 472, avec planches.

Avis. — Les parties de ce squelette sont décrites dans leur situation naturelle; mais les figures représentent à gauche celle du côté droit, et celles du côté gauche à droite.

ses jambes sont fléchies et ses cuisses étendues, il était très difficile à cette femme pendant sa vie de se tenir à genoux.

2° Cette femme ayant été obligée de tenir ses cuisses aussi fléchies en marchant qu'étant assise, il est évident que sa hauteur demeurait la même dans ces deux situations. Mais, s'appuyant sur ses genoux, ses cuisses étendues et ses jambes fléchies, elle pouvait ajouter à sa hauteur ce que le fémur a de plus de longueur que le tibia, ce qui ne va pas à plus d'un pouce, en mesurant l'un et l'autre par une ligne droite ; au lieu qu'elle l'aurait augmentée d'environ six pouces si elle avait pu se tenir à genoux sur la partie convexe des os de ses jambes, ce qui n'était peut-être pas impossible : alors elle aurait paru plus grande en gardant cette posture qu'en marchant. C'est ce qu'on remarque en effet par son squelette en le mettant dans ces différentes situations.

Troisième observation. — L'épine de ce squelette, dont la courbure est la cause de la difformité de toutes les autres parties de son tronc, imite parfaitement bien par ses différents contours la figure du corps d'un serpent qui rampe sur la terre pour s'avancer en avant. Tous ces contours extraordinaires se font sur les côtés de l'épine ; ce qui n'empêche pas cependant les vertèbres de former en devant et en arrière les mêmes enfoncements et les mêmes éminences qu'elles ont dans un squelette dont l'épine n'a rien de difforme.

De la première vertèbre du cou à la dernière, l'épine est peu sensiblement concave du côté droit, et convexe du côté gauche ; mais, depuis la première vertèbre du dos jusqu'à la dernière, l'épine est fort convexe du côté droit, ce qui fait que de ce côté-là le corps des vertèbres est peu éloigné des côtes : mais, parce que cette épine est fort concave du côté gauche, il y a entre les côtes et les vertèbres une distance beaucoup plus grande. D'ailleurs, la partie antérieure des vertèbres du dos est un peu tournée du côté droit.

Au contraire, les vertèbres des lombes forment par leur assemblage une gibbosité très grande du côté gauche, et une concavité du côté droit qui lui est proportionnée, et le devant de ces vertèbres penche un peu du côté gauche.

Enfin l'os sacrum joint au coccyx paraît convexe du côté droit et concave du côté gauche, quoiqu'il garde outre cela sa figure naturelle, qui est d'être creux par devant et gibbe par derrière.

Quatrième observation. — Ces différents contours que fait l'épine sur ses côtés sont cause de ce que la symphyse du menton, qui répond en ligne droite à celle des os pubis dans un squelette bien formé, s'en trouve éloignée dans ce squelette difforme de deux à trois pouces ; de là vient que la face paraît un peu tournée sur le côté gauche, et le bassin de la cavité hypogastrique tourné sur le côté droit. Cependant l'extrémité du coccyx est directement opposée à la première vertèbre du cou ; de sorte que, malgré la grande obliquité de l'épine, le corps de cette femme ne penchait point plus d'un côté que de l'autre, ce qui empêchait qu'il ne parût, étant garni de ses chairs et revêtu de sa peau, aussi contrefait que l'est le tronc de son squelette.

Cinquième observation. — Les vertèbres du dos, repoussant du côté droit par leur convexité l'extrémité postérieure des côtes supérieures, forment avec elles, de ce côté-là, une bosse considérable par derrière ; de là vient que l'omoplate droit paraît fort relevé. La même convexité de ces vertèbres fait aussi que les côtes du même côté décrivent en dedans, par leur partie postérieure, un arc fort courbé, ce qui rend la capacité de la poitrine beaucoup plus petite du côté droit que du côté gauche.

Mais parce que les mêmes vertèbres du dos entraînent avec elles au dedans de leur courbure les côtes gauches qui leur sont articulées, de là vient que l'omoplate gauche paraît de ce côté-ci aplati sur le dos, et que les côtes gauches décrivent un arc beaucoup plus ouvert que n'est celui des côtes droites, ce qui rend la capacité gauche de la poitrine beaucoup plus vaste que la droite. C'est encore cette même courbure des vertèbres du dos qui est cause que le sternum décrit une ligne un peu oblique sur le devant de la poitrine, au lieu d'y décrire une ligne droite comme il fait ordinairement.

Sixième observation. — Comme les vertèbres des lombes forment au contraire une convexité fort grande du côté gauche, et une concavité très considérable du côté droit, de là vient que l'espace qui se trouve entre les fausses côtes, les os des îles et ces vertèbres, est beaucoup plus grand du côté droit que du côté gauche ; ce qui rendait la capacité du ventre de cette femme plus petite du côté gauche que du droit.

Septième observation. — Mais parce que la courbure que forme l'os sacrum avec l'os coccyx est faite dans un sens contraire à celle des vertèbres des lombes, l'espace qui se rencontre entre ces os et l'ischium, est par cette raison plus petit du côté droit que du côté gauche.

Par toutes ces observations, il est facile de voir que toute la difformité du tronc du squelette de cette femme ne peut avoir d'autre cause que la courbure des vertèbres ; mais il est difficile de trouver celles des contours contraires que fait l'épine par le moyen de leur assemblage. Tâchons cependant de la découvrir.

Huitième observation. — De ce que les vertèbres ont un peu plus d'épaisseur du côté que l'épine est convexe que de son côté concave,

il semble d'abord qu'il n'est rien de si aisé que d'expliquer sa courbure par ce plus et moins d'épaisseur ; cependant, si l'on fait réflexion
que cette épaisseur n'est point une cause efficiente, on concevra sans
peine que l'épine n'a pu par son moyen se contourner sur ces côtés
en sens contraire ; ainsi l'on reconnaîtra qu'il est impossible de rendre
raison de ces différents contours par le plus et le moins d'épaisseur
des vertèbres, et qu'il faut nécessairement avoir recours à la seule
contraction des muscles raccourcis de l'épine pour expliquer sa différente courbure ; parce que le relâchement de ses muscles allongés,
et le plus et le moins d'épaisseur des vertèbres, ne peuvent être que
des effets de ses muscles raccourcis, comme je le ferai voir par la
suite de ces observations.

Neuvième observation. — Quand l'épine a sa figure régulière, et
que tous ses muscles agissent ensemble en même temps avec force
égale de part et d'autre, ils la fléchissent seulement en arrière, et ne
lui font décrire qu'une seule ligne courbe ; de sorte que, dans cette
disposition des muscles, l'épine ne peut pencher d'un côté ni d'un
autre. Mais s'il arrive que tous les muscles du côté droit entrent en
contraction, et que tous ceux du côté gauche tombent dans le relâchement, alors l'épine se fléchit tout entière du côté droit : le contraire
succède quand après cela tous les muscles du côté gauche se contractent, et que ceux du côté droit se relâchent.

Or, comme l'âme préside aux mouvements de tous les muscles de
l'épine en faisant couler tantôt dans les uns et tantôt dans les autres
les esprits animaux qui les gonflent, il est évident que les nerfs qui
donnent passage à ces esprits dans les muscles de l'épine, doivent
être tous parfaitement libres et également ouverts de part et d'autre
quand ses muscles la fléchissent en arrière, à droite et à gauche
alternativement.

Dixième observation. — Quand donc l'épine demeure constamment fléchie de l'un ou de l'autre côté, il faut nécessairement que le
cours des esprits animaux dans ses muscles ne soit plus soumis à la
direction de l'âme, et qu'une partie de ses nerfs souffre quelque
obstruction, pendant que l'autre reste libre. Il doit donc couler tout
naturellement dans celle-ci plus d'esprits que dans l'autre ; donc les
muscles de l'épine qui en reçoivent une plus grande quantité doivent
en se gonflant se raccourcir et tenir toujours l'épine fléchie de leur
côté. Par ce système si vraisemblable, il est aisé, et de rendre raison
de la figure irrégulière de l'épine, et de faire voir que l'extension de
ses muscles relâchés, et l'épaisseur des vertèbres plus petite d'un
côté que de l'autre, sont uniquement l'effet de la contraction de ses
muscles raccourcis. Ce que je vais démontrer.

Comme je n'ai jamais vu d'enfants venir au monde avec une épine contournée, je suppose que cette femme a passé quelque temps de sa vie ayant l'épine à l'ordinaire; mais qu'étant arrivée quelque obstruction dans ses nerfs, ses muscles se sont plus contractés d'un côté que de l'autre. Or comme depuis cette obstruction l'épine de cette femme a toujours gardé la figure contournée qu'on remarque dans son squelette, qu'il n'a point été en son pouvoir de la redresser, il est évident que l'âme n'a pu pousser assez d'esprits dans les muscles étendus de l'épine pour surmonter la résistance de ses muscles raccourcis; parce que les nerfs de ceux-ci étant toujours restés ouverts, ses muscles contractés ont reçu incessamment beaucoup plus d'esprits que ses muscles relâchés, les nerfs de ceux-là étant toujours demeurés fermés. Donc les muscles raccourcis de l'épine la tenant par leur contraction permanente inflexiblement fléchie de leur côté, ils ont dû : 1° tenir les muscles qui leur sont opposés dans une perpétuelle extension; 2° ils ont toujours pressé les vertèbres moins dures qu'à l'ordinaire les unes contre les autres, et empêché par conséquent leur corps de s'étendre du côté de leur raccourcissement, et en les écartant de l'autre, leur permettre de s'épaissir davantage du côté des muscles relâchés. Donc l'extension des muscles allongés de l'épine et l'épaisseur du corps des vertèbres plus grande d'un côté que de l'autre, ne peuvent être que l'effet de la contraction de ses muscles raccourcis. La contraction permanente et involontaire de ces muscles est donc l'unique cause efficiente de la courbure extraordinaire de l'épine : car il n'y a pas d'apparence que la pesanteur du corps ait pu y avoir part, parce que la pesanteur ne pouvant faire pencher le corps que du côté où elle se trouve plus grande, elle n'aurait pu faire décrire à l'épine que d'un côté seulement une seule courbure, et éloigner par conséquent la tête de la ligne perpendiculaire qu'elle décrit avec l'os sacrum, les os des îles demeurant immobiles sur les deux jambes.

Or, comme l'épine du squelette de cette femme forme sur ses côtés dans l'étendue de sa longueur quatre lignes courbes toutes opposées les unes aux autres en sens contraires, et que le coccyx répond cependant en ligne droite à la première vertèbre du cou malgré cette irrégularité, il ne paraît donc nullement vraisemblable que la pesanteur du corps ait pu causer ces différents contours de l'épine. Il n'en est pas de même de la courbure des os des cuisses et des jambes, que je vais examiner.

Onzième observation. — Les deux fémurs décrivent chacun presqu'un demi-cercle, dont la partie convexe est située sur le devant, et la concave sur le derrière de ces os. Mais, parce que l'un et l'autre se jettent en dehors, l'espace qui est entre eux se trouve beaucoup plus grand dans leur milieu qu'entre leurs extrémités.

Le tibia et le péroné de chaque jambe forment la même figure que les deux fémurs (ce qui est assez mal représenté, à moins que la perspective ne le demande comme le dessinateur le prétend), mais avec cette différence que la partie convexe du demi-cercle qu'ils décrivent se porte en dedans et la concave en dehors; de sorte que les deux tibias se touchent presque par leur milieu, et qu'ils sont fort écartés l'un de l'autre par leurs extrémités, ce qui fait que les pieds qui n'ont rien de difforme se jettent en dehors. De plus le tibia et le péroné sont aplatis considérablement sur les côtés dans leur partie moyenne, et un peu tortus dans toute leur longueur.

Après avoir décrit la figure irrégulière de ces os, faisons voir à présent que la pesanteur du corps de cette femme, jointe à leur peu de solidité, a beaucoup contribué à leur courbure.

Douzième observation. — Si l'on fait attention que les pieds de son squelette posant d'aplomb sur un plancher, les os des cuisses se trouvent nécessairement fléchis en avant, ce qui fait que ce squelette paraît assis quoiqu'il soit debout, on concevra aisément qu'il n'y a pas eu que la seule pesanteur du corps qui ait pu forcer les cuisses de cette femme à demeurer fléchies en marchant. Car l'on ne peut pas dire que pour les tenir en cet état, leurs muscles fléchisseurs soient demeurés dans une perpétuelle contraction comme ceux de l'épine, puisque cette femme ayant pu pendant sa vie se mettre à genoux, il est évident que ces muscles ont dû se relâcher pour donner lieu à leurs antagonistes d'étendre les cuisses, sans quoi il eût été absolument impossible à cette femme de prendre cette posture.

Il y a même bien de l'apparence, chaque fémur décrivant un arc convexe par devant et concave par derrière, que la contraction des muscles extenseurs des cuisses a toujours été plus forte que celle de leurs fléchisseurs, autrement les fémurs n'auraient pu ainsi se courber.

Mais parce que les jambes se fléchissent en arrière, et que leurs os décrivent des arcs semblables à ceux des cuisses, tant par leur figure que par la situation de leurs parties, il paraît fort vraisemblable que la contraction des muscles fléchisseurs des jambes a dû être au contraire plus forte que celle de leurs extenseurs.

Cependant il faut bien observer que ni la pesanteur du corps ni la contraction des muscles des cuisses et des jambes n'auraient jamais pu causer la courbure du fémur, du tibia et du péroné, si ces os eussent eu assez de dureté pour résister à l'impression de ces deux causes; leur peu de solidité a donc contribué en quelque façon à les fléchir. Aussi voit-on que ni la pesanteur du corps, ni la contraction des muscles ne produisent point cet effet quand la résistance de ces os surpasse l'effort de ces deux causes.

Il faut encore remarquer que la pesanteur du corps et la mollesse des os ne peuvent être que des causes occasionnelles de leur courbure, puisqu'il n'y a que la contraction des muscles des cuisses et des jambes, plus forte d'une part que de l'autre, qui ait pu déterminer le fémur, le tibia et le péroné à se fléchir plutôt en arrière qu'en avant. La courbure des os du bras, à laquelle il est certain que la pesanteur du corps n'a pu contribuer, est une preuve évidente de cette vérité; d'où je conclus enfin que la contraction des muscles, plus forte d'un côté que de l'autre, est l'unique cause efficiente de la courbure des os.

Je dis que la contraction des muscles doit être plus forte d'une part que de l'autre pour fléchir les os mêmes, parce que, quand les muscles antagonistes d'une partie agissent avec force, ils maintiennent les os dans leur figure naturelle, malgré leur mollesse et la pesanteur du corps.

A l'égard de l'aplatissement des os des cuisses et des jambes, comme il ne paraît pas qu'il puisse être rapporté à aucune des causes dont j'ai parlé, il y a lieu de croire qu'il ne peut être que l'effet d'une vicieuse conformation.

DESCRIPTION D'UNE EXOSTOSE MONSTRUEUSE

(Ostéo-sarcome) [1].

Sur la fin de l'hiver dernier, on amena à l'Hôtel-Dieu un soldat irlandais, âgé d'environ quarante ans, dont les deux condyles du fémur formaient par leur dilatation extraordinaire une exostose monstrueuse, tant par sa grosseur que par sa figure.

La violente douleur qu'elle causait à ce pauvre malade le força à me demander que je lui coupasse la cuisse; ce que je fis pour apporter quelque soulagement à ses souffrances.

Après cette opération, j'examinai à loisir dans mon cabinet cette monstrueuse exostose sur laquelle je fis les remarques que je vais rapporter.

1° J'observai que cette exostose séparée du corps du fémur, et de la jambe, mais recouverte encore des téguments communs et

1. R. Mss., 27 janvier et 2 juin 1706, t. XXV, fol. 27 et 208. Mémoires, 1706, p. 245.

des aponévroses des muscles qui enveloppent le genou, pesait environ 15 ou 16 livres. Revêtue de ces parties, elle formait une espèce de globe, qui avait 9 pouces de large sur 9 pouces et demi de haut : sa superficie paraissait assez unie et assez égale ; mais, dépouillée de ces parties, elle parut fort inégale et raboteuse ; son poids diminua de 4 livres ou environ ; sa largeur fut réduite à 7 pouces et demi, et sa hauteur à 8, comme il paraît dans les deux figures que l'on en donne à la fin de ce mémoire.

2° Je remarquai que tous les tendons des muscles qui servent au mouvement de la jambe, étaient si violemment bandés sur ce globe, que le genou ne pouvait nullement se plier. Cette extension extraordinaire n'était pas cependant la seule cause qui empêchât les mouvements de la jambe.

Les deux condyles du fémur avaient tellement changé de figure, que leur partie convexe était devenue plate et même enfoncée dans ce globe, de sorte qu'il était absolument impossible qu'elle pût rouler dans la partie concave supérieure du tibia. Ces deux causes jointes ensemble s'opposaient donc également aux mouvements de la jambe.

3° Après avoir enlevé le périoste qui couvrait cette exostose, je m'aperçus qu'elle était d'une espèce particulière. Les exostoses communes ne sont qu'un boursouflement ou enflure des os mêmes, causée par un suc trop abondant, qui se change en leur substance, sans sortir de leurs porosités, ou une espèce de végétation qui se fait de ce même suc qui s'en échappe, et s'ossifie entre le périoste qui couvre les os et leur surface extérieure avec laquelle il s'unit, tantôt en se confondant avec l'os même, tantôt en ne faisant que s'appliquer sur sa superficie.

L'exostose dont je fais la description était différente de celles-ci, en ce qu'elle formait un globe creux, rempli en dedans d'une matière semblable à celle des polypes qui s'engendrent dans le cœur et dans ses vaisseaux ; de sorte qu'il paraît fort vraisemblable que cette matière ayant d'abord rompu les fibres osseuses de la partie spongieuse intérieure des condyles du fémur, elle en avait dilaté ensuite la partie solide extérieure.

Mais parce que cette partie solide qui formait ce globe était percée d'une infinité de trous de figures irrégulières et de grandeur fort différente, il y a aussi bien de l'apparence que les sels corrosifs dont cette matière était empreinte, avaient détruit une partie de ce globe, et dissous les fibres osseuses qui forment par leur assemblage les petites cellules des condyles du fémur ; ce qui donne lieu à cette conjecture, c'est que je trouvai un tartre rougeâtre attaché au dedans et au dehors de ce globe, qui en avait rongé les surfaces.

Mais aussi parce que ce globe osseux étant dépouillé de toutes les parties charnues qui le couvraient, et vide entièrement de toute la matière polypeuse qu'il renfermait dans sa capacité, pesait étant sec beaucoup plus que ne peuvent faire (en cet état) les condyles du fémur du plus grand homme, on ne peut, ce me semble, douter qu'une partie de cette matière n'ait servi à son augmentation.

4° J'observai sur la surface postérieure de ce globe une rainure fort profonde, dans laquelle passaient les artères et les nerfs qui descendaient à la jambe, et les veines qui de cette partie remontaient à la cuisse. Cette rainure était percée dans son fond de plusieurs trous, par lesquels quelques rameaux de ces vaisseaux entraient et ressortaient de la capacité de ce globe.

Dans le même endroit, je découvris de plus quatre cavernes osseuses, de grandeur et de figure différente. Elles étaient remplies d'une matière semblable à celle qui était renfermée dans ce globe. Ces cavernes avaient aussi plusieurs ouvertures : par les unes, elles communiquaient avec sa capacité, et par les autres avec les parties membraneuses et charnues qui couvrent le genou. Leur cavité était fort raboteuse et paraissait avoir été rongée par la partie tartreuse de la matière qui s'y était amassée.

5° Enfin, la dernière observation que je fis sur cette monstrueuse exostose, fut qu'en plongeant un instrument dans sa concavité pour en ôter la matière polypeuse qui y était renfermée, il sortit du centre de cette matière deux palettes ou environ d'une liqueur jaune et fort claire; ce qui me fit croire qu'il y avait dans le centre de cette matière une cavité dans laquelle cette liqueur pouvait être contenue.

DESCRIPTION D'UNE MAIN DEVENUE MONSTRUEUSE PAR ACCIDENT [1].

Un jeune garçon, âgé de seize ans, fut reçu à l'Hôtel-Dieu le huitième jour du mois de juin 1714. Il avait la main gauche d'une prodigieuse grosseur, et de figure monstrueuse. Elle pesait environ 6 à 7 livres. Sa masse formait trois tubérosités jointes ensemble; elles étaient de différentes grandeurs. La plus considérable, placée au-dessus de la main, avait 6 à 7 pouces de diamètre, la plus petite 4, et la moyenne 6 pouces ou environ; celles-ci occupaient le dessous de la main, et s'enfonçaient un peu l'une dans l'autre. La plus grosse de ces trois tubérosités était placée entre la moyenne et la plus

---

1. *R. Mss.*, t. XXXIX, fol. 329 et 321, 7 et 11 décembre 1720. *Mémoires*, 1720, p. 447, avec planches.

petite, et s'élevait fort au-dessus d'elles. Ces trois tubérosités étaient ulcérées en plusieurs endroits, marqués par des traits plus profonds que la peau qui couvrait le reste de la main, comme il paraît dans la première et seconde figure.

De ces ulcères, les uns avaient beaucoup plus d'étendue que les autres; ils étaient tous fort peu douloureux, circonstance qui n'empêcha pas que les chirurgiens qui examinèrent la maladie de cet enfant ne la prissent pour une tumeur carcinomateuse; mais la peau qui couvrait la main étant dans sa couleur naturelle, les chairs de ces ulcères étant belles et vermeilles, et les vaisseaux sanguins, qui sont pour l'ordinaire gonflés de sang dans le véritable cancer, n'étant point gonflés autour de cette monstrueuse tumeur, ces dernières circonstances, auxquelles apparemment les chirurgiens qui avaient vu le malade ne firent non plus d'attention qu'à la première, m'empêchèrent d'entrer dans leur sentiment.

Ce qui m'en éloigna encore davantage, ce fut qu'en tâtant la main de cet enfant je sentis au travers de la peau, qui était fort mince, la surface de ces trois tubérosités que je viens de décrire, d'une dureté osseuse; d'où je jugeai que ce pouvait être des exostoses semblables à celles des deux condyles du fémur dont j'ai donné la figure dans les *Mémoires de l'Académie* de l'année 1706. Ma conjecture se trouva vraie, comme il paraît dans la troisième et la quatrième figure, qui représentent le squelette de cette main monstrueuse.

Après ce léger examen, j'interrogeai le malade pour apprendre de lui-même quelle pouvait avoir été la cause d'un si grand désordre, et il me répondit qu'à l'âge de six ans il avait eu la main écrasée; cependant la moitié ou environ en paraissait saine extérieurement, et le pouce et l'index dans leur état naturel, comme il est marqué dans la première et la deuxième figure. Il me dit aussi qu'il avait été guéri parfaitement de sa blessure, mais que peu de temps après sa guérison sa main avait commencé à grossir, ce qu'elle a continué de faire pendant dix ans; qu'enfin il avait observé que son volume s'était beaucoup plus augmenté dans les deux dernières années qu'il n'avait fait pendant les huit précédentes; ce qui n'a pu se faire que parce qu'il a coulé sur la partie affligée beaucoup plus de sucs sur la fin que dans le commencement de sa maladie. Ce n'est pas qu'on ne puisse attribuer aussi cet effet au défaut du retour du sang des artères dans les veines; les pores des parties de la main étant devenus plus embarrassés dans la suite du temps qu'ils n'avaient été d'abord dans cette tumeur monstrueuse.

Après avoir entendu le rapport de cet enfant et fait une sérieuse réflexion sur son mal, je pris la résolution de lui couper le bras

3 à 4 pouces au-dessus du poignet; ce que je fis le seizième jour du même mois de juin. L'appareil étant appliqué sur son moignon, j'emportai la main pour l'examiner tout à loisir dans mon cabinet. Voici ce que j'observai en la disséquant.

Après avoir enlevé la peau et toutes les chairs, je remarquai : 1º que des trois tubérosités qui, jointes ensemble, faisaient la masse prodigieuse de cette main estropiée, la plus grosse était formée des première et deuxième phalanges du doigt annulaire; la moyenne par celles du doigt du milieu, et la plus petite par celles de l'auriculaire; et que ces premières et secondes phalanges de ces trois doigts n'avaient point entre elles de mouvement, parce que les cartilages dont leurs extrémités avaient été revêtues avant la blessure de cet enfant s'étaient ensuite unis les uns aux autres en s'ossifiant. D'ailleurs, les articulations de ces trois doigts monstrueux avec les os du métacarpe qui les soutiennent étaient aussi privées de mouvement, mais par une autre raison qu'il est aisé de comprendre, car les tendons de ces trois doigts étant trop violemment bandés dessus et dessous les tumeurs que formaient les phalanges, on voit bien que leurs muscles n'étaient plus en état de les élever ou de les abaisser comme auparavant.

2º Je reconnus que les tubérosités osseuses, marquées dans la troisième et quatrième figure, étant vides du suc qui les remplissait avant qu'il eût été mangé des vers qui s'y engendrèrent, étaient garnies en dedans d'une infinité de fibres aussi osseuses que leur surface, et que ces fibres formaient entre elles plusieurs cellules remplies auparavant d'une matière semblable, par sa consistance et sa couleur, à de la gelée de viande, dont elle était différente en quelque façon par sa nature, parce qu'en même temps qu'elle avait contribué à augmenter le volume de ces exostoses, elle avait rongé leur surface extérieure en autant d'endroits qu'il y avait d'ulcères à la main. D'où l'on peut tirer ces deux conséquences fort vraisemblables : la première, que cette matière, qui avait carié ces os, avait aussi causé les ulcères qui avaient détruit la peau qui recouvrait ces trois doigts monstrueux; la seconde, que puisque le volume de leurs phalanges, desséché et vide de cette matière, pesait beaucoup plus que n'aurait pu faire celui de ces os, même dans leur état naturel, privés de leur aliment propre, ils devaient être abreuvés de deux sortes de sucs très différents, l'un nourricier et l'autre rongeant; car sans le premier leur masse n'aurait pu s'augmenter, et sans le second elle n'aurait pu être cariée.

3º Les dernières phalanges de ces trois doigts, revêtues de la peau et garnies de leurs ongles, paraissaient n'avoir rien de vicié;

dépouillées de la peau, j'aperçus que celle du petit doigt était cariée, et que son volume était de beaucoup augmenté. D'ailleurs je remarquai que ces phalanges ne s'étaient point unies aux autres, non plus que celles du pouce et de l'index, qui pouvaient avoir entre elles quelque sorte de mouvement, quoiqu'elles fussent peu cariées avec gonflement, parce que ces deux vices n'étaient pas assez considérables pour s'opposer absolument à la contraction des muscles de ces deux doigts, dont le défaut, recouvert de la peau, était même imperceptible.

La quatrième observation que je fis sur la main de cet enfant regarde les quatre os du métacarpe, dont le changement de figure et la carie ne paraissaient point au dehors, non pas tant parce que la main était recouverte de la peau, que parce que leur vice était caché par les trois tubérosités que je viens de décrire, qui s'élevaient même au-dessus des ongles de ses trois doigts monstrueux.

L'os du métacarpe qui appuie le doigt du milieu avait environ un pouce et demi de diamètre. L'intérieur de cet os était rempli d'une matière semblable à celle de ces exostoses dont je viens de parler. Sa figure, vue par dessous, représente assez bien celle du cœur, en ce qu'elle forme deux protubérances séparées l'une de l'autre par un enfoncement assez considérable. Cet os, vu par le dessous de la main, forme une convexité d'un moindre volume, mais d'où s'élèvent trois ou quatre petites tumeurs, plus ou moins cariées les unes que les autres, ce qui donne jour dans sa concavité. Le désordre des trois autres os du métacarpe est bien moins remarquable. Celui qui appuie le doigt index était courbé, et avait à son côté interne une petite tubérosité. Par son côté externe et concave, il embrassait l'os qui lui est opposé.

. A l'égard de ceux qui soutiennent le doigt annulaire et le petit doigt, ils étaient fort gonflés et même cariés dans leur extrémité; cependant leur base, qui s'articule avec les os du carpe, paraissait bien conditionnée.

Pour ce qui regarde les os du carpe, je n'y ai rien reconnu d'irrégulier. Il n'en était pas de même des os du coude et du rayon, car au-dessus du poignet leur surface était revêtue d'une croûte osseuse qui leur était étrangère. Il y a bien même de l'apparence que cette croûte avait été produite par un suc vicié qui exsudait de leur substance par les pores de leur superficie, puisque ces os s'étant exfoliés, elle ne s'étendait pas plus avant que leur exfoliation, qui se fit à un pouce ou environ de profondeur dans le moignon, un mois après l'amputation de la main. Enfin cet enfant fut guéri parfaitement en moins de trois mois, et est retourné dans son pays en parfaite santé.

QUESTION DE CHIRURGIE : SAVOIR SI LE GLAUCOMA ET LA CATARACTE
SONT DEUX DIFFÉRENTES, OU UNE SEULE ET MÊME MALADIE [1].

Les anciens opérateurs pour ces sortes de maladies ont tous été
convaincus que le glaucoma et la cataracte sont deux maladies essentiellement différentes l'une de l'autre. L'expérience leur avait
appris que le glaucoma est une altération du cristallin qui lui ôte sa
transparence, et que la cataracte n'est qu'une raie ou pellicule qui
se forme dans l'humeur aqueuse, et qui, se plaçant au-devant du
cristallin, bouche le trou de la prunelle, et empêche de voir.

Cette opinion a régné depuis Galien jusqu'au milieu du dernier
siècle ou environ. Ce ne fut que dans ce temps-là que quelques
opérateurs oculistes de Paris commencèrent à l'abandonner, et
crurent que le glaucoma et la cataracte ne sont qu'une seule et même
maladie.

Cette opinion trouva dans sa nouveauté des partisans fameux entre
les chirurgiens oculistes, et même parmi les philosophes de cette
grande ville. L'illustre Rohault qui y brillait alors par les savantes
conférences qu'il y faisait, et qui a rendu son nom recommandable à
la postérité par l'excellent ouvrage qu'il a donné au public, embrassa
ce sentiment, comme on le peut voir dans le premier tome de sa
Physique, page 416, où il dit : *Que la cataracte n'est pas une taie qui
se forme au-devant de l'humeur cristalline, comme on l'a cru fort
longtemps; mais bien une altération de cette humeur même, qui a
entièrement perdu sa transparence.*

Cependant ni la nouveauté d'abord séduisante, ni le suffrage de ce
grand philosophe ne furent pas assez puissants pour donner un long
cours à cette opinion naissante. Elle fut peu suivie. Elle tomba
même si fort dans l'oubli, que deux auteurs du siècle présent n'en
ayant rien appris, mais à qui la même pensée est venue dans l'esprit
presque en même temps, se disputent aujourd'hui l'un à l'autre cette
découverte, que le glaucoma et la cataracte ne sont qu'une seule et
même maladie. De là vient que tous deux soutiennent que c'est toujours le cristallin qu'on abat en abattant la cataracte; d'où ils tirent
cette conséquence, que puisque les malades voient après le déplacement du cristallin, ce corps n'est pas absolument nécessaire à la
vision.

Pour décider qui des anciens ou de ces modernes se trompe, il ne

1. *Reg. Mss.*, t. XXVI, f° 362, 23 août 1707. — *Mém.*, 1707, p. 491.

faut que s'assurer si certainement la cataracte prise pour une taie ou petite peau peut ou non se former dans l'œil sans l'obscurcissement du cristallin qu'on appelle glaucoma, et celui-ci sans l'autre, et si le cristallin étant abattu, les malades perdent la vue pour toujours, ou la recouvrent. Car de ces deux faits avérés, vrais ou faux, dépend tout le dénouement de la question proposée.

Pour faire cette recherche, je me servirai seulement de quelques observations que je vais rapporter, sans y mêler aucuns raisonnements d'optique; parce qu'ils ne sont que trop souvent sujets à des contradictions qui tiennent l'esprit suspendu, et l'empêchent de prendre parti [1]; au lieu qu'on ne peut, sans une prévention invincible, s'empêcher de se rendre d'abord à l'évidence des faits qui tombent sous les yeux, et de recevoir les conséquences qui en sont directement tirées.

Première observation. — Un homme de Sedan, âgé de quarante ans ou environ, après avoir perdu la vue de l'œil gauche par l'obscurcissement de tout le cristallin devenu plâtreux, et aussi blanc et opaque que le peut être celui d'un poisson bouilli, fut ensuite attaqué d'une ophtalmie fort considérable et très douloureuse à l'occasion de ce cristallin glaucomatique sorti par le trou de la prunelle, et placé vis-à-vis d'elle entre l'iris et la cornée transparente.

Ce pauvre homme n'ayant pu trouver en son pays de remèdes contre cette maladie qui l'affligeait cruellement, prit la résolution de venir chercher du secours à Paris. Pour cet effet, il s'adressa au frère Charles Saint-Yves, chirurgien et apothicaire des révérends pères de Saint-Lazare, homme très éclairé dans les maladies des yeux, et grand abatteur de cataractes, mais zélé sectateur des anciens. Le jour pris avec le malade pour l'opération qu'il lui devait faire, ce frère m'en avertit, et je m'y trouvai.

Étant assemblés, le malade nous dit que son cristallin glaucomatique, qui s'était détaché du corps vitré, avait plusieurs fois passé et repassé par le trou de la prunelle; que toutes les fois qu'il se plaçait au-devant de l'iris, il survenait à la conjonctive une inflammation et une douleur qui lui étaient insupportables; mais que quand ce corps se replaçait derrière cette membrane, ces violents accidents cessaient aussitôt, ce qui lui rendait la tranquillité.

Enfin il nous dit que ce glaucoma se plongeait tantôt dans le bas de l'humeur aqueuse, et que tantôt il venait, en se relevant, en

_____

1. Messieurs Rohault, Brisseau, Anthoine, soutiennent qu'on peut voir sans cristallin. D'autres philosophes et d'autres opérateurs soutiennent le contraire.

occuper le milieu; qu'en cette dernière situation il ne pouvait avoir de son œil malade aucun sentiment de lumière : mais que quand il abandonnait ce milieu, en se replongeant, son œil était frappé d'une sombre lueur sans pourtant apercevoir les objets qui lui étaient présentés, de même qu'il arrive à ceux qui, ayant l'œil sain, en tiennent les paupières fermées à la lumière.

Pour guérir à fond l'ophtalmie douloureuse dont ce pauvre homme était affligé, nous jugeâmes à propos de lui ôter ce glaucoma placé alors entre l'iris et la cornée transparente, afin d'empêcher les récidives de cette fâcheuse inflammation qui le tourmentait.

Pour le tirer sans peine, frère Charles Saint-Yves fit d'abord une incision à la cornée, qui traversait presque entièrement cette membrane; il se servit ensuite de l'aiguille pour tirer ce glaucoma en dehors par l'ouverture qu'il avait faite : mais comme ce corps ne put soutenir l'effort de cet instrument, et qu'il se brisa en plusieurs fragments, parce que ces parties avaient peu de liaison les unes avec les autres, il fut obligé d'employer une petite curette pour l'enlever, et ce moyen lui réussit fort heureusement. Ce fut le 20 février 1707 qu'il fit cette opération, pendant laquelle trois choses arrivèrent.

1° L'humeur aqueuse s'écoula toute par l'ouverture faite à la cornée transparente; 2° cette membrane devint concave en dehors et convexe en dedans de l'œil, ce qu'on ne peut attribuer qu'à la sortie du glaucoma et à l'écoulement de l'humeur aqueuse; mais la cornée reprenait sa figure ordinaire quand on pressait le globe de l'œil par les côtés, et elle la perdait sitôt qu'on cessait de le comprimer; 3° le corps vitré se présenta au trou de la prunelle.

L'opération étant faite, on appliqua seulement sur l'œil malade une compresse trempée dans deux parties d'eau pure, et une partie d'eau-de-vie mêlées ensemble, ce qu'on continua de faire jusqu'à parfaite guérison.]

Le 2 mars, qui fut le onzième jour d'après l'opération, je revis le malade, et je trouvai que la cornée, qui avait été divisée par la lancette, s'était déjà réunie, qu'elle avait repris sa convexité ordinaire, parce que l'humeur aqueuse s'était renouvelée; ce qu'on m'assura être arrivé deux jours après l'incision qui y fut faite, et le dix-septième du même mois de mars le malade vint me voir, étant prêt de s'en retourner à Sedan, où il avait son établissement.

J'examinai alors avec plus d'attention que je n'avais fait auparavant l'œil d'où le glaucoma avait été tiré, et je vis qu'à la division de la cornée transparente avait succédé une petite cicatrice blanche et opaque qui n'avait pas un quart de ligne de large, mais dont la longueur occupait presque tout le diamètre de cette membrane. La rougeur de la conjonctive ne s'était point encore dissipée entièrement, quoique la douleur eût cessé tout à fait bientôt après l'opération.

Enfin comparant son œil malade avec le sain, je trouvai celui-ci un peu plus gros que l'autre, et sa cornée transparente moins relevée en dehors que celle de l'œil malade; mais je ne remarquai aucune différence entre les prunelles de ces deux yeux. La couleur qui paraissait au delà de ces deux trous était la même dans l'un et dans l'autre; le malade ne voyait cependant que de son œil sain les objets qui lui étaient présentés, et n'en pouvait distinguer aucun de l'œil d'où on lui avait tiré le glaucoma; ce qui donne lieu de croire que le cristallin est absolument nécessaire à la vision, et que ce n'est pas ce corps qu'on a abattu, mais une cataracte, quand les malades recouvrent la vue. Le glaucoma et la cataracte sont donc deux maladies essentiellement différentes. C'est ce que je vais démontrer par la seconde observation.

Seconde observation. — Le 28 mai 1707, M. Littre apporta à l'Académie la portion de la cornée opaque jointe à toute sa partie transparente, et fit voir à l'Assemblée le trou de la prunelle fermé par une cataracte ou pellicule unie à toute la circonférence interne du cercle de l'iris qui est opaque, et assura la Compagnie que le cristallin de l'œil de la personne d'où il avait séparé ces membranes, avait conservé même jusqu'après la mort toute sa transparence. Il est donc indubitable que le glaucoma, qui n'est qu'un obscurcissement du cristallin, est une maladie essentiellement différente de la cataracte. C'est ce que confirme encore cette troisième observation.

Troisième observation. — Il y a quelque temps qu'un prêtre m'étant venu consulter pour une inflammation de l'œil, j'y remarquai une cataracte membraneuse de trois lignes de diamètre ou environ, exactement ronde, mais plate, placée entre l'iris et la cornée transparente. Cette cataracte flottait au moindre mouvement de l'œil, dans l'humeur aqueuse, au-dessous de la prunelle qu'elle bouchait en partie, et causait à la conjonctive une ophtalmie douloureuse, comme faisait le glaucoma de l'homme de Sedan dont j'ai parlé dans la première observation.

D'ailleurs, j'appris de ce prêtre que sa cataracte avait été située autrefois derrière l'iris, qu'elle lui a été abattue, et a demeuré cachée pendant un espace de temps considérable; et qu'elle n'est remontée, n'a reparu, et n'a passé par le trou de la prunelle que deux ans après l'opération. Cette troisième observation, de même que la seconde, sont donc deux preuves de fait qui montrent évidemment que le glaucoma est une maladie essentiellement différente de la cataracte, puisque celle-ci est une pellicule ou taie qui se forme dans l'humeur aqueuse, et se place ordinairement au derrière de la prunelle. Aussi voit-on souvent la cataracte se rouler pendant l'opération autour de l'aiguille qui l'abat, et se développer ensuite; ce qui ne peut jamais arriver au glaucoma à cause de la solidité qu'on trouve toujours plus grande que celle du cristallin dans son état naturel.

L'opinion des anciens est donc vraie, et leur méthode d'autant plus sûre qu'on rendra la vue aux aveugles toutes les fois que, sans blesser les membranes de l'œil, on ôtera de devant la prunelle la cataracte seule sans toucher au cristallin, pourvu que les humeurs conservent leur transparence.

L'opinion des modernes est donc fausse, et leur méthode d'autant plus dangereuse qu'en la suivant on ne peut pas manquer de rendre aveugles pour toujours tous ceux à qui on déplacera le cristallin; d'où je tire cette conséquence, que si la cataracte n'était autre chose que le cristallin même obscurci, il serait inutile de l'abattre, puisqu'étant abattu, les malades restent privés de la vue comme auparavant.

Quoique cette conséquence soit conforme au sentiment des plus savants opticiens et des plus habiles opérateurs, je n'oserais pas cependant assurer que le déplacement du cristallin cause toujours la perte de la vue, comme ils se l'imaginent.

M. Anthoine, homme trop sincère pour en imposer au public, et trop habile anatomiste pour se tromper dans une dissection d'œil qu'il a faite, où il ne s'agissait que d'examiner quelle place occupait le glaucoma qu'il avait abattu, nous rapporte dans le troisième chapitre de son *Traité des maladies de l'œil*, cinq opérations, par lesquelles il démontre effectivement que le cristallin n'est pas absolument nécessaire à la vision, puisqu'après l'avoir abattu, tous ces malades ont recouvré la vue. Et pour prévenir l'objection qu'on aurait pu lui faire, qu'il se serait mépris en prenant une taie pour un glaucoma, il assure, dans le rapport qu'il fait des quatrième et cinquième opérations, avoir trouvé après la mort d'une pauvre femme, deux cristallins glaucomatiques qu'il lui avait abattus deux mois auparavant, hors de leur place naturelle, et situés en dessous entre le corps vitré et l'uvée, où il les avait rangés avec l'aiguille. Or, comme cette femme a toujours vu depuis l'opération jusqu'à sa mort, on ne peut donc pas douter d'un fait si circonstancié, ni dire, sans soupçonner M. Anthoine de mauvaise foi, qu'il est impossible; d'autant moins qu'il prétend même en avoir démontré la possibilité par les règles de l'optique.

Mais de ce que les malades à qui il a abattu le cristallin ont vu après l'avoir déplacé, il ne s'ensuit nullement que le glaucoma et la cataracte ne soient qu'une seule et même maladie, comme il le prétend, puisque M. Littre a fait voir à l'Académie une cataracte fermant le trou de la prunelle, sans aucun obscurcissement du cristallin.

A ces trois observations que je viens de rapporter, j'en ajouterai une quatrième, qui me paraît curieuse par des circonstances particulières dont on peut tirer quelque lumière pour se conduire dans la cure de ces sortes de maladies.

Quatrième observation. — Sur la fin du mois d'avril, une pauvre femme vint à l'Hôtel-Dieu, affligée d'un bubonocèle; on en fit l'opération, ce qui ne l'empêcha pas de mourir quelques jours après, quoique l'opération eût été parfaitement bien faite. Elle avait d'ailleurs un glaucoma à l'œil gauche. Après sa mort, je lui enlevai cet œil, pour examiner plus particulièrement cette maladie que je n'avais fait la première fois. Voici le procédé que j'ai tenu dans cette recherche et mes observations.

J'enlevai d'abord toute la cornée transparente par une incision circulaire, et je fus surpris de ne point voir l'humeur aqueuse s'écouler comme dans l'opération que fit frère Charles de Saint-Yves à l'homme de Sedan, dont il a été parlé, qui avait une semblable maladie. Mais ma surprise cessa quand ayant fait ensuite une pareille coupe à la cornée opaque, à la choroïde et à la rétine, je vis cette humeur se répandre en abondance, et la partie antérieure de l'iris si intimement unie à la surface postérieure de ce glaucoma, qu'ayant voulu le tirer de sa place, l'iris se sépara tout entier de la choroïde, et le suivit.

Je reconnus aussitôt que l'union de l'iris avec ce glaucoma qui bouchait entièrement le trou de la prunelle, était l'unique cause qui empêchait l'humeur aqueuse de passer du derrière au devant de l'iris, pour remplir la place de celle qui s'était dissipée par insensible transpiration depuis leur adhérence, au lieu que dans l'œil de l'homme de Sedan le cristallin n'étant point adhérent à l'iris, mais flottant dans l'humeur aqueuse, cette liqueur pouvait passer librement par le trou de la prunelle; de là vint que, pendant l'opération, elle s'écoula toute par l'ouverture qui fut faite à la cornée transparente.

Après avoir enlevé le cristallin glaucomatique de l'œil de cette femme, je remarquai que sa partie postérieure n'était découverte que de la grandeur de la prunelle. Ce trou n'avait tout au plus qu'une ligne et demie de diamètre, de sorte que l'iris, qui était uni au glaucoma, en couvrait la plus grande partie. Par devant, ce corps était tout à nu, ce qui me fit connaître qu'il avait passé par le trou de la prunelle avant de se joindre à l'iris. Le volume de ce cristallin glaucomatique s'était diminué de plus de moitié en se desséchant; sa surface était devenue toute raboteuse, sa consistance approchait de celle de la pierre, et il n'avait rien conservé de sa première transparence, elle avait toute dégénéré en un blanc tout à fait opaque.

Cet examen fini, faisant ensuite réflexion sur ce qu'il ne se trouva point d'humeur aqueuse entre la cornée transparente et le devant de l'iris, je conjecturai que la source en devait être au delà de l'iris. Cette conjecture excita ma curiosité, et je me mis à en rechercher l'origine.

Pour la découvrir, je parcourus dans un autre sujet toutes les membranes propres de l'œil, mais je n'y trouvai rien qui put me satisfaire. A la fin je remarquai autour du cristallin, par derrière, un grand nombre de très petites glandes jointes aux fibres ciliaires, mais toutes détachées du cristallin, autour duquel elles forment une espèce de couronne. Ces petites glandes sont de couleur blanche, elles ont toutes une ligne de long ou environ, sur un quart de large.

La découverte de ces petites glandes, que j'avais toujours confondues jusqu'ici avec les fibres ciliaires, me donna cette idée qu'elles pouvaient bien être la source d'où coule l'humeur aqueuse. Si cela est, comme il y a bien de l'apparence, il faut supposer que leurs petits vaisseaux excrétoires percent l'uvée dans l'endroit où cette membrane paraît s'unir avec les fibres ciliaires au cristallin, sans quoi ils ne peuvent décharger cette liqueur entre le cristallin et la cornée transparente, où se rencontre l'espace qui lui sert de réservoir.

Mais comme dans la recherche que j'ai faite de ces petits tuyaux qui ne peuvent avoir de long que l'épaisseur de l'uvée, qui est extrêmement mince, je n'ai pu les découvrir; je ne donne cette idée que comme une conjecture fort probable, et non pas pour une vérité démontrée.

Tâchons maintenant de tirer de ces observations quelque lumière qui puisse servir à nous conduire avec sûreté dans l'opération qu'il faut faire pour ôter ce glaucoma et abattre la cataracte. Le détachement de l'un et de l'autre d'avec l'iris, qu'on reconnaît par la dilatation et le rétrécissement de la prunelle, nous indique la possibilité de l'opération; leur adhérence à cette membrane, qui nous est marquée par son immobilité, nous prescrit de ne la point entreprendre. C'est ce que je vais mieux faire remarquer par un détail un peu plus long.

J'ai fait voir dans la première observation un glaucoma flottant dans la partie de l'humeur aqueuse contenue entre l'iris et la cornée transparente. Ce cristallin obscurci a été tiré en dehors par une ouverture faite à la cornée, sans qu'il soit arrivé à l'œil aucun accident. On peut donc faire cette opération toutes les fois que le glaucoma se trouvera libre et en pareille situation, puisque l'humeur aqueuse se renouvelle aisément la plaie étant réunie, et que la difformité que laisse à l'œil la cicatrice qui lui succède est beaucoup moins considérable que celle qu'y cause le glaucoma. On pourrait aussi tenter la même opération lorsque le glaucoma est placé derrière l'iris sans y être adhérent, quand même son diamètre serait plus grand que celui de la prunelle, parce que ce trou de l'iris s'élargit aisément.

Dans la quatrième observation, j'ai montré encore un glaucoma dans la même situation que le premier, mais si fort adhérent à l'iris, qu'en voulant le tirer, l'iris s'est détachée de l'uvée plutôt que d'abandonner le cristallin. Il faut donc bien se donner de garde, en pareille circonstance, de déplacer le glaucoma, parce que l'œil sans l'iris serait beaucoup plus difforme qu'avec le glaucoma.

Enfin, dans la seconde observation, j'ai fait mention d'une cataracte unie à toute la circonférence interne du cercle que forme l'iris. On doit donc aussi, en cette rencontre, abandonner la cataracte, de crainte de ruiner l'iris. Mais si la cataracte ne lui est point unie, on peut l'abattre comme à l'ordinaire, ou la tirer en dehors par une ouverture faite au bas de la cornée transparente, pour éviter que la cicatrice ne se trouve vis-à-vis la prunelle.

Ce dernier moyen, bien qu'inusité, mais que j'ai vu réussir en tirant hors de l'œil un glaucoma avec l'effusion de toute l'humeur aqueuse, me paraît du moins aussi sûr que le premier, dont on se sert pour abattre la cataracte, puisqu'on risque moins à tirer la cataracte en dehors qu'à l'abattre au-dedans de l'œil, où on ne peut la retenir sûrement qu'en la poussant par le bas au delà de l'attache des fibres ciliaires avec le cristallin, ce qui cause ordinairement des accidents fort fâcheux; au lieu qu'il ne paraît pas que l'incision de la cornée, ni la perte de l'humeur aqueuse, en puisse produire, parce que cette liqueur se sépare aisément, et que la membrane que l'on coupe n'ayant point de vaisseaux, elle n'est pas sujette à l'inflammation comme les autres qui en sont remplies. Aussi ne voit-on point, de la cornée transparente coupée, sortir aucune goutte de sang.

DE LA CATARACTE ET DU GLAUCOMA [1].

Le 23 août 1707, je donnai à l'Académie les réflexions que j'avais faites sur le système de MM. Anthoine et Brisseau, qui prétendent qu'il n'y a point de cataracte membraneuse, que toutes ne sont autre chose que des cristallins obscurcis, et que ce corps étant abattu les malades recouvrent la vue.

Pour réfuter ce système, je me servis de trois observations, dans lesquelles je ne pouvais croire alors m'être trompé.

1re *Observation.* — J'avais vu tirer hors du globe de l'œil d'un homme de Sedan un cristallin plâtreux, et ce malade n'avait point recouvert la vue après l'opération.

Appuyé du sentiment des plus fameux oculistes et opticiens de Paris, qui croyaient dans ce temps-là qu'on ne pouvait voir sans cristallin, je tirai de cette première observation ces conséquences : que le cristallin étant absolument nécessaire à la vision, c'était toujours une cataracte membraneuse qu'on abattait toutes les fois que les malades recouvraient la vue, et que puisqu'on ne pouvait la leur rendre en déplaçant le cristallin, il était absolument inutile de l'abattre. L'expérience m'a appris depuis peu que ces deux conséquences sont fausses, et que MM. Brisseau et Anthoine ont raison de soutenir qu'on peut voir sans le secours du cristallin, quoique moins bien qu'auparavant.

2e *Observation.* — Mais M. Littre ayant montré à l'Académie une cataracte membraneuse adhérente à l'iris, et bouchant entièrement le trou de la prunelle, il est évident que cette seconde observation ruine absolument le système de ces Messieurs, qui croient que le glaucoma et la cataracte ne sont point deux maladies essentiellement différentes. La troisième observation, que j'ai rapportée pour vraie, parce que je l'ai crue telle alors, s'est trouvée fausse par la suite.

3e *Observation.* — J'ai dit qu'un prêtre m'étant venu consulter pour une ophtalmie, j'avais remarqué dans son œil affligé de cette maladie, entre l'iris et la cornée transparente, une cataracte membraneuse de trois lignes de diamètre ou environ, exactement ronde, mais plate en apparence, et de couleur blanche; que cette cataracte

1. *Reg. Mss.,* t. XXVII, f° 235, 27 juin 1708. — *Mémoires,* 1708, p. 241.

lui avait été abattue autrefois, et n'avait reparu et passé par le trou de la prunelle que deux ans après l'opération. Voilà, en abrégé, ce que porte mon mémoire.

Voici ce que j'ai vu depuis.

Ce même prêtre étant venu une seconde fois me demander mon avis, je lui conseillai, pour se délivrer de son inflammation, de se faire tirer hors de l'œil sa cataracte par une incision faite à la cornée transparente, et je l'assurai qu'il recouvrerait la vue, comme il avait fait la première fois. Il m'a cru, et s'est adressé à M. Petit, maître chirurgien de Paris et fameux anatomiste, le 17 d'avril dernier, pour lui faire cette opération. J'y assistai avec frère Charles de Saint-Yves, chirurgien et apothicaire de Saint-Lazare, qui, dans ce seul printemps, a abattu cinquante-sept cataractes. Voici comme M. Petit s'y prit pour l'ôter.

Il traversa d'abord la cornée transparente avec une aiguille rainée au-dessous de la prunelle; conduisant ensuite une lancette dans sa rainure, il coupa la cornée depuis le trou de l'entrée de l'aiguille jusqu'au trou de sa sortie, et tira enfin avec une petite curette d'argent cette prétendue cataracte par l'incision, ce qu'il fit avec beaucoup d'adresse.

Mais à peine fut-elle dans la main de cet habile opérateur, que nous reconnûmes tous trois que c'était véritablement le cristallin devenu glaucomatique; qu'ainsi nous nous étions trompés, en jugeant avec tous ceux qui, par curiosité ou par quelque autre motif, avaient vu ce prêtre, que c'était une cataracte membraneuse.

D'où je tire cette conséquence qu'il est fort difficile de distinguer le glaucoma d'avec la cataracte pendant la vie des malades, sans tirer ces deux corps hors de l'œil; sans cela point de démonstration, il faut attendre après leur mort pour ne pas s'y méprendre. Alors la dissection de l'œil nous met hors d'état d'en porter un faux jugement.

Ce qui en a imposé à tous ceux qui ont vu cette prétendue cataracte, c'est que le glaucoma de ce prêtre, vu dans l'humeur aqueuse entre l'iris et la cornée transparente, situation où il semble qu'on ne pouvait pas le méconnaître, paraissait effectivement d'une figure ronde, mais plate, blanc en couleur, opaque et d'environ trois ignes de diamètre, et que vu dans l'air hors de l'œil, nous remarquâmes que sa figure était véritablement lenticulaire, sa couleur verte tirant sur le jaune et un peu transparente, et qu'il n'avait qu'une ligne et demie de diamètre ou environ. Après cela, qui peut n'y être pas trompé?

Ce prêtre est aujourd'hui bien guéri, il discerne les objets, et il voit assez bien pour se conduire.

Un habile oculiste anglais, qui avait été consulté sur cette maladie, crut que l'opération que j'avais conseillée ne réussirait pas ; il assura que nous avions pris pour un glaucoma ce qui n'était qu'une cataracte membraneuse, et il s'engagea de nous en donner, en présence de l'Académie, des démonstrations physiques et mathématiques. On accepta la proposition, le jour fut marqué ; mais ses grandes occupations ne lui permirent pas de nous en donner les démonstrations qu'il nous avait fait espérer. Ce prêtre sur qui l'on avait fait l'opétion se rendit à l'Académie, comme ce célèbre oculiste l'avait souhaité ; on examina son œil, et l'on reconnut qu'avec des lunettes fort convexes il distinguait et lisait de gros caractères. M. Petit fît voir ce qu'on avait tiré de l'œil de ce prêtre, et tout le monde reconnut que c'était un cristallin diminué par la maladie, et fort desséché depuis l'opération.

Après avoir satisfait à tout ce que pouvait souhaiter de nous la Compagnie pour s'assurer d'une vérité de fait, qu'elle n'avait cherché à connaître que pour le bien de ceux qui perdent la vue par la cataracte ou le glaucoma, je présentai à l'Académie le même jour le globe de l'œil d'un homme mort à l'Hôtel-Dieu le 22 de ce mois, mais à qui j'avais fait abattre sur la fin de mai dernier une cataracte que je crus membraneuse aussi bien que M. Thibault, qui en fît l'opération.

Ce qui nous confirma l'un et l'autre dans ce sentiment, c'est qu'outre l'apparence de membrane blanche et opaque qu'elle avait, le malade distingua immédiatement, après qu'elle fut abattue, tous les objets assez nettement, et qu'il a continué de les voir toujours de mieux en mieux jusqu'à la mort, qui lui est arrivée un mois après par un accident qui n'avait nul rapport à sa cataracte, et était indépendant de l'opération qui lui avait été faite.

Je n'ai été détrompé que dans le moment même que j'ai ouvert l'œil de cet homme en présence de l'Académie assemblée. Au lieu d'une cataracte membraneuse que je m'attendais de lui faire voir, je fus fort étonné de ne trouver qu'un cristallin glaucomatique roux en couleur à lui montrer. Il avait été rangé avec l'aiguille dans la partie inférieure du corps vitré, et conservait encore une partie de sa transparence,

Ces deux glaucoma que MM. les Académiciens ont vus dans un même jour, ayant été pris pour des cataractes membraneuses, donnent lieu de croire, malgré la présomption de cet oculiste dont je viens de parler, qu'il est très difficile, pour ne pas dire impossible, de distinguer ces deux maladies l'une de l'autre ; que c'est le plus souvent le cristallin qu'on abat quand on croit n'abattre qu'une

cataracte, ce qui n'empêche pas qu'il n'y ait de véritables cataractes
membraneuses, et m'obligent enfin d'avouer pour le bien public, et
pour rendre justice à MM. Brisseau et Anthoine, qu'on peut sans risque abattre le cristallin glaucomatique, puisqu'on est convaincu à
présent qu'après l'opération, soit de la cataracte, soit du glaucoma,
on recouvre la vue dans l'une aussi bien que dans l'autre, quoique
moins parfaitement, pourvu qu'il n'y ait point d'obstruction dans le
nerf optique, ou quelque altération dans le corps vitré.

Je laisse à ceux qui, sachant plus d'optique que moi, à rendre raison
pourquoi un cristallin glaucomatique paraît dans l'humeur aqueuse,
soit qu'il soit placé devant ou derrière l'iris, sous des caractères différents de ceux qu'on y remarque quand il est exposé à l'air. Cette
recherche me paraît curieuse et mérite bien qu'ils y pensent sérieusement.

Le 13 mars 1709, M. Méry a apporté à l'Académie [1] les deux yeux
d'un homme qui venait de mourir, et que l'on était persuadé qu'il
avait des cataractes. Il les a ouverts en présence de la Compagnie,
et n'a trouvé dans tous les deux que le cristallin, qui commençait
par son milieu à devenir glaucomatique. *Depuis que l'on agite dans
l'Académie la question des cataractes* [2], comme nous l'avons dit dans
l'*Histoire* de 1708, *ce qu'on a cru cataracte s'est toujours trouvé
glaucoma*, et voilà le nombre des glaucoma crus cataractes encore
augmenté.

Cécité. Atrophie du nerf optique [3].

M. Genti, prêtre d'une grande vertu, devenu aveugle sur la fin de
sa vie, m'a légué par testament ses deux yeux pour en découvrir les
défauts, et en faire part au public, afin qu'il puisse en tirer quelque
utilité. Après sa mort, qui est arrivée au mois de mars dernier, je
les ai examinés, et ai fait voir à l'Académie les remarques que je
vais rapporter.

I. Dans l'un, j'ai observé que la surface intérieure du cristallin
était ulcérée, son corps obscurci, l'humeur aqueuse fort trouble, et
que la transparence du corps vitré était beaucoup diminuée. Dans
l'autre, j'ai remarqué que l'humeur aqueuse, le cristallin et le corps

---

1. *Reg. Mss.*, t. XXVIII, f° 91. — *Hist.*, 1709, p. 22.
2. Voy. l'*Hist.* de 1706, p. 12. celle de 1707, p. 22, et celle de 1708, p. 39.
3. *Mémoires*, 1713, p. 120, obs. VI.

vitré n'avaient perdu que fort peu de leur transparence, de sorte que la lumière pouvait encore les traverser.

II. Dans tous les deux, les glandes qui environnent la circonférence extérieure de l'iris et filtrent l'humeur aqueuse étaient plus grosses qu'elles ne sont ordinairement.

Dans l'un et l'autre, une pluie huileuse extrêmement menue paraissait répandue sur leurs humeurs.

III. Enfin, j'ai remarqué que les nerfs optiques étaient flétris, aussi n'ai-je pu en faire sortir de moelle, comme j'ai fait de ceux qui sont dans leur état naturel.

D'où je conjecture que la cause de l'aveuglement de M. Genti a été la flétrissure des nerfs optiques, et qu'il aurait pu, sans ce défaut, voir de l'œil dont les humeurs avaient conservé à peu près leur transparence ordinaire.

TUMEUR DE L'ŒIL

Le 13 juin 1703, M. Méry a fait voir une très grosse tumeur qu'il a coupée sur l'œil d'un homme. C'était comme la cornée allongée qui ensuite produisait une grosse excressence de chair. (*Reg. Mss.*, t. XXII, f° 202. — *Hist.*, 1703, p. 40.)

APPENDICE

RÉFLEXIONS DE MONSIEUR MÉRY sur la description du cœur de la tortüe faite par Monsieur Buissiere, membre de la Société Royale d'Angleterre, et sur la lettre approbative de Monsieur Petit, Maître Chirurgien de Paris, et Anatomiste. 1713 [1].

Quoique Monsieur Buissière n'ait donné au Public une description du cœur de la tortüe terrestre de l'Amérique, qu'afin dé détruire celle que j'ai faite du cœur de cet animal [2], je ne sçaurois cependant me résoudre à marquer dans mes reflexions tous les faux faits dont elle est remplie; mais je ne puis me dispenser de faire voir que l'approbation que Monsieur Petit leur a donnée n'est pas sincere.

En effet, si l'amour que tous les hommes d'honneur ont naturellement pour la vérité avoit engagé Monsieur Petit à certifier les faits que Monsieur Buissière dit avoir observez, auroit-il dû approuver ces fausses observations, qui sautent aux yeux des moindres connoisseurs, étant un des plus habiles Anatomistes de Paris?

1° *De la baze du cœur, un peu plus du côté droit, sortent*, dit *Monsieur Buissiere* (p. 9), *quatre grandes arteres distinctement séparées les unes des autres.* 2° (p. 29, 30). *L'aorte descendante*

---

1. Cet article a été écrit en réponse : 1° à un travail de Buissière intitulé : *Nouvelle description anatomique du cœur des tortues terrestres de l'Amérique et de ses vaisseaux avec les figures*, Paris, 1713, in-12, 41 pages; — et 2° à une lettre de J.-L. Petit approuvant la manière de voir de Buissière.

Il est extrait du recueil suivant : *Mémoires pour l'histoire des Sciences et des Beaux-Arts*, dits *Mémoires de Trévoux* ou *Journal de Trévoux*, décembre 1713, t. IV, p. 2167.

Nous avons trouvé cet article indiqué par Dezeimeris sous le titre peu connu de *Journal de Trévoux*, trop tard pour pouvoir l'insérer à sa place dans ce volume, c'est-à-dire à la page 299.

Ce retard est causé par l'indication donnée par Dezeimeris de ce recueil, indication factice, qui ne correspond à aucune donnée bibliographique actuelle et qui nous a fait abandonner momentanément nos recherches dans cette direction. Ce n'est même que par hasard, en cherchant autre chose, que nous avons fini par trouver ce recueil.

2. 1703. *Mém. de l'Acad.*

MÉRY.

gauche s'enfonce contre le dos, d'où elle vient au travers du poulmon dans l'abdomen. 3° (p. 31). L'aorte descendante droite s'enfonce contre le dos, puis revenant à travers le poulmon droit (p. 32), elle s'unit avec la branche que l'aorte gauche lui envoye au milieu de l'abdomen.

Que l'on juge de la description de Monsieur Buissiere, et du certificat de Monsieur Petit par ce leger échantillon. Monsieur Petit est certainement trop éclairé, pour n'avoir pas vû qu'il ne sort du cœur de la tortüe terrestre de l'Amerique, qu'il a disséqué, que trois troncs d'arteres, puisqu'il convient qu'il n'y a que trois embouchures dans son unique ventricule, pour les quatre grandes arteres distinctement séparées les unes des autres, que Mr. Buissiere fait partir immédiatement du cœur de cet animal. Il doit sçavoir aussi, que les deux aortes inférieures, que décrit cet Anatomiste, ne peuvent pas passer à travers les poulmons de la tortüe, mais bien entre l'un et l'autre; cependant il certifie que ces observations de Monsieur Buissiere sont véritables. Peut-il de bonne foi en répondre, puisqu'il n'a point vû les poulmons de cet animal?

Mr. Petit devoit agir avec plus de précaution, et faire ce que firent Messieurs Bourdelot et Burlet, qui après avoir lû la description du cœur de la tortüe de mer, et la critique de Mr. Buissiere, certifierent tout simplement n'y avoir rien trouvé que de conforme au sentiment commun des Anatomistes, ni qui en doive empêcher l'impression, ce 27. Juillet et 18. Août 1700.

Si Monsieur Petit avoit imité la sagesse de ces deux Docteurs de la Faculté de Medecine, je n'aurois eû nul sujet de trouver à redire à son procedé; mais il a non seulement approuvé les fausses observations de Monsieur Buissiere, il assûre encore les avoir faites luimême, et nous les donne pour vrayes. J'ai donc lieu de me plaindre de sa conduite.

Il y a deux ans et plus, que j'ai parcouru la description manuscrite de Monsieur Buissiere, que Mr. Saürin me communiqua en la lui rendant; je lui fis voir dans le cœur de la tortüe terrestre de l'Amerique toutes les parties que j'y ai découvertes, et qui ont été examinées de l'ordre de l'Académie, par Messieurs Dodart, Maraldy et Listre, que cet Anatomiste ose accuser (p. 3 et 31), d'avoir prêté leur approbation à des faits très faux, supposez, ou imaginaires.

Si l'Apoticaire de feu Monsieur le Prince, qui pria Monsieur Saurin de la lire, avoit profité du charitable avis qu'il lui donna, il auroit épargné à son frere la confusion que doit lui causer aujourd'hui sa temerité, pour ne l'avoir pas suivi; car je conserve encore à présent ces mêmes parties pour satisfaire la curiosité des Sçavans, et convaincre de faux son frère, avec son Approbateur.

Sans ce secours, j'ose me flater qu'il n'y a personne, qui comparant seulement les figures que j'ai fait faire du cœur de cette tortüe, avec celles que nous en a données Monsieur Buissiere, ne juge d'abord qu'il est absolument impossible que Mr. de Chatillon, qui les a dessinées et gravées, ait pu imaginer les parties qu'elles représentent, ni moi les fabriquer. Il faut donc qu'il les ait vües dans l'original que je lui donnai. En voici un témoignage des plus autentiques.

Messieurs Dodart, Maraldy, et Listre, nommez par l'Académie pour verifier les faits contenus dans la description du cœur de la tortüe terrestre de l'Amerique faite par Mr. Mery, ont certifié à la Compagnie, avoir trouvé les figures qu'en a fait faire Mr. Mery tout à fait conformes au naturel, en foi de quoi j'ai signé le present certificat. Le 2. Juin 1704. Fontenelle Sec. per. de l'Ac. Royale des Sciences. Un pareil certificat des faits que Mr. Buissière assûre avoir observez, signé de Mr. Sloane, du consentement de la Société Royale de Londres, dont il est Secretaire, auroit été d'un poids beaucoup plus considérable pour les rendre croyables, que l'épistre dédicatoire, l'avertissement, et les trois lettres, dont l'Apoticaire de Monsieur le Prince a enflé la description de son frere; car ce certificat auroit pû contrebalancer celui de Monsieur de Fontenelle.

Ce défaut n'est pas de petite conséquence : mais quelque désavantageux qu'il soit à l'Auteur de la nouvelle description, en voici un autre qui lui est beaucoup plus préjudiciable. C'est que Messieurs Sylvestre, Morelli, Pujolas, et la Fage, qui l'ont vû dissequer le cœur de la tortüe de l'Amerique, sont des témoins müets, énoncez seulement dans la description de Mr. Buissiere; mais qui ne certifient nullement les faits de cet Anatomiste, quoiqu'ils soient tous ses amis.

A l'égard de Mr. Petit, qui s'offre * de faire voir aux incrédules que le cœur de la tortüe terrestre de l'Amerique n'a qu'un seul ventricule, avec toutes les autres choses que Mr. Buissiere a décrites dans sa lettre, qu'il me permette de lui demander pourquoi donc Messieurs Geoffroy, Helvetius, Imbert, le Brun, et Remi, qui furent ** témoins oculaires de la dissection qu'il fit du cœur que Monsieur Buissiere lui envoya d'Angleterre, avec une instruction de la manière qu'il le falloit ouvrir pour n'y trouver qu'une seule cavité; je lui demande, dis-je, pourquoi tous ces Messieurs ont refusé de certifier

* 2e Lettre.
** 3e Lettre.

les faits qu'il s'offre de faire voir aux incrédules dans le cœur de cet animal? Ce refus ne fait-il point sentir la fausseté de ses découvertes? Je m'en rapporte au public, qui n'a point d'autre interêt à prendre dans notre differend, que celui de la verité.

Enfin Monsieur Arnauld, que l'Auteur met au nombre de ses Approbateurs, désavoüe la lettre qui paroit sous son nom à la tête de sa description. Il a même obtenu une sentence contre le Libraire qui l'a fait imprimer, par laquelle il a été ordonné qu'elle sera supprimée, de sorte que d'onze Approbateurs énoncez dans la description de Monsieur Buissiere, il ne lui reste que le seul Monsieur Petit; d'où il y a lieu de conjecturer déja, que les monstrueuses figures qu'il a fait faire de la tortüe terrestre de l'Amerique, pourroient bien être fausses. Si cela est, sa description ne peut pas être veritable, autrement il faudroit supposer que le cœur de la tortüe, dont j'ai fait l'anatomie, fût d'une structure différente de celui qu'il a dissequé; mais il fait assez entendre qu'ils ont l'un et l'autre été tirez de tortües semblables, puisque pour prouver que mes observations sont fausses, supposées, ou imaginaires, il oppose le cœur, qu'il a disséqué, à celui dont j'ai fait l'anatomie. Il faut donc que lui, ou moi, en impose au public. Or je vais démontrer par deux preuves de fait incontestables, que c'est lui et Monsieur Petit qui le trompent par leurs remarques supposées.

Premiere preuve. Messieurs Buissiere et Petit * ne donnent que six valvules et trois orifices aux quatre troncs d'artere, qu'ils font partir immédiatement du cœur de la tortüe terrestre de l'Amerique. Ces observations sont certainement fausses. En voici la démonstration.

Regle generale, et constante, dont tous les Anatomistes conviennent unanimement, tout tronc d'artere qui tire immédiatement son origine du cœur, doit y avoir necessairement son ouverture distincte, et ses valvules particulieres; c'est ce qui se voit en effet dans le cœur de tous les animaux. Ainsi, s'il étoit vrai qu'il sortît de la baze du cœur de la tortüe terrestre de l'Amerique quatre grandes arteres distinctement séparées les unes des autres, comme le prétendent ces Messieurs, ces arteres devoient certainement y avoir quatre embouchures et huit valvules, *deux pour chaque tronc* [a]. *Or ces deux Anatomistes ne donnent à leurs quatre grandes arteres distinctement séparées les unes des autres que trois orifices, et six valvules, deux à chaque embouchure.* Il ne peut donc sortir du cœur de cet animal que trois troncs d'arteres. Comme je l'ai remarqué, il

* *Nouv. desc.*, p. 17, 18 et 24.
a. *Les arteres de la tortue n'ont chacune que deux valvules à leurs entrées.*

n'en part pas davantage du cœur de la tortüe de mer, de l'aveu
même de Mr. Buissiere, qui dans sa lettre de 1700, nous dit (p. 38
et 39), que de la baze du cœur sortent trois grosses arteres, sçavoir,
l'aorte descendante, l'aorte ascendante, et l'aorte pulmonaire. Donc
leurs nouvelles observations sont évidemment fausses. Ils n'ose-
roient pas dire qu'une artere, qui part immédiatement du cœur, ne
doit point avoir de valvule à son entrée, sans se rendre ridicules.
Ils doivent avoüer que leur méprise vient d'avoir pris les deux principales branches de l'aorte, pour deux troncs differens. Si l'on veut
sçavoir pourquoi j'attribüe toutes les erreurs de Mr. Buissiere à
Mr. Petit, en voici la raison, tirée de la lettre de remerciment de
Mr. Petit à Mr. Buissiere (2° Lettre).

L'obligation que je vous ai, de m'avoir addressé le cœur de la
tortüe terrestre de l'Amerique, est d'autant plus grande que, n'ayant
pas l'honneur d'être connu de vous, je ne sçai par quel endroit j'ai
pü meriter cette préférence; je vous en remercie, Monsieur, car je
sçaurai par moi-même, et comme on dit, pour avoir vû et touché,
que le cœur de la tortüe terrestre de l'Amerique n'a qu'un seul ven-
tricule, que je puis faire voir aux incrédules, avec toutes les autres
choses décrites dans vôtre lettre. A Paris, ce 18. Mars 1713. Petit.

Donc Monsieur Petit met sur son compte tous les faux faits de Monsieur Buissiere. Il offre même de les faire voir aux incrédules, dans
le cœur de la tortüe qu'il a dissequé par sa lettre. Sçavans, Curieux,
hâtez-vous d'aller voir deux aortes, qui passent à travers les poulmons de la tortüe; mais non, ne quittons point nôtre cabinet.
Monsieur Petit nous apprend, qu'il n'a reçû de Monsieur Buissiere
que le cœur de cet animal.

Seconde preuve de la tromperie, ou de l'érreur de ces deux Anatomistes. Si l'on jette les yeux sur la seconde figure, qui est à la fin
de la nouvelle description de M. Buissiere, on verra qu'en séparant
la paroi antérieure de la paroi posterieure du cœur, depuis sa baze,
jusqu'à sa pointe, comme il a fait, il a dû necessairement détruire
les communications que les quatre cavitez du cœur de la tortüe terrestre de l'Amerique ont ensemble, par trois détroits dans le milieu
de son épaisseur. D'où il suit, qu'il ne doit paroitre après cela qu'un
seul ventricule dans le cœur de cet animal. Ainsi il ne peut nous
montrer ce prodige. Sa promesse n'est qu'une fanfaronade faite à
dessein de me chagriner. Il s'est trompé; elle n'a fait que me divertir,
elle devroit bien l'humilier; elle est si grossiere qu'elle peut être
apperçue de tout le monde.

Qui n'admirera son addresse à surprendre la crédulité de ceux qui
sont peu versez dans l'Anatomie? Mais voici pour eux un moyen sûr

d'éviter son artifice, dont Monsieur Petit n'a pû se défendre avec toute sa sagacité, parce qu'il a suivi, en disséquant le cœur de cette tortüe, l'instruction que lui a donné Monsieur Buissiere, rien n'étant plus aisé que de détruire ce qui subsiste ; mais il est impossible de faire voir ce qui n'existe pas.

Or qu'on ouvre le cœur de cet animal par ses oreillettes, et par ses trois troncs d'artere par cinq coupes differentes, continüant chaque incision, depuis sa baze, jusqu'à sa pointe, comme j'ai fait, si on en peut avoir, qu'on examine les figures que j'ai fait faire, pour en représenter la structure intérieure, on verra : 1° Qu'il y a dans le cœur de cette tortüe quatre cavitez séparées les unes des autres par trois détroits. 2°. Qu'il ne sort des ventricules droit et gauche aucune artere. 3°. Que l'aorte et le canal de communication tirent leur origine du troisiéme ventricule, et l'artere pulmonaire du quatriéme. 4°. On verra une grande valvule à l'entrée du ventricule droit, et trois plus petites à l'embouchure du ventricule gauche, donc Monsieur Buissiere ne fait nulle mention, ni dans sa description, ni dans ses figures. S'il avoit décrit ces trois petites valvules, Monsieur Petit les auroit aussi observées ; car ils voyent l'un et l'autre toutes les mêmes choses : ils sont d'un parfait accord dans toutes leurs observations sans se les communiquer. Que cette sympathie d'esprit et de cœur dans la recherche de la verité est merveilleuse ! Après cette ressemblance, peut-on s'inscrire en faux contre leurs découvertes ?

Au reste, il n'y a rien sur quoi Mr. Buissiere se soit tant recrié, que sur ce que j'ai dit, qu'il y a dans le cœur de la tortüe de mer trois ventricules, et quatre dans celui de la tortüe de terre. Il est vrai qu'ils y sont ; mais il est visiblement faux que j'aye prétendu que toutes ces cavitez soient séparées les unes des autres par des cloisons. C'est cependant ce qu'assûre cet Anatomiste. Ecoutons le parler *.

La premiere chose à remarquer, est qu'il n'y a qu'une seule cavité, ou ventricule, qui comprend toute l'étendüe du cœur, autant et plus uniforme, qu'aucun des ventricules du cœur de l'homme, et tout à fait débarrassé des valvules et des colomnes charnües. Mr. Buissiere détruit lui-même sans y penser cette premiere observation, par *l'explication de sa seconde figure, qui représente un cœur ouvert, la paroi antérieure étant ôtée ; car il marque par. m. m. m. les colomnes charnües du cœur, et par d. d. la double valvule. De plus, il ajoute à cette contradiction cette fausseté, page 13. Il est surprenant, que Monsieur Mery ait pû y voir quatre ventricules séparez les unes des autres par des cloisons.*

* *Nouvelle description,* p. 12 et 13.

Quelle infidelité! Où a-t'il pris ce qu'il soutient avec tant de hardiesse? Voici deux preuves évidentes du contraire. Elles sont tirées l'une et l'autre mot à mot des descriptions que j'ai faites de structure du cœur des tortües de mer et de terre.

Dans mon memoire de 1693, j'ai marqué, (1ʳᵉ preuve). Qu'il y a dans le cœur de la tortüe de mer trois ventricules. 2°. « Que le ventricule gauche est séparé du droit par une cloison charnüe, mais » qui a vers la baze du cœur une ouverture, à peu près égale à » celle du trou ovale du cœur du fœtus humain, et qui d'ailleurs est » toute percée d'une infinité d'autres petits trous par lesquels ces » deux ventricules ont communication ensemble (p. 137). 3°. Que le » ventricule du milieu, qui est beaucoup plus petit que les deux » autres, communique avec le ventricule droit par une ouverture » presqu'aussi large que toute sa cavité, et ne doit être considéré, » que comme une extension du ventricule droit, dont il n'est distingué que par un petit retrecissement. 4°. Que ces trois ventricules ayant communication ensemble, il ne faut compter que pour » un seul. »

Je passe tout ce qui regarde la circulation du sang dans cette tortüe; mais voici comme je concluds (p. 139); on voit donc, et par la structure des ventricules du cœur, et par la disposition des vaisseaux, et par le cours du sang, que les trois ventricules du cœur de la tortüe ne font, à proprement parler, qu'un seul ventricule, et que toutes les forces du cœur concourent ensemble à pousser le sang hors du ventricule droit pour lui faire prendre la route des arteres, qui tirent toutes leur origine de ce ventricule.

J'ai repeté la même chose dans mon mémoire de 1703 [1], en parlant du cœur de la tortüe terrestre de l'Amerique, ce que Mr. Buissiere a négligemment supprimé dans sa critique, pour faire croire dans le monde, que j'ai trompé l'Academie. Mais n'est-ce pas lui même qui trompe le public, en voulant insinüer que j'ai donné au cœur de cette tortüe quatre ventricules, tout aussi séparez les uns des autres par des cloisons, que le sont les deux ventricules du cœur de l'homme? J'ai bien fait davantage; car après avoir donné la description de la structure interieure du cœur de la tortüe terrestre de l'Amerique, j'ai dit que ces quatre ventricules communicant ensemble, et le gauche et le droit n'ayant point d'arteres pour remporter le sang qu'ils reçoivent des oreillettes, il est aisé de voir qu'il faut necessairement que le sang des veines pulmonaires passe du ventricule gauche dans le ventricule droit, et que s'y mêlant avec le

1. *Mém. de l'Acad.*, 1703, p. 366, 367 et 368.

sang des veines caves, il rentre dans le troisiéme et quatriéme pour prendre la route des arteres, qui partent de ces deux ventricules; qu'ainsi ces quatre ventricules communicant ensemble par trois détroits [a] et ne faisant que l'office d'un seul, ils ne doivent être comptez que pour un seul ventricule; parce qu'outre leur communication, les forces des cavitez droite et gauche, dont il ne sort aucune artere, concourent avec celles de la troisiéme et quatriéme cavité à pousser le sang dans l'aorte et dans le canal de communication, qui partent de la troisiéme cavité, et dans l'artere pulmonaire, qui sort de la quatriéme cavité. Je ne sçai même personne qui ait dit avant moi, que les différentes cavitez du cœur des tortües ne font à proprement parler qu'un seul ventricule : ce que j'ai reconnu dès 1685, en dissequant le cœur d'une tortüe de mer, comme il est marqué dans l'histoire Latine de l'Academie faite par Monsieur Duhamel, alors Secretaire de la Compagnie. Voici ses propres paroles [b].

Exacto induciarum tempore testitudinem marinam exhibuit D. Mery, in quâ complura observatione digna annotavit.

Après des preuves si publiques de mon veritable sentiment, il faut être hardi pour dire, [c] *Il est surprenant que Monsieur Mery ait pû voir dans le cœur de la tortüe terrestre de l'Amerique quatre ventricules séparez les uns des autres par des cloisons,* et pour reprocher (p. 3 et 13) à Messieurs Dodart, Maraldi, et Listre, d'avoir prêté leur approbation à des faits très-faux, supposez, ou imaginaires; supposition d'autant plus condamnable, qu'il est évident que j'ai connu, 27 ans avant Mr. Buissiere, qu'il n'y a à proprement parler qu'un seul ventricule dans le cœur des tortües de mer et de terre. Mr. Buissiere a-t'il pû parler ainsi, après avoir lû mon dernier mémoire, où je me suis si nettement expliqué sur la structure du cœur de la tortüe terrestre de l'Amerique?

Comme je n'ai point eû dessein de faire une critique de ces observations, mais seulement de faire voir que Mr. Petit n'a pas eû raison de certifier vrais les faux faits de M. Buissiere, ce que j'en viens de faire remarquer suffit pour empêcher que le public ne se laisse surprendre.

a. 2ᵉ preuve, p. 462.
b. *Mém. de l'Acad.*, p. 245, an. 1685.
c. Defense de Mr. Buissière, p. 12 et 13.

TABLE DES MATIÈRES

RESPIRATION ET TRANSPIRATION

ANATOMIE ET PHYSIOLOGIE DES ANIMAUX

ANATOMIE PATHOLOGIQUE; VICES DE CONFORMATION

CHIRURGIE

FIN DE LA TABLE DES MATIÈRES.

ERRATA

—

	Au lieu de :	Lisez :
p. xvii, note 4............	1703..................	1701.
p. 14, note 2.............	f° 78, 31 janvier........	fol. 70, 7 février.
p. 102, lig. 28............	échappé avec............	échappé du sang avec.
id. lig. 31.............	de l'os pubis et,........	de l'os du pubis, et.
p. 103, lig. 2.............	les érections...........	les érecteurs.
p. 104, lig. 8.............	plein à canal...........	à plein canal.
id. lig. avant-dernière.	dans l'action...........	sans l'action.
id. lig. dernière.......	quoiqu'ils contribuent...	quoiqu'ils y contribuent.
p. 107, lig. 20............	les conjectures..........	leurs conjectures.
p. 364, note 2............	1688..................	1689.
p. 365, note.............	fol. 182...............	fol. 82.
p. 369, note 3............	fol. 62................	fol. 32.
p. 371, note 1............	fol. 79................	fol. 99.
p. 373, lig. dernière......	12 février, f° 112........	12 janvier, fol. 122.
p. 374, lig. 2.............	28 janvier.............	24 janvier.
p. 418, note 1............	19 mars...............	16 mars.
p. 421, note 2............	p. 193................	p. 197.

Coulommiers. — Imp. P. BRODARD et GALLOIS.

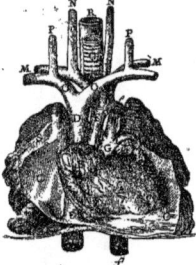

1ᵉ FIGURE.

La première figure représente le cœur du fœtus lumain dans la situation naturelle.

A. Le cœur.
B. L'oreillette droite.
C. Le cul-de-sac de l'oreillette gauche.
CC. Le péricarde.
D. Le tronc supérieur de la veine cave.
E. Le tronc inférieur de la veine cave.
F. Le tronc de l'aorte.
FF. La branche inférieure de l'aorte.
G. Le tronc de l'artere du poumon.
H. Le canal de communication qui s'unit en *f* à l'origine de

la branche inférieure de l'aorte.
I. L'artère pulmonaire droite.
L. L'artère pulmonaire gauche.
MM. Les artères sous-clavières.
NN. Les artères carotides.
OO. Les veines sous-clavières.
PP. Les veines jugulaires.
Q. La trachée artère.
R. L'œsophage.
SS. Les poumons.

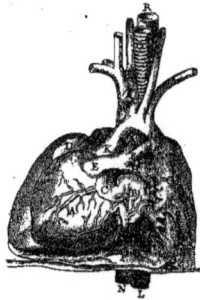

2ᵉ FIGURE.

La seconde figure représente le cœur renversé de gauche à droite.

A. Le cœur.
B. Le corps de l'oreillette gauche vu de côté pris par les modernes pour le tronc des veines du poumon.
C. Le cul-de-sac de l'oreillette gauche représentant une crête de coq.
D. L'oreillette droite couverte par le cœur renversé.
E. Le tronc de l'artère du poumon.
F. Le canal de communication du tronc de l'artère du poumon à la branche inférieure de l'aorte L.
GH. Les deux artères pulmo-

naires: G, la droite; H, la gauche.
II. Les deux troncs des veines du poumon, qui seuls ont leur direction au trou ovale.
K. Le tronc de l'aorte.
LL. La branche intérieure de l'aorte.
M. Le tronc supérieur de la veine cave.
N. Le tronc inférieur de la veine cave.
OO. Les poumons.
PPP. Le péricarde.
Q. La trachée artère.
R. L'œsophage.

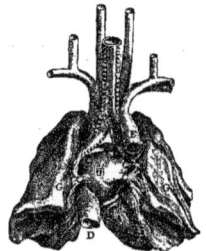

3ᵉ FIGURE.

La troisième figure représente les poumons, la trachée artère, le cœur et le corps de l'oreillette gauche vus par derrière, dans leur situation naturelle.

A. Le cœur.
B. Le corps de l'oreillette gauche.
CCCC. Les 4 troncs des veines du poumon.
D. Le tronc inférieur de

la veine cave.
E. La branche supérieure de l'aorte.
F. Le derrière de la trachée artère.
GG. Les poumons.

4ᵉ FIGURE.

La quatrième figure représente les deux oreillettes du cœur, séparées de ses ventricules.

A. L'oreillette gauche ouverte.
BB. Les deux troncs des veines du poumon gauche, qui s'ouvrent dans l'oreillette gauche, dont le sang passe par le trou ovale E, et entre dans l'oreillette droite.
bb. Les deux troncs des veines du poumon droit dont le sang est reçu dans le fond, et le cul-de-sac de l'oreillette gauche.
C. La partie inférieure de la cloison qui sépare les oreillettes du cœur. Cette partie appartient à l'oreillette gauche, et fait la valvule du

trou ovale des auteurs; on n'y remarque qu'un seul pian de fibres charnues.
D. La partie supérieure de la même cloison composée de deux plans de fibres charnues, l'un appartenant à l'oreillette gauche, et l'autre à la droite.
E. Le trou ovale, laissant la communication des deux oreillettes du cœur.
G. Le cul-de-sac de l'oreillette gauche.
H. L'oreillette droite fermée.
I. Le tronc inférieur de la veine cave.
K. Le tronc supérieur de la veine cave.

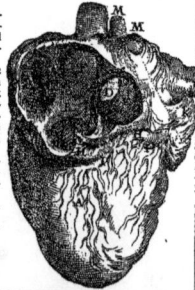

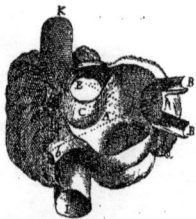

5ᵉ FIGURE.

La cinquième figure représente le cœur avec ses oreillettes, la droite étant ouverte et la gauche fermée.

A. Le cœur.
B. L'oreillette droite ouverte.
C. Le côté interne de l'oreillette gauche des auteurs, la valvule du trou ovale.
D. Le trou ovale.
eee. Le cercle que les critiques et mon opinion prennent pour le trou ovale.
F. L'embouchure du tronc supérieur de la veine cave.
G. L'embouchure du ventricule droit.
HH. La veine coronaire qui se termine

dans l'oreillette droite.
II. L'artère coronaire.
K. L'oreillette gauche.
LL. Les deux troncs des veines du poumon gauche.
MM. Les deux troncs des veines du poumon droit. Les quatre lignes ponctuées marquent la direction du sang, dont une partie passe par le trou ovale, et l'autre entre dans le cul-de-sac et le fond de l'oreillette gauche.

SYSTÈME DE LA CIRCULATION DU SANG DANS LE CŒUR DU FŒTUS, D'APRÈS MÉRY.

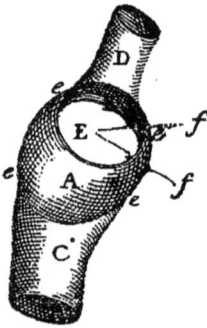
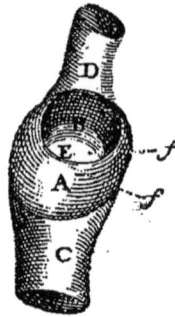
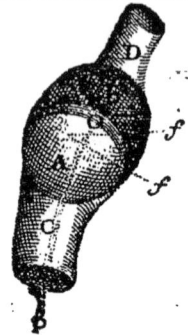

6ᵉ FIGURE.   7ᵉ FIGURE.   8ᵉ FIGURE.

La sixième figure représente le trou ovale, la cloison des oreillettes et les deux troncs de la veine cave séparés par cette cloison.

A. La partie inférieure de la cloison laissant portion de l'oreillette gauche et la valvule du trou ovale des auteurs.

B. La partie supérieure de cette cloison faite de deux plans de fibres charnues, l'un appartenant à l'oreillette gauche, et l'autre à l'oreillette droite.

C. Le tronc inférieur de la veine cave.

D. Le tronc supérieur de la veine cave dérivant avec l'inférieur, autour de la cloison des oreillettes, le cercle e.e.e.e. que les critiques de mon opinion prennent pour le trou ovale.

E. Le trou ovale ouvert de toute sa grandeur.

ff. Direction du sang qui vient par les veines du poumon gauche dans l'oreillette gauche et passe par le trou ovale dans l'oreillette droite.

La septième figure représente les mêmes parties.

E. Le trou ovale à moitié fermé par l'approche des deux parties A et B de la cloison des oreillettes, de sorte qu'il n'y a plus qu'une ligne f du sang et qui passe par le trou ovale E; l'autre ligne du sang f venant déjà frapper d'aplomb contre la partie supérieure de la cloison A.

C. Le tronc inférieur de la veine cave.

D. Le tronc supérieur de la veine cave.

La huitième figure représente encore les mêmes parties, mais d'un enfant, dans lequel le trou ovale est tout à fait fermé.

aAa. La partie inférieure de la cloison des oreillettes.

bBb. La partie supérieure.

C. Le tronc inférieur de la veine cave.

D Le tronc supérieur de la veine cave.

O. L'endroit du trou ovale formé par l'accroissement des deux parties A et B de la cloison qui sont passées en O, l'une devant l'autre.

Ef. Direction du sang des deux veines du poumon gauche venant après la naissance frapper d'aplomb la partie inférieure A de la cloison, l'applique contre la partie supérieure B, ce qui fait que ce sang ne peut plus alors passer par le trou ovale.

P. Direction du sang de la veine cave inférieure vers O, par où l'on peut juger que si ce sang pouvait faire sur la partie A de la cloison plus d'impression que le sang ff, et qu'il fût vrai que les deux parties A et B fussent placées l'une devant l'autre dans le fœtus, comme elles le sont dans l'enfant ce que prétendent les critiques de mon opinion, il est visible que le sang P s'entretiendrait toujours en O, dans l'homme adulte, un libre passage, ce qui empêcherait l'union des deux parties A et B de la cloison. Les deux parties s'unissent cependant; il faut donc que le sang ff fasse plus d'impression sur la partie A, pour la tenir appliquée contre la partie B, que n'y en fait le sang P, pour l'en éloigner; ce qui est facile à concevoir, si l'on prend garde que le sang ff frappe d'aplomb la partie A du côté de l'oreillette gauche et que le sang P ne fait que glisser sur elle de bas en haut du côté de l'oreillette droite; de là vient qu'il ne peut empêcher l'union des deux parties A et B; quoique l'oreillette droite qui le pousse, de l'aveu même des critiques de mon opinion, soit beaucoup plus forte que le gauche qui pousse le sang en ff, et qu'il soit vrai d'ailleurs qu'il ne passe point, après la naissance, plus de sang dans une oreillette que dans l'autre.

Ces figures n'ayant été gravées qu'après l'impression du discours, je n'ai pu y faire entrer des lettres qui marquassent les parties dont je parle : ce qui m'a engagé à ajouter à l'explication des figures cette sorte de démonstration qui m'a paru absolument nécessaire pour me mieux faire entendre. Le lecteur y aura recours dans ses difficultés.

LE TROU OVALE CHEZ LE FŒTUS ET CHEZ L'ENFANT, D'APRÈS MÉRY.

Figure premiere

A . le Cœur renversé .
BB . les veines caves .
CC . les Axillaires .
D . la Coronaire .
EE . les deux Epatiques .
FF . les 2 veines du poulmon .
GG . les deux Oreillettes .

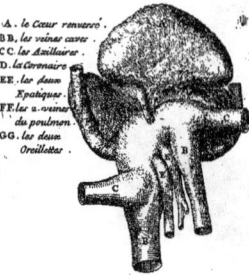

Figure 2.ͤ

A . le Cœur dans sa situation naturelle .
GG . les Oreillettes .
1 . Aorte .
2 2 . Canal de Communication .
3 3 3 . Artère du poulmon & ses 2 branches .
6 . la Cœliaque .
7 . la Mesenterique .
4 . Branche postérieure de l'Aorte .
5 . sa branche anterieure .
8 8 . les Axillaires .
9 9 . les Carotides .

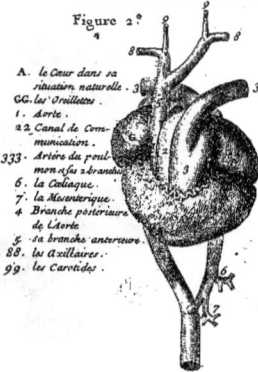

Figure 3.ͤ

AA . le Cœur .
HH . l'Oreillette gauche ouverte .
h . Ouverture des veines poulmonaires .
NNN . les trois valvules de
P . Ventricule gauche ouvert .
R . 1.ᵉʳ détroit ou Trou ovale .
6 . la Cœliaque .
7 . la Mesenterique .
I . la Cloison des Oreillettes .

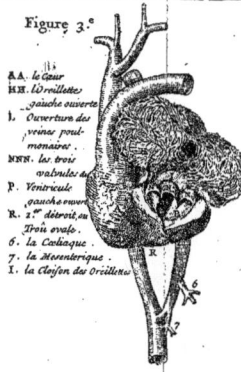

Figure 4.ͤ

1 . Tronc de l'Aorte .
2 2 2 2 . Canal de communication .
4 4 . Branche posterieure de l'Aorte .
5 . Branche anterieure de l'Aorte .
6 . la Cœliaque .
7 . la Mesenterique .
8 8 . les Axillaires .
9 9 . les Carotides .

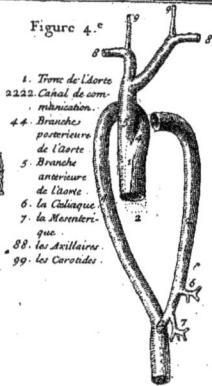

Figure 5.ͤ

AA . le Cœur .
I . . la Cloison des Oreillettes .
KK . l'Oreillette droite ouverte .
MM . les deux valvules de l'embouchure des veines avec l'oreillette droite .
O . la Valvule de l'entrée du ventricule droit .
Q . le Ventricule droit ouvert .
R . 1.ᵉʳ détroit ou trou ovale .
T . 2.ᵉ détroit .
V . Valvule charnüe

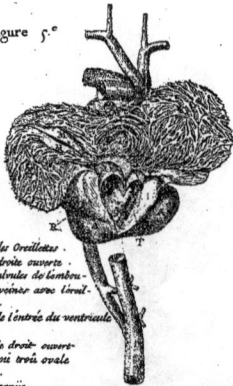

Figure 6.ͤ

AA . le Cœur .
S . 3.ᵉ Ventricule ouvert .
T . Second detroit .
1 . l'Aorte ouverte .
2 2 . Canal de Communication .
4 . Entrée de la branche posterieure de l'Aorte .
5 . la branche anterieure de l'Aorte .
6 . la Cœliaque .
7 . la Mesenterique .
Y . Troisieme détroit .

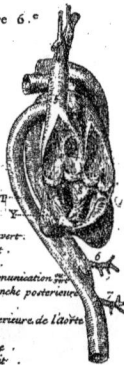

Figure 7.ͤ

AA . le Cœur .
GG . les Oreillettes .
X . 4.ᵐᵉ Ventricule ouvert .
Y . 3.ᵐᵉ détroit .
3 3 5 . Artère du poulmon avec ses 2 branches .
6 . la Cœliaque .
7 . la Mesenterique .

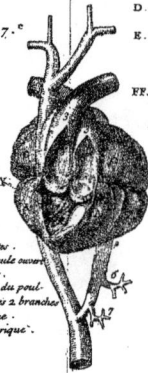

Figure 8.ͤ

D . Partie de la veine Coronaire .
E . Embouchure des veines de l'oreillette droite .
FF . les deux veines poulmonaires .
GG . les Oreillettes .

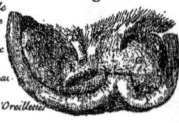

Figure . 9.ͤ

Figure 9 ͤ represente le Tissu de fibre charnües des veines axillaires de la Tortüe de mer .

LE CŒUR DE LA TORTUE, D'APRÈS MÉRY.

LIBRAIRIE FÉLIX ALCAN

RÉCENTES PUBLICATIONS

COULOMMIERS. — Imp. P. BRODARD et GALLOIS.

www.ingramcontent.com/pod-product-compliance
Lightning Source LLC
Chambersburg PA
CBHW060833220326
41599CB00017B/2312